Praxis

Methoden
Diagnostik

**Therapieverfahren
in Synopsen**

leitfaden

Naturheilkunde

W0188711

herausgegeben von

Dr. med. M. Augustin und Dr. med. V. Schmiedel
– Freiburg und Marburg –

Reihenherausgeber: Dr. med. A. Schäffler, Ulm; U. Renz, Lübeck
Assistenz: S. Engelhardt, Augsburg

Unter Mitarbeit von Dr. med. H.P. Bischoff, Isny-Neutrauchburg;
S. Bischof, Freiburg; Dr. med. J. Derbolowsky, München;
Dr. phil. H. Grombach, Bad Berleburg; Dr. med. M. Heintze, Weinheim;
Dr. med. T. Heintze, Homberg/Ohm; Prof. Dr. med. H.F. Herget, Gießen;
Dr. med. R. Inderst, München; I. Kaufmann, Haunshofen-Wielenbach;
Dr. med. B. Köhler, Freiburg; HP H. Krebs, Nagold; Dr. med. R. Machens, Landshut;
H. Marquardt, Königsfeld-Burgberg; Dr. med. F. Milz, Villingen;
Dr. med. K. Mohr, Staufenberg; C. Nonnenbroich, München;
Dr. med. U. Petri, München; Dr. med. U. Petricek, Klosterneuburg/Wien;
Dr. med. J. Rohde, Mahlow/Berlin; Prof. Dr. med. A. Rost, Rottach-Egern;
Dr. med. I. Ruf, Augsburg; Dr. med. H. Scharrel, Uetersen; M. Scheffer, Hamburg;
Dr. med. W. Schilling, Berlin; Prof. Dr. med. F. Schmid, Aschaffenburg;
Dipl.-Sportl. U. Schwan, Bad Berleburg; Dr. med. B. Sommer, Freiburg;
Dr. med. K. Weber, Rottenburg; Dr. med. J. Weingart, Isny-Neutrauchburg.

Jungjohann Verlagsgesellschaft
Neckarsulm · Stuttgart

Zuschriften und Kritiken an:
Dr. med. M. Augustin, Im Grün 10, 7800 Freiburg i. Br.

Wichtiger Hinweis

Die Erkenntnisse in der Medizin unterliegen laufendem Wandel durch Forschung und klinische Erfahrungen. Die Autoren dieses Werkes haben große Sorgfalt darauf verwendet, daß die gemachten (therapeutischen) Angaben – insbesondere hinsichtlich Indikation, Dosierung und unerwünschten Wirkungen – dem derzeitigen Wissensstand entsprechen. Das entbindet den Benutzer aber nicht von der Verpflichtung, anhand der Beipackzettel zu verschreibender Präparate zu überprüfen, ob die dort gemachten Angaben von denen in diesem Buch abweichen, und seine Verordnung in eigener Verantwortung zu bestimmen. Wie allgemein üblich, sind Handelsnamen und Warenzeichen nicht durchgängig gekennzeichnet.

Die Deutsche Bibliothek – CIP-Einheitsaufnahme

Augustin, Matthias:
Praxisleitfaden Naturheilkunde: Methoden, Diagnostik,
Therapieverfahren in Synopsen / M. Augustin; V. Schmiedel.
– 1. Aufl. – Neckarsulm; Stuttgart: Jungjohann, 1993
(Praxishilfen)
ISBN 3-8243-1215-8
NE: Schmiedel, Volker; HST
....

Gedruckt auf elementar chlorfrei gebleichtem Papier

Satz: Satzbüro S & R, Ulm und Lübeck
Druck: Clausen & Bosse, Leck
Umschlag: Arne Schäffler, Gerda Raichle und Herbert Grambihler, Ulm

Printed in Germany

Yoga als Therapie

Die Beziehungen zwischen Yoga und Gesundheit, also die „therapeutischen Potentiale" des Yoga, sind seit Jahrhunderten bekannt, dennoch gibt es praktisch keine professionellen Ansprüchen genügende Darstellungen über dieses Thema. Diese Lücke wird durch das Autorenteam aus einem erfahrenen Yoga-Lehrer und einem Naturheilarzt geschlossen.

Die wichtigsten Yoga-Stellungen *(Asana)* wurden auf ihre physiologische Wirkung und auf ihre therapeutische Anwendung untersucht. Dies gilt ebenfalls für die in gesundheitlicher Sicht bedeutsamen Atemübungen.

Erstmals wurde *Savasana,* eine sehr alte Yoga-Übung, weiterentwickelt. Es entstand eine in der heutigen Zeit besonders geeignete Methode zur Streßbewältigung und zur Wiederherstellung des seelischen Gleichgewichtes.

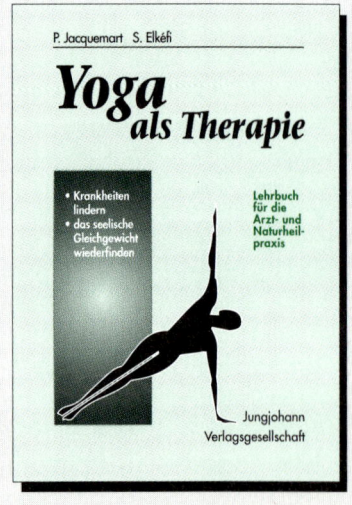

300 S. mit über 400 Abb.
ISBN 3-8243-1099-6
Hardcover
Ca. DM 58.–
Preisänderung vorbehalten

Jungjohann Verlag

Reihe Naturheilkunde

M. Augustin / V. Schmiedel, Praxisleitfaden Naturheilkunde

Vorwort der Reihenherausgeber

Auch in der Naturheilkunde ist das Informationsbedürfnis des ganzheitsmedizinisch tätigen Arztes stark gewachsen. In seinem Alltag müssen Informationen

- schnell verfügbar
- vollständig und zuverlässig
- direkt anwendbar sein.

Dem will der Band der Reihe „Leitfaden" Rechnung tragen.

Das Konzept dieser Reihe wurde unter dem Reihen-Titel „Klinikleitfaden" ursprünglich für die sog. schulmedizinische Tätigkeit im Krankenhaus entwickelt. Schon früh jedoch wurde der Wunsch an uns herangetragen, dieses Konzept auf den Bereich der medizinischen Naturheilverfahren zu erweitern, wo handliche, die Einzelverfahren überspannende Übersichtswerke bisher dünn gesät sind.

Wir freuen uns deshalb besonders, daß die beiden Herausgeber die Herausforderung dieses „Praxisleitfaden Naturheilkunde" angenommen und in intensiver Arbeit dieses Konzept auf den weiten und methodisch stark gefächerten Bereich der Naturheilkunde adaptiert haben. Sie geben damit sowohl dem naturheilkundlich interessierten Klinikarzt als auch dem niedergelassenen Kollegen ein wertvolles Hilfsmittel für seine tägliche Arbeit in die Hand.

Wir freuen uns, mit dem „Praxisleitfaden Naturheilkunde" den siebenten Band der Reihe „Leitfaden" vorstellen zu können und hoffen gemeinsam mit dem Verlag, daß sich der vorliegende Band bei der täglichen Arbeit bewährt.

Lübeck und Ulm, im Dezember 1992   A. Schäffler, U. Renz

Vorwort der Herausgeber

Naturheilkundliche Heilverfahren haben in den letzten Jahren erheblich an Bedeutung gewonnen. Die Probleme der modernen Medizin, ihre Tendenz zur Fragmentierung und Funktionalisierung des Kranken trugen dazu ebenso bei, wie das steigende Umwelt- und Gesundheitsbewußtsein der Patienten.

Vor diesem Hintergrund ist auch das Interesse junger Ärzte an ganzheitlicher Medizin spürbar gewachsen. Diesen Lernenden, aber auch allen erfahrenen Therapeuten möchten wir mit dem *Praxisleitfaden Naturheilkunde* ein übersichtliches, praxisorientiertes Kompendium anbieten, in dem nicht nur die „klassischen" Naturheilverfahren (Ordnungs-, Ernährungs-, Bewegungs-, Phyto- und Hydrotherapie), sondern auch weitere ganzheitliche Heilweisen berücksichtigt worden sind, deren Wirkung wissenschaftlich inzwischen nicht mehr umstritten ist (z.B. Autogenes Training, Akupunktur). Darüberhinaus werden auch Naturheilverfahren beschrieben, die zwar noch nicht allgemein anerkannt sind, die jedoch eine weite Verbreitung und Anerkennung bei Naturheilärzten gefunden haben (z.B. Homöopathie).

Das Buch soll der schnellen, gezielten Information des Therapeuten dienen, sein Wissen ergänzen und ihm Therapiealternativen anbieten.

Wir hoffen, mit dem vorliegenden Buch eine Brücke zwischen „schulmedizinischem" und „alternativem" Denken zu schlagen – zugunsten einer vorurteilsfreien, ganzheitlichen und am Patienten orientierten Medizin.

Wir freuen uns auf alle kritischen Hinweise und Anregungen.

Freiburg und Marburg, im Dezember 1992   Die Herausgeber

Danksagung

Für die Durchsicht der Manuskripte und für vielfältige Anregungen danken wir allen beteiligten Autoren sowie:

Herrn Dr. med. Johann Abele, Schwäbisch Gmünd
Herrn Dr. med. Gawlik, Greiling
Frau Friederike von Lintig, Freiburg
Herrn Dr. med. Helmut Lützner, Überlingen
Frau Dr. med. Dorothee Sommer, Freiburg
Frau Ina Zschocke, Freiburg

Wir danken Frau Gabriele Königstein, Gusterath, Frau Anke Riedel, Freiburg, Frau Helena Dawson und Frau Anita Roßberg, beide Ulm, für die übernommenen Schreib- und Korrekturaufgaben.

Die Abbildungen wurden von David Beckham, Neu-Ulm, Monika Zingler, Ulm, und Dr. med. Boris Sommer, Freiburg erstellt.

Dem Lektorat des Jungjohann-Verlags in Ulm, besonders Frau Stephanie Engelhardt und dem Reihenherausgeber Herrn Dr. med. Arne Schäffler, danken wir für die hervorragende Kooperation und vielfältige geduldige Hilfe.

Unserem Verleger Herrn Dr. med. J. Jungjohann gebührt unser Dank für die großzügige Unterstützung.

Zum Gebrauch des Leitfadens

Dieser Leitfaden ist entsprechend den praktischen Erfordernissen des ganzheits-medizinischen Therapeuten aufgebaut. Schwerpunkt ist die ganzheitliche prakti-sche Therapie. Ein weiterer, oft übersichtsmäßig dargestellter Bereich sind die Übersichten zu den diagnostischen Verfahren der Naturheilkunde.

Wichtig erscheint uns, auf die Vielfalt an bewährten Therapiemöglichkeiten hinzuweisen, aus denen der Behandler individuell und seinen Vorkenntnissen entsprechend selbst auswählen sollte. Der Praxisleitfaden ersetzt keine Lehrbü-cher und erspart niemandem die Notwendigkeit, unter Anleitung persönliche praktische Erfahrungen zu sammeln.

Folgende Bereiche werden im Buch behandelt:
- Einführende Hinweise für die praktische Arbeit mit ganzheitlichen Methoden und grundlegende Informationen zur Naturheilkunde enthält das Kap. 1
- Alle berücksichtigten Therapieverfahren werden in Kap. 2 portraitiert; dort wird auch auf die therapeutisch orientierten Kapitel 5 und 6 verwiesen
- Ganzheitliche Diagnostikverfahren sind in Kap. 4 näher beschrieben
- Detaillierte Hinweise für die naturheilkundliche Therapie finden sich – nach Indikationen gegliedert – in Kap. 5 und 6
- Unterstützende naturheilkundliche **Notfallmaßnahmen** sind in Kap. 3 darge-stellt.

Die organorientierte Gliederung in einem ganzheitsmedizinischen Leitfaden stellt streng genommen einen Widerspruch dar, erscheint jedoch u.a. aus Gründen der Anschaulichkeit vertretbar. Bei der Behandlung sollte jedoch stets die Ganzheit-lichkeit des erkrankten Menschen berücksichtigt werden.
Um dies zu verdeutlichen, beginnt jede Therapie-Abschnitt in den Kapiteln 5 und 6 mit einleitenden naturheilkundlichen Behandlungsprinzipien, in denen das jewei-lige Organsystem übergeordnet betrachtet wird. Es empfiehlt sich, diese Ausfüh-rungen zunächst zu lesen.

Bei den einzelnen Krankheitsbildern werden bewährte Therapievorschläge aus einem breiten Spektrum von Verfahren genannt.
Stets sollte eine sinnvolle Auswahl aus den Verfahren getroffen werden. Hierbei sind eigene persönliche Erfahrungen (nicht jeder beherrscht die Akupunktur) ebenso wie individuelle Besonderheiten des Patienten zu beachten.

Jeder Therapeut sollte nur ihm genügend vertraute Verfahren anwenden.
Therapieren „nach Kochbuch" vermeiden!

Alternativ genannte Behandlungsformen können erlernt werden, sollten jedoch auch Anlaß für eine Überweisung an entsprechend geschulte Behandler sein.

Die große Zahl von Therapieverfahren kann zu übertriebener Polypragmasie führen. Oft sind wenige, jedoch individuell richtig gewählte Verfahren hilfreicher.

Kombinationen ausgewählter Verfahren sind manchmal dennoch sinnvoll, weil sie der Vielschichtigkeit von Erkrankungen in körperlicher, geistiger und seelischer Hinsicht gerecht werden.

Bewußt wurde bei den Therapiehinweisen *auf Wertungen und Standard-Strategien verzichtet*, da sich die ganzheitliche „Therapie der Wahl" an der individuellen Situation des einzelnen Patienten orientiert und der Therapieerfolg auch von den persönlichen Neigungen des Therapeuten abhängig ist.

Die korrekte Diagnosestellung vor der Therapie sollte selbstverständlich sein. Im Interesse des Patienten und auch aus forensischen Gründen sollte man sich hier auch der erforderlichen schulmedizinischen diagnostischen Möglichkeiten bedienen. Dies gilt insbesondere dann, wenn therapeutische Versuche über längere Zeit relativ erfolglos bleiben.

Bei der *Homöopathie* ist aus methodischen Gründen hauptsächlich die klassische Homöopathie berücksichtigt worden. Andere im weiteren Sinne homöopathische Verfahren (z.B. Komplex-Homöopathie, Biochemie nach Schüssler, Nosoden) werden aus Gründen der Übersichtlichkeit nur in Einzelfällen genannt.

Zusätzliche Informationen
- Kurzportraits von Heilpflanzen ☞ Kap. 7
- Liste pflanzlicher Fertigpräparate ☞ Kap. 8
- Lateinische und deutsche Heilpflanzennamen ☞ Kap. 9
- Kurzportraits homöopathischer Mittel ☞ Kap. 10
- Literatur, Zeitschriften, Adressen ☞ Kap. 11.

Gesamtinhaltsverzeichnis ☞ ab Seite 666

Autoren- und Beitragsliste

Akupunktur	Dr. med. B. Sommer	Freiburg
	Dr. med. U. Petricek	Klosterneuburg/Wien
Atemtherapie nach Middendorf	Dr. med. W. Schilling	Berlin
	S. Bischof	Freiburg
Anthroposophische Medizin	Dr. med. M. Augustin	Freiburg
Ausleitende Verfahren	Dr. med. F. Milz	Villingen
Autogenes Training	Dr. phil. H. Grombach	Bad Berleburg
Bach-Blütentherapie	M. Scheffer	Hamburg
	Dr. med. M. Augustin	Freiburg
Bewegungstherapie	Dipl.-Sportl. U. Schwan	Bad Berleburg
Bioresonanz-Therapie	Dr. med. B. Köhler	Freiburg
Eigenbluttherapie	HP H. Krebs	Nagold
	Dr. med. M. Augustin	Freiburg
Elektroakupunktur nach Voll	Dr. med. I. Ruf	Augsburg
Elektroneuraltherapie	Dr. med. T. Heintze	Homberg/Ohm
Enzymtherapie	Dr. med. R. Inderst	München
	Dr. med. M. Augustin	Freiburg
Ernährungstherapie	Dr. med. M. Heintze	Weinheim
Heilfasten	Dr. med. V. Schmiedel	Marburg
Homöopathie	Dr. med. V. Schmiedel	Marburg
	U. Petri	München
Manuelle Medizin	Dr. med. H.P. Bischoff	Isny-Neutrauchburg
	Dr. med. J. Weingart	Isny-Neutrauchburg
Neuraltherapie	Dr. med. K. Weber	Rottenburg
Ordnungstherapie	Dr. med. R. Machens	Landshut
Orthomolekulare Medizin	Dr. med. V. Schmiedel	Marburg
Physikalische Therapie	Dr. med. J. Rohde	Mahlow/Berlin
Phytotherapie	Dr. med. K. Mohr	Staufenberg (Kap. 2)
	C. Nonnenbroich	München (Kap. 10)
	Dr. med. V. Schmiedel	Marburg (Kap. 5 +6)
Progr. Muskelrelax. nach Jacobson	Dipl.-Sportl. U. Schwan	Bad Berleburg
Psychopädie	Dr. med. J. Derbolowsky	München
	Dr. med. M. Augustin	Freiburg
Reflexzonentherapie am Fuß	H. Marquardt	Königsfeld-Burgberg
Regulationsthermographie nach Rost	Prof. Dr. med. A. Rost	Rottach-Egern
Sauerstoff- und Ozontherapie	I. Kaufmann	Haunshofen-Wielenbach
Symbioselenkung	Prof. Dr. med. H.F. Herget	Gießen
Umweltmedizin	Dr. med. H. Scharrel	Uetersen
Zelltherapie	Prof. Dr. med. F. Schmid	Aschaffenburg

Die Nennung der Autoren in den Kapiteln entspricht der Reihenfolge in dieser Tabelle.

Abkürzungen

A, Aa.	Arterie, Arterien
ADI	acceptable daily uptake (zulässige tägliche Aufnahme)
Akup.	Akupunktur
Amp.	Ampulle
Anw.	Anwendung
ant.	anterior
arter.	arteriell
AT	autogenes Training
Ausl. Verf.	Ausleitende Verfahren
AVK	Arterielle Verschlußkrankheit
Balneo	Balneo- und Klimatotherapie
BB	Blutbild
bds.	beidseits
Behandl.	Behandlung
bes.	besonders
Bew.ther.	Bewegungstherapie
BGA	Bundesgesundheitsamt
Bi	nach Bischko
BWK	Brustwirbelkörper
BWS	Brustwirbelsäule
bzw.	beziehungsweise
C	Centesimalpotenz (100 fache Verschüttelung)
C_1-C_8	Zervikalsegment 1-8
ca.	circa
Ca^{2+}	Kalzium
Ca	Karzinom
ch.	chinesisch
chron.	chronisch
Cl-	Chlorid
CVI	chron. venöse Insuffizienz
D	Dezimalpotenz (10-fache Verschüttelung)
/d	pro Tag
d.h.	das heißt
Diab. mell.	Diabetes mellitus

Diagn.	Diagnostik
Drg.	Dragee(s)
EB	Eigenblut
Eig.blut	Eigenbluttherapie
EL	Eßlöffel
Erkr.	Erkrankung
Erw.	Erwachsene
E'ther.	Elektrotherapie
Extr.	Extrakt
F	Frauen
Fertigpräp.	Fertigpräparat
Flor.	Flores
Fol.	Folia
Fruct.	Fructus
Gew.	Gewicht
ggf.	gegebenenfalls
glob.	Globuli
gran.	Granulat
h	Stunde(n)
Hb	Hämoglobin
Hb.	Herba
HED	Höchste Einzeldosis
HOT	Hämatogene Oxidationstherapie
HTD	Höchste Tagesdosis
HWK	Halswirbelkörper
HWS	Halswirbelsäule
HWZ	Halbwertszeit
Hydro	Hydro- und Thermotherapie
HWS	Halswirbelsäule
i.c.	intrakutan
ICR	Interkostalraum
i.d.R.	in der Regel
IE	Internationale Einheit

Ig	Immunglobulin	ms	Millisekunden
i.m.	intramuskulär	MSP	Messerspitze
Ind.	Indikation	MTD	Mittlere Tagesdosis
Inf.	Infektion	mV	Millivolt
Inh.	Inhalt(sstoff)	μAmp.	Mikroampère
Inj.	Injektion		
insges.	ingesamt	*N*., Nn	Nervus, nervi
Insuff.	Insuffizienz	Na$^+$	Natrium
Intox.	Intoxikation	NHK	Naturheilkunde
i.v.	intravenös	NW	Nebenwirkung
J.	Jahre	*O* l.	Oleum
		OP	Operation
K$^+$	Kalium	Ortho-	
Kaps.	Kapsel(n)	mol. Med.	Orthomolekulare Medizin
KG	Krankengymnastik		
/kg KG	pro Kilogramm Körpergewicht	*p* AVK	periphere arterielle
KI	Kontraindikation		Verschlußkrankheit
KO	Komplikation	Pat.	Patient
Komb.	Kombination	p.i.	post-infectionem
Konz.	Konzentration	pO$_2$	Sauerstoff-Partialdruck
		postop.	postoperativ
L eukos	Leukozyten	ppm	parts per million (Teile
li.	links		pro einer Million)
Lig.	ligamentum	präop.	präoperativ
Liq.	Liquidum	psychol.	psychologisch
Lj.	Lebensjahr	pulv.	Pulver
L$_1$-L$_5$	Lumbalsegment 1-5		
Lk	Lymphknoten	*R* ad.	Radix
LM	LM-Potenz (Verschüttelung um	re.	rechts
	den Faktor 50 000)	rezid.	rezidivierend
Lsg.	Lösung	Rhiz.	Rhizoma
LWS	Lendenwirbelsäule	RR	Riva-Rocci, Blutdruck
LWK	Lendenwirbelkörper		
		S äugl.	Säugling(e)
M	Männer	s.c.	subkutan
M.; Mm.	Musculus, Morbus; Musculi	S$_1$-S$_5$	Sakralsegment 1-5
MAK	Maximale Arbeitsplatz-Konzen-	Sek.	Sekunde
	tration (gewerblich)	s.o.	siehe obenSt.
Man. Med.	Manuelle Medizin	stündl.	stündlich
Mass.	Massage(therapie)	Sy.	Syndrom
max.	maximal	Syn.	Synonym
Mg^{2+}	Magnesium		
Min.	Minute	*T* bl.	Tablette(n)Tbl.
Mio.	Millionen	tägl.	täglich
Mon.	Monat	Tbc	Tuberkulose
MRK	Maximale Raumluft-	TCM	Traditionelle chinesische
	konzentration (Privat-		Medizin
	wohnungen, Häuser)	Th$_1$-Th$_{12}$	Thorakalsegmente 1-12

Ther., ther.	Therapie, therapeutisch	Wo.	Woche
Tinkt.	Tinktur	wöchentl.	wöchentlich
TL	Teelöffel	WS	Wirbelsäule
tox.	toxisch	WW	Wechselwirkung
toxikol.	toxikologisch		
Tr.	Tropfen	**z** .B.	zum Beispiel
		Z.n.	Zustand nach
U ngt.	Unguentum (Salbe)	ZNS	zentrales Nervensystem
UV	Ultraviolett	z.Zt.	zur Zeit
V .a.	Verdacht auf	**Symbole**	
v.a.	vor allem	>	Verbesserung
vgl.	vergleiche	<	Verschlimmerung
Vit.	Vitamin	☞	Verweispfeil
VM	Volksmedizin,	⇑	erhöht
	volksmedizinisch	⇓	erniedrigt
Vol.	Volumen	∅	Urtinktur (nicht verdünnt oder potenziert)
W 'holung	Wiederholung	→	daraus folgt, führt zu
Wirk.	Wirkung		

XV

XVI

1. Hinweise für die naturheilkundliche Therapie

1.1 Grundlegendes zu Naturheilverfahren

Volker Schmiedel und Matthias Augustin

1.1.1 Grundbegriffe der Naturheilkunde

Naturheilverfahren
Naturheilverfahren sind medizinische Heilmethoden, die der Vorbeugung, Heilung oder Linderung von Krankheiten dienen. Sie sprechen die selbstregulativen Kräfte des Organismus an und sind – zumindest teilweise – „natürlichen Ursprungs". Der Begriff *Naturheilkunde* bezeichnet die Theorie und Praxis dieser Naturheilverfahren wie auch ganzheitlicher diagnostischer Methoden. Letztere erbringen Informationen über den Zustand der selbstregulativen Kräfte des Organismus. So plausibel die gegebene Definition für Naturheilverfahren sein mag, so wenig kann sie in der Praxis befriedigen. Beispiele:
- Die Impfung mit einem gentechnologisch hergestellten Hepatitis-B-Impfstoff wirkt vorbeugend durch eine Aktivierung des körpereigenen Immunsystems
- Penicillin ist ein Stoff natürlichen Ursprungs.

Trotz der Erfüllung der Definitionskriterien dürfte Einigkeit darüber herrschen, in beiden Fällen nicht von Naturheilverfahren zu sprechen. Andererseits haben mittlerweile einige Naturheilverfahren einen derart hohen Grad der Technisierung erfahren, daß es selbst manchen Naturheilärzten schwerfällt, diese Verfahren als „natürlich" anzusehen. Das Fehlen einer einheitlichen Definiton hindert aber nicht daran, Krankheiten erfolgreich zu therapieren.

Erfahrungsheilkunde
Soweit die Wirksamkeit der naturheilkundlichen Verfahren nicht mit den heute gültigen wissenschaftlichen Methoden bewiesen wurde, werden diese als *erfahrungsheilkundliche* Verfahren bezeichnet. Viele von ihnen entziehen sich einer statistisch-wissenschaftlichen Bewertung aus methodischen Gründen – was nicht heißt, daß sie unwirksam sind. Bei ihrer Evaluierung zeigt sich oft, daß ihre Wirksamkeit von der individuellen Situation des Pat. und den dazu passenden Fähigkeiten und Erfahrungen des Behandlers abhängig ist. Dies macht es jedoch mitunter schwierig, auch eindeutige Therapieerfolge an größeren Kollektiven und mit Vielzahl von Behandlern statistisch abzusichern.

Ganzheitsmedizin
Unter *Ganzheitsmedizin* versteht man eine Medizin, die den Pat. nicht nur in isolierten Organ- oder Geistesfunktionen sieht, sondern im Kontext seines körperlichen, geistigen und seelischen Befindens sowie seiner psychosozialen Umwelt. Krankheit ist bei dieser Betrachtungsweise nicht allein ein pathophysio-

1

logischer Defekt, sondern unter Umständen ein für den Lebensweg des Pat. notwendiges Geschehen mit Symbol- und Signalcharakter. In der Konsequenz geht es in der ganzheitlichen Medizin nicht allein um die Beseitigung organischer oder psychischer Defekte, sondern um die Ursachenfindung und das Verständnis für diese Symbolbotschaften. Die ganzheitliche Medizin bedient sich bevorzugt naturheilkundlicher Verfahren (im weiteren Sinne), da diese der Komplexizität von Krankheit eher gerecht werden können und in der Regel auf einer regulativen, selbstheilungsfördernden, Ebene ansetzen.

1.1.2   Praktische Hinweise für die Therapie

Allgemeingültige Regeln der ganzheitlichen Behandl. können nur eingeschränkt formuliert werden. Die folgenden Hinweise sollten aber berücksichtigt werden:

- Ordnungstherapeutische Maßnahmen haben immer Priorität (z.B. keine Behandl. von Schlafstörungen ohne Hinterfragen einer ungünstigen Gliederung des Tagesablaufes)
- Bei allen Therapien ist die Individualität des Pat. unter Einbeziehung seines sozialen Umfeldes und seiner Vorgeschichte zu berücksichtigen. Naturheilkunde ist mehr als die Fortsetzung der Schulmedizin mit anderen Mitteln!
- Bei Versagen der Ther. – trotz richtiger Diagnose – sollte an das Vorliegen von Blockaden gedacht werden (z.B. durch Narben, Tonsillen, toxische Belastungen wie etwa Amalgam, Dysbiose, Medikation von Kortison oder anderen Immunsuppressiva). Erst nach entsprechender Behandl. dieser Blockaden durch Neuraltherapie, Symbioselenkung, ausleitende Heilverfahren oder Fasten kann die Ther. der eigentlich zu behandelnden Krankheit wieder greifen
- Bei jeder naturheilkundlichen Ther. ist zu fragen, ob überhaupt die Indikation für die Anwendung eines Naturheilverfahrens besteht (Gegenbeispiel: Diab. mell. Typ I). Ist der Pat. physisch in der Lage, regulative Reize anzunehmen und adäquat zu verarbeiten? Ein z.B. durch Operation geschwächter Pat. kann möglicherweise selbst von einem Kneipp'schen Knieguß überfordert werden. In solchen Fällen sollte zunächst stützend, entlastend und aufbauend behandelt werden. Ähnliches gilt bei psychosomatischen Erkr., wenn der Pat. z.Zt. nicht in der Lage ist, aufdeckend und konfrontativ zu arbeiten
- Psychosomatische Gesichtspunkte sind bei chron. Krankheiten bes. zu beachten. Beispiele: Ein Magenulkus kann mit Naturheilmitteln gut behandelt werden, die Ulkuskrankheit besteht aber möglicherweise fort.
- Die Kombination verschiedener Naturheilverfahren ist grundsätzlich möglich, zumal wenn die angewendeten Verfahren unterschiedliche Ebenen ansprechen und sich daher sinnvoll ergänzen. Beispiel: Im San Francisco Life Style Heart Trial wurden bei der Behandl. der koronaren Herzkrankheit die besten Resultate bei konsequenter Einhaltung einer vegetarischen, fettarmen Ernährung plus Bewegungstherapie plus täglichen Entspannungsübungen erzielt
- Die zahlreichen Vorschläge im Therapieteil (☞ Kap. 4, 5, 6) sollen allerdings nicht dazu verleiten, möglichst viele dieser Therapien gleichzeitig bei einem Pat. anzuwenden.
- Schließlich sollte auch die Sinnhaftigkeit einer speziellen Krankheit für den Pat. überdacht werden. Was nimmt man dem Patienten, wenn man ihm die Krankheit oder Symptome nimmt? Was kann, was muß der Pat. aus seiner Krankheit für sein Leben lernen? Stets sollte man sich vergegenwärtigen, daß Krankheiten eine natürliche, notwendige Begleiterscheinung unseres Lebens sind.

1.2   *Wege zu ganzheitlicher Behandlung*

1.2.1   *Das Verhältnis zwischen Arzt und Patient*

Roman Machens

Ärztliches Verhalten in der Naturheilkunde
Sowohl die von außen beobachtbaren Prozesse bei einer Behandl. als auch die Art, wie der Pat. dies persönlich erlebt, beeinflussen den Ther.-Erfolg. Daneben spielt aber das subjektive Erleben des Arztes – die Art, wie der Arzt etwas tut oder mitteilt – eine ebenso große Rolle, wie das, was der Arzt tut oder mitteilt.

Das erlebt der Patient
Da jeder Pat. einen Krankheitsgewinn hat, sollte der Behandler wissen, wie sehr seine Aktivitäten diesen Krankheitsgewinn vergrössern oder verkleinern. Diese Aussage bedeutet nicht, daß auch in jedem Fall die Ursache der Symptome im Krankheitsgewinn zu suchen sei. Ein Minimum an Krankheitsgewinn ist schon die Tatsache, daß der Pat. zum Arzt gehen darf und dort jemand für ihn da ist.
Der Naturheilarzt ist für seinen Pat. auch da, wenn dieser gerade nicht krank ist: sei es als Gesprächspartner für die Lebensplanung, sei es zur Durchführung einer langjährigen konstitutionsverbessernden Ther., bei der die persönlichen, teilweise genetisch fixierten Schwachpunkte vorbeugend stabilisiert werden. Als Nebeneffekt wird der Krankheitsgewinn reduziert. Der Naturheilkundler unternimmt mit dem „Kranken" nicht wesentlich mehr als mit dem „Gesunden".

Das will der Patient erreichen
Nicht immer will der Pat., wenn er eine Naturheilpraxis aufsucht, sein ganzes Leben verändern. Oft will er nur seine eigene Diagnose bestätigen lassen, seine persönliche Vermutung, daß die Beschwerden an sich harmlos sind und auch ohne eingreifende Ther., „von allein" (damit meint er durch die natürliche Selbstheilung) vergehen werden. Der Doktor soll ihm seine Angst nehmen, aber keine Behandl. anfangen, vor der sich der Pat. noch mehr ängstigt.
Zu wissen, daß jeder Pat. auch Angst hat, ist daher wichtig. Nicht immer soll der Arzt die Pat.-Wünsche weitgehend erfüllen, da ja manchen Menschen erst eine Angst auf die Sprünge hilft, um ihr Leben in Ordnung zu bringen. Wenn allerdings der Behandler die Angst über das Maß hinaus schürt, welches der Pat. verstehen und aushalten kann, macht er ihn abhängig und riskiert zudem den Abbruch des Kontakts. Der Pat. erlebt sich zu Recht als abhängig. Für seine Abhängigkeit rächt sich der Kranke am Behandler. Bes. dem Naturheilkundler stellt er gerne die Falle „Nur Sie können mir helfen".
Die Frage, die das Lamentieren stoppt, ist oft: Was brauchen Sie genau **jetzt** von mir? An diesen Reaktionen auf seine emotionalen Botschaften erkennt der Pat., daß der Naturheilkundler anders auf ihn eingehen wird, als er es von der Schulmedizin kennt. In der Gesprächsführung beginnt die Ordnungsther.

So erlebt der Naturheilarzt die Diagnosefindung
Der Behandler erkennt die Richtigkeit seines Tuns an seinem eigenen inneren Zustand. Die richtige Diagnose leuchtet ein, sie gibt innere Klarheit und

1

Befriedigung und erleichtert die Arbeit. Wenn dem Pat. die Diagnose auch einleuchtet, kann das ein sichtbares „Aha"-Erlebnis sein.

Was erlebt der Arzt mit dem Patienten?

Fühlt er sich nach der Arbeit zufrieden und sieht freudig und anders gearteten Kontakten entgegen, oder ist er ausgelaugt und müde? Wenn der Behandler registriert, daß ihn der Kontakt zu einem bestimmten Pat. anstrengt, er ihm ausweicht, sollte er die Interaktion überprüfen. Der Thererapieerfolg bei diesem Pat. kann nicht optimal sein. Zum Beispiel kommt dann ein gesondert vereinbartes längeres Gespräch mit diesem Pat. in Frage. Der Ausgang solcher Gespräche, die nicht als etwas Besonderes für den Pat. gekennzeichnet werden müssen, entscheidet im Laufe der Zeit über die Auswahl von Pat., die die Praxis aufsuchen. Jeder Behandler kann bestimmte Menschen besser behandeln als andere. Dies zu wissen, steigert den Wirkungsgrad der eigenen Arbeit. Juristische Auseinander setzungen zwischen Behandlern und Pat. entstehen nach meinen Beobachtungen als Folge zu spät erkannter Kommunikationslücken. Die richtigen Pat. zu finden, bedeutet nicht, andere nicht zu behandeln, sondern sich da zu engagieren, wo der größte Erfolg für alle Beteiligten zu erwarten ist.

Was geschieht zwischen Arzt und Patient?

Neben der Erlebnisqualität betrachten wir nun auch den Austausch im materiellen, emotionalen und Informationsbereich. Natürlich ist ein Informationsaustausch genauso wie ein materieller Prozeß immer mit einem gefühlsmäßigen Kontext zu sehen. Der materielle, wirtschaftliche Prozeß besteht im Verkauf einer Dienstleistung. Das Verhältnis von Leistung zu Gegenleistung muß stimmen. Diese Stimmigkeit, die oft im Leben des Pat. fehlt, soll er auch am Beispiel der finanziellen Gegenleistung für die Arbeit des Arztes lernen. Neben der Behandl. erhält der Pat. über den Arzt eine Reihe weiterer materieller Güter und auch Dienstleistungen, die nicht immer in ihrer ther. Bedeutung gewürdigt werden. Der materielle Krankheitsgewinn in Form von Gehaltsfortzahlung, Kur oder Erhalt von Sachleistungen kann manchen Therapiefortschritt auch beim nicht bewußt unehrlichen Pat. bremsen.

Mit der Forderung der Gegenleistung tun sich Ärzte schwerer als andere Berufsgruppen. Gesundes Verhalten auch auf Seiten des Arztes kann nur bedeuten, klar zu machen, daß eine Gegenleistung selbstverständlich ist. Schlechte Zahlungsmoral beim Privatpat. oder verspätetes Abgeben des Krankenscheins sind aggressive Verhaltensweisen dem Arzt gegenüber, die nicht auf Dauer hingenommen werden dürfen. Wenn über Geld offen gesprochen wird kann, erkennt man sehr schnell die motivierten und die weniger motivierten Pat. Das ist gut für den Arzt im Sinne der oben erwähnten Pat.-Auswahl und gut für den Pat., weil er an einer Behandl., die ihm etwas wert ist, besser und intensiver mitarbeitet. Klarer, offener Kontakt entscheidet meistens über den Therapieerfolg – viel mehr als die Auswahl dieses oder jenes Verfahrens oder die Qualifikation des Behandlers.

Den Kontakt aufrecht erhalten

Ther. heißt, einen Weg gemeinsam zu gehen. Auch nach Heilung der Symptome sollte der Kontakt erhalten bleiben. Selbst wenn keine Heilung möglich erscheint, nützt der Kontakt beiden, Behandler und Krankem. Manchmal ergibt sich im Lauf der Zeit noch eine Ther.möglichkeit, die zunächst nicht erkennbar war. Wenn trotz Mißerfolg der Behandl. der Kontakt erhalten bleibt, können schwer erkennbare Ther.-Hindernisse vielleicht doch noch entdeckt und behoben werden.

Beispiel: Tox. Einflüsse in der Wohnumwelt des Kranken erkennt der Arzt oft sehr spät oder zufällig. Geopathische Störfaktoren sind schwer zu prüfen. Psychische

Faktoren demaskieren sich manchmal ganz langsam. Manchmal ist, psychol. gesehen, gar nicht der Pat. krank, sondern seine Umwelt, z.B. seine Familie, und er reagiert – soweit möglich – vernünftig darauf. Vielleicht schützt der Kranke mit seiner Krankheit einen anderen davor, krank zu werden.

Den Kontakt beenden
Wenn aber der Kontakt zu einem Pat. zu beenden ist, soll dies klar und geordnet geschehen. Der Arzt tut dies professionell, der Pat. muß es meist erst noch lernen. Er soll es auch im Hinblick auf seinen nächsten Arzt und für seine übrigen sozialen Kontakte lernen. Ist der Pat. auf Dauer unzuverlässig, aggressiv oder vertraut er dem Arzt nicht, dann erhält er eine klare Anweisung, unter welchen Bedingungen er wiederkommen kann, eine Empfehlung an einen Arzt, der vom Typ her paßt, und Kopien der wesentlichen Unterlagen oder einen Arztbrief. Ist der Arzt dem Pat. nicht gewachsen – psychol. oder fachlich-medizinisch, – sollte der Kontakt vom Arzt aus reduziert, aber nicht abgebrochen werden. Auf dem Wege der Überweisung zur Mitbehandl., wobei der Kollege die Steuerung der Behandl. übertragen erhält, kann auch der ursprüngliche Behandler im weiteren Kontakt zum Pat. bleiben und vielleicht noch etwas dazulernen.
Wenn der Pat. von sich aus den Schritt tut, den Kontakt zum Arzt abzubrechen, empfiehlt es sich, ihm den Weg zum Wiederkommen offen zu lassen, z.B. durch einen Arztbrief für den Nachbehandler und die Empfehlung eines Kollegen. Dies dient auch der juristischen Absicherung. Oft wechseln Pat. den Arzt, wenn sie nicht das bekommen, was sie sich gewünscht haben. Nicht immer war das ein Fehler des Arztes. Aber der Wechsel gibt dem Arzt einen Hinweis, welche Pat. er vielleicht überfordert hat oder welche noch nicht reif für eine intensivere Behandl. waren. Selten wird in der Naturheilpraxis ein Pat. wegbleiben, weil er meint, der Arzt unternehme zu wenig. Das Weggehen eines Pat. kann für diesen sogar ein Reifungsprozeß in Richtung emotionale Gesundheit sein.

Informationsaustausch
Beim Informationsaustausch hat der Arzt zwei Pflichten. Einerseits braucht der Pat. Information über Kommunikation und Verständigung: Er soll verstehen, wie wichtig klare Verständigung ist, der Arzt muß sie ihm vorführen und ihm zeigen, welche Informationen er vom Pat. braucht. Andererseits gibt er dem Pat. Informationen, die zur Heilung führen sollen. Diese dürfen nicht überdosiert werden, müssen gefühlsmäßig verdaut werden können, aber sie dür fen auch nicht so dürftig ausfallen, daß der Pat. auf dubiose Wissensquellen angewiesen bleibt. Am wichtigsten ist, daß diejenigen praktisch umsetzbaren Informationen gegeben werden, die den gerade aktuellen Mangel decken. Also nicht spezielle theoretische Ätiopathogenese, sondern Anleitung zur Müslizubereitung und Hinweis auf ein vegetarisches Kochbuch.
In diesem Sinne angemessene ärztliche Information erhält das Vertrauen des Pat. und fördert die Ther., ohne daß viel gesagt werden muß. Wenig zu sagen, aber dafür das, was gebraucht wird, ist Ordnungsther. im besten Sinne: Die innere Ordnung des Arztes strahlt auf den Pat. aus. Wenn die Gesundheit des Pat. auf den Arzt zurückstrahlt, sollte die Arbeit mit dem Pat. auch die Gesundheit des Arztes fördern. Das gemeinsame Erleben von Arzt und Pat. ist Gegenstand der gemeinsamen Arbeit.

1

1.2.2   Die psychopädische Behandlung

J. Derbolowsky und M. Augustin

Grundannahmen der Behandlung

Das Wohlbefinden eines Menschen ist entscheidend davon abhängig, ob er ein positives, bejahendes Verhältnis zu sich selbst entwickeln kann. Umgekehrt sind feindselige Impulse gegen sich selbst nicht nur Ursache psychogener Erkrankungen, sondern sie können auch Heilungsvorgänge verzögern oder bestehende Krankheitszustände verschlechtern.

Für eine ausgedehnte Psychother. bzw. psychosomatische Ther. im herkömmlichen Sinne fehlen den meisten Ärzten die Zeit und auch spezifische Kenntnisse. Dennoch ist zu fordern, daß grundlegende psychische Erkenntnisse Eingang in jede Sprechstunde finden sollten.

Um dies zu ermöglichen wurde, ein Konzept entwickelt, das unter dem Begriff *Psychopädie nach U. Derbolowsky* (gr.: paideia = Unterricht, Erziehung) zusammengefaßt worden ist. Es beinhaltet ganzheitlich orientierte, zeitlich und inhaltlich auf die Bedürfnisse der Praxis zugeschnittene Verfahren, die von jedem Behandler in berufsbegleitenden Kursen erlernt werden können.

Darüberhinaus ermöglicht die Psychopädie die sachkundige Begleitung von Menschen mit Problemen, die noch keinen Krankheitswert haben, so daß sie auch für Prävention und Rehabilitation sowie für andere Berufsgruppen wertvoll ist.

Ziel der Psychopädie ist die Harmonisierung des Menschen in seinem Verhältnis zu sich, zu seiner Mitwelt und zu Gott.

Die psychopädische Behandl. geht von folgenden Annahmen aus:
- Autodestruktionen sind Ursachen vieler seelischer und körperlicher Erkr.
- Sie sind – oft in verdeckter Form – in vielen Alltagshandlungen und Redewendungen des Menschen anzutreffen („ich ärgere **mich**")
- Autodestruktive Tendenzen belasten nicht nur das Verhältnis des Pat. zu sich selbst, sondern auch zu seiner Umgebung, z.B. zum Therapeuten
- Pat. ist dabei nicht bewußt, daß er selbst Leidtragender seiner Handlungen ist
- Autodestruktion ist abbaubar
- Ziel einer ganzheitlichen Ther. muß daher auch die Reduktion autodestruktiver Züge des Pat. sein

Vorgehen in der psychopädischen Behandlung

Das psychopädische Vorgehen in der ther. Behandl. (zusammengefaßt):
- Innere Sammlung des Therapeuten als Vorbereitung auf jede Begegnung mit dem Pat.
- Wir-Bildung, d.h. Entwicklung von Kompatibilität zwischen Arzt und Pat. und Brückenbau zwischen beiden durch Abgrenzung gegen eine „gemeinsame" Not
- Gemeinsames Suchen und Aufdecken von ggf. vorhandener Autodestruktion
- Schließen eines Arbeitsbündnisses als Grundlage der Behandl.
- Anleitung des Pat., autodestruktive Impulse durch einfache Übungen wie dem Gespräch mit sich in warmherzige Autosuggestion umzuwandeln. Indem er z.B. liebevoll bejahend mit sich spricht, gelangt er zu wacher Selbstannahme
- Das Behandlungsziel wird durch den kombinierten Ansatz von spezifischen körperlichen, seelischen und geistigen Methoden erreicht.

Über die gezielte psychopädische Ther. hinaus kann der psychopädisch geschulte Arzt jeden Arzt–Pat.–Kontakt mit einfachen Mitteln zu einer partnerschaftlichen Begegnung aufwerten.

Indikationen der psychopädischen Behandlung
- Wenn eine sinnvolle, ökonomische und interaktionell problemarme Arzt–Pat.–Beziehung und ein für die Behandl. erforderliches Arbeitsbündnis hergestellt werden soll
- Wenn Menschen feindselige Impulse und abwertende Angriffe gegen sich richten, so daß ihnen daraus Probleme oder Erkr. erwachsen
- Wenn Menschen Probleme oder Störungen haben, die auf Erfahrungsmängeln oder Kommunikationsschwierigkeiten in ihrer persönlichen Geschichte beruhen
- Wenn Menschen ihre Bezogenheit auf das Ganze, dessen Teil sie sind, aus den Augen verloren haben.

1.3 *Naturheilkunde und Schulmedizin*

Volker Schmiedel

Unter Schulmedizin versteht man die Gesamtheit der diagnostischen und therapeutischen Maßnahmen sowie die zugrundeliegenden pathogenetischen Erklärungsmodelle, die in der universitären medizinischen Ausbildung (Schule) anerkannt sind und gelehrt werden. Nach dieser Defintion beginnt die Naturheilkunde selbst zu einem Bestandteil der Schulmedizin zu werden, da sie mit der Einführung der Naturheilkunde als Prüfungsfach im medizinischen Staatsexamen ab 1993 auch an der Universität gelehrt wird. Wenn im folgenden der Begriff „Schulmedizin" gebraucht wird, so ist damit der Teil der Gesamtmedizin gemeint, der sich dem Ursache-Wirkungsdenken in der Tradition Descartes, Newtons und Virchows verpflichtet fühlt und ganzheitliche Aspekte (☞ Kap. 1.5) in der Regel nicht berücksichtigt .

Der Gegensatz zwischen Naturheilkunde und Schulmedizin existiert, seit es die Medizin gibt – in diesem Sinne unterschiedliche Auffassungen von Krankheit und Heilung lassen sich bereits in der Antike bei den Schulen von Kos und Knidos nachweisen. Seit der Mitte des 19. Jahrhunderts schien die Auseinandersetzung beider Richtungen endgültig zugunsten der Schulmedizin und gegen die Naturheilverfahren entschieden. Bestimmend für den Triumph einer rein naturwissenschaftlich geprägten Medizin waren die wissenschaftlich-theoretische Paradigmen in der Tradition von Galilei, Descartes und Newton, die eine Ausrichtung aller Wissenschaften einschließlich Medizin, Soziologie und Philosophie auf eine mechanistische Denkweise erzwang, sowie die spektakulären Erfolge dieser Medizin (z.B. Infektionsverhütung durch Desinfektion, Anästhesie, chirurgische Verfahren).
Daß bei komplexen chron. Erkr. (z.B. Krebs, Rheuma) mit dieser Denkweise im 19. Jahrhundert wie noch heute ther. nur wenig Erfolge zu erzielen sind, wurde bisher weitgehend verkannt. Die heutige Medizin wird vom naturwissenschaftlichen Paradigma dominiert, wobei unter Paradigma der „Rahmen" der Denkweisen, Vorstellungen und Arbeitsmethoden einer Wissenschaft verstanden wird.

1

Paradigmenwechsel in der Physik

In der Physik und anderen Naturwissenschaften ist durch einen Paradigmenwechsel das Newton-cartesianische längst durch das sogenannte „quantenmechanische Weltbild" abgelöst worden. Die Sicht der Welt einschließlich Mikro- und Makrokosmos ist hierdurch komplexer geworden. So ist ein Maximum an Wissen nicht erreichbar, und zwar nicht nur aus methodischen, sondern aus prinzipiellen Gründen (Heisenbergsche Unschärferelation). Geschwindigkeit oder Ort beispielsweise eines Elektrons sind nicht sicher, sondern nur mit einer gewissen Wahrscheinlichkeit anzugeben (de Broglie-Wahrscheinlichkeitswellen). Bei einer großen Anzahl von Molekülen kann nur der Zustand der Gesamtheit (z.B. Temperatur), nicht aber des einzelnen Moleküls (z.B. Geschwindigkeit) sicher bestimmt werden.

Man ist geneigt, Parallelen zu „modernen" Krankheiten zu ziehen: Beim Einzelnen kann der Eintritt eines Herzinfarktes nicht sicher vorhergesagt werden, wohl kann man aber unter Berücksichtigung von Alter, Geschlecht und weiteren Risikofaktoren die Wahrscheinlichkeit eines solches Ereignisses in einem bestimmten Zeitraum abschätzen. Bei einer großen Anzahl von Menschen kann man bei Kenntnis aller Risikofaktoren die ungefähre Zahl derer angeben, die einen Herzinfarkt erleiden werden, nicht aber, welches Individuum davon betroffen sein wird.

Die Schulmedizin hat diesen Paradigmenwechsel in den Naturwissenschaften weder bewußt wahrgenommen noch Konsequenzen daraus gezogen. Die medizinische Forschung arbeitet überwiegend noch nach Modellen, die in ihrem Ursprung aus dem 19. Jahrhundert stammen und die für lineare, nicht aber für komplexe Systeme geeignet sind.

Hinweise für einen Paradigmenwechsel in der Medizin

In der Schulmedizin stehen einem immer größeren Forschungsaufwand und immer größeren therapeutischen Anstrengungen bei komplexen Erkr. wie Krebs oder Rheuma immer kleinere Erfolge gegenüber – entscheidende Fortschritte bleiben jedoch trotz aller Bemühungen aus. Diese Erfolglosigkeit führt zu schwindender Akzeptanz seitens der Pat., aber zunehmend auch bei Ärzten. Es erfolgt eine Umorientierung nach anderen Methoden. Dies wiederum provoziert die etablierte Medizin dazu, die sogenannte alternative Medizin zu diskreditieren und als unwirksam, nicht gar gefährlich zu diffamieren. Wenig realistische, theoretische Überlegungen und Forschungsansätze werden bemüht, um die Unwirksamkeit bzw. Gefährlichkeit der unerwünschten Verfahren zu „beweisen" (Beispiel: Fütterungsversuche von Tieren mit Huflattichdosen weit jenseits realistischer Nahrungsaufnahme oder therapeutischer Dosierung und dabei gefundener Leberschädigung). Aus wissenschaftshistorischer Sicht kündigen solche „Grabenkämpfe" und die krampfhaft anmutenden Versuche, Alleinvertretungsansprüche mit gigantistischen Anstrengungen zu untermauern, einen Paradigmenwechsel an.

Dieser Paradigmenwechsel vollzieht sich bereits. In den letzten Jahren etablierten sich zunehmend ganzheitliche Therapieverfahren (z.B. Psychosomatik, Kneipp'sche Therapie) in der offiziellen Medizin. Nach Umfragen wenden 80% der niedergelassenen Ärzte auch Naturheilverfahren an. Trotzdem kann noch nicht davon ausgegangen werden, daß die Naturheilkunde die volle Anerkennung innerhalb der Medizin besitzt.

Fehlende Wirksamkeitsnachweise

Diese fehlende Anerkennung ist u.a. auf die noch nicht ausreichenden wissenschaftlichen Beweise für die Wirksamkeit einzelner Naturheilverfahren zurückzuführen. Während es bei einzelnen Verfahren (z.B. Phytotherapie, Akupunktur) relativ einfach ist, Studiendesigns zu entwerfen, die Wirksamkeiten nachweisen und strengen naturwissenschaftlichen Forschungskriterien genügen, müssen für Verfahren, die eine stark individualisierte Behandl. erfordern (z.B. Homöopathie), möglicherweise neue Forschungsmethoden entwickelt werden.

Den Naturheilkundlern ist jedoch vorzuwerfen, daß sie sich bisher – trotz vereinzelt vorhandener Anstrengungen – insgesamt nicht genügend darum bemüht haben, naturwissenschaftlichen Kriterien standhaltende Resultate ihrer Therapieerfolge zu dokumentieren. Unzureichende personelle und finanzielle Möglichkeiten, Forschung zu betreiben, erklären dies, sollten für die Zukunft aber nicht davon abhalten, bedeutende Anstrengungen zu unternehmen. Schon jetzt gibt es zahlreiche wissenschaftlich überzeugende Studien, die die Wirksamkeit verschiedener Naturheilverfahren zeigen.

Was ist besser?
Die Frage, ob denn nun die Schulmedizin oder die Naturheilkunde besser ist, stellt sich in dieser Form also gar nicht. Die Frage lautet vielmehr, bei welcher Krankheit und welchem Pat. zu welchem Zeitpunkt Naturheilverfahren oder die Schulmedizin angebracht ist – gelegentlich kann es auch sinnvoll sein, das eine zu tun, ohne das andere zu lassen.
Eines Tages wird vielleicht es eine Medizin geben, in der beide medizinischen System gleichberechtigt nebeneinander bestehen – nicht miteinander konkurrierend, sondern sich zum Wohle des Pat. ergänzend. Das neue Paradigma der Medizin würde dann umfassend die bisherige Schulmedizin und die Naturheilkunde in sich vereinigen.

1.4 Biologische Grundlagen ganzheitlicher Therapie

Matthias Augustin

1.4.1 Das Prinzip der vernetzten biologischen Systeme

Viele Phänomene der ganzheitlichen Medizin können mit hochschulwissenschaftlichen Methoden nicht erklärt werden, etwa die Wirkungsweise der Akupunktur oder das „Sekundenphänomen" der Neuralther. Eine Grund dafür liegt in den unterschiedlichen Denkansätzen der Medizinrichtungen. Dem linearen Ursache–Wirk.-Denken der naturwissenschaftlichen Medizin in der Tradition Newtons und Virchows steht ein Denken in vernetzten biologischen Systemen gegenüber, das seine Wurzeln in der jahrtausendealten medizinischen Tradition hat, in neuerer Zeit aber durch Erkenntnisse der modernen Kybernetik bekräftigt wurde.

Gemäß der Virchow'schen Zellularpathologie gilt die Zelle als fundamentale Funktionseinheit des Organismus, Krankheitsgeschehen wird überwiegend als Ausdruck von Störungen der Zelle selbst verstanden. Dem linearen Ursache–Wirkungs–Prinzip entsprechend, besteht die Ther. in der Beseitigung oder Reparatur

1

der defekten Funktionseinheit. In dieser isolierten Darstellung fehlen Parameter für individuelle Determinanten und für Lebensqualität.

Demgegenüber ist das Denkmodell vernetzter biologischer Systeme durch ein biologisches Fließgleichgewicht und ein energetisch „offenes" System gekennzeichnet. Struktur– und ordnungsverleihendes Prinzip ist hier die „nah- und fernreichweitige" Informationszufuhr und -verarbeitung. Nur durch sie kann sich der Organismus als Ganzes erhalten. Nach Popp sind die Steuerungsmechanismen biologischer Systeme nicht nur zellulär-biochemischer, sondern auch elektromagnetischer Natur. Ein entsprechendes, den ganzen Organismus durchziehendes Ordnungsprinzip ist das System der Grundregulation nach Pischinger, auf das sich viele ganzheitliche Ther.-Verfahren berufen (vgl. ☞ 2.4.3 Schröpfther.).

1.4.2 Das System der Grundregulation

Statt der Zelle werden im *System der Grundregulation* (syn.: *Grundsystem*) die Interzellularsubstanz und ihre Wechselwirkungen als Wirkort von Reiztherapien angesehen. Das Grundsystem, von *Pischinger* erstmals so beschrieben, durchzieht den gesamten Organismus und ist die anatomisch-physiologische Basis der Ganzheitsmedizin (Draczynski). Es besteht aus den Zellen des undifferenzierten Bindegewebes (Retikulumzellen oder Fibroblasten), aus der extrazellulären Gewebsflüssigkeit (*Grundsubstanz*), den Kapillaren und dem vegetativen Nervenfasergeflecht. Seine Aufgabe ist die Erhaltung der Homöostase durch Regulation des Zelle-Milieu-Systems. Im Streben des Organismus nach Selbsterhaltung ist es übergeordnetes Ordnungsprinzip.

Die Grundsubstanz: Ein netzartiger Verbund aus Glykosaminoglykanen, Proteoglykanen und Strukturglykoproteinen, fungiert als Molekularsieb und stellt nach Pischinger insgesamt die Basis der lebenserhaltenden Homöostase dar. Sie wird u.a. von Fibroblasten produziert, umgibt jede einzelne Zelle und ermöglicht die Verbindung zwischen den Zellen bzw. Organen und den restlichen Organismus. Jeder Reiz und jedes Stoffwechselgeschehen zwischen den Organzellen verläuft daher über das Grundsystem. Jede neurale, endokrine, vaskuläre oder immunologische Reaktion hängt von der Übertragungsfunktion des Grundsystems ab. Eine Reaktion des **ganzen** Organismus auf einen Reiz – ob Krankheitsgeschehen oder physiologische Reize – läßt sich nur unter Einbeziehung des Grundsystems erklären

Die Intaktheit der Regelkreise aller Organsysteme hängt von der Intaktheit der Grundsubstanz ab. Umgekehrt führen Fehlinformationen auf anderen Ebenen zu Fehlbildungen von Grundsubstanz. Die Bildung defekter Grundsubstanz leitet dann über Fehlsteuerungen in den umliegenden Zellen und den terminalen Axonen einen Circulus vitiosus ein, der über viszerokutane, kutiviszerale, muskuloviszerale und vegetative Reflexe das lokale pathologische Geschehen über den Organismus fortleiten kann.

Reflextherapien wie Akupunktur (☞ 2.2) und Neuralther. (☞ 2.14) unterbrechen an den Nervenfasern der Haut Impulse, die aus Arealen mit gestörter Grundsubstanz in die Haut gelangen, und entkoppeln so den Teufelskreis. In der erwirkten Pause können sich die gegenregulierenden Selbstheilungskräfte des Organismus entfalten (nach Heine).

Belastungen des Grundsystems
Chron. Belastungen führen zu Störungen seiner Versorgungsfunktion für das Zellmilieu und seiner neurovegetativen Verkopplung mit anderen Systemen. Als Ursachen kommen bes. Toxinbelastungen jeder Art, chron. Fokusgeschehen und anhaltende psychische Stressoren in Betracht.
Folge der anhaltenden Belastung des Grundsystems sind chron. Erkr., die je nach individueller Disposition und Verlauf (selten) spontan abheilen, degenerativ-entzündlich verlaufen oder in ein Malignomgeschehen übergehen können.

1.4.3   Regulations-Therapie

Jeder Reiz auf einen beliebigen Teil des Organismus führt zu einer fortgeleiteten Reaktion des gesamten vernetzten Organismus und induziert eine Gegenantwort. Diese in der Evolution erlernten permanenten Gegenreaktionen des Organismus auf Reize von außen sind – im weiteren Sinne – ein dauerndes physisches und psychisches Lebens-Training. Sie bedingen die Lebenstüchtigkeit jedes Individuums. Beispiel: Die Wirksamkeit des Immunsystems beruht von Geburt an auf häufigen Auseinandersetzungen mit Fremd-Antigenen. Nur immer wieder eintretende Reizungen führen zu Immunkompetenz und genügend starken Immunantworten im Falle einer Infektion. Bleibt die Reizung des Organismus über längere Zeit aus, vermindert sich seine Resistenz.
Viele ganzheitliche Verfahren bewirken eine unspezifische Reizung des Organismus und induzieren eine Gegenregulation unter Mobilisierung und Verstärkung seiner Selbstheilungskräfte. Beispiele: Akupunktur, Eigenbluttther., Schröpfen, Saunabaden, Homöopathie. Diese Ther. werden *Regulationsther.* oder *Reizther.* genannt. Die Kaskade von Gegenreaktionen wurde von F. Hoff als „Prinzip der vegetativen Gesamtumschaltung" bezeichnet (☞ 2.7.2). Bemerkenswert ist, daß häufig gezielte schwache Reize eine stärkere Gegenreaktion auslösen als starke.

Regulationsstarre
Voraussetzung für Gegenreaktionen des Körpers auf äußere Reize ist eine ausreichende Regulationsfähigkeit des Organismus. Ihre Störung durch chron. Belastungen kann zu einer abgeschwächten Gegenregulation oder gar *Regulationsstarre* führen. Letztere haben nach Perger in den letzten 30 Jahren erheblich zugenommen. Sie erklären die immer schlechteren Reaktionen vieler Pat. auf Regulationsther. und z.B. das immer häufigere Ausbleiben des „Sekundenphänomens" nach Huneke (☞ 2.14.2).

1.4.4   Praktische Hinweise

Belastungen der Regulation des Grundsystems vermeiden bzw. behandeln:
• Entgiftung und Abschirmung von Schwermetallbelastungen und anderen tox. Belastungen, Vermeidung von Umweltgiften (☞ 2.31 Umweltmedizin)
• Meidung chron. belastender Nahrung (☞ 2.10 Ernährungsther.)
• Einschränkung oder Aussetzen belastender Medikamententher.
• Behandl. chron. Stressoren (z.B. Lärm, Schichtdienst)
• Behandl. chron. psychischer Leiden (☞ 5.14)
• Behandl. von Foci und Narbenstörfeldern (☞ 2.14 Neuralther.)
• Behandl. gestörter Darmbiose (☞ 2.27 Symbioselenkung)

1

- Verminderung der Belastung durch geopathische Felder: Bes. die Schlafstätte nicht auf belastenden Wasseradern oder anderen geologischen Störfeldern errichten, ggf. mit Pendel oder Rute austesten (diese Maßnahme ist nicht allgemein anerkannt, eine Belastung durch „Biostrahlen" wird kontrovers diskutiert).

Der Grad einer Belastung der Regulation sollte durch **diagnostische Verfahren** ermittelt und entsprechend therapiert werden:
- Regulationsthermographie nach Rost (☞ 4.6)
- Elektroakupunktur nach Voll (☞ 4.3)
- Elektroneuralther. (☞ 2.8)
- Biolelektronische Funktionsdiagnostik mit Bioresonanzther. (☞ 2.6).

Unbedingte Voraussetzung für einen gesunden Organismus ist die **Reaktionsfähigkeit des Grundsystems**, welche durch unspezifische Reize gefördert werden kann. Solange die Regulationsfähigkeit des Organismus erhalten ist, sind daher Ther., die körpereigene Selbstheilungskräfte mobilisieren, den substituierenden oder supprimierenden Ther. vorzuziehen. Hierzu können verschiedene Regulationsverfahren eingesetzt werden, z.B.:

- Eigenblutther. (☞ 2.7)
- Fastenther. (☞ 2.11)
- Physikalische Ther. (☞ 2.17-2.23)
- Ausleitende Verfahren (☞ 2.4)
- Akupunktur (☞ 2.2)
- Homöopathie (☞ 2.12).

1.4.5   Literatur

- Derbolowsky, U.: Wer mich nicht liebt, ist selber schuld. Birkhäuser, Basel 1991
- Derbolowsky, J., Derbolowsky U. (Hrsg.): Praktische Psychother. Verlag für Medizin, Heidelberg 1990
- Draczynski, G.: Die Neuralther. nach Huneke aus der Sicht des Systems der Grundregulation. Erfahrungsheilkunde 4 (1989): 199-204
- Heine, H.: Akupunkturther. – Perforationen der oberflächlichen Körperfaszie durch kutane Gefäß-Nervenbündel. therapeutikon 4 (1988): 238-44
- Heine, H.: Lehrbuch der biologischen Medizin. Hippokrates, Stuttgart 1991
- Hoff, F.: Fieber, unspezifische Abwehrvorgänge, unspezifische Ther. Thieme, Stuttgart 1957
- Perger, F.: Die ther. Konsequenzen aus der Grundregulationsforschung. In: A. Pischinger: Das System der
- Peseschkian, N.: Psychosomatik und positive Psychother. Springer, Heidelberg 1992.
- Grundregulation. Haug, Heidelberg 1989
- Pischinger, A.: Das System der Grundregulation. Haug, Heidelberg 1989
- Popp, F.A.: Neue Horizonte in der Medizin. Haug, Heidelberg 1983
- Rost, A.: Thermographie und Regulationsther. – Grundlagen, Möglichkeiten und Grenzen. Ärztezeitschr. f. Naturheilverf. 31 (1990): 213-15
- Selye, H.: Einführung in die Lehre vom Adaptationssyndrom. Thieme, Stuttgart 1952.

2. Therapieverfahren der Naturheilkunde

2.1 Einleitung

Dieses Kapitel stellt 31 ganzheitliche Heilverfahren in Portraitform vor. Es soll dem Ungeübten eine helfende Orientierung geben und den erfahreneren Anwender an wissenswerte Einzelheiten erinnern.

Ausgewählt wurden bewährte, im weiteren Sinne naturheilkundliche Therapieformen, die regulierend auf den Organismus einwirken und seine Selbstheilungskräfte ansprechen.

Benutzungshinweise

- Die **Indikationsbeispiele** zu den jeweiligen Verfahren finden sich – soweit nicht in Kap. 2 bei ihren Portraits vermerkt – in den Therapiekapiteln 5 und 6
- Auf **weiterführende Literatur** wird stets an den Kapitelenden hingewiesen
- **Allgemeine Literaturhinweise** zu Naturheilverfahren sind in 11.3, wichtige **Adressen** in ☞ 11.4 aufgeführt.

2.2 Akupunktur

Boris Sommer und Ursula Petricek

2.2.1 Die verschiedenen Akupunkturformen

In der altchinesischen Medizin werden zwei Arten von Behandlungsmethoden unterschieden: Die „äußeren" Behandlungen umfassen Akupunktur, Moxibustion, Massage, Bäderther., Gymnastik und Atemther., zu den „inneren" Behandlungen werden Pharmaka, Diät, meditative und suggestiv magische Verfahren gezählt. Dieses Kapitel geht auf die Körperakupunktur näher ein, die übrigen Akup.-Formen sind nur der Vollständigkeit halber erwähnt.

(Körper-)Akupunktur: Die Definition von de la Fuye gilt noch immer: „Einstiche mit Gold- oder Silbernadeln an genau festgelegten Hautpunkten, die spontan- oder druckschmerzhaft sein können, bei funktionellen reversiblen Erkr. oder Störungen zu diagnostischen und/oder therapeutischen Zwecken". Heute werden allerdings vorzugsweise sterile Stahlnadeln eingesetzt.

Auriculo-Therapie: Drucksensible und elektrisch meßbare Punkte der Ohrmuschel werden sowohl zur Diagn. als auch zur Behandl. mechanisch und elektrisch gereizt.

Moxibustion: Kombinierte Phyto- und Wärmether., bei der *Moxa* (getrocknetes Beifuß- oder Wermutkraut, lat. *Artemisia vulgaris*) verbrannt wird. Das Moxakraut wird in der westlichen Welt „indirekt", d.h. ohne direkten Hautkontakt, in Form von Moxa-Kegeln, Moxa-Zigarren und sog. Moxa-Boxen appliziert; in China läßt man das Moxa-Kraut bei einigen Indikationen bis auf die Haut abbrennen.

Lasert.: Lasergeräte mit Stärken von 2 bis 20 Watt zur Bestrahlung der Akup.punkte als Nadelersatz und zur Flächenbehandlung veränderter Hautareale.

Akupressur: Man verwendet die gleichen Punkte wie in der Akup., nur erfolgt hier die Reizung durch Druck und Massage.

Schädelakupunktur: Sonderform der Akup.; die wichtigsten Punkte liegen am parietalen Schädel auf einer Linie über der gedachten Projektion des motorischen Kortex. Die Akup.-Nadeln werden subkutan und subgaleal eingeführt.

2.2.2   Grundlagen der Akupunktur

Wirkungsweise
Die Akup. ist eine Reflextherapie, die über folgende Mechanismen wirkt:
- Nerval-reflektorisch (z.B. bei M. Sudeck)
- Humoral-endokrin (z.B. bei Schmerztherapie)
- Vasoaktiv (z.B. bei Kopfschmerz, Hypotonie)
- Muskelrelaxierend (z.B. bei Erkr. des Bewegungsapparates)
- Immunologisch aktivierend (z.B. bei Infektionsanfälligkeit).

Anwendung
Weder in China, wo sie in die oben beschriebenen Therapieformen integriert ist, noch in der westlichen Medizin ist die Akup. als Monother. aufzufassen, sondern kann und sollte mit anderen Methoden – Naturheilverfahren, Diät, Physikalische Therapie, Pharmaka, „schulmedizinische" Therapien – verknüpft werden.

Grundlagen
Die klassische chinesische Akupunktur ist eingebettet in einen historisch-philoso-phischen Hintergrund, der die Grundlage für die *Traditionelle Chinesische Medizin* (TCM) bildet. Der Versuch einer Schematisierung kommt in der 5-Elementen-Lehre zum Ausdruck. In Tab. 2.2-1 sind diese auch *„chinesisches Entsprechungssystem"* genannten Zusammenhänge in einer Übersicht zusammengefaßt.

Die chinesische Diagnostik führt zu einer differenzierten chinesischen Therapie, die Punkteauswahl, Stich- und Reiztechnik, Variation der Punkte bei verschiedenen Sitzungen beeinflußt. Sie stützt sich auf:
- **Konstitutionelle Faktoren** (Yin-/Yang-Typus; Erbenergie, Geistesenergie, Nahrungsenergie, Abwehrenergie)
- **Chinesische Anamnese** Bioklimatische pathogene Faktoren, Yin-/Yang-Symptomatik, Meridiansyndrome
- **Puls- und Zungendiagnostik.**

Die *Westliche Form der Akupunktur,* so die *Wiener Schule nach Bischko,* ist eine Synthese aus chinesischen Methoden und Erfahrungen mit westlichen Patienten; das Resultat sind Punktekombinationen, die auf westliche, dem naturwissenschaftlich ausgebildeten Arzt vertraute Diagnosen angewendet werden können. Diese Methode ist zudem leichter erlernbar als TMC-Akupunktur und zeigt bei den meisten Affektionen vergleichbar gute Ergebnisse.

Bei Mischformen zwischen westlicher und östlicher Akup. werden primär nach westlicher Diagn. und Punkteschemata behandelt und zusätzlich Kriterien der TCM berücksichtigt. Die Persönlichkeitsstruktur des Pat. kann so in die Diagn. und die Wahl der Punktekombination mit einfließen. Dies ist bes. bei schweren und chron. Erkr. von Vorteil.

Tabelle 2.2-1

Das System der 5 Elemente oder Lehre von den Entsprechungen					
Meridianpaar	H – Dü Yin – Yang Zang – Fu	B – N Yin – Yang Zang – Fu	G – Le Yin – Yang Zang – Fu	Lu – Di Yin – Yang Zang – Fu	M – MP Yin – Yang Zang – Fu
Mikrokosmos, Innenleben					
Funktion Zang/ Fu	Zang: Gefäßsystem, Kreislauf, Stofftransport Fu: Sammeln der aufbereiteten Nahrung zum Weitertransport durch Kreislauf (Herz)	Zang: Ausscheidung Fu: sammelt Harn der Niere	Zang: Stoffwechsel Fu: Sammeln des Lebersekrets (Galle)	Zang: Atmung. Trennung von „guter"-„schlechter" Luft Fu: Trennung von Verwertbarem und nicht Verwertbarem	Zang: Aufnahme und Aufbereitung von Energie/ Nährstoffen Fu: Sammeln der Nahrung
zugeordnetes Organsystem („Schichten")	Subcutis	Knochen	Sehnen. Mm. als Bewegung	Haut, Haar	Bindegewebe. Mm. als Masse
Wandlungsphasen	wachsen	bewahren	entstehen	aufnehmen	Umwandlung
Öffner	Zunge	Ohr	Auge	Nase	Mund
Innere Faktoren (Modalitäten)	Freude, Hektik	Angst	Zorn	Trauer	Sorge
Makrokosmos, Umwelt					
Element	Feuer	Wasser	Holz	Metall	Erde
Äußere Faktoren	Hitze	Kälte	Wind	Trockenheit	Feuchtigkeit
Jahreszeit	Frühsommer	Winter	Frühling	Herbst	Spätsommer
Tageszeit	11-13 – 13-15	15-17 – 17-19	23-01 – 01-03	03-05 – 05-07	07-09 – 09-11
Himmelsrichtung	Süden	Norden	Osten	Westen	Mitte
Farbe	rot	schwarz	blaugrün	weiß	gelb
Aroma	bitter	salzig	sauer	herb	süß

2.2.3   Meridiane

Meridian ist ein von europäischen Schiffsärzten geprägtes Wort für den chinesischen Terminus technicus *„Jing Luo"*, was soviel wie „das im Inneren des menschlichen Körpers befindliche Blutgefäßsystem" bedeutet. Ein anatomisches Substrat der Meridiane ist nicht gesichert. Heute werden die Meridiane als ein

Tabelle 2.2-2

Gekoppelte Meridiane		
Herzmeridian	H <–> Dü	Dünndarm-meridian
Nierenmeridian	N <–> B	Blasen-meridian
Kreislauf-Sexua-lität-Meridian	KS <–> 3E	Dreifacher Erwärmer-Meridian
Lebermeridian	Le <–> G	Gallenblasen-meridian
Lungenmeridian	Lu <–> Di	Dickdarm-meridian
Milz-Pankreas-Meridian	MP<–> M	Magen-meridian

Tabelle 2.2-3

Korrespondierende Meridiane		
Herzmeridian	H ↑ Dü ↑	Dünndarm-meridian
Nierenmeridian	N ↓ B ↓	Blasen-meridian
Kreislauf-Sexua-lität-Meridian	KS ↑ 3E ↑	Dreifacher Erwärmer-Meridian
Lebermeridian	Le ↓ G ↓	Gallenblasen-meridian
Lungenmeridian	Lu ↑ Di ↑	Dickdarm-meridian
Milz-Pankreas-Meridian	MP ↓ M ↓	Magen-meridian

System von Orientierungslinien für Akup.-Punkte mit ähnlicher Ind. aufgefaßt. Nach der Vorstellung der TCM entsprechen die Meridiane Kanälen, in denen Qi (Energie, Funktion) und Xue (sprich: hsüe) in einem 24-Stunden-Rhythmus fließen. Die Nummerierung der auf den Meridianen liegenden Akup.-Punkte folgt dabei der Flußrichtung von Qi. Eine Störung des Flusses führt zu Krankheitser-scheinungen. Auf den Meridianen liegen insgesamt 361 Akup.-Punkte, die als Projektionszonen bzw. Reflexgebiete innerer Strukturen angesehen werden. Tabelle 2.2-7 gibt einen Überblick über die wichtigsten Meridian-Akup.Punkte.

Es gibt 12 **Hauptmeridiane**, die spiegelbildlich in Längslinien auf dem Körper verlaufen und 8 **Sondermeridiane**, auch außergewöhnliche, Extra- oder Wunder-meridiane genannt, sowie zwei **tendinomuskuläre Meridiane** (☞ Tab. 2.2-4 und Abb. 2.2-6). Die sog. **Yin-Meridiane**, die parenchymatösen Organen zugeordnet sind, verlaufen auf den Extremitäten innen, die **Yang-Meridiane** der Hohlorgane außen.

Beziehungen zwischen den Meridianen
Funktionskreise sind in der TCM jeweils zwei Organe mit ihren zugehörigen Meridianen, von denen einer ein Vollorgan repräsentiert, der andere ein Hohlorgan. Diesen Meridianen sind gemeinsame Beziehungen zu inneren und äußeren Faktoren zugeordnet, wie z.B. bioklimatische und psychische Faktoren (☞ Tab. 2.2-1).
Als **gekoppelte Meridiane** werden Yin-Yang-Partnerschaften bezeichnet (☞ Tab. 2.2-2). Die Oben/Unten-Regel bezieht sich auf die **korrespondierenden Meridiane** (☞ Tab. 2.2-3).

Die **Mutter/Sohn-Regel** besagt, daß die Meridiane in der Richtung H→MP→Lu-N→Le→H... „gestärkt", in der umgekehrten Richtung „geschwächt" werden können. Der Folgemeridian bietet dieser Regel die Möglichkeit, einen zu behandelnden Meridian auch durch Behandl. der „Mutter" zu stärken (tonisieren) und über den „Sohn" zu schwächen (sedieren).

Innenwert eines Punkts: Akup.-Punkte können eine lokale (z.B. Knie), regionale (z.B. Bein) und/oder übergeordnete Ind. (z.B. Stoffwechsel; Nervosität; entfernt liegende Organe) haben. In der Tab. 2.2-7 sind diese Eigenschaften deshalb getrennt aufgeführt.

Tabelle 2.2-4

Die 12 Haupt- und 2 zusätzlichen Meridiane				
Deutscher Name	**Abkürzung**	**Englische Abkürzung**	**Englischer Name**	**Chinesischer Meridianname**
Herz	H	H	Heart	Hand-Shaoyin
Dünndarm	Dü	SI	Small Intestine	Hand-Taiyang
Blase	B	B	Bladder	Fuß-Taiyang
Niere	N	K	Kidney	Fuß-Shaoyin
Kreislauf-Sexualität	KS	P	Pericardium	Hand-Jueyin
Dreifacher Erwärmer	3E	TE	Triple Energizer	Hand-Shaoyang
Gallenblase	G	G	Gallbladder	Fuß-Shaoyang
Leber	Le	Liv	Liver	Fuß-Jueyin
Lunge	Lu	L	Lung	Hand-Taiyin
Dickdarm	Di	LI	Large Intestine	Hand-Yangming
Magen	M	S	Stomach	Fuß-Yangming
Milz-Pankreas	MP	Sp	Spleen	Fuß-Taiyin
Lenkergefäß	LG	GV	Governor Vessel	Du-Mai
Konzeptionsgefäß	KG	CV	Conception Vessel	Ren-Mai

2.2.4   Spezifische Akupunkturpunkte

- **Quellpunkt:** 3. oder 4. Punkt von der Peripherie aus gezählt. Ausgleichende Wirkung auf das Meridiansystem. Verstärkung der Wirkung von anderen Punkten. „Energie-ableitende" Verbindung zum Lo- (Durchgangs-) Punkt des gekoppelten Meridians (☞ Tab. 2.2-2 und 2.2-5)
- **Lo-(Durchgangs-)Punkte:** liegen proximal der Quellpunkte. Ausgleic.hende Wirk. Bei Störung in einem Meridian Quellpunkt des betroffenen Meridians und Lo-Punkt des gekoppelten Meridians anstechen (☞ Tab. 2.2-2 und 2.2-5)
- **Alarmpunkte:** liegen ventral auf dem Rumpf. Werden bei Störungen von inneren Organen oft zusammen mit dem jeweilig zugehörigen Zustimmungspunkt sowie bei chron. Erkr. verwendet (☞ Tab. 2.2-5)
- **Zustimmungspunkte** – liegen auf dem inneren Ast des Blasenmeridians zwischen Schulter und Steißbein. Werden bes. bei chron. Erkr. des zugehörigen Organs eingesetzt. Entsprechen durch ihren segmentalen Bezug teilweise den Headschen Zonen und sind auch diagnostisch bei Druckschmerz zu verwenden (☞ Tab 2.2-5)
- **Kardinalpunkte** – schalten, wenn sie zu Beginn oder zu Ende einer Sitzung gestochen werden, die Sondermeridiane ein (☞ Tab. 2.2-7)
- **„Antike Punkte"** – stammen aus der Zeit vor der Verwendung des Meridiansystems. Ihnen liegt die Vorstellung zugrunde, daß die Energie von den Akren über diese Punkte nach proximal fließt und dort beeinflußt werden kann. Heute werden hauptsächlich die He- (Ho-) Punkte verwendet (☞ Tab. 2.2-5)
  - Jing-Punkt – „Brunnen", peripherster Punkt eines Meridians
  - Ying-Punkt – „Quelle", zweiter Punkt in proximaler Richtung

2

- Shu-Punkt – „Strom", dritter Punkt in proximaler Richtung
- Jing –„Fluß", zwischen dritten Punkt und Ellbogen/ Knie
- He oder Ho – „Meer", um Ellbogen/ Knie. Werden bes. bei dermatologischen, allergischen, psychischen und inneren Erkr. verwendet
- Tonisierungspunkte – sollen tonisierend wirken
- Sedativpunkte – sollen sedierend wirken
- Reunionspunkte – Zonen, in denen die Meridiane topographisch sehr eng aneinander vorbeiziehen, sich berühren oder überschneiden
- **8 Einflußreiche (Influential Points)** – beeinflussen ganze Organsysteme. Auch „chinesische Meisterpunkte" genannt
- **Meisterpunkte** (europäische) – sind bes. wirksam bei bestimmten Erkr. von Systemen, Organen oder bei Organ-übergreifenden Syndromen. Nicht allgemein verbreitet.

Tabelle 2.2-5

Übersicht Spezifische Akupunkturpunkte												
Meridian	**H**	**Dü**	**B**	**N**	**KS**	**3E**	**G**	**Le**	**Lu**	**Di**	**M**	**MP**
Alarmpunkt	KG14	KG4	KG3	G25	KS1 N1	KG5 KG7 KG12 KG17	G23 G24	Le14	Lu1	M25	KG12	Le13
Zustimmungs-punkt	B15	B27	B28	B23	B14	B22	B19	B18	B13	B25	B21	B20
Quellpunkt	H7	Dü4	B64	N3	KS7	3E4	G40	Le3	Lu9	Di4	M42	MP3
Lo-(Durchgangs-)punkt	H5	Dü7	B58	N4	KS6	3E5	G37	Le5	Lu7	Di6	M40	MP4
Tonisierungspunkt	H5	Dü3	B67	N7	KS9	3E3	G43	Le8	Lu9	Di11	M41	MP2
Sedativpunkt	H7	Dü8	B65	N1, 2	KS7	3E10	G38	Le2	Lu5	Di2, 3	M45	MP5
Ho-Punkt	H3	Dü8 M39	B54	N10	KS3	3E10	G34	Le8	Lu5	Di11 M37	M36	MP9
Kardinalpunkt		Dü3	B62	N6	KS6	3E5	G41		Lu7			MP4

Tabelle 2.2-6

Die Sondermeridiane		
Name des Meridians	**Kardinal- (Ein-schalt-) Punkt**	**zugeordnete Indikationen**
Du-Mai (LG)	Dü3	Steifigkeit und Schmerzen im Verlauf der WS, Kopf-schmerz, Fieber
Ren-Mai (KG)	Lu7	Urogenital-Trakt (z.B. Fluor), Respirationstrakt, Schmerzen in Epigastrium und Unterbauch
Chong-Mai	MP4	Gastro-Intestinal-Trakt, Gynäkologische Erkr.
Dai Mai (Gürtelgefäß)	G41	Bauchschmerzen Völlegefühl, Kreuzschmerzen
Yangqiao-Mai	B62	Schlaflosigkeit, Paresen der unteren Extremität
Yinquiao-Mai	N6	Schlafsucht, Paresen der unteren Extremität
Yangwei-Mai	3E5	Fieber, Frösteln (externe Pathogene)
Yinwei-Mai	KS6	Herzschmerz, Oberbauchschmerz

2.2.5 Durchführung der Akupunktur

- *Dauer* einer Akup.-Behandlung im Regelfall 20-30 Min. In dieser Zeit können die Nadeln 2-3x stimuliert werden
- *Behandlungsabstand:* normalerweise 1 Woche, bei akuten Läsionen kann man auch häufiger, bis täglich akupunktieren
- *Behandlungsserie:* umfaßt je nach Erkrankungsbild 10-15 Sitzungen
- *Wiederholung der Akupunkturserie:* bei Bedarf üblicherweise nach 1 Jahr, bei chronisch-rezidivierenden Erkr. schon nach 3-6 Mon.

- *Lagerung:* Der Pat. wird am besten liegend behandelt, bes. bei der ersten Sitzung. Damit beugt man einem Kollaps vor und erzielt eine wirkungsvolle Entspannung. Werden gleichzeitig auch Punkte auf dem Rücken gestochen, kann dies entweder zu Anfang der Sitzung und kürzer geschehen oder so schräg s.c. eingestochen werden, daß man den Pat. vorsichtig auf den Rücken drehen kann. Auf angenehme Umgebungstemperatur achten
- *Nadeln:* In Europa verwendet man dünne Einmal-Stahlnadeln oder sterilisierte Mehrfachnadeln
- *Stichtechnik:* Mit der linken Hand wird der Akup.-Punkt erfühlt und die Haut gegebenenfalls gestrafft. Die rechte Hand führt die Nadel schnell durch die Haut und schiebt sie dann in drehenden Bewegungen bis zur jeweils angegebenen Tiefe vor, bzw. bis das *De Qi-Gefühl* auftritt
- *Reiztechnik:* Nach einem eher spitzen Einstichschmerz entsteht über vielen Punkten das *De Qi-Gefühl* oder **PSC** (propagated sensation along the channel), das Gefühl, daß etwas „angekommen" ist. Dies ist ein dumpfes, evtl. warmes, drückendes und parästhesierendes Gefühl am Punkt oder im Meridianverlauf. Es gibt viele verschiedene Reiztechniken:
  - *Sedierend:* Kräftiger Reiz, langsames Senken und schnelles Heben der Nadel („etwas herausziehen"). Sedierende Wirkung auch über dem Sedativpunkt des Meridians (☞ Tab. 2.2-5) und über dem seinem „Sohn" entsprechenden Meridian (☞ 2.2.3)
  - *Tonisierend:* Sanfter Reiz, schnelles Senken und langsames Heben der Nadel („etwas zuführen"). Tonisierende Wirkung auch über dem Tonisierungspunkt des Meridians und über dem seiner „Mutter" entsprechenden Meridian (☞ 2.2.3).

Richtlinien für die Punktewahl

- Bei akuten Erkr. eher *Fernpunkte* (z.B. nach der Oben/Unten-Regel, Punkte in den Reflexzonen, am Ohr), bei chron. Erkr. *lokale Punkte*
- *Wenig Nadeln verwenden:* Einsatz von indizierten Reunions-, Kreuzungs-, Ho-, Quell- und Kardinalpunkten (☞ Tab. 2.2-5)
- Bei Yin-Symptomatik (Leere, Hypofunktion) tonisierend, bei Yang-Symptomatik (Fülle, Hyperfunktion) sedierend behandeln
- Behandlungsvorschläge einsehen (☞ Kap. 5 und 6)
- Evtl. Modifizierung der Punktevorschläge nach den TCM-Regeln (☞ 2.2.4)
- Evtl. wichtige Punkte des betroffenen Meridians und seiner Partner nach folgenden Regeln auswählen:
  - Rechts/ Links-Regel (auf kontralateralem Meridian gleiche Punkte mitbehandeln)
  - Oben/Unten-Regel (auf anatomisch korrespondierender Stelle von Armen und Beinen mitbehandeln)

- Oppositionsregel (Punkte am entgegengesetzten Ende des Meridians mitbehandeln)
- Innen/Außen-Regel (auch Yin/Yang-Regel, System der gekoppelten Meridiane: Zu einem Yin-Meridian den gekoppelten Yang-Meridian mitbehandeln und umgekehrt ☞ Tab. 2.2-2).

2

2.2.6   Indikationen zur Akupunktur

Körperakupunktur
Die Indikationsliste der WHO umfaßt mittlerweile über 40 Erkr. v.a. bei solchen Syndromen, bei denen die Fähigkeit zur Selbstheilung noch aktiviert werden kann, z.B.:
- **Schmerzsyndrome**
  - Bewegungsapparat: Prellungen, Zerrungen, Verstauchungen, Degeneration, arter. und venöse Durchblutungsstörungen, Fehlhaltungen, Blockierungen, Tennisarm, Zervikalsyndrom, Schulter-Arm-Syndrom, Schmerzen nach Gipsabnahme, M. Sudeck, Tendovaginitis, Insertionstendinopathie, Lumbalgie, Arthrose, Spondylarthrose, pseudoradikuläre Symptomatik
  - Neuralgien: Trigeminusneuralgie, Zosterneuralgie, Phantom-Schmerz, Migräne, Cluster-Kopfschmerz bzw. Bing-Horton-Syndrom, Zahnschmerzen, Spannungs- und posttraumatischer Kopfschmerz, Hypertonie-Kopfschmerz, Interkostalneuralgie
- **Lähmungen** – Hemiparese nach zerebralem Insult 2-3 Wo. bis zu einigen Jahren nach Insult, inkomplette periphere Lähmungen unterschiedlicher Genese
- **Allergische Erkr.** – Rhinitis vasomotorica, Heuschnupfen, Asthma bronchiale, allergische Dermatosen
- **Akute vegetative Störungen** wie Ohnmacht, Hitzschlag, Migräneanfall, Koliken
- **Vegetative bzw. psychosomatische Störungen** – Herzkreislaufstörungen wie paroxysmale Tachykardien, Kollapsneigung, Hyper- und Hypotonie; Störungen des Verdauungsapparates wie Globusgefühl, nervöse Magenstörungen, Obstipation, Colon irritabile, Colitis ulcerosa
- **Hauterkr.** wie Urtikaria, Pruritus, Akne
- **Gynäkologische Erkr.** wie Amenorrhoe, Dysmenorrhoe und klimakterische Beschwerden.

Auriculotherapie: Indikationen decken sich weitgehend mit denen der Körperakup. Vorteilhaft: Beide Methoden kommen gleichzeitig zum Einsatz.
Ohrreflextherapie: Schmerzen sowie Neuralgien jeglicher Herkunft.
Laser-Akupunktur: Spezielle Indikationen sind die Akupunktur bei Kindern, Asthma, Infektanfälligkeit, Herpes zoster, Herpes simplex, Gingivitis, sowie dermatologische Erkr.
Akupressur: Miit der Akupressur können allgemeine Befindlichkeitsstörungen therapiert werden. Sie eignet sich zur Selbstbehandlung, entweder allein oder zur Unterstützung einer Akup.-Behandlung.
Schädelakupunktur: Als Indikationen für die chinesische und japanische Schädelakupunktur gelten Störungen der Motorik, bes. Schlaganfälle.

2.2.7   Kontraindikationen

Aus der Sicht des westlichen Arztes ist eine Akupunkturbehandlung solange
kontraindiziert, wie noch keine klare Diagnose vorliegt. In Umkehrung der bei
2.2.6 genannten Definition soll eine Akupunkturther. **nicht** durchgeführt werden,
wenn die Reserven des Organismus zur funktionellen Selbsthilfe erschöpft sind
(z.B. Tumor, Kachexie). Die folgenden Krankheitsbilder können als KI gelten:

- Schädigungen des reizleitenden und -verarbeitenden Systems wie schwere
  Polyneuropathien, Syringomyelie, Querschnittslähmung, Z.n. neurochirurgi-
  schen OP wie Rhizotomie, Chordotomie, Sympathektomie, Z.n. Strahlenther.
- Infektiöse und fieberhafte Erkr.
- Psychiatrische Erkr. wie endogene Depression, Neurosen oder Paranoia
- Erkr. mit akut-chirurgischer Interventionspflicht wie Ileus, Perforationen im
  Magen-Darm-Trakt
- In der Schwangerschaft die hormonell wirksamen Punkte (☞ 6.5), ferner die
  Punktur der Reflexpunkte im Areal der inneren Genitalorgane
- Während der Menstruation die hormonell wirksamen Punkte.

Moxibustion: Die chinesische Methode der direkten Moxibustion, bei der
brennende Moxakügelchen direkt auf die Haut aufgebracht werden und ganz
herunterbrennen, führt zur Narbenbildung und wird deshalb in der westlichen
Akupunktur nicht angewandt. Sie kann allerdings partiell durchgeführt werden,
wenn die Moxakegel nach Abbrennen von 2/3 entfernt werden.
Laser-Therapie: Spezielle KI bestehen bei Kindern in Regionen des Schädels, wo
die Dura direkt unter der Kopfhaut liegt, also über den Fontanellen.

2.2.8   Komplikationen

Dem **Kollaps** (*„Needle fainting"*, Yun-Cheng-Phänomen) bei der Akup.-Behand-
lung durch Hinlegen der Pat. vorbeugen. Ansonsten kann ein bereits eingetretener
Kollaps durch KS 9, H 9 und LG 26 therapiert werden.
Infektionen durch die Verwendung von Einmalnadeln bzw. fachgerechte Sterili-
sierung von Mehrfachnadeln verhindern. Bei der Verwendung von Dauernadeln
in der Aurikulother. Pat. über evtl. Infektionszeichen informieren!

2.2.9   Informationen

Literatur
- Bahr F.: Akupressur, Mosaik-Verlag, 1991
- Bischko, J.: Einführung in die Akupunktur Band I, 15. Auflage, Haug, Heidelberg, 1989
- Bischko, J., Meng A.: Akupunktur für mäßig Fortgeschrittene Band II, 5. Auflage, Haug, Heidelberg, 1988
- Bischko, J.: Akupunktur für Fortgeschrittene Band III, 8. Auflage, Haug, Heidelberg,1986
- Kitzinger E.: Der Akupunkturpunkt, Verlag Wilhelm Maudrich, Wien, München, Bern, 1989
- König G, Wancura I.: Praxis und Theorie der Neuen Chinesischen Akupunktur, Verlag Wilhelm Maudrich,
  Wien, München, Bern, 1988 - Tip!
- Kropej, H.: Systematik der Ohrakupunktur, Haug, Heidelberg, 1988
- Kubiena, K.: Akupunktur bei Asthma, allergischen und dermatologischen Erkrankungen, Haug, Heidelberg,
  1989
- Kubiena G., Meng A., Petricek E., Petricek U.: Handbuch der Akupunktur, Orac, Wien, 1991 - Tip!
- Lewith G.: Akupunktur, Pietsch, Stuttgart, 1987
- Meng A.: Die wirklich guten Indikationen der Akupunktur und Tuina-Therapie, Dtsch. Zschr. Akup. 34, 3; 1991
- Pothmann, R.: Akupunktur-Repetitorium, Hippokrates, Stuttgart, 1990

Adressen
- Informationen und Fortbildungsveranstaltungen bei den entsprechenden Gesellschaften (☞ 11.4)

2.2.10 Funktionskreise der Akupunktur

Tabelle 2.2-7a

Funktionskreis Herz/Dünndarm

Punkt	Lokalisation	Punktur	Besonderheiten	Lokale / regionale Indikationen	übergeordnete Indikationen
H3 Shaohai	Mediales Ende der Ellenbeugenfalte	senkrecht, 0,5-3 cm	Ho-Punkt	Schmerzen in Ellbogen, Händen, Axilla	depressive Verstimmung, funktionelle Herzbeschwerden
H5 Tongli	Über N. ulnaris, 1 Cun (1 1/2 QF) proximal Handgelenk	senkrecht, 0,5-1 cm	Lo-Punkt zu Dü 4	Karpal-Tunnel-Sy.	Lampenfieber, Prüfungsangst, Schwäche. Kreislaufstörungen
H7 Shenmen	Ulnare Handgelenksfalte, radiale Seite des Os piriforme	senkrecht, 0,5-1 cm	Quellpunkt, Sedativp.	Handgelenke	Lampenfieber, Prüfungsangst. Depression mit Schlafstörungen. Herzbeschwerden
H9 Shaochong	Kleinen Finger, neben radialem Nagelfalzwinkel	senkrecht oder schräg, ca. 2,5 mm	Jing-Punkt, Tonisierungspunkt	Kontrakturen Arm	Kollaps, Hypotonie. Nervosität, Angst. Herzrhythmusstörungen
Dü3 Houxi	Außenseite der Hand, bei Faustschluß Ende der Falte über dem Metacarpophalangealgelenk V	Richtung Handfläche, 1-1,75 cm	Kardinalpunkt (LG), Tonisierungspunkt	Neuralgien an Finger, Hand, Arm, Schulter, Thorax	Auge, Ohr, Epilepsie, Krämpfe, Tremor. Scheitelkopfschmerzen. Depression
Dü4 Wangu	Ulnarseite Hand, Basis des Os metacarpale V/Gelenksspalt zum Os hamatum	senkrecht, 0,5-1 cm	Quellpunkt	Schmerzen, Schwäche der oberen Extremität; Schreibkrampf	Kopf- und Augenschmerzen. Tinnitus. Brechreiz. Cholecystopathien. Fieber
Dü9 Jianzhen	1 Cun (1DB) über dem Ende der dorsalen Achselfalte	senkrecht, 0,5-2,5 cm		„Schürzenbandpunkt", dorsale Schulterschmerzen	Tinnitus. Schwerhörigkeit
Dü11 Tianzong	Mitte der Scapula, unter Spina	senkrecht, 1-2 cm		Schmerzen im Nacken, Schulter, Arm	Mamma, prämenstruell. Stillperiode, mangelhafte Lactation
Dü15 Jianzhongshu	Knick des M. trapezius	senkrecht, 0,75-1,75 cm	Kreuzungspunkt mit 3E16 und G21	Schmerzen im Nacken, Schulter, Arm, Rücken	Bronchitis, Asthma bronchiale. Tinnitus
Dü17 Tianzong	Hinter Angulus mandibulae, Vorderrand M. sternocleidomastoideus	senkrecht, 0,75-1,75 cm	Reunionspunkt mit G	Angina, Pharyngitis, Laryngitis, Lymphadenitis cervicalis; Trismus; Globusgefühl	
Dü18 Quanliao	Schnittpunkt Unterrand Jochbogen/ Masseter-Vorderrand	senkrecht, 1-2 cm	Reunionspunkt mit 3E, Meisterpunkt Trismus	Sinusitis maxillaris, V2-Neuralgie, Fazialisparese, Zahnschmerzen	Bronchitis, Asthma bronchiale. Tinnitus

Abb.2.2-1: Funktionskreis H, Dü

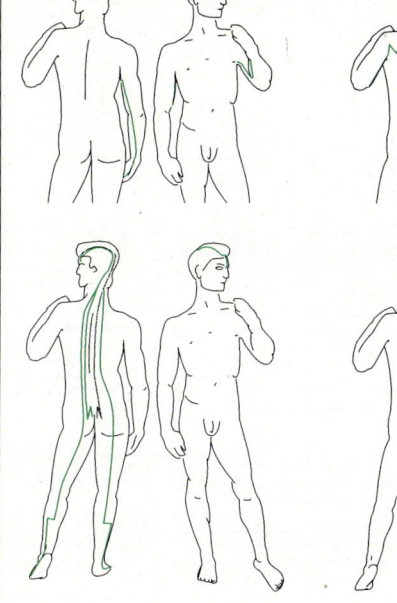
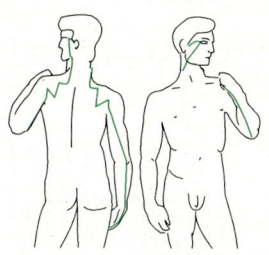
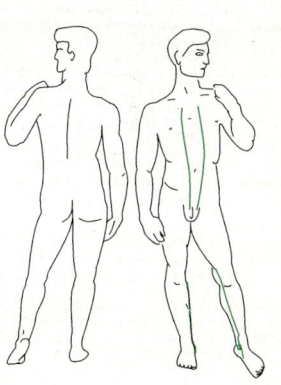

Abb. 2.2-2: Funktionskreis B, N

Tabelle 2.2-7b

Funktionskreis Blase/Niere					
Punkt	Lokalisation	Punktur	Besonderheiten	Lokale/ regionale Indikationen	übergeordnete Indikationen
B2 Zhanzhu	Schnittpunkt Senkrechte durch medialen Augenwinkel/ Augenbraue	s.c., von unten oder seitlich	„Magisches Dreieck" mit PdM	Niesreiz	Vorderkopfschmerz, Migraine, Sinusitis
B4 Quchai	1 1/2 Cun (2QF) lateral der Medianen, 1 1/2 Cun (2QF) innerhalb Haargrenze	s.c. schräg, 1 cm		Alopezia areata	Herz-, Thoraxschmerzen. Quincke-Ödem
B8 Luoque	Tubera am Os parietale, 1 1/2 Cun (2 QF) lateral der Meridianen	s.c. schräg, 1-1,5 cm			Kopfschmerzen oben/ hinter Augapfel

2

| \multicolumn{6}{c}{**Funktionskreis Blase/Niere**} |
Punkt	Lokalisation	Punktur	Besonder-heiten	Lokale/regionale Indikationen	über-geordnete Indikationen
B10 Tianzhu	Ansatz splenius capitis an der Protuberantia occipitalis externa	senkrecht, 1-2 cm		Cervikalsy	stark vagoton. Kopfschmerz, Schädeldurchblutung. Pharyngitis, Laryngitis, Rhinitis, Anosmie. Auge: Konjunktivitis, Schwindel beim Öffnen der Augen
B11 Dazhu	1 1/2 Cun (2QF) lateral der dorsalen Medianen, neben Dornfortsatz Th 1	schräg, 1-1,75 cm		Entspannung der paravertebralen Mm.	Lunge. Knochen
B13 Feishu	1 1/2 Cun (2QF) lateral der dorsalen Medianen, neben Dornfortsatz Th 3	schräg, 1-1,75 cm	Zustimmungspunkt der Lu	Nacken, Schulterblatt	Lunge. HNO
B14 Jueyinshu	1 1/2 Cun (2QF) lateral der dorsalen Medianen, neben Dornfortsatz Th 4	schräg, 1-1,75 cm	Zustimmungspunkt von KS	Thorax	Herz. Epilepsie. Hämatopoese
B15 Xinshu	1 1/2 Cun (2QF) lateral der dorsalen Medianen, neben Dornfortsatz Th 5	schräg, 1-1,75 cm	Zustimmungspunkt des H	Thorax	Herz. Husten, Singultus. Neurasthenie
B17 Geshu	1 1/2 Cun (2QF) lateral der dorsalen Medianen, neben Dornfortsatz Th 7	schräg, 1-1,75 cm	Zustimmungspunkt für Zwerchfell		Atmung, Zwerchfell, Roemheld-Komplex
B18 Ganshu	1 1/2 Cun (2QF) lateral der dorsalen Medianen, neben Dornfortsatz Th 9	senkrecht, 1-1,75 cm	Zustimmungspunkt der Le		Leber, Galle. Auge
B19 Danshu	1 1/2 Cun (2QF) lateral der dorsalen Medianen, neben Dornfortsatz Th 10	senkrecht, 1-1,75 cm	Zustimmungspunkt der G		Leber, Galle. Auge. Krampfhusten
B20 Pishu	1 1/2 Cun (2QF) lateral der dorsalen Medianen, neben Dornfortsatz Th 11	senkrecht, 1-1,75 cm	Zustimmungspunkt von MP		Oberbauch, Magen, Dyspepsie, Meteorismus. Bindegewebe
B21 Weishu	1 1/2 Cun (2QF) lateral der dorsalen Medianen, neben Dornfortsatz Th 12	senkrecht, 1-1,75 cm	Zustimmungspunkt des M (Boas Druckpunkt)		Magen, Hyperemesis. Leber. Colitis. Ulcus von Magen und Darm
B22 Sanjiao	1 1/2 Cun (2QF) lateral der dorsalen Medianen, neben Dornfortsatz L 1	senkrecht, 1-1,75 cm	Zustimmungspunkt von 3E		Thorax. Ober- und Unterbauch
B23 Shenshu	1 1/2 Cun (2QF) lateral der dorsalen Medianen, neben Dornfortsatz L 2	senkrecht, 3-4 cm	Zustimmungspunkt der N		Cortisonartig, hormonell wirksam. Sex, Genitale

Funktionskreis Blase/Niere					
Punkt	**Lokalisation**	**Punktur**	**Besonderheiten**	**Lokale/ regionale Indikationen**	**übergeordnete Indikationen**
B25 **Dachangshu**	1 1/2 Cun (2QF) lateral der dorsalen Medianen, neben Dornfortsatz L 4	senkrecht, 3-4 cm	Zustimmungspunkt von Di	Entspannung der paravertebralen Mm.	Dickdarm allgemein. Colitis. Diarrhoe, Obstipation
B27 **Guanyuanshu**	1 1/2 Cun (2QF) lateral der dorsalen Medianen, neben Dornfortsatz S 1	senkrecht, 2-3 cm	Zustimmungspunkt des Dü	ISG, Lumbalgien, Ischialgien	hormonell wirksam
B28 **Pangguangshu**	1 1/2 Cun (2QF) lateral der dorsalen Medianen, neben Dornfortsatz S 2	schräg, 1-1,75 cm	Zustimmungspunkt von B		Diabetes mellitus. urogenitales System
B31 **Shangliao**	1. Sakralloch	senkrecht, 1-1,75 cm			hormonell wirksam, Klimax. Obstipation
B39 **Shentang** **(ch. B44)**	3 Cun (4 QF) lateral der dorsalen Medianen neben Dornfortsatzspitze Th 5	senkrecht, 1-1,25 cm	Interskapularsy. Schultern		allgemein roborierend. Hämatopoese. Herzbeschwerden
B47 **Zhishi** **(ch. B52)**	3 Cun (4 QF) lateral der dorsalen Medianen neben Dornfortsatzspitze L 2	senkrecht, 1,2-2,5 cm			Cortisonartig, hormonell wirksam. Sex, Genitale
B50 **Chenfu** **(ch. B36)**	Mitte der Gesäßfalte (Valleyscher Druckpunkt)	senkrecht, 2,5-3,75 cm		Ischialgie, Kreuz-, Rückenschmerzen	
B54 **Weizhong**	Mitte der Kniegelenksquerfalte	senkrecht, 1-2,5 cm	Ho-Punkt der Blase	Kniegelenksbeschwerden. Bein. Lumbalgie, Ischialgie	Stoffwechselpunkt. Antihistaminartige Wirkung. Hautkrankheiten. Konjunctivitis
B58 **Feiyang**	1 Cun (1 1/2 QF) distal und lateral von B57 (Winkel zwischen den Mm. gastrocnemii) auf dem M. soleus am lateralen Rand des M. gastrocnemius	senkrecht, 1,75-2,5 cm	Lo- (Durchgangs-) Punkt zu N3	Steigerung der Beindurchblutung, Claudicatio. Mm.-Schwäche untere Extremität. Peroneuslähmung. Wadenkrämpfe. Sensibilitätsstörungen	Rheuma, Arthrose. Schmerzen um die Lende. Hämorrhoiden. Augenflimmern. Konjunktivitis. Verstopfte Nase
B60 **Kunlun**	Oberrand des Calcaneus, Mitte zwischen Achillessehne und höchster Erhebung des Außenknöchels	senkrecht, 1,25-2,5 cm	**Cave:** Nicht bei ProblemSchwangerschaften.	Ischialgie. Meisterpunkt aller Schmerzen und Schwellungen im Meridianverlauf.	Rückenschmerzen. Schulter-, Nacken-, Kopfschmerzen. Augenschmerzen. Geburtserleichterung
B62 **Shenmai**	2-3 QF unter höchster Erhebung des Außenknöchels	senkrecht, 0,75-1,25 cm	Kardinalpunkt Yangqiao Mai	Schmerzen, Paresen, Kontrakturen im Bein	Meisterpunkt der Schlaflosigkeit und der nicht lokalisierbaren Schmerzen mit N6. Tinnitus, Meniereforme Anfälle. Wind- und Wetterfühligkeit

2

\multicolumn{6}{c}{Funktionskreis Blase/Niere}
Punkt	Lokalisation	Punktur	Besonderheiten	Lokale/regionale Indikationen	übergeordnete Indikationen
B64 Jinggu	Lateraler Fußrand, Grube Basis des Os metatarsale V	senkrecht, 0,75-1,25 cm	Quellpunkt	Schmerzen nach Gipsabnahme	zersprengende Kopfschmerzen Epistaxis. Lumboischialgie
B67 Zhiyin	Lateraler Nagelfalzwinkel kleine Zehe	oberflächlich, 0,25 cm	Tonisierungspunkt	Arthralgien des Fußes	Geburtserleichterung, Malposition, verzögerte Plazenta-Lösung. Konjunktivitis. Augenflimmern. Stirnkopfschmerzen Epistaxis, Schwellungen der Nasenschleimhaut. Tinnitus. Hypotonie
N1 Yongquan	Schnittpunkt beider Zehenballen mit Fußsohle	senkrecht, 0,75-1,25 cm	Sedativ-Punkt, Jing-Punkt	Schmerzen in Zehen und Vorderfuß	Reanimationspunkt, Kollaps. starke Kopfschmerzen auf der Scheitelhöhe
N3 Taixi	Oberrand des Calcaneus, Mitte zwischen Achillessehne und höchster Erhebung des Innenknöchels	senkrecht, 0,75-1,25 cm	Quellpunkt. Shu-Punkt.	Schmerzen, Paresen in Fuß und Unterschenkel	Spezialpunkt gegen Zahnschmerzen. Impotenz. Menstruationsstörungen. Harninkontinenz. Schlafregulation
N6 Zhaohai	1 Cun (1 1/2 bis 3 QF) unterhalb der höchsten Erhebung des Innenknöchels	senkrecht, 0,75-1,25 cm	Kardinalpunkt für Yinqiao Mai. Stoffwechselpunkt		Meisterpunkt Schlaflosigkeit (zusammen mit B62). Inneres und äußeres Genitale. Impotenz, Frigidität. Beschwerden durch Descensus und Hernien. Obstipation
N7 Fuliu	Vorderrand der Achillessehne, 2 Cun (2 DB) kranial der höchsten Erhebung des Innenknöchels	senkrecht, 1,25-1,75 cm	Tonisierungspunkt, Jing-Punkt	Muskelschwäche, Paresen, Durchblutungsstörungen des Beines. Ödeme	Zahnschmerzen Hypersalivation. Nachtschweiß
N8 Jaoxin	Medialer Tibiarand, 2 Cun (Wien: 4 QF) kranial der höchsten Erhebung des Innenknöchels	senkrecht, 1,25-1,75 cm	Xi-Punkt von Yangjiao Mai. n. Bi.: N8 = MP6 = Le5a		Durchblutung des kleinen Beckens. Dysurie, Harnverhaltung, Hernienschmerzen
N10 Yingu	Mediale Kniegelenksfalte, zwischen Sehnen des M. semitendineus und M. semimembranaceus	senkrecht, 2-2,5 cm	He-Punkt	Schmerzen Innenseite Bein, Oberschenkel, Knie	Erkr. des männlichen Genitale, Impotenz. Miktionsbeschwerden. Fluor. Hypermenorrhoe. Hernienschmerzen
N11 Henggu	Oberrand Os pubis, 1 QF lateral der Medianen	senkrecht, 1,25-2,5 cm	Reunionspunkt mit Chong Mai. Alarmpunkt KS	Schmerzen äußeres Genitale	Regulation der Sexualität. Depressionen, Angstgefühl
N21 Youmen	2 QF paramedian, am Schnittpunkt mit Rippenbogen	senkrecht, 0,75-1,25 cm	Reunionspunkt mit Chong Mai.	Intercostalneuralgie, Roemheld	Meteorismus. Hyperemesis gravidarum. Singultus

Funktionskreis Blase/Niere					
Punkt	**Lokalisation**	**Punktur**	**Besonder-heiten**	**Lokale/ regionale Indikationen**	**über-geordnete Indikationen**
N27 Shufu	Im Winkel unterhalb und lateral des Sternoclaviculargelenks	senkrecht, 0,75-1,25 cm	n. Bi. genügt eine Nadel links		Asthma mit Verschlimmerung durch Kälte und Feuchtigkeit. Stauungsbronchitis. Neurasthenie

Tabelle 2.2-7c

Funktionskreis Kreislauf-Sexualität/Dreifacher Erwärmer					
Punkt	**Lokalisation**	**Punktur**	**Besonder-heiten**	**Lokale / regionale Indikationen**	**übergeordnete Indikationen**
KS1 Tianchi	1 Cun (1 1/2 QF) lateral der Medioclavicularlinie, 4. ICR	schräg (!), 0,5-1 cm	Alarmpunkt des KS. Reunionspunkt mit G, Le	lokale Schmerzen. Schwellung	Beklemmungsgefühl im Thorax, Hypochondrium
KS3 Quze	Mitte Ellenbeugenfalte, ulnare Seite der Bizepssehne	senkrecht, 1,25-1,75 cm	He-Punkt	Schmerzen in Ellenbogen, Arm, Hand	Tachykardie. Palpitationen. Magenschmerzen. Erbrechen. Reizbarkeit. Fieber
KS6 Neiguan	2 Cun (3 QF) proximal der Mitte der palmaren Handgelenksfurche zwischen den Sehnen der Mm. flexor carpi radialis und palmaris longus	senkrecht, 1,25-2 cm	Kardinalpunkt für Yinwei. Lo-(Durchgangs-)punkt zu KS7	Schmerzen, Paresen, Kontrakturen des Armes	Kreislaufregulierend. Stenocardien. Palpitationen. Übelkeit, Erbrechen; Hyperemesis gravidarum. Migräne. Neurasthenie. Intercostalneuralgie
KS7 Daling	Mitte der palmaren Handgelenksfurche zwischen den Sehnen der Mm. flexor carpi radialis und palmaris longus	senkrecht, 0,75-1,25 cm	Quellpunkt. Sedativpunkt, Shu-punkt	Handgelenks-Schmerzen Schreibkrampf. Carpaltunnel-Sy.	Intercostalneuralgie. Thorakaler Herpes zoster. Verwirrtheit
KS9 Zhong-chong	Radialer Nagelfalzwinkel des Mittelfingers. (ch.: Zentrum der Mittelfingerspitze)	senkrecht, 0,25 cm	Tonisierungspunkt, Jing-punkt Schockpunkt		Reanimationspunkt, Hypotonie. Stenokardien. Hitzschlag, Krampfanfälle bei Kindern
3E1 Guan-chong	Ulnarer Nagelfalzwinkel des Ringfingers	oberflächlich, 0,25 cm oder bluten lassen	Jing-punkt. Beginn des MTM des 3E	Schmerzen in Arm und Ellenbogen mit Behinderung der Armhebung	Kopfschmerzen Laryngitis, Pharyngitis, rote Augen. Fieber
3E4 Yangchi	Über Gelenkspalt Os hamatum/ Metacarpale IV	senkrecht, 0,75-1,25 cm	Quellpunkt. Meisterpunkt des vasomotorischen Kopfschmerzes	Schmerzen im Handgelenk, Armschmerzen lokale Schwellungen	Katerkopfschmerzen

2

Funktionskreis Kreislauf-Sexualität/Dreifacher Erwärmer

Punkt	Lokalisation	Punktur	Besonderheiten	Lokale / regionale Indikationen	übergeordnete Indikationen
3E5 Waiguan	Gegenüber von KS6, 2 Cun (1 1/2 QF) proximal der Mitte der dorsalen Handgelenksfurche	senkrecht, 1,25-2,5 cm	Kardinalpunkt für Yangwei Mai. Lo- (Durchgangs) Punkt zu KS7. Meisterpunkt der kleinen Gelenke	Schmerzen und Paresen im Handgelenk	Rheuma. Wetterfühligkeit. Migräne. Hitzende Dermatosen. Erkältung. Schwitzen
3E10 Tianjing	Fossa olecrani (dorsal)	senkrecht, 0,75-1,25 cm	Sedativpunkt. He-Punkt	Mm.-Spasmen der oberen Extremität. Ellbogen-, Arm-, Schulter-, Nackenschmerzen	Bronchitis. Schlaflosigkeit durch Kummer. Ekzem. Migräne. Tinnitus
3E14 Jianliao	Grübchen unter und hinter dem Acromion, zwischen hinterem und mittlerem Anteil des M. deltoideus	senkrecht, 1,75-2,5 cm		Schulterschmerzen besonders beim Armheben; PHS	
3E15 Tianliao	Oberer Trapeziusrand, Schultermitte	senkrecht, 0,75-1,25 cm	Reunionspunkt mit Yangwei Mai. Meisterpunkt der Arme und der Wetterfühligkeit. Druckpunkt bei Tonsillitis	Paresen der Schultern	„Hygrometrischer punkt" (De la Fuye). Rheuma. Schmerzen allgemein. Neuralgien. Hinterkopfschmerzen. Hintere Mandibula-Weisheitszähne (Petricek). Narben nach Tonsillektomie
3E16 Tianyou	Trapeziusknick	senkrecht, 0,75-1,25 cm. Bi.: identisch mit Dü15		Halsschmerzen. Steifes Genick	Tinnitus, Schwerhörigkeit. Quincke-Ödem
3E17 Yifeng	Mastoidvorderrand bzw. Grube zwischen Mastoid und Mandibula	senkrecht, 1,75-2,5 cm	Reunionspunkt mit G	Kiefergelenksarthritis	Macht Nase sofort frei. Rhinitis. Sinusitis. Zahnschmerzen (Schneidezähne). Augenkrankheiten
3E21 Ermen	Bei offenem Mund im Grübchen oberhalb des Condylus der Mandibula	senkrecht, 0,75-1,5 cm	Reunionspunkt mit G, Dü. Meisterpunkt des Ohres	Kiefergelenksarthritis. Otitis externa. Otitis media	Schwindel. Fazialisparese. Trigeminusneuralgie. Zahnanalgesie (Molare-Oberkiefer)
3E23 Sizhukong	Vertiefung am lateralen Augenbrauenende	oberflächlich s.c., 0,25-0,75 cm	Reunionspunkt mit G	Konjunktivitis	Augenkrankheiten. Kopfschmerzen, Migräne, Fazialisparese

Tabelle 2.2-7d

Funktionskreis Gallenblase/Leber					
Punkt	**Lokalisation**	**Punktur**	**Besonder-heiten**	**Lokale / regionale Indikationen**	**über-geordnete Indikationen**
G1 Tingzi-liao	Winkel Os zygomaticum, 1/2 Cun (1/2 DB) lateral vom äußeren Augenwinkel	schräg s.c. nach lateral, 0,75-1,25 cm	Reunions-punkt mit 3E, Dü	Augen-erkrankungen, Konjunktivitis	Migräne; Lakrimation
G3 Shang-guan	1/2 QF kranial der Mitte des Os zygomaticum. (ch.: Vertiefung zwischen Oberrand Os zygomaticus und Incisura mandibulae	senkrecht, 0,75-1,25 cm	Reunions-punkt mit 3E, M, Di Bi.: nicht in Schwanger-schaft	Trismus. Zahn-schmerzen Otitis; Rhinitis allergica	Tinnitus. Hormonell bedingte Kopf-schmerzen
G8 Shuai-gu	Grübchen 1 QF über und 2 QF hinter Ohr-spitze. (ch.: 1/2 Cun über Ohrmuschel-spitze)	s.c. hori-zontal, 0,75-1,25 cm	Reunions-punkt mit Dü, B		Tinnitus. Schwin-del; Migräne. Dumpfer Schädel nach Alkohol unstill-bares Erbrechen.
G14 Yangbai	2 QF über Augen-braue in der Pupillarlinie	s.c. Richtung Braue, 0,75-1,25 cm	Reunions-punkt mit 3E, M, Di. Yang-wei Mai	Augen-erkrankungen; Fazialisparese; Trigeminus-neuralgie	Bi.: Testpunkt für Gallenkrankheiten
G17 Zhen-jing	3 QF von der Medianen über Ohrmuschelspitze	schräg nach po-sterior, 0,75-1,25 cm	Reunions-punkt mit Yangwei Mai		Kopfschmerzen; Zahnschmerzen
G20 Fengchi	Grube medial hinter Mastoid	Richtung Nasen-spitze, 1,25-2 cm	Reunions-punkt mit 3E und Yangwei Mai	Nacken-schmerzen	Erkältung. Rhinitis. Schwindel; Kopfschmerzen. Bi.: sympathi-kotone Wirkung
G21 Jianjing	Seitlicher Hals am Tra-peziusknick Bi.: Kreu-zungspunkt mit Dü15, 3E16. (ch.: Höchster Punkt der Schulter zwi-schen Acromion und Dornfortsatz HWK 7)	senkrecht, 0,75-1,25 cm	Reunions-punkt mit M, 3E, Yangwei Mai. Nicht in der Schwan-gerschaft	Schulter-, Rük-ken-, Nacken-schmerzen	Schwere Geburt
G24 Riyue	Vordere Axillarlinie, 5. ICR. (ch.: Mammilarli-nie, 7. ICR)	schräg, 0,75-1,25 cm	Hauptalarm-punkt von G. Reuniona punkt mit MP, YangweMai.		Magenschmerzen; Gallenkrankheiten. Flatulenz. Schulter-schmerzen
G25 Jing-men	Unterrand freies Ende der 12. Rippe	senkrecht, 0,75-1,25 cm	Alarmpunkt der N	Interkostalneu-ralgie; Hernien-schmerzen	Nierenerkr.
G26 Dai Miai	Höchster Punkt des Darmbeinkammes	senkrecht, 1,25-2,5 cm	Teil des „Gür-telgefäßes". Spezialpunkt für gynäkolo-gische Erkran-kungen		Cystitis; Schmerzen im Hy-pochondrium

2

Funktionskreis Gallenblase/Leber

Punkt	Lokalisation	Punktur	Besonderheiten	Lokale / regionale Indikationen	übergeordnete Indikationen
G28 Weidao	1/2 Cun (1/2 DB) unter Spina iliaca anterior superior	senkrecht, 1,25-2,5 cm	Teil des „Gürtelgefäßes"		Cystitis. Schmerzen im Hypochondrium. Obstipation
G30 Huantiao	Vorspringendster punkt des Trochanter major. (ch.: Verbindungslinie Trochanter major- Hiatus sacralis, zwischen unterem und mittlerem Drittel)	senkrecht, 3,25-6,25 cm	Meisterpunkt Ischialgie und Paresen der Beine. Reunionspunkt mit B	Ischialgie, Lumbalgie; Schmerzen, Paralyse, Parästhesien der Beine; Hüft-, Knieschmerzen	Bi.: Testpunkt für Knochenerkrankungen; Dermatosen mit Bläschen; Erythema nodosum
G31 Fengshi	Wo Fingerspitzen bei herabhängenden Armen am seitlichen Oberschenkel hinzeigen	senkrecht, 1,75-3 cm		Ischialgie, Lumbalgie	Meralgia parästhetica; Verschlechterung durch Luft, Zugluft
G34 Xiyangquan	Grübchen vor und unter Fibulaköpfchen	senkrecht, 2-3 cm	Meisterpunkt der Muskulatur. Hepunkt. 8 Einflußreiche: Sehnen	Schmerzen in Knie, Hüfte	Alle Mm.-Schwächen, -spasmen. Parästhesien. Steigerung der Durchblutung. Gallenerkr. Chron.Obstipation
G37 Guangming	5 Cun oberhalb des Außenknöchels, Hinterrand der Fibula	senkrecht, 1,75-2,5 cm	Lo- (Durchgangs-) Punkt zu Le3	Durchblutungssteigerung (Claudicatio); Parästhesien	Gallen- und Lebererkrankungen. Migräne. Schmerzen mit Dehnungsgefühl im Thorax
G40 Qiuxu	Grübchen vor Fibulaspitze, über dem Calcaneocuboid- Gelenk	senkrecht, 1,25-2 cm	Quellpunkt. Wunderpunkt bei lateralen Thoraxschmerzen	Beschwerden um den Knöchel und im Sprunggelenk; Nach Gipsabnahme	Laterale Thoraxschmerzen, Intercostalneuralgie. Nackenschmerzen. Gallenkrankheiten
G41 Zulinqi	Im proximalen Winkel zwischen Os metatarsale IV und V	senkrecht, 0,75-1,25 cm	Kardinalpunkt für Dai Mai. Meisterpunkt der großen Gelenke.	Beschwerden von Fußrücken, Bein	Dysmenorrhoe. Seitliche Migräne. Augenflimmern; Laterale Thoraxschmerzen
Le1 Dadun	Lateraler Nagelfalzwinkel Hallux	oberflächlich, 0,25 cm	Jing-Punkt. Beginn des MTM der Leber		Unterbauchbeschwerden. Prolapsneigung. Menstruationsstörungen. Hernienschmerzen. Abnormer Schlafbedarf
Le2 Xingiang	laterales Ende des Großzehengrundgelenkes	schräg, 0,75-1,25 cm	SedativPunkt. Ying-Punkt	Lokale Spasmen und Kontraktionen	Spasmolyse. Menstruationsstörungen. Kopfschmerzen. Schlaflosigkeit; Auge. Epilepsie. Eßlust

Funktionskreis Gallenblase/Leber

Punkt	Lokalisation	Punktur	Besonder-heiten	Lokale / regionale Indikationen	über-geordnete Indikationen
Le3 Tai-chong	Proximaler Winkel Metatarsale I und II	senkrecht, 0,75-1,25 cm	Quellpunkt Shu-Punkt		Spasmolyse. Kopfschmerzen; Menstruationsstörungen; Schlaflosigkeit. Eßlust. Epilepsie. Halsschmerzen. Obstipation. Auge. Hämmorhoiden. Gastritis. Migräne mit Lichtempfindlichkeit
Le5 Ligou	Medialer Tibiarand, 5 Cun über der höchsten Erhebung des Innenknöchels	senkrecht, 0,75-1,25 cm	Lo- (Durchgangs-) Punkt zu G40	Schmerzen im Bein	Menstruationsbeschwerden. Dysurie. Hautjucken
Le9 Ququan	Mediales Ende der Kniegelenksfalte, vor der Sehne des M. semimembranaceus	senkrecht, 1,25-1,75 cm	Tonisierungspunkt. He-Punkt	Kniebeschwerden medial. Gonarthrose	Bindegewebsschwäche; Pruritus vulvae; Dysurie
Le12 Jimai	Winkel zwischen M. sartorius und M. adductor longus. Kreuzungspunkt mit M31 und MP2a. (ch.: 2 1/2 Cun lateral der Medianen vor und unter der Spina ossis pubis)	nicht Stich, sondern Moxa empfohlen	Moxa empfohlen	Schmerzen im äußeren Genitale	Durchblutung von kleinem Becken
Le13 Zhang-men	Unterrand des freien Endes der 11. Rippe	senkrecht, 1,25-1,75 cm	Moxa empfohlen	Alarmpunkt von MP. 8 Einflußreiche: parenchymatöse Organe. Reunionspunkt mit G. Stoffwechselpunkt	Seekrankheit. Spannungsgefühl im Bauch. Übelkeit. Hyperemesis
Le14 Qimen	Mammilarlinie, VI. ICR	schräg, 0,75-1,25 cm	Alarmpunkt der Le. Reunionspunkt mit MP, Yin-wei Mai		Seekrankheit; Spannungsgefühl im Bauch; Übelkeit; Hyperemesis gravidarum

2

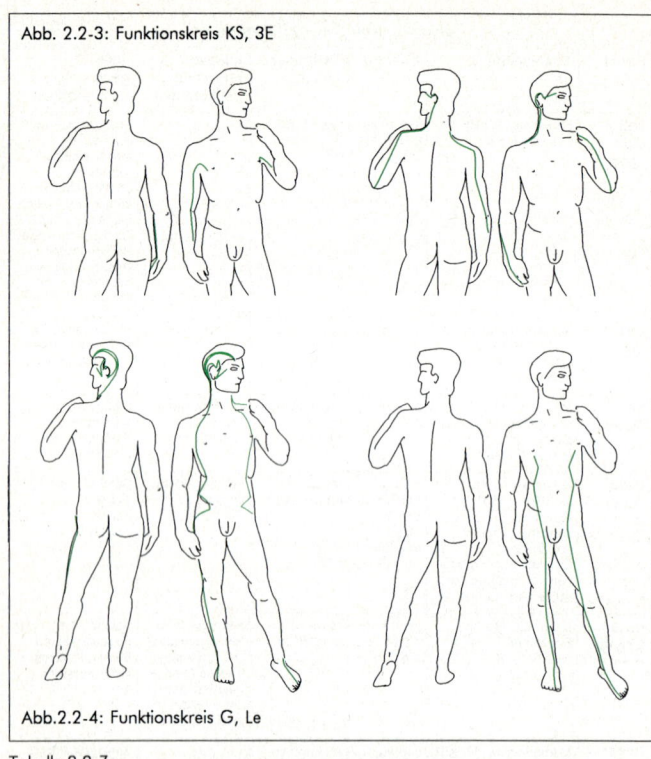

Abb. 2.2-3: Funktionskreis KS, 3E

Abb. 2.2-4: Funktionskreis G, Le

Tabelle 2.2-7e

Funktionskreis Lunge/Dickdarm					
Punkt	**Lokalisation**	**Punktur**	**Besonder-heiten**	**Lokale / regionale Indikationen**	**über-geordnete Indikationen**
Lu1 Zhong-fu	Am Rand des M. deltoideus, 1 ICR tiefer als Lu2	schräg nach lateral, 1,25-2 cm (nicht senkrecht, **cave:** Pleura)	Alarmpunkt der Lu. Reunions-punkt mit MP	Schmerzen im lateralen Tho-raxbereich und Schulter	Asthma. Husten. Juckende Dermatosen
Lu2 Yun-men	Winkel zwischen Unterrand Clavicula und M. deltoideus	schräg nach lateral, 1,25-2 cm (**cave:** Pleura)		Schmerzen im lateralen Tho-raxbereich und Schulter	Asthma. Husten. Juckende Dermatosen
Lu5 Chize	Mitte Ellenbogen-falte, radial der Bizepssehne	senkrecht, 1,25-2,5 cm	Ho-Punkt Sedativpunkt	Schmerzen im lateralen Tho-raxbereich und Schulter, Ten-nisellenbogen	Asthma. Husten. Juckende Derma-tosen. Akne. Laryngitis. Pharyngitis

Funktionskreis Lunge/Dickdarm					
Punkt	**Lokalisation**	**Punktur**	**Besonderheiten**	**Lokale / regionale Indikationen**	**übergeordnete Indikationen**
Lu7 Lieque	Über der A. radialis, 1 1/2 Cun (2 QF) proximal der größten Handgelenksfurche	schräg aufwärts, 0,75-1,25 cm	Kardinalpunkt für KG. Lo-(Durchgangs-)Punkt zu Di4. Meisterpunkt der Stauung	Karpaltunnel-Sy. Schmerzen und Paresen im Meridianverlauf	Kopfschmerzen; Asthma; Husten; Trigeminusneuralgie; Fazialisparese
Lu9 Taiyuan	Über der A. radialis bzw. leicht radial, in der größten Handgelenksfurche	schräg aufwärts, 0,5-0,75 cm	Quellpunkt. Tonisierungspunkt Shu-Punkt. 8 Einflußreiche: Blutgefäße	Schmerzen in Hand und Handgelenk. Schmerzen in Arm, Schulter, Thorax	chron. Bronchitis. Migräne. Gefäßerkrankungen
Lu10 Yuji	Thenarmitte, Farbumschlag der Haut	senkrecht, 1,25-2 cm	Ying-Punkt	Tendovaginitis. Rhizarthrose	Asthma. Husten. Fieber
Lu11 Shaoshang	neben ulnarem Nagelfalzwinkel. (ch.: radialer Nagelfalzwinkel)	senkrecht, 0,25 cm	Jing-Punkt. Meisterpunkt der Halskrankheiten. Beginn des MTM.	Schreibkrampf	Alle Halsschmerzen. Fieber. Kollaps. Epistaxis
Di1 Shang yang	daumenseitiger Nagelfalzwinkel	senkrecht oder schräg, 0,25 cm ode bluten lassen	Meisterpunkt gegen Zahnschmerzen Jing-Punkt Beginn des MTM-Di.	Parästhesie der Finger	Zahnschmerzen, Stomatitis, Gingivitis. Schulter-Arm-Sy. Erkr. der oberen Luftwege; Gesichtsakne
Di4 Hegu	Handrücken, radiale Seite des Os metacarpale II. Bei gestreckt aneinander gepreßten Daumen und Zeigefinger am höchsten punkt des Muskelwulstes.	senkrecht, 1,25-2,75 cm	Quellpunkt. Stoffwechselpunkt. Hauptanalgesiepunkt der oberen Extremität. Meisterpunkt bei Akne. Nicht in der Schwangerschaft	Schmerzen in der oberen Extremität. Schmerzen im Meridianverlauf. Dupuytrensche Kontraktur. Schulter-Arm-Sy.	Allgemein energetisch stärkend. Hauptpunkt bei Kopfschmerzen. Migräne, bes. rostral. Sinusitis, Schnupfen. Asthma bronchiale. Trigeminusneuralgie. Fazialisparese. Augen- und Ohr-Erkrankungen. Obstipation; Amenorrhoe, Hypomenorrhoe. Juckende Dermatosen
Di10 Shousanli	Radialseite Unterarm, 3 Cun (4QF) distal der Ellenbogenfalte, auf dem M. brachioradialis	senkrecht, 2-3 cm	Meisterpunkt der Obstipation	Ellenbogen- Beschwerden; Paresen Unterarm; Schulter-Arm-Sy.	Kopfschmerzen. Fazialisparese. Trigeminusneuralgie. Colitis, Zahnschmerzen, Obstipation
Di11 Quchi	Radiales Ende der Ellenbeugenfalte bei gebeugtem Arm.	senkrecht, 2,75-3,75 cm	Tonisierungspunkt He-punkt	Ellenbogen- Beschwerden. Paresen Unterarm. Schulter-Arm-Syndrom	Hemiplegie mit Paresen im Meridianverlauf; Obstipation; Migräne; Spasmen; Juckende Dermatosen; Pruritus allgemein; Rückenschmerzen

2

\multicolumn{6}{c}{Funktionskreis Lunge/Dickdarm}

Punkt	Lokalisation	Punktur	Besonder-heiten	Lokale / regionale Indikationen	über-geordnete Indikationen
Di14 Binao	Am Ansatz des M. deltoideus. (ch.: knapp über und vor diesem punkt)	oberflächlich senkrecht bzw. schräg aufwärts 2-3,75 cm	Reunionspunkt mit M, Yangwei Mai	Schulter-Arm-Sy.; Schmerz-hafter Bogen	Augenleiden
Di15 Jianyu	Vorderrand Bi-zepssehne, Grüb-chen vor und unterhalb des Acromions	oberflächlich senkrecht bzw. schräg aufwärts 2-3,75 cm	Meisterpunkt für Paresen der obe-ren Extremität. Reunionspunkt mit Yangwqiao Mai	Schulter-Arm-Sy. Omarthritis; Bursitis calca-rea. Schmerz-hafter Bogen. Paresen des Armes	Exantheme. Dermatosen. Schwitzen
Di19 Kouhe-liao	Nasolabialfalte, auf Horizontaler durch Unterrand Nasenflügel	schräg, 0,5-0,75 cm	Kein Moxa	Erkr. der Nase. Nasenneben-höhlen. Heu-schnupfen. Epistaxis	
Di20 Yinxi-ang	Seitliche Nase, Ende der Nasola-bialfalte. (ch.: Na-solabialfalte, Höhe der Mitte des Nasenflügels)	schräg, 0,5-0,75 cm	Kein Moxa	Erkr. der Nase; Nasenneben-höhlen; Heu-schnupfen; Epistaxis	Analgesie der oberen Frontzähne

Tabelle 2.2-7f

\multicolumn{6}{c}{Funktionskreis Magen/Milz-Pankreas}

Punkt	Lokalisation	Punk-tur	Be-sonder-heiten	Lokale / regionale Indikationen	über-geordnete Indikationen
M2 Xiaguan (ch.: 7)	Jochbein- Unterrand, Mit-te Masseter, Grübchen vor dem Processus ar-tic. mandibulae	senk-recht, 0,5 cm		Kiefergelenksbe-schwerden. Zahn-schmerzen. Sinusitis; Trigemi-nusneuralgie. Fazialisparese	
M3 Jiache (ch.: M6)	Mandibula an der Stelle des höchsten Masseter-wulstes bei geschlos-senem Mund	senk-recht, 0,5 cm		Kiefergelenks-beschwerden. Zahnschmerzen. Sinusitis	Speichelsteine, Parotis-Erkr.
M5 Sibai (ch.: M2)	Pupillarlinie, Grübchen über dem Foramen infra-orbitale	senk-recht, 0,5 cm	Reunions-punkt mit Yangqiao Mai	Trigeminusneural-gie. Fazialis-parese. Sinusitis; Akne	Augenerkr. Parotis-Erkr.
M6 Juliao (ch.: M3)	Pupillarlinie, Schnitt-punkt mit Horizontalen durch Nasenflügel-Unterrand	senk-recht, 0,5 cm	Reunions-punkt mit Yangqiao Mai	Trigeminus-neuralgie. Fazia-lisparese. Akne. Rhinitis. Sinusitis. Cheilitis	Augenerkr. Parotiserkr.

Funktionskreis Magen/Milz-Pankreas

Punkt	Lokalisation	Punktur	Besonderheiten	Lokale / regionale Indikationen	übergeordnete Indikationen
M7 Dicang (ch.: M4)	Pupillarlinie, 1 QF neben dem Mundwinkel	0,75-1,25 cm in Richtung Mundwinkel	Reunionspunkt mit Yangqiao Mai, M, Di	Kiefergelenksbeschwerden. Zahnschmerzen. Sinusitis. Fazialisparese	Erkr. des Augenlides
M8 Daying (ch.: M5)	Vorderrand Masseter, Mandibula-Unterrand	oberflächlich, schräg, 0,75-1,25 cm	Analgesiepunkt für Unterkiefer (zusammen mit Di4, KG24)	Zahnschmerzen. Unterkiefer	Erkr. des Augenlides. Trismus
M10 Shuitu	Vorderrand des M. Sternocleidomastoideus, Höhe der Incisura thyroidea sup. (Adamsapfel)	senkrecht, 0,75-1,25 cm			Heiserkeit. Halsschmerzen. Asthma;
M12 Quepen	Mamillarlinie, Mitte der Fossa supraclavivularis	senkrecht, 0,75-1,25 cm		Intercostalneuralgie	Dysphagie. Sodbrennen. Asthma, „Kater-punkt"
M13 Qihu	Mamillarlinie, infraclavicular	schräg, 0,75-1,25 cm		Intercostalneuralgie	Asthma. Singultus
M21 Liangmen	Schnittpunkt Medioclavicularlinie mit Rippenbogenrand	senkrecht, 2-2,5 cm			Erkr. des Magens, Magenschmerzen. Ulcera ventriculi und -duodeni; Anorexie. Colitis
M23 Taiyi	2 QF distal von M21	senkrecht, 1,75-2,5 cm			Erkr. des Magens, Magenschmerzen. Ulcera ventriculi und -duodeni. Anorexie; Colitis
M25 Tianshu	Mitte einer Linie vom Nabel zum oberen Darmbeinkamm. (ch.: 2 Cun (2DB) lateral der Medianen auf Nabelhöhe)	senkrecht, 1,75-3 cm	Alarmpunkt des Di		Colitis. Diarrhoe, Obstipation. Nausea. Gastritis
M30 Qigong	Oberrand Symphyse, 2 Cun (1 1/2 QF) paramedian	senkrecht, 1,25-2 cm			Erkr. des äußeren und inneren Genitales. Plazenta-Retention Energiemangel
M31 Biguan	Wie Le12, Winkel zwischen M. sartorius und M. adduktor longus. (ch.: Höhe des Perineums, Verbindungslinie Spina iliaca anterior sup. - lateraler Patella-Oberrand)	senkrecht, 2,5-3,5 cm		Lymphadenitis inguinalis. Spasmen, Kontrakturen, Sensibilitätsstörungen, Durchblutungsstörungen des Beines	Lumbago

2

Funktionskreis Magen/Milz-Pankreas					
Punkt	Lokalisation	Punktur	Besonderheiten	Lokale / regionale Indikationen	übergeordnete Indikationen
M35 **Dubi**	Äußeres Knie-Auge	senkrecht, 1,25-2,5 cm		Erkr. von Kniegelenk und Umgebung	
M36 **Zusanli**	1 QF lateral der vorderen Tibiakante, 2 QF unterhalb des Fibulaköpfchen-Unterrandes	senkrecht, 1,25-3 cm	Meisterpunkt für Hormongeschehen. Blutdruck. He-punkt Beinamen: „großer Heiler der Füße und der Knie" und „Göttlicher Gleichmut"	Knie- und Beinbeschwerden; Lähmungen des Beines	Magenschmerzen. Diarrhoe. Obstipation. Asthma. Schwächezustände. Schlaflosigkeit. Hyper- und Hypotonie. Dermatosen
M40 **Fenglong**	Mitte der Strecke Kniegelenksspalt - Außenknöchel, Vorderrand Fibula	senkrecht, 1,25-2,5 cm	Lo- (Durchgangs-) Punkt zu MP3	Beschwerden im Unterschenkel	Verbesserung der Exspektoration. Asthma. Singultus. Schwindel
M41 **Jiexi**	Fußwurzelmitte, Unterrand Tibia	senkrecht, 1,25-1,75 cm	Tonisierungspunkt Jing-Punkt	Schmerzen Fußgelenke; Schwellung Füße. Arthritis	Magen-Hypersekretion. Augenkrankheiten
M42 **Chongyang**	Höchster punkt des Ristes	senkrecht, 0,75-1,25 cm	Quellpunkt	Schmerzen im Fußrücken	Nervosität. Obstipation
M44 **Neiting**	Winkel im Grundgelenk der 2. und 3. Zehe	senkrecht, 0,75-1,25 cm	Ying-Punkt	kalte Füße	Zahnschmerzen. Tonsillitis. Albträume. Verschlechterung von Beschwerden in der Nacht
M45 **Lidui**	Lateraler Nagelfalzwinkel der 2. Zehe	oberflächlich, 0,25 cm	Sedativpunkt Beginn MTM des M. Jing-Punkt		Sedativ bei Hypersekretion. Zahnschmerzen. Trigeminusneuralgie. Fazialisparese. Kopfschmerzen; Sexuelles Desinteresse
MP1 **Yinbai**	Medialer Nagelfalzwinkel der Großzehe	senkrecht, 0,25 cm	Jing-Punkt Beginn des MTM-MP	Durchblutungsstörungen der Füße (kalte Füße)	Bauchschmerzen. Meteorismus. Übelkeit. Menstruationsbeschwerden

Funktionskreis Magen/Milz-Pankreas

Punkt	Lokalisation	Punktur	Besonderheiten	Lokale / regionale Indikationen	übergeordnete Indikationen
MP3 Taibai	Knapp proximal des medialen Gelenkspalts des Großzehengrundgelenks, auf Sehne des M. abductor hallucis	senkrecht, 0,75-1,25 cm	Quellpunkt Shu-Punkt	Beschwerden in Zehen und Sprunggelenk	Hämorrhoiden; Oberbauch- und Magenschmerzen. Übelkeit; Bradykardie. Menstruationsbeschwerden. Kopfschmerzen. Pankreasinsuff.
MP4 Gongsun	Medialer Gelenksspalt Metatarsale I / Cuneiforme I. (ch.: Grübchen Übergang von Basis zu Schaft des Os metatarsale V, Farbumschlag der Haut)	senkrecht, 1,25-2 cm	Kardinalpunkt für Chong Mai. Lo-(Durchgangs-)punkt zu M42. Meisterpunkt gegen Durchfälle		Durchfälle. Oberbauch- und Magenschmerzen. Übelkeit. Bradykardie. Menstruationsbeschwerden, Geburtserleichterung. Ödeme, bes. im Gesicht, Pankreasinsuffizienz
MP5 Shangqiu	Grübchen Os naviculare medial der Sehne des M. tibialis anterior	senkrecht, 0,5-0,75 cm	Sedativpunkt. Meisterpunkt des Bindegewebes	alle Beschwerden im Knöchel	Schmerzen bei Bindegewebsschwäche. Varicosis. Oberbauch- und Magenschmerzen. Descensus-Neigung. Hämorrhoiden. Schlaflosigkeit
MP6 Sanyinjiao	3 Cun (4 QF)) über der höchsten Erhebung des Innenknöchels, Tibia-Hinterrand	senkrecht, 2-2,5 cm	Kreuzungsgegend von N, Le. Gruppen-Lo-punkt	Durchblutungsstörungen des Beines; Paresen	Hormonstörungen; Erkr. der Genitale; Hyper- und Hypotonie
MP9 Yinlingquan	Grübchen unter medialem Tibia-Condylus	senkrecht, 1,25-2,5 cm	He-Punkt	Beschwerden im Kniegelenk: Arthrose, Arthritis	Bauchschmerzen. Diarrhoe; Spastische Obstipation. Blasen- beschwerden. Ödeme
MP11 Jimen	Vertiefung zwischen M. sartorius und M. vastus medialis, 2 Handbreiten über dem Patella-Oberrand	senkrecht, 1,25-2,5 cm	Durchblutungsstörungen		Bauchschmerzen. Diarrhoe. Spastische Obstipation; Blasenbeschwerden, Ödeme;
MP15 Daheng	4 QF oberhalb des Nabels in der MCL		Reunionspunkt mit Yinwei Mai		Bauchschmerzen, Colitis; Obstipation; Pankreasinsuff
MP21 Dabao	Vordere Axillarlinie, 5. ICR (wie G24)(ch.: Medioaxillarlinie, 6. ICR)	schräg, 0,75-1,25 cm		Intercostalneuralgien. Schmerzen und Spannungsgefühl im Thorax	Schwäche; Schmerzen überall

2

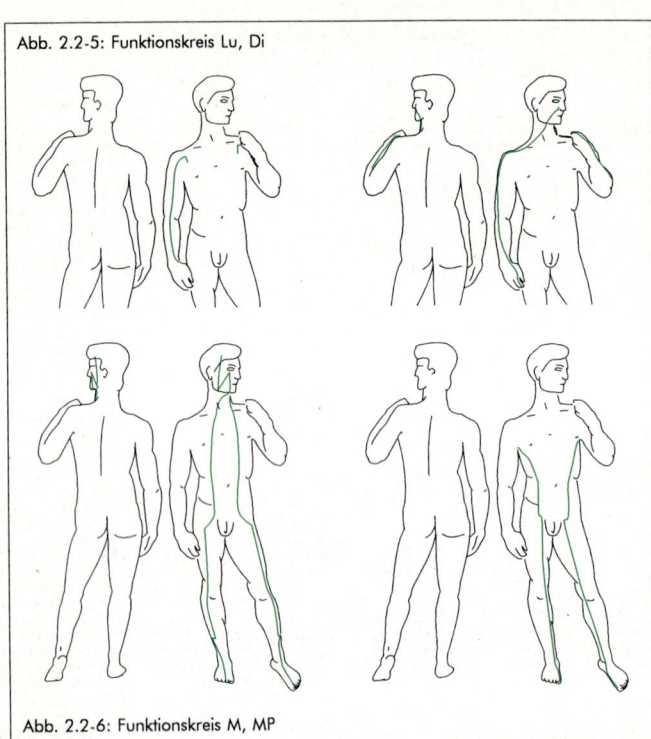

Abb. 2.2-5: Funktionskreis Lu, Di

Abb. 2.2-6: Funktionskreis M, MP

Tabelle 2.2-7g

Die zwei wichtigsten Zusätzlichen Meridiane					
Punkt	**Lokalisation**	**Punktur**	**Besonderheiten**	**Lokale/regionale Indikationen**	**übergeordnete Indikationen**
KG2 Qugu	Medianlinie, Symphysenoberrand	senkrecht, 1,25-2,5 cm	Reunionspunkt mit Le	Hernienschmerzen	Menstruationsstörungen. Harninkontinenz
KG3 Zhongji	1 Cun (1 1/2 QF) oberhalb der Symphyse bzw. 1/5 der Strecke Symphyse-Nabel	senkrecht, 1,25-2,5 cm	Alarmpunkt von B. Reunionspunkt mit N, Le, MP	Miktionsbeschwerden. Prolaps uteri	Plazentaretention
KG4 Guanyuan	2 Cun (3 QF) oberhalb der Symphyse bzw. 2/5 der Strecke Symphyse-Nabel	senkrecht, 2-3 cm	Alarmpunkt von Dü. Reunionspunkt mit N, Le, MP	Miktionsbeschwerden. Prolaps uteri	Plazentaretention. Intestinaltrakt

Die zwei wichtigsten Zusätzlichen Meridiane

Punkt	Lokalisation	Punktur	Besonder-heiten	Lokale/re-gionale In-dikationen	über-geordnete Indikationen
KG5 Shimen	2 Cun (3 QF) unterhalb des Nabels bzw. 2/5 der Strecke Nabel-Symphyse	senkrecht, 1,25-2,5 cm	Haupt-Alarm-punkt des 3E. Nicht in der Schwangerschaft!		Menstruationsstö-rungen. Post-partale Blutungen. Verdauungs-störungen. Asth-ma. Ödemneigung
KG6 Qihai	1 1/2 Cun (2 QF) unterhalb des Nabels bzw. Mitte des vierten Fünftels	senkrecht, 2-3 cm	Moxa empfohlen		stark energetisch. Erschöpfungszu-stände. Potenz- und Kohabitations-schwierigkeiten. Colitis. Harninkon-tinenz. Diarrhoe. Albträume. Regel-störungen
KG7 Yinjiao	1 Cun (1 1/2 QF) unterhalb des Na-bels bzw. 1/5 der Strecke Nabel-Symphyse	senkrecht, 2-3 cm	Sexueller Alarm-punkt des 3E. Reunionspunkt mit Chong Mai	Perium-bilicale Schmerzen. Hernien-schmerzen	Menstruationsstö-rungen, Postparta-le Blutungen. Miktionsbeschwer-den. Epistaxis
KG12 Zhong-wan	Mitte Nabel - Xiphoid	senkrecht, 1,25-3,0 cm	Alarmpunkt des Magens und des digestiven An-teils des 3E. Reu-nionspunkt mit M, Dü, 3E		Alle Magenbe-schwerden, Ulcera. Übelkeit, Erbrechen. Sub-Ileus; Singultus
KG13 Shang-wan	5 Cun (6 1/2 QF) oberhalb des Nabels bzw. 3/8 der Strecke Xiphoid-Nabel	senkrecht, 1,25-2,5 cm	Reunionspunkt mit M, Dü		Übelkeit, Erbre-chen. Sub-Ileus. Singultus. Stark spasmolytisch
KG14 Juque	1 Cun (1 1/2 QF) unterhalb des Xiphoids bzw. 1/8 der Strecke Xiphoid-Nabel	senkrecht, 0,75-2 cm	Alarmpunkt des H.	Praecordiale Schmerzen	Rhythmus-störungen. Singul-tus Hyperemesis. Magenschmerzen
KG15 Jiuwei	unter Xiphoid-spitze. (ch.: 1 Cun unterhalb Xiphoid)	schräg nach abwärts, 1-1,5 cm		Praecordiale Schmerzen	Magenschmerzen. Singultus. Neurasthenie. Wirkt beruhigend
KG17 Tanz-hong	Mitte Sternum	s.c., 0,75-1,26 cm	Respiratorischer Alarmpunkt des 3E. 8 Einflußrei-che: Respiratios-system. Re-unionspunkt mit MP, N, Dü, 3E	Intercostal-neuralgie; Alle Be-schwerden im Thorax-raum	Herz- und Lungen-erkrankungen
KG21 Xuanji	(ch.:Stenum Höhe Oberrand der 1. Rippe) Incisura ju-gularis (**cave:** Stichtiefe)	s.c., 0,75-1,25 cm		Thorax-schmerzen	Asthma. Husten
KG24 Chengji-ang	Mitte der Mentolabialfalte	schräg auf-wärts, 0,5-0,75 cm	Reunionspunkt mit M, Di, LG	Fazialis-parese, Trigeminus-neuralgie	Zahnschmerzen. Hypersalivation. Motorische Sprachstörungen

2

Die zwei wichtigsten Zusätzlichen Meridiane					
Punkt	Lokalisation	Punktur	Besonder-heiten	Lokale/re-gionale In-dikationen	über-geordnete Indikationen
LG4 Ming-men	Dornfortsatzspitze L3. (ch.: unterhalb der Dornfortsatz-spitze L3)	oberfläch-lich, Rich-tung Dorn-fortsatz. (ch.:schräg aufwärts, 1,25-2,5 cm)			Sexualstörungen. Hormonelle Wirksamkeit. cortisonartige Wirksamkeit
LG13 Pae Lao	Dornfortsatzspitze C7. (Lokalisation wie ch. LG14)	oberfläch-lich, Rich-tung Dorn-fortsatz. (ch.:schräg aufwärts, 1,25-2,5 cm)	Reunionspunkt aller Yang-Meri-diane. Meister-punkt der Erschöpfung	Nacken-, Rücken-, Schulter-schmerzen	Fieber, Erkältung; Asthma
LG16 Fengfu	Unterrand des Oc-ciput, Grübchen unter Protuber-antia occipitalis	senkrecht, 1,25-2 cm	Reunionspunkt mit Yangwei Mai		Verwirrtheit; Wirkung auf Hypophyse
LG19 Houding	Medianlinie, 5 1/2 Cun oberhalb des occipitalen Haar-ansatzes	schräg, s.c.			Kopfkrankheiten; Auge
LG20 Baihui	Medianlinie, höch-ster Punkt des Schädels	schräg, s.c.			Kopfkrankheiten; Auge; Schwindel, Ohnmacht; Sinusitis
LG26 Renz-hong	Medianlinie, oberes Drittel des Philtrums	schräg aufwärts, 0,75-1,25 cm	Reunionspunkt mit M, Di		Schock, Kollaps; Hitzschlag. „Gei-steskrankheit"
PdM auch Extra 2, PaM 3, LG24-2	Nasenwurzel-mitte. (ch.: Mitte zwischen den Augenbrauen)	schräg abwärts, 0,75-1,25 cm	Punkt außerhalb der Meridiane. Bildet mit B2 das „Magische vordere Dreieck"		Augenkrank-heiten. Epistaxis. Schlaflosigkeit. Kopfschmerzen
MP1 Yinbai	Medialer Nagel-falzwinkel der Großzehe	senkrecht, 0,25 cm	Jing-Punkt. Beginn des MTM-MP	Durch-blutungs-störungen der Füße (kalte Füße)	Bauchschmerzen, Meteorismus; Übelkeit; Menstruations-beschwerden
MP3 Taibai	Knapp proximal des medialen Ge-lenksspalts des Großzehengrund-gelenks, auf Sehne des M. ab-duktor hallucis	senkrecht, 0,75-1,25 cm	Quellpunkt Shu-Punkt	Beschwer-den in Zehen und Sprung-gelenk	Hämorrhoiden. Oberbauch- Ma-gen- und Kopf-schmerzen. Übel-keit. Bradykardie. Menstruations-beschwerden. Pankreasinsuff.
MP4 Gong-sun	Medialer Gelenks-spalt Metatarsale I / Cuneiforme I. (ch.: Grübchen Übergang von Ba-sis zu Schaft des Os metatarsale V, Farbumschlag der Haut)	senkrecht, 1,25-2 cm	Kardinalpunkt für Chong Mai. Lo-(Durchgangs) Punkt zu M42. Meisterpunkt ge-gen Durchfälle		Oberbauch- und Magenschmerzen, Übelkeit. Bradykar-die. Menstruations-beschwerden, Ge-burtserleichterung. Ödeme, bes.im Gesicht, Durchfäl-le. Pankreasinsuff.

Die zwei wichtigsten Zusätzlichen Meridiane

Punkt	Lokalisation	Punktur	Besonder-heiten	Lokale/regionale Indikationen	übergeordnete Indikationen
MP5 Shang-qiu	Grübchen Os naviculare medial der Sehne des M. tibialis anterior	senkrecht, 0,5-0,75 cm	Sedativpunkt, Meisterpunkt des Bindegewebes	alle Beschwerden im Knöchel	Schmerzen bei Bindegewebsschwäche, Varicosis. Schlaflosigkeit, Hämorrhoiden. Deszensus-Neigung. Oberbauch- und Magenschmerzen
MP6 Sanyin-jiao	3 Cun (4 QF)) über der höchsten Erhebung des Innenknöchels, Tibia-Hinterrand	senkrecht, 2-2,5 cm	Kreuzungsgegend von N, Le. Gruppen-Lo-punkt	Durchblutungsstörungen des Beines; Paresen	Hormonstörungen; Erkr. der Genitale; Hyper- und Hypotonie
MP9 Yinling-quan	Grübchen unter medialem Tibia-Condylus	senkrecht, 1,25-2,5 cm	He-Punkt	Beschwerden im Kniegelenk: Arthrose, Arthritis	Bauchschmerzen; Diarrhoe. Spastische Obstipation. Urogenitale. Ödeme
P11 Jimen	Vertiefung zwischen M. sartorius und M. vastus medialis, 2 Handbreiten über Patella-Oberrand	senkrecht, 1,25-2,5 cm	Durchblutungsstörungen		Bauchschmerzen. Diarrhoe. Spastische Obstipation. Urogenitale. Ödeme
MP15 Daheng	4 QF oberhalb des Nabels in der MCL		Reunionspunkt mit Yinwei Mai		Bauchschmerzen. Colitis. Obstipation. Pankreasinsuff.
MP21 Dabao	Vordere Axillarlinie, 5. ICR (wie G24) (ch.: Medioaxillarlinie, 6. ICR)	schräg, 0,75-1,25 cm		Intercostalneuralgien. Schmerzen und Spannungsgefühl im Thorax	Schwäche. Schmerzen überall

2

Abb. 2.2-7: Funktionskreis LG, KG

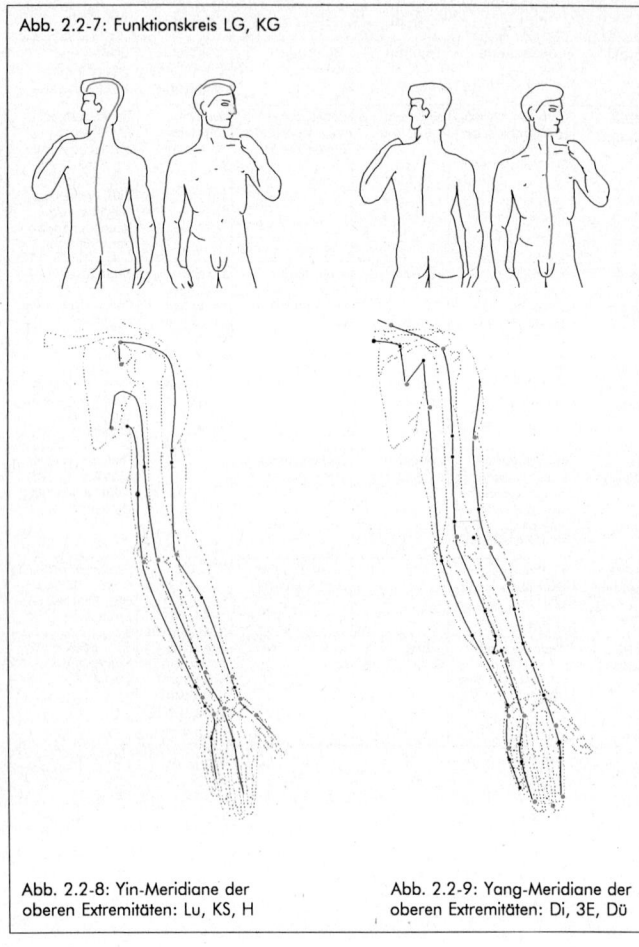

Abb. 2.2-8: Yin-Meridiane der   Abb. 2.2-9: Yang-Meridiane der
oberen Extremitäten: Lu, KS, H   oberen Extremitäten: Di, 3E, Dü

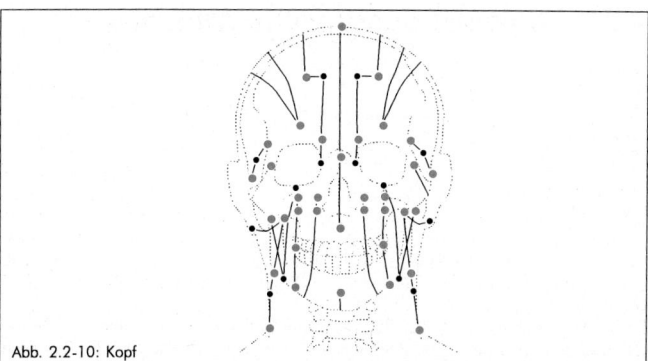

Abb. 2.2-10: Kopf

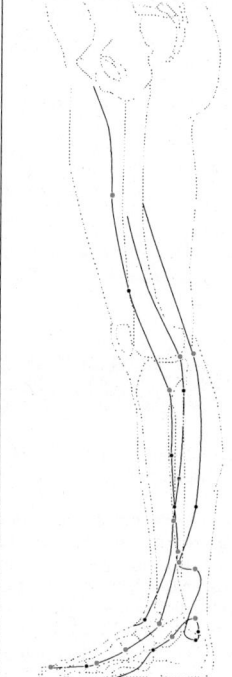

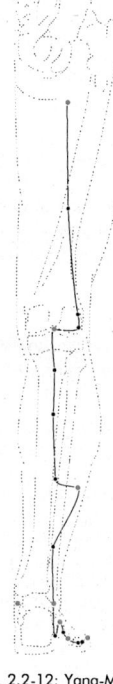

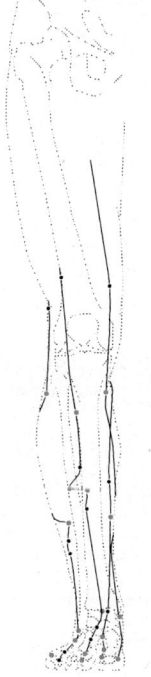

Abb. 2.2-11: Yin-Meridiane,
untere Extremitäten: N, Le, MP

Abb. 2.2-12: Yang-Meridiane,
untere Extremitäten: B, G

Abb. 2.2-13: M, MP
untere Extremitäten

2.3   Anthroposophische Medizin

Matthias Augustin

2   ### 2.3.1   Einführung

Die anthroposophische Medizin lehnt sich an das erkenntnistheoretische Werk
Rudolf Steiners an. Sie wurde von ihm selbst geprägt als eine *Heilkunst*, die nicht
im Gegensatz zur „Schulmedizin" steht, sondern diese erweitert. In gleicher Weise,
wie die naturwissenschaftliche Medizin wissenschaftlich orientiert ist, steht auch
die anthroposophische Medizin innerhalb ihres – erweiterten – Wahrnehmungs-
bereiches auf wissenschaftlicher Basis.

Die anthroposophische Medizin entstand Anfang der Zwanziger Jahre, als Steiner
mit interessierten Ärzten und Pharmazeuten Wege entwickelte, um die Gedanken
der anthroposophischen Menschenkunde auch in der Behandl. Kranker umzuset-
zen. Im Laufe der Vorkriegsjahre fand diese Bewegung immer mehr Anhänger
unter den Ärzten, so daß bald Kliniken für diese Heilweise eröffnet wurden. Auch
zwei pharmazeutische Unternehmen wurden gegründet, um die entsprechenden
Heilmittel herzustellen, die Weleda AG und die Wala oHG.

Entsprechend dem Weltbild der Anthroposophie versteht die anthroposophische
Medizin den Menschen als viergliedriges Wesen, bestehend aus *physis*chem Leib,
*Äther*leib (Lebensleib), *Astra*lleib (Seele) und *Ich* (Geist). Astralleib und Ich sind
„obere" Glieder, deren Entfaltung durch Ätherleib und physischen Leib ermög-
licht wird. Die Wesensglieder haben ihre Schwerpunkte in unterschiedlichen
Bereichen:
* Im Nerven-Sinnes-System dominiert das Geistige (Ich)
* Das rhythmische System ist die physische Basis des Seelischen (Astralleib)
* Im Stoffwechselsystem ist das Leiblich-Vegetative am stärksten vertreten (Ät-
  her- und Astralleib).

2.3.2   Anthroposophische Heilmittel
         und deren Anwendung

Ziel der anthoposophischen Medizin ist es, die gestörte Harmonie der Wensglie-
der wiederherzustellen. Heilung beruht dabei wesentlich auf einer Aktivierung der
natürlichen Heilungskräfte.

Dazu bedient sich die anthroposophische Medizin vieler Heilmittel, die der Natur
aus den Bereichen Mineralien/Metalle, Pflanzen und Tiere entnommen sind. In
ihnen spiegelt sich die *Wesensverwandtschaft* zwischen dem Menschen und den
Naturreichen wider, der Makrokosmos im Mikrokosmos. Die verwendeten
Pflanzen, Mineralien oder Tiere sprechen die menschlichen Organe urbildhaft an
und fördern dadurch Regenerations- und Heilungsprozesse. Sie richten sich daher
nicht gegen isolierte Erkrankungen, sondern stützen die Heilung eines ganzen
Organs.

Der Mensch und die Natursubstanzen unterscheiden sich in der Zahl ihrer Wesensglieder (☞ Tab. 2.3-1) und deren Ordnungsprinzipien.

Wird der Mensch infolge einer Dysbalance seiner Wesensglieder krank, so wird er allgemein dem Wesensgefüge der Natursubstanzen ähnlicher. Ist beim kranken Menschen z.B. der Ätherleib dominant, so treten bei ihm Wachstumsprozesse auf, die von Astralleib und Ich nicht mehr ausgeglichen werden. Diese Dominanz ist bei der stets wachsenden Pflanze physiologisch, so daß bestimmte pflanzliche Heilmittel geeignet sein können, die Imbalance des Menschen auszugleichen.

Tab. 2.3-1: Die Wesensglieder beim Menschen und im Naturreich

Mineral	Pflanze	Tier	Mensch
			Ich
		Astralleib	Astralleib
	Ätherleib	Ätherleib	Ätherleib
physischer Leib	physischer Leib	physischer Leib	physischer Leib

Arzneimittelherstellung

Erst die pharmazeutische Verarbeitung der Natursubstanzen schließt die verborgenen Heilkräfte für den Menschen auf. Besondere Sorgfalt wird dabei auf die Auswahl und Verarbeitung der Ausgangsstoffe gelegt. Hierzu gehören der weitgehende Verzicht auf chemisch-synthetische Verfahren und die schonende, natürliche Verarbeitung der Rohstoffe.

Arzneiwahl und -anwendung

Die Arzneiwahl erfolgt in der anthroposophischen Medizin entsprechend dem Wesensbild der Erkr. bzw. des kranken Organs und der dazu passenden Substanz oder Pflanze. Um die Wesensähnlichkeit einer natürlichen Substanz mit menschlichen Lebensprozessen oder Stoffwechselvorgängen und Organen zu verstehen, ist eine gute Kenntnis der biologischen, mineralischen und menschlichen Enstehungsvorgänge nötig.

Vereinfachtes Beispiel: Das Arzneimittel Hepatodoron® enthält als Rohstoffe den Weinstock und die Walderdbeere. Der Wein als bes. zuckerherstellende Pflanze verkörpert den Leberstoffwechsel, welcher sich mit seinen eiweißverarbeitenden Eigenschaften auch in der Walderdbeere wiederfindet. Von beiden Pflanzen werden die Blätter verwendet, die – analog der Leber – im besonderen Maße Stoffwechselorgane des Pflanzenorganismus sind. Hepatodoron® ist nicht nur bei bestimmten Lebererkrankungen, sondern allgemein zur Wiederherstellung der Leberfunktionen geeignet.

Ähnlich spiegeln im Medikament Cardiodoron® die Primel, die Eseldistel und das Bilsenkraut die Merkmale der Herz- und Kreislauftätigkeit wider.

Viele der anthroposophischen Heilmittel haben inzwischen Einzug in andere Bereiche gehalten. So wird die Mistel (z.B. in Iscador®), die von R. Steiner erstmals in Beziehung zur Krebskrankheit gebracht wurde, mehr und mehr auch in der schulmedizinischen Ther. von Malignomen eingesetzt. Ihre immunstimulierende Wirksamkeit ist in in vitro- und in vivo-Studien belegt worden.

2.3.3   Weitere anthroposophische Therapieformen

Die anthroposophische Medizin umfaßt nicht nur eine leibliche, sondern ebenso die seelische und geistige Ther. Neben der Behandl. mit Medikamenten kommen künstlerische Ther. wie Musizieren, Malen, plastisches Gestalten und Sprachther. zum Einsatz, bes. aber die Heileurythmie (Ther., bei der Wörter, Laute und Melodien in Bewegung umgesetzt werden). Die verschiedenen Zustände von Seele und Geist werden über diese zusätzlichen Ther. unmittelbar angesprochen.

2.3.4   Informationen

Literatur
- Husemann, F., Wolff, O.: Das Bild des Menschen als Grundlage der Heilkunst. Band I-III. Verlag Freies Geistesleben, Stuttgart 1974 und 1978
- Steiner, R.: Geisteswissenschaft und Medizin (1920). Rudolf Steiner Verlag, Dornach 1985
- Steiner, R., Wegman I.: Grundlegendes für eine Erweiterung der Heilkunst nach geisteswissenschaftlichen Erkenntnissen (1925). Rudolf Steiner Verlag, Dornach 1984

Ausführliche Literaturhinweise in:
- Gesellschaft anthroposophischer Ärzte (Hrsg.): Verzeichnis anthroposophisch-medizinischer und verwandter Literatur. Stuttgart 1980.

Ärztliche Fachinformationen werden verschickt von der
- WELEDA AG Heilmittelbetriebe, Postfach 1320, 7070 Schwäbisch Gmünd.

Fortbildungskurse
Hinweise auf Fortbildungsveranstaltungen können bezogen werden von:
- **Gesellschaft anthroposophischer Ärzte e.V.**, Anschrift ☞ 11.4.
- **Fortbildungsstätte Lukas-Klinik Arlesheim**, Grellinger Weg 4, CH-4144 Arlesheim, Tel. 0041/61/7017066

2.4   Ausleitende Verfahren

F. Milz

2.4.1   Einführung

Die klassische europäische Medizin basierte bis zum Beginn der naturwissenschaftlichen Ära im wesentlichen auf der Humoralpathologie. Diese verstand eine Krankheit als Störung des humoralen Milieus, d.h. entstanden aus fehlerhafter Beschaffenheit und Verschlackung der *Körper*säfte (lateinisch *hum*ores). **Hipp**okrates von Kos war der erste herausragende Vertreter der Humoralmedizin. Die theoretische Grundlage seines Therapiekonzeptes war die Lehre von den vier *Kardinal*säften (Blut, Schleim, gelbe und schwarze Galle) und den entsprechenden Temperamenten, welche bei Krankheit gestört waren. Seine Folgerung aus der uralten Kenntnis von Zusammenhängen zwischen Körperinnerem und Hautoberfläche war, daß der Körper bei Krankheit durch Beeinflussung der inneren Organe gereinigt werden kann, indem über äußerliche Maßnahmen schädliche Stoffe nach außen abgeleitet werden. Daraus resultiert der Begriff „ausleitende Verfahren". In allen Kulturkreisen gab es bis zum Mittelalter hervorragende humoraltherapeuthische Ärzte, die ihr Wissen in unzähligen Schriften überliefert haben. Der bedeutendste war **Paracelsus von Hohenheim**, an dem sich später alle Humoralärzte orientierten.

Aschnerverfahren

Die technischen (externen) Anwendungen innerhalb der Humoralmedizin wurden nach dem Arzt und Forscher B. Aschner benannt; sie umfassen:

- Blutige und unblutige Schröpfther. (☞ 2.4.3)
- Blutegelbehandlung (☞ 2.4.7)
- Aderlaß (☞ 2.4.6), japanischer Aderlaß
- Baunscheidtismus (☞ 2.4.8)
- Cantharidenpflaster (☞ 2.4.9)
- Fontanelle, Mini- und Mikrofontanelle (☞ 2.4.10).

Zu den von Aschner „andere Reizkörpermethoden" genannten Verfahren gehören die *Eigenblutther* (☞ 2.7) und die *Autouronodentherapieso.*
Zusätzlich wichtige interne Mittel waren Purgativa, Tonika und Roborantien, Sedativa, Cholagoga und Choleretika, Hepatika, Diuretika, Emmenagoga, Brechmittel und die spezielle Aschner-Diätetik.

Aschners Postulat war, daß vor der Ther. von einzelnen Organsymptomen unbedingt der Gesamtzustand des Pat. und seine konstitutionellen Merkmale beachtet und behandelt werden müßten. Deshalb führte er eine *„konstitutionsumstimmende Allgemeinbehandlung"* durch. Eine solche Ther. war für ihn zugleich auch die beste Krankheitsvorsorge im Sinne der heutigen Primär und -Sekundärprophylaxe.
Mit ihrem therapeutischen Angriffspunkt dringen die Aschnerverfahren tief in die Kausalität der gestörten Selbstregulation ein, weil sie am System der Grundregulation (☞ 1.4.2) ansetzen. Damit wirken sie nicht „unterdrückend" im Sinne einer Regulationsblockade, sondern helfen aktiv, die körpereigenen Prozesse wieder in Gang zu setzen. Andere Naturheilverfahren werden häufig danach erst wieder wirksam.

Ihre Anwendung verlangt vom Arzt eine präzise Sachkenntnis, Sorgfalt, aber auch einen gewissen therapeutischen Mut. Deshalb ist es unbedingt empfehlenswert, zum Erlernen der Humoralther. einen praxisorientierten Kurs zu besuchen, wie er z.B. von J. Abele, regelmäßig durchgeführt wird.

2.4.2   Grundlagen zur Wirkungsweise der Humoraltherapie

Das Wirkprinzip der Aschnerverfahren läßt sich mit dem System der Grundregulation nach Pischinger (☞ 1.4.2) verstehen:
Noxen verschiedenster Art können die Grundsubstanz und die Dynamik der Funktionsabläufe des Grundsystems negativ beeinflussen. Hierzu gehören Entzündungen, endogene und exogene Toxine, mechanische Störungen, Verletzungen, Störfelder (im Sinne Pischingers, bes. des Verdauungstraktes, Streßeinwirkung. Heute stellen vor allem die chemischen Pharmaka eine massive zusätzliche Regulationsbelastung des Pat. dar. Folgende Wirkungen der Humoralther. werden angenommen:

Verbesserung des Bindegewebsstoffwechsels
Wenn die Clearance der ausscheidenden Organe nicht mehr ausreicht, wird das interstitielle Bindegewebe zum Depot für nicht mehr entsorgte Abbauprodukte. Die Basalmembranen der Kapillaren verdicken sich bis auf das Zehnfache, was zu

Mikrozirkulationsstörungen führt und den Stofftransport zwischen dem Lumen der Kapillaren und der differenzierten Arbeitszelle verlangsamt. Im Bindegewebe tritt eine Störung des Gewebemilieus auf.

Durch die externen Aschnermethoden werden lokale Stauungen von Blut- und Lymphsystem beseitigt, die Mikrozirkulation verbessert und die Toxindepots im Bindegewebe (Eiweiß, Toxine, Stoffwechselprodukte) entleert.

2

Immunstimulation

Wenn bei einer Krankheit das Abwehrsystem des Körpers überfordert wird, erfolgt über die Reize der externen Aschner-Verfahren eine massive Immunstimulation der Haut. Die dort erzeugten immunologischen Substanzen haben eine lokale und eine ubiquitäre Wirkung im gesamten Organismus (☞ 2.7.2).

Ausscheidung von Schmerz- und Entzündungsmediatoren

Durch die „Ausleitung über die Haut" werden lokale Schmerz- und Entzündungsmediatoren direkt an die Körperoberfläche und durch die reaktive Hyperämie nach innen drainiert, was eine sehr effektive und gezielte Schmerzther. darstellt.

Wirkung auf Reflexpunkte und -zonen

Die Reize der Aschnerverfahren führen, wie alle auf die Haut wirkenden Verfahren, zu einer mechanischen Stimulation von Reflexpunkten oder -arealen, wobei analoge Veränderungen reflektorisch im ganzen Segment und am Zielorgan ablaufen. So können Perfusion, Lymphdrainage, Immunologie, Stoffwechsel und vegetative Tonuslage beeinflußt werden.

Das bedeutet, daß durch einen gezielten Heilreiz in der leicht zugänglichen Schröpfzone die Selbstregulation auch in der Tiefe, d.h. in allen analogen Organen und Strukturen, in Gang gesetzt wird. Voraussetzung ist, daß diese nur gestört und nicht zerstört ist.

2.4.3   Die Schröpftherapie – Grundlagen

Darstellungen von Schröpfgläsern sind bereits aus dem alten Ägypten überliefert. Im klassischen Griechenland war das Schröpfen so geschätzt, daß die *Schröpfglocke* zum Emblem des Arztes wurde.

Um die Wirkungsweise des Schröpfens zu verstehen, muß man die Verbindung zwischen Körperinnerem und -oberfläche kennen:

- *Horizontales Prinzip* mit metamerer Gliederung über das spinale und vegetative Nervensystem mit den bekannten kutiviszeralen und viszerokutanen Reflexbahnen. Bei Erkr. oder Dysfunktion innerer Organe projizieren sich über diese quere Segmentation spezifische Reflexpunkte (Reflexareale) an die Körperoberfläche, bes. paravertebral. Dazu gehören die *Headschen Zonen, „triggerpoints", paravertebrale Irritationszonen, muskuläre Maximalpunkte, Bindegewebszonen und Gelosen.* Verbindungen bestehen aber nicht nur zwischen Haut und inneren Organen, sondern zwischen allen von einem Segment aus innervierten Strukturen
- *Vertikales Prinzip* mit den Bahnen des Rückenmarkes (spinomedulläre Leitungsbahnen), Vagus, Sympathikus, Stammhirn und Cortex
- Vertikale Verbindungen anderer Art sind über Längssegmentierungen des Körpers durch *Meridiane* (Akupunkturpunktlinien) gegeben, welche den Körper überziehen und ihn in senkrechte Funktionskreise einteilen.

Zwischen all diesen Systemen bestehen innige Vernetzungen, die heute mit dem kybernetischen Modell des *vernetzten biologischen Regel*kreissystems (nach Gleditsch) zum Zweck der Selbstregulation des Körpers interpretiert werden. Bei Erkr. eines Körperbezirkes werden die Reflexpunkte aller *Regelkreise*, die diesen Bezirk überwachen, aktiviert. Andererseits löscht die richtige Ther. an einem kybernetischen System die analogen Alarmpunkte der anderen Systeme. Die Reflexpunkte sind damit gleichzeitig Orte der Diagnostik und der Therapie. Sie sind ein Spiegelbild der Dynamik, mit der die komplexen Vorgänge der Selbstregulation des Körpers vor sich gehen.

Schröpfpforte als Reflexzonen

Unter den vielen Reflexpunkten und Verbindungswegen stellen die *„Schröpfpforte"* zentrale *Schnittstellen des quer und längs segmentierten Kommunikationssystems* im Organismus dar. Man könnte sie auch als „Superreflexzonen" bezeichnen. Die meisten Schröpfzonen befinden sich am Rücken und sind leicht zu finden. Mit ihrer Behandl. kann man das kybernetische Selbstregulationsprinzip an entscheidender Stelle anstoßen. Aus der Sicht der Humoralther. ist die Schröpfzone ein Ort, der mit seinem Zielgebiet über bes. viele nervale und „energetische" Verbindungen in enger gegenseitiger Beziehung steht. Zum Zielgebiet gehören das segmentbezogene Dermatom, Myotom, Sklerotom, Viszerotom und im weiteren Sinne alles, was dem gesamten Funktionskreis der Reflexzone (☞ 2.4.4) zugeordnet ist.

In der Praxis ist der Schröpfkopf der leichteste Zugang zur gestörten Kybernetik des Organismus. Wenn man eine gezielte Schröpfther. an den Schröpfpforten durchführt, verschwinden oft mit einem Schlage viele spezielle Leiden.

Beispiel Gallenzone: Die exakte Behandl. dieses Schröpfpfortes umfaßt weit mehr als das Organ Galle. Sie beeinflußt den ganzen Funktionskreis von Leber-Galle. Bei der richtig indizierten Schröpfung kann es deshalb zur Abnahme des lokalen Schmerzes im Bereich des Rückens kommen, zur Besserung der segmentalen Wirbelsäulenbeweglichkeit, des rechtsseitigen Schulter-Armsyndroms, der Hüftschmerzen (über den Gallenblasenmeridian), der eigentlichen „Gallebeschwerden" mit rechtsseitigen Oberbauchchmerzen, Völlegefühl, Fettunverträglichkeit, Obstipation. Aber auch alle anderen Symptome, die mit dem Regelkreis Leber-Galle zusammenhängen, können sich bessern: Halbseitige bis ins Auge ausstrahlende Kopfschmerzen, Migräne oder Sehstörungen, eine Veränderung der Gemütslage (Gereiztheit, Schlaflosigkeit).

Schröpfzonen als Indikatoren von „Schwachstellen"

Die Behandl. mit ausleitenden Verfahren beginnt stets mit einer sorgfältigen Palpation der Reflexzonen. Findet man bei der Palpation einer Reflexzone Gelosen, so können diese ein Hinweis auf Erkr. oder (im Vorfeld davon) Störungen des zugehörigen Organs sein.

Der schröpfkundige Arzt kann also schon in einem frühen Stadium einer Erkr. die individuelle Disposition zu bestimmten Erkr. und deren „Schwachstellen" erkennen und die Manifestation ggf. verhüten. Im akuten Krankheitsfall ermöglicht die Schröpfreflexzonendiagnostik, schnell und gezielt eine weitergehende Diagnostik einzuleiten. Sie ist aber eine *qualitative Methode* und keine quantitative. Man sollte deshalb die überwiegend empirisch gefundenen Zonen mit einer gewissen Vorsicht als spezifische Krankheitszeichen werten.

2

Wann baut sich eine Schröpfzone auf?

Auslösende Situationen liegen vor

- Wenn durch exogene oder endogene Faktoren ein Organ in der Tiefe gestört ist (*Organ*irritationszone)
- Wenn ein Gelenk blockiert ist (*Gelenk*irritationszone)
- Wenn ein Fokus ein Segment oder Funktionskreis irritiert (*Herdreflexzone*)
- Wenn ein psychischer Faktor zu einer derartigen Irritation führt (*psychosomatische Beschwerden*).

Diese Geschehen spiegeln sich nach einer gewissen Dauer und Intensität des Reizes an vielen Stellen des Körpers, aber bes. deutlich „faßbar" an den Schröpforten wieder.

Formen von Gelosen

Es gibt drei Hauptqualitäten von Gelosen: *Fülle, Leere* und *Übergang*. Sie imponieren beim Abtasten des Rückens als Erhebungen, Härten oder sulzige Eindellungen. Wo keine Gelose zu tasten ist, kann davon ausgegangen werden, daß der Funktionskreis der jeweiligen Reflexzone kybernetisch ausgeglichen ist.

Heiße Gelose (Füllegelose)

- Mit kongestioniertem Blut gefüllte, umschriebene Zone in Haut, Bindegewebe oder Muskelbäuchen. Sie ist als prallelastische Härte tastbar, thermographisch heiß und beim Betasten schmerzhaft. Sie kann die Größe eines 5-DM-Stückes haben oder fast fließend in die Umgebung übergehen
- Die lokale Blutfülle tritt meist am Anfang einer Erkr. auf und zeigt den Yang-Charakter der Erkr. an (akute Erkrankung, hochakute Entzündung, exsudative Phase, Energie im Überschuß). Je länger sie dauert, desto mehr wandelt sie sich in eine Übergangsgelose oder eine kalte (leere) Gelose um. Behandl. durch blutiges Schröpfen (☞ 2.4.4).

Entstehung

- Durch eine reflektorische vegetative Fehlregulation der Durchblutung mit vermehrter Sauerstoff-Ausnutzung kommt es zur Hypoxie in der Endstrombahn mit Verlangsamung von Stoffwechselvorgängen, zu Azidose, gesteigerter Kapillarpermeabilität und Ödem. Die Säure erhöht den Gelanteil im Bindegewebe und verlangsamt den Abtransport von sauren Produkten noch mehr
- Folge der Azidose ist auch die kontinuierliche Zunahme der Rigidität der Erythrozyten mit Stase und Sludge-Phänomenen. Schließlich kommt es zu einer Strömungsumkehr um die heiße Gelose. Im Laufe der Zeit kann sie sich in eine kalte (leere) Gelose umwandeln
- Das perivaskuläre Ödem in der Zone wirkt wie ein Wasserkissen, das die Blutgefäße komprimiert und den venösen Abfluß verhindert, was eine weitere lokale Kompression aller Gewebesstrukturen auslöst. Diese Vorgänge laufen analog auch in der Tiefe des Segmentes ab
- Die lokale Azidose in der Gelose führt zu einem Muskelhartspann, z.B. an der autochthonen Muskulatur der Wirbelsäule, wodurch schließlich Muskeldysbalancen mit lokalen und pseudoradikulären Syndromen ausgelöst werden können
- Über reflektorische Analogvorgänge treten ähnliche Veränderungen in den segmental zugeordneten Geweben, inneren Organen und in allen zum Funktionskreis gehörenden Bezirken auf
- Umschriebene Reflexzone ist schließlich selbst zum Körperbezirk mit komplexer Störwirkung geworden (Störfeld im Sinne Pischingers und Huneckes, ☞ 1.4.2).

Kalte Gelose (Leergelose)
- Ischämische Verhärtung oder weiche „Sulze" im Bindegewebe, die auch thermographisch kalt und blaß ist, weil die Blutzufuhr zur Gelose gedrosselt und die Zirkulation durch Shuntgefäße umgeleitet ist
- Behandl. durch trockenes Schröpfen (☞ 2.4.5)
- Kleine, harte oder schlaffe, talförmig eingesunkene Zone, in die oft pfennigkleine, harte und schmerzhafte Gelosen hineingestreut sind
- Milieu im Bindegewebe ist zur Gelphase verschoben, Stoffwechsel verlangsamt
- Je nachdem was zu tropischen Mangelerscheinungen führt (Durduration)
- Die immunologische und hormonale Aktivität ist in einer solchen Zone und ihrem Reflexgebiet sehr schwach
- Schmerz entsteht bei den kleinen Gelosen erst bei sehr fester, bei den flächigen schon bei leichterer Palpation. Man muß oft tief tasten
- Massage führt kaum zu Hautrötung. Wärme wird immer als angenehm empfunden (lokale Applikation, Moxen, Bäder, Fußbäder)
- Leerzonen können als Ausdruck eines Yin-Geschehens (chron., statische Erkrankungsphase, Energie im Mangel) bei allen Konstitutionstypen auftreten und sind häufig bei allgemeiner, konstitutionsbedingter Energieleere und Schwächezuständen zu finden. Im energetischen Sinne kommt es in ihnen zu einem vorübergehenden Anhalten der Energiepassage. Sie stellen deshalb Zonen mit lokaler Energiefülle und begleitender Blutleere dar.

Übergangsgelose
- Häufig vorkommende fließende Übergänge und Mischformen zwischen heißen und kalten Zonen
- Von teigiger Konsistenz, eher großflächig und kalt
- Manchmal liegen sie auch in einer größeren, schlaffen Bindegewebszone (z.B Leberbuckel)

Praktische Durchführung der Schröpfzonen-Untersuchung
- Pat. sitzt mit ausgestreckten Beinen auf der Untersuchungsliege, Oberkörper so weit wie möglich nach vorne gebeugt, Kopf und Schultern nach vorne hängend
- Hinter den Pat. treten, zunächst mit leichtem, dann mit hartem Druck der Zeige- und Mittelfinger (evtl. auch Ringfinger) von oben nach unten Stück für Stück die Zonen abtasten, zur genauen Lokalisierung auch nur mit dem Mittelfinger. Bei Füllegelosen Zerquetschen der Venolen hörbar (leichtes Knacken)
- Zonen mit einem Filzstift markieren, Dauer der gesamten Untersuchung nicht mehr als 2 Min.
- Anfängliche Untersuchungsschwierigkeiten sind sowohl bei einem zu mageren wie auch einem zu dicken Rücken möglich; am einfachsten sind zunächst Gallenzone und Leberbuckel zu palpieren
- Art, Ort und geplanten oder schon durchgeführten Eingriff dokumentieren.

Allgemeine Regeln
- Bei geschwächten Menschen auch bei Füllegelosen ggf. zusätzlich zum blutigen Schröpfen eine tonisierende Behandl. durchführen
- Vor jeder Schröpfther. individuellen Energiezustand des Menschen beurteilen
- Schröpfen nicht als Monother. betrachten, obwohl es durchaus auch allein mit großem Erfolg eingesetzt werden kann. Ergänzend gehören andere energetische Verfahren dazu, die zur Tonisierung oder Sedierung beitragen und damit das allgemeine Energieniveau beeinflussen (Akupunktur ☞ 2.2)
- *Auf keinen Fall an Leeregelosen blutig oder an einer Füllegelose trocken schröpfen!*

- Nie über einem Knochen blutig schröpfen (z.B. Dornfortsätze)
- Zur Differenzierung eines unklaren Befundes (Frage: Fülle oder Leere) eine Schröpfkopfmassage (☞ 2.4.5) durchführen. Tritt eine blutige Verfärbung auf, dann dies als Hinweis auf eine Füllegelose nehmen und blutig schröpfen

2.4.4 Das blutige Schröpfen

Indikation und Dynamik des blutigen Schröpfens

- Beim blutigen Schröpfen behandelt man ausschließlich umschriebene heiße Gelosen (Füllegelosen), die überwiegend an den Rückensegmenten paravertebral liegen. Man findet sie häufiger beim Plethoriker, dem „*Fülletyp*", aber auch als Ausdruck einer lokalen Blutfülle beim Astheniker, dem „*Leeretyp*"
- Mit der Schröpfther. greift man wie mit energieanregender oder energieableitender Akupunktur harmonisierend in diese Yin-Yang-Dysbalance ein: Energetisch ist das blutige Schröpfen als sedierende Maßnahme zu interpretieren, die zwar zu einer momentanen Energiebalance führt, aber eine Minderung des allgemeinen Energieniveaus bewirkt.

Wirkungsweise des blutigen Schröpfens

Wesentliche therapeutische Angriffspunkte sind die Hämodynamik und der „Tonus" (Stoffwechsel und Energiestatus) in der Reflexzone und im Zielort mit den Folgen:

- Verbesserte Rheologie von Blut und Lymphe in der Mikrozirkulation durch Entfernen der lokalen Blut und -Lymphkongestion
- Senkung des Hämatokrits bei einer ausgiebigen Schröpfung
- Tonusabnahme der Gefäßwände der glatten Muskulatur
- Drainage des lokalen Ödems und der Schmerzmediatoren nach außen, durch die reaktive Hyperämie nach innen
- Besserung alle Stoffwechselvorgänge und der Trophik im Segment
- Massive Stimulierung verschiedener Hautrezeptortypen mit Detonisierung der Muskulatur und Schmerzreduktion im entsprechenden Segment.

Praktische Durchführung des blutigen Schröpfens

- Der Pat. behält seine sitzende Haltung auf der Behandlungsliege bei
- Markierte Stellen desinfizieren, mit einer Hämolanzette oder speziellen Geräten senkrecht in die Haut in Richtung der Akupunkturmeridiane einstechen; Stichtiefe etwa 5-8 mm (Kapillarbereich), bis etwas Blut austritt
- Einen dünn- oder dickwandigen, sterilisierbaren Schröpfkopf aus Glas (Schröpfkopfglas) auf die Füllegelose setzen
- Unterdruck erzeugen (entweder durch manuelle Vakuumpumpe oder durch Abbrennen einer Watte im Glas mit nachfolgender Abkühlung auf der Haut) und das in der Gelose befindliche gestaute Kapillarblut ansaugen lassen (zwischen 5 und 100 ml)
- Schröpfkopf vorsichtig abnehmen, wenn nach ca. 5-10 Min. der Saugvorgang beendet und das Glas etwa 1/3 voll ist (durch Druck am oberen Glasrand in die Haut Unterdruck lösen)
- Unter Umständen mehrfach neues Glas setzen, danach ausreichend großes Pflaster (mit/ohne Wundsalbe, z.B. Lymphdarol®-Salbe) über die Wunde kleben
- Narben bleiben nicht zurück.

Hinweise zur blutigen Schröpfung und Komplikationen
- Exakte Lokalisierung der Schröpfstelle und geeignete energetische Lage des Pat. sorgfältig ermitteln. Unbedingt vermeiden, einfach „darauflos zu schröpfen", weil dies meist zu ther. Enttäuschungen und Zweifeln an der Wirksamkeit der Methode führt. Zweifelsfall: Schröpfkopfmassage durchführen (☞ 2.4.5)
- Nicht zuviel Blut auf einmal schröpfen – Gefahr von Kreislaufreaktionen in Form eines Kollapses oder einer über Tage protrahierten Hypotonie. Deshalb den Pat. nach der Schröpfung eine Zeit lang liegenlassen. Diesbezüglich ist bes. am unteren Rücken Zurückhaltung geboten
- Eine Schröpfung mit anderen Methoden kombinieren, da sie nur einen Baustein der notwendigen Gesamtregulierung des Pat. darstellt. Dazu bieten sich die Akupunktur (☞ 2.2), Diätetik (☞ 2.10) und biologisch-homöopathische Medikamente (☞ 2.12) an. Bes. wirksam ist die Schröpfung vor einem chirotherapeutischen Eingriff (☞ 2.13), weil dadurch viel leichter deblockiert wird
- Narben können bei *disponierten* Personen durch sofortige Infiltration von Procain verhütet werden
- **Kontraindikationen** sind akute Entzündungen des betreffenden Hautareals, allergische Hautveränderungen und eine Radiatio.

Topographie der Schröpfreflexzonen und Behandlungsindikationen (bes. für das blutige Schröpfen, trockenes Schröpfen ☞ auch 2.4.5)

Reflexzone „Gesichtsschädel" (Ohr-Kieferzone): Sulzige, teigige oder derbe, immer dolente Bindegewebsveränderung über dem Mastoid, am besten dorsal zu palpieren.
- Interpretierbar als allgemeines Hinweiszeichen für Ohr-Kieferherde, im einzelnen für akute oder chron. Entzündungen aller Nasennebenhöhlen, der meisten Zähne, der Augen, der Parotis und des Mastoids
- Hier bei allen „sulzigen" Gewebeveränderungen ggf. ein Cantharidenpflaster setzen (☞ 2.4.9), aber nur extrem selten schröpfen.

Reflexzone Nacken (Syn.: Okzipitalzone, Organnebenzone oder Reflexzone der Medulla oblongata): Leere- oder Füllegelose im Spinalsegment C_3-C_5 paravertebral, manchmal höher oder tiefer im Blasen- und Gallenblasenmeridian-Verlauf.
- Repräsentiert vertebragene Störungen der Halssegmente, der oberen Extremitäten, des HNO-Bereiches oder vieler innerer Organe (Organnebenzone!), z.B. bei funktionellen Herzbeschwerden, da sie als Zwischenstation an verschiedenen Regulationssystemen beteiligt ist
- Indikation auch bei Kopfschmerzen, Migräne, Neuralgien und zerebralen Durchblutungsstörungen, palliative Schröpfung bei oberer Einflußstauung
- Weitere Indikation für eine Schröpfkopfsaugmassage oder ein Cantharidenpflaster (☞ 2.4.9) bei Vorhandensein von Druckdolenz oder Sulze nach fester Palpation der Dornfortsätze C_2-C_5 sowie bei vertebragenen Störungen.

Reflexzone „Schulterdreieck" (Tonsillenzone): Fülle- oder Übergangsgelose, etwa in Höhe C_6 auf den Schultern im Bereich von Supraspinatus und Trapezius im Verlauf des 3E-Meridians (☞ 2.2.3 und Abb. 2.2-3).
- Repräsentiert Störfelder durch Erkr. der Nasennebenhöhlen („Herdreflexzone"), schmerzhaft bei Beschwerden vertebragener Genese, des Herzens, der Galle, aber auch der Ovarien und des Dickdarmes
- Meist blutige Schröpfung, seltener Schröpfkopfmassage als Vorbereitung auf eine blutige Schröpfung.

2

Reflexzone „Hormone" („Hormonbuckel", „Depressionsbuckel"): Fülle- oder Übergangsgelose mit Tendenz zu chronischer Verhärtung über und um den 7. HWK (von C5-Th2).
- Auffallend bei hormonellen Dysbalancen aller endokrinen Organe inklusive der Hypophyse
- Weist auf essentielle Hypertonie, idiopathische Ödeme und Depressionen hin
- Meist bei Frauen mit brettharten Schultern, die seelische Erlebnisse nicht verarbeitet haben
- Nie blutig, gelegentlich trocken Schröpfen, am besten lokale Wärmethcr.

Reflexzone „Lunge-Bronchien": In der Akupunktur *„Tor des Windes"* genannt, in Höhe des 3. BWK direkt paravertebral.
- V.a. diagn. Bedeutung als Hinweiszeichen für Erkr. der Lunge oder des Mediastinums
- Bei Lungenstauung, Zervikothorakalsyndrom, Lungenerkr. von Pat. im Füllezustand blutig schröpfen.

Reflexzone „Galle-Leber" : Nur rechtsseitig in Höhe des kranialen und medialen Endes der Scapula vorhandenes Areal (Gallenzone), reicht nach kaudal oft bis zur 10. Rippe (Leberzone) und liegt auf dem inneren und äußeren Ast des Blasenmeridians (☞ Abb 2.2-2 und 2.2-12).
- Im unteren Bereich größere, eher teigig-indurierte, manchmal buckelartig vorgewölbte Zone (Leberbuckel), die immer schmerzhaft ist und die BWS bei vertebragenen Beschwerden und vor allem das Organsystem Leber/Galle, aber auch dessen ganzen Funktionskreis betrifft
- Oft primär zu schröpfende Zone, wobei Gallenzone meist blutig, der Leberbuckel bei Hepatopathien aller Art nur trocken geschröpft werden sollte. Vom Anfänger sehr leicht zu tasten und bei ca. 50 % der Erw. deutlich vorhanden.

Reflexzone „Magen-Pankreas": Individuell etwas unterschiedliche Lage auf dem inneren und äußeren Ast des Blasenmeridians nur linksseitig; in etwa zwischen Th2-Th7, wobei die Pankreaszone meist oberhalb der Magenzone lokalisiert ist. Beide oft schwer voneinander zu unterscheiden.
- Repräsentiert Störungen und Erkr. von Magen oder Pankreas, sowie vertebragene BWS-Beschwerden
- Manchmal auch eingesunkener, tonusloser Bezirk von nahezu Handbreite über mehrere Segmente („*Magental*"); enthält pfenniggroße, harte Leergelosen
- Bei Nahrungsmittelallergien häufig Füllegelose im Pankreasbereich palpabel.

Dornfortsätze Th 4-6 mit druckdolentem, sulzigen Gewebe bei Irritationen von Intervertebral-und Rippenwirbelgelenken.
- Cantharidenpflaster anwenden
- Nie direkt über einem Knochen blutig schröpfen!

Reflexzone „Interkostalzonen": Topolabile, in jedem Segment bis zum Sakroiliakalgelenk hin vorkommende Zonen, meist ca. 1-2 QF paravertebral interkostal, etwa bei den Sellschen Irritationspunkten (empirisch gefundene paravertebrale Korrespondenzpunkte zur Diagnostik von vertebragenen Blockierungen), manchmal auch weiter lateral. Treten bei lokalen vertebragenen Irritationen und Entzündungen (Interkostalneuralgien, Herpes zoster) in Erscheinung.

Reflexzone „Nebenniere": Leergelose paravertebral von Th_{12}-L_1, manchmal zusammen mit einer druckdolenten Einsenkung über dem BWK $_{12}$ auftretend. Weist auf eine Funktionsminderung der Nebenniere hin.

Reflexzone „Niere": Auf dem inneren Ast des Blasenmeridians (☞ Abb. 2.2-2 und 12) 3 QF paravertebral etwa von L_1-L_2 gelegen, ca. 5-DM-Stück groß

- Hinweis auf Störungen nephrogenen und vertebragenen Ursprungs
- In ihr befinden sich die etwa pfenniggroßen *Boas-Magenpunkte*, rechts für Erkr. des Duodenums, links des Magens
- Therapeutisch sehr wichtig bei essentieller Hypertonie
- Bei Asthenikern im Leerezustand unbedingt trocken schröpfen.

Reflexzone „Appendix": Handbreit paravertebral rechts etwa in Höhe L_3. Nur diagnostisch bedeutsam.

Reflexzone „Lumbalgelosen": Paravertebral zwischen L_2-L_4 und dem inneren und äußeren Ast des Blasenmeridians.
- Schmerzhaft bei Darmbelastungen aller Art, intestinalen Erkr. und lokalen oder ausstrahlenden Störungen der Wirbelsäule in den Lumbalsegmenten
- Manche Autoren nehmen hier auch ein Reflexfeld für Hüfte und Knie an
- Der Pat. muß sich für eine technisch richtige Palpation weit nach vorne beugen
- Verwechslung mit Skoliose-bedingten Vorwölbungen möglich.

Reflexzone „Genitale" (Ovarial- und Prostatazone, Reflexzone kleines Becken): Etwa in Höhe von L4 im Winkel von LWS, Os sacrum und Os ilium.
- Zeigt Störungen an, die sich an Organen des kleinen Beckens, an der unteren LWS und sogar an den Extremitäten (Durchblutungsstörungen) abspielen
- Kann sich auch manchmal fast in die Höhe der Lumbalgelosen projizieren.

Reflexzone „Hypertonie und Depressionen" („Hypertoniesulze"): In der Mittel-linie von Höhe L_5/S_1.
- Typische Füllegelose ist Hinweis auf arterielle Hypertension, klimakterische Depressionen oder eine chron. Lumbago
- Hier darf ausnahmsweise auch einmal über einem Dornfortsatz blutig geschröpft werden, wenn eine starke allgemeine und lokale Fülle gegeben ist. Ansonsten wird ein Cantharidenpflaster appliziert.

Anmerkung
- Die Schröpfzonen sind nicht immer an einem exakt zu definierenden Ort zu finden, sondern durchaus in geringem Umfang ortsvariabel
- Flächige Reflexzonen des Rückens, die bes. für die trockene Schröpfung bedeut-sam sind, sind nicht in der Abbildung 2.4-1 eingezeichnet und ebenso wie die ventralen und an den Extremitäten lokalisierten Reflexzonen bei den einzelnen Aschner-Verfahren beschrieben.

2

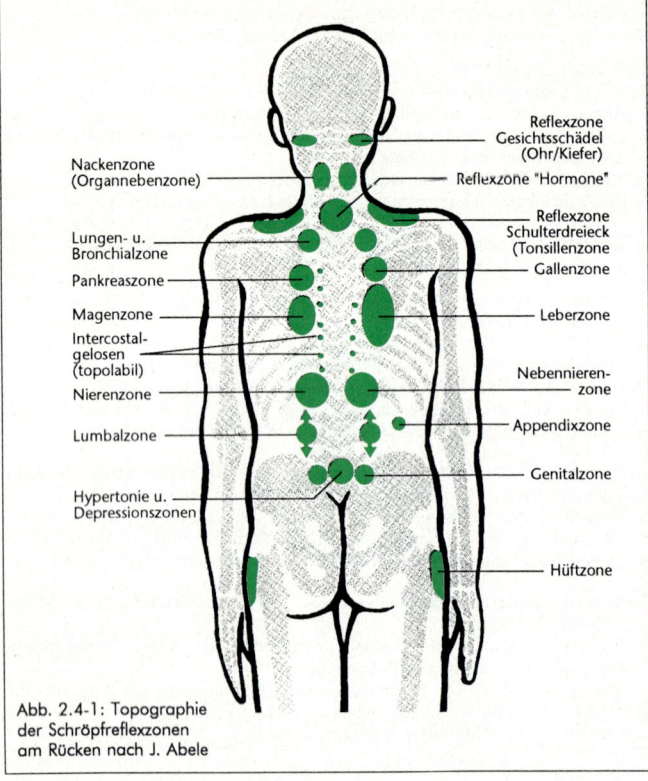

Abb. 2.4-1: Topographie
der Schröpfreflexzonen
am Rücken nach J. Abele

2.4.5   Das trockene Schröpfen

Wirkungsweise des trockenen Schröpfens

Beim trockenen (unblutigen) Schröpfen werden nur Leeregelosen behandelt. Wie
beim blutigen Schröpfen kommen mehrere Effekte zustande:

- Forcierte Hyperämie an der Haut, Unterhaut und am Bindegewebe durch den
  Saugvorgang mit Austritt von Erys ins perivaskuläre Gewebe, offensichtlich
  ohne Verletzung der Kapillarwände. Auflösen von Sludge-Phänomenen (bei
  vielen Krankheiten zu beobachten) im Kapillarbereich durch das Entfernen
  einer größeren Menge von roten Blutkörperchen aus der Gefäßbahn, zugleich
  vermehrter Einstrom von Lymphe in die Kapillaren. Hyperämie in der
  behandelten Zone und im Zielgebiet über mehrere Tage mit Temperaturerhöhung, Stoffwechselsteigerung und besserer Sauerstoffversorgung

- Aktivierung des Immunsystems und von Resorptionsvorgängen in der Haut, die zur Entfernung der Extravasate aus dem Bindegewebe notwendig sind
- Vegetative Funktionsanregung lokal und in der Tiefe durch massive Reizung der in der Haut befindlichen neurovegetativen Rezeptoren
- Tonisierende Maßnahme, die „Energie zuführt".

Durchführung des trockenen Schröpfens

Es sind mehrere Vorgehensweisen möglich:

Trockenschröpfung mit stehenden Gläsern

- Bei erschöpften, energiearmen und sehr schmerzempfindlichen Pat.
- Das evakuierte Schröpfglas (Evakuierungstechnik ☞ 2.4.4) ohne vorherige Hautverletzung aufsetzen, Haut- und Unterhautgewebe ansaugen, dadurch Suggillation in Form einer bläulichen Verfärbung
- Nachbehandlung mit einer Lymphsalbe (z.B. Lymphdiaral®) möglich.

Saugglockenmassage

- Öl auf die Haut aufbringen, evakuierten Schröpfkopf von max. 3 cm Durchmesser aufbringen und nach oben und unten ziehen
- Dadurch langsames „Verschieben" der in ihn eingesaugten „Hautfalte" über die ganze Behandlungsfläche
- Dauer des Vorganges ca. 2 Min.
- Tonisierende und Muskelspasmus lösende Wirkung der Massage, schneidender Schmerz wie bei einer starken Bindegewebsmassage möglich
- **Ind.:** Restbeschwerden nach Pleuritis, Magenschmerzen und Magenerkr. wie Ulcus ventriculi oder Ulcus duodeni, wo das Abdomen mitbehandelt wird.

„Petechiale Saugmassage nach Zöbelein" (PSM)

- Mit einem mechanischen, motorgetriebenen Sauggerät als praktische Variante und Fortentwicklung der Saugglockenmassage: Sehr gutes Diagnostikum für die Kapillarpermeabilität in Haut und Unterhaut, die sich schon bei latent gestörten Reflexzonen durch punktförmige Blutungen zeigt. Gesundes Gewebe bleibt ohne Petechien
- Therapeutisch bedeutsam ist die Beseitigung des Sludges in der Endstrombahn und die Verbesserung der Mikrozirkulation durch verstärkten onkotischen Sog von Flüssigkeit aus dem Interstitium. Extravasate wirken zudem als Reizdepot zur Stimulation immunologischer Vorgänge
- **Ther.:** 2x/Wo. für je 5 Min., bis zum Verschwinden des „petechialen Kapillarsyndroms" (die Suggillationseffekte verschwinden meist nach 3-5 d)
- **Ind.:** Besonders bei Schmerzsyndromen auf Grund einer Dysregulation im Bindegewebe z.B. in Form des „Weichteilrheumatismus". Risikoloses und nebenwirkungsfreies, zeitsparend einsetzbares Verfahren. Gearbeitet wird flächig von oben nach unten bis zum Auftreten von Suggillationseffekten, die allerdings weniger ausgeprägt sind als bei der Saugmassage.

Schröpfkopfmassage (Chinesische Münzmassage)

- Das zu behandelnde Hautareal mit gereinigtem Pfefferminzöl oder Mandelöl einreiben, dann 2-4 Min. fest mit dem Rand eines dünnen Schröpfglases reiben, Anwendung mehrmals wiederholen
- Häufig am Nacken oder in der Schultergegend, zur Chirother. und immer dann indiziert, wenn man „anregend" arbeiten und den (schmerzbedingten) sedierenden Effekt einer Hautreizmethode vermeiden möchte

- Bei starker Durchführung durch den Schmerz sedierende Wirkung, dann Vorsicht bei Pat. in energetischer Leere. Etwa gleiche Wirkung von PSM und Schröpfkopfmassage bezüglich allgemeiner Tonisierung und leichter Spasmolyse der Muskulatur.

Indikationen für die trockene Schröpfung (☞ auch 2.4.3)

2

Soweit nicht schon bei der Topographie der Schröpfzonen angegeben, hat die Trockenschröpfung mit stehenden Gläsern oder als Schröpfkopfmassage/ PSM folgende Indikationen und Orte:

- Chron. Schwächezustände, bes. bei asthenischen Pat. (paravertebral vom Nacken bis Kreuzbein schröpfen)
- Durchblutungssteigerung von Haut, Unterhaut und Bindegewebe, bei Narbennachbehandlung und zur Steigerung postoperativer Resorptionsvorgänge, an den Extremitäten und sogar bei Sudeckscher Atrophie (lokal schröpfen)
- WS-Schmerzen (diffus oder umschrieben) bei lokalem oder pseudoradikul. WS-Syndrom (an Schmerzorten schröpfen)
- Rheumatische Erkr. der Wirbelsäule z.B. M. Bechterew, Osteoporose und schmerzhaft verspannte Muskulatur. Am Rücken kann lokal oder großflächig gearbeitet werden
- *Nackenzone:* Eine Schröpfkopfmassage (oder eine blutige Schröpfung) wirkt hier bei lokalem, pseudoradikulärem und radikulärem Zervikalsyndrom sehr gut, nur mit stehenden Gläsern sollte nie geschröpft werden!
- *Dornfortsätze der oberen BWS:* bei Hypotonie und ständiger Müdigkeit
- *Magenzone:* Vertebragene Beschwerden, Oberbauchekr., funktionelle Herzbeschwerden, akute und chron. Bronchialinfekte
- *Leber-Gallenzone:* Neben den bei der Schröpfzonentopographie schon erwähnten Indikationen ist eine Schröpfkopfmassage der Leberzone zur Durchblutungssteigerung bei allen Energiemangelzuständen, Appetitlosigkeit und bes. bei Leberzirrhose sehr günstig. Die Leberzone sollte nie blutig, sondern immer nur trocken behandelt werden!
- *Ganzer Rücken (Th1-S1):* Eine Behandl. des ganzen Rückens ist sowohl als Trockenschröpfung in ein oder zwei zur Wirbelsäule parallelen Linien im Abstand von 5-10 cm indiziert als auch in Form einer Saugmassage bzw. Schröpfkopfmassage bei: Osteoporoseschmerzen, diffusen Rückenschmerzen, Rückenmuskelschwäche und adjuvant zur Chirother.
- *Lenden-Kreuzbeinbereich dorsal flächig:* Lokale Rückenschmerzen, Funktionsstörungen von Urogenitalorganen, Darm und Beinen (Wirkung auf die Trophik)
- *Thoraxzonen ventral (Th1-Th7):* Bei akuten und chron. Bronchialinfekten sollten die Gläser ventral trocken aufgesetzt und die Alarmpunkte der Lunge behandelt werden, zusätzlich auch die dorsalen Zonen mit der Saugmassage. Auch das Asthma bronchiale und das pseudoradikuläre BWS-Syndrom (z.B. pseudopektanginöse Beschwerden) werden über die ventralen Thoraxzonen behandelt
- *Oberbauch:* Funktionelle Oberbauchbeschwerden, exkretorische Verdauungsschwäche, Gastroptose
- *Unterbauch, Leiste und Oberschenkelinnenseite:* Funktionelle und organische Beschwerden des Darmes und der Urogenitalorgane. Hier werden zusätzlich Heublumensitzbäder und Autouronosodenther. eingesetzt
- *Oberschenkel-Außenseite* (vom Glutaeus maximus über den Trochanter major bis zum Knie): Hüftgelenksschmerzen und Obstipation.

Hinweise zum trockenen Schröpfen
- Trockenes und blutiges Schröpfen lassen sich gut miteinander kombinieren. Kombinationen von blutiger Schröpfung und PSM oder Schröpfkopfmassage sind gleichermaßen in einer Sitzung möglich
- Unter Umständen kann aus einer Leergelose eine Füllegelose und damit leichter zu therapierende Gelose gemacht werden. Das verspannte und minderdurchblutete Hautareal in mehreren Sitzungen trocken behandeln, bis sich die Durchblutung und die Vitalität in der Zone so gesteigert haben, daß im Zentrum statt einer blassen Gelose eine heiße Füllegelose entsteht
- Bei Unklarheiten in der Beurteilung der Energielage des Pat. stehende Gläser anwenden
- Als therapeutische Alternative kommt statt der Trockenschröpfung auch eine Baunscheidtierung (☞ 2.4.8) mit Mandelöl in Frage.

2.4.6 Der Aderlaß

Die Aderlaßther. als das klassische „blutentziehende Verfahren" gehört zum uralten Therapiegut aller Kulturen. Der große Humoralmediziner Hufeland zählte sie zu den Kardinalheilmitteln der Medizin. Früher oft übertrieben und mit falscher Indikationsstellung angewandt, ist sie lange völlig vergessen gewesen. Heute wird sie wieder zunehmend im Rahmen der rheologischen Ther. als isovolämische Hämodilution angewandt.

Wirkungsweise des Aderlasses
Zahlreiche Krankheiten werden von den Fließeigenschaften des Blutes entscheidend beeinflußt. Der „große" Aderlaß verdünnt das Blut (hämorheologische Wirkung), reinigt das Blut von „schlechten Säften" (antidyskratische Wirkung), entstaut und entgiftet (antiphlogistische Wirkung). Auch lokale und Mikroaderlässe (blutiges Schröpfen, japanischer Aderlaß) beseitigen lokale Blutkongestionen und fördern die lokale Mikrozirkulation.

Das Blutvolumen wird durch Rückresorption von Flüssigkeit aus dem Gewebe sofort ersetzt, woraus ein erheblicher Verdünnungseffekt in der Endstrombahn mit Verbesserung der Mikrozirkulation resultiert. Trotz des Verlustes an Sauerstoffträgern steigt nach einem Aderlaß die O_2-Versorgung! Die Stoffwechselstörung bessert sich lokal und am Reflexort. Der Plasma-Eiweißverlust durch den Hb-Verlust wird durch Entleerung der Eiweißdepots kompensiert. Diese befinden sich in den Eiweiß-Speicher gewordenen Basalmembranen (Wendt). Durch ihre Dickenabnahme steigt mit dem transmembranöse Stoffaustausch die Ver- und Entsorgung des Bindegewebes enorm an. Auf Grund der heutigen Lebensweise liegt der Hkt meist über 43 Vol.%. Erst bei einem Hkt von unter 40 Vol.% bei beiden Geschlechtern liegen jedoch optimale rheologische Verhältnisse vor, weil dann kein Ery mehr Kontakt mit dem anderen hat.

Durchführung des Aderlasses
- Venenblut mit einer großen Flügelkanüle abnehmen, Schlauchende in ein graduiertes Gefäß hineinhängen lassen
- Pat. während und nach Abnahme überwachen (*cave*: Kreislauffunktion!)
- Aderlaßmenge variiert je nach Alter des Pat. und Höhe des Hkt; normalerweise 1-2x/Wo. je 100-150 ml Blut, nur ganz selten mehr abnehmen, da sonst das erythropoetische System zu stark angeregt wird
- Bei Personen über 60 J. nicht mehr als 100 ml Blut/Sitzung ablassen, immer am Hkt orientieren.

2

Indikationen

- Alle Krankheiten, die mit einem Hkt über 40 Vol% (Hb über ca. 14,5 mg%) einhergehen, nicht nur die Polyglobulie und die Polyzythämia vera
- Erkr. des Stoffwechsels (Adipositas, Gicht, Hyperurikämie, Diabetes mellitus, Hyperlipidämie), Herzkreislaufkrankheiten pulmonale Erkr., zerebrale Durchblutungsstörungen
- Alle Erkr. mit venösen Stasen, bes. der variköse Symptomenkomplex. Hier wird v.a. ein lokaler Aderlaß durchgeführt.

Hinweise zur Aderlaßtherapie

Der typische Aderlaßpatient ist vollblütig-plethorisch, adipös und hat viele Risikofaktoren. Er befindet sich im „Füllezustand" und hat einen Blutüberschuß. Klassisches Alter: 40-65 J. Hier empfiehlt sich der Aderlaß schon als *präventivmedizinische* Maßnahme. Ganz bes. aber ist er angezeigt, wenn dieser Pat. über Kopfweh, Schwindel, Schlaflosigkeit, Schweißausbrüche, Tinnitus, Dyspnoe oder Zeichen einer kardialen Insuff. klagt. Man kann ihn in Ausnahmefällen auch bei dünnen und energieärmeren Menschen mit einem erhöhten Hämatokrit in kleinen Mengen vorsichtig durchführen.

KI: Anämie, Dehydratation, akute Diarrhoe, Hypotonie, bes. bei Jugendlichen und sehr alten Patienten, allgemeine Körperschwäche, Marasmus. Bei koronarer Herzkrankheit und Herzrhythmusstörungen sind u.U. Blutegel oder blutiges Schröpfen angezeigt.

Sonderformen des Aderlasses

Lokaler Aderlaß an großen Varizen

- Erfolgt am maximalen Schmerzpunkt einer Vene: Mit großer Kanüle bis zu 150 ml Blut (meist viel weniger) abtropfen lassen, z.B. am Fußknöchel oder im Bereich von varikösen Kniegelenken
- Wirkt ausgezeichnet bei lokalen stauungsbedingten Beschwerden, bei Schmerzen aller Art, zur Spasmolyse bei Muskelkrämpfen und bessert die lokale Stoffwechsellage bei Arthrosen.

Japanischer Mikroaderlaß

- Der sitzende Pat. läßt das zu behandelnde Bein in eine Fußbadewanne hängen
- Von kaudal nach kranial gehend die Besenreiservarizen des Unterschenkels mit einer Blutlanzette oberflächlich anstechen (nicht zuviele auf einmal!) und das Blut abtropfen lassen
- Die Blutung sistiert meist von selbst, anderfalls den Vorgang durch Hochlagerung des Beines beenden
- Der japanische Aderlaß bessert oft schlagartig die therapieresistenten heißen, schweren und zuckenden Beine mit mehr oder weniger ausgeprägter Varikose.

Mikroaderlässe

Erfolgen überall dort, wo sich Kapillarektasien als Stauungszeichen befinden und die Mikrozirkulation in der Reflexzone verbessert werden soll.
Beispiel: Lokaler Mikroaderlaß an der Kniekehle
- Am Pat. in Bauchlage mit einer Hämolanzette direkt in die Mikrovarikose stechen und etwas Blut abfließen lassen
- Eine ideale Ergänzung dazu ist bei Kniearthrosen die Akupunktur

KI: Mikroaderlässe nicht am Oberschenkel durchführen (*cave:* Phlebitiden und Kollapszustände).

2.4.7 Die Blutegeltherapie

Der Blutegel (*Hirudo medicinalis officinalis*) wurde schon seit Jahrtausenden zu ther. Zwecken verwendet. Wie beim Aderlaß hat man diese Ther. aber in den letzten Jahrhunderten oft maßlos übertrieben, was schließlich eine Ursache für das Verschwinden der Methode und des in Mitteleuropa praktisch ausgerotteten Blutegels war. Heute wird das ca. 5 cm lange Tier meist in Zuchtanstalten kultiviert (in Deutschland bei der Animal Pharma, Hindenburgstraße 59, 8520 Erlangen), oder aus Gegenden mit gering belasteter Umwelt importiert.

Blutegelwirkung
Der Blutverlust durch Saugen des Tieres (ca. 10 ml) und die prolongierte Nachblutung (ca. 20-40 ml) entsprechen einem sehr sanften und langsamen Aderlaß mit Abnahme des Hkt, entsprechendem Eiweißverlust und lokaler Entödemisierung. Der Blutverlust wird intravasal durch Flüssigkeit ersetzt, wodurch es zu einer deutlichen Verminderung der Viskosität und Verbesserung der Fließeigenschaften des Blutes („Blutverdünnung") bes. in der Endstrombahn kommt. Dieser Effekt wird durch das vom Blutegel sezernierte *Antikoagulans Hirudin* verstärkt.

Lokale antiphlogistische Wirkung durch mehrere Blutegelwirkstoffe:
- *Hirudin* hemmt die Blutgerinnung, wirkt diuretisch und antibiotisch
- *Eglin* hemmt Verdauungsproteasen
- *Bdellin* ist ein Plasminhemmer
- *Hementin* und *Orgelase* haben hyperämisierende Wirkung
- Eine anästhesierende Substanz führt zur Analgesie beim Saugen
- Die Blutegelwirkstoffe blockieren insgesamt die bei Entzündungen oder Traumen aktivierten oft überschießenden enzymatischen Vorgänge
- Grundsätzlich gilt für alle Ind., daß ein Pluszustand gegeben sein muß (Plethora)
- Allgemein ist eine Blutegelther. immer dann angezeigt, wenn ein Aderlaß indiziert, aber technisch nicht möglich und energetisch falsch wäre, z.B. bei Kindern
- Eine praktische Alternative für Blutegel sind oft die rascher durchführbaren Schröpfverfahren (☞ 2.4.4 und 2.4.5).

Durchführung der Blutegeltherapie
- Die Blutegel auf einem normalen Rezept verordnen – pro Anwendung bis zu 12 Stück – und beim Apotheker bestellen
- Für den Notfall stets mindestens 10 Egel vorrätig haben. Die frischen Blutegel an einem kühlen, schattigen und ruhigen Platz in einem größeren Glas aufbewahren, tägl. mineralarmes Wasser nachfüllen
- Die Blutegel-Applikation erfordert in der Praxis einige Zeit, Geduld und Ruhe: Der Pat. muß einen ganzen Tag Zeit haben, darf nur wenig getrunken haben und sollte mit leerer Blase erscheinen
- Der Pat. liegt auf einem Gummituch. Die zu behandelnde Körperstelle mit geruchloser Seife oder nur mit Wasser waschen, sauber abspülen, keine parfümierten Hautareale verwenden
- Die geplante, evtl. markierte Bißstelle (genaue Lokalisation sehr wichtig!) ggf. rasieren und mit einer Hämolanzette etwas anritzen
- Den ca. 5 cm langen Blutegel mit einer stumpfen Pinzette aus einem Reagenzglas nehmen und mit seinem Kopf an die kleine Wunde legen: Der Pat. spürt nur den Biß

2

- Wenn die Blutegel festsitzen, das Gebiet mit Zellstoff ringsum abdecken. Je nach Indikation und Ort sollten 2 bis 12 Tiere anbeißen und wenn möglich in eine Linie gelegt werden
- Bei lediglich lokaler Fülle, aber allgemeinem Leerezustand (Astheniker, Hypotoniker) nur 2-3 Egel verwenden
- Die Egel brauchen für ihre Arbeit Ruhe und Halbdunkel und fallen ab sobald sie sich vollgesogen haben (10-40 Min.). Die Egel auf keinen Fall gewaltsam abreißen (*carve:* Hautverletzung)
- Anschließend mit einer Pinzette wieder in einen fest verschließbaren Behälter geben und am besten in einem (sauberen) Gewässer oder an einem feuchten Platz im Walde aussetzen. Evtl. mit konzentrierter Essigsäure töten
- Aus der Wunde soll nun über Stunden Blut und Lymphe nachsickern, was einem protrahierten Aderlaß entspricht, der den direkten Blutverlust komplettiert
- Das austretende Blut mit Zellstoff auffangen. Bei Krampfaderbehandlungen blutet es oft lange nach. Ein zu großer Blutverlust kann jederzeit mit einem Druckverband gestoppt werden
- Nach etwa 7 h, meist abends, einen Verband mit viel saugfähiger Watte (hämostyptische Watte nach Herget) anlegen. Bis dahin muß der Pat. liegen
- Nach 24 h einen ersten Verbandswechsel durchführen, diesen 3 d später entfernen. Nach ca. 1 Wo. kann die Stelle wieder gewaschen werden.

Hauptindikationen der Blutegeltherapie

- Venöse Erkrankungen: Akute Thrombophlebitis, variköses Syndrom, postthrombotisches Syndrom, Phlebothrombose
- Akuter Gichtanfall
- Infektionen: Gesichtsfurunkel, Phlegmone und infizierte Insektenstiche.

Weitere Indikationen: Akute und chron. Otitis media, Mastoiditis, Glaukom, Angina pectoris bei vollblütigen Patienten, akute Cholecystitis, Cholangitis und Postcholecystektomie-Syndrom, Hypertoniker und „Präapoplex". Hämorrhoidalsyndrom und Analthrombose, Wundheilungsstörungen durch postoperativen Lymphstau (Handchirurgie) oder infizierte Wunden, akute und chron. Osteomyelitis, Dupuytrensche Kontraktur.

Kontraindikationen

- Hämorrhagische Diathesen (Bluter)
- Hauterkr. an den Applikationsorten
- AVK und diabetische Mikroangiopathie
- Blutegel dürfen nur einmal verwendet werden und müssen danach entsorgt werden. Bei Tieren, die aus Zuchtanstalten geliefert werden, besteht keinerlei kein Risiko einer Infektionsübertragung auf den Menschen.

Komplikationen

- Vom Egel sezerniertes Histamin kann zu einer allergischen Reaktion führen, die sofort oder bis zu 4 d verspätet auftritt. **Therapie:** Quarkumschläge, Ca^{2+} i.v. und lokales Antihistaminikum
- Ein Erysipel nach Biß ist sehr selten
- Eine kleine Narbe an der Bißstelle kann Wochen bestehen bleiben
- Eine Heftpflasterallergie ist nach einer Blutegelbehandlung häufiger anzutreffen, deshalb hautschonende, hypoallergene Pflaster verwenden.

2.4.8 Das Baunscheidtverfahren

Das Baunscheidtverfahren ist eine großflächige Hautreiztherapie, die durch Sticheln und anschließendes Einreiben mit einer speziellen Paste oder einem Öl eine Eiterung der Haut verursacht. Es gehört zu den „Pustulantien", d.h. Hautreizmethoden, die einen künstlichen Hautausschlag bewirken und seit alters in der Medizin verwendet wurden. Ohne Kenntnis der früheren Verfahren wurde diese Methode vom Feinmechaniker Carl Baunscheidt vor etwa 100 Jahren durch eigene Beobachtung entwickelt. Dazu bediente er sich eines Nadelinstrumentes, des „Lebensweckers" und eines hautreizenden Öles, dessen Original-rezeptur nicht mehr bekannt ist. Das Baunscheidtverfahren war im 19. Jahrhundert weltbekannt, es wurden ihm über 50 Indikationen zugeschrieben.

Wirkungsweise
Beim Baunscheidtverfahren werden folgende Hauptwirkungen unterschieden:
- **Hyperämie** der Haut und damit über kutiviszerale Nervenbahnen auch Hyperämie der segmental zugeordneten inneren Organe und des ganzen reflektorisch verbundenen Zielgebietes (☞ 2.4.2). Als Folge stellt sich in diesem Bereich eine erhöhte Stoffwechseltätigkeit ein
- **Lymphdrainageeffekt** nach innen auf Körperhöhlen und innere Schleimhäute (z.B. Bronchien, Mastoid) sowie nach außen durch externe Ableitung von Exsudat
- **Immunologische Wirkung:** Aktivierung des lymphatischen Systems der Haut und Steigerung des Phagozytose durch die künstliche Entzündung (überwiegend sterile Eiterpusteln)
- **Tonisierung** von „erschlafften" Organen und allgemein von geschwächten Menschen. Die energetische Wirkung entspricht etwa der von Goldnadeln oder Moxa (☞ 2.2.1). Als tonisierendes Verfahren ist das Baunscheidtverfahren dem blutigen Schröpfen genau entgegengesetzt
- Wirkung auf das **hormonale Geschehen** über eine massive Stimulierung von Hautreflexzonen (empirisch anzunehmen). Dabei beeinflußt die Region um C7 die Schilddrüse, Hypophyse und Psyche allgemein, die Schulterdreieckszone Ovarien und Testes, das Areal bei L5 Vitalität, Lebensfreude und Genitalorgane.

Hilfsmittel beim Baunscheidverfahren
- Da Baunscheidt sein „Original-Hautreizöl" mit ins Grab nahm, gibt es heute mehrere rezeptpflichtige Hautreizöle, z.B. das krotonölfreie Redskin®. Sie erzeugen allerdings eher Hautquaddeln oder ein lokales Reizödem . Nach Ansicht Aschners stellen sie lediglich als milde Variante des Baunscheidt-Ver-fahrens ein „Ableitungsmittel" aber kein „Ausleitungsmittel" im Sinne Baun-scheidts dar
- Ein spezielles „Baunscheidt-Salbenrezept" zur Pustulation ist die krotonölhal-tige Reizpaste mit Marmorsand: Rp.: Vaselinum album 1000.0, Oleum crotoni 75.0, Oleum lauri 50.0, Tinctura cantharidis 50.0, Acidum formicidi 50.0, Fructus capsici pulvis 50.0, Marmor pulvis gross. 250.0, m.f. Paste. Am einfachsten mit Rezept bestellen, z.B. über die Obere Apotheke in Schwäbisch Gmünd oder die Klösterl-Apotheke in München (Anschrift ☞ 2.4.12). *Cave:* Krotonöl gilt als kokarzinogen
- Als Instrument zum Baunscheidtieren kann ein halbmechanischer (und sterili-sierbarer) Hautstichler oder ein Spezialnadelroller (Stachelwalze) z.B. der Fa. G. Kirchner und Wilhelm in 7000 Stuttgart, Asperg 1 verwendet werden.

2

Durchführung des Baunscheidtverfahrens

- Vor der Prozedur Haare rasieren und Haut mit Alkohol desinfizieren, dann Haut individuell sticheln und mit Paste oder Öl einreiben. Einreibedruck und Zeitdauer sind individuell von der Konstitution des Pat. abhängig
- Stets Handschuhe tragen und Schleimhautkontakt mit der Paste vermeiden
- Die richtige Sticheltiefe liegt dann vor, wenn die Haut danach gerötet erscheint und nur vereinzelt Blutpunkte aufweist
- Bei toxinbelasteten Pat. gibt es beim ersten Mal oft richtige Eiterungen und ein erhebliches Krankheitsgefühl wie bei Grippe und Fieber, was als positives Zeichen der Reaktionsfähigkeit gewertet werden kann. Daher ambulant nie zu große Areale behandeln, z.B. nur den oberen oder den unteren Rücken. Haut tägl. kontrollieren
- Bei Kindern unter 10 Jahren Paste ohne Stichelung einreiben. Areal mit normaler oder hyperämisierender Spezialwatte (auch Tafelwatte), über die eine Papierfolie gelegt wird, abdecken. Rutschfesten Trikotverband anlegen und mit hypoallergenem Pflaster fixieren
- Die Wirkung der Baunscheidtbehandlung ist dann gut, wenn *hirsekorngroße, klare oder mit sterilem Eiter gefüllte Pusteln oder Blasen* auftreten. Sie platzen nach einigen Tagen auf oder trocknen ab
- Ein Verbandswechsel ist nach 2 d zur Kontrolle möglich, muß aber nicht sein. Beim Abnehmen nach 5 d kann die Haut mit Mandelöl abgewischt werden
- Der Pat. fühlt sich während der 5 d meist sehr warm, sollte sich in dieser Zeit im Bereich des behandelten Areals nicht waschen und zur Förderung der Heilwirkung unbedingt schonen
- Bei schwacher Reaktion ggf. nach 3 Wo. nachbehandeln
- Gegen Juckreiz helfen Kinderpuder, Fissanpuder® oder Oleotüll®
- Baunscheidtieren ohne Paste, also trockene Nadelung, kann täglich wiederholt werden. Nach heutiger Ansicht ist es in dieser Form jedoch überholt
- Baunscheidt-Öl wird statt der Paste appliziert, wenn kein starker Ausschlag erwünscht ist, z.B. am Hals.

Nebenwirkungen

- Allergische Reaktionen (auch in Form von Blasenbildungen): Paste mit Öl entfernen und evtl. Oleotüll applizieren, zusätzlich evtl. Ca^{2+} und Antihistaminika i.v. geben
- Schmerzen oder starke Begleitreaktionen: Je 1 Amp. Zentramin®, Polybion und Cebion forte i.v. Größere Hautabhebungen mit Sofratüll versorgen
- Normalerweise keine Narbenbildung
- Pruritus: Bei starkem Pruritus darf ruhig auch gekratzt werden, eine gefährliche Superinfektion oder Narbenbildung tritt praktisch nie auf.

Indikationen zum Baunscheidtverfahren

„Das Baunscheidtverfahren fragt eigentlich nicht nach dem Namen der Krankheit," wie Carl Baunscheidt sagte, „sondern geht davon aus, daß etwas Störendes aus dem Organismus wieder herausgehört".

Sehr gute Erfolge werden heute bei folgenden *Hauptindikationen* erzielt:

- **Bewegungsapparat:** Schmerzen durch degenerative Veränderungen der WS, pseudoradikuläre WS-Syndrome, Osteoporose, M. Scheuermann, Schulter-Armsyndrom, Neuralgien, Periarthropathia humeroscapularis, „Rückenschwäche" und muskuläre Verspannungen, Weichteilrheumatismus, Arthritiden und Gicht, M. Bechterew, PCP (nur im Intervall) und zervikale Migräne. Nach

Aschner auch die Coccygodynie, Restzustände von Tendovaginitiden, Periostreizungen und die Achillodynie (dabei auf einen möglichen Fokus achten)

- Astheniker-Blutleeretypen mit Hypotonie und Anämie am ganzen Rücken und
evtl. auch am Abdomen baunscheidtieren. Hier macht sich eine ausgesprochen
anregende Wirkung bemerkbar

- **Allgemeine Infektlabilität:** Vor, beim und in der Nachphase eines Infektes, alle
Grippefolgen (auch kardiale), akute oder chron. Bronchitis bes. beim Astheniker. Im Gegensatz dazu beim Pykniker mit Blutegeln und Aderlaß behandeln.
Bei Bronchiektasien sehr kräftig und mehrmals arbeiten, bei Asthma und
funktionellen Herzbeschwerden sollte ein Versuch gemacht werden

- **Abdomen:** Reizmagen („nervöse Gastritis"), Magenatonie, Ptose von Magen
und Dünndarm, Gallenwegsdyskinesien, exkretorische Pankreasschwäche,
chron. Obstipation Reizkolon, Divertikulitis und Divertikulose (mehrmals alle
3 Wo. kräftig am Bauch behandeln). Immer die direkten Reflexzonen nach
Head/McKenzie sowie zusätzlich das Abdomen und die Waden als indirekte
Reflexzone von Niere und Magen mitbehandeln

- **Pädiatrie:** Infektanfälligkeit der Kinder, chron. Tonsillitis, Keuchhusten, Enu-
resis und Impffolgen in Form von Gelenkbeschwerden und Adynamie. Bei
Kindern herrschen meist Leere-Zustände vor, so daß sie auf eine tonisierende
Ther. gut ansprechen. Ohne Stichler und nur mit Paste kann schon ab dem 3.
Lebensjahr behandelt werden, ab dem 10. Lebensjahr wie bei Erwachsenen
behandeln

- **HNO-Bereich:** Bei M. Meniere 1x/Wo. am Nacken bis an das Mastoid. Nach
Aschner sind auch Schwindel, Ohrensausen und Hypakusis Indikationen

- **Urogenitale Erkrankungen:** Harninkontinenz, chron. Harnwegsinfekte, Prostatitis, benigne Prostatopathie, Potenzprobleme, Adnexitis, Amenorrhoe und
Dysmenorrhoe junger und klimakterischer Frauen

- **Psyche:** Psychische Labilität, vegetative Dysregulationen, klimakterische Depressionen, Melancholie (ausgiebig und öfter den ganzen Rücken und das
Abdomen behandeln)

- **Augenerkrankungen:** Auch rheumatischer Genese, Glaskörpertrübungen, Iridi-
tiden, Liderkrankungen.

Kontraindikationen

- Krankheiten aus dem allergischen Formenkreis, Autoaggressionskrankheiten,
akutes Fieber
- Nicht direkt über Entzündungen, Nävi und anderen Hautveränderungen
behandeln
- Zurückhaltend an den Beinen baunscheidtieren, außer lokal an den Waden –
sehr starke Entzündung und selten auch toxische Reaktionen möglich (Gegen-
maßnahme ☞ Nebenwirkungen)
- *Cave:* Baunscheidtieren ist eine sehr eingreifende Methode, deswegen nicht
unbedingt primär einsetzen! Den Pat. am besten mit einem Formblatt und
mündlich aufklären und auf mögliche initale Beschwerden sowie Narben und
Hyperpigmentierungen (selten) aufmerksam machen
- Sehr pigmentreiche Typen wegen des möglichen kosmetischen Nebeneffektes
einer Hyperpigmentierung nicht baunscheidtieren
- Das in der Paste verwendete Krotonöl (croton tiglium) gilt als kokarzinogen und
wird von Gegnern der Methode abgelehnt. Es gibt jedoch auch krotonölfreie
Baunscheidtöle.

2.4.9 Das Cantharidenpflaster

Das Cantharidenpflaster gehört zu den blasenziehenden Mitteln ("Vesikantien"), die in verschiedener Form seit Jahrtausenden verwendet worden sind. Der Cantharidenextrakt stammt aus der Laufkäferart *Span*ische Fliege" (Lytta vesicatoria) und wurde bereits bei den Ärzten des römischen Reiches als Heilmittel eingesetzt. Den medizinhistorischen Stellenwert des Cantharidenpflasters dokumentiert ein Ausspruch von Paracelsus, der sagte, daß "nur der den Namen Arzt verdiene, der (mit einem Cantharidenpflaster) die Gicht heilen kann". Denn "wo die Natur einen Schmerz erzeugt, dort will sie schädliche Stoffe anhäufen und ausleeren. Wo sie dies nicht selbst fertigbringt, dort mache man ein Loch in die Haut und lasse diese heraus."

Theorie der Wirkungsweise

Das Cantharidenpflaster ähnelt in seiner Wirkung der Schröpfther. und wird wegen seines Effektes auf das Lymphsystem auch *weißer Aderlaß* genannt. Der Hautreiz des Pflasters stellt eine künstliche Verbrennung zweiten Grades dar und führt zu einer Brandblase. Im Grundgewebe kommt es zu einer Summierung verschiedener Effekte:

Antiödematöser und antiphlogistisch-analgetischer Effekt: Das Cantharidenpflaster führt zu einer direkten Entfernung von Lymphe, Schmerzmediatoren und "Stoffwechselschlacken" (Ablagerungen von Toxinen, Antigen-Antikörper-Komplexen, sauren Radikalen usw.) an die Hautoberfläche. Zu einer ähnlichen Wirkung kommt es im Inneren des Körpers durch die einsetzende Hyperämie und die Lymphdrainage nach innen. Je größer der Lymphverlust während der Pflasterapplikation ist, desto weniger Schmerzen und Beschwerden bestehen nachher.

Immunologische Wirkung: Zunächst lokal, später auch im ganzen Organismus kommt es zur Aktivierung immunkompetenter Zellen und hydrolytischer Enzyme. In der Grundsubstanz wird eine Vielzahl pleiotroper Mediatoren und Botenstoffe freigesetzt, die selbst wieder biologische Reaktionen anstoßen können. Die immunologische Autoregulation im Zielgebiet, die durch chron. Entzündungen blockiert ist, wird wiederhergestellt und kann dann oft über Jahre anhalten.

Hyperämie: Die regionale Verbesserung der Durchblutung und Steigerung der Hämorheologie bewirkt bis zur völligen Abheilung der Hautoberfläche eine Erhöhung von Temperatur und Stoffwechsel lokal und im Zielgebiet der Reflexzone.

Hilfsmittel für Cantharidenbehandlung

- *Cantharidenspezialpflaster* sind fertig beziehbar (Fa. Bock), die Cantharidensalbe kann man jedoch auch herstellen lassen, z.B. Obere Apotheke in Schwäbisch Gmünd oder Klösterl-Apotheke in München
- Rezept 1 (*Schwarze Canth*aridensalbe):
  Cantharidis pulvis 350.0, Acidum aceticum 99% 54.0, Oleum Terebinthi 300.0, Cera alba 250.0, Adeps benzoatus 400.0, Colophonium pulvis solub. 350.0, Lanolin 250.0, Oleum. arachidis 250.0
- Rezept 2 (*milde, helle Salbe*):
  Tinctura cantharidis 10.0, Oleum arachidis 2.0, Adeps benzoatus 2.0, Cera flava 1.0, Ung. molle ad 50.0. Diese Salbe entmischt sich leicht, deshalb sollten nur kleine Mengen hergestellt werden, sie macht aber keine Pigmentierungen.

Durchführung der Cantharidenbehandlung

- Pflaster morgens anlegen, um die unangenehme Phase der ersten Stunden nicht in die Nacht zu verlegen und dem Pat. tagsüber bei Beschwerden helfen zu können. Eine pflasterwürdige Stelle sollte sulzig und etwas druckdolent sein (Hinweis auf lokales Lymphödem). Aber auch äußerlich relativ unauffällig erscheinende Hautareale können gepflastert werden

- Hautareal gemäß Palpationsbefund des Bindegewebes ermitteln
- Hautareal (Lokalisation s.u.) mit Fettstift markieren und das Pflaster lieber etwas größer zuschneiden. Haut rasieren und mit Benzin entfetten. Die Pflastermasse ca. 1 mm dick auf einen Zellstoff aufgebringen und darauf sterile Kompressen zur Aufnahme des Wundsekretes legen. Darüber gut klebende Pflasterstreifen als Fensterrahmen-Verband kleben (besser als großflächige Totalklebeverbände)
- Kleine Pflaster brennen so stark wie größere und bringen keinen Effekt. Am Mastoid allerdings nur Pflaster der Größe von ca. 1 bis 2 Briefmarken verwenden
- *Cave:* Unter dem Verband darf keine Salbe hervortreten – Gefahr von Verbrennungen außerhalb des gewünschten Hautareals
- Den Pat. unbedingt vorher aufklären, daß eine schlaflose, weil schmerzhafte Nacht bevorstehen und leichte brennende Schmerzen von Harnröhre und Blase auftreten können (nierenreizende Wirkung des Cantharidins)
- Ca. 4 h nach dem Anlegen beginnt es unter dem Pflaster für einige Stunden zu „brennen". Ggf. dagegen ein peripher wirkendes Analgetikum geben
- Blase bis zur Abnahme erhalten – vorzeitige Ruptur verzögert Heilung. Dem Pat. deshalb eine geeignete Nachtlagerung sowie Unterlage eines Handtuches nahelegen
- Nach 12-16 h sollte eine ausreichend große Brandblase entstanden sein. Jetzt Verband wechseln und Wunde kontrollieren: Bei klarer Flüssigkeit Blase mit Kanüle anstechen und Sekret abfließen lassen
- Blasenhaut nur entfernen, wenn sie stark eingerissen ist, sonst als Verband belassen
- Bei sulzig-eingedicktem Inhalt Blasenhaut auf jeden Fall steril abtragen
- Auf jeden Fall alle Reste der Cantharidensalbe säuberlich entfernen
- Wenn nach 16 h noch keine Blase entstanden ist, nochmals 8 h warten
- Wunde mit steriler Kompresse abdecken, evtl. mit neutraler Salbe oder „Lymphsalbe" dünn bestreichen und versorgen. Bei erhaltener Blasendecke ist die Verwendung eines Wundpuders sinnvoller
- Wenn aus der Wunde viel Lymphe sezerniert wird, was als positives Zeichen zu werten ist, tägl. Verbandswechsel durchführen, sonst erst nach 2 oder 3 d
- Verband 5 d nicht durch Waschen befeuchten, dann ist die neue Haut „waschecht"
- Blaseninhalt kann ganz oder in potenzierter Form dem Körper in verschiedener Form wieder zugeführt werden
- Ein zweites Pflaster an derselben Stelle frühestens nach 4 Wo. – d.h. nach der völligen Abheilung der Wunde – verordnen.

Nebenwirkungen

- *Hyperpigmentierungen* der behandelten Haut über Jahre: Nur bei wenigen Patienten, bei Verdacht sicherheitshalber milde Salbe (s.u.) verwenden
- *Lokale Entzündung:* Möglich, wenn Pat. das Pflaster vorzeitig abnimmt (darauf hinweisen)
- *Pflasterallergie:* Ca^{2+} i.v. und ein lokales Antihistaminikum gegeben. Die Ther. kann ansonsten meist fortgeführt werden

- *Harnblasenreizungen:* Können routinemäßig bei allen Pat. durch prophylaktische Gabe von Urgenin® oder Spasmourgenin® als „Blasenschutz" vorgebeugt werden (alle 2 bis 3 h 1 Tbl.). Wenn es zu einer extrem seltenen hämorrhagischen Reizblase kommen sollte, Ca^{2+} und ein Antihistaminikum i.v applizieren
- *Niere:* Nephrotoxische Wirkung in größeren Mengen.

2

Indikationen: *Sehr gute Ergebnisse* gibt es meist bei:
- **Wirbelsäulenleiden:** Alle lokalen, pseudoradikulären und z.T. auch radikulären WS-Syndrome von der HWS bis zum Sakroiliakalgelenk, Occipitalneuralgie, Schulter-Armsyndrom (nach Durchführung der Schröpftherapie), Postdiscotomiesyndrom, Intercostalneuralgie, M. Bechterew. Das Cantharidenpflaster stellt eine ideale Ergänzung zur Chirother. dar. Die Pflaster werden an der Wirbelsäule üblicherweise nur auf die Dornfortsätze gesetzt, von einigen Therapeuten auch paravertebral. Man kann dabei durchaus mehrmals ein Pflaster auf dieselbe Stelle setzen
- **Tumorschmerzen:** Bei isolierten Knochenmetastasen
- **Gelenkleiden:** Trockene Gonarthrose, Handwurzelarthrosen (v.a. Daumengrund u.-sattelgelenk), Tietze-Syndrom, Gichtgelenke
- Pleuraergüsse und -Verschwartungen
- **HNO:** Otitis media acuta und chronica, v.a. bei Kindern, Mastoidherde, Sinusitis frontalis et maxillaris, isolierte und harte Hals-Lk. Man kann auch an der Reflexzone „Gesichtsschädel" bei lokalem Befund arbeiten
- Klimakterische Depressionen (L_5/S_1, zusätzlich Gallenzone schröpfen).

Befriedigende Erfolge
- **Gelenkleiden:** Arthrosen der kleineren Gelenke, des Schultergelenkes, der Sprunggelenke und Insertionstendinosen
- **Gyn:** Salpingitis und Adnexitis
- **HNO:** Akuter Hörsturz (Pflaster an Mastoid und Nacken, dazu schröpfen), Schwindel, Tinnitus und Menierescher Erkrankung.

Spezielle Angaben von Aschner und Abele
Angina tonsillaris und Mandelabszeß als Alternative nach einer Blutegelbehandlung, funktionelle Herzbeschwerden, Pflaster beschleunigen bei feuchter oder trockener Pericarditis die Exsudatresorption. „Gallebeschwerden" bei Postcholecystektomiesyndrom, postop. Narbenbeschwerden, Postmeniskektomie-Schmerzen, beginnendem Herpes zoster und Postzosterneuralgien, Trigeminusneuralgie, bei Augenerkr. (Iritis, Glaukom).

Früher angegebene Indikationen, die sich in der Praxis nicht bewährt haben
Coxarthrose, Epikondylopathia radialis und ulnaris, entzündl. oder traumat. Kniegelenksschwellungen, akute rheumat. Schwellungen, Diskushernien mit Wurzelreizsyndrom bei asthenischen Pat. im Leerzustand.

Kontraindikationen
- Akute Cystitis oder Pyelonephritis (*cave: nephrotoxische Wirkung* von Cantharidin in größeren Mengen), Gangrän, Stauungsödemen, arterielle Durchblutungsstörungen und alle unklaren Hautveränderungen
- Salbe auf keinen Fall auf akut entzündetes Gelenk, offene Wunden, Schleimhäute oder in Gelenkbeugen bringen
- Bei dunklen, pigmentreichen Typen zurückhalten (*cave:* Hyperpigmentierungen).

Kombinationstherapie
- Cantharidenpflaster und blutiges (☞ 2.4.4) oder trockenes (☞ 2.4.5) Schröpfen (inkl. Petechiale Saugmassage) können gut zusammen an einem Termin durchgeführt werden
- Cantharidenpflaster sind in Abständen von wenigen Tagen auch wechselweise mit dem Baunscheidt-Verfahren sinnvoll kombinierbar.

2.4.10 Die Fontanellentherapie

Historisch leitet sich die Fontanellenther. aus der Behandl. mit dem „Glüheisen" ab. Hippokrates sagt: „Was Medikamente nicht heilen, heilt das Eisen und was das Eisen nicht heilt, heilt das Feuer...". Die Fontanelle ist „ein Emissarium (Ausleitventil) und bewirkt ein künstlich erzeugtes und in permanenter Sekretion gehaltenes Geschwür zur Behandl. von chron. Entzündungen und Schmerzen, bes. an Gelenken" (Aschner). Die Methode hat auch heute noch begeisterte Anwender, weil sie bei den wenigen (s.u.) Indikationen gerade in hoffungslos schleichenden Fällen überraschend gute Therapieergebnisse bringt.

Wirkung
In und um jeden organischen Schaden, z.B. ein arthrotisches Gelenk, bildet sich eine zusätzliche, funktionelle Störung aus, die selbst wieder zum Störfeld werden kann. Die Beschwerdeintensität hängt wesentlich von der artikulären und periartikulären Situation der Mikrozirkulation und des Stoffwechsels in Muskeln, Sehnen, Gelenkkapseln und anderen zum Gelenk gehörenden Strukturen ab.

Bei der Fontanelle („Quellgebiet", „Eiterquelle") kommt es ähnlich wie beim Cantharidenpflaster zu einer mehrschichtigen Wirkung:
Sie ist ein lokaler Aderlaß, bewirkt eine Hyperämie und Lymphdrainage, leitet über Wochen und Monate saure Stoffwechselvalenzen nach außen und macht eine Immunstimulation durch Reizkörperwirkung. Durch die deutlich verbesserte Situation in der bindegewebigen Grundsubstanz schwindet der Schmerz – und bleibt oft jahrelang nach dem Zugranulieren der Fontanelle weg! Wie lange die Beschwerdefreiheit anhält, hängt letztlich auch von der Lebensführung des Betroffenen ab. Die strukturell bedingte Bewegungseinschränkung bleibt natürlich unverändert.

Durchführung *der Fontanellentherapie*
- Nach Anästhesie wird vom Chirurgen mit einem Elektrokauter an der indizierten Stelle, die sich möglichst nahe am Krankheitsprozeß befinden und viel Weichteilgewebe haben sollte, eine Wunde durch die Fettschicht bis zur Muskelfaszie gebrannt („paraartikuläres Loch", Größe ca. 5-Pf.-Stück), wobei durchaus bis zu 100 ml Blut abfließen dürfen (verstärkt den schmerzreduzieren-den Effekt). Die Wunde wird dann chirurgisch verschorft
- Um sie einige Wo. lang am Zugranulieren zu hindern, sterilisierbaren Fremdkörper (Metallkugeln, Glasperle) tägl. beim Verbandswechsel einlegen. Eine Superinfektion wird äußerst selten beobachtet!
- Zu große Wunden mit den üblichen Hilfsmitteln etwas zugranulieren lassen
- Nach spätestens 6 Wo. ist der erwünschte Effekt einer Analgesie eingetreten. Man kann die Wunde aber auch 3 Mon. lang offenhalten
- Die vorherige ausführliche Aufklärung über den Eingriff versteht sich von selbst.

Komplikationen
Thrombosen am Unterschenkel bei falscher Position der Fontanelle im Venenge-
biet, sehr selten auch Wundheilungsstörungen.

Indikationen
Die Fontanellenther. wird insgesamt nur noch sehr wenig eingesetzt, weil die
heutige Operationstechnik und Intensivmedizin Operationen selbst in hohem
Lebensalter relativ problemlos möglich machen. Trotzdem hat sie nach wie vor
ihre Berechtigung in der Behandl. von massiven Schmerzzuständen bei weit
fortgeschrittenen Arthrosen von inoperablen, operationsunwilligen oder Hoch-
Risiko-Patienten.
- Koxarthrose (Fontanelle 3-4 QF hinter dem trochanter major)
- Fortgeschrittene Gonarthrose (Fontanelle zwischen Gastrocnemius-Köpfe
  handbreit unterhalb Kniegelenksfalte über Ansatz des M. suralis oder an
  Innenseite der Wade ca. 10 cm unterhalb med. Gelenksspalt)
- Schultergelenksathrose (Fontanelle über dem Ansatz des Deltoideus am lat.
  OA)
- Extreme, schmerzhafte Spondylarthrose und Spondylose mit Spangenbildungen
  (Fontanelle paravertebral) als ultima ratio
- Alle anderen, früher üblichen Indikationen sind heute obsolet.

2.4.11 Weitere Reizkörpermethoden

Minifontanelle (Moxa)
Von der ostasiatischen Moxibustion (Wärmemoxe) abgeleitete Brennmoxe als
Minifontanelle mit ableitenden, umstimmenden und immunologischen Effekten
(vgl. ☞ 2.2.1 Akupunktur).

Durchführung: Stecknadelkopfgroßes Kegelchen aus getrocknetem Beifuß (*Artemisia vulgaris*) an bestimmten Hautstellen abbrennen. Dabei entsteht am Ende ein
kurzer und heftiger Schmerz. Anschließend etwas Salbe auf die Haut geben. Der
Wundschorf fällt meist nach einer Wo. ab.

Indikationen
V.a. Gelenkschmerzen
- Arthroseschmerzen am *Daumensattelgelenk*: Hauptind., meist nur 2 Anwendun-
  gen nötig. Die gerstenkorngroßen Moxakegel an 5-10 Schmerzpunkten abbren-
  nen
- *Hallux-Valgus-Schmerzen:* Brennmoxen auf die Dorsal-und Medialseite setzen.
- An Finger-und Zehengelenken über jedem Gelenk dorsal eine Brennmoxe
  applizieren. Bei Spreizfußbeschwerden Th. mehrmals wiederholen, am Mittel-
  fuß bis zu 10-15 Kügelchen
- *Hüftgelenk:* Gute Wirkung bei Asthenikern, Pat. in Seitenlage auf den
  Schmerzmaximalpunkten des Gallenblasenmeridians moxen
- *Kniegelenk:* Bei Arthrosen und traumatischen Ergüssen reiskorngr. Moxakügel-
  chen in einer Linie am med. Kniegelenkspalt bis zum Pes anserinus setzen.

Mikrofontanelle

Kleine Fontanelle durch Verwendung einer Akupunktur-Dauernadel.

Beispiele:

- *Epikondylopathia radialis und ulnaris* (Tennisellenbogen, Golferellenbogen): Kleine Akupunkturdauernadel flach i.c. an den schmerzhaftesten Punkt setzen, mit einem wasserdichten Pflaster abdecken und bis zu 6 Wo. belassen. Wenn schmerzhaft, Nadel einfach herausziehen. Ideal in Kombination mit blutigem Schröpfen am Nacken oder Schulterdreieck bzw. mit einem Cantharidenpflaster in Nähe von C7

- *Okzipitalneuralgie:* Entlang der Linea nuchae an den Akupunkturpunkten Blase 10 und 20 quer zur Meridianrichtung je 1 Nadel intrakutan mit der Spitze nach lateral setzen und mit einem Pflaster bedeckt etwa 1 Wo. belassen

- *Kiefergelenksarthritis:* Schmerz verschwindet sehr schnell durch Dauernadel am max. Schmerzpunkt (Nadelrichtung zum os zygomaticum). Wenn möglich, zusätzlich auch mit Mundakupunktur oder Cantharidenpflaster bzw. Schröpfung am Nacken behandeln

- Irritation des *Iliosakralgelenks* und Ansatzschmerzen d. M quadr. lumb.: Dauernadeln über der spina iliaca posterior superior oder den Dolenzpunkten an der crista iliaca setzen.

2.4.12 Informationen

Literatur

- Abele, J.: Lehrbuch der Schröpfkopfbehandlung. 2. Aufl. Haug, Stuttgart 1985.
- Abele, J.: Propädeutik der Humoraltherapie. Haug, Heidelberg 1992.
- Abele, U.; Stiefvater, W.: Aschner-Fibel. 6. Aufl. Haug, Ulm/Donau 1979.
- Aschner, B.: Lehrbuch der Konstitutionstherapie. 8. Aufl. Hippokrates, Stuttgart 1986.
- Herget, H.; Vogelsberger, W. : Schmerzther. und Naturheilverfahren. Hippokrates, Stuttgart 1987.
- Milz, F.: Die vielfältigen Anwendungsmöglichkeiten der Aschner-Verfahren in der Allgemeinpraxis. Erfahrungsheilkunde 8/1990, S. 452 ff.
- Pischinger, A.: Das System der Grundregulation. 8. erw. Aufl. Haug, Heidelberg 1990.
- Tienes, G.: Der Baunscheidtismus. 6. Aufl. Hippokrates, Stuttgart 1974.
- Zöbelein, H.: Die petechiale Saugmassage. Haug, Stuttgart 1984.

Adressen

- Kurse für ausleitende Verfahren (Aschner-Verfahren) finden u.a. im Rahmen folgender Veranstaltungen statt:
- Kongresse für Naturheilverfahren in Freudenstadt, Medizinische Woche Baden-Baden, Kurse in Bad Brückenau, Ärztliche Fortbildung für Naturheilther. in Bad Orb.

Bezugsquellen

Externa

- Obere Apotheke, 7070 Schwäbisch Gmünd
- Klösterl-Apotheke, Waltherstraße 32, 8000 München 2

Instrumente

- Fa. G. Kirchner und Wilhelm, Asperg 1, 7000 Stuttgart

2.5 Bach-Blütentherapie

Mechthild Scheffer und Matthias Augustin

2 2.5.1 Einführung

Die Bach-Blütentherapie ist eine Homöopathie-ähnliche Methode zur Behandlung und Mitbehandlung akuter und chron. psychosomatischer Krisen und Erkrankungen. Ihr Schöpfer, der englische Arzt Edward Bach (1986-1936), betrachtete sie als Erweiterung der klassischen Homöopathie.

Bei den Bach-Blüten handelt es sich um homöopathieartige Aufbereitungen der wäßrigen Auszüge von 38 verschiedenen Blüten wildwachsender Pflanzen und Bäume (Verdünnungsverhältnis 1:240), hierunter ausdrücklich keine Gift- und Nahrungspflanzen (☞ 2.5.11). Die Bach-Blütenauszüge sind als verschreibungspflichtige Konzentratflaschen (*stock bottles*) in Apotheken erhältlich.

Krankheit wird in der Bach-Blütenther. als Folge einer Disharmonie zwischen zwei Instanzen verstanden: Dem inneren „göttlichen" Wesenskern des Pat. und seinem täglichen Verhalten auf der Persönlichkeitsebene. Demgemäß finden in der Bach-Blütenther. ausschließlich die seelischen Symptome Beachtung – in ihr spiegeln sich die 38 archetypischen Verhaltensmuster (C.G. Jung) der menschlichen Natur wieder.

Ziel der Ther. ist die Hilfe zur Selbsthilfe im seelischen Bereich. Angestrebt wird die gezielte Auflösung und Ausleitung blockierten seelischen Energiepotentials. Dies begünstigt die Freisetzung von psychischer Energie, welche für den ganzheitlichen Heilungsprozeß benötigt wird.

Die Wirkung der Bach-Blütenkonzentrate beruht auf einer *Reharmonisierung* disharmonischer seelischer Reaktionsmuster des Patienten bzw. einer bioenergetischen Harmonisierung fehlerhafter Informationskybernetik.

Abgrenzung
Ähnlich wie seinerzeit in der klassischen Homöopathie gibt es heute vielfältige Abwandlungen und „Erweiterungen" der Original Bach-Blütentherapie.
Nach Aussagen Bachs umfaßt sein System jedoch alle negativen Seelenzustände des menschlichen Charakters. „Erweiterungen" scheinen den Autoren nicht zweckmäßig, auch sind sie nicht durch die praktischen Erfahrungen gerechtfertigt. Die Kombination der Bach-Blütentherapie mit anderen naturheilkundlichen Vefahren hat sich hingegen häufig bewährt.

Die Original Bach-Blütenkonzentrate werden heute noch an den von Bach bestimmten Fundorten in freier Natur gesammelt. Das englische Bach Centre garantiert in der Nachfolge Edward Bachs für die Reinheit der Herstellung nach seiner Original-Methode.

2.5.2   Blütenwahl

Die Blüten werden entsprechend der augenblicklichen psychischen Situation des
Patienten zusammengestellt (☞ 2.5.11):
- I.d.R. Kombinationen von 4-8 Blütenkonzentraten verabreichen
- Prinzip: Jede Blüte ist mit jeder anderen Blüte beliebig kombinierbar
- Standardmischungen wie z.B. in der Komplex-Homöopathie sind kaum wirksam
- Die Blüten sind mit allen anderen Medikamenten verträglich, auch Psychophar-
  maka und homöopathischen Hochpotenzen
- Bei unzutreffender Auswahl der Blüten: Keine Wirkung, jedoch auch keine NW
- Gewöhnung kann nicht eintreten, lediglich verändert sich das Spektrum der
  benötigten Blüten im Laufe der Behandl.

2.5.3   Darreichungsformen der Blüten

Die beiden klassischen Darreichungsformen
Im akuten Zustand: Die *Wasserglasmethode.* Täglich morgens aus jeder der
ausgewählten Konzentratflaschen oder stock bottles zwei Tropfen in ein gefülltes,
normalgroßes Wasserglas geben und in kleinen Schlucken (jeder Schluck ist ein
Energie-Impuls!) über den Tag verteilt leertrinken lassen.
Im hochakuten Zustand mehrere Gläser im Abstand von einigen Stunden trinken
lassen, bis der behandlungsbedürftige Zustand abgeklungen ist.

Für chronische Zustände: Herstellung einer *Einnahmeflasche.* In ein Medizin-
fläschchen mit Tropfpipette oder Tropfvorrichtung aus den ausgewählten Konzentratflaschen (Anzahl unerheblich) je 1 Tr. pro 10 ml in ein Alkohol- Wasser-
Gemisch (Verhältnis ca. 1:3) geben. Kein entmineralisiertes Wasser verwenden.

Andere Anwendungsformen
- *Umschläge:* 6 Tr. der Mischung auf 0,5 l Wasser
- *Bäder:* 5 Tr. aus der Konzentratflasche auf 1 Vollbad
- *Direkt auf der Haut:* Mischung auf Hautpunkten verreiben (z.B. Solarplexus,
  Akupunkturpunkte).

2.5.4   Dosierung der Blüten-Präparate

- *Akute Zustände:* ☞ 2.5.3 Wasserglasmethode
- *Chron. Zustände:* Minimaldosis 4x4 Tr. tägl. direkt aus der Einnahmeflasche
- *Erprobte Einnahmezeit:* Morgens beim Erwachen oder vor dem Aufstehen,
  mittags zwischen 12 h und 13 h, nachmittags zwischen 14 h und 18 h, abends vor
  dem Einschlafen
- Zur vollen Entfaltung Tropfen vor dem Herunterschlucken einen Moment lang
  im Mund behalten
- Bach-Blüten spätestens 10 Min. vor einer Mahlzeit einnehmen
- Schwere Nebenwirkungen sind nicht bekannt.

2.5.5 Verlaufsmodalitäten und charakteristische Reaktionen in der Bachblütentherapie

Behandlung akuter Zustände: Eine richtig gewählte Blütenmischung „greift" in wenigen Stunden, spätestens Tagen.

2

Behandlung chronischer Zustände
Dauer der Therapie: Je nach Lebenssituation, Lebensalter und Struktur des Pat. zwischen 9 Mon. und 1 1/2 Jahren bei 4-wöchigem Behandlungsabstand zwischen der jeweiligen Bestimmung einer neuen Blütenmischung.

Mögliche Erstreaktionen
Während der ersten 3 Tage kommt es häufig zu vermehrter Traumtätigkeit oder zu vorübergehendem Aufflackern alter seelischer oder körperlicher Symptome.

Linderung von Erstreaktionen
- Dem Pat. den seelischen Ausscheidungsprozeßes erläutern und so zu weiterer Mitarbeit motivieren
- Ggf. Dosierung herabsetzen, notfalls bis auf 1x1 Tr. tägl.
- Gleichzeitige kurzfristige Einnahme von Rescue in Form der Wasserglas-methode.

2.5.6 Auswirkungen und Merkmale der Bach-Blütentherapie

- Die Grundstimmung der Pat. verändert sich ins Positive, was sich förderlich auf das Arzt-Patienten-Verhältnis auswirken kann und auch eine psychotherapeutische Betreuung begünstigt
- Der chron. kranke Pat. erlernt den konstruktiven Umgang mit seiner Erkr. Er bekommt so die Chance, seine vielleicht jahrelang gepflegte Opferrolle abzulegen
- Der Pat. wird zur Mitarbeit aktiviert; dabei verliert er nicht nur ein Symptom, sondern erhält neue Entwicklungsmöglichkeiten
- Der Einsatz von *Rescue* erleichtert viele Handhabungen in der täglichen Praxis, z.B. Blutabnahme, Injektionen bei Kindern, das Abfangen vegetativer Überreaktionen (z.B. Ohnmacht) bei empfindlichen Pat.
- Pat. fühlen sich unter der Blütentherapie oft wohler als unter allopathischer Medikation
- Die Bach-Blütenther. läßt sich neben allen anderen Ther.-Formen einsetzen
- Herkömmliche Medikamente lassen sich unter Bach-Blütenther. oft deutlich reduzieren oder sogar absetzen.

2.5.7   Diagnostik

In der Bach-Blütenther. wird die Diagnose im Gespräch gestellt durch Einfühlung in die seelische Situation des Pat. und intuitives Erkennen seiner derzeitigen negativen Seelenzustände (Tab. 2.5-3).

Ein solches Gespräch erfordert Übung und Geduld, jedoch keine psychologische Ausbildung, da es dabei primär um Beobachtung und nicht um Interpretation geht.
- *Oberstes Diagnose-Prinzip:* Körperliche Signale sind unerheblich. Wichtig ist nur:
  – Wie reagiert der Patient?
  – Welche negativen Gemütszustände läßt er derzeit erkennen?
- Eine Diagnostik aufgrund der positiven Seelenpotentiale („Das kann der Patient gewinnen") ist nicht möglich
- Bach-Blütenwahl mittels Farbkarten, Kinesiologie und Meßverfahren der Elektroakupunktur (☞ 4.3) ist durch Geübte möglich, sonst jedoch umstritten
- Blütenwahl kann auch mittels *Spontanwahl* erfolgen: Pat. greift in einen Korb mit allen Bach-Blütenflaschen und wählt die passenden intuitiv aus, ohne hinzusehen. Besonders bei Kindern bewährt.

2.5.8   Rescue

Das einzige Kombinationspräparat der Bach-Blütentherapie: Es hat sich zur Stabilisierung des emotionalen Gleichgewichtes in Streß- und Notsituationen sehr bewährt.

Wirkungen von Rescue: Bewirkt offenkundig eine sofortige Reintegration des psychoenergetischen Systems und sorgt dafür, daß die gefürchtete Kettenreaktion der Schockfolgen auf zellulärer und organfunktioneller Ebene gar nicht erst entsteht oder wieder außer Kraft gesetzt wird
- Wirkung ist manchmal schon innerhalb 30 Sek. zu beobachten
- *Cave:* Rescue ist in akuten Notsituationen als adjuvante Überbrückungshilfe gedacht, nicht als Ersatz der medizinischen Notfallbehandlung.

Indikationen für Rescue

Körperliche Ausnahmesituationen, z.B.: Tabelle 2.5-1
- Sportunfälle, Prellungen
- Insektenstiche
- Verletzungen, Verbrennungen
- Erstickungsanfall
- Allergische Reaktionen
- Nach Herzanfall.

Psychische Ausnahmesituationen, z.B.
- Vor und nach Operationen
- Prüfungssituationen (Examen, Bewerbungsgespräch)
- Ängste und Phobien (Flugangst, Zahnarztbesuch)
- Reaktive Depression (Verlust nahestehender Person, Trennungserlebnisse).

Blütenbestandteile von Rescue und deren Hauptmerkmale	
Inhalt von Rescue	Hauptmerkmale
Star of Bethlehem	Lähmung und Schock
Rock Rose	Panikgefühle, Todesangst
Impatiens	Extreme innere Anspannung, Fluchtreaktion
Cherry Plum	Angst, gedanklich und körperlich die Selbstkontrolle zu verlieren
Clematis	Tendenz abzutreten, drohende Bewußtlosigkeit

2

Hilfestellung in der täglichen Praxis

- Es hat sich in der ärztlichen Praxis immer wieder bewährt, Rescue stets griffbereit zu haben. In der empfohlenen Form angewandt, vermag es einen aufgeregten oder ängstlichen Patienten zu beruhigen oder vor allem Kindern die Angst vor einer Spritze oder Blutabnahme zu nehmen
- Auch vor kleineren chirurgischen oder endoskopischen Eingriffen läßt sich die damit für den Patienten verbundene Streßsituation abmildern. Generell hat sich gezeigt, daß Rescue für eine schnelle Stabilisierung, emotionale Beruhigung und psychophysische Entspannung des Patienten sorgt, wodurch die nötigen Untersuchungs- und Behandlungsschritte erleichtert werden
- Rescue ist damit auch für den ärztlichen Hausbesuch angezeigt, der für viele Patienten unter spürbaren Streßvorzeichen steht, dem Arzt jedoch oftmals wenige Handlungsmöglichkeiten erlaubt.

Anwendung und Dosierung von Rescue

In akuten Situationen

4 Tr. aus der stock bottle in ein kleines Wasserglas mit Wasser oder anderem Getränk (Saft, Tee, Bier) geben, innerhalb von 10 Min. in kleinen Schlückchen trinken.

Wenn der gewünschte Effekt noch nicht erzielt ist, ein zweites Glas zubereiten.

In Situationen, in denen kein Wasser verfügbar ist, Rescue direkt aus der stock bottle auf Lippen, Zahnfleisch, Schläfen, Handgelenke oder Ellenbeugen, in die Herzregion oder auf die Schilddrüse träufeln.

Zubereitung einer Einnahmeflasche für häufigeren Gebrauch

- Im Unterschied zu den anderen 38 Konzentraten werden von Rescue 2 Tr. auf 10 ml Flüssigkeit gegeben.
- Wird Rescue als Bestandteil einer anderen Mischung verwendet, so gilt es als eine Blüte (2 Tr. auf 10 ml Flüssigkeit).

Äußere Anwendung

Z.B. für Umschläge, Wickel, Kompressen 4 Tr. aus der stock bottle in eine Schüssel mit ca. einem halben Liter Wasser geben.

Einnahmefrequenz

- Abhängig von der Veranlagung des Pat. und von der aktuellen Situation
- Rescue ist grundsätzlich nicht zum regelmäßigen Gebrauch gedacht. Dieses widerspräche dem Wesen des Präparates und seiner Wirkungsmechanismen. (Den Patienten entsprechend informieren)
- Es gibt Pat, die Rescue nur 2-3x im Jahr wirklich benötigen
- Andererseits benötigen sensible Pat. das harmlose Rescue mehrmals pro Wo. und können dadurch auf die regelmäßige Sedativa-Einnahme verzichten
- In längeranhaltenden schweren Krisen, z.B. bei Pflege eines schwer erkrankten Familienangehörigen ist es auch vertretbar und bewährt, Rescue während mehrerer Tage regelmäßig einnehmen zu lassen
- Neben Rescue kann auch eine Langzeitmischung laufend weitergenommen werden.

2.5.9　Indikationen für Bachblüten und Einsatzbeispiele

Der Einsatz der Blütentherapie ist u.a. lohnend

- Wenn die Beschwerden des Patienten offensichtlich mit einer **schicksalhaften Veränderung der Lebenssituation** in Zusammenhang stehen, z.B. Kündigung, Partnerschaftskrise, Sitzenbleiben in der Schule, Tod des Ehepartners, Pflege eines Schwerkranken in der Familie
- Wenn die **psychische Symptomatik** im Vordergrund steht, aber der Pat. nicht psychotherapeutischer oder psychiatrischer Behandl. bedarf, z.B. bei resignativen seelischen Verstimmungen Jugendlicher, Midlife-crisis mit überhöhten Leistungsansprüchen, Vereinsamungssymptomen alter Menschen, Ängsten und Phobien, wie z.B. Krebs oder Aids-Angst
- Unterstützend bei der Behandlung von **psychischen Erkrankungen**
- Bei somatischen Erkrankungen mit starker Beeinflußbarkeit durch psychische Faktoren, z.B. Neurodermitis, M. Crohn, rheumatische Erkr.
- Bei **funktionellen Beschwerden** wie
  - Schlafstörungen
  - Herz-Rhythmusstörungen
  - Postcholezystektomiesyndrom
  - Unterleibsbeschwerden nach Hysterektomie
  - Therapieresistente Magenbeschwerden
    (ggf. begleitend zur notwendigen medikamentösen Therapie)
- Bei hartnäckigen, störenden kleineren Symptomen, z.B. chron. therapieresistenten Schnupfen
- Wenn es im Laufe einer Therapie immer wieder zu Rezidiven, z.B. Erschöpfungszuständen, Infektionen oder zu Symptomverschiebungen kommt
- Wenn der Pat. sich weigert, chemische Mittel zu nehmen, sondern alternativ behandelt werden möchte
- Wenn der Pat. von sich aus mehr für seine eigene Gesundheit tun möchte, z.B. nach Aufbaumitteln und Gesundheitstips fragt. Solche Patienten sind für Hinweise auf die seelische Gesundheitsvorsorge oft sehr dankbar.

2.5.10　Kontraindikationen der Bachblüten

Grenzen der Bach-Blütentherapie

- Akute psychiatrische Fälle – hier nur bei paralleler Psychopharmaka-Medikation behandeln
- Gleichzeitige Pränatal-Ther. (metamorphische Massage)
- Neurotische Persönlichkeitsstrukturen, welche die Therapieanwendung ausdrücklich verweigern

Cave: Die Bach-Blütenther. ist häufig eine gute adjuvante Maßnahme, auch bei somatischen und Notfall-Erkr. Ihre Anwendung darf jedoch notwendige weitergehende diagnostische und therapeutische Maßnahmen nicht verzögern.

2.5.11 Das Bach-Blütensystem (Kurzübersicht)

Tabelle 2.5-2

Blüte	Name	Symptome im blockierten Zustand	Typische Patientenäußerungen	Das gewinnt der Patient
	1. Agrimony (Agrimonia Eupatoria/ Odermennig)	Man versucht, quälende Gedanken und innere Unruhe hinter einer Fassade von Fröhlichkeit und Sorglosigkeit zu verbergen	„Um des lieben Friedens willen mache ich viele Kompromisse."	Mehr Aufrichtigkeit gegenüber sich und anderen
	2. Aspen (Populus Tremula/ Espe oder Zitterpappel)	Unerklärliche, vage Ängstlichkeiten; Vorahnungen; geheime Furcht vor irgendeinem drohenden Unheil	„In meiner Kindheit mußte die Schlafzimmertür immer offenbleiben, da ich im Dunkeln Angst vom Einschlafen hatte."	Seine sensitiven Veranlagungen realistischer einschätzen und besser damit umgehen
	3. Beech (Fagus Sylvatica/ Rotbuche)	Überkritische und intolerante Haltung, man zeigt wenig Mitgefühl und Einfühlungsvermögen	„Ob ich will oder nicht, die Schwachstellen anderer fallen mir sofort ins Auge!"	Mehr Mitgefühl und Toleranz
	4. Centaury (Centaurium Umbellatum/ Tausendgüldenkraut)	Schwäche des eigenen Willens, man kann nicht nein sagen, Überreaktion auf die Wünsche anderer	„Ich lasse mich leicht zu etwas überreden, was ich im Grunde gar nicht möchte."	Abgrenzung, eigene Bedürfnisse besser erkennen und zum Ausdruck bringen
	5. Cerato (Ceratostigma Willmottiana/ Bleiwurz oder Hornkraut)	Man hat zuwenig Vertrauen in die eigene Meinung, fragt andere ständig um Rat	„Herr Doktor, was würden Sie denn an meiner Stelle machen?"	Eigene Intuition erkennen und darauf vertrauen, sich seine Meinung bilden und dazu stehen
	6. Cherry Plum (Prunus Cerasifera/ Kirschpflaume)	Es fällt schwer, innerlich loszulassen, Angst vor seelischen Kurzschlußhandlungen und unbeherrschten Temperamentsausbrüchen	„In solchen Situationen fürchte ich, die Kontrolle über mich zu verlieren, durchzudrehen, verrückt zu werden."	Inneres Loslassen, mehr Gelassenheit in spannungsreichen Situationen
	7. Chestnut Bud (Aesculus Hippocastanum/ Knospe der Roßkastanie)	Man gerät immer wieder in die gleichen Schwierigkeiten, weil man seine Erfahrungen nicht wirklich verarbeitet und nicht genug daraus lernt	„Ich fahre jedesmal wieder in denselben Urlaubsort, obwohl ich mir jedes Jahr schwöre: das war das letzte Mal!"	Konstruktives Umsetzen von Erfahrungen
	8. Chicory (Cichorium Intybus/ Wegwarte)	Besitzergreifende Persönlichkeitshaltung (bewußt oder unbewußt), die sich viel einmischt oder glaubt, manipulieren zu müssen	Kinder: „Ich mache meine Hausaufgaben nur, wenn ich dafür morgen nicht zum Turnen muß."	Spontane Gefühlszuwendung Besser mit den eigenen Bedürfnissen umgehen
	9. Clematis (Clematis Vitalba/Weisse Waldrebe)	Man ist mit den Gedanken ganz woanders, zeigt wenig Aufmerksamkeit für das, was um einen herum vorgeht (Tagträumer)	„Ich habe ein schlechtes Gedächtnis, verlege oft Dinge. Aus Unachtsamkeit oft blaue Flecken."	Mehr in der Gegenwart sein, kreative Anlagen praktisch umsetzen

Blüte	Name	Symptome im blockierten Zustand	Typische Patientenäußerungen	Das gewinnt der Patient
	10. Crab Apple (Malus Pumila/ Holzapfel)	Man fühlt sich innerlich oder äußerlich beschmutzt, unrein oder infiziert. Überstarkes Reinheits- und Ordnungsideal Detailkrämer (die Reinigungsblüte)	„Alles um mich herum muß seine Ordnung haben. Dabei passiert es oft, daß ich mich verzettele und den roten Faden verliere."	Sinn für übergeordnete Zusammen- hänge, ein besseres Verständnis für die eigene Körperlichkeit
	11. Elm (Ulmus Procera/ Ulme)	Man hat das vorübergehende Gefühl, seiner Aufgabe oder Verantwortung nicht gewachsen zu sein (das psychologische Riechsalz)	„Obwohl ich weiß, daß ich solche Situationen bisher immer gemeistert habe, traue ich es mir jetzt einfach nicht mehr zu."	Stärkere Unterscheidung zwischen persönlichen Bedürfnissen und der Identifikation mit einer Aufgabe
	12. Gentian (Gentiana Amarella/ Herbstenzian)	Man ist skeptisch, zweifelnd, pessimistisch, leicht entmutigt	„Zunächst bin ich grundsätzlich skeptisch; man kann gar nicht vorsichtig genug sein!"	Positivere Erwartungshaltung und Lebenseinstellung
	13. Gorse (Ulex Europaeus/ Stechginster)	Man ist ohne Hoffnung, hat resigniert, „es hat doch keinen Zweck mehr"-Gefühle	„Was meine Zukunft anbelangt, habe ich ziemlich resigniert. Ich habe alles versucht, aber ohne Erfolg..."	Neue hoffnungsvolle Perspektive in schwierigen bis unabänderlichen Lebenssituationen
	14. Heather (Calluna Vulgaris/ Schottisches Heidekraut)	Man ist selbstbezogen, völlig mit sich beschäftigt, braucht Publikum; das bedürftige Kleinkind	„Wenn ich über meine Probleme ausführlich reden kann, fühle ich mich gleich besser."	Aufmerksamkeit von eigener Problematik abwenden, Einfühlungsvermögen, mehr Blick für die Situation des Mitmenschen
	15. Holly (Ilex Aquifolium/Stechpalme)	Man ist gefühlsmäßig irritiert, Eifersucht, Mißtrauen, Jähzorn, Haß und Neidgefühle	„Wenn ich in meinen positiven Gefühlen enttäuscht werde, schlagen sie schnell ins Gegenteil um."	Gefühle in neuer Perspektive betrachten, tieferes Verständnis für menschliche Gefühlswelt, Großherzigkeit
	16. Honeysuckle (Lonicera Caprifolium/ Geissblatt, Jelängerjelieber)	Man hat Sehnsucht nach Vergangenem. Bedauern über Vergangenes. Wehmutsgefühle Oder: Man weigert sich unbewußt, bestimmte Ereignisse seiner Vergangenheit zu verarbeiten	„Ich neige dazu, mit meinem Gedanken viel in vergangenen Zeiten zu verweilen, z.B. als mein Mann noch lebte. Schade, daß diese Zeiten nicht wiederkommen!"	Konstruktive Auseinandersetzung mit seiner eigenen Vergangenheit
	17. Hornbeam (Carpinus Betulus/ Weissbuche oder Hainbuche)	Mentale Erschöpfung. Man glaubt, man wäre zu schwach, um die täglichen Pflichten zu bewältigen, schafft es dann aber doch („Montagmorgengefühl")	„Ich stehe morgens müder auf als ich mich abends hingelegt habe und kann mich zu nichts aufraffen. Ohne Kaffee und Vitamintabletten komme ich nicht in Gang."	Seelische Spannkraft, geistige Frische; Erkenntnis wichtiger Lebensrhythmen (Spannung/ Entspannung)

2

Blüte	Name	Symptome im blockierten Zustand	Typische Patientenäußerungen	Das gewinnt der Patient
	18. Impatiens (Impatiens Glandulifera/ Drüsentragendes Springkraut)	Man ist ungeduldig leicht gereizt, zeigt überschießende Reaktionen	„Bei mir muß alles schnell und reibungslos laufen, sonst werde ich sehr ungehalten."	Geduld und Verständnis für andere Menschentypen
	19. Larch (Larix Decidua/ Lärche)	Man hat Minderwertigkeitskomplexe. Erwartung von Fehlschlägen durch Mangel an Selbstvertrauen	„Ich habe zuwenig Selbstvertrauen und fühle mich anderen von vornherein unterlegen."	Selbstvertrauen. Gesundes Selbstwertgefühl
	20. Mimulus (Mimulus Guttatus/ Gefleckte Gauklerblume)	Man ist schüchtern, scheu, furchtsam, zurückhaltend; hat viele kleine Ängstlichkeiten	„Von Haus aus bin ich sehr empfindlich, z.B. gegen Lärm, Kälte und ungehobelte Mitmenschen."	Persönliche Tapferkeit, besseres Umgehen mit eigener Sensibilität, Hinauswachsen über bestimmte Ängste
	21. Mustard (Sinapis Arvensis/ Wilder Senf)	Perioden tiefer Traurigkeit kommen und gehen ohne erkennbare Ursache	„Ich fühle mich vollkommen blockiert, vom normalen Leben abgetrennt, ohne zu wissen, warum"	Heitere Gelassenheit, Seelengröße
	22. Oak (Quercus Robur/Eiche)	Man fühlt sich als niedergeschlagener und erschöpfter Kämpfer, der trotzdem tapfer weitermacht und nie aufgibt	„Ich sage mir fast täglich: Schlapp machen gilt nicht."	Erkennen und akzeptieren der eigenen Leistungsgrenze
	23. Olive (Olea Europaea/ Olive)	Man fühlt sich körperlich und seelisch ausgelaugt und erschöpft: Alles ist zuviel!	„Auch zu Dingen, die mir eigentlich Spaß machen, kann ich mich nicht mehr aufraffen."	Stärkung, Erholung, sorgfältigeres Umgehen mit der Lebensenergie
	24. Pine (Pinus Sylvestris/ Schottische Kiefer)	Man macht sich Vorwürfe, hat Schuldgefühle, bedrücktes Lebensgefühl	„Ich neige dazu, mich für die Fehler anderer mitverantwortlich zu fühlen."	Realistisches Gefühl für Verantwortlichkeiten, sich so annehmen können, wie man ist
	25. Red Chestnut (Aesculus Carnea/Rote Kastanie)	Man macht sich mehr Sorgen um das Wohlergehen Anderer als um das eigene, zu starke innere Verbundenheit mit einer nahestehenden Person auf physischer oder geistiger Ebene	„Wenn mein Mann abends später nach Hause kommt, denke ich gleich, es ist ihm etwas schlimmes zugestoßen."	Wahrung und Abgrenzung der eigenen Persönlichkeit
	26. Rock Rose (Helianthemum Nummularium/ Gelbes Sonnenröschen)	Man ist in innerer Panik. Terrorgefühle, akute Angstzustände nach lebensbedrohlichen Ereignissen, z.B. Erstickungsanfällen, hohem Fieber, Autounfall, u.ä.	„Ich gerate häufig in panische Zustände und bekomme dann feuchte Hände, Atembeschwerden, Herzklopfen oder Durchfall."	Besseres Umgehen mit der eigenen nervlichen Konstitution
	27. Rock Water (Wasser aus heilkräftigen Quellen)	Man ist zu hart zu sich selbst, hat strenge oder starre Ansichten, unterdrückt vitale Bedürfnisse	„Ich bin sehr streng mit mir und ertappe mich laufend dabei, mir irgendetwas zu verbieten."	Innerliches Lockerlassen, sich die eigenen vitalen Bedürfnisse zugestehen, innere Freiheit

Blüte	Name	Symptome im blockierten Zustand	Typische Patientenäußerungen	Das gewinnt der Patient
	28. Scleranthus (Scleranthus Annuus/ Einjähriger Knäuel)	Man ist unschlüssig, sprunghaft, innerlich unausgeglichen. Meinungen und Stimmungen wechseln von einem Moment zum anderen	„Ich bin gedanklich zwischen zwei Möglichkeiten hin und hergerissen, möchte die Entscheidung aber allein finden."	Innere Ausgeglichenheit und Entscheidungskraft, Standfestigkeit
	29. Star Of Bethlehem (Ornithogalum Umbellaum/ Doldiger Milchstern)	Man hat eine seelische oder körperliche Erschütterung noch nicht verkraftet. Der Seelentröster	„Unschöne Erlebnisse und Gefühle klingen noch lange in mir nach, ich werde sie innerlich schwer wieder los."	Bessere Erlebnisverarbeitung, innere Kraft
	30. Sweet Chestnut (Castanea Sativa/Eßkastanie oder Edelkastanie)	Innere Ausweglosigkeit. Man glaubt, die Grenze dessen, was ein Mensch ertragen kann, sei nun erreicht	„Meine Lage ist ausweglos. Ich weiß nicht mehr, wie es weitergehen soll!"	Selbstfindung, Erkenntnis des Willen über uns, innere Bereitschaft zur seelischen Wandlung
	31. Vervain (Verbena Officinalis/ Eisenkraut)	Im Übereifer, sich für eine gute Sache einzusetzen, treibt man Raubbau an seinen Kräften; reizbar bis fanatisch	„Manchmal bin ich so unter Spannung, daß ich beim Schreiben den Bleistift abbreche."	Gezielteren Umgang mit eigenen positiven Energien
	32. Vine (Vitis Vinifera/ Weinrebe)	Man will unbedingt seinen Willen durchsetzen, ehrgeizig, dominierend (der kleine Tyrann)	„Ich habe Probleme, wenn es ums Befehlen und Gehorchen geht, darum kracht es immer wieder zwischen meinem Chef und mir."	Innere Großmut; Herz-, anstelle von Kopfdenken. Unterscheidung zwischen gesundem und ungesundem Ehrgeiz.
	33. Walnut (Juglans Regia/ Walnuss)	Man läßt sich verunsichern; Beeinflußbarkeit und Wankelmut während entscheidender Neubeginnphasen im Leben. Die Blüte, die den Durchbruch schafft	„Ich fühle innerlich, daß etwas ganz neues auf mich zukommt, weiß aber noch nicht, was."	Charakterstärke, bessere Adaption in biologischen und psychologischen Veränderungssituationen
	34. Water Violet (Hottonia Palustris/Sumpfwasserfeder)	Man zieht sich innerlich zurück; isoliertes Überlegenheitsgefühl	„Fast immer versuche ich, allein zurechtzukommen, anstatt andere um Hilfe zu bitten."	„Miteinandergefühl", leichtere Kommunikation mit seinen Mitmenschen
	35. White Chestnut (Aesculus Hippocastaum/Weiße Roßkastanie)	Bestimmte Gedanken kreisen unaufhörlich im Kopf, man wird sie nicht wieder los, innere Selbstgespräche und Dialoge	„Mich verfolgen immer wieder die gleichen Gedanken und Bilder, aber ich kann sie nicht abstellen."	Geistige Ruhe. Gedankenklarheit
	36. Wild Oat (Bromus Ramosus/ Waldtrespe)	Man ist unklar in seinen Zielvorstellungen, innerlich unzufrieden, weil man seine Lebensaufgabe nicht findet	„Ich sehe so viele Möglichkeiten vor mir, daß ich mich für nichts entscheiden kann und mich innerlich zersplittere."	Zielstrebigkeit, Klarheit in den Zielvorstellungen, innere Konsequenz

Blüte	Name	Symptome im blockierten Zustand	Typische Patientenäußerungen	Das gewinnt der Patient
	37. Wild Rose (Rosa Cania/ Heckenrose)	Man fühlt sich apathisch, teilnahmslos, innere Kapitulation	„Ich fühle mich immer matt und habe an nichts mehr Freude."	Lebensfreude; neue positive Lebensmotivation.
	38. Willow (Salix Vitellina/ Gelbe Weide)	Man ist verbittert, grollt; fühlt sich als Opfer des Schicksals	„Mir hat das Leben vieles vorenthalten, das finde ich ungerecht."	Konstruktives Denken, Eigenverantwortlichkeit

Tabelle 2.5-3

Differentialdiagnostische Übersicht: Wie reagiert der Patient seelisch auf seine Situation?		
Angstvoll		
Allgemeine Panik	26. Rock Rose	
Vor bestimmten definierbaren Situationen, z.B. Hunde, Fahrstühle etc.	20. Mimulus	
Steht enorm unter Druck; kann nicht loslassen; fürchtet durchzudrehen	6. Cherry Plum	
Kann nicht sagen, wovor; vage Ängste; nimmt Stimmungen auf	2. Aspen	
Erlebt Ängste um andere Personen, da zu sehr verwoben mit ihnen oder noch nicht abgenabelt	25. Red Chestnut	DD 33. Walnut
Verunsichert		
Weil er seiner eigenen Meinung nicht vertraut; braucht die Bestätigung anderer	5. Cerato	DD 19. Larch
Weil er innerlich immer wieder hin und herschwankt; oft zwischen zwei Möglichkeiten	28. Scleranthus	
Weil er durch erlittene Enttäuschungen skeptisch und pessimistisch geworden ist	12. Gentian	DD 21. Mustard, DD 19. Larch
Weil er keine klare Zielvorstellung für sein Leben hat, dadurch unzufrieden	36. Wild Oat	DD 33. Walnut
Weil er innerlich schon resigniert hat	13. Gorse	DD 37. Wild Rose DD 33. Sweet Chestnut
Weil er glaubt, daß ihm die innere Spannkraft fehlt; er glaubt, ohne Stimulantien den Alltag nicht zu meistern	17. Hornbeam	DD 11. Elm
Interesselos - wenig Gegenwartsbewußtsein		
Da gedanklich anderweitig beschäftigt; träumerisch	9. Clematis	
Da zu sehr an der Vergangenheit orientiert; entweder wird diese überbewertet und idealisiert oder bestimmte Ereignisse sind noch gar nicht bearbeitet worden	16. Honeysuckle	DD 29. Star of Bethlehem
Da er nichts vom Leben fordert und sich dem Schicksal ergeben hat; oft nur unterschwellig in bestimmten Lebensbereichen:	37. Wild Rose (Diagnose oft schwierig)	DD 13. Gorse
Da geistig und körperlich vollkommen verausgabt und überfordert	23. Olive	DD 17. Hornbeam, DD 22. Oak, DD 11. Elm

Differentialdiagnostische Übersicht: Wie reagiert der Patient seelisch auf seine Situation?

Da ständig andere Gedanken im Kopf kreisen, die man nicht abstellen kann	35. White Chestnut	
Da zu naiv, wenig aufmerksam gegenüber tieferen Lebenszusammenhängen; stockende Erfahrungsverarbeitung; Lernprobleme	7. Chestnut Bud	
Da in schwermütiger Traurigkeit befangen, die ohne erkennbare Gründe kommt und geht	21. Mustard	DD 12. Gentian

Innerer Rückzug, Einsamkeitsproblematik, Isolation

Weil er glaubt, mit Schwierigkeiten am besten allein fertigzuwerden; den anderen Menschen nicht zu brauchen	14. Water Violet	DD 27. Rock Water
Da er ein anderes inneres Tempo hat; es geht ihm alles nicht schnell genug	18. Impatiens	DD 31. Vervain, DD 32. Vine
Einsamkeit wird nicht gut vertragen, deshalb starkes Mitteilungsbedürfnis; wirkt oft egozentrisch	14. Heather	DD 31. Vervain

Überempfindlich, Abgrenzungsproblematik

Gegenüber allem, was die Harmonie stören könnte, z.B. sorgenvolle Gedanken, Streit; Oft Flucht in die Ablenkung (Alkohol, Zigaretten u.ä.)	1. Agrimony	
Gegen Persönlichkeiten mit stärkerer Willenskraft; Pat. wirkt gutmütig, kann nicht nein sagen; oft sensitive Persönlichkeiten	4. Century	
Labil in psych. und phys. Umwandlungsphasen, z.B. Zahnen, Klimakterium, Umzug, Berufswechsel; Das Neue kann noch nicht umgesetzt werden	33. Walnut	DD 20. Mimulus, DD 19. Larch
Weil er gefühlsmäßig leicht irritierbar ist; Mißtrauen, Eifersucht, Haßgefühle	15. Holly	

Mutlos bis verzweifelt, Defizit- und Grenzgefühle

Weil es an Selbstvertrauen mangelt; Minderwertigkeitsgefühl	19. Larch	DD 5. Cerato
Weil er ein falsches Schuldbewußtsein hat, sich zuviele Vorwürfe macht und anhängen läßt	24. Pine	
Weil er wider besseren Wissens zur Zeit glaubt, seiner Aufgabe nicht gewachsen zu sein	11. Elm	DD 17. Hornbeam
Weil er keinen Ausweg mehr sieht und glaubt, daß die Grenze der Belastbarkeit erreicht sei	30. Sweet Chestnut	
Weil er durch unangenehme Vorfälle noch wie betäubt ist oder einen Schock noch nicht verarbeiten konnte; der Seelentröster	29. Star of Bethlehem	DD 16. Honeysuckle
Weil er verbittert ist, grollt und sich vom Schicksal ungerecht behandelt fühlt	38. Willow	
Weil er ausdauernd mit allen Schwierigkeiten kämpft, und immer wieder neue Schwierigkeiten auftauchen	22. Oak	DD 11. Elm
Weil er glaubt, etwas Unreines an oder in sich zu haben; Weil das innere Ordnungsprinzip gestört ist und er dieses schnellstens wieder herstellen möchte; die Reinigungsblüte	10. Crab Apple	DD 24. Pine, DD 27. Rock Water

Übertrieben, man will zu viel

Manipulative Haltung; glaubt, Einfluß nehmen zu müssen und ist enttäuscht, wenn es nicht anerkannt wird	8. Chicory	

2

Differentialdiagnostische Übersicht: Wie reagiert der Patient seelisch auf seine Situation?		
Übereifer, sich für eine Idee einzusetzen, treibt er Raubbau mit seinen Kräften; kann nicht aufhören; Missionsdrang	31. Vervain	DD 22. Oak, DD 18. Impatiens, DD 27. Rock Water
Will seinen Willen um jeden Preis durchsetzen, nimmt auf andere wenig Rücksicht	32. Vine	DD 18. Impatiens
Erkennt schnell Schwachstellen einer Situation, kann das aber nicht hinnehmen, sondern reagiert sofort mit Kritik	3. Beech	DD 10. Crab Apple, DD 27. Rock Water
Stellt hohe theoretische Anforderungen an sich und ist hart gegen sich selbst; Unterdrückt vitale Bedürfnisse	27. Rock Water	

2.5.12   Informationen

Literatur
- Scheffer, M.: Lehrbuch der Original Bach-Blütentherapie für die Arzt- und Naturheilpraxis. Neckarsulm 1990
- Scheffer, M.: Bach-Blütentherapie. Theorie und Praxis. München, 16. Aufl. 1991 (Standardwerk in dt. Sprache mit der ausführlichsten Beschreibung der 38 Blütenkonzepte).
- Bach, E.: Blumen, die durch die Seele heilen, München 1981.

Adressen
- Dr. Edward Bach Centre, German Office, Eppendorfer Landstr. 32, 2000 Hamburg 20, Tel. 040-461041
- Dr. Edward Bach Centre, Swiss Office, Mainaustr. 15, CH-8034 Zürich 8, Tel. 0041-1-3823311
- Institut für Bach-Blütentherapie, Forschung und Lehre, Dr. Edward Bach Centre, Austrian Office. Grinzinger Allee, A-1190 Wien, Tel. 0043-222-327836
- Die genannten Stellen geben Informationen über alle Fragen zur Bach-Blütentherapie. Sie veranstalten auch Informationsvorträge und Ausbildungsseminare.

2.6   Bioresonanz-Therapie (BRT)

Bodo Köhler

2.6.1   Einführung

Bioresonanz-Ther. ist eine Ther. mit den Schwingungen des Pat., die zunächst gemessen und ihm dann ggf. zurückgeführt werden. Sie ist direktes Ergebnis der Entwicklung von der Nadelakupunktur über die Medikamententestung zur Elektroakupunktur.

Der die Elektroakupunktur nach Voll (EAV ☞ 4.3) praktizierende Arzt F. Morell kam durch die Nosodentestung bei der EAV auf die Idee, daß die Information der heilenden Nosode elektromagnetischer Natur sein könnte und sich deshalb senden und empfangen ließe, was im Experiment auch gelang. Wenn es zu einer Resonanz im menschlichen Körper kommt, muß dieser ebenfalls über die entsprechenden elektromagnetischen Schwingungen verfügen. Die Idee der Bioresonanztherapie besteht darin, die Frequenzen des Organismus mit einem elektronischen Gerät direkt therapeutisch zu beeinflussen, d.h. nicht nur Signale zu messen, sondern sie dem Körper modifiziert wieder zurückzugeben (☞ Abb. 2.6-1).

Ein solches Verfahren stellte Morell 1977 erstmals vor. Der Begriff *Bioresonanz-Therapie* (BRT) wurde 1987 vom Brügemann-Institut für die „Therapie mit **patienteneigenen** Schwingungen" geprägt, da die BRT mit der Resonanz biologischer Systeme arbeitet.

Eine weitere Form der Bioresonanz-Therapie ist die Multiresonanztherapie (☞ 2.6.6), in der mit **externen**, natürlichen Frequenzen behandelt wird.

2.6.2   *Biologische Schwingungen als Grundlage der BRT*

Die Brown'sche Molekularbewegung ist eine Plasmaschwingung der Elektronenverbände und stellt eine Longitudinalbewegung dar. Da die Schwingungen der einzelnen Elektronen in den Molekülen spezifisch sind, geben größere Molekülverbände, z.B. Eiweißstrukturen, ebenfalls spezifische, d.h. für sie typische Schwingungsmuster ab. Noch größere Verbände z.B. Organe oder Strukturen wie Knorpel oder Knochen, haben ebenfalls ihr eigenes Schwingungsspektrum.

Man glaubte zunächst, daß die Frequenzstrahlung rein zufällig und somit chaotisch sei, weshalb sich daraus weder diagnostische noch therapeutische Konsequenzen ableiten ließen. In Wirklichkeit liegt durch die *Selbstorganisation* des Organismus als Merkmal des Lebens ein hoher dynamischer Ordnungsgrad vor, wobei die Zellverbände einer übergeordneten Steuerung gehorchen, die eine Synchronisierung bewirkt. Der Physiker F.A. Popp konnte nachweisen, daß die Zellverbände über eine kohärente Photonenstrahlung aus der DNS gesteuert werden. Nur eine solch schnelle Steuerung ermöglicht die hohe Geschwindigkeit der Stoffwechselvorgänge in den Zellen (ca. 30 000 pro Sekunde, das sind etwa 3×10^{16} chemische Reaktionen pro Sek. im ganzen Organismus).

Aufgrund der Spezifität der Gewebe strahlen gesunde Zellen eine anderes Frequenzspektrum ab als kranke. Durch aufwendige Laborversuche können die Spektren auch analysiert und in Einzelfrequenzen zerlegt werden. Die komplexen Frequenzgemische sind das energetische Abbild der materiellen Struktur – ob gesund oder krank. Dabei reicht das Spektrum von extrem langen bis zu sehr kurzen Wellenlängen (1 Hz bis 1018 Hz). Die Physiker Heim und Muheim zeigten, daß energetische Wechselwirkungsfelder den materiellen Strukturen übergeordnet sind und diese formen und beeinflussen.

Demnach werden alle Krankheiten und ihre Prä-Zustände nicht nur von elektromagnetischen Schwingungen begleitet, sondern auch verursacht. Es gibt keine pathologische Erscheinung ohne daß pathologische Schwingungen im oder um den Körper vorhanden sind. Sie enthalten buchstäblich alle Informationen, denn Frequenz ist Information, die für jede Therapie notwendig sind, wenn auch in noch nicht entschlüsselter Form.

Die pathologischen Schwingungen im Körper stören die physiologischen Gleichgewichtszustände und kybernetischen Regelkreise. Der Körper erkrankt, wenn er das dynamische energetische Gleichgewicht nicht mehr durch Gegenregulationen aufrechthalten kann.

Die Forschungen in der Biophysik haben weiter ergeben, daß die biologischen Frequenzen extrem schwach sind; sie bewegen sich im ultrafeinen Bioenergiebereich (1 Mikrovolt).

2.6.3   Technischer Ablauf der BRT

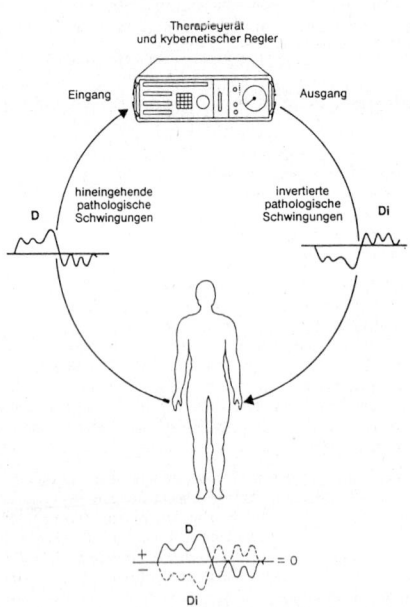

Abb.2.6-1: Das BRT-Prinzip: Messung und therapeutische Rückführung ultrafeiner Schwingungen des Organismus

Messung der elektromagnetischen Schwingungen
Da die patienteneigenen Schwingungen elektromagnetischer Natur sind, lassen sie sich mit Hilfe spezieller Bicom-Elektroden vom Körper des Pat. abgreifen und in ein sog. Bicom-Therapiegerät leiten. Bicom steht für Bio-Communication. Für die unterschiedlichen Lokalisationen und Verwendungen stehen spezielle Elektroden zur Verfügung, darunter Flächen-, Punkt-, Knopf-, Ohr-, Zahn-, Rektal- oder Roll-Elektroden, Magnet-Tiefensonden und Magnet-Gelenksonden.

Separation von harmonischen und disharmonischen Schwingungen
Mit Hilfe eines Separators werden nach einer Idee von Mersmann die harmonischen (gesunden) Schwingungen, sowie die harmonischen Umweltsignale von den je nach Belastung und Krankheit verschiedenen Stör- und Schadstoff-Frequenzen, den disharmonischen Schwingungen, getrennt.

Rückführung von Therapieschwingungen

Vom Ausgang des Bicom-Gerätes werden dem Patienten über eine zweite Bicom-Elektrode die Therapieschwingungen zurückgegeben (Abb. 2.6-1). Dabei können die *harmonischen (H)* Frequenzen positiv und die *disharmonischen (Di)* negativ zurückgekoppelt (invertiert) werden. Diese Trennung macht es möglich, die Therapieschwingungen auf fünf verschiedene Arten zu applizieren (Tab. 2.6-1)

2.6.4 Wirkung der Therapieschwingungen

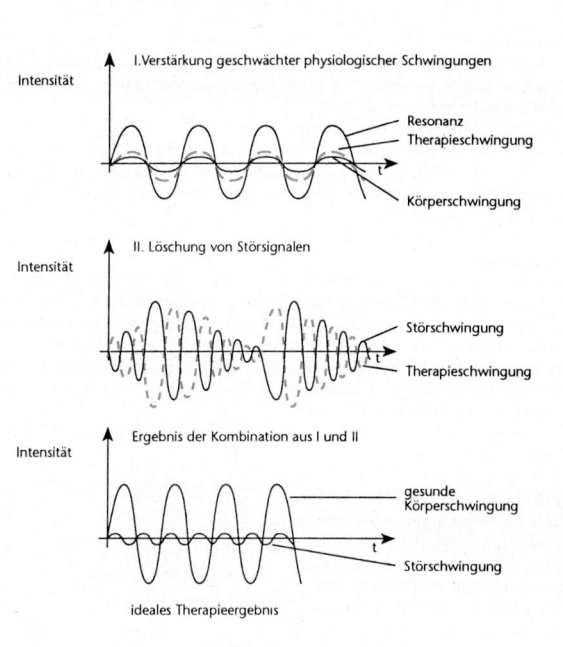

Abb.2.6-2: Resonanzphänomene bei der BRT: Gleichphasige Frequenzen bewirken eine Verstärkung der Schwingungen, invers geschaltete Schwingungen löschen sie aus

2

- Das elektrische Feld des Patienten reagiert durch Resonanz sofort auf die exakt passenden Therapiesignale, wodurch wiederum ein verändertes Schwingungsmuster in das Bicom-Gerät hineinkommt
- Dieser Vorgang wiederholt sich fortlaufend in wenigen Bruchteilen von Sek.
- Dadurch werden die pathologischen Signale im Körper reduziert und schließlich gelöscht
- Die physiologischen körpereigenen Regulationskräfte können jetzt ungeschwächt die biologischen Abläufe regulieren, der physiologisch-dynamische Gleichgewichtszustand kann sich wieder einstellen (☞ Abb. 2.6-2).

2.6.5   Hinweise zur Bioresonanztherapie

Gerätewahl
- Um voll mit der BRT arbeiten zu können, stehen derzeit für die Therapie mit körpereigenen Schwingungen 2 Gerätetypen zur Verfügung: Das Bicom-Gerät und das *Vegaselect*
- Zusatzgeräte sind nicht erforderlich
- Für die Ther. mit naturgesetzlichen Schwingungen (Multiresonanztherapie ☞ 2.6.6) wird das *Multicom*-Gerät verwendet, das mehrere Komponenten in sich vereint (Mikromagnetfeld, modulierter Softlaser, Farbther., Tonther., Edelsteinther. und Metallther.).

Grundtherapie
- **Jeder** Patient sollte anfangs mit einer Grundtherapie behandelt werden
- Grundtherapien können nach einer Leitwertmessung des Patienten oder nach der Messung der energetischen Situation an den Ballen der Daumen und großen Zehen einer Tabelle entnommen werden (dem Gerät beigefügt)
- Als Grundmessung empfehlen sich der Punkt 3-E 20 beidseits am Ohr, die Quadrantenmeßpunkte an Daumen und Großzehen und die Terminalpunkte an allen Fingern und Zehen
- Mit zunehmender Erfahrung kann mehr und mehr auf die Grundmessung verzichtet werden.

Folgetherapie
- Nach der Grundther. wird eine spezifische Folgether. gewählt, wobei der Therapeut seiner Kreativität einen breiten Raum geben und sein spezielles medizinisches Wissen einbeziehen kann
- Die Folgetherapien können entweder einer **vorgegebenen Indikationsliste** entnommen oder **individuell ausgetestet** und eingestellt werden
- Um das Störfeldsignal so genau wie möglich vom Körper abzugreifen, werden spezielle Elek-

Tabelle 2.6-1

Applikationsarten für Therapie-schwingungen	
Therapiearten	**Applikation**
H	Nur physiol. Schwingungen, unverändert
DI	Nur pathol. Schwingungen, invertiert
H + Di	Physiol. (H) und pathol. (Di) Schwingungen, invertiert
Ai	Alle Schwingungen jedoch nicht nach H + Di getrennt, invertiert
A	Alle Schwingungen, unverändert

troden verwendet. Die Elektroden sollten dann in der gleichen Größe wie das Störfeld sein
- Schmerzbereiche können auch berollt werden
- Mit Hilfe eines übersichtlichen Drucktastenfeldes lassen sich die Gerätefunktionen und über 170 elektronisch gespeicherte Therapieprogramme schnell und leicht einstellen
- Ein eingebauter Drucker ermöglicht das Ausdrucken sowohl der gemessenen EAV-Werte als auch der Therapieeinstellungen und damit eine Dokumentation ohne zusätzliche Schreibarbeit
- Die Therapiedauer beträgt etwa 20 Min. Es wird üblicherweise 1x/Wo. oder seltener behandelt.

Wahl der Schwingungsart
Tabelle 2.6-2

Indikationen der verschiedenen Therapieschwingungen	
Therapieart	**Indikation**
H	Bes. bei Patienten im erschöpften Zustand. Bewirkt oft bessere Reaktion auf nachfolgende Therapieschritte.
Di	Wird verwendet, wenn fast ausschließlich pathologisch Schwingungen in das Gerät geleitet werden, z.B. bei stark belasteten Tonsillen oder Eiterherden.
H + Di	Häufige Anwendung. Bewährt bei Patienten im Schwächezustand.
Ai	Bes. bei Allergien, Ausleitung von Toxinen (z.B. Amalgam u.a. Schwermetalle), auch bei Entzündungsreaktionen
A	Zum Durchbrechen einer Regulationsblockade

Hinweise
- Die Therapieart A wird oft als Provokation benutzt (☞ Tab.2.6-2). Bekanntlich gibt es eine Reihe von Medikamenten, die eine Blockade setzen. Dies erkennt man, wenn die Meßwerte der Elektroakupunkturpunkte Normwerte zeigen, obwohl der Patient offensichtlich schwer krank ist. In diesem Falle erreicht man durch eine kurze Behandlung ein „Aufbrechen" dieser starren Situation, dadurch eine bessere Diagnose und gezieltere Behandlung.
- Durch einfache Schaltungen können alle Therapieschwingungen je nach der Situation des Patienten verstärkt oder abgeschwächt werden:
  – H: von 0,10 bis 4,5 fach
  – Di, Ai, A : von 0,05 bis 64,0 fach
- Das Bicom-Gerät hat als Besonderheit einen automatisch durchlaufenden Bandpaß, der das gesamte therapierelevante Frequenzspektrum durchläuft und in rascher kontinuierlicher Folge dieses in jeweils kleinen Frequenz-Bereichen an den Patienten zurückgibt, die dieser dann negiert oder bei passender Resonanz annimmt
- Der Bandpaß hat sich mit der Einstellung H+Di als besonders therapiewirksam erwiesen
- Ferner können alle Frequenzbereiche vom Tiefpaß bis zum Hochpaß manuell eingestellt werden
- Eine ähnlich gute Wirkung wird mit dem neuen Gerät „Vegaselect" (Fa. Vega) erzielt, das sich technisch deutlich vom Bicom unterscheidet.

Kombinationsmöglichkeiten der BRT

- Das Bicom-Gerät kann auf Wunsch mit einem Test- und Diagnoseteil nach dem Prinzip der Elektroakupunktur (☞ 4.3) ausgerüstet werden
- Getestet werden können Akupunkturpunkte, Therapieparameter, Medikamente und Nosoden, Allergene, Mundströme und -spannungen durch inkorporierte Mundwerkstoffe. Trotzdem ist der Therapeut nicht an den EAV-Testteil gebunden, sondern hat hier alle Freiheiten, das ihm am besten erscheinende Diagnose-Verfahren mit dem Bicom-Gerät zu kombinieren
- Die BRT ist in Kombination mit vielen anderen bewährten Therapieverfahren einsetzbar. Sowohl bezüglich der diagnostischen Vorgehensweise als auch der therapeutischen Maßnahmen wird der Therapeut in seinen Möglichkeiten nicht eingeengt.

2.6.6 Multiresonanztherapie

Eine weitere Form der Bioresonanz-Therapie ist die Behandlung mit externen, natürlichen Frequenzen, wie sie bei der Multicom-Therapie angewendet wird. Dieses Verfahren beruht auf den Forschungen der Physiker Schumann, Fröhlich, Ludwig u.a., die den steuernden, synchronisierenden Charakter natürlicher Umweltsignale auf die Stoffwechselabläufe erkannt haben.

Ein weiterer wesentlicher Aspekt dieser besonderen Therapieform ist die Tatsache der Dualität jeder Materie. So wie das Licht als Teilchen oder Welle aufgefaßt werden kann, müssen auch alle inkorporierten Substanzen, vor allem die tägliche Nahrung, aufgefaßt werden. Der Mensch „ißt" sozusagen gespeichertes Sonnenlicht, was durch die Glykolyse wieder freigesetzt und zu ATP aufgebaut wird. Der Organismus nimmt also verschiedene Formen von Schwingungen auf, die bestimmte Charakteristika und damit einen hohen Informationsgehalt aufweisen, die sich mit Farben und Tönen vergleichen lassen. Diese „äußeren" Frequenzen sind lebensnotwendig und müssen bei Schwächezuständen oder chronisch-degenerativen Krankheiten wieder ersetzt werden. Die materielle Zufuhr reicht dabei nicht aus.

Die Idee zu diesem umfassenden Therapie-Konzept, das auf den Frequenzen von Tönen, Edelsteinen, Farben und Metallen aufgebaut ist, stammt von dem Internisten B. Köhler (1987). Die Übertragung der informativen Frequenzen erfolgt entweder über Handelektroden, einen Softlaser oder Mikromagnetfeld-Impulse (nach Ludwig), die eine spezielle naturgegebene Applikationsform darstellen und nicht mit anderen Magnetfeld-Therapien vergleichbar sind.

Wegen der verschiedenen komplexen Signale, die übertragen werden können, wird diese Therapie auch als *Multiresonanz-Therapie* bezeichnet. Das Gerät verfügt sowohl über eine Automatik als auch über eine manuelle Einstellung. Die Therapie setzt sich aus mehreren Einzelschritten zusammen:

- **Grundtherapie** (☞ 2.6.5)
- **Störfeldbehandlung** (☞ 2.14.7 Neuraltherapie)
- **Meridiantherapie** (☞ 2.2. Akupunktur)
- **Individuell ausgetestete Behandlung** mit Einzelfarben, Metallen, Edelsteinen oder Tönen.

Die Therapiedauer beträgt auch hier etwa 20 Min. Es wird üblicherweise 1x/Wo. oder seltener behandelt.

2.6.7 Indikationen und Kontraindikationen für die Bioresonanztherapie

Indikationen

Die BFT ist bei allen bisher bekannten Indikationen für Homöopathie und Akupunktur bzw. der biologischen Medizin indiziert, hierzu gehören besonders:

- Allergien, bes. Nahrungsmittel-Allergien
- Schmerzzustände aller Art wie Nervenschmerzen und Tumorschmerzen
- Prä-und postoperative Behandlungen
- Verletzungen aller Art
- Immunschwäche und Infektneigung, bes. bei Kindern
- Chronisch-degenerative Erkr., bes. des rheumatischen Formenkreises
- Atemwegserkr. (Asthma, Bronchitis)
- Magen- und Darmerkr. (Gastritis, Duodenitis, Ulkusleiden, Pankreatitis, Pankreaszysten)
- Herz- und Kreislauferkr.
- Chronische und akute Erkr. des Lymphsystems
- Gynäkologische Erkr. (Mamma-, Ovarialzysten, Schwangerschaftserbrechen)
- Diabetes bei Erwachsenen und Kindern
- Urogenitale Leiden (Nephritis, Zystitis)
- Narbenstörfelder
- Migräne
- Schlafstörungen
- Nahezu alle Arten toxischer Belastung und ihre Entgiftung.

Kontraindikationen: Keine absoluten KI bekannt. *Cave:*
- Schwere allergische Erkrankungen, z.B. Asthma bronchiale: Bei falscher Anwendung starke Erstverschlimmerungen möglich
- Krankheitsverschleppung durch unzureichende Diagnosestellung unbedingt vermeiden!

2.6.8 Informationen

Literatur

- H. Brügemann: Bioresonanz- und Multiresonanz-Therapie (BRT). Haug, Heidelberg
- B. Köhler: Bioresonanztherapie - Einführung in die Quantenmedizin. Jungjohann, Neckarsulm, 1992
- B. Köhler, P. Schumacher u.a.: „Medizin im 3. Jahrtausend",. P. Talkenberger, H. A. Mehler, Möwe, Hunstetten-Wallbach, 1990
- B. Köhler: Einführung eines neuen Therapiekonzeptes mit Farben, Tönen, Edelsteinen Metallen, Brügemann-Institut.
- B. Köhler: Bioresonanz-Therapie bei rheumatischen Krankheiten. Brügemann-Institut, 1990
- F. A. Popp: Kohärente Photonenspeicher in biologischen Systemen, in :„Elektromagnetische Bio-Informationen".Urban & Schwarzenberg, München-Wien-Baltimore
- P. Schumacher: Allergie aus biophysikalischer Sicht, Ein neues Konzept für Diagnose und Therapie von Allergien, Eigenverlag, Innsbruck
- C. W. Smith & S. Best: Electromagnetic Man. J. M. Dent & Sons Ltd., London
- C. W. Smith, R. V. Choy, J. A. Monro: Electrical Sensitivities in Allergy Patients Clinical Ecology, Vol IV, Nr. 3, 1987, 93-102.

Adressen

- Brügemann-Institut, Grubmühlerfeldstraße 32, W - 8035 Gauting, Tel.: 089 - 850 80 28, Telefax: 089 - 850 47 35.
- Internationale Forschungsgemeinschaft für Bioelektrische Funktiondiagnostif ☞ 11.4
- Bioresonanz-Ärzte-Gesellschaft, Föhren 2, 7801 Schallstadt
- Fa. VEGA, Am Hohenstein 113, 7622 Schiltach

2.7   Eigenblut-Therapie

Harald Krebs und Matthias Augustin

2 ## 2.7.1   Einführung

Die Eigenblut-Ther. ist eine Reizther., bei der entnommenes Venenblut direkt
oder aufbereitet in die Muskulatur oder Haut zurückgespritzt wird.
Ihre Anwendung wurde in den dreißiger Jahren besonders durch August Bier
vorangetrieben. Der Gedanke, daß bei einer Krankheit natürliche Heilungsvorgänge unabdingbar sind und diese durch gezielte Reizther. verstärkt werden
können, veranlaßte Bier, die Eigenblut-Therapie in verschiedenen Varianten bei
ganz unterschiedlichen Erkr. einzusetzen. Er machte sich die auch heute noch
anerkannte *Arndt-Schulz'sche Regel* zum Grundsatz, nach der schwache Reize die
Selbstheilungsvorgänge anfachen, mittelstarke sie hemmen und sehr starke sie
aufheben. Zahlreiche Untersuchungen haben die Wirkung dieser Ther. auf
Vegetativum und Immunsystem belegt.

2.7.2   Wirkungen der Eigenblut-Therapie

Die Wirkung der unspezifischen Reiztherapien, zu der die Eigenblut-Ther. zählt,
wurde von F. Hoff als *Stoß in das vegetative System* bezeichnet. Ein Reiz auf die
Regulationssysteme aktiviert dabei eine Kaskade von Gegenantworten, die
insgesamt das Prinzip der sog. *vegetativen Gesamtumschaltung* ausmachen
(☞ Tab. 2.7-1).
Für die Eigenblut-Ther. gilt: Das Blut ist u.a. Umverteilungsort für Nährstoffe,
Transmitter, Enzyme, Ausscheidungsprodukte, Resttoxine und Antikörper. Ge-
langt Blut in seiner Ganzheit jedoch ins Gewebe, so wird es selbst zum pathogenen
Reiz, so daß in den Geweben Abwehrmaßnahmen im Sinne einer Entzündung
auftreten.
Entnimmt man daher Blut und führt es über eine subkutane oder intramuskuläre
Injektion wieder zu, so kommt es durch Antigene, Toxine, sonstige Proteine und
Polypeptide zu einer Immunstimulierung und Stoffwechselaktivierung im entspre-
chenden Gewebe. Um den Injektionsort bilden sich mehrere Zonen, die sich durch
die Zusammensetzung des Zellfiltrats und der Extrazellularsubstanz unterscheiden
(☞ Abb. 2.7-1).
Im weiteren geht hiervon ein Reiz für den ganzen Organismus aus, der auch das
vegetative Nervensystem miterfaßt.

Insgesamt wird eine Situation herbeigeführt, in der aktivierte Abwehrkräfte die
Selbstheilungsfähigkeit des Organismus wiederherstellen. Die Begleiterscheinun-
gen einer solchen Stimulation entsprechen denen einer milden systemischen
Infektion (☞ Tab. 2.7-2).

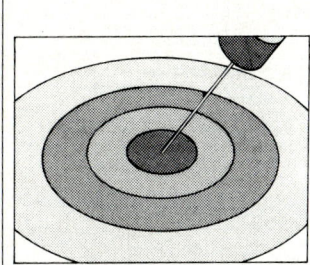

■ = Exsudationszone (Eigenblutinjektion)

□ = Resorptionszone

▨ = Lymphoplasmozelluläre Zone

□ = Faserzone

Abb. 2.7-1: Bildung lokaler Zonen bei der Eigenblut-Therapie

Tabelle 2.7-1

| Das Prinzip der vegetativen Gesamtumschaltung nach F. Hoff ||
1. Phase	2. Phase
Fieberanstieg	Fieberabfall
Leukozytenanstieg	Leukozytenabfall
Myeloische Tendenz	Lymphatische Tendenz
Abfall der Eosinophilen	Anstieg der Eosinophilen
Retikulozytenanstieg	Retikulozytenabfall
Abfall der Alkalireserve (Azidose)	Anstieg der Alkalireserve (Azidose)
Anstieg des Gesamtstoffwechsels	Abfall des Gesamtstoffwechsels
Anstieg des Serumeiweißes	Abfall des Serumeiweißes
Abfall des Albumin/Globulin-Quotienten	Anstieg des Albumin/Globulin-Quotienten
Anstieg des Blutzuckers	Abfall des Blutzuckers
Abfall des Blutfettes und -Cholesterins	Anstieg des Blutfettes und -Cholesterins
Anstieg der Blut-Ketonkörper	Abfall der Blut-Ketonkörper
Anstieg des Blutkreatinins	Abfall des Blutkreatinins
Anstieg des Stoffwechsels und Aktivität der Neutrophilen	Abfall des Stoffwechsels und Aktivität der Neutrophilen
Abfall des Kalium-Kalzium-Quotienten	Anstieg des Kalium-Kalzium-Quotienten
Abfall des Properdins	Anstieg des Properdins
Anstieg der fibrinolytischen Aktivität	Abfall der fibrinolytischen Aktivität
Abfall des Plasmaeisens	Anstieg des Plasmaeisens
Anstieg des Plasmakupfers	Abfall des Plasmakupfers
Übergewicht des Sympathikus	**Übergewicht des Parasympathikus**

Tabelle 2.7-2

Wirkungsweise der örtlichen Eigenblutreaktion	
Eigenblutinjektion → Reaktion des Organismus	
Lokale Reaktion	Allgemeine Reaktion
Rubor, Calor, Tumor, Dolor	Leukozytose
Steigerung der Oxidationsvorgänge	Stoffwechselsteigerung
Anreicherung von Molekülen	Auslsg. von Immunreaktionen
Störung der Gewebsisotonie	Temperaturerhöhung
Veränderung der biologischen Relation von	Auftreten subjektiver Erscheinungen
H- und OH-Ionen	Antikörperbildung
Elektrolytverschiebung	
Gewebsazidose durch erhöhten Gärungsstoffwechsel	

Nach Vorschütz und Löhr kommt es zu folgenden biochemischen und physiologischen Wirkungen im Organismus:
• Temperatursturz nach einem Optimum an hochmolekularen Peptonen
• Beschleunigte Blutgerinnung und -senkung
• Reizung des vegetativen Nervensystems
• Antiphlogistische Wirkung
• Wirkung auf die glatte Muskulatur – anfangs sedierend, später tonisierend
• Reizung des erythroblastischen und myeloischen Systems
• Vermehrung von Antikörpern als omnizellularer Vorgang
• Globulineevrmehrung
• Verstärkte Drüsentätigkeit
• Höherer Proteingehalt der Erythrozyten
• Erweiterung des Kapillarsystems um den Injektionsort
• Vermehrung der proteolytischen Enzyme.

2.7.3   Klinische Auswirkungen der Eigenblut-Therapie

Schon nach wenigen Injektionen kann man häufig folgende klinische Auswirkungen sehen:
• Wesentliche Besserung des physischen und psychischen Allgemeinbefindens
• Erhebliche Besserung depressiver Zustände, besonders im Klimakterium
• Längerer und tieferer Schlaf
• Appetitanregung
• Schnellere Rekonvaleszenz von Inf., Stoffwechselerkr. und nach OP
• Analgetische Wirkung bei chronischen Schmerzzuständen
• Antiphlogistische Wirkung, Fiebersenkung
• Reduzierbarkeit stark wirkender Arzneien (die Eigenblut-Therapie ist z.B. mit Antibiotika kombinierbar).

2.7.4 Applikationsformen

Als am geeignetsten haben sich in allen Fällen i.m.- und s.c.- Injektion erwiesen. Es besteht der Vorteil einer verlangsamten Resorption durch Depotbildung, was besonders bei chron. Erkrankungen günstig erscheint.
I.d.R. wird mit einer i.c.-Injektion begonnen, bei guter Verträglichkeit auf s.c.-Injektionen gewechselt und mit steigenden Injektionsmengen i.m. injiziert (☞ 2.7.5).

Venenpunktion
Ind.: Alle Blutabnahmen
Technik: Übliche Technik, am besten kubital. Kanüle Nr. 12 oder 16.
Bem.: Bei allen Eigenblut-Therapieformen vorher 0,5 ml Aqua bidest. auf 1,5 ml Nativblut aufziehen.

Intrakutane Injektion
Ind.: Testinjektion bei allergischer Disposition
• Zur einschleichenden Therapie bei schweren chron. Erkr.
• Bei paravertebralen Injektionen
Technik: wie subkutane Injektion, Kanüle: Nr. 18 oder 20
Bem.: Schon bei der Injektion von 0,1 ml muß eine deutliche Quaddel sichtbar werden!

Subkutane Injektion
Ind.: Bei Injektionsmengen < 1 ml, insbes. bei allergischen Erkrankungen.
Technik: Bevorzugt in
• Den Oberarm, medio-lat. Seite des M. biceps (Abb. 2.7-3)
• Den Oberschenkel, medio-lat. Seite des M. quadriceps femoris (Abb. 2.7-4)
Kanüle: Stärke Nr. 14 oder 18.

Intramuskuläre Injektion
Ind.: Standardverfahren, sofern keine KI vorliegen.
Technik: Am günstigsten ist die glutäale Injektion nach v. Hochstetter (Abb. 2.7-2).
Kanüle: Je nach Fettpolster: Stärke Nr. 1, 2 oder 12; bei sehr beleibten Patienten die Spezial-i.m.-Kanüle 0,9 x 70 mm.
Bem.: Bei der anschließenden Hautdesinfektion Injektionsstelle leicht massieren.
KI.: allergische Disposition, Antikoagulantien-Therapie, Koagulopathien, Muskelerkr., Paresen und Neuritiden!

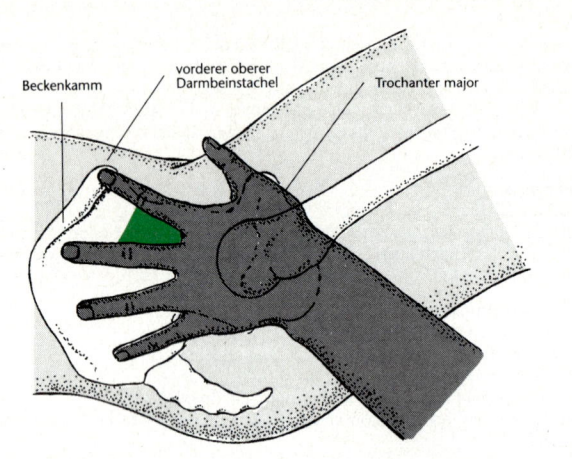

Beckenkamm   vorderer oberer Darmbeinstachel   Trochanter major

Abb. 2.7-2: Schema der i.m.-Injektion nach v. Hochstetter

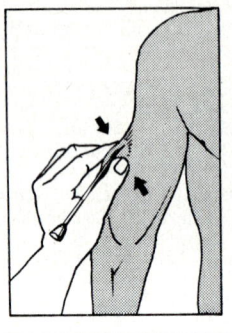

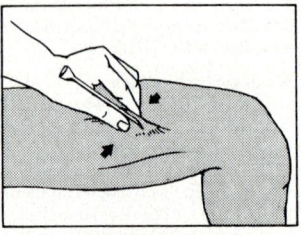

Abb. 2.7-3: Applikation des Eigenblutes s.c. oder i.c. in den Oberarm
Abb. 2.7-4: Applikation des Eigenblutes s.c. oder i.c. in den Oberschenkel

2.7.5   Dosierung

Für eine erfolgreiche Eigenblut-Ther. sind die Dosierung und das Behandlungsintervall von großer Bedeutung: Wird die Dosis zu hoch oder das Intervall zu kurz gewählt, so besteht die Gefahr, daß die Eigenregulation des Körpers nicht gefördert, sondern blockiert wird. Andererseits ist eine gewisse Dosis und Intervallkürze für eine dauerhafte Wirkung nötig.

Kriterien für Dosierung und Behandlungsintervall:
- Handelt es sich um eine akute oder chronische Entzündung?
- Wie ist die konstitutionelle Veranlagung des Patienten?
- Wie entwickelt sich die Reaktionslage des Patienten während der Therapie?

Grundsätzlich kann man bei der Injektion von Eigenblut davon ausgehen, daß nur kleine Mengen Blut – i.d.R. 0,5 bis 2 ml – notwendig sind, um im Organismus den gewünschten biologischen Reiz auszulösen. Die Menge von 5 ml Eigenblut sollte grundsätzlich nicht überschritten werden.

Dosierungsrichtlinie
- Mit 0,1 ml Blut i.c. beginnen
- Treten dabei keine nennenswerten Reaktionen auf – Menge jeden 2. bis 3. Tag um 0,1 ml bis auf 0,5 ml steigern
- Ab 0,5 ml s.c. injizieren, dabei jeden 3. Tag steigern bis auf 1 ml
- Ab 1 ml alle 5 Tage i.m. injizieren, dabei jeweils um 1 ml bis auf 5 ml steigern.

2.7.6   Behandlungsintervall

Chronische Erkrankungen
Hier sind deutliche Reaktionsphasen im Behandlungsverlauf zu erkennen: So treten nach der ersten i.m.-Injektion in bestimmter Zeitfolge Erstverschlimmerungen auf: nach 6-8 h, am 2. und 4. Tag sowie am 6. und 9. Tag.
An diesen Tagen werden keine Wiederholungsinjektionen durchgeführt.
Bewährt ist die Anwendung im großen Intervall bei kleinen Dosen, z.B. wöchentlich nur zwei Eigenblutbehandlungen, später nur eine oder sogar nur 14tägig oder dreiwöchentlich.

Akute Erkrankungen
Bei akuten Infektionen sind schnell aufeinanderfolgende ansteigende Dosen bewährt, z.B. täglich Injektionen mit Steigerung.

Allgemeine Regel
Merke: Je akuter der Zustand, desto öfter, je chronischer der Zustand, desto seltener sollte die Behandlung erfolgen.

Hyperergische Reaktionslage
Sind hyperergische Reaktion zu erwarten, so ist es empfehlenswert, zunächst eine i.c.-Injektion durchzuführen, bei der das Eigenblut 1:10 mit physiologischer NaCl Lösung verdünnt wurde.

2.7.7   Regeln der Eigenblut-Therapie

- Injektionsdurchführung nach den Regeln intramuskulärer bzw. intrakutaner Injektionen; bei Nichtbeachtung: Abszeß nach i.m.-Injektion möglich
- Anfangs kleinste Mengen Blut entnehmen und injizieren (0,5 ml); bei Nichtbeachtung: ausgedehnte Herdreaktionen und Erstverschlimmerungen, Kreislaufkollaps

2

- Wiederholung der Inj. frühestens am 3.-5. Tag mit Ausnahme einiger akuter Krankheiten; bei Nichtbeachtung: durch zu starke Inanspruchnahme der körpereigenen Abwehr Eintreten einer Abwehrblockade möglich
- Den Patienten und seine Erscheinungen genau beobachten; bei Nichtbeachtung fehlen die notwendigen Anhaltspunkte zur weiteren Therapie
- Die Kurdauer mit Eigenblut sollte bei engen Intervallen einen begrenzten Zeitraum nicht überschreiten. Dieser ist individuell festzulegen; bei Nichtbeachtung wird die Reaktionsfähigkeit des Organimus erschöpft
- Bei Herdreaktionen und Fokussuche veranlassen (z.B. HNO, Zahn).

2.7.8   Information für den Patienten

Folgende Informationen für den Patienten sind wichtig:
- Es kann bei der Verabreichung ab ca. 3-5 ml Eigenblut zu Fieber kommen
- Ein verstärktes Krankheitsgefühl mit Müdigkeit ist möglich
- Bei diesen Reaktionen handelt es sich um erwünschte Abwehrreaktionen des Organismus
- Es ist daher sinnvoll, bei Berufstätigen die Behandlung in den Abendstunden durchzuführen.

2.7.9   Die verschiedenen Methoden der Eigenblutbehandlung

Neben der Behandlung mit nativem Blut wurden immer wieder zusätzliche Verfahren erprobt, in denen das Blut vor Reinjektion einer Verarbeitung unterzogen wurde (☞ 2.7.11 - 2.7.16).
- Haemolysiertes Eigenblut
- Potenziertes Eigenblut
- Aktiviertes Eigenbluthämolysat nach Windstosser
- Eigenblut-Therapie mit dem Hämoaktivator nach Höveler
- Auto-Sanguis-Stufentherapie nach Reckeweg
- Defibriniertes Eigenblut
- Eigenserumtherapie
- Kurzwellenbestrahltes Eigenblut
- UV-bestrahltes Eigenblut.

2.7.10   Unverändertes Eigenblut

Verfahren: Direkte Reinjektion des entnommenen Venenblutes i.m., s.c. oder i.c.
Ind.: Grundlagentherapie, alle Ersttherapien.

2.7.11   Haemolysiertes Eigenblut

Verfahren: 1,5 ml Nativblut mit 0,5 ml Aqua bidest. 1 Min. mischen, dann i.m.-Reinjektion. Bei Allergikern Verdünnung mit Aqua bidest. auf D1-D4 nach den homöopathischen Regeln.

Verabreichung: Dosierung und Intervall ☞ 2.7.5
Ind.: Bei dermatologischen Erkrankungen, z.B. chron. Urtikaria, Furunkulose, Akne vulgaris, pruriginöse Hauterkrankungen.
Akute allergische Zustände: D1-D2-Verdünnungen, bei chron. Allergien D3-D4.

2.7.12 Potenziertes Eigenblut

Verfahren
Man benötigt zehn10 ml-Fläschchen mit Ausguß und 25-30% Alkohol. Fläschchen von 1-10 kennzeichnen.
- In jedes Fläschchen 100 Tr. Alkohol abzählen
- In das Fläschchen Nr. 1 einen Tr. Patientenblut geben und 15x gut schütteln *(Eigenblutnosode C1)*
- Zur weiteren Potenzierung aus dem Fläschchen 1 einen Tr. in das Fläschchen 2 geben (C2), Vorgang bis zur gewünschten Potenz wiederholen.
- Die so hergestellte Eigenblutnosode ist mehrere Wo. im Kühlschrank haltbar.

Verabreichung
- Gleich nach Herstellung und dann wöchentl. jeweils 1x5 Tr. unverdünnt auf die Zunge geben
- Am günstigsten am gleichen Wochentage einnehmen lassen, um eine kontinuierliche Einnahme zu gewährleisten
- Ausgangspotenzen sind i.d.R. C5 oder C7
- Bei manchen Erkrankungen muß im Laufe der Therapie höher dosiert werden. Dann grundsätzlich erneut Blut abnehmen und potenzieren
- Auf die Einhaltung der Intervalle achten, sonst NW und Erstverschlimmerung möglich, v.a. bei dermatologischen und allergologischen Erkrankungen.

Ind.: Besonders in der Kinderheilkunde bewährte Methode.

2.7.13 Aktiviertes Eigenbluthämolysat nach Windstosser

Wurde in den fünfziger Jahren von K. Windstosser entwickelt, der dem Nativblut einen *Serumaktivator nach Theurer* hinzufügte. Dieses Molekül, ein komplexes Aluminiumhydroxid, wirkt als Hapten und verbindet sich im Eigenblut mit Antikörpern u.a. Proteinen zu Vollantigenen. Hat konservierende Eigenschaften.

Verfahren
Man benötigt 4 sterile 20 ml-Durchstechflaschen. In der ersten befindet sich 4 ml Aqua bidest mit 0,5 %iger Na-Citrat-Lösung. Die übrigen Flaschen enthalten jeweils 8 ml physiologische NaCl-Lösung.

- In Flasche 1 1-2 ml Patientenblut und 1 ml Serumaktivator nach Dr. Theurer geben und kräftig schütteln. Es entsteht sofort eine Hämolyse
- Diese Lösung bei (4 °C) für 24 h kaltstellen
- Dann von der überstehenden klaren Flüssigkeit 1 ml in das nächste Fläschchen mit isoton. NaCl-Lsg. geben und umschütteln
- Diesen Vorgang mit den nächsten Flaschen wiederholen
- Aus Flasche 4 erhält der Patient seine ersten Injektionen.

2

Verabreichung

- Grundsätzlich mit 0,1 ml aktiviertem Eigenbluthämolysat beginnen, um Erstreaktionen besser begegnen zu können
- Entsteht um die hirsekorngroße Hauptquaddel innerhalb von 24-48 h kein größerer entzündlicher Hof, dann die nächste Inj. am 2. oder 3. Tag vornehmen
- Bei stärkerer Allgemeinreaktion mit der nächsten Inj. bis zum 5. oder 6. Tag warten. Leichte Temperaturerhöhungen bis ca. 38 °C bedürfen keiner Berücksichtigung
- Die 2. und 3. Inj. ebenfalls i.c. injizieren, Dosis über 0,2 ml auf 0,4 ml erhöhen
- Die Injektionsintervalle betragen 3-4 Tage:

1. Beginn mit Flasche 4	**2. Weiter mit Flasche 3**
Inj. (Testinj.): 0,1 ml i.c.	Inj. (3-4 Tage später): 0,5 ml s.c.
Inj. (3-4 Tage später): 0,2 ml i.c.	Inj. (3-4 Tage später): 1 ml i.m.
Inj. (3-4 Tage später): 0,4 ml s.c.	Inj. (3-4 Tage später): 2 ml i.m.
Inj. (3-4 Tage später): 0,5 ml s.c.	**3. Weiter mit Flasche 4**
Inj. (3-4 Tage später): 1 ml i.m.	Inj. (3-4 Tage später): 0,5 ml s.c.
Inj. (3-4 Tage später): 2 ml i.m.	Inj. (3-4 Tage später): 1 ml i.m.
	Inj. (3-4 Tage später): 2 ml i.m.

- Die Stammlösung (Fl. 1) wird also nicht injiziert
- Erfahrungsgemäß ist die Inj.therapie mit dieser Serie abgeschlossen. Ist eine weitere Serie erforderlich, so muß eine neue Verdünnungsreihe hergestellt und nach dem gleichen Schema gegeben werden
- In schwierigen, insbes. chron. Fällen Stammlösung mit 5 ml Aqua bidest, 0,5 ml Eigenblut und 2 ml Serumaktivator nach Theurer herstellen. Dabei jeweils die letzte Injektionsdosis erhöhen und Injektionsintervall auf 5-7 Tage erhöhen
- Das aktivierte Eigenbluthämolysat kann mit anderen Präparaten als Mischinj. verabfolgt werden
- Im Verlauf der Therapie kann es zur erhöhten Blutsenkung kommen, diese nach 4 Wo. erneut kontrollieren.

Indikationen: Arteriosklerotische Hypertonien; Rheumatisch-arthritische Veränderungen; Blutbildungsstörungen; Dermatosen; Dentale Herde; Günstiger Einfluß auf Leukozytosen, Leukopenien und Lymphopenien; Allergien.

2.7.14 Eigenbluttherapie mit Hämoaktivator nach Höveler

Wurde in den 60er Jahren in Anlehnung an Arbeiten von Wehrli, Steinbart, Haferkamp u.a. durch Höveler entwickelt. Wirkungsgrundlage ist die Ionisierung der Blutbestandteile unter Bildung von Ozon (O_3). Nach Popp kommt es bei diesem Verfahren zur Stimulierung der T- und B-Zell-Proliferation mit nachfolgender Aktivierung verschiedener Subpopulationen sowie der Makrophagenaktivität.

Verfahren

- 2 ml venöses Blut nach Zusatz von 1 ml Aqua bidest in steriles Quarzglas mit 20 ml physiol. NaCl-Lsg geben und 0,5 ml H_2O_2 (3%) hinzufügen

- Nach leichter Handverschüttelung in den Hämoaktivator einsetzen (☞ Abb. 2.7-5)
- Die Platinen für die Elektrolyse durchglühen und die Elektrode in den Steckkontakt d. Hämoaktivators setzen (Platinen müssen in die Blut-Salz-Lsg. eintauchen)
- Mit der Zeituhr für 15 Min. die 3 automatischen Funktionen Elektrolyse - UV-Bestrahlung - Verschüttelung einstellen
- Anschließend 5-8 ml der aktivierten Blutmischung tief intragluteal injizieren (☞ Abb. 2.7-2).

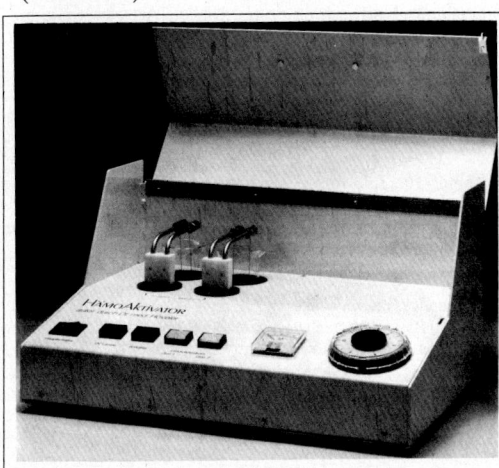

Abb. 2.7-5: Hämoaktivator nach Höveler

Verabreichung

- **Intraguteal:** Häufigste Form. Mit Ausnahme von Vitaminen können alle i.m.-Medikamente mit der Blutlsg. kombiniert werden. Hierzu zunächst Medikament aufziehen, dann mit Blutlsg. bis auf 10 ml auffüllen
- **Subkutan:** In Kombination mit i.m. bewährt. Bei Magen-/Darmerkrankungen Injektion 1 Querfinger unterhalb des Xiphoid entlang der beiden Rippenbögen.
- **Intrakutan:** Als zusätzliche Maßnahme bei der Wirbelsäulen-Behandlung.
- **Rektales Bleibeklistier:** Nach Erwärmen der Blutlsg. im Quarzglas wird diese über einen dünnen Einmal-Katheter in den Enddarm appliziert, während der Patient in Seitenlage liegt
- **Wundbehandlung:** Unmittelbar nach intraglut. Inj. 1-3 ml Blutlsg. direkt auf die Wunde geben. Jeweils nach 2 Tagen wiederholen, bis ausreichende Granulation erreicht ist. Voraussetzung: Gute Vorreinigung der Wunde
- **Medikamentenzusatz:** Die aktivierte Eigenblut- (EB-) Lsg. kann durch verschiedene Zusätze angereichert werden, z.B. Phytopharmaka, Nosoden, homöopathische Einzel- und Komplexmittel wie auch allopathische Mittel. Dazu 1 Amp. des Medikamentes aufziehen und die aktivierte EB-Lsg. auf 10 ml auffüllen.

Indikation (☞ Kap. 5 und 6)
- H. zoster: Hier kann man parallel zur i.m.-Gabe die ersten auftretenden Bläschen s.c. infiltrieren
- Chron. Gastritis, Hepato- und Pankreatopathien, kombiniert mit Phönix Juv 110 Lsg (s.c.-Inj.)
- WS-Therapie (i.c.-Inj.)
- Colitis ulcerosa, fistelnde Darmprozesse (Bleibeklistier)
- Dermatosen
- Allergien
- Geriatrie: Leistungsabfall, Stoffwechselstörungen aller Art, arterielle und venöse Durchblutungsstörungen
- Krebsnachsorge nach bes. Konzept.

2.7.15 Auto-Sanguis-Stufentherapie nach Reckeweg

Diese Form der Eigenblut-Therapie wurde von Reckeweg in Anlehnung an die Homotoxin-Therapie entwickelt.
Bei genauer Durchführung und Indikation zeigt sie sehr gute Ergebnisse, insbesondere bei der Therapie von Autoaggressionskrankheiten.

Verfahren
Ein Tr. EB wird nacheinander mit verschiedenen Heel - Amp.n verschüttelt und auf jeder Stufe ein Teil dem Patienten reinjiziert. Einzelheiten sind in der *Ordinatio Autohomotoxica et Materia Medica* der *Biologischen Heilmittel Heel-GmbH,* Baden-Baden, beschrieben.

2.7.16 Weitere Verfahren

Weitere Verfahren wie die Herstellung von defibriniertem oder kurzwellenbestrahltem Eigenblut und die Eigenserumtherapie haben sich als nebenwirkungsreich oder weniger wirksam als die erstgenannten Verfahren erwiesen und genießen heute nur noch geringe Bedeutung.

2.7.17 Allgemeine Indikationen der Eigenblut-Therapie

- Akute und chronische Infektionen
- Degenerative Prozesse (z.B. rheumatische Erkrankungen)
- Blutbildungsstörungen
- Immunstimulation und Rekonvaleszenz
- Allergien
- Sonstige Hauterkrankungen
- Durchblutungsstörungen.

2.7.18   Kontraindikationen der Eigenblut-Therapie

- Schwere kachektische Zustände
- Aktive tuberkulöse Prozesse
- Bestehende Thrombophlebitis, V.a. Thrombose
- Gerinnungsstörungen, antikoagulative Therapie, v.a. Herzinfarkt, u.a. Erkr., die
  eine i.m. – bzw. i.c. Injektion verbieten.

2.7.19   Nebenwirkungen

Wie bei vielen Reiztherapien kann es auch bei der Eigenblut-Therapie zu
Erstverschlimmerungen als Zeichen der beginnenden Körperantwort kommen.
Diese Nebenwirkungen treten meist nur nach der ersten Eigenblutinjektion auf
und führen zu keinen lebensbedrohlichen Komplikationen. Hierzu gehören:

- Lokale Rötung und Überwärmung
- Temperaturerhöhung
- Müdigkeit, Zerschlagenheitsgefühl
- Auslösung von Herdreaktionen, insbesondere als Schmerzen an den Zähnen,
  am Oberkiefer und allgemein am Kopf
- Bei dermatologischen und allergologischen Erkrankungen: Initiale Verschlech-
  terung des Hautbildes
- Kurzzeitiges Aufflackern versteckter latenter Störungen wie chron. Appendizitis
  oder Prostatitis
- Bei kreislauflabilen Patienten evtl. Kollapsneigung.

2.7.20   Literatur

- Hoff, F.: Blut und vegetative Regulation. Erg. Innere Medizin 33 (1928), 195.
- Hoff, F.: Unspezifische Therapie und natürliche Abwehrvorgänge. J. Springer, Berlin 1930
- Höveler, V.: Eigenbluttherapie. Eine Fibel für die Praxis. Karl F. Haug , Heidelberg 1978
- Krebs, H.: Eigenbluttherapie – Methodik, Indikationen und Praxis, 2. Aufl., Jungjohann, Neckarsulm, 1992

2.8   Elektroneuraldiagnostik und -therapie nach Croon

Thomas Heintze

2.8.1   Einführung

Bei der Elektroneuraldiagnostik und -therapie mißt und behandelt man den
elektrischen Widerstand und die Kapazität von 212 definierten Hautpunkten.
Diese *Reaktionsstellen* wurden durch elektrische Messungen und Reizversuche an

der Körperoberfläche nachgewiesen. Sie weisen einen signifikant niedrigeren Ohmschen Widerstand bei gleichwertig höherer Kapazität auf und können Reflexzonen von Organen zugewiesen werden. Spätere vergleichende Untersuchungen haben gezeigt, daß sich viele Reaktionsstellen topographisch mit Akupunkturpunkten (☞ 2.2.2) decken.

Reihenuntersuchungen ergaben bei der verwendeten Meßmethode Normwerte für den elektrischen Widerstand zwischen 30 und 60 KΩ (Kiloohm) und für die Kapazität zwischen 800 und 1200 pF (Picofarad). Bei Erkrankungen ändern sich diese Meßwerte in typischer Weise. Mit Ausnahme von akuten Entzündungen und bei hohem Fieber kommt es im allgemeinen zu einem Anstieg des Ohmschen Widerstandes und zu einer Abnahme der Kapazität.

2.8.2   Meßprinzip der Elektroneuraldiagnostik

- Bei der Elektroneuraldiagnostik nach Croon wird an 212 Reaktionsstellen der Haut mit einer Wechselspannung von 1 V und 9000 Hz Frequenz der Strom gemessen, woraus sich der sog. *Scheinwiderstand* (eine Komplexgröße infolge der Formverschiebung zwischen Strom und Spannung) ergibt
- Eine Rechenschaltung wertet die gemessenen Größen aus und liefert den sog. *reellen Widerstand* r in Ohm sowie die *Kapazität* c in Farad
- Diese mit *Wechselspannung* gemessenen Widerstände sind frequenzabhängig. Man kann sie mit Widerstandswerten aus Gleichspannungsmessungen nur dann vergleichen, wenn alle Werte bei gleicher Frequenz gemessen werden
- Die Messung der 2,5 bis 3 mm großen Reaktionsstellen erfolgt mit einer Elektrode von 2 mm Durchmesser. Eine eingebaute justierte Feder gewährleistet bei der Messung einen Andruck von 100 g
- Die Meßwerte werden mittels Rechenschaltung direkt angezeigt und automatisch auf ein Diagramm, das sog. *Elektroneuralsomatogramm* übertragen (☞ Abb. 2.8-1)
- Die Veränderung der Meßwerte bei Erkrankungen basiert auf einem Mikrolymphödem, wie *Brückle* (Universitätsklinik Köln) 1973 mittels Kapillarmikroskopie an der Unterlippe nachgewiesen hat. Damit gehört die Elektroneuraltherapie nach Croon zu den basalen Behandlungsmethoden der *Grundregulation nach Pischinger* (☞ 1.4.2), von deren Normalfunktion u.a. auch die Organzellen abhängig sind.

2.8.3   Hinweise zur Elektroneuraltherapie

Behandlungsablauf
- Zunächst wird ein Elektroneuralsomatogramm erstellt (☞ 2.8.2)
- In Abhängigkeit von den Werten des Somatogramms wird mit individuell genau dosiertem Reizstrom eine Änderung des elektrischen Widerstandes und der Kapazität in Richtung der Norm bewirkt. Hierzu werden Gleichstromimpulse in der Größenordnung von 0,5 bis 2 mA Spitzenwerten und eine Impulsfrequenz von 400 bis 1000 Hz verwendet
- **Die Behandlung erfolgt**
  - Gezielt, indem nur Reaktionsstellen mit erhöhtem Hautwiderstand und erniedrigter Kapazität behandelt werden

- Exakt dosiert durch automatisches Abschalten des Therapiestromes bei Erreichen der Normwerte
- Selbstverständlich werden auch die üblichen klinischen Untersuchungsmethoden durchgeführt und weiterführende diagnostische Maßnahmen herangezogen
- Durch mehrmalige Behandlungen (in der Regel 20-40 Sitzungen) können die Meßwerte an den Reaktionsstellen meist anhaltend in den Normbereich geführt werden
- Durch diese Normalisierung der elektrischen Verhältnisse werden Heilungsvorgänge ausgelöst, der Körper wird wieder in die Lage versetzt, Krankheiten und Beschwerden zu überwinden, die bisher vielen Behandlungsversuchen trotzten
- Klinisch geht daher mit der Normalisierung der Meßwerte i.d.R. eine subjektive und objektive Besserung einher
- Nach jeweils 10 Behandlungen werden alle 212 Reaktionsstellen erneut gemessen. Diese Kontrolle zeigt, wie sich die Meßwerte verändert haben und welche Reaktionsstellen noch zu behandeln sind
- Die Behandlungen erfolgen meist 2-6x/Wo. durch speziell geschulte Helfer
- Die Interpretation des Elektroneuralsomatogrammes obliegt dem erfahrenen Therapeuten, der daraus Hinweise auf die gesundheitliche Gesamtsituation, Herdbelastungen und Organerkrankungen entnehmen kann (☞ Abb. 2.8-1).

2.8.4   Vorteile der Elektroneuraltherapie

- Die Elektroneuraltherapie hat als Ganzheitsbehandlung gegenüber vielen anderen Methoden den entscheidenden Vorzug, daß ganz gezielt dosiert und behandelt werden kann
- Der Therapieerfolg ist durch die Messung objektiv kontrollierbar
- Die Methode ist nicht-invasiv und nebenwirkungsfrei
- Untersuchung und Therapie sind an geschulte Helfer delegierbar.

2.8.5   Indikationen

Fast sämtliche chronisch-degenerative Erkrankungen, insbesondere
- Wirbelsäulenleiden
- Rheumatische Erkrankungen
- Neuralgien, Kopfschmerzen, Phantomschmerzen
- Psychophysische Erschöpfungszustände (oft mit Depression einhergehend)
- Entwicklungshemmung im Kindesalter
- Erkrankungen des Grundsystems nach Pischinger (☞ 1.4.2).

2.8.6   Kontraindikationen

Die Elektroneuraltherapie sollte nicht angewandt werden bei:
- Akuten Entzündungen
- Blutenden Ulzera
- Hochfieberhaften Erkrankungen.

Schädliche Nebenwirkungen wurden bei der Elektroneuraltherapie bisher noch nicht beobachtet.

Patienten-Profile

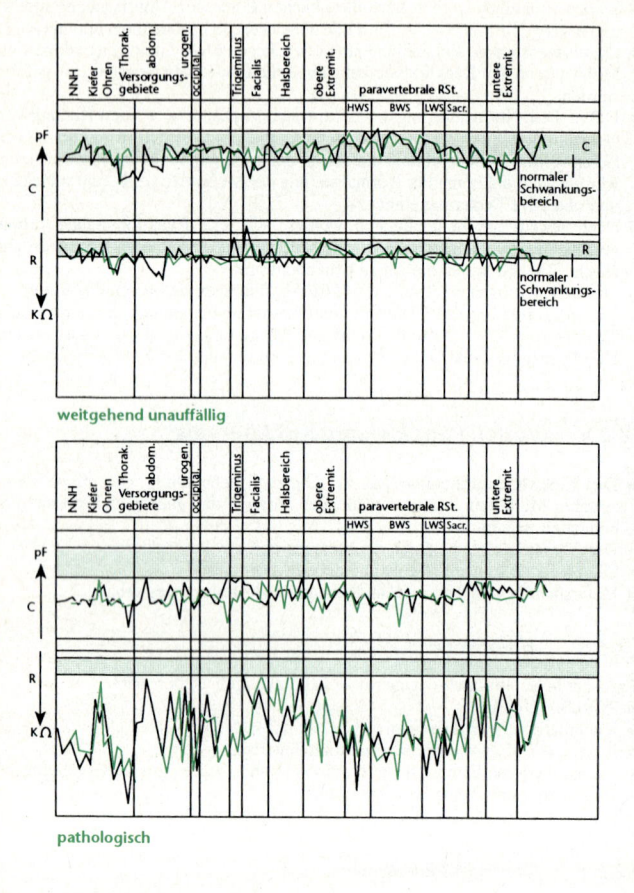

Abb. 2.8-1: Meßprofile in der Elektroneuraldiagnostik

2.9 Enzymtherapie

Rudolf Inderst und Matthias Augustin

2.9.1 Einführung

Die Enzymtherapie beruht auf der oralen Zufuhr pflanzlicher oder tierischer Enzyme. In der Praxis werden ausschließlich Hydrolasen (zumeist Proteasen) verschiedener Enzymspezifität eingesetzt. Dank der unveränderten Aufnahme durch die Darmschleimhaut können die Enzyme ihre Wirkung im Blut und in den Geweben entfalten. Die Enzymtherapie kann bei vielen entzündlichen, degenerativen und malignen Erkrankungen eingesetzt werden.

2.9.2 Geschichtliche Entwicklung

Die intravenöse Zufuhr proteolytischer Enzyme zur Behandlung von Thrombosen und Embolien ist wissenschaftlich akzeptiert. Für manche Ärzte klingt jedoch die orale Gabe von Enzymen nicht überzeugend.

Diese Ablehnung widerfuhr auch den Pionieren der Enzymtherapie, wie John Beard, der zu Beginn unseres Jahrhunderts erstmals Ergebnisse über die Enzymbehandlung von Tumorpatienten durch Injektion frischen Pankreasgewebes veröffentlichte. Dabei hatten sich andere Enzyme, wie Trypsin zur Fiebertherapie und Bromelain zur Therapie verschiedener Entzündungen (z.B. bei durch Geschlechtskrankheiten bedingter Urethritis), durchaus bewährt. Abderhalden spekulierte in dieser Zeit, ob nicht „Abwehrfermente" artfremdes Material im Blut eines Patienten entfernen könnten. Freund stellte nach Untersuchung des Serums von Tumorpatienten fest, daß sich Tumorzellen im Blut eines Tumorpatienten vermehren konnten, im Serum von Gesunden jedoch nicht. Erst Wolf dachte zu Beginn des 2. Weltkrieges daran, durch Zuführen von Enzymen pflanzlicher und tierischer Herkunft für Tumorpatienten die vermuteten zytolytischen Faktoren zur Verfügung zu stellen.

Selbst die Entdeckung eines Enzyms in Nasenschleimhaut und Tränenflüssigkeit durch Fleming (Lysozym, 1922) führte nicht zur allgemeinen medizinischen Anwendung der Enzymtherapie als Therapieprinzip. Insbesondere wohl deshalb, weil die damaligen Physiologen die Vorstellung einer intakten Resorption kategorisch ablehnten. Seit mehr als 10 Jahren wird jedoch auch von Physiologen die Absorption großmolekularer Stoffe anerkannt.

2.9.3 Enzymwirkungen

Seit nunmehr 40 Jahren werden die Wirkungen von Enzymen aus Pflanzen (Bromelain, Papain) und Säugetieren (Trypsin, Chymotrypsin) oder Pilzen (Amylase, Lipase) sowohl am gesunden wie am kranken Organismus erforscht.

Anfangs wurden dabei insbesondere die Einwirkung auf das entzündliche Ödem, auf Gelenkschmerz und Hämatombildung untersucht und gegenüber Standardmethoden verglichen (z. B. Antiphlogistika).

• 1965 zeigte Netti, daß eine perorale Enzymgabe bezüglich Beeinflussung von Entzündungen in einigen Punkten dem Kortison ebenbürtig war

- Trypsin-bromelainhaltige Medikamente bildeten offensichtlich entzündliche Ödeme bzw. Hämatome rascher zurück
- Ähnliches wurde auch bezüglich schmerzhafter Gelenkschwellungen und anderen Rheumasymptomen berichtet
- Wichtiges Ergebnis war, daß ein akutes entzündliches Ödem am besten sofort und mit hohen Dosen (Stoßtherapie) behandelt wird.

2

Inzwischen ist die Erforschung der Enzymwirkungen stark forciert worden, auch neue Bereiche wie z.B. ihre immunologischen Wirkungen wurden untersucht:

Wirkung auf die Rheologie des Blutes
- Verbesserte Plasmaviskosität
- Verminderte Erythrozytenaggregation
- Verbesserte Fibrinolyse
- Senkung der Thrombozytenaggregation.

Jede Entzündung ist mit einer lokalen Veränderung der Blutströmung verbunden.
- Untersuchungen durch Ernst belegen nach Enzymtherapie eine verbesserte Plasmaviskosität und eine verminderte Erythrozytenaggregation sowohl an Rauchern wie auch an Patienten mit entzündlich-rheumatischen Erkrankungen (Morbus Bechterew, Polyarthritis)
- Nach Enzymgabe erhöht sich die fibrinolytische Aktivität des Blutes. Auch die Plasminogenkonzentration nimmt geringfügig zu (Mörl). Dies läßt sich durch geeignete Testsysteme (Plattenteste) oder Gabe von Modellsubstraten leicht aufzeigen
- Einige Forscher beobachteten nach Bromelain-Gabe in vitro einen Abfall der ADP-Konzentration, welcher ansonsten Thrombozyten zur Aggregation bringt.

Antiphlogistische Wirkungen
- Antiinflammatorische Wirkung
- Antiödematöse Eigenschaften
- Verbesserte Resorption von Hämatomen
- Zusätzlich auch analgetische Eigenschaften.

Enzyme wirken – zwar verzögert – auch antiphlogistisch und analgetisch. Zwei Mechanismen wurden bisher untersucht:
- Proteolytische Enzyme spalten typische Entzündungsmediatoren (wie Kinine)
- Zum anderen inaktivieren sie bereits in das Interstitium abgewanderte entzündungsaktive Plasmamoleküle (durch Degradation). Werden Enzyme und Flavonoide kombiniert, unterstützen Flavonoide das Abdichten der Gefäßwand und verstärken so die enzymatische Wirkung.

Wirkungen auf Immunkomplexe
- Neuere Erkenntnisse der Immunologie weisen darauf hin, daß bei allen Entzündungen kurzfristig auch Antigen-Antikörper-Komplexe entstehen. Diese werden durch die an den Ort der Entzündung gelockten Phagozyten entsorgt und abgebaut
- Abnorme Zusammensetzung dieser Komplexe und funktionelle Schwäche der Phagozyten (z.B. durch Kortisonbehandlung) führen zum Verbleib der Komplexe und sind möglicherweise Ursachen für das Chronifizieren der Entzündung
- Aufgrund von Untersuchungen lassen sich den einzelnen Enzymen verschiedene immunologische Besonderheiten zuschreiben: Während *Papain*, weniger gut

auch *Bromelain*, abnorme Immunkomplexe spaltet, aktivieren sowohl Papain, Bromelain wie *Trypsin* die Phagozyten. Trypsin und Papain vermindern die Komplementaktivierung durch Blockade der C1q-Bindungsreaktion

- Untersuchungen haben gezeigt, daß selbst die im Gewebe abgelagerten Immunkomplexe durch Enzymgabe völlig löslich gemacht und der Entsorgung zugeführt werden können. Dies erklärt den breiten Einsatz von systemischen Enzymen sowohl bei akuten wie chronischen Entzündungen und auch bei Autoaggressionserkrankungen.

Wirkungen auf die Tumorabwehr

- Auch die Bildung von Tumor-Nekrosefaktor (TNF) bei Tumorpatienten wird durch Enzyme und andere biologische Medikamente induziert. Die Mehrzahl der Untersucher konnte zeigen, daß durch TNF verschiedene Tumoren zerstört werden, daß jedoch übermäßige oder langanhaltende TNF-Gabe den Organismus schädigt. Die unter Enzymwirkung aktivierten Makrophagen produzieren jedoch offenbar TNF in einer Form, welche die Tumorabwehr fördert, ohne dabei anderen Geweben zu schaden
- Enzyme aus Pflanzen und tierischem Gewebe stellen bei Infektionen und Tumorkrankheit Phagozyteneigenschaften wieder her und unterstützen sich hier gegenseitig
- In der Tumorimmunologie scheinen Enzyme sich durch zwei Eigenschaften auszuzeichnen: Zum einen verhindern sie eine Maskierung der Tumorantigene durch Fibrin, welches diese vor der Erkennung und dem *killing* durch Abwehrzellen schützt. Zum anderen spalten sie Immunkomplexe, die sich nach dem *shedding* (= Abwerfen von Oberflächenantigenen durch Tumorzellen) bilden und zytotoxische Killerzellen in ihrer anti-Tumor-Wirkung blockieren.

Antivirale und -bakterielle Wirkungen: Enzympräparate aktivieren das unspezifische Immunsystem, was nach klinischen Beobachtungen zu besserer Virusabwehr z.B. bei Herpesinfektionen führt.

2.9.4   Hinweise zur Enzymtherapie

Dosierung

- Aufgrund kurzer Halbwertszeit alle Enzympräparate 3x tägl. einnehmen lassen
- Die Einnahme sollte nüchtern erfolgen (1/2 - 1 h vor den Mahlzeiten)
- Bei akuten Prozessen, z.B. Traumen, hohe Dosierungen wählen und möglichst rasch geben
- Beispiel für hohe Dosierung (Stoßtherapie): 3x20-24 Drg. Wobenzym® tägl. (z.B. bei schwerer rheumatoider Arthritis, schweren Sporttraumen)
- Beispiel für niedrigere Dosierung: 3x1-2 Drg. Wobenzym® tägl. (z.B. bei leichter Bronchitis)
- Hohe Dosierung kann nach Verminderung der Symptomatik reduziert werden, muß aber z.B. bei der rheumatoiden Arthritis weiterhin 9-12 Drg. tägl. betragen.

Behandlungsdauer

- In Abhängigkeit von der Schwere der Erkrankung bis zum Abklingen der Symptome behandeln, bei Entzündungen i.d.R. 3-4 Wo.
- Bei Bedarf Behandlungsserie nach einer dosisfreien Woche wiederholen.

Therapeutische Kombination
- Bewährt ist die Gabe von Enzymkombinationen, i.d.R. pflanzlichen (pH <6) und tierischen (pH >8) Enzymen
- Hierdurch wird zum einen das Indikationsgebiet vergrößert, zum anderen die Wirkung verstärkt, da unterschiedliche Enzyme in verschiedene Patho-Mechanismen eingreifen
- Enzympräparate können mit anderen, auch allopathischen Medikamenten und Therapieformen kombiniert werden, z.B. mit pflanzlichen Mitteln, Homöopathika, orthomolekularen Präparaten, selbst Chemotherapeutika und Antibiotika.

2.9.5   Enzympräparate

Die therapeutisch wichtigen Enzyme und ihre Besonderheiten sind in Tab. 2.9-1 aufgeführt. Tab. 2.9-2 gibt einen Überblick über die Handelspräparate und ihre Indikationen.

Tabelle 2.9-1

Herkunft und Indikationen therapeutisch wichtiger Enzyme		
Enzym	**Herkunft**	**Indikationen**
α-Amylase	Isolierung aus Bacillus subtilis	Als Digestivum und Adjuvans bei der Wundheilung
Bromelain	Aus Ananas comosus (= A. sativus)	Bei akuten Sinusitiden, thrombembolischen Störungen und schmerzhaften Regelblutungen
Chymotrypsin	Aus Rinderpankreas	Bei Katarakt-OPs, Hämorrhagien am Auge, Dentalextraktionen, Episiotomien, Trichiuriasis, malignen Tumoren, lokaler Wundbehandlung
Muramidase (Lysozym)	Mukopolysaccharide aus Hühnerklar	Virale und bakterielle Infektionen, Keratitis, H. zoster, bei Chloramphenicol- und Nitrofurantointherapie
Pankreatin	Aus Schweine- oder Rinderpankreas	Bei Pankreasstörungen, zystischer Fibrose, postop. Pankreasinsuffizienzen, Steatorrhoe, Malabsorption
Papain	Aus dem Saft der unreifen Früchte des Melonenbaumes (Carica papaya)	Bei Narbenbildung im Corneabereich, in Kombination mit Trypsin u.a. Enzymen bei Autoimmunerkrankungen, als Entwurmungsmittel
Streptokinase/ Streptodornase	Aus Streptokokken	Lokale Ulkus- und Wundbehandlung, Hämatothorax, Hämatome, Empyeme, Panarthritiden, Quetschungen, traumatische Ödeme
Trypsin	Aus Rinder- oder Schweinepankreas	Lyse koagulierten Blutes, Auflösung von Exsudaten und nekrotischem Gewebe, z.B. in der Ulkus- und Wundtherapie, bei Abszessen, Fisteln, Empyemen, Hämatomen. In Kombination mit Chymotrypsin bei Sportverletzungen, nach chirurgischen Eingriffen, bei Tendovaginitiden

Tabelle 2.9-2

Übersicht über die wichtigsten Enzympräparate im Handel			
Handels-name	**Her-steller**	**Inhalt (Enzyme)**	**Indikationen**
Alph-intern®	Hasencle-ver	Chymotrypsin, Trypsin	Entzündungen, postop. und posttraumatische Entzündungs- und Schwellungszustände
Aniflyzym®	Madaus	Serapeptidase	Entzündlich bedingte Schwellungen und Eiterungen
Bromelain® 200	Ursa-pharm	Bromelain	Entzündliche Prozesse mit Ödem, Unterstützung einer fibrinolytischen Therapie, adjuvante Tumortherapie
Frubienzym® S	Biotherax	Lysozym	Lokalbehandlung infektiöser und entzündlicher Erkrankungen im Mund/Rachen
Mulsal® N	Mucos	Trypsin, Bromelain, Papain	Rheumatische Erkrankungen, Entzündungen mit Ödem
Phlogenzym®	Mucos	Bromelain, Trypsin, Rutosid	Entzündungen aller Art
traumanase®	Rorer	Bromelain	Entzündungen mit Hauptsymptom Ödem. Entzündliche, traumatische und postoperative Ödeme, Schwellungen nach Sport, Traumen, Ulcera cruris
Wobenzym® N	Mucos	Pankreatin, Trypsin, Chymotrypsin, Bromelain, Papain, Rutosid	Entzündungen aller Art
Wobe-mugos®	Mucos	Papain, Trypsin, Chymotrypsins	Adjuvante Tumortherapie, Viruserkrankungen

2.9.6   Indikationen für die Enzymtherapie

Die Enzymther. wird v.a. bei chron. Entzündungen mit Erfolg eingesetzt. Hauptanwendungsgebiete: Sportmedizin, Orthopädie, Chirurgie, Rheumatologie, Gefäßerkrankungen, Malignom- und Viruserkr. Vor OP kann eine prophylaktische Gabe sinnvoll sein.

- **Gefäßerkrankungen**: Arterielle Verschlußkrankheit, chronisch-venöse Insuffizienz, Thrombophlebitis, Sekundäre Lymphödeme
- **Atemwegserkrankungen:** Sinusitiden, Bronchitiden
- **Magen-Darmerkrankungen**: Colitis ulcerosa, Morbus Crohn
- **Urogenitalerkrankungen**: Pyelonephritis, Prostatitis
- **Gynäkologische Erkrankungen**: Adnexitis, Mastopathie
- **Krankheiten der Bewegungsorgane**: Frakturen, Prellungen, rheumatoide Arthritis, M. Bechterew, Arthrosen und Weichteilrheumatismus, Multiple Sklerose
- **Operative Eingriffe**: Bei zahlreichen Operationen weniger Schwellungen (präop. Gabe), verbesserte Wundheilung (postop. Gabe)
- **Hauterkrankungen**: Psoriasis, Neurodermitis
- **Virusinfekte:** Herpes simplex, Herpes zoster, HIV-Infektion (adjuvant)
- **Malignome:** Adjuvant bzw. in Kombinationstherapie bei allen Tumoren und Metastasen, Milderung der NW von Strahlen- und Chemotherapie
- **Geriatrische Erkr.**: Verbesserte Gefäßrheologie und Gerinnung, Ausgleich der durch Alterung und Schwermetallbelastung verminderten Enzymaktivitäten.

2.9.7   Kontraindikationen

- Gerinnungsstörungen (Bluter: absolute KI bei ambulanter Ther.; bei Ther. mit Antikoagulantien: nur bei sehr engmaschiger Kontrolle der Gerinnungsparrameter, Dosis ggf. reduzieren)
- Fortgeschrittene Leber- und Nierenfunktionsstörungen (aufgrund Gerinnung, Ausscheidung).
- Eingeschränkte Nierenfunktion (bei Kreatinin > 1,8 mg/dl)

Cave: Schwangerschaft → kritische Risikoabwägung wie bei anderen Medikamenten.

2.9.8   Nebenwirkungen

- Sehr selten, selbst in hohen Dosen
- Selten allergische Reaktionen (z.B. bei Allergie auf Ananas ist Allergie auf Bromelain möglich), → Präparat absetzen
- Änderungen der Beschaffenheit und Farbe des Stuhls möglich
- Bei Ther. mit Acetylsalicylsäure vermehrte Blutungsneigung möglich
- Bei hohen Dosen Völlegefühl, Blähungen und vereinzelt Übelkeit möglich.

2.9.9   Informationen

Adressen
- Medizinische Enzymforschungsgesellschaft e.V., Alpenstr. 29, 8192 Geretsried 1

Literatur
- Inderst, R.: Enzymtherapie, in: Sahner (Hrsg.): Dokumentation der besonderen Therapierichtungen und natürlichen Heilweisen in Europa, Bd. 1/1, VGM-Verlag, Essen 1991
- Scheef, W.: Enzymtherapie, in: Schimmel: Lehrbuch der Naturheilverfahren, Band II, Hippokrates, Stuttgart
- Weitere Literatur, bes. Originalia, beim Autor

Fortbildung
- Jährliche Fortbildungstagungen im Rahmen der Medizinischen Woche in Baden-Baden und der Münchner Medizinischen Weiterbildungswochen
- Jährlich Großveranstaltungen der Fa. Mucos im ges. Bundesgebiet.

2.10 Ernährungstherapie

Monika Heintze

2.10.1 Einführung

Mit geeigneter Ernährungsther. können Krankheiten, die durch eine falsche Ernähr. bedingt sind oder begünstigt werden, präventiv oder kurativ behandelt werden. Eine richtige Ernährung ist oft die Grundlage dafür, daß andere Naturheilverfahren erfolgreich wirken.

Wie in anderen Bereichen der Medizin wird auch in der Ernährungsther. oft „organbezogen" gearbeitet. Dieses Vorgehen birgt zwei Fehlerquellen:

- Nur das „befallene" Organ wird betrachtet, d.h. Zusammenhänge der Erkr. mit dem ganzen Organismus werden nur unzureichend in Betracht gezogen
- Kurzfristige diätetische Maßnahmen weisen nur kurzfristige Erfolge auf.

Die seit 150 Jahren in den Vordergrund gestellte biochemische Ernährungsforschung hat dazu geführt, daß Lebensmittel vorrangig nach ihrem Kalorien- bzw. prozentualen Nährstoffgehalt beurteilt werden. Extrahieren, Erhitzen, Konservieren und Pulverisieren von Lebensmitteln sowie Hinzufügen von künstlichen Stoffen gehören heute zum Alltag der Nahrungsmittelverarbeitung. Die biologische Dualität der Lebensmittel, ihre Struktur und Ordnungskraft bleiben dabei weitgehend unberücksichtigt.

Seit einigen Jahren wächst jedoch das Bewußtsein, daß Ernähr. nicht nur Sättigung, sondern auch Erhalt von Gesundheit bedeutet. Für viele ist dies schwer verständlich, da Ernährungsfehler jahrzehntelang kompensierbar und Zusammenhänge mit Erkr. meist nicht direkt zu erkennen sind. Das betrifft Pat. ebenso wie Ärzte, die dem Thema Ernährung oft ratlos gegenüberstehen. Dem zunehmenden Wohlstand entsprechend, hat sich das allgemeine Ernährungsverhalten in den letzten Jahrzehnten zudem eher in eine gesundheitlich ungünstige Richtung entwickelt (☞ Tab. 2.10-1).

Alte Weisheiten über die Wirkung natürlicher Lebensmittel auf die Gesunderhaltung des Organismus müssen erst wiederentdeckt und – soweit möglich – naturwissenschaftlich bestätigt werden, wenn mit falscher Ernährung chron. Erkr. nicht weiter Vorschub geleistet werden soll.

Tabelle 2.10-1

Ernährungsverhalten in Deutschland (alte Bundesländer)				
	Durchschnittliche tägliche Aufnahme	Empfohlene Zufuhr	Verändertes Ernähr.verhalten in den letzten 20 Jahren	Unsichere Bedarfsdeckung besteht bei Vitamin A, B₁, Folsäure, Kalzium, Eisen, Iod und Zink
Energie	ca. 3200 kcal	ca. 2200 kcal	plus 15%	
Eiweiß	85-95 g	45-70 g	plus 5-10%	
Fett	140-150 g	70-80 g	plus 26%	Die Angaben beziehen sich auf erwachsene Personen.
Cholesterin	460 mg	280 mg	plus 29%	
Kohlenhydrate	300-310 g	300-320 g	Zucker: plus 20% Kartoffel/Getreide: minus 6%	
Alkohol	männl. 56 g weibl. 26 g	–	plus 15%	Quelle: Ernährungsbericht DGE 1988 und 1989.
Faserstoffe	20 g	30 g	–	

2.10.2 Grundlagen der Ernährungstherapie

Pirlet et al. wiesen an alkoholfrei lebenden Personen die Alkohole Methanol, n-Butanol und n-Propanol sowohl im Schweiß wie auch in der Atemluft und im Urin nach. Diese sind Endprodukte der Darmgärung.

Ein pathologisch verlängerter Verdauungsvorgang – wie bei unserer Zivilisationskost üblich – begünstigt die Bildung solcher toxischer Produkte. Sie stellen eine Belastung des Entgiftungsstoffwechsels dar und beeinträchtigen zudem das darmassoziierte Immunsystem.

Verlängerung des Verdauungsvorgangs bedeutet im einzelnen:
- Erhöhte Belastung des Magen-Darm-Traktes
- Gärung der vorhandenen Zucker zu Säuren, giftigen Alkoholen und Gasen
- Fäulnis der vorhandenen Eiweiße und Bildung toxischer und kanzerogener Abbauprodukte
- Verschiebung des Darmmilieus (pH) in einen physiologisch ungünstigen Bereich
- Dysbiose (☞ 2.27.2).

2.10.3 Ordnungstherapeutische Aspekte der Ernährung

Verhaltensregeln beim Essen
- Ruhe zum Essen: Nicht schlingen, sondern kauen (jeden Bissen mind. 25x). Nur gut gekaute und eingespeichelte Nahrung sollte dem Magen zugeführt werden
- Nahrungsaufnahme dient der Gesunderhaltung, nicht der Ersatzbefriedigung von unerfüllten Wünschen und Sehnsüchten
- Bereits bei Kindern beachten: Nicht mit Süßigkeiten trösten oder belohnen
- Mahlzeit bei leichter Sättigung beenden (auch bei noch halbvollem Teller)
- Hauptmahlzeit bis 15.00 h einnehmen
- Abends nur wenig leichte Kost, möglichst nicht mehr nach 19.00 h essen
- Enthält eine Mahlzeit Frischkost, so sollte diese zuerst verzehrt werden
- Einfach und maßvoll, jedoch vollwertig und abwechslungsreich essen.

Dem Bakteriologen und Ernährungsforscher W. Kollath ist es zu verdanken, daß die Nahrung erstmals eine übersichtliche Abstufung in ihrer Wertigkeit erfuhr (☞ Tab. 2.10-2). Er ordnete den verschiedenen Lebens- und Nahrungsmitteln entsprechend ihrem biologischen Wert eine *Ordnungskraft* zu, die in Tab. 2.10-2 von links nach rechts abnimmt. Innerhalb dieser Abstufungen gilt sowohl naturbelassene, als auch zerkleinerte und fermentativ veränderte Nahrung als *Lebensmittel* (Mittel zur Erhaltung des Lebens), während erhitzte, konservierte oder präparierte Nahrung nur noch als *Nahrungsmittel* (Mittel zur Beseitigung des Hungers) bezeichnet werden.

Vollwertige Ernährung nach Kollath:
- Bevorzugung von Lebensmitteln gegenüber Nahrungsmitteln
- Bevorzugung von pflanzlicher Kost
- Fleisch nur als gelegentliche Zukost
- Größerer Anteil an Frischkost
- Vermeidung von Konserven, Fertigpräparaten sowie allen Genußgiften.

Tabelle 2.10-2

Die Ordnung unserer Nahrung (nach Kollath)					
Lebensmittel			**Nahrungsmittel**		
natürlich	mechanisch	fermentativ	erhitzt	konserviert	präpariert

	natürlich	mechanisch	fermentativ	erhitzt	konserviert	präpariert
Pflanz-lich	Nüsse	Öle	Sojamilch, -käse			Kunstfette
	Getreide	Vollmehl, Schrot, Kleie	rohe Vollkornbreie	erhitzte Vollkornbrote	Weißbrot, Gebäck, Konfekt	Stärke, Zucker
	Früchte, Honig	Salate, Natursäfte	Gärsäfte, Most, Met		Fruchtkonserven, Marmeladen	Aromastoffe, Fruchtzucker, isolierte Vitamine, Nährsalze, Fermente
	Gemüse, Kräuter		Gärgemüse	erhitzte Gemüse	Gemüsekonserven	
Tie-risch	Eier	Blut	Schabefleisch	erhitztes Fleisch, Fisch	Tierkonserven	Fleischextrakt, Eiweiß, Fette, Hormone
	Milch	Milchprodukte (z.B. Butter, Magermilch)	Gärmilch (z.B. Joghurt, Quark, Käse)	erhitzte Milch	Milchkonserven	Milcheiweiß, -zucker
Ge-tränke	Quellwasser	Leitungswasser	Gärgetränke (Bier, Wein)	Extrakte (Tees, Brühen)	Kunstwein, Likör, gechlortes Wasser	Künstliches Mineralwasser, Branntwein

2.10.4 Nahrungsbestandteile und deren Verhalten im Körper

Eiweiß

Die Empfehlungen zur täglichen Zufuhr von Eiweiß sind in den letzten Jahren mehrfach revidiert worden (50er Jahre: 1,0 - 3,5 g/kg KG, 90er Jahre: 0,6 - 0,8 g/kg KG). Bei vollwertiger Ernährung und günstiger Eiweißkombination ist möglicherweise eine noch geringere Eiweißzufuhr optimal (☞ Tab. 2.10-3).

Neuere Forschungen (Wendt, Heine) ergaben Hinweise dafür, daß eine Eiweiß-überernährung zu verstärkten Ablagerungen von Proteinen in den Basalmembranen und im Interstitium führen kann. Dies bedingt möglicherweise eine zunehmende Behinderung des Stoffaustausches zwischen Kapillargefäßen und Organellen. Reaktiv darauf können nach Wendt Blutzucker, Triglyzeride und Cholesterin sowie der Blutdruck erhöht sein. Wird über einen bestimmten Zeitraum gefastet oder eiweißarme Kost verzehrt, kann das gespeicherte Eiweiß wieder abgebaut und der Stoffaustausch normalisiert werden.

Mit folgenden Maßnahmen ist eine Eiweißüberernährung zu vermeiden:
- Fleisch, Fisch, Geflügel oder Eier nur einmal wöchentlich verzehren
- Eiweißbedarf weitgehend durch Vollgetreide (Brot, Getreidebrei), Gemüse, frisches Obst und Salate decken
- Zusatz von Milchprodukten kann, muß aber nicht täglich erfolgen.

2

Tabelle 2.10-3

Durchschnittlicher Eiweißgehalt pro 100 g Rohgewicht		
Tierische Lebensmittel	**Pflanzliche Lebensmittel**	**Anmerkungen:**
Fleisch, Fisch, Geflügel – ca. 20 g	Getreide – 8-12 g	• Eine normale Fleischportion sind ca. 150-200 g, also bereits 30-40 g Eiweiß
1 Hühnerei – 7 g	Getreidekeimlinge – 27 g	• 3-4 Scheiben (120 g) fettarmer Käse enthalten genausoviel Eiweiß wie eine Portion Fleisch • 1 Glas Milch oder Buttermilch (150 ml)
Kuhmilch, Joghurt, Buttermilch – 3,5 g	Vollkornnudeln – 15 g	enthält 5 g Eiweiß • Allein durch den Keimvorgang kann der Getreidesamen größere Mengen sehr wertvolles Eiweiß
Käse – ca. 20-25 g	Nüsse, Mandeln – 13-19 g	bilden. In einer rein vegetarischen Ernährung ohne Milch und Milchprodukte dürfen Keimlinge und
Frischkäse – 12-13 g	Obst – ca. 0,2-1,1 g	Sprossen nicht fehlen
	Gemüse – ca. 0,5-5,0 g	

Fett

Für den menschlichen Körper essentiell sind nur die beiden ungesättigten Fettsäuren Linol- und Linolensäure in ihrer cis-Form. Ebenso wie die Eiweiße dienen die Fette in erster Linie als Bausteine und nicht als Energieträger. Auch Fette müssen daher nicht in großer Menge aufgenommen werden. In größeren Mengen verzehrt, können ungesättigte Fettsäuren vermehrt zur Radikalenbildung beitragen, die die Alterung der Zellmembranen beschleunigen (kann durch erhöhte Vit.- E - Zufuhr teilweise kompensiert werden). Hydrierte und umgeesterte Fette (übliche Margarinen und Öle) sind schwer verdaulich und wirken physiologisch ungünstig.

Linol- und Linolensäurehaltige Fette sind enthalten in:
• Haselnüssen, Mandeln, Sonnenblumenkernen
• Kaltgepreßten pflanzlichen Ölen („cis-linolensäurereich" sollte auf Etikett vermerkt sein)
• Vitaquell® Margarine, Vitaquell® und Diäsan® Pflanzenfetten.

Cholesterin

Zwei Drittel des Cholesterinbedarfs werden vom Organismus selbst gedeckt. Nur der geringere Teil wird über die Nahrung zugeführt. Ein erhöhter Serum-Cholesterin-Wert kann kompensatorisch durch „verschlacktes" Bindegewebe bedingt sein (vgl. Eiweiß). Entscheidend ist aber nicht allein die Höhe der einzelnen Fraktionen, sondern die Relation der HDL-Fraktion zum Gesamtcholesterin. Eine weitgehend vegetarische, vollwertige Ernährung ist automatisch als cholesterinarm einzustufen, allein der HDL-Anteil steigt relativ an. Außerdem enthält eine solche Nahrung reichlich Faserstoffe, die größere Mengen Cholesterin im Darm binden können und mit ihnen ausgeschieden werden (Unterbrechung des enterohepatischen Kreislaufs).

Kohlenhydrate

Im Gegensatz zu den Proteinen und Fetten dienen Kohlenhydrate in erster Linie als Energielieferanten für den Zellstoffwechsel. Wichtigster Energielieferant ist die Stärke, die hauptsächlich im Getreide, Kartoffeln und Gemüse enthalten ist. Frisches Obst enthält Fruktose und Glukose. Es ist damit ein weiterer wichtiger Kohlenhydratlieferant und sollte tägl. auf dem Speiseplan stehen. Über Obst, Gemüse, Kartoffeln und Getreideprodukte (Brot, Brei, Vollkornnudeln) kann der Energiebedarf vollständig gedeckt werden. Raffinierte Zucker, daraus hergestellte Produkte und Weißmehlspeisen sind zu meiden.

Vitamine und Mineralien

Naturbelassene Lebensmittel enthalten weitgehend die für die Verwertung ihrer Nährstoffe nötigen Vitamine und Mineralien. Werden die Lebensmittel, soweit vertretbar, als Ganzes verzehrt, kann es normalerweise bei einem abwechslungsreichen Speiseplan nicht zu einem Mangel an diesen Vitalstoffen kommen. Obst gehört durch seinen Reichtum an Mineralien und Vit., bes. Kalium und Vit. C in den tägl. Speiseplan (☞ 2.16).

Für den vollständigen Abbau von Glukose und anderen Zuckern werden alle B-Vitamine benötigt. Hoher Zuckerkonsum führt also zu einem Mangel an B-Vitaminen. Der Glukoseabbau erfolgt dann vermehrt genauso wie bei Sauerstoffmängel über die Bildung von Milchsäure.

Konsequenz: Energieverschwendung, Beeinträchtigung des Säure-Basen-Haushaltes; B-Vitamine stehen nicht mehr ausreichend für die Aminosäuresynthese zur Verfügung.

Moderne Züchtungs- und Düngungsverfahren sowie ausgelaugte Böden mit nur noch geringem Anteil an Kleinstlebewesen vermindern heute vielfach den Vitamin- und Mineralgehalt der Nahrung. Daher: Lebensmittel aus kontrolliert biologischem Anbau verwenden; vermehrt Wildgemüse und -kräuter einsetzen.

Cave: „wilde" Kräuter (Fuchsbandwurmeier); Innereien (hoher Schadstoffgehalt). Bei Verdacht auf Mineralarmut Serum- kontrolle und evtl. Haarmineralanalyse (☞ 2.16.4).

Vitalstoffe und Zellatmung

In den Mitochondrien, den membranreichen Energiekraftwerken der Zelle finden sämtliche Vorgänge der Zellatmung statt.

Die direkte ATP-Bildung erfolgt an den Membranen, die einen hohen Anteil an mehrfach ungesättigten Fettsäuren (Linol- und Linolensäure) enthalten. Die ungesättigten Bindungen der Fettsäuren müssen in der cis-Form vorliegen, damit die Fettsäure nicht nur eingebaut, sondern auch funktionsfähig ist. Natürliche, vor allem pflanzliche Fette enthalten einen großen Teil cis-Fettsäuren. Beim Kauf von kaltgepreßten Ölen auf die Zusammensetzung achten!

Die Energiegewinnung in den Mitochondrien verläuft aber auch grundsätzlich über die Aktivierung des Sauerstoffs. Diese Vorgänge bedingen die vermehrte Bildung von Sauerstoffradikalen, die möglichst rasch abgebaut werden müssen, damit diese die Membranen nicht zerstören. Zu den wirksamen natürlichen Antioxidantien zählen vor allem die Vitamine A, E und C. Wichtigste Co-Faktoren der Enzyme sind dabei Zink, Kupfer, Mangan, Selen und Schwefel (☞ 2.16).

2.10.5   Lebensmittelzusatzstoffe

Lebensmittelzusatzstoffe dienen dazu, technische Vorgänge zu vereinfachen sowie Nahrungsmittel haltbar zu machen (Tab. 2.10-4). „Veredelungsmaßnahmen" sollen das Produkt ansprechender aussehen lassen und den Absatz fördern.

Langzeitversuche zur Toxizität der Substanzen wurden bisher nicht durchgeführt. Aus Sicherheitsgründen sollten Nahrungsmittel mit Zusatzstoffen weitgehend gemieden werden, was insbesondere für erkrankte Menschen gilt.

2

Tabelle 2.10-4

Gesundheitlich bedenkliche Lebensmittelzusatzstoffe			
Zusatzstoffe	**Bemerkung**	**Zusatzstoffe**	**Bemerkung**
Farbstoffe		**Konservierungsstoffe**	
Tartrazin (E 102) Chinolingelb (E 104) Gelborange S (E 110) Azorubin (E 122) Amaranth (E 123) Cochenillerot A (E 124) Erythrosin (E 127)	Diese Farbstoffe stehen im Verdacht, krebsauslösend zu sein, was jedoch nicht bewiesen ist. Gesichert sind häufige allergische und pseudoallergische Reaktionen.	Sorbinsäure und Salze (E 200 - 203); Benzoesäure und Salze (E 210 - 213) PHB-Ester (E 214 - 219) SO_2 und Sulfite (E 220 - 227) Diphenyl und Orthophenyl (E 231 - 232) Thiabendazol E 233	Diese Konservierungsstoffe sind nicht selten Auslöser allergischer und pseudoallergischer Reaktionen
Säureregulatoren		**Antioxidantien**	
Di-,Tri-, und Polyphosphate	Beeinträchtigung des Kalziumstoffwechsels möglich. Auslösung von besonderer Unruhe und Hyperaktivität bei Kindern möglich.	Butylhydroxianisol (BHA) Butylhydroxitoluol (BHT)	Gesicherte kanzerogene Wirkung.
Säuerungsmittel			
Orthophosphorsäure und Phosphate	Beeinträchtigung des Kalziumstoffwechsels möglich. Auslösung von besonderer Unruhe und Hyperaktivität bei Kindern möglich.		
Sonstige			
Nitrate (E 251-252) Glutamate (E 620-625)	Nitrate sind wegen des Umbaues zu Nitriten und der möglichen Bildung von krebserregenden Nitrosaminen gesundheitsbedenklich. Glutamat kann schon in Dosierungen, die über entsprechend behandelte Nahrung aufgenommen werden, zu Überempfindlichkeitsreaktionen mit Kopfschmerzen, Übelkeit und Sehstörungen führen.		

2.10.6   Ernährungsumstellung auf Vollwertkost

Auch gesunde Menschen sind gut beraten, sich mit einer ausgewogenen Vollwertkost zu ernähren. Häufig steht dies in Diskrepanz zu der tatsächlich in Kantinen, Großküchen, aber auch zu Hause eingenommenen Kost. Häufige Unterschiede zwischen „herkömmlicher" und vollwertiger Kost (☞ Tab. 2.10-5).

Tabelle 2.10-5

Beispielhafter Vergleich der Inhaltsstoffe von herkömmlicher und vollwertiger Kost										
	Kcal	Fett	MuF	Chol	Ei-weiß	KH	Faser-stoffe	Na	K	Ca
Einheit		g	g	mg	g	g	g	mg	mg	mg
Herkömmliche Kost	1900-2000	113	7	380	90	135	7	3200	1600	750
Vollwertige Kost	1900-2000	114	15	260	55	160	35	2000	4400	1000
Durchschnittliche Aufnahme von Erwachsenen	3200	150	–	460	90	300	20	2700	3600	780
MuF = Mehrfach ungesättigte Fettsäuren, Chol = Cholesterin, KH = Kohlenhydrate										

Grundlagen der Ernährungsumstellung
- Der Einsatz von Fleisch deckt allein schon den täglichen Eiweißbedarf. Dazu kommen in unserer Ernähr. immer noch andere Eiweißträger wie Milch und Milchprodukte sowie Wurst. Tägl. Verzehr von Fleisch ist daher unnötig
- Die Fettwerte liegen in der vollwertigen Kost wesentlich günstiger durch den Einsatz von kaltgepreßtem Öl und das Vermeiden versteckter tierischer Fette in Fleisch und Wurst.
  Wichtig: Bei einer fleisch- und wurstreduzierten vollwertigen Ernährung kann auch bei erhöhtem Blutcholesterinspiegel Butter als Streichfett benutzt werden
- Ein ausreichender Kaliumgehalt in der Ernährung ist nur durch größeren Einsatz von Obst und Gemüse zu erreichen.
  Deshalb: Das Kochwasser von gedünstetem Gemüse nicht wegschütten, sondern mitverwenden. Im Kochwasser befinden sich die herausgespülten Mineralien
- Faserstoffe sollten in unserer Ernähr. mit mindestens 30 g tägl. vertreten sein. Auch diese Menge ist nur mit Gemüse, Rohkost und Obst zu erreichen.
  Hierbei gilt: Gut kauen, sonst wird nur der Darmgärung Vorschub geleistet
- Kalzium ist immer ausreichend in der Kost vorhanden, wenn Käse in den Speiseplan eingesetzt wird. Bei einer vegetarischen Ernährung ohne Milch und Milchprodukte müssen größere Mengen Nüsse, Mandeln, Sonnenblumenkerne und Sesam eingesetzt werden, um den Kalziumbedarf zu decken
- Die durchschnittliche Aufnahme des Erw. von 3200 kcal tägl. errechnet sich durch Kuchen, Süßes und Salziges, das zwischendurch gegessen wird, sowie regelmäßigen Alkoholkonsum.

Praktisches Vorgehen bei der Ernährungsumstellung:
- Die *erfolgreiche* Umstellung von üblicher Zivilisationskost auf eine gesunde Ernähr. mit hohem Rohkostanteil muß *langsam* und *schrittweise* erfolgen
- Dauerhafte Änderung der Ernähr.weise ist immer an **Einsicht** des Pat. gekoppelt
- Die Umstellung der Ernähr. sollte **individuell** angepaßt sein. Stabile Typen vertragen eher eine rein vegetarische Kost als asthenische Typen
- Verdauungsschwache Pat. können bei besserer Verträglichkeit 4-5 kleine Mahlzeiten pro Tag einnehmen, verdauungsstarke Menschen brauchen häufig nur 2 Mahlzeiten
- Darmempfindliche sollten einige Wochen jede Frischkost meiden, um den Verdauungstrakt zu beruhigen und schmerzhaften Meteorismus zu vermeiden
- Erst danach vorsichtig frisches Obst und Gemüse in kleinen Portionen (gut kauen!) einsetzen
- Gewöhnlich tritt spätestens einige Wochen nach konsequenter Umstellung eine Besserung der anfänglichen Beschwerden ein, wenn die Darmflora sich der veränderten Kost angepaßt hat .

Verhaltensempfehlungen für die Ernährungsumstellung
- Das häufigste Problem bei der Umstellung ist der Meteorismus. Gutes Kauen sowie der vollständige Verzicht auf isolierten Zucker können Abhilfe schaffen
- Häufig führen Fruchtsäfte oder die Kombination Obst und Getreide (übliches Müsli) zu starken Blähungen; sie sollten in diesen Fällen gemieden werden
- Fertiggerichte, Gemüsekonserven, Pulver (wie für Kartoffelpürree oder Desserts) aus dem Haushaltsplan streichen
- Eßverhalten ändern (☞ 2.10.3)

2

- Trinkgewohnheiten umstellen: Zwischen, nicht zu den Mahlzeiten trinken, Durst mit Wasser oder ungesüßten Früchte- oder Kräutertees löschen, nicht mit Limonaden oder Alkohol
- Brotmahlzeit zum Frühstück durch Obst ersetzen
- Zum Mittag Getreide/Gemüsekombinationen einsetzen
- Am frühen Abend kleine Mahlzeit verzehren, am späteren Abend nichts mehr essen
- Keine Zwischenmahlzeiten (Ausnahme: Asthenische Typen in der Umstellungsphase)
- Mehr Naturbelassenes, weniger Erhitztes essen
- Naturbelassene Lebensmittel vor der erhitzten Kost verzehren
- Auf Vollkornprodukte (Brot, Nudeln, Reis) umstellen
- Zuckerkonsum bewußtmachen, Zucker reduzieren oder meiden
- Künstliche Süßstoffe streichen
- Tiereiweiß-haltige Produkte reduzieren
- Fettverbrauch insgesamt einschränken
- Keine gehärteten oder raffinierten Fette verwenden
- Etwas linolensäurereiches Öl zu den Salaten oder nach dem Dünsten an das Gemüse geben
- *Cave:* Keine kaltgepreßten Öle erhitzen, evtl. Bildung kanzerogener Substanzen
- Sprossen, Keimlinge sowie frisches Obst liegen auf der Vollwertskala ganz vorn (☞ 2.10.3 Ordnungskräfte) und sollten täglich verzehrt werden
- Nahrung nach Hay zusammenstellen (☞ 2.10.8).

2.10.7   Indikationen zur Ernährungsumstellung

Gesunde Ernährung ist für jeden von großer präventivmedizinischer Bedeutung. Eine Umstellung auf naturbelassene Vollwertkost ist daher auch bei jedem gesunden Menschen indiziert, der die entsprechende Compliance zeigt. Bei allen chron. Erkr. ist eine gesunde Ernährung essentielle Grundlage, weil sie dem Körper hilft, mit seinen Selbstheilungskräften der Krankheit zu begegnen. Viele Krankheiten sind jedoch auch direkt durch die Ernährung beeinflußbar.
Hierzu gehören:
Diabetes mellitus Typ II (☞ 5.9.2), Gicht (☞ 5.9.5), Gallensteine (☞ 5.6.2), Nierensteine (☞ 5.7.4), Arterielle Hypertonie (☞ 5.2.2), Arteriosklerose (☞ 5.2.4), Chron. Darmerkr. (☞ 5.5.5-5.5.9), Krebserkr. (☞ 6.3), Allergien, Zahnkaries, Gebißschäden, Osteoporose (☞ 5.10.5).

Ob eine bestimmte Krankheit mit Ernährung günstig zu beeinflussen ist, hängt nicht nur von der Krankheit oder der entsprechenden Ernährungsther. ab, sondern ist in besonderem Maße auch von der Individualität des Erkrankten abhängig.

2.10.8   Spezielle Ernährungstherapien

Hay'sche Trennkost
Nach den Erkenntnissen von Hay kann ein pathologisch verlängerter Verdauungsvorgang (☞ 2.10.2) auch durch die in unseren Regionen übliche Kost, insbesondere durch die Kombination von konzentriert eiweißhaltigen und konzentriert kohlen-

hydrathaltigen Lebensmitteln während **einer** Mahlzeit hervorgerufen werden. Diese sollten nie zusammen verzehrt werden.

Entsprechend empfahl er eine Kost, die zu 30% aus konzentrierten Lebensmitteln (konzentriert eiweißhaltig **oder** kohlenhydrathaltig) und zu 70% aus Gemüse, Salaten und Obst besteht (☞ Tab. 2.10-6).

Diese Kostform wurde nach dem Begründer *Hay'sche Trennkost* benannt.

Tabelle 2.10-6

Komponenten der Hay'schen Trennkost	
Konz. eiweißhaltige Lebensmittel	Fleisch, Fische, Geflügel, Eiklar, Sojamehl, Milch, Käse bis 55% Fett i.Tr.
Saures Obst	Beerenobst, Zitrusfrüchte, Stein- und Kernobst, Korinthen, Kiwi, Ananas, Melonen.
Konzentriert kohlenhydrathaltige Lebensmittel	Vollkorngetreide, -mehl, -nudeln und -brot, Naturreis, Kartoffeln, Topinambur, Grünkohl, Schwarzwurzeln, Honig, Datteln, Bananen, Feigen, Rüben- und Ahornsirup, Apfel- und Birnen-Dicksaft
Neutrale Lebensmittel	Öle, Fette, Butter, Sahne, Quark, gesäuerte Milchprodukte, Käse > 55% Fett i.Tr., Eigelb, reife Oliven, die meisten Gemüsesorten, rohe Tomaten, Heidelbeeren, Rosinen, Nüsse außer Erdnüssen und Kastanien, Vollmeersalz, milde Gewürze, Kräuter

Erläuterungen

* Konz. eiweißhaltige Lebensmittel sowie saures Obst verbrauchen saure Verdauungssäfte, konz. kohlenhydrathaltige Lebensmittel basische. Aus diesem Grund sollten nach Hay konz. eiweißhaltige oder kohlenhydrathaltige Lebensmittel sowie saures Obst mit den neutralen Lebensmitteln gemischt verzehrt werden
* Die neutralen Lebensmittel unterliegen keiner Beschränkung
* Grundsätzlich auch bei dieser Ernährungsweise den naturbelassenen Teil des Menüs vorweg verzehren, also mit Rohkostsalaten oder frischem Obst beginnen
* Sinn des hohen Frischkostanteils ist die Verhinderung einer *Verdauungsleukozytose*: Im Gegensatz zu erhitzter oder konservierter Nahrung ist Frischkost reich an Katalasen und Peroxidasen, die im Darmmilieu als Sauerstoff-Fänger fungieren und das Wachstum der gesunden *anaeroben* Dünndarmflora begünstigen. Fehlen sie, entwickelt sich in Blut und Darm eine Leukozytose, die als Abwehrreaktion auf Fremdeiweiße angesehen wird. Diese Reaktion kommt je nach Nahrung durchschnittlich 1-2 h nach Nahrungsaufnahme zum Stillstand
* Ein weiterer Grund für die Bevorzugung von naturbelassener Nahrung liegt in ihrer Ordnungskraft (☞ 2.10.3)
* Sollten Gärung und Fäulnis auch nach konsequenter, schonender Ernähr.umstellung und Darmsanierung weiterbestehen, können alte Kotreste in den Darmnischen die Ursache sein. In diesem Falle andere Darmreinigungsmaßnahmen versuchen, z.B. die Mayr-Kur oder die Kolon-Hydrother. Andere organische Ursachen ausschließen!

Ernährungsmodell nach Mayr

F. X. Mayr sah Verdauungsstörungen als Hauptursache für die beeinträchtigte Gesundheit an – auch latent vor dem Ausbrechen der eigentlichen Erkr.: Die durch Gärung produzierten Säuren und Alkohole sowie die Eiweißabbauprodukte bedingen häufig eine chron. Darmschleimhautentzündung, die – völlig unbemerkt – zur Aufnahme dieser Abbauprodukte in das Blut- und Lymphsystem führt.

Symptome: Die Symptome dieser schleichenden Entzündung und Intoxikation können jahrelang uncharakteristischer Art sein und in Form von Müdigkeit, schneller Erschöpfung, Leistungsschwäche, Kopfschmerzen und Migräne, Schweißausbrüchen und Gelenkbeschwerden auftreten.

Diagnostik: Beurteilung der Bauchform, die sich nach dem Grad der Verdauungs-störung richtet, und der häufig dementsprechend veränderten Körperhaltung:
- Eingesunkener Bauch – pathologisch hypertoner Zustand des Darmes
- Geblähter Bauch – hypotoner Darm mit erweitertem Lumen und vermehrter Gasbildung
- Stellenweise verhärteter, druckdolenter Bauch – entzündliche Prozesse.

In allen Fällen besteht nach Mayr eine intestinale Toxikose mit Resorptionsver-änderungen. Über diese Diagnostik hinaus werden auch humoraldiagnostische Methoden eingesetzt (☞ 2.4).

Therapie: Die sogenannte Mayr-Kur, während der sich Leistungsfähigkeit und Aussehen der Pat. mit Hilfe von Eßschulung, Fasten- oder milden Diätmaßnah-men und einer manuellen Bauchbehandlung wesentlich verbessern.
Grundmaßnahmen: Naturbelassene Kost vorziehen. Gefühl für die Bekömmlich-keit und den Geschmack von Lebensmitteln verfeinern. Insgesamt maßvoll essen. Auf ausreichende körperliche Bewegung achten.

Spezielle diätetische Maßnahmen werden in Kurform durchgeführt und sind die Basis für eine Gesundung des erkrankten Verdauungsaparates. Hierzu zählen: *Heilfasten* (☞ 2.11), *Milch-Diät-Kur* und *milde Ableitungskur nach Mayr.*

2.10.9 Informationen

Literatur
- Anemüller, H.: Das Grunddiät-System Hippokrates, Stuttgart
- Bircher-Benner, M.: Ordnungsgesetzte des Lebens als Wegweiser zur echten Gesundheit, Bad Homburg
- Bircher, R.: Geheimarchiv der Ernährungslehre Bircher-Benner, Bad Homburg
- Broschüre: Ernährungsempfehlungen zur Verminderung des Krebsrisikos Tumorzentrum Freiburg, Hugstetter Str. 55, 7800 Freiburg
- Kollath, W.: Die Ordnung unserer Nahrung Haug, Heidelberg
- Pirlet, K.: Zum Problem der Vollwerternährung Erfahrungsheilkunde 5 (1992): 345-56
- Rauch, E.: Blut- und Säfte-Reinigung. Haug, Heidelberg
- Rauch, E.: Die Darmreinigung nach F.X. Mayr Haug, Heidelberg
- Rauch, E.: Diagnostik nach F.X. Mayr Haug, Heidelberg
- Sander, F.: Der Säure-Basen-Haushalt des menschlichen Organismus Hippokrates, Stuttgart
- Souci, S.W., Fachmann, W., Kraut, H.: Lebensmitteltabelle für die Praxis WVG, Stuttgart
- Walb, L., Heintze, T.,Heintze, M.: Original Haysche Trennkost, Haug, Heidelberg
- Wendt, L.: Die Eiweißspeicher-Krankheiten Haug, Heidelberg

Adressen
- Arbeitsgemeinschaft Allergiekrankes Kind, Hauptstr. 29, 6348 Herborn
- Arbeitskreis für Ernährungs- und Vitamin-Information, Freiherr-vom-Stein-Str. 31, 6000 Frankfurt am Main
- Bund für Umwelt und Naturschutz, Im Rheingarten 7, 5300 Bonn 1
- Bundesforschungsanstalt für Ernährung, Engesserstraße 20, 7500 Karlsruhe
- Deutsche Gesellschaft für Ernährung, Feldbergstraße 28, 6000 Frankfurt am Main
- Pestizid-Aktions-Netzwerk (PAN), Gaußstr. 17, W-2000 Hamburg 50
- Postalisch geordnete Adressenliste von ökologisch orientierten Bauern und Winzern ist zu beziehen über: Stiftung Ökologie und Landbau, Südliche Weinstr. 51, 6702 Bad Dürkheim
- Verbraucher-Initiative, Breite Str. 51,W-5300 Bonn

2.11 Heilfasten

Volker Schmiedel

2.11.1 Einführung

Beim Fasten handelt es sich um einen freiwilligen, seit Jahrtausenden als Heilverfahren bekannten Nahrungsverzicht. In vielen Religionen wird das Fasten als Möglichkeit betrachtet, näher zu Gott und zu sich selbst zu gelangen.

Der menschliche Körper besitzt die Fähigkeit, für gewisse Zeit schadlos ohne Nahrungszufuhr zu leben, so beinhaltet unser zirkadianer Rhythmus nachts eine ca. zwölfstündige „Fastenperiode" (im Englischen: *bre*akfast = Fastenbrechen). Bei akuten Krankheiten (z.B. grippaler Infekt) verweigert der Kranke die Nahrung oftmals spontan. Schließlich stellt das Hungern, welches uns bis in die heutige Zeit begleitet, ein unfreiwilliges Fasten dar.

Die Umschaltung des Organismus auf das Fasten erfolgt bei einer Zufuhr von 500-600 kcal/d über mehrere Tage. Alle Diätformen, die diese Voraussetzung erfüllen, lassen sich somit unter das Fasten subsumieren. Es sind dies:

- *Null-Kalorien-Diäten:* Reines Wasserfasten, Null-Diät (mit Zugabe von Vitaminen und Mineralstoffen) und Teefasten (ohne Honig).
- *Fastenformen mit geringer Nahrungszufuhr:* Schleimfasten (besonders bei Magen- und Darmempfindlichen), Fasten nach Heun (mit Säften), Molkefasten und Fasten nach Buchinger (mit Säften, Gemüsebrühe und Kräutertees mit wenig Honig).

Fastenwirkungen

- In den ersten Fastentagen Umschaltung der hauptsächlichen Energiegewinnung vom Kohlenhydratstoffwechsel auf Eiweiß- und später auf Fettstoffwechsel (☞ Abb. 2.11-1). Nach einigen Tagen wird der Energiebedarf fast nur aus Fett gedeckt. Die im Fasten stets negative Eiweißbilanz sinkt von –100 auf –15 g
- Bei längerem Fasten (14 d), durchschnittliche tägl. Gewichtsreduktion von ca. 350 (F) bzw. 450 g (M; Buchinger-Fasten). Beim Null-Kalorien-Fasten weitere Steigerung um 40-50 g/d möglich, subjektives Wohlbefinden jedoch meist beeinträchtigt
- Gesteigerte Natriurese und Diurese → Na $\Downarrow$, extrazelluläre Flüssigkeits- und Plasmavolumen $\Downarrow$. Dadurch Vor- und Nachlastsenkung, Ruhepuls und RR $\Downarrow$
- Bei Übergewichtigen Vitalkapazität $\Uparrow$

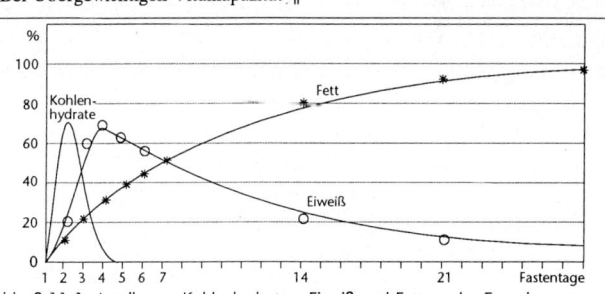

Abb. 2.11-1: Anteile von Kohlenhydraten, Eiweiß und Fett an der Energieversorgung im Verlauf von 28 Fastentagen

- Cholesterin, Triglyzeride und Blutzucker ⇓, mäßig erhöhte Leberwerte normalisieren sich, Harnsäure ⇑. Abbau von Gefäßendothelanlagerungen wird diskutiert
- Kohlenhydratstoffwechsel bei Diabetes mell. II deutlich verbessert
- Kapillar-zellulärer Stoffaustausch verbessert (Abbau der Eiweißspeicher in Basalmembranen, dadurch Diffusionsstrecke ⇓)
- Statische Entlastung der Gelenke und WS
- Bei körperlichem Training während des Fastens Steigerung der körperlichen Leistungsfähigkeit möglich
- Der Fastende gewinnt durch das Fasten in der Regel an Selbstvertrauen
- Fasten kann ein starker Impuls für die Neuordnung eines gesünderen Lebensstils sein.

2.11.2 Praktische Hinweise zum Heilfasten

- Gesunde können nach Anleitung – am besten in einer Gruppe – zu Hause fasten.
- Pat. mit ernährungsbedingten Stoffwechselstörungen (z.B. Hyperlipidämie, nicht-insulinpflichtiger Diabetes mellitus) können unter Aufsicht des Hausarztes zu Hause, *alle anderen sollten nur unter Begleitung durch einen erfahrenen Fastenarzt oder in einer auf Heilfasten spezialisierten Klinik fasten.*

- Mit einem vorbereitenden Entlastungstag einleiten, an dem leichtverdauliche Speisen eingenommen werden (Obst, Müsli, Rohkost, Gemüse, Joghurt, Quarkspeisen, Knäckebrot)
- Das Fasten kann in seinen verschiedenen Formen wenige Tage bis mehrere Wochen durchgeführt werden, je nach Konstitution und Indikation (☞ 2.11.3).

Beispiel: Siebentägiger Fastenplan nach Buchinger

1. Tag: Morgens Glaubersalz (20-40 g auf 500 ml Wasser) oder hoher Einlauf (1 l) handwarmes Wasser, viel Wasser nachtrinken
Mittags Gemüsebrühe oder- saft
Abends 1 Glas Obst- oder Gemüsesaft

2. Tag: Morgentee (Früchte- oder Kräutertee mit 1/2 TL Honig)
Mittags Gemüsebrühe oder -saft
Nachmittagstee (wie Morgentee)
Abends 1 Glas Obst- oder Gemüsesaft

3.-7. Tag: idem, jeden 2. Tag 1 Einlauf mit 1 l warmem Wasser, ersatzweise erneutes Glaubern

8. Tag: Morgentee, Fastenbrechen mit 1 Apfel (bei Bedarf gedünstet)
Mittags leichte Suppe
Nachmittagstee
Abends Suppe, Joghurt mit Leinsamen, Knäckebrot

9.-10. Tag: Kostaufbau mit leichten, ballaststoffreichen Speisen , wenig Fett, kein Fleisch

Während des Fastens ein Protokoll führen.

Medikamenteneinnahme während des Fastens
- Medikamente können bzw. müssen meist drastisch reduziert oder sogar abgesetzt werden, insbesondere **Diuretika, orale Antidiabetika** und **Insulin**
- **Antihypertonika**: Können – je nach Blutdruck – rasch ausgeschlichen werden

- **Digitalis, Antiarrhythmika**: Können bei leichten Erkrankungsformen meist abgesetzt werden; aus rhythmologischen Gründen gegebenes Digitalis unbedingt weiter einnehmen lassen (K^+, Mg^{2+}- und Digitalisspiegel kontrollieren, Dosis evtl. reduzieren)
- **Antirheumatika, Kortison, Sedativa** und **Hypnotika**: Können oft reduziert werden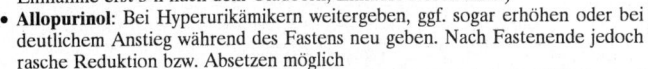
- **Ovulationshemmer**: Können weiter eingenommen werden (bei morgendlicher Einnahme erst 3 h nach dem Glaubern; Einläufe stören nicht)
- **Allopurinol**: Bei Hyperurikämikern weitergeben, ggf. sogar erhöhen oder bei deutlichem Anstieg während des Fastens neu geben. Nach Fastenende jedoch rasche Reduktion bzw. Absetzen möglich
- *Cave:* Der Organismus reagiert nach dem Fasten sehr viel empfindlicher auf Medikamente – sowohl bei Homöopathika und Phytotherapeutika, als auch bei Allopathika.

Tips bei Beschwerden während des Fastens
- **Bauchkrämpfe:** *Prießnitz-Leibauflage* (Leinentuch zu 1/3 in kaltes Wasser tauchen, so zusammenlegen, daß eine naß-kalte und zwei trockene Schichten entstehen, naßkalte Seite auf den Leib legen, trockenes Tuch darüber, die Auflage wird bald als angenehm warm empfunden und bringt Erleichterung – für warme Füße sorgen!)
- **Blutungsneigung, erhöht:** Vit. K, Vit. C
- **Fastenkrise:** Bei Kurzzeitfasten eher selten; z.B. starke Schwermütigkeit oder Reizbarkeit, alte Beschwerden flackern auf, deutliches Krankheitsgefühl: Ruhe, Wärme und ein Einlauf helfen oft, reichlich Flüssigkeit trinken, jetzt auf keinen Fall das Fasten brechen!
- **Frieren:** Heißen Tee trinken, mit Wärmflasche hinlegen, evtl. ansteigendes Fußbad
- **Geschmack, schlechter:** Mehrmals tägl. Zitronenschnitz (1/8 Zitrone) kauen
- **Herzklopfen:** Unangenehmes, subj. Empfinden, meist nachts, Frequenz selten erhöht; Mg^{2+} und K^+ substituieren (z.B. Tromcardin® forte 3x1), Weißdorn (z.B. Crataegus ® Urtinktur oder Crataegutt ® 3x20 Tr.).
- **Hunger, starker:** Reichlich Trinken, wenn das nicht hilft: Zusätzlicher Einlauf (hilft erfahrungsgemäß gut gegen Hunger)
- **Kopfschmerz:** Klingt meist spontan ab, evtl. Gelsemium D4, Spigelia D6 oder Belladonna D4; Dosierung: z.B. alle 30-60 Min. 1 Tbl. oder 5 Tr.
- **Lustlosigkeit, Trägheit:** 10 Min. in frischer Luft gehen, wenn das nicht hilft, der Müdigkeit nachgeben und sich hinlegen
- **Muskelschwäche:** Kalium (z.B. Kalinor- oder Kalitrans-Brausetabl., 1-3/d)
- **Niedriger Blutdruck:** Morgens Wechselduschen oder Trockenbürsten am offenen Fenster, Korodin®-Tr., bei Kollapsneigung Veratrum album D4, evtl. ein wenig schwachen, schwarzen Tee
- **„restless legs" (unruhige Beine):** Wechselwarme Beingüsse, Zinc.val. D4.
- **Schlafstörungen:** Abendl. Spaziergang, Wassertreten in Badewanne (kalt, wadenhoch) oder ansteigendes Fußbad, wenn irgend möglich bei offenem Fenster schlafen, lauwarm duschen, dann Wasser abstreifen, nicht abtrocknen und feucht ins Bett legen
- **Schwitzen, unangenehmes:** Oft Duschen, sofern die Haut nicht zu stark austrocknet
- **Sodbrennen, Gastritis:** Luvos® Heilerde 1 oder Ultra, 2 TL tägl., evtl. zusätzlich Basica 2 EL tägl.
- **Wadenkrämpfe:** Magnesium Diasporal ® oder Magnesium Verla®, 2 Beutel tägl.

2.11.3 Indikationen und Kontraindikationen des Heilfastens

Die genannten Indikationen und Kontraindikationen gelten für alle erwähnten Arten des Fastens.

Tabelle 2.11-1

Indikationen und Kontraindikationen des Fastens	
Indikationen	**Kontraindikationen**
Adipositas	Tuberkulose
Diabetes mell. II	Krebs
Hyperurikämie	Z.n. anderen schweren Erkr. oder Operationen
Hypertonie	Antikoagulation
Hyperlipidämien	Psychosen
Chron. Hepatopathien (Fettleber, chron. Hepatitis)	Schwere Depression
Arter. Durchblutungsstörungen (koronar, zerebral oder peripher)	Bulimie
Venöse Durchblutungsstörungen (z.B. Ulcus cruris)	Anorexie
Degenerative Gelenkerkrankungen	Thyreotoxikose
Entzündliche Gelenkerkrankungen	Leberzirrhose
Hauterkr. (z.B. Akne, Psoriasis, Neurodermitis)	Kardiomyopathie
Asthma	Z.n. Myokarditis
Pollinosis	Florides Ulcus ventriculi oder duodeni
Chron. Obstipation	Mangelnde Einsichtsfähigkeit in notwendige Maßnahmen während des Fastens (intellektuell, zerebral oder charakterlich bedingt)
Chron. Enterokolitiden	Schwangere und Stillende
(M. Crohn, Colitis ulcerosa)	Kinder vor Abschluß der Wachstumsreife

- Stoffwechselstörungen wie Hypercholesterinämie oder leichte Hepatopathien lassen sich fast immer sehr günstig beeinflussen
- Bei chron. Krankheiten wie Neurodermitis oder Rheuma können mitunter dramatische Verbesserungen erzielt werden, es gibt hier jedoch auch Fasten-refraktäre Fälle (insbesondere nach langjähriger Vorbehandlung mit Kortison oder Immunsuppressiva)
- *Cave:* Eine Verbesserung tritt bei schweren chron. Krankheiten oft erst nach sogenannten *Heilkrisen* auf (ähnlich der homöopathischen *Erstverschlimmerung* ☞ 2.12.4), weshalb bei diesen Pat. das Fasten nur in der Fastenklinik angezeigt ist. Außerdem können bei diesen Erkr. nach Beendigung des Fastens die Symptome – wenn auch meist in abgeschwächter Form – wiederauftreten.

2.11.4 Informationen

Literatur
- Buchinger, O.: Das Heilfasten und seine Hilfsmethoden als biologischer Weg; Hippokrates, Stuttgart
- Fahrner, H.: Fasten als Ther.; Hippokrates, Stuttgart
- Lützner, H.: Wie neugeboren durch Fasten; Gräfe und Unzer, München

Adressen
- Fastenkliniken: Adressen über die entsprechenden Verbände ☞ Kap. 11
- Fastenkurse finden u.a. im Rahmen der Kongresse für Naturheilverfahren in Freudenstadt (Information ZÄN ☞ Kap. 11.4) statt. Darüberhinaus besteht in den meisten Fastenkliniken die Möglichkeit, das Fasten während einer Hospitation zu erleben.

2.12 Homöopathie

Volker Schmiedel

2.12.1 Einführung

Im Gegensatz zu anderen Naturheilverfahren ist der Homöopathie bisher eine wissenschaftliche Anerkennung versagt geblieben, was im Fehlen eines vollständigen Erklärungsmodells sowie in Widersprüchen zu den geltenden naturwissenschaftlichen Erkenntnissen begründet ist.

Die häufig von Spekulationen und Pfuschertum geprägte Medizin des 18. Jahrhunderts wurde von dem 1755 geborenen Samuel Hahnemann heftig kritisiert. Mit der Homöopathie wollte er einen neuen Weg aufzeigen, die Medizin aus ihrem Dilemma zu führen. Dabei ging er mit – auch nach heutigen Maßstäben – wissenschaftlicher Akribie und Methodik vor:
Im Jahre 1790 beobachtete Hahnemann in einem Selbstversuch mit Chinarinde mehr zufällig, daß diese Substanz bei ihm genau diejenigen Symptome erzeugte, gegen die sie bei Kranken eingesetzt wurde. In zahlreichen weiteren Versuchen an Freunden, Angehörigen und sich selbst untersuchte er viele weitere Substanzen pflanzlichen, tierischen oder mineralischen Ursprungs und kam immer wieder zu dem Ergebnis, daß Arzneien an Gesunden charakteristische Symptome hervorrufen, die sie bei Kranken wiederum heilen. Als erster in der Medizin führte er kontrollierte Experimente mit Arzneimitteln an gesunden Versuchspersonen durch.

Der Beginn der Homöopathie wird von Medizinhistorikern auf das Jahr 1796 datiert, als Hahnemann seine Erkenntnisse in „Hufelands Journal" erstmals der wissenschaftlichen Öffentlichkeit vorstellte. Aus seinen Experimenten leitete er folgenden Lehrsatz ab:

> „Wähle, um sanft, schnell, gewiß und dauerhaft zu heilen, in jedem Krankheitsfall eine Arznei, welche ein ähnliches Leiden erregen kann als sie heilen soll!"

Diese *Ähnlichkeitsregel* bildet die Grundlage aller homöopathischen Ther.. Homöop. heißt wörtlich übersetzt „ähnliche Krankheit". Hahnemann schrieb seine Erkenntnisse im 1810 erschienenen *Organon* nieder.

Wichtige Merkmale der Homöopathie (in Klammern Paragraphen des Organon)
- Betonung präventiver (§ 4) und kausaler Medizin (falls die Krankheitsursache leicht zu erkennen und zu entfernen ist (§ 7)
- Ablehnung der Suche nach einer inneren, unsichtbaren Krankheitsursache, dafür genaue Beobachtung der Veränderungen im körperlichen und seelischen Befinden durch den Arzt, den Pat. oder dessen Umgebung (§ 6)
- Verständnis von Krankheit als Störung einer geistartigen Lebenskraft (*Dynamis*, § 9-11), nach heutiger Diktion: Störung des biokybernetischen Systems
- Bestimmte Noxen führen nur bei Disposition zu Krankheiten (§ 31)
- Ganzheitliches Verständnis von Krankheit: Auch streng lokalisierte Leiden hängen von einer Krankheit des übrigen Körpers ab und sind als untrennbarer Teil des Ganzen anzusehen (193)
- Ther. nach der *Ähnlichkeitsregel*.

2.12.2 Ähnlichkeitsregel

- Eine Behandl. mit demjenigen Arzneimittel, welches beim gesunden Menschen die meisten ähnlichen Symptome erzeugt, vermag – in besonderer, potenzierter Form verabreicht – die Krankheit zu heilen (*simila similibus curantur*, § 25)
- Die Ther. mit „Gegenmitteln" (*contraria contrariis*, z.B. Schmerzen, Schlaflosigkeit, Diarrhoe mit Opium) lehnt Hahnemann wegen der Gefahr der langfristigen Verschlimmerung oder der Entstehung neuer Krankheiten ab (§ 57 f.), in Notfällen ist sie jedoch ausdrücklich erlaubt.

2.12.3 Arzneimittelprüfung in der Homöopathie

Jede auf das Leben wirkende Potenz (z.B. eine Arznei) hat zunächst für eine gewisse Zeit eine Befindensänderung zur Folge (*Erstwirkung*). Unsere Lebenskraft ist jedoch bestrebt, sich dieser Wirkung zu widersetzen (*Nachwirkung oder Gegenwirkung*) (§ 63). Die Folge dieser Wechselwirkung zwischen Arznei und Organismus ist gewissermaßen eine künstliche Krankheit. Um die ganze künstliche Krankheit und die Gesamtheit der dabei auftretenden Symptome zu erfassen, hält Hahnemann eine Arzneimittelprüfung am gesunden Menschen für erforderlich (§ 106,108). Darüberhinaus finden aber auch toxikologische Informationen Verwendung (§ 110). Die Prüfungsrichtlinien für Arzneimittelprüfungen sind von Hahnemann genau festlegt worden:
- Ein Arzneimittel gilt dann als ausgeprüft, wenn bei den Versuchspersonen (*Prüfer*) immer wieder dieselben Symptome auftreten, die auch schon von anderen Prüfern berichtet wurden (§ 135)
- Die Gesamtheit aller durch eine Substanz hervorgerufenen Symptome ergibt das sogenannte *Arzneimittelbild* dieser Substanz
- Alle geprüften Substanzen und ihre Arzneimittelbilder werden in der Arzneimittellehre *(materia medica)* zusammengefaßt (§ 143).

2.12.4 Erstverschlimmerung

Gelegentlich kann nach der Gabe homöopathischer Mittel zunächst eine Verstärkung der Beschwerden festgestellt werden. Es handelt sich dabei um die sogenannte *Erstverschlimmerung*, die darauf zurückzuführen ist, daß das Arznei-

mittel die Symptomatik erst zu erzeugen vermag (sonst wäre es nicht das passende
Arzneimittel). Diese Verschlimmerung ist nur von kurzer Dauer. Ihr Auftreten
wird außerdem als prognostisch günstig angesehen (§ 157f).

2.12.5 Potenzierung

Sehr genaue Anweisungen gibt Hahnemann zur Herstellung der homöopathischen
Arzneimittel durch *Potenzieren*. Ursprünglich arbeitete er mit starken Verdünnungen seiner aufgrund der Ähnlichkeitsregel verordneten Arzneimittel, später fand
er jedoch heraus, daß durch das Potenzieren eine deutliche Wirkungsverstärkung
erreicht werden konnte. Ihm war bewußt, daß nicht die materielle Substanz des
Mittels, sondern in der Substanz verborgene dynamische Kräfte, die durch das
Potenzieren erst entwickelt werden, für die Heilwirkung verantwortlich sind
(§ 269).
Die Kombination aus Verdünnung und Verschüttelung (mit einem Wasser-Alko-
hol-Gemisch) oder Verreibung (mit Milchzucker) fördert diese dynamischen
Kräfte zutage. Bei der Potenzierung oder auch Dynamisation wird also das
Materielle verringert und die Kraft gesteigert.

Werden 2 Tr. einer Mischung von gleichen Teilen eines frischen Pflanzen-
preßsaftes und Alkohol mit 98 Tr. eines Wasser-Alkohol-Gemisches verdünnt und dann mehrmals stark geschüttelt, so erhält man die erste
Centesimal-Potenz oder C1 (=1/100; die Nomenklatur für die Potenzen wurde übrigens erst später entwickelt). Nimmt man von dieser C1-Lösung 1 Tr.
und verdünnt und verschüttelt ihn mit 99 Tr. des Wasser-Alkohol-Gemisches,
so ergibt das eine C2-Potenz. Erneut 1 Tr. von der C2 in der beschriebenen
Weise potenziert führt zu C3. C3 enthält nur noch 1/100 x 1/100 x 1/100 =
ein Millionstel der Ausgangssubstanz. Hahnemann potenzierte gewöhnlich
maximal bis C30.
Auf ähnliche Weise werden Verreibungen mit Milchzucker hergestellt z.B.
für nicht lösliche Substanzen

In fortgeschrittenem Lebensalter entwickelte Hahnemann noch die LM-Potenzen
(auf der Basis der Verdünnung 1:50 000, auch als Q-Potenzen bezeichnet), die er
„als die kräftigsten und zugleich mildest wirkenden, also die vollkommensten"
befunden hat (§ 270).

In Deutschland sind heute die von Hahnemann nicht verwendeten Dezimalpoten-
zen (Verdünnung 1:10 und anschließende Verschüttelung oder Verreibung)
gebräuchlicher als die C- oder LM-Potenzen.
Homöopathika sind heute als Lösungen (*dilutio oder dil.*), Milchzuckertabletten
(Tbl.), Milchzuckerverreibungen (*trituratio oder trit.*), Rohrzuckerkügelchen (*globuli oder glob.*) und Inj. (Amp.) erhältlich (in Klammern die Abkürzungen für die
Rezeptur).
Tabletten und Dilutionen werden gewöhnlich bei tiefen Potenzen, meist D1-D12
oder C1-C12, verordnet, Globuli bei hohen Potenzen ab D30 oder C30, ebenso
bei LM-Potenzen.
Die Richtlinien zur Herstellung homöopathischer Arzneimittel sind im Homöopathischen Arzneibuch genau festgelegt (HAB I).

2

2.12.6 Dosierung der Homöopathika

- Nicht von theoretischen Mutmaßungen, sondern von der richtigen Erfahrung des Verordners und der individuellen Erregbarkeit des Pat. abhängig (§ 278, 281)
- Hahnemann betonte die Gabe von Einzelmitteln und lehnte die Verwendung von Komplexmitteln (Gemischen verschiedener Homöopathika) (§ 273) ab.

2.12.7 Homöopathie und Schulmedizin

Der Hauptgrund für die Außenseiterrolle der Homöopathie aus dem Blickwinkel der Schulmedizin ist die Tatsache, daß sie sich nicht in das herrschende Paradigma der Medizin einpassen läßt. Die Homöopathie kennt *keine Kausalitäten*, sondern *nur Korrelationen.* Sie beobachtet beispielsweise, daß ein Pat., der wegen körperlicher Schwäche mit Kollapsneigung ärztliche Hilfe sucht, eine starke Kälteempfindlichkeit aufweist, merkwürdigerweise aber ein großes Verlangen nach frischer Luft und gleichzeitig eine Abneigung gegen fette Speisen hat. Der Arzt vergleicht diese Symptome mit den Symptomen der ihm bekannten homöopathischen Arzneimittel und stellt fest, daß Carbo vegetabilis diesen Symptomen am nächsten kommt.

Es wird also versucht, eine Analogie zwischen Patientenschilderung und Befunderhebung einerseits und dem Arzneimittel andererseits herzustellen. In holistischer Weise möchte man *Sympto*menbild und Arzneimittelbild zur Deckung bringen.

Anders bei der Schulmedizin, die oftmals nur ein Symptom behandelt oder an einer genau festgelegten Stelle in eine pathogenetisch bekannte Kette innerhalb eines Krankheitsprozesses eingreift, ohne den Pat. in seiner Gesamtheit mitzubehandeln (Beispiel: Hemmung des Kalziumioneneinstroms in Herzmuskelzellen zur Behandl. erhöhten Blutdrucks). In den letzten Jahren zeichnet sich hier unter dem Stichwort „Lebensqualität" allerdings in begrenztem Umfang ein Umdenken ab.

Die holistische Vorgehensweise erschwert eine naturwissenschaftliche Absicherung der Homöop. beträchtlich. Für die Behandl. von Kopfschmerzen kann man homöopathisch verschiedene Mittel einsetzen, z.B. Apis, Belladonna, Gelsemium, Nux vomica. Wenn man allen Kopfschmerzpat. Belladonna gibt, wird man nur bei einigen einen Erfolg erzielen – nämlich nur bei denjenigen, die von ihrer gesamten Symptomatik her für Belladonna empfindlich sind. Bei allen anderen wirkt Belladonna nicht (abgesehen von Placebo-Effekten). Kompliziert wird das Verständnis der Arzneimittelther. – zumindest aus schulmedizinischer Sicht – noch dadurch, daß Belladonna nicht nur bei Kopfschmerzen eingesetzt werden kann, sondern z.B. auch bei Darmkoliken oder Halsentzündungen. Diese Krankheitszuständen haben nach herkömmlicher Betrachtungsweise nichts miteinander zu tun. Nach homöopathischem Verständnis gehören jedoch alle zusammen, zum Arzneimittelbild von Belladonna und damit auch zur individuellen Reaktionsweise des Patienten.

2.12.8 Mögliches Erklärungsmodell der Homöopathie

Aus kybernetischer Sicht kann man die Homöop. als spezifische Reizther. und ihre
Heilerfolge als Antwort des Organismus auf diese Reize begreifen – analog zur
Kneippschen Ther. als unspezifische Reizther., die z.T. auch nach der Ähnlichkeitsregel verfährt (z.B. Durchblutungsstörungen der Beine nicht mit warmem,
sondern mit kaltem Wasser behandeln).

Wassermoleküle als Informationsspeicher
Neuere physikalische Studien zur Struktur des Wassers haben ergeben, daß Wasser
keineswegs aus einer amorphen Anhäufung von H_2O-Molekülen besteht. Vielmehr befinden sich Wassermoleküle häufig in einer elektromagnetischen Kopp-
lung miteinander und bilden geordnete Haufen (Cluster). Diese Cluster umfassen
bei Körpertemperatur ca. 400 Wassermoleküle und stellen stabile, quasi-kristalline
Strukturen dar. Aufgrund dieser physikalischen Eigenschaften können sie Informationsspeicher fungieren.

Möglicherweise hat Hahnemann mit der Potenzierung ein Verfahren gefunden,
mit dem Informationen von der Substanz auf das Lösungsmittel geprägt werden
können. Die Energiezufuhr durch das Schütteln könnte die bestehenden Molekül-
cluster des Lösungsmittels zum Teil zerbrechen, diese sich anschließend zu neuen
Clustern zusammenfinden, deren Struktur (und damit auch Informationsgehalt)
sich nach der zu potenzierenden Ausgangssubstanz richtet. Es wird also ein
Ordnungszustand geschaffen, der mit jedem Potenzierungsschritt weiter zunimmt.
Selbst dann, wenn keine Moleküle der Ausgangssubstanz mehr vorhanden sind,
kann die Ordnung weiter zunehmen, da die bereits bestehenden Strukturen weiter
prägend wirken. Dies könnte die Wirksamkeit homöopathischer Hochpotenzen
jenseits der Lohschmidtschen Zahl (D23, C12 oder LM VI) erklären.

Der Extrazellulärraum als Wirkort der Homöopathie
Der primäre Wirkort der Homöop. ist möglicherweise der Extrazellulärraum mit
seiner wässrigen, quasi-kristallinen Struktur. Störungen in diesem komplexen
Regulationssystem können praktisch den gesamten Körper erfassen, da das
Interstitium eine anatomische Einheit bildet. Die in einer bestimmten Ordnung
vorliegende Struktur des homöopathischen Arzneimittels vermag im Krankheits-
falle die pathologische Struktur des Interstitiums zu beeinflussen, wenn die
Ordnungszustände des Arzneimittels und des Interstitiums zueinander passen,
gewissermaßen in Resonanz stehen. Aus neueren physikalischen Untersuchungen
ist bekannt, daß Ordnungszustände sich unter gewissen Umständen schlagartig in
einem sich selbst verstärkenden Prozeß ausbreiten können, und daß hierzu oft nur
kleine Reize erforderlich sind. Die Wirksamkeit von Homöop. beruht möglicherweise auf derartigen elektromagnetischen Resonanzeffekten zwischen den Ord-
nungszuständen homöopathischer Lösungen und der extrazellulären Flüssigkeit.

2.12.9 Konstitutionelle Homöopathie

In der klassischen Homöop. wird die *konstitutionelle* Behandl. des Pat. angestrebt:
• Unter *Konstitution* versteht man die anlagebedingte individuelle Ganzheit des
  einzelnen Menschen – die in der Erbanlage begründete und unter Einbeziehung
  der Umwelt verwirklichte Gesamtverfassung des Organismus (Aschner)

2

- Eine konstitutionelle homöopathische Ther. wird unter Berücksichtigung dieser Gesamtverfassung durchgeführt, wobei hier nur eine begrenzte Anzahl von Mitteln in Frage kommen und meist Hochpotenzen in seltenen Gaben verabreicht werden
- Die Mittelwahl richtet sich dabei primär nach Geist- und Gemütsymptomen, d.h. ganzheitlichen Persönlichkeitsmerkmalen, weniger nach äußeren Symptomen.

Mit den in Kap. 5 und 6 sowie in diesem Kapitel gegebenen Anweisungen kann auch der Anfänger bereits beginnen, homöopathisch zu arbeiten. Bei vielen – insbesondere chron. – Erkr. wird man jedoch erst durch eine konstitutionelle Behandl. die besten und tiefgreifendsten Erfolge erzielen können. In Kap. 5 und 6 ist dies mit der Dosierungsangabe D30 bei einigen Indikationen und Arzneimitteln angedeutet.

Die Dosisangaben sind dort lediglich Empfehlungen. (Es gibt Homöopathen, die ausschließlich mit Hochpotenzen, C-Potenzen oder LM-Potenzen arbeiten und über gute Erfolge berichten).

2.12.10 Die homöopathische Mittelwahl

Die homöopathische Mittelwahl richtet sich nach auffallenden Symptomen, die durch eine sorgfältige Anamnese gefunden werden. Die Symptome werden nach Art und Ausprägung unterschiedlich gewertet.

Begriffsdefinitionen
- **Geist- und Gemütssymptome:** Beschreiben die seelische oder geistige Verfassung des Patienten, seine Wesensart, seine Einstellungen und auch Träume. Beispiel: Angst oder Eifersucht
- **Lokale Symptome:** Beschreiben körperliche Erscheinungen, z.B. Magenschmerzen
- **Allgemeinsymptome:** Beschreiben die körperlichen Symptome, welche den ganzen Menschen betreffen, z.B. Fröstelgefühl
- **Leitsymptome** (*Schlüsselsymptome*): Man spricht immer dann von Leitsymptomen, wenn ungewöhnliche oder stark dominierende Symptome (auch körperlicher Art) auftreten, z.B. Übelkeit beim Liegen auf der Seite.
- **Modalitäten:** Genauere Charakterisierungen eines Symptoms, z.B. Zeit des Auftretens, verbessernde und verschlechternde Einflüsse wie: Verbesserung durch Stehen, Liegen, Bewegung, Essen).

Wertung der Symptome
Bei der homöopathischen Mittelwahl stellt man immer wieder fest, daß bestimmte Symptome, die zu einem Mittel gehören, vorhanden sind, andere fehlen, und wiederum andere sogar im Widerspruch dazu stehen. Man wird nur sehr selten einen Fall erleben, bei dem alle Symptome in eindeutiger Weise auf ein einziges Mittel hindeuten. Es stellt sich also immer die Frage, welche Symptome bei der Mittelwahl besonders zu berücksichtigen sind.
Hierzu einige Anhaltspunkte:
- **Leitsymptome** (z.B. „Verlangen nach frischer Luft trotz Frieren" , „kann nicht auf linker Seite liegen"), insbesondere wenn sie vom Pat. klar und spontan geäußert werden, deuten vorrangig auf ein Mittel hin
- **Gemüts- und Geistessymptome** sind wichtiger als Allgemeinsymptome oder Modalitäten

- **Allgemeinsymptome** und **Modalitäten** (z.B. Durst, Appetit, Schwitzen, Tageszeit der Beschwerden) sollten gleichwertig berücksichtigt werden, wobei hier die Stärke der Ausprägung ein Symptom mehr oder weniger wichtig erscheinen läßt
- Ein **sehr stark vorhandenes Symptom** sollte im richtigen Mittel immer vorhanden sein. Wenn ein Pat. extreme Verschlechterung der Beschwerden durch Kälte angibt, dann muß diese Verschlechterung auch im Arzneimittelbild der Substanz vorhanden sein. Ein solches hervorstechendes Symptom kann mitunter sogar wichtiger als ein Gemütssymptom werden, wenn beispielsweise extreme Kälteverschlechterung, aber nur leicht ausgeprägte Angst oder Reizbarkeit vorliegen
- Außerdem ist bei der Mittelwahl von Bedeutung, daß nur *positiv* gewertet werden darf. Starker Durst spricht **für** ein Mittel, wenn im Arzneimittelbild Durst vorhanden ist. Enthält das Arzneimittelbild jedoch Durst, der Pat. gibt aber keinen Durst an, so spricht dies **nicht gegen** das Mittel.

Homöopathische Anamnese

Eine umfassende homöopathische Anamnese kann durchaus eine Stunde oder länger dauern. Dazu gehört:
- Den Pat. stillschweigend ausreden lassen und ihm zunächst einmal nur zuhören, da die spontan geschilderten Symptome oft die wertvollsten sind (außerdem erhält man einen guten Eindruck seines Verhaltens, z.B. ängstlich, erregt, verlangsamt)
- Anschließend durch genaues Nachfragen versuchen, die berichteten Symptome zu präzisieren (z.B. genauer Ort, genaue Zeit, Umstände des Auftretens der Beschwerden, begleitende Beschwerden, genauer Charakter der Beschwerden)
- Es folgt eine umfassende vegetative Anamnese, die Fragen zu Stuhl, Urin, Schlaf (auch Träume), Gemüt, Laune, Appetit, Durst, Schweiß, Vorlieben und Abneigung in Bezug auf Speisen und Getränke, Wetterfühligkeit, andere Besonderheiten am Körper beinhalten sollte.

Eine solche Anamnese stellt auch unter dem Aspekt der Arzt-Patienten-Beziehung einen großen Gewinn für beide Seiten dar: Der Arzt lernt seinen Pat. wirklich gut und umfassend kennen. Der Pat., für dessen subjektive Beschwerdeschilderung viele Ärzte sich oft weder interessieren, noch sie richtig einzuordnen vermögen, fühlt sich an- und seine Beschwerden ernstgenommen.

Repertorisation

Die **Repertorisation** – d.h. die Arzneimittelfindung aus Symptomenreihen mit Hilfe von Tafeln, Büchern oder Computern – ist eine technische Hilfe und kann in Kursen erlernt werden
Sie erweitert die Möglichkeiten der korrekten Mittelfindung und setzt eine gute – meist schriftliche – Aufarbeitung der Symptome voraus. Auf keinen Fall darf sie den Blick auf den Menschen verstellen.

2.12.11 Applikation der Homöopathika

- Gewöhnlich werden **Dil.** oder **Tabl.** rezeptiert. Manche unlöslichen Substanzen liegen in niedrigen Potenzen nur in fester Form vor, ab D6 sind aber alle Potenzen auch als Dil. erhältlich, ab D8 als Lösung für Injektionen
- Niedrige Potenzen häufig, höhere Potenzen selten verordnen, z.B.:
  - „Mercurius solubilis D4 Tabl. 3x tgl." oder

- „Arsenicum album D12 Dil. 5 Tr. morgens vor dem Frühstück"
- In akuten und hochakuten Fällen das Medikament öfter einnehmen lassen, z.B.:
  - „Aconitum D3 Trit. jede Std. 1 Messerspitze im Mund zergehen lassen, bis Beschwerden nachlassen" oder
  - „Veratrum album D3 Dil. alle 3 Min. 3 Tr. unter die Zunge"
- Hochpotenzen (z.B. D30, C200) nur in großen Abständen (wöchentlich, monatlich) oder gar nur einmalig verabreichen (einmalige Gabe reicht zur Heilung oft schon aus; ferner ist bei häufigerer Gabe eine geringere Wirksamkeit oder gar Befindensschlechterung möglich)
- Tiergifte wie Lachesis oder Acidum formicicum sollen als Inj. eine gesteigerte Wirksamkeit erfahren. Aber auch alle anderen Mittel können bei Inj. in das entsprechende Segment oder geeignete Akupunkturpunkte intensiver wirken
- Bei Nachlassen der Symptomatik die Gaben reduzieren, beim Verschwinden absetzen.

2.12.12 Indikationen für die Homöopathie

Alle Krankheiten, die der Selbstregulation des Organismus zugänglich sind, bes.
- Funktionelle Erkr. (z.B. Colon irritabile)
- Psychosomatische Erkr. (z.B. Migräne)
- Psychische Erkr. (z.B. Neurose)
- Infektionskrankheiten (z.B. Masern)
- Chron.-entzündliche und degenerative Erkr. (z.B. Colitis)
- Bei organisch manifesten Erkr. (z.B. Arthrose) kann zwar nicht der Organschaden behoben, aber die Symptomatik gelindert werden.

2.12.13 Kontraindikationen der Homöopathie

- Bei bekannter Allergie (z.B. Bienengift) das entsprechende Mittel (Apis) nicht als Tiefpotenz geben (gefahrlos ab D12)
- Als relative Kontraindikation an die möglicherweise starke homöopathische Erstreaktion denken (z.B. keine Neurodermitis mit Sulfur C30 behandeln!)
- Infauste organische Erkr. (z.B. Malignome) sind mit Homöop. nicht zu heilen. Begleitende Symptome können mit Homöop. möglicherweise erfolgreich palliativ behandelt werden.

2.12.14 Nebenwirkungen der Homöopathie

- Homöopathika nicht prophylaktisch geben, da möglicherweise nach längerer Einnahme im Sinne der Ähnlichkeitsregel erst Symptome entstehen können (*ungewollte Arzneimittelprüfung*)
- Bei richtigem Mittel ist eine *Erstreaktion* mit Verschlimmerung der Symptome möglich. Mittel dann sofort absetzen und die weitere Wirkung abwarten
- Sehr toxische Mittel nicht über längere Zeit in niedrigen Potenzen geben, da durchaus chron. Vergiftungen erzeugt werden können, z.B. mit Arsen oder Quecksilber in D4.

2.12.15 Informationen

Fortbildung
- Wer sich intensiver mit der Homöop. beschäftigen und auch mit Hochpotenzen konstitutionell behandeln möchte, sollte Kurse z.B. in Freudenstadt, Baden-Baden, Bad Brückenau, Celle oder Detmold besuchen. Informationen hierzu beim Deutschen Zentralverein homöopathischer Ärzte, Adresse ☞ 11.4
- Die Adressen weiterbildungsermächtigter niedergelassener Ärzte und Kliniken sind bei den jeweiligen Landesärztekammern zu erfahren.

Literatur
- Bayr, G.: Hahnemanns Selbstversuch mit der Chinarinde im Jahre 1790,. Haug, Heidelberg
- Gawlik, W.: Homöop. und konventionelle Ther.. Hippokrates, Stuttgart
- Hahnemann, S.: Organon der Heilkunst. 6. Aufl., Haug, Heidelberg
- Kent, J. T.: Repertorium der homöopatischen Arzneimittel. Haug, Heidelberg und Hippokrates, Stuttgart
- Mezger, J.: Gerichtete Homöopathische Arzneimittellehre, Haug, Heidelberg
- Stauffers Homöopathisches Taschenbuch. Haug, Heidelberg
- Allgemeine Homöopathische Zeitung, Haug, Heidelberg
- Zeitschrift für Klassische Homöopathie. Haug, Heidelberg.

2.13　Manuelle Medizin

Hans Peter Bischoff und Johannes Weingart

2.13.1　Einführung

Gegenstand der man. Med. ist die Diagn. und Ther. von reversiblen Funktionsstörungen am Haltungs- und Bewegungsapparat. Sie hat das Ziel, eine physiologische schmerzfreie Bewegung wiederzuerlangen. Zum Nachweis dieser Störungen wurden spezielle diagnostische Techniken an Wirbelsäule und Extremitätengelenken entwickelt. Synonym für *reversible Funktionsstörung* verwendet man die Begriffe *Dysfunktion* und *Blockierung*.

Die man. Med. ist über 4000 Jahre alt, wie alte Statuen in Ägypten und Thailand zeigen. Auch Hippokrates, der Vater der modernen Medizin, war mit den Techniken der man. Med. vertraut.

Ein wichtiger Wegbereiter in neuerer Zeit war der Arzt Atkinson, der im 19. Jahrhundert in den USA und England seine Kollegen Still, den Begründer der osteopathischen Schule, und Palmer, einen Laientherapeuten und späteren Begründer der chiropraktischen Schule, beeinflußte. Im deutschsprachigen Raum veröffentlichte der Schweizer Landarzt Otto Naegeli 1894 ein erstes Chirotherapiebuch.

In Deutschland haben sich nach 1945 zwei Schulen entwickelt: das Dr.-Karl-Sell-Ärzteseminar in Neutrauchburg (MWE) und die mehr auf die osteopathische Lehre aufbauende Schule der FAC in Hamm (Anschriften ☞ 2.13.7).

Die Begriffe „Manuelle Medizin", „Manuelle Ther." und „Chirother." werden meist synonym verwendet.

Die Vielzahl von kontrollierten Studien und empirischen Aufzeichnungen belegen die Effektivität der Methode. Untersuchungen zu Beginn der 80er Jahre weisen für die USA eine Gesamtzahl von jährlich ca. 130 Mill. manualtherapeutischen Eingriffe aus, für die Schweiz ca. 1,1 Mill., für die BRD 11 Mill. Der zunehmende Stellenwert der man. Med. spiegelt sich auch in der Verfünffachung der ausgebildeten Ärzte seit 1980 wider.

2.13.2 Therapieverfahren der Manuellen Medizin

Als Therapieverfahren werden *Manipulation* und *Mobilisation* unterschieden:

Manipulation
- Kurzer, schneller Bewegungsimpuls mit geringem Kraftaufwand. Dabei unbedingt eine Traumatisierung vermeiden (u.a. durch das Prinzip des *langsamen Probezuges*, welcher über das Bewegungsausmaß des geplanten Impulses hinausgeht und vor jeder Manipulation durchgeführt wird)
- Für die jeweilige Manipulation ist eine spezielle Position des Pat. einzustellen:
  - Meist eine Kombination aus den 3 angulären Bewegungsrichtungen darstellen und dadurch potentiell gefährliche Gelenk-Endstellungen vermeiden
  - Die umgebenden Gelenkpartner „verriegeln" und somit den Impuls ausschließlich auf das zu behandelnde Segment übertragen
  - Der Manipulationshand einen Tiefenkontakt unter Vorspannung in die geplante Manipulationsrichtung erlauben
- Ein weiteres wesentliches Manipulationsprinzip (MWE) ist das Arbeiten in die freie Bewegungsrichtung
- Stets die Kontraindikationen (☞ 2.13.6) berücksichtigen.

Mobilisation
- Ziel: Wiederherstellung des Gelenkspiels durch passive Anwendungen
- Arbeitet überwiegend in die eingeschränkte Bewegungsrichtung. Dabei kommen auch Muskelenergietechniken einschließlich postisometrischer Relaxation zur Anwendung, um die Längs- und Querdehnung der beteiligten Muskulatur und Bandstrukturen zu erreichen.

Techniken der manuellen Medizin: Zur Durchführung der Manipulation und Mobilisation werden während der 8-wöchigen Ausbildung weit über 100 verschiedene Griffanlagen gelenk- und blockierungsspezifisch vermittelt. Dies erlaubt eine individuelle Auswahl, um die Behandl. an die Erfordernisse des jeweiligen Pat. sowie der speziellen Blockierung anzupassen.

2.13.3 Pathogenese und Diagnostik der Dysfunktion

Diagn. in der Man. Med. ☞ auch 4.5. Die Entstehung von Dysfunktionen im Bereich der WS und/oder peripherer Gelenke kann vielfältige Ursachen haben. Deshalb ist es sowohl für das diagnostische wie ther. Vorgehen wesentlich, die Pathogenese zu analysieren, um gegebenenfalls kausal und nicht nur symptomatisch therapieren zu können.

Dysfunktionen können nach folgenden Kriterien differenziert werden:
- **Entstehungsort:** Unterschieden werden Dysfunktionen an Wirbelgelenken und an peripheren Gelenken. Liegt eine dieser Störungen vor, besteht die Möglichkeit einer gegenseitigen Wechselbeziehung und pathologischen Beeinflussung weiterer Gelenke. Das diagnostische Vorgehen ist darauf auszurichten.
- **Spondylogen-arthrogene Ursachen:** Veränderungen, die sich unmittelbar oder ausschließlich auf die Gelenkfunktion auswirken; am häufigsten
  - Traumatisch bedingte Störungen
  - Degenerative Veränderungen des Gelenkes oder des entsprechenden Discus.

- **Myogen-reflektorische Störungen:** Komplexe Abläufe unterschiedlichen Ursprungs, die häufig über myogene Strukturen als Erfolgsorgane wirken.
  Hierzu gehören:
  - Statische Veränderungen (auch Veränderungen infolge von chron. Fehlhaltung oder unphysiologischer chron. Belastung)
  - Chron. oder akute Erkr., die in der Lage sind, reflektorisch myogene Wechselwirkungen herzustellen (z.B. Sinusitis – Dysfunktion C2, C3)
  - Psychopathologische Störungen mit reflektorisch myogener Wirkung (z.B. Depression – Dysfunktion von Kostotransversalgelenken)
  - Degenerative und andere Veränderungen an Gelenkstrukturen mit myogener Fernwirkung (z.B. Arthrose im Sprunggelenk – Lumbalgien).

- **Entstehungszeitpunkt:** Generell wird zwischen _angeborenen_ und _erworbenen_ Ursachen für Funktionsstörungen unterschieden.
- **Zeitdauer der Funktionsstörung:** Für die Prognose der man. Med. ist die Differenzierung in kurzfristig oder langfristig bestehende Funktionsstörungen von Bedeutung. Langfristige Störungen neigen häufig zu Rezidiven aufgrund myogener und/oder reflektorischer Begleitveränderungen. Deshalb erfordern sie unter anderem eine umfangreichere diagnostische Abklärung, eine längere Verlaufsbeobachtung und ein Konzept zur Rezidivprophylaxe.
- **Auftrittshäufigkeit von Dysfunktionen:** kann weitere Informationen über das Ausmaß einer Funktionsstörung und deren Begleiterkr. geben.
  Mit zunehmender Rezidivquote nimmt die Wahrscheinlichkeit reflektorischer Begleitphänomene zu. Daneben ist auch das Vorhandensein von hypermobilen Gelenkstrukturen auf der gleichen oder einer funktionell benachbarten Gelenkebene zu überprüfen.
- **Ausmaß der Dysfunktion (Diagn.):** Um das Ausmaß der Dysfunktion bzw. des Blockierungsgrades zu ermitteln, müssen die 6 möglichen Bewegungsrichtungen überprüft werden (Rotation li./re., Lateralflexion li./re., Ante-/Retroflexion).
  Normale Dysfunktion: 1 bis 2 blockierte Richtungen (häufig)
  Ausgeprägte Dysfunktion: 3 blockierte Bewegungsrichtungen (☞ 2.13.6).

Kombination von Dysfunktionen

Das isolierte Auftreten einer Dysfunktion ist eher die Ausnahme. Daher ist bei der Diagn. die Gesamtheit des Pat. zu erfassen und auf potentielle Kombinationen von Dysfunktionen zu achten (Diagn. in der Man. Med. ☞ 4.5). Man unterscheidet:

- **Gruppendysfunktion**
  - Häufig bei funktionell sehr eng verbundenen Gelenkstrukturen, z.B. Rippengelenken
  - Bezeichnung bei 3 zusammenhängenden Segmenten.
- **Kombination von Dysfunktionen aufgrund statischer Gegebenheiten**
  - **Physiologische Genese**
    Der lumbosakrale, thorakolumbale, zervikothorakale Bereich, das Sakroiliakalgelenk und die Kopfgelenke stellen aufgrund ihrer statischen Funktionen physiologisch vermehrt beanspruchte Strukturen dar. In diesen Bereichen treten vermehrt kombinierte Dysfunktionen auf. Wir finden z.B. gleichzeitig Dysfunktionen im Sakroiliakalgelenk, dem lumbosakralen Übergang und den Kopfgelenken (☞ 5.10.7, 5.10.6)
  - **Pathologische Genese**
    Eine Fülle von Erkr. kann die Statik der Wirbelsäule pathologisch verändern und dadurch kombinierte Dysfunktionen begünstigen (☞ 5.2.4, 5.10.2, 5.10.3, 5.11.4).

2

- **Kombination von Dysfunktionen aufgrund anatomischer Gegebenheiten**
  - Häufig zu beobachten sind kombinierte Dysfunktionen des Sakroiliakalgelenks und C 2 und/oder C 3, deren Störungsüberträger am ehesten die nur an diesen Strukturen fixierte Dura mater ist
  - Störungen des Ligamentum iliolumbale führen häufig zu kombinierten Dysfunktionen des Sakroiliakalgelenks und L4 und/oder L5, da diese durch das Band verbunden sind
  - Die 8.-10. Rippen inserieren mit einem chondrochondralen Gelenk an der 7. Rippe. Eine Dysfunktion einer dieser Rippen kann zu einer Gruppendysfunktion führen (Cyriax-Syndrom – das Krankheitsbild kann die Symptomatik der Cholecystitis ☞ 5.6.2 oder Gastritis ☞ 5.5.2 vortäuschen).

2.13.4 Praktisches Vorgehen in der Manuellen Med.

3-Schrittdiagnostik (☞ 4.5.2)
- Segmentale Bewegungsspielprüfung: Stellt Hypomobilität fest.
- Aufsuchen des segmentalen Irritationspunktes
- Funktionelle segmentale Irritationsdiagn.: Legt Indikation zur gezielten Manipulationsther. fest.

Röntgendiagnostik: Die vollständige Diagnostik erfordert die radiologische Untersuchung der zu behandelnden Strukturen, wodurch auch KI (☞ 2.13.6) ausgeschlossen werden können.

5 Schritte zur Manipulation
- Pat. entsprechend der vorgesehenen Manipulationstechnik optimal lagern
- Tiefenkontakt mit der Manipulationshand aufnehmen
- Vorspannung in die beabsichtigte Manipulationsrichtung herstellen
- Mobilisierenden Probezug durchführen, welcher über die geplante Manipulationswegstrecke hinausführt. Anschließend in die Ausgangslage zurückkehren unter Aufrechthaltung der Vorspannung und des Tiefenkontaktes
- Manipulativer Impuls.

3K-Regel der Manipulation
- Kurzer Weg: Verhindert „Durchreißen"
- Kurze Zeit: Rasche Bewegung der zu manipulierenden Gelenkpartner
- Kleine Kraft: Verhindert Traumatisierung.

Vorgehen nach der Manipulation
- In den Fällen mit muskulärer Insuff. oder muskulärer Dysbalance KG mit stabilisierendem Aufbau anschließen
- In den Fällen einer Hypermobilität ist *Proliferationsther.* (Prolother. oder Sklerother.) erforderlich (☞ 2.13.8).

Hilfsmittel zur Manipulation
Anforderungen an den Behandlungstisch:
- Möglichkeit, Becken federnd zu lagern
- Kyphosierungslagerung im Thoraxbereich möglich, Einzeleinstellung Brustteil
- Auf- und Abwärtsverstellung des Kopfteiles
- Achselaussparung am Brust- bzw. Schulterteil.
Diesen Anforderungen entspricht der *Chirotherapietisch nach Sell.*

2.13.5   Indikationen

Eine Indikation zur man. Med. liegt vor, wenn eine segmentale, peripher artikuläre und/oder myofasziale Dysfunktion infolge einer reversiblen Hypomobilität eines Gelenkes besteht.

Häufig auftretende Symptome, die dysfunktionsbedingt sein können (Beispiele)
• Nackenschmerzen
• Torticollis
• Muskuläre Dysbalance im Schulter- und Beckengürtel
• Pseudoradikuläres Lumbalsyndrom
• Sakroiliakalgelenksyndrom mit Leisten- und Symphysenschmerzen
• Kostovertebrale Dysfunktion mit Atemfunktionsstörungen.

Weitere Symptome, die auch bei Dysfunktionen zu beobachten sind
• Hinterkopf-, Parietal-, Frontal-, Retroorbitalschmerz
• Tinnitus
• Gesichts-, Kiefer-, Zahnschmerzen
• Globusgefühl
• Zervikale Migräne
• Benommenheitsgefühl.

Funktionsstörungen peripherer Gelenke können nicht nur **lokale Schmerzbilder**, sondern auch vielfältige **Fernwirkungen** auslösen. Weitere Ind. ☞ Kap. 5 und 6.

2.13.6   Kontraindikationen

Fehlen einer freien Bewegungsrichtung z.B. bei frischen Traumen, Tumoren, Entzündungen oder Bandscheibenvorfällen.

Absolute Kontraindikation
• Akuter, lumbaler und thorakaler Bandscheibenvorfall mit radikulärer Symptomatik
• Akuter, zervikaler Bandscheibenvorfall mit und ohne radikuläre Symptomatik
• Frische Weichteilverletzung der HWS (4 bis 8 Wo. posttraumatisch)
• Vaskulär bedingter Schwindel infolge Vertebrobasilarisinsuff.
• Ausgedehnte Osteoporose und metabolische Osteopathien mit Neigung zu pathologischen Frakturen
• Tumoren und Metastasen
• Ossäre Fehlbildungen im Bereich der WS
• Akute Gelenkinfektionen, gleichgültig welcher Genese
• Anomalien im Bereich der Arteria vertebralis.

Relative Kontraindikationen
• Entzündlich veränderte periphere Gelenke bei rheumatoider Arthritis und Polyarthritis (abhängig vom Aktivitätsstadium)
• Lumbaler Bandscheibenvorfall ohne neurologische Ausfälle
• Beginnende Osteoporose und Osteomalazie ohne Spontanverformungen
• Segmentale Hypermobilität, unabhängig von ihrer Genese.
• *Cave:* frische Traumen ohne freie Bewegungsrichtung

2.13.7   Informationen zur Manuellen Medizin

Literatur
- Bischoff, H.P.: Chirodiagnostische und chirotherapeutische Technik, Perimed Fachbuch-Verlagsgesellschaft, Erlangen 1992
- Cyriax, J.: Orthopaedic Medicine, Vol. II: Diagnosis of Soft Tissue Lesions. Baillire & Tindall, London 1975
- Eder, M., Tilscher, H.: Chirother.. Vom Befund zur Behandlung. Hippokrates, Stuttgart 1988
- Frisch, H.: Programmierte Untersuchung des Bewegungsapparates- Chirodiagnostik, 3. Aufl. Springer, Berlin, Heidelberg, New York, Tokyo (1989)
- Janda V.: Muskelfunktionsdiagnostik Muskeltest. Verkürzte Muskulatur, Hyermobilität, 2. Aufl. Volk und Gesundheit, Berlin
- Kapandji I.A.: Funktionelle Anatomie der Gelenke. Bd. 3: Rumpf und Wirbelsäule (Bd. 48 der Bücherei des Orthopäden, Hrsg. P. Otte, K. F. Schlegel), Enke, Stuttgart
- Neumann H.D.: Manuelle Medizin. Eine Einführung in Theorie, Diagnostik und Ther. 3. Aufl. Springer Berlin. Heidelberg, New York, London, Paris, Tokyo.
- Sachse J.: Manuelle Untersuchung und Mobilitationsbehandlung der Extremitätengelenke. 5. Aufl. Volk und Gesundheit, Berlin
- Sachse J., Schildt K.: Manuelle Untersuchung und Mobilisationsbehandlung der Wirbelsäule. 2. Aufl., Gesundheit, Berlin in Druck
- Wolf H.-D.: Manuelle Medizin und ihre wissenschaftlichen Grundlagen (2. Kongreß der Internationalen Gesellschaft für Manuelle Medizin 1968, Salzburg). Verl. physikalischer Medizin, Heidelberg
- Wolff H.-D.: Die Sonderstellung des Kopfgelenkbereichs. Grundlagen, Klinik, Begutachtung. Springer, Berlin Heidelberg, New York, London, Paris, Tokyo
- Zukschwerdt L et al :Wirbelgelenk und Bandscheibe. Hippokrates, Stuttgart.

Adressen (auch Kurse)
- Dr.-Karl-Sell-Ärzteseminar, Am Moos 3, 7972 Isny-Neutrauchburg
- FAC, Ostenallee 80, 4700 Hamm.

Ausbildung
- Dr.-Karl-Sell-Ärzteseminar in Neutrauchburg (MWE) mit zahlreichen Ausbildungsstätten in Deutschland und Österreich
- Schule der FAC in Hamm (mehr auf die osteopathische Lehre aufbauend) mit Ausbildungsstelle in Boppard/Rhein.

2.13.8   Prolotherapie

Die Prolother. ist eine Injektions-Behandlungsmethode, die den Körper zur lokalen Bildung von fibrinösem Bindegewebe stimuliert. Sie wird zur Behandl. von laxierten Ligamenten und instabilen oder hypermobilen Gelenken eingesetzt. Dies wird durch eine spezielle Injektionstechnik mit verschiedenen Substanzen erreicht.

Im deutschen Schrifttum wird auch von *Sklerother.* oder *Sklerosierungsther.* gesprochen, worunter jedoch ebenso andere Therapieverfahren subsummiert werden, z.B. Hämorrhoiden-, Beinvarizen-, Ösophagusvarizen-, Hernien- und Zysten-Sklerosierung.
Im amerikanischen Sprachgebrauch beginnt sich der Begriff *rekonstruktive Ther.* durchzusetzen, wenn die Prolother. zur Behandl. von Ligamenten eingesetzt wird.
Prolother. ist eine Abkürzung für *Proliferationsther.* und beschreibt die tatsächliche Gewebereaktion bei der Behandl. von Ligamenten präziser als der Begriff Sklerother., da die injizierte Struktur nicht verhärtet, vernarbt oder eine sonstige Funktionseinschränkung erfährt.

Geschichte der Prolotherapie

Sklerosierende Mittel für Varizen wurden erstmals 1835 in Frankreich verwendet. In der ersten Hälfte dieses Jahrhunderts entdeckten vor allem Ärzte in den USA die proliferativ wirkenden Eigenschaften dieser Mittel bei verschiedenen Bindegewebserkrankungen. Für eine ideale Proliferationslösung wurden folgende Eigenschaften postuliert:
- Minimale Exsudatbildung nach Injektion
- Geringe Nebenwirkungen einschließlich Schmerzen

- Keine systemische Reaktion
- Keine Gewebsschädigung
- Maximal stimulierte Proliferation des injizierten Bindegewebes.

In den 30er Jahren bearbeitete Hackett mit zunehmendem Erfolg lockere Ligamente. Viele der heutigen Techniken und Indikationen gehen auf ihn zurück.

Bedeutung der Prolotherapie bei der Behandlung instabilen Gelenken

Degenerative Veränderungen der Gelenke können in 3 Phasen unterteilt werden. Aufgabe und Ziel der Prolotherapie ist es in der Phase II Stabilität des Gelenks zurückgewinnen, bevor irreversible degenerative Prozesse ablaufen.

Beispiel Intervertebralgelenke

Phase I: Veränderung der physiologischen Funktion, z.B. durch eine Verletzung, Überbeanspruchung, einseitige Beanspruchung. (vgl. ☞ 2.13.3, Pathogenese der Dysfunktion)
Folge: Hypertone Muskulatur des entsprechenden Areals mit Bewegungseinschränkung in eine oder mehrere Richtungen.

Phase II: Abnorm erhöhte Bewegungsausmaße, meist nur in eine, selten in mehrere Richtungen. (Autopsien zeigen für die Wirbelsäule in dieser Phase Laxität der posterioren Gelenkkapsel und des Anulus fibrosus).
Klinik: Plötzlich einschießende Schmerzen, Gefühl von Kraftlosigkeit, Aufrichteschmerz oder Ausweichbewegungen aus Inklinationsstellung.
Radiologisch: Mitunter Seitgleiten, Rotation, asymmetrische Dornfortsatzstellung in der Side-bending-Aufnahme. In der Seitaufnahme auf Pseudospondylolisthesis, Retrospondylolisthesis, Einengung der Foramina, verminderte Höhe des Bogenabganges achten. Die gehaltene Funktionsaufnahme verdeutlicht diesen Befund meistens.

Phase III: Fortschreiten der degenerativen Veränderungen. Es folgt eine fibrotische Veränderung in und um die Bandscheibe, außerdem bilden sich Osteophyten im Bereich des posterioren Wirbelgelenks aus.

Prolotherapiesubstanzen: Es gibt eine große Zahl von Sklerosierungs- und Proliferationslösungen. Zu den am häufigsten angewandten gehören: Dextrose, Glyzerin, Phenol, Zinksulfat, Propylenglykol, Cataechu, Natrium-Morrhuat
- Die Anwendung erfolgt einzeln oder in Kombination
Zusätzlich ein Lokalanästhetikum hinzumischen, z.B. Lidocain oder Mepivacain (Konzentrationen ☞ praktische Hinweise).

Histologische Auswirkungen der Prolotherapie
- Morphologisch ähnlicher Vorgang wie nach einer Verletzung von Bindegewebsstrukturen
- **Wirkprinzip:** Irritation der Gewebestruktur mit nachfolgender Zellvermehrung und Größenabnahme der Kollagenfibrillen
- **Elektronenmikroskopischer Befund:** Signifikante Dichtezunahmen des Bindegewebes im Injektionsgebiet
- Die genauen biochemischen Entstehungsmechanismen und Abläufe sind im Detail noch unklar

2

Durchführung der Prolotherapie

- **Diagnostik vor der Therapie:** Vor jeder Inj. den entsprechenden Bereich auf eventuelle Dysfunktionen überprüfen und ggf. chirotherapeutisch korrigieren (von einigen Autoren wird auch eine Korrektur nach der Inj. empfohlen)
- **Vorbereitung:** Geplanten Einstichkanal ggf. vorher mit Lokalanästhetikum und 20er Nadel infiltrieren, evtl. vorher auch Diazepam 10 mg i.v. zur Beruhigung geben
- **Substanzwahl:** Häufigste Injektionssubstanz ist Glukose. Bewährtes Schema:
  1. Inj.: 12% Glukose in Mepivacain oder Xylocain
  2. Inj.: 14% Glukose in Mepivacain oder Xylocain
  3. Inj.: 16% Glukose in Mepivacain oder Xylocain
  ab 4. Inj.: 18% Glukose in Mepivacain oder Xylocain
  In den USA wird häufig *Barbor-Lösung* eingesetzt (Dextrose 35%, Glycerin 15%, Phenol 25% in Xylocain), der Phenolanteil erscheint jedoch problematisch (evtl. Toxizität)
- **Injektionsvorgang:** Mit 70 x 1 mm Nadel bis zum Knochenkontakt einstechen, dann 1-2 mm zurückziehen und 0,1-0,2 ml injizieren
- **Nach Injektion:** Baldige Mobilisierung; von manchen Therapeuten wird der Pat. auch sofort nach Inj. zur Beugung und Streckung der Wirbelsäule oder eines peripheren Gelenkes angehalten
- **Injektionshäufigkeit:** In den meisten Fällen sind mindestens 3 Injektionsserien im Abstand von 1 bis 6 Wo. erforderlich. Unserer Erfahrung nach sind durchschnittlich 4, selten über 10 Inj. nötig, um eine Stabilität wiederzugewinnen.
- **Begleitreaktionen:** In den ersten 48 h nach Inj. kann eine Zunahme der Schmerzen eintreten. Diese mit Wärme oder Kälte (individuell nach Verträglichkeit) lokal und ggf. mit einem nicht antiphlogistischen Schmerzmittel systemisch therapieren.

Klassische Indikationen der Prolotherapie

- Jede Art von Hypermobilität, die Beschwerden verursacht (traumatischer, postoperativer, degenerativer oder postentzündlicher Genese)
- Pseudospondylolisthesis, Retrospondylolisthesis, Spondylolisthesis (nach unseren Erfahrungen sinnvoll bis Meyerding Grad II)
- Bestimmte Fälle von Bandscheibenprotrusion und -prolaps
- Inj. in Trigger-Punkte
- *Prolother. der Ligamente* (Indikationsempfehlungen nach Leedy): Jedes Körpergelenk, wenn die Ligamente laxiert und deshalb schmerzhaft und/oder ödematös verändert sind
- Hauptbereiche zur Anwendung der Prolother. sind bei orthopädischen Problemstellungen derzeit die HWS, LWS, Sakroiliakalgelenk, Knie- und Schultergelenk, Sprunggelenke und Vorfuß
- Die Prolother. ist immer dann nicht indiziert, wenn andere Therapieformen die Ther. der Wahl darstellen.

Absolute Kontraindikationen: Entzündliche Prozesse in der Nähe des Injektionsfeldes, Schwere systemische generalisierte entzündliche Erkr., Tumoröse Veränderungen.
Relative KI: Blutgerinnungsstörungen.

Komplikationen

- Die Beachtung streng steriler Injektionstechnik minimiert Komplikationen

- Traumatisation von Gefäßstrukturen (relativ häufig): Bei Probeaspiration von Blut Nadel zurückziehen und Einstichstelle komprimieren
- Allergische Reaktionen (absolute Seltenheit)
- Bei allergischer Diathese kann der Inj. eine subkutane Hauttestung vorgeschaltet werden. Verläuft diese positiv, auf ein anderes Proliferationsmittel ausweichen
- Verletzung eines Nervenaustrittsstranges im Bereich der Wirbelsäule kann zu einem Liquorunterdrucksyndrom führen: Dies sofort mit Bettruhe (i.d.R. 48 h) und entsprechenden Infusionen therapieren. Meist ist keine systematische Cortisongabe erforderlich.

2.13.9 Literatur zur Prolotherapie

- Dorman, T., Ravin, T.: Diagnosis and Injection Techniques in Orthopedic Medicine. Williams and Wilkins, New York 1990
- Hackett, G.S.: Ligament and Tendon Relaxation Treated by Prolotherapy. Charles C Thomas, 1958
- Ongley, M.J. et al: A new approach to the treatment of chronic low back pain. Lancet,1987, S. 143-46.

Kurse
- In Deutschland werden derzeit nur sporadisch Kurse angeboten, z.B. gelegentlich im Rahmen der Medizinischen Woche Baden-Baden. In den USA hält Kurse ab:
- American Association of Orthopedic Medicine, 5147 Lewiston Road, Lewiston, NY USA
- Hospitationen sind möglich in der Argentalklinik, 7972 Isny Neutrauchburg, Chefarzt Dr. H.P. Bischoff.

2.14 Neuraltherapie

Klaus Weber

2.14.1 Einführung

Die Neuralther. arbeitet mit der Inj. von Lokalanästhetika zu therapeutischen Zwecken. In besonderen Fällen werden auch pflanzliche und bakterielle Reizstoffe als Quaddeln oder extern appliziert (☞ 2.14.9).

Die Wirkung der Neuralther. beruht dabei weniger auf der pharmakologischen Wirkung der Lokalanästhetika auf die Gewebe als auf der Einflußnahme auf lokale und übergeordnete Regelkreise. Diese Wirkung ist eher vom korrekten Applikationsort und der richtigen Reizqualität als von der Wahl des Injektionsmittels abhängig. Die Neuralther. ist deswegen mehr als nur eine ther. Lokalanästhesie. Sie ist primär eine Regulations- und Umstimmungsther. und damit besonders geeignet für die Behandl. einer großen Anzahl funktioneller Störungen.

In der Praxis der niedergelassenen Ärzte spielt die Neuralther. als das am häufigsten angewandte und für Ärzte aller Fachrichtungen einsetzbare Naturheilverfahren eine große Rolle. Sie ist bei sorgfältiger Handhabung risikoarm, in ihren Anfängen leicht zu erlernen und hochwirksam auch bei Beschwerden, für die es mit der herkömmlichen Behandl. keine oder nur eine Überther. gibt.

2

2.14.2 Geschichte der Neuraltherapie

Mit dem Procain, das als Novocain® auf den Markt kam, wurde 1905 das erste
synthetische Lokalanästhetikum entwickelt. Schon in den Folgejahren ab 1906
beschrieben Spieß und andere ther. Effekte durch die Anwendung von Procain.
Aus Einzelbeobachtungen und mit Hilfe neuer Techniken (Leriche, Wischnewski)
entstand die *Heilanästhesie*. Die Gebrüder Walter und Ferdinand Huneke bauten
diese Einzeltechniken zu einer eigenständigen Therapiemethode aus. Aus der
raschen Wirkung paravasaler Inj. an die Orbitalvene auf Kopfschmerzen schlossen
sie auf einen nervalen Wirkmechanismus, da eine lokale pharmakologische
Wirkung am Gehirn ausgeschlossen war. Damit verließen die Brüder Huneke die
Grenzen der *therapeutischen Lokalanästhesie*.

1940 entdeckte Ferdinand Huneke das **Sekundenphänomen**. Er hatte eine
Patientin mit starken Schulterschmerzen erfolglos lokal und mit Segmentther.
behandelt. Im Laufe der Behandl. trat eine Reizung einer alten Osteomyelitisnarbe
am Unterschenkel auf. Als Huneke diese auch infiltrierte, verschwanden schlagartig die Schulterbeschwerden. Huneke erkannte, daß es sich hier nicht um einen
Zufall handeln konnte und versuchte intensiv, diese Zusammenhänge zu erkennen
und ther. nutzbar zu machen. Als Ergebnis seiner Arbeit stellte er drei Lehrsätze
auf:

- Jede chron. Krankheit kann störfeldbedingt sein
- Jede Stelle des Körpers kann zum Störfeld werden
- Die Procaininjektion in das schuldige Störfeld heilt die störfeldbedingten Krank-
  heiten, soweit das anatomisch möglich ist, über das Sekundenphänomen (die
  Heilung im Augenblick der Injektion).

Unter dem Eindruck der Erkenntnisse der Brüder Huneke und gleichlautender
Ergebnisse tierexperimenteller Arbeiten Speranskys schlug von Roques für die
neue Therapieform den Namen „Neuralther." vor, der sich rasch einbürgerte. In
der Folge sorgten bedeutende Neuraltherapeuten wie E. Adler, P. Dosch und F.
Hopfer für ihre weitere Verbreitung und Entwicklung.

2.14.3 Wirkmechanismen der Neuraltherapie

Während eine reiche empirische Grundlage für die praktische Arbeit vorliegt, ist
über die theoretischen Grundlagen der unterschiedlichen Wirkungen der Neuralther. erst wenig bekannt. Lokalanästhetika wirken schmerzstillend, entzündungswidrig, evtl. lymphagog und können die Gerinnung ändern. Dazu werden mit der
Neuralther. lokale, segmentale und übergeordnete hormonelle Regelkreise
angesprochen.
Ein Beispiel der lokalen Regulationsverbesserung ist die Durchbrechung des
Schmerzzyklus: Schmerz – Verspannung – Minderdurchblutung – Schmerz. Die
nervalen Zusammenhänge kutikutaner, kutiviszeraler und vertebroviszeraler
Reflexe sind bekannt. Entsprechend wird die Durchbrechung gestörter vegetati-
ver, motorischer und sensibler Reizleitungen als Wirkungsmechanismus diskutiert.
Nach dem Modell des vegetativen Grundsystems nach Pischinger und Heine
(☞ 1.4.2) ist das weiche Bindegewebe des Interzellularraumes das morphologische
Substrat, an dem die Neuralther. über Akupunkturpunkte, Störfelder und
Somatotopien, aber auch im lokalen Bereich wirksam wird.

2.14.4   Indikationen für die Neuraltherapie

- Fast alle akuten Schmerz- und Entzündungszustände (Lokal- und Segmentther., Inj. an Ganglien und Nervenwurzelgebiete)
- Tumorleiden (adjuvante Schmerzther.)
- Chron. Erkr., insbesondere bei Verdacht auf ein Störfeldgeschehen
- Funktionell-vegetative Beschwerden und hormonelle Störungen, z.B. die Schilddrüse

- Diagnostik funktioneller Krankheitszustände und differentialdiagnostische Klärung einer Schmerzursache, z.B. fragliche Angina pectoris versus Interkostalneuralgie
- Prophylaxe (z.B. Morbus Sudeck nach entsprechender Neuralther. seltener; Inj. an die Parotiskapsel zur Prophylaxe der Orchitis bei Mumps)
- Rehabilitation bei Schwächezuständen und Restbeschwerden nach Inf., Traumen oder OP
- Prognostische Abklärung durch eine Lokalbehandlung vor OP (z.B. Cholezystopathie:
  - Vorübergehende Besserung ohne Dauererfolg nach mehrfacher Ther. → Operationsind.
  - Verschlechterung durch Lokalbehandlung – *cave:* Störfeld! → OP erst nach Störfeldabklärung)
- Abklärung der Kurfähigkeit durch eine Reizther.
  - Besserung der Beschwerden → Kur kann empfohlen werden.
  - Verschlechterung → Störfeldverdacht, der zunächst abgeklärt werden muß (☞ 2.14.7).

2.14.5   Kontra- und Fehlindikationen

- **Absolute KI:** *Allergie* gegen das Lokalanästhetikum. Echte Allergien gegen Procain und Lidocain sind nahezu unbekannt (ca. je 10x in der Weltliteratur!). Häufiger Unverträglichkeiten durch Konservierungsmittel und unnötige Zusatzstoffe. Gelegentliche leichte Kreislaufreaktionen sind keine KI
- KI für *tiefe* Inj.: Gerinnungsstörungen und Antikoagulantien-Ther.
- Keine tiefe Inj. durch die bakteriell infizierte Haut hindurch!
- Ablehnende Haltung des Pat.
- Keine Neuralther. der Schilddrüse nach Radiojod
- Schwere Infektionskrankheiten und immunologischen Erkr. (z.B. Tbc, MS etc.)
- Bei Tumorleiden nur als palliative Ther.
- Narbig veränderte Endzustände z.B. Leberzirrhose (sprechen nicht an)
- Erbleiden, Geisteskrankheiten, Mangelkrankheiten sind keine Indikation

2.14.6   Risiken der Neuraltherapie

- Bei guter Kenntnis der Anatomie und der Injektionstechniken und Einhaltung der Höchstdosen äußerst risikoarme Therapieform
- Allergien und Medikamentennebenwirkungen kommen praktisch nicht vor, wenn auf Zusatzstoffe verzichtet wird

2

- Eine ernsthafte Komplikation kann die Nachblutung bei vorher nicht bekannter Gerinnungsstörung sein
- Bei unsachgemäßer Anwendung können allerdings mit der Neuralther. erhebliche Schäden verursacht werden. Hierzu gehören besonders intravasale Inj. im Kopfbereich oder tiefe Inj. ohne ausreichende anatomische Kenntnisse (z.B. Grenzstrang, Thorax, gynäkologischer Raum)
- **Notfallausrüstung** ☞ 2.14.9.

2.14.7   Vorgehen in der Neuraltherapie

Anamnese

Gründliche Anamnese und Befunderhebung sind eine Voraussetzung vor und während der Ther. Bei der Anamnese besonders achten auf:

- **Zeitliche Zusammenhänge**: Trauma oder Erkr. direkt vor der jetzigen Symptomatik, 3-6 Mon. früher, langanhaltende symptomarme Störung, Bagatelltrauma, massive andere Symptomatik
- **Neue vegetative Stigmata**: lokale Schweiße, Durchblutungsänderungen, Schlafstörungen, Beschwerden zu besonderen Uhrzeiten
- **Narben:** Heilverhalten der damaligen Wunden und Zustände nach Frakturen, Eiterungen, kosmetischen Eingriffen – auch Ohrringlöchern
- **Änderungen des Beschwerdebildes unter der Therapie:** Besserung, partielle Besserung in einem Aspekt, Verschlechterung, Auftreten neuer oder Wiederaufleben alter Symptome unter Ther. (Störfeldhinweise).

Befund

Grundlage der körperlichen Untersuchung sind die funktionelle Prüfung des Bewegungsapparates und die üblichen internistischen und neurologischen Untersuchungstechniken.

Zu achten ist bei der Untersuchung auf: Narben, gleich welcher Größe; Veränderungen des Hautturgors; unterschiedliche Verschieblichkeit der Haut; Temperaturdifferenzen; lokale Entzündungszeichen; subkutane Gelosen und Myogelosen (Gewebeverhärtungen); Periostverquellungen; Zeichen der Atrophie; Hyperkeratosen; Gefäßeinsprossungen; vegetative Stigmata.

Therapeutisches Vorgehen
Lokalbehandlung

- Üblicherweise mit der Lokalther. beginnen
- Bei Beschwerdebesserung Behandl. wiederholen
- Bei indifferenter Reaktion wiederholen und/oder Segmentther. beginnen.

Anamnese und Befund
↓
Lokalbehandlung
↓
Segmenttherapie
↓
Ther. über andere Bezugssysteme: hormonelle Regulation, Somatotopien, Akupunkturpunkte
↓
Störfeldsuche
↓
Reizther. (z.B. Plenosol, Vaccineurin)
↓
Ausleitende Verfahren, Fasten u.a. Therapien

Abb. 2.14-1: Ablauf des diagnostisch-therapeutischen Vorgehens

Segmenttherapie
- Segmenttther. primär einsetzen, wenn Erfolgsorgan nicht direkt zugänglich ist
- Segmenttther. nicht nur ipsilateral, sondern auch kontralateral möglich (z.B. bei Phantomschmerz oder massiven lokalen Reizzuständen)
- Verschlechterung durch Lokal- und Segmenttther. kann auf ein mögliches Störfeldgeschehen hinweisen, dann Störfeldsuche beginnen oder eine Behandl. anderer Bezugssysteme zwischenschalten.

Therapie über andere Bezugssysteme
Vor der Störfeldexploration kann bei unauffälliger Anamnese noch die Ther. über Akupunkturpunkte, Somatotopien oder hormonelle Regelkreise versucht werden. Primär über die Beeinflussung hormoneller Regelkreise (Schilddrüse, Ovarien) werden Krankheitsbilder mit auffälliger vegetativer Symptomatik behandelt. Auch hier bei Erfolglosigkeit oder Verschlechterung Störfeldsuche beginnen.

Störfeldsuche
- Die Störfelddiagnostik beruht auf der Inj. von Lokalanästhetikum in Hautareale, die störfeldverdächtig sind, z.B. Narben, Schmerzpunkte und Reflexpunkte erkrankter Organe
- Als positive Zeichen für ein Störfeld sind rasche Beschwerdelinderung (*Sekundenphänomen*, ☞ 2.14.2) und über die lokale Anästhesiewirkung hinaus anhaltende Besserung anzusehen
- Alle chron., therapieresistenten Erkr. sind störfeldverdächtig
- Hinweise auf ein Störfeld sind die Beschwerdezunahme nach Lokal- und Segmenttther. und das Wiederaufflammen alter Beschwerden an einem anderen Ort nach Lokalther. der aktuellen Beschwerden
- Als technische Hilfsmittel der Störfelddiagnostik Thermoregulationsdiagnostik (☞ 4.6) und Geräte zur Hautwiderstandsmessung verwenden, z.B. Elektroakupunktur (☞ 4.3) oder Elektroneuralther. (☞ 2.8)
- Bei mangelnder Reaktion auf alle Therapieversuche besteht V.a. Regulationsstarre.

Reiztherapie
Nach Reizther. beobachtet man häufig ein Abklingen der Beschwerden oder das Wiederansprechen auf bisher erfolglose Maßnahmen. Reizther. versetzt den Organismus in die Situation einer akuten Streßbewältigung – dadurch Anregung der Gesamtregulation.
Vorgehen: Reizstoff (☞ 2.14.9) an den vermuteten Störfeldpunkten tief in die Cutis injizieren (*cave:* Bei zu flacher Inj., ☞ 2.14.8, Abb 2.14-2).

Einsatz anderer Therapien: Bei Erfolglosigkeit aller neuraltherapeutischen Bemühungen keine Neuralther. mehr einsetzen, sondern zu anderen Therapieformen wechseln, z.B. ausleitenden Verfahren (☞ 2.4) oder Heilfasten (☞ 2.11).

2.14.8 Einfache Injektionstechniken und Therapieschemata in der Neuraltherapie

Quaddeln
Mit Lokalanästhetika oberflächlich intradermal einquaddeln, worauf sich eine blasse Papel bildet. Reizstoffe wie Plenosol im Bereich Übergang Cutis/Subcutis

injizieren. *Cave:* Bei zu tiefer Injektion: Keine lokale, mehr eine systemische Reizwirkung; bei zu oberflächlicher Inj. bei hoher Reizstoffkonzentration: Blasenbildung und kleine Nekrosen möglich (☞ Abb. 2.14-2).

Quaddelschemata

Augen: Bds. Akupunkturpunkte Blase 1 und Gallenblase 1; evtl. zusätzlich LG 23 bei schmerzhaften Augenerkr. 2 QF oberhalb des Haaransatzes in der Medianlinie (☞ Abb. 2.14-3).

Ind.: Augenerkrankungen, Teil der Sinusitis-Behandlung, Störfeldsuche

Nasennebenhöhlen: Bes. wichtig. Wunderpunkt, B 1 und 2, M 5, Di 4 und 21

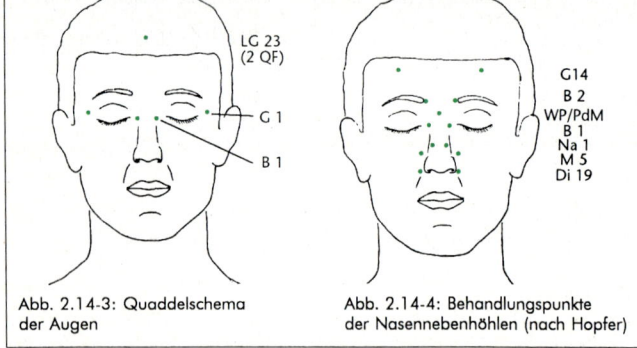

Abb. 2.14-2: Quaddel mit Lokalanästhetikum oberflächlich intradermal setzen, mit Reizstoffen wie Plenosol tief intrakutan an den Übergang Cutis/Subcutis.

Behandlungsschema der Sinusitis nach Hopfer (☞ Abb. 2.14-4)

- **LG 23:** 2 QF in der Medianen über dem Haaransatz
- **G 14:** In der Mitte zwischen Augenbraue und Haaransatz in der Pupillarlinie
- **WP:** Der „Wunderpunkt" liegt in der Mitte der Nasenwurzel (= PdM)
- **B 1:** Auf der Nasenwurzel beim inneren Augenwinkel (dort, wo sich beim Brillenträger die Nasenstütze abzeichnet)
- **B 2:** In der Gegend des Foramen supraorbitale. Die Punkte WP und die beiden B 2 werden als das *Magische Dreieck* bezeichnet
- **Na 1:** An der Knorpel-Knochen-Grenze des Nasenrückens
- **M 5:** An der Knorpel-Knochen-Grenze der Nase am Übergang zur Wange
- **Di 19:** Schnittpunkt der Nasolabialfalte mit Horizontale am unteren Nasenrand
- **B 10:** Am Unterrand der Hinterhauptschuppe 3 cm lateral der Mediane
- **Di 4:** Im Winkel zwischen dem Metacarpale I und II am Handrücken
- **Zusätzlich: Di 10:** 2 Chun (2 Daumenbreiten des Pat.) distal des radialen Endes der Ellenbeugenquerfalte.

Abb. 2.14-3: Quaddelschema der Augen

Abb. 2.14-4: Behandlungspunkte der Nasennebenhöhlen (nach Hopfer)

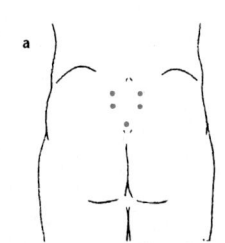
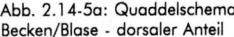
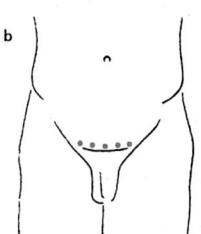

Abb. 2.14-5a: Quaddelschema
Becken/Blase - dorsaler Anteil

Abb. 2.14-5b: Quaddelschema
Becken/Blase - ventraler Anteil

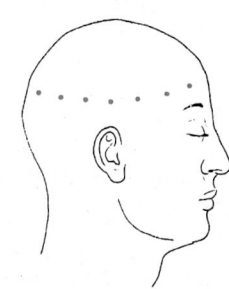
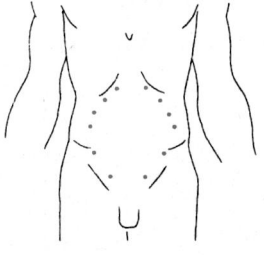

Abb. 2.14-6: Dornenkranz nach Hopfer   Abb. 2.14-7: Bauchkranz nach Hopfer

Blase und kleines Becken: 1 QF kranial der Symphyse im Verlauf der Hautspalten 5 Quaddeln; je 2 Quaddeln über den Ileosakralgelenken, 1 Quaddel über der Sakrumspitze (☞ Abb. 2.14-5 a+b).
Ind.: Erkr. der Harnwege und des kleinen Beckens, Störfeldsuche.
Dornenkranz nach Hopfer: entlang der größten Zirkumferenz des Schädel Inj. in 3-4 cm Abstand an die Galea aponeurotica (☞ Abb. 2.14-6).
Ind.: U.a. Migräne, Commotio, zerebrale Durchblutungsstörungen

Bauchkranz nach Hopfer: in 4 cm Abstand Quaddeln knapp kaudal des Rippenbogens und kranial der Beckenknochen zirkulär um den ganzen Bauch (☞ Abb. 2.14-7). **Ind.:** Abdominale Erkr.

Thorakaler Raum: ventral und dorsal etwa im Verlauf der medialen Lungenränder, zusätzlich 3-4 Quaddeln über dem Sternum (☞ Abb. 2.14-8).
Ind: Erkr. der Lunge und Bronchien, funktionelle Herzbeschwerden.

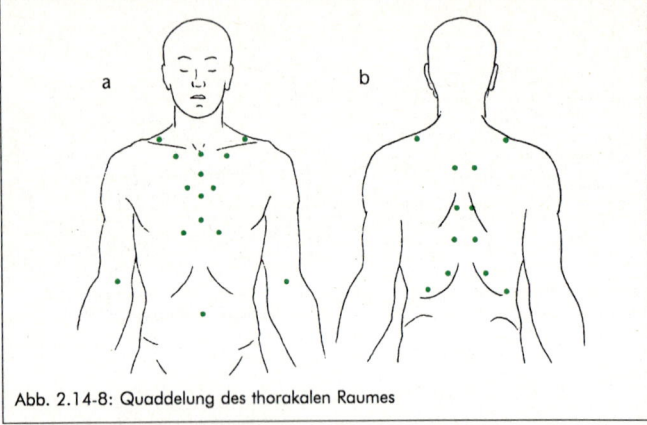

Abb. 2.14-8: Quaddelung des thorakalen Raumes

Hinweise zur Quaddelbehandlung

- Die Quaddelbehandlung findet primär als Segmentther. Anwendung
- Für akute Beschwerden des Bewegungsapparates sind Quaddeln selten indiziert
- Bei chron., diffusen Beschwerden z.B. der WS sind Quaddelungen wieder sinnvoll, z.B. die *Flohleiter*. (Quaddelserie mit Quaddeln rechts und links jeden Wirbelkörpers entlang der gesamten WS)
- Narben werden gequaddelt und durch die Quaddeln tief infiltriert bei Narbenschmerzen und zur Störfeldsuche.

Infiltration von Gelosen, Myogelosen und Triggerpunkten

Gelosen (☞ 2.4) sind in der Subkutis deutlich tastbare, meist gut verschiebliche Knoten. Nach Palpation werden sie von zwei Seiten mit den Fingern fixiert und mit einem Neuraltherapeutikum infiltriert.

Triggerpunkte gehen meist mit einer kleinen muskulären Verhärtung einher. Bei der Untersuchung schiebt der tastende Finger das Gewebe vor sich her und springt beim Triggerpunkt über eine kleine Schwelle. Nach genauer Lokalisation wird der Triggerpunkt zwischen zwei Fingern fixiert und infiltriert (☞ Abb. 2.14-9).

Ind.: Bei Symptomen mit myogener Beteiligung, auch bei der Störfelddiagnostik.

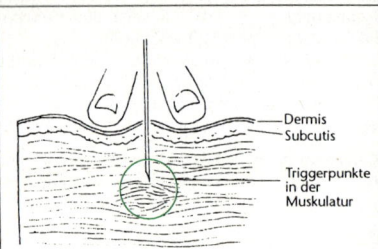

Abb. 2.14-9: Technik der Palpation und Infiltrationsbehandlung von Triggerpunkten in flachen, nicht umfaßbaren Muskelpartien.

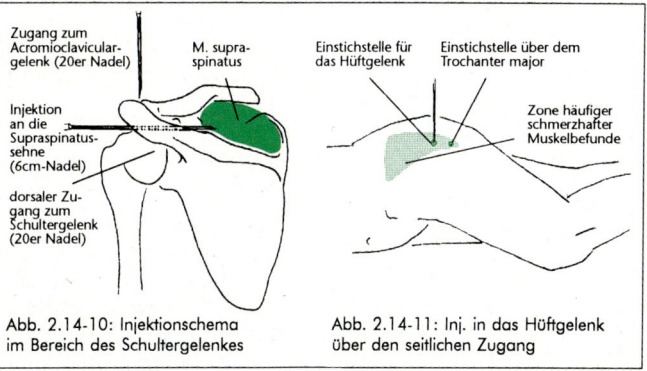

Zugang zum Acromioclaviculargelenk (20er Nadel)

M. supraspinatus

Injektion an die Supraspinatussehne (6cm-Nadel)

dorsaler Zugang zum Schultergelenk (20er Nadel)

Einstichstelle für das Hüftgelenk

Einstichstelle über dem Trochanter major

Zone häufiger schmerzhafter Muskelbefunde

Abb. 2.14-10: Injektionschema im Bereich des Schultergelenkes

Abb. 2.14-11: Inj. in das Hüftgelenk über den seitlichen Zugang

Intravenöse Injektion

1 ml des Neuraltherapeutikums intravenös injizieren und beim Herausziehen der Kanüle direkt paravasal noch ein kleines Depot setzen.
Ind.: U.a. einige kardiale Erkr., z.B. Myokardinfarkt, und Gefäßerkr. wie zerebrovaskuläre Insult und transitorische ischämische Attacke.

Intraarterielle Injektion

Nach Palpation der Arterie zur Orientierung zwei Finger flach links und rechts neben das Gefäß legen. Die Punktion erfolgt nicht sagittal sondern möglichst tangential im Verlauf des Gefäßes. Nach spontanem pulsierendem Rückfluß von Blut injizieren. Beim Zurückziehen der Nadel schließt sich die schräg angestochene Arterienwand wie ein Ventil. Hämatome sind dadurch seltener.
Ind.: U.a. bei AVK. Dosierung ☞ Kap. 5+6

Behandlung von Gelenken

Die Neuralther. der Gelenke erfolgt meist durch Inj. an die Bandansätze, an die Gelenkkapsel und in die Bursen (☞ Abb. 2.14-10 und 11).
Ind.: Intraartikuläre Inj. finden nach akuten Traumen und akuten entzündlichen Affektionen Anwendung (*cave:* Infektionsgefahr).

Therapie der Schilddrüse

Einstichorte sind die Schnittpunkte der Halbierungslinie zwischen Kehlkopf und Jugulum sterni mit den Innenrändern der Mm. sternocleidomastoidei (☞ Abb. 2.14-12). Der Pat. hält den Kopf dabei leicht nach hinten geneigt. Stichrichtung horizontal und leicht lateral. Kleines Depot an die Kapsel, in die Schilddrüse stechen und aspirieren, Nadel 180 Grad um ihre Längsachse drehen und erneut aspirieren. Danach 0,5 ml injizieren.
NW: Ein nachfolgendes hämatombedingtes Druckgefühl oder ein Horner-Syndrom sind belanglos und passager. Emotionale Reaktionen sind bei der Schilddrüsenbehandlung relativ häufig und ein Zeichen des guten Ansprechens der Ther.
Ind.: Bei Strumen, Hypo- und Hyperthyreosen, auch im Rahmen der Störfeldsuche wegen anderer Symptome, z.B. Schwindel- und Erschöpfungszustände, funktionelle Herzbeschwerden.

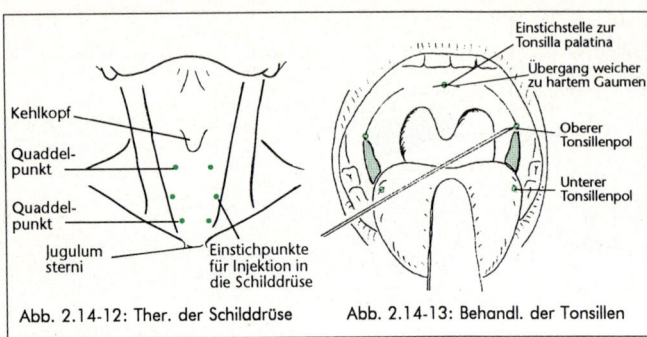

Abb. 2.14-12: Ther. der Schilddrüse   Abb. 2.14-13: Behandl. der Tonsillen

Behandlung der Tonsillen

- Voraussetzung: Ausreichende Beleuchtung. Gut geeignet: Kleine Stabtaschenlampen mit einer Spange, mit der gleichzeitig der Spatel gehalten wird
- Von der gegenüberliegenden Mundseite mit der 8 cm-Kanüle nach Aspiration streng submukös am oberen Tonsillenpol 0,5-1 ml injizieren (☞ Abb. 2.14-13)
- Für den unteren Tonsillenpol mit dem Spatel die Zunge beiseite drängen und gleichzeitig mit der Kanüle vorgehen. Nach Aspiration erneut 0,5-1 ml injizieren
- Erfahrene führen diese Inj. auch mit sehr fest aufgesetzter 20er Kanüle durch
- Tonsillektomienarben möglichst vollständig intramukös quaddeln
- Bei der Narbenbehandlung kann selten einmal vorübergehend eine Horner-Lähmung auftreten.

Ind.: Akute Nasen-/Racheninf., Störfelddiagnostik, allgemein bei vielen chron. Krankheiten wichtige Behandlung.

Behandlung von Nervenaustrittspunkten

An Nervenaustrittspunkten ist die Inj. an den Nerv völlig ausreichend (☞ Abb. 2.14-14). Wegen der Verletzungsgefahr nicht versuchen, in die Kanäle z.B. beim Trigeminus zu treffen. Vorzugsweise feine Nadeln verwenden.

Cave: Nach Knochenkontakt unbedingt die Kanüle wechseln, da sich rasch Widerhaken bilden, die den Nerven verletzen können. Alle Lokalanästhetika mit Zusätzen meiden.

Ind.: Bei Neuralgien in diesen Segmenten, auch bei entzündlichen Prozessen des HNO-Bereiches, z.B. Sinusitiden.

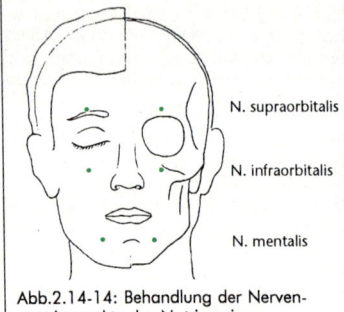

Abb.2.14-14: Behandlung der Nervenaustrittspunkte des N. trigeminus

Injektion an Ganglien und Spinalwurzeln

Wegen der Gefahr von Komplikationen bei falscher Durchführung können diese und weitere komplizierte Inj. im Leitfaden nicht beschrieben werden sondern müssen den ausführlicheren Lehrbüchern entnommen werden (☞ 2.14.10).

Daneben hat sich eine Vielzahl weiterer Techniken bewährt, u.a. Inj. in den gynäkologischen Raum oder der zirkuläre Block (☞ Lehrbücher).

2.14.9   Arbeitsmaterial in der Neuraltherapie

Nadeln: 20er, 12er, 60 x 0,8 mm, 100 x 0,8 mm und 120 x 1,0 mm; wichtig ist eine gute Qualität mit sehr scharfen Kanülen, die weniger schmerzhaft für die Pat. sind. Pat. beim Stich husten lassen, dieser wird dann kaum gespürt.

Spritzen: 2 ml- und 5 ml-Spritzen; größere sind wegen des hohen Spritzwiderstandes unbrauchbar; sehr leichtgängige Spritzen wichtig für das Gefühl für den Spritzwiderstand, da dieser bei der Orientierung im Gewebe hilft; der Widerstand in Sehne ist anders als in Muskulatur; nicht dauernd Firmen wechseln oder gleichzeitig unterschiedliche Materialien verwenden, da es immer Unterschiede gibt.

Neuraltherapeutika

- Procain und Lidocain sind völlig ausreichend; keinerlei Zusätze verwenden
- Bei Durchstichflaschen als Konservierungsmittel nur Alkohole akzeptieren, keine Parabene (Allergiegefahr); Brechampullen sind am risikoärmsten
- Lidocain besonders bei tiefen Inj. mit schwieriger anatomischer Orientierung verwerden, da Lidocain gut in das umliegende Gewebe infiltriert und so z.B. das Erreichen einer Spinalwurzel erleichtert
- Lidocain wirkt länger und wird über die Leber abgebaut; motorische und sensorische Ausfälle bleiben bei Lidocain daher länger bestehen als bei Procain und können auch erst nach einiger Zeit auftreten, *cave:* Autofahren
- Procain wird – außer bei seltenem Hydrolasemangel – rasch lokal abgebaut; besonders gut geeignet zur vegetativen Umstimmung, z.B. Schilddrüsenther.

Reizstoffe: Plenosol® 0, I, II; Vaccineurin®; Cutivacizne®.

Hautdesinfizienzen

- Effektives farbiges Desinfizienz und nicht Alkohol verwenden; farbig, um gleichzeitig Stichstelle zu markieren
- Sorgfältige Desinfektion, bes. vor intraartikulären und epidural-kaudalen Inj.
- Infektionsgefahr bei reiner Neuralther. nahezu theoretisch (bei hunderttausendfacher Anwendung durch erfahrene Neuraltherapeuten kein Fall bekannt); Schleimhäute und behaarte Regionen werden meist nicht desinfiziert.

Notfallausrüstung

Jeder mit Neuralther. befaßte Arzt muß die „schulmedizinischen" Verfahren der Reanimation und Schockbekämpfung beherrschen! Die folgende Aufzählung dient der Orientierung:

- Sauerstoffflasche (bei Atemstörungen 2-6 l/Min. insufflieren, evtl. Anschluß an Ambubeutel)
- Ambubeutel, Güdeltubus
- Infusionslösungen (Glukose 5 %, NaCl 0,9 %, Plasmaexpander) mit Infusionsbesteck (je nach Symptomatik infundieren, i.d.R. mit 500 ml beginnen)

- Adrenalin (Suprarenin®); bei Schocksymptomatik 1/2-1 Amp. (1ml = 1 mg) auf 10 ml verdünnt fraktioniert i.v. geben, evtl. wiederholen
- Atropin 0,5-1 mg i.v. bei Bradykardie. Bei therapierestistenten kardialen Blockformen zusätzlich Orciprenalin 0,5-1 Amp. à 0,5 mg auf 1:10 mit NaCl 0,9 % verdünnt i.v., anschließend 10-20 µg/Min. als Dauerinfusion
- Corticosteroid zur i.v.-Gabe, wie Methylprednisolon (Urbason®) oder Prednison (Decortin®; je nach Reaktion bei Anaphylaxie und Schocksymptomatik 100-500 mg i.v., ggf. auch mehr).

2.14.10 Informationen

Fortbildungskurse
- Fortbildungskurse für Neuralther. u.a. über die ÄFN-Ärztliche Gesellschaft zur Förderung von Naturheilverfahren, Abbestr. 13, 1000 Berlin 10. Ferner während der Fortbildungswochen in Freudenstadt und Baden-Baden.

Literatur
- Dosch Peter: Lehrbuch der Neuralther. nach Huneke, 11. Auflage, Haug, Heidelberg 1986.
- Tilscher H. und Eder M.: Reflexther., 2. Auflage, Hippokrates, Stuttgart 1989.
- Weber Klaus G.: Neuralther. in der Praxis, Johannes Sonntag, Regensburg 1988.

2.15 Ordnungstherapie

Roman Machens

2.15.1 Geschichtliche Einführung

Geprägt wurde der Begriff *Ordnungsther.* durch den Pfarrer Sebastian Kneipp, der sie als eine der fünf Säulen seiner Ther. bezeichnet. In seinem literarischen Werk hat er aber die Ordnungsther. nirgends definiert!
Heute ist Ordnungsther. ein Begriff für die ganzheitliche Betrachtungs- und Denkweise, man könnte auch von Informations- und Kommunikationsther. sprechen. Ordnungsther. besteht in der Indikationsstellung und Steuerung aller Therapiemaßnahmen unter Berücksichtigung aller möglicherweise relevanten Kriterien. Einige wesentliche Kriterien sind in Tab. 2.15-1 aufgeführt.
Der vorliegende Beitrag versucht eine praktisch nutzbare Synopsis der in der naturheilkundlichen Diskussion gängigen Denkmodelle zu geben. Für die Anwendung wichtig ist u.a. die Erkenntnis der Mathematiker, daß das Verhalten eines genügend komplexen Netzwerks von interdependenten Variablen nicht mehr monokausal prognostizierbar ist, daß also Lebendiges unberechenbar ist. Die alltägliche Praxis der Naturheilärzte hat ein großes Erfahrungswissen entwickelt, das großteils noch auf seine theoretische Eingliederung wartet.

2.15.2 Durchführung der Therapie

Wie beim Programmieren des Computers gestaltet der Behandler ein eigenes Programm geistig voraus, das seinem eigenen Ordnungsgrad als Therapeuten widerspiegelt. Er muß sich darüber klar sein, was er als gesund definiert, und welches Ziel er dem Pat. vorschlagen kann. Gesundheit im Sinne der Kommunikations- und Regeltheorie ist nicht Symptomfreiheit und auch nicht Vitalität,

Stärke oder Ausprägung einzelner Lebensfunktionen, wie etwa Atmung oder Sexualität. Er ist die Stabilität der Lebensfunktion an sich, die Belastbarkeit der Regelsysteme. Deswegen gibt es in der Naturheilkunde auch die Diagnose der Regulationsstarre (☞ 1.4.3), bei der oft keine Symptome bemerkt werden.

Zur praktischen Umsetzung braucht der Behandler eine Verbindung zur Informationsverarbeitung des Pat.: Grundlage jeder Ther. ist, daß Information übertragen werden kann. Der menschliche Pat. als Kommunikationspartner versucht, im Gegensatz zum Computer, die ihn beeinflussenden Therapeuten umzuprogrammieren und in seinem Sinne zu nutzen. Das tut der Pat. selbstverständlich auch und gerade dann, wenn er das Gegenteil behauptet. Motivation des Pat. zur gemeinsamen Arbeit ist die psychologische Voraussetzung für jeden Behandlungserfolg.

Welchen Kanal oder Code der Arzt für die Kommunikation zum System „kranker Mensch" wählt, ist Teil der ther. Taktik. In extremen, schwer behandelbaren Fällen muß er schon froh sein, wenn überhaupt Information übermittelt werden kann. Die Geschwindigkeit der Informationsübermittlung ist sekundär. Alle Heilerfolge hängen von der Regenerationsfähigkeit des erkrankten Systems ab.

Ärztliche Erfahrung kennt die bevorzugte Beeinflußbarkeit bestimmter Symptombilder durch bestimmte Verfahren, z.B. sind vegetativ-nervöse Störungen günstig über Ohrakup.-Punkte zu behandeln. Jedes Therapieverfahren enthält schon in sich eine charakteristische Information. Spritzen vermitteln Schmerz, und der Wirkspiegel des Medikaments wird schnell erreicht, Salben sind sanft und langsam. Solche energetischen und psychologischen Wirk. jeder Ther. sind oft wichtiger als ein pharmakologisch meßbarer Effekt.

Wesentlich für die praktische Tätigkeit ist das regelmäßige Erheben eines Gesamtstatus. Bei jedem Behandlungsschritt sollte der Zustand des Gesamtsystems Mensch hinterfragt werden, manchmal einschließlich seiner Familie als einem übergeordneten sozialen System, wie auch in welche Richtung sich das System bewegt, wie es bisher reagiert hat, und wie es wohl in Zukunft auf Interventionen reagieren wird. Davon hängen dann die weiteren Maßnahmen ab. Ordnungsther. kann die Verordnung eines Schlafmittels (überaktive Mutter, die die Nächte wach mit ihrem Kind verbringt) und der Entzug eines Anregungsmittels sein (überstrapazierter Manager, der bis zum Umfallen arbeiten möchte).

Die wesentliche Technik ist das psychother. Gespräch, das durchaus auf wenige Min. beschränkt werden kann, aber wiederholt werden sollte. Daneben sind die Auswahl, Reihenfolge und Gewichtung der Therapieziele und die Art der verordneten Ther., wichtig.

Grundregeln der Psychotherapie

- Keine Arbeit mit anderen Menschen ohne Selbsterfahrung
- Nach Möglichkeit keine Arbeit mit Menschen ohne Supervision
- Nicht stellvertretend am Anderen das ändern, was man selbst noch nicht geschafft hat
- Nicht das, was man über den Pat. weiß, als Waffe oder zur Sicherung der eigenen Position verwenden
- Sich bewußt machen, welche Gefühle der Pat. im Therapeuten auslöst
- Alle sich wiederholenden Situationen besonders registrieren. Möglichst nicht automatisch und immer gleich reagieren
- Beginn und Ende der Interaktion enthalten immer wichtige Botschaften des Patienten.

Tabelle 2.15-1

Grundlegende Kriterien zur Steuerung von Therapiemaßnahmen mit Beispielen	
Zeitpunkt der Therapie	Sofort (lebensbedrohlicher Zustand) oder später, wenn noch Diagnose verfeinert wird
Zeitdauer der Therapie	Lange Einnahmedauer von Medikamenten (z.B. chron. Krankheiten) oder kurze symptomatische Behandlung
Wiederholungsfrequenz	Z.B. Neuralther. tägl. bei akuten, wöchentl. bei chron. Schmerzen
Wiederholungsmuster	Ther. nur bei Beschwerden, z.B. seltenen Migräneanfällen, oder regelmäßig bei hoher Rezidivrate
Rhythmische Abstimmung auf äußere Muster	Z.B. Behandl. am Freitag bei wiederholt am Wochenende auftretenden Krankheiten
Rhythmische Abstimmung auf körpereigene Muster	Z.B. Kühlung des Körpers rechtzeitig vor Fieberanstieg
Intensität einer Maßnahme	Schwache Reize regen Lebensfunktionen an, zu starke können sie zum Erlöschen bringen
Modulation der Maßnahmenintensität	Bei wachsender Eigenverantwortlichkeit des Pat. kann der Behandler weniger aktiv werden
Finanzielle Selbstbeteiligung des Patienten	ther. sinnvoll, v.a. bei anspruchsvollen Patienten, die wenig Eigeninitiative entwickeln

2.15.3 Tätigkeitsbereiche der Ordnungstherapie

Ganz allgemein beschäftigt sich Ordnungsther. mit dem Menschen, seiner Umwelt und dem Austausch zwischen Mensch und Umwelt. Dies geschieht auf 3 Ebenen: *Information, Energie* und *Materie*. Daraus ergeben sich für die praktische naturheilkundliche Tätigkeit drei mal drei Bereiche (☞ Tab. 2.5-2).

Tabelle 2.5-2

Die 9 Tätigkeitsbereiche der Ordnungstherapie in Beispielen			
	Mensch	Umwelt	Austausch Mensch/Umwelt
Information	1	4	7
Energie	2	5	8
Materie	3	6	9

1 – Informationeller Zustand des Menschen
Lebenssinn, Gefühlsleben, Ordnung von Organfunktionen (z.B. Verdauungsregelung), rhythmische Ordnung (z.B. Schlaf-Wach-Rhythmus).
Praktische Tips zum Umgang mit dem Pat.:
• Persönlichen Lebenssinn suchen
• Persönliche Prioritätenskala aufstellen: Bedeutung von Selbstverwirklichung, Liebe, Sicherheit, Anerkennung, Unabhängigkeit
• Die berufliche Tätigkeit des Pat. sinnvoll – aus seiner Sicht, nicht unbedingt aus der des Therapeuten – umgestalten
• Einhalten eines Wochenendes. Einplanen von Erholung oder Urlaub im Jahresrhythmus
• Nachfragen, ob Dosierung der Medikamente eingehalten wird
• Religions- oder Sektenzugehörigkeit prüfen, sie blockiert oft psychotherapeutische Versuche
• Diskussion meiden, wenn Pat. sich vom Vorbehandler falsch therapiert fühlt.

2 – Energetischer Zustand des Menschen
Leistung und Erholung, Schwäche, Geschwindigkeit oder Stärke von Organfunktionen, z.B. Säuresekretion des Magens.
- Nahrung aus biologischem Anbau ist in Geschmack und Wertigkeit besser
- Dem Pat. überprüfbare Qualitätsmaßstäbe vermitteln: soll nicht zu billig oder stillos einkaufen.

3 – Materieller Zustand des Menschen
Nährstoffe, Giftstoffe, Organbeschaffenheit, z.B. Muskelhypertrophie.
Nachfragen, ob verordnete Medikamente auch genommen werden
- Genügend Zeit zum Essen lassen.

4 – Informationeller Zustand der Umwelt
Rhythmen der Umwelt, z.B. Wochenende oder Sommerzeit.
- Umgang mit Haustieren prüfen, ihren Stellenwert in Familie oder Partnerschaft
- Feststellen, wie sich die Angehörigen bei vergleichbaren Symptomen behandeln.

5 – Energetischer Zustand der Umwelt
Sonne, Wärme, radioaktive Strahlung. Praktische Tips:
- Schlafplatz evtl. auf elektrische oder geologische Störfelder untersuchen
- V.a. im Sommer nicht zu warm zudecken. Bei Fieber höchstens ein Leintuch! Der Körperteil, den der Pat. bei Überwärmung unter der Decke vorstreckt, verdient besondere Beachtung.

6 – Materieller Zustand der Umwelt
Umweltgifte, Vitalstoffgehalt der Nahrung.
- Umweltbewußtsein und Informiertheit des Pat. über Umweltgifte wichtig, damit er sich selbst vor ihnen schützt. Pat. soll z.B. Fahrrad fahren, öffentliche Verkehrsmittel benutzen.

7 – Informationeller Austausch zwischen Mensch und Umwelt
Soziale Kommunikation, Kontakt zu Tieren, Abstimmung von inneren und äußeren Rhythmen aufeinander.
- Weicher, langsamer Pat. erhält – soweit er sie verträgt – eine härtere, schnellere Ther., z.B. Inj.
- Aktive, straffe Pat. bekommen eine weiche und langsame Behandlung, z.B. eine sanfte Massage
- Überprüfen: Wie reist der Mensch, läuft er weg oder findet er sich selber?
- Operation oder Krankenhausaufenthalt kann vor dem Zuhause schützen
- Frühes Aufstehen fördert die Wahrnehmung natürlicher Rhythmen
- Umgang mit dem Arzt (☞ 1.2.1)
- An welcher Stelle (Zentrum/Peripherie) seines persönlichen Umfeldes hält sich der Mensch am liebsten auf?
- Stärke der Interaktion mit anderen Menschen prüfen, davon hängt der Stellenwert des Arztes mit ab. Die Rolle des Arztes ist es, stärker als andere Menschen einwirken zu können.

8 – Energetischer Austausch zwischen Mensch und Umwelt
Sexualität, Regelung der Körpertemperatur.
- Rolle der Kinder in der Familie oder Partnerschaft (☞ 6.6)
- Welchem Familienmitglied nützen die Symptome des Patienten? Wer wird kranker, wenn der Pat. gesünder wird? Müssen Angehörige versorgt werden?

- Auch Zufuhr von Kälte, Wind, Licht ist nötig – Besteht ausreichend Kontakt mit den 5 Elementen?
- Bewegung ist Energieabgabe und Auffüllen von Energiespeichern
- Pat. muß Termine beim Arzt einhalten, sorgfältiger Umgang mit der Arbeitszeit des Gegenüber.

2

9 – Materieller Austausch zwischen Mensch und Umwelt
Stoffwechsel, Entgiftungsreaktionen.
- Beim Wiederholungsrezept prüfen, ob Verbrauchsintervall stimmt
- Materieller Krankheitsgewinn (☞ 1.2.1) ärztliches Verhalten
- Beschaffenheit von Stuhl, Schweiß, Urin, Menstrualblut beobachten.

Natürlich gibt es gleitende Übergänge zwischen diesen Kategorien. Beim Geschlechtsverkehr beispielsweise handelt es sich neben dem energetischen Austausch auch um einen Austausch von Informationen und materiellen Trägerstoffen.

2.15.4 Indikationen für die Ordnungstherapie

Eine Ind. zur Ordnungsther. ist grundsätzlich immer gegeben. Das Ausmaß, in dem auf ordnungsther. Grundtechniken zurückgegriffen werden muß, ist höher, wenn das Krankheitsgeschehen therapieresistent ist, oder wenn der Anteil der Psychogenese sehr stark ist. Der Nachteil der ordnungsther. Maßnahmen besteht gerade heutzutage darin, daß der Pat. sie nicht bemerkt, dementsprechend auch nicht schätzt und mitarbeitet, wenn er nicht bes. darauf hingewiesen wird. Da es sich oft um die Harmonisierung einer großen Anzahl von Einzelmaßnahmen handelt, entscheidet zumeist der Allgemeinarzt als Koordinator über den Erfolg. Ein Grundsatz einer modernen Ganzheitsther. ist es, die Ind. zu einer Psychother. nicht erst dann zu stellen, wenn organmedizinische Maßnahmen nicht erfolgreich waren.

2.15.5 Literatur

- Capra F. : Das Tao der Physik
- Dethlefsen T.: Krankheit als Weg. München: Bertelsmann, 1983
- Machens R.: Biologische Ther. des Diabetes mellitus. natura med, 6:9/1991, 416-9
- Machens R.: Iatrogene Therapiehindernisse in der Naturheilkunde.
  Biologische Medizin, 1991; 3: 600-6
  Therapeutikon 1991; 5: 389-98
  Dokumentation der besonderen Therapierichtungen und natürlichen Heilweisen in Europa, Hrsg.: Zentrum zur Dokumentation für Naturheilverfahren. Essen: VGM - Verlag, 1991,
- Machens R., Ullmann MA: Noncompliance - Zeichen eines Paradigmenwechsels. Der niedergelassene Arzt, 1991; 15. September 1991: 20
- Machens R.: Die Blüten-Ther. nach Dr. Bach – praktische Hinweise für den niedergelassenen Arzt. natura med, 1991; 10: 484-7
- Machens R.: Marketing in der Naturheilpraxis. Arzt und Wirtschaft, 1992; 8: 18-22
- Machens R.: Die Organisation der Naturheilpraxis – menschliche, technische und medizinische Aspekte. Stuttgart: Schattauer, erscheint 1993
- Schuler R., A.: Physiologie und Pathologie der Intestinalflora. Verlag und Bezug: Mikrobiologisches Laboratorium, Etztalstr. 14, W 8137 Berg bei Starnberg, 1989
- Uexküll T: Lehrbuch der Psychosomatischen Medizin. München: Urban & Schwarzenberg, 1981
- Uexküll T et al: Integrierte Psychosomatische Medizin in Praxis und Klinik. Stuttgart, New York: Schattauer, 1992.

2.16 Orthomolekulare Medizin

Volker Schmiedel

2.16.1 Einführung

Orthomolekulare Medizin dient der Erhaltung guter Gesundheit wie auch der Behandl. von Krankheiten, indem die Konzentrationen körpereigener, für die Gesundheit wichtiger Substanzen verändert werden (nach Linus Pauling).

Die eingesetzten Substanzen sind überwiegend *Vitamine* und *Mineralstoffe*, aber auch *Aminosäuren, Fettsäuren* oder *Enzyme*. Mit der erhöhten Zufuhr dieser Substanzen, die über die Nahrung oder in isolierter Form erfolgen kann, sollen:
- Mangelzustände ausgeglichen werden (z.B. Gabe von Mg^{2+} bei Wadenkrämpfen und intrazellulärem Mg^{2+}- Mangel)
- Pharmakologische Effekte erzielt werden (z.B. günstiger Effekt von Mg^{2+} auf Tachyarrhythmien, auch wenn kein intrazellulärer Mg^{2+}- Mangel vorliegt).

Zwischen gesundheitlichen Störungen und biologischen Substanzen des Organismus sind folgende Interaktionen möglich:
- Ein Symptom oder eine Krankheit wird durch einen Nährstoffmangel verursacht (z.B. Anämie durch Vitamin B_{12}-Mangel)
- Eine Krankheit bedingt einen Nährstoffmangel (z.B. Kaliummangel bei chron. Diarrhoe)
- Medikamente oder Schadstoffe bedingen einen Nährstoffmangel und dadurch möglicherweise weitere Störungen (z.B. Diuretika → Mg^{2+}- Mangel → Herzrhythmusstörungen; Rauchen → erhöhter Vit. C-Bedarf → erhöhte Infektanfälligkeit).

Neben der erforderlichen schulmedizinischen Kausalther. versucht die Orthomolekulare Medizin, Mangelzustände auszugleichen. Dies soll den Körper in die Lage versetzen, mit physiologisch optimalen Konzentrationen aller wichtigen Substanzen eine gute Regulationsfähigkeit des Organismus zu erhalten oder wiederherzustellen. *Regulationsfähigkeit* ist die Fähigkeit, krankmachende Reize (physische und psychische Stressoren, Umwelteinflüsse, pathologische Keime) adäquat zu beantworten.

2.16.2 Ursachen von Nährstoffdefiziten

Ernährung
- Einseitige Ernährung mit entsprechender Mangelzufuhr bestimmter Nährstoffe (z.B. „fast food", Alkoholismus)
- Erhöhter Bedarf an einzelnen Nährstoffen bei hoher Zufuhr bestimmter Nahrungsmittel (z.B. erhöhter Vitamin E-Bedarf bei großem Konsum ungesättigter Fettsäuren)
- Nahrungsverarbeitung (Verlust von Nährstoffen durch Kochen, chemisches Konservieren, Büchsennahrung)
- Nährstoffverlust durch lange Transportwege und Lagerung

- Mögliche Beeinträchtigung des Nährstoffhaushalts durch Lebensmittelzusatzstoffe (Farbstoffe, Aromastoffe, Geschmacksverstärker und chemische Konservierungsmittel werden zwar auf akute und chron. Toxizität untersucht, mögliche Interaktionen mit den Nährstoffen sind bisher aber weitgehend unerforscht).

Genußmittel
- Alkohol (Mangel an Vitamin B1, B6, B12, Niacin, Pantothensäure, Folsäure, Mg^{2+})
- Koffein (erhöhte renale K^+- und Mg^{2+}-Ausscheidung)
- Nikotin (erhöhter Vitamin C-Bedarf durch erhöhten Verbrauch dieses antioxidativ wirkenden Vitamins; erhöhter Bedarf an Zink, welches der direkte Antagonist des im Tabakrauch enthaltenen Kadmiums ist).

Erhöhter Bedarf in besonderen Situationen
Schwangerschaft und Stillzeit (☞ 6.5); Wachstum (☞ 6.6.8); Rekonvaleszenz nach Krankheiten oder Operationen (☞ 6.4); Hämodialyse; starke physische und psychischer Belastung (☞ 5.14).

In folgenden Situationen werden häufig Nährstoff-Mangelzustände beobachtet, wobei das jeweilige Mangelelement nicht sicher vorhersagbar ist.

Umwelteinflüsse: Die vermehrte Belastung des Organismus besonders mit Schwermetallen, Pestiziden und halogenierten Kohlenwasserstoffen erfordert eine erhöhte Zufuhr an für die Entgiftung wichtigen Substanzen (☞ 2.16.5).
Medikamente: können den Bedarf an Nährstoffen erhöhen (☞ Tab. 2.16-1)

Tab. 2.16-1

Pharmakon	Vit. B1	B2	B6	B12	Fol-säure	C	A	D	E	K	K^+	Ca^{2+}
Analgetika			x			x				x		
Antazida	x					x	x	x	x	x		
Antibiotika	x	x	x	x	x	x	x	x		x		
Antikonvulsiva			x	x	x			x		x		
Diuretika					x						x	
Glukokortikoide			x		x			x			x	x
Orale Kontrazept.	x	x	x	x	x	x	x		x		x	
Laxantien							x	x	x	x	x	
Lipidsenker			x	x			x	x	x	x		
Neuroleptika					x							
Hypnotika				x	x			x				
Sulfonamide	x	x	x	x	x	x				x		
Tuberkulostatika			x	x	x							
Urikosurika		x		x		x						

2.16.3   Bedarf an Nährstoffen

Über den Bedarf an biologischen Substanzen, die von außen zugeführt werden
müssen, gibt es noch keine einheitlichen Richtlinien. Die Tabelle 2.16-2 berücksichtigt Empfehlungen der DGE (Deutsche Gesellschaft für Ernährung) und der
amerikanischen RDA-Kommission (Recommended Dietary Allowances). Der
erhöhte Bedarf in bes. Situationen (z.B. Schwangerschaft) sowie geschlechtsspezi-
fische Unterschiede (z.B. erhöhter Bedarf von Eisen oder Folsäure bei Frauen)
sind hier nicht differenziert aufgeführt. Die ther. Dosierungsempfehlung stützt sich
auf in der Literatur angegebenen Empfehlungen zur Zufuhr bei Mangelzuständen.

Tab. 2.16-2

Tageszufuhr und therapeutische Dosierung der Nährstoffe					
Nährstoff	Erwünschte Zufuhr mit tägl. Nahrung	Ther. Dosierung	Nährstoff	Erwünschte Zufuhr mit tägl. Nahrung	Ther. Dosierung
Vitamin A	4000-5000 IE	10000-50000 (Grav.: Max, 8000)	Pantothen-säure	4-7 mg	50-1000 mg
Vitamin B_1	1,0-1,4 mg	10-200 mg	Chrom	50-200 μg	200-300 μg
Vitamin B_2	1,2-1,7 mg	10-50 mg	Eisen	10-18 mg	10-50 mg
Vitamin B_6	1,6-2,0 mg	10-200 mg	Jod	150-200 μg	100-1000 μg
Vitamin B_{12}	2 μg	10-1000 μg	Kalium	3000-4000 mg	1000-8000 mg
Vitamin C	60-75 mg	50-10000 mg	Kalzium	800-1200 mg	1000-1500 mg
Vitamin D	200 IE	400-1000 IE	Mg^{2+}	280-350 mg	300-800 mg
Vitamin E	8-12 IE	100-1000 IE	Mangan	2-5 mg	2-50 mg
Vitamin K	65-80 μg	30-100 μg	Molybdän	75-250 μg	100-1000 μg
Biotin	30-100 μg	300-3000 μg	Selen	55-70 μg	200-300 μg
Folsäure	160-200 μg	400-2000 μg	Zink	12-15 mg	20-100 mg

2.16.4   Diagnostik

Mit den heutigen Meßverfahren (z.B. Atomabsorption, Atomemission) ist es
möglich, Materialien auf Konzentrationen bis in den ppm-Bereich (*parts per
million, Teilchen pro Millionen*) zu untersuchen, sodaß es auch gelungen ist,
Korrelationen zwischen Spurenelementen oder Schwermetallen und bestimmten
Krankheitsbildern zu finden. Die gebräuchlichsten Biopsiematerialien sind: Serum,
Vollblut, Urin, Haar (Anschrift für Analyselabor ☞ 2.16.8). Die Aussagekraft jedes
einzelnen Materials ist begrenzt:

Serum: Stellt üblicherweise nur ein Transportmedium dar und erlaubt relativ wenig
Rückschlüsse auf den intrazellulären Gehalt eines Stoffes. Aus der Bestimmung
des Vollblutgehaltes und des Serumgehaltes kann allerdings unter Berücksichtigung des Hämatokrites der intraerythrozytäre Gehalt eines Stoffes errechnet
werden, der annäherungsweise intrazelluläre Gehalte widerspiegelt.
Haar: Analysen geben gewisse Aufschlüsse über den Gesamtkörpergehalt an
bestimmten Mineralien. Verfälschungen sind möglich durch besonders hohe oder

niedrige Zufuhr eines Minerals oder Schwermetalls in den letzten 3 Mon. vor Probenentnahme sowie durch Gebrauch von Haarwaschmitteln oder Haarfärbemitteln.

Urin: Spiegelt nur aktuelle renale Ausscheidungssituation wider, erlaubt aber Rückschlüsse über Körperdepots bei Provokationstests (z.B. Hg durch DMPS).

2

2.16.5 Hinweise zur orthomolekularen Therapie

Es werden Stoffe in ther. Dosierung (☞ Tabelle:216-2) zugeführt, um Nährstoffdefizite auszugleichen, pharmakologische Effekte zu erzielen oder den erhöhten Bedarf bei toxischen Belastungen zu decken bzw. um die Entgiftung toxischer Substanzen zu unterstützen. Die Ther. dauert in der Regel mehrere Mon. Therapievorschläge ☞ Kap. 5. und 6. Behandl. von Schwermetallbelastungen:

- Weitestgehende Vermeidung der Schwermetallzufuhr. Dabei individuelle (z.B. Kadmiumzufuhr durch Tabakrauch) und gesellschaftliche Dimensionen (z.B. allgemeine Bleibelastung durch verbleites Benzin) beachten
- Großzügige Vit. C-Zufuhr (durch Hydroxylierung und damit erhöhte Wasserlöslichkeit vermehrte renale Ausscheidung der Metalle)
- Schwefelhaltige Aminosäuren (z.B. Methionin) bilden Komplexverbindungen mit dem Schwermetall
- Gezielter Einsatz des jeweiligen Schwermetallantagonisten:
  Kalzium – Aluminium, Kalzium – Blei, Selen – Quecksilber, Zink – Kadmium.

2.16.6 Indikationen für die orthomolekulare Therapie

Biologische Substanzen sollten immer dann in therapeutischer Dosierung gegeben werden, wenn Nährstoffdefizite nachgewiesen oder aufgrund der Erkr. wahrscheinlich sind (☞ Kap. 5 und 6, weiterführende Literatur). Insbesondere bei bestimmten psychischen Störungen werden gute Erfolge berichtet (z.B. bei Depressionen, Schizophrenien, Suchterkrankungen, vgl. Pfeiffer).

2.16.7 Kontraindikationen

Für den Ausgleich eines nachgewiesenen Nährstoffmangels gibt es bei ther. Dosierung mit der entsprechenden Substanz keine KI. Stets die Möglichkeit einer toxischen Überdosierung beachten, insbesondere wenn Begleiterkr. vorliegen, z.B. Mg^{2+}-Infusion zur Behandl. von Tachyarrhythmie bei gleichzeitig vorhandener Niereninsuff. NW der jeweiligen eingesetzten Substanz beachten, z.B. Übelkeit bei oraler K^+-Zufuhr, Gefahr der Asystolie bei schneller K^+-Infusion.

2.16.8 Informationen

Adressen
- Stiftung zur Internationalen Förderung der Orthomolekularen Medizin, Postfach, CH-8640 Rapperswil
- Analyselabors (Haarmineralanalyse, Urin, Serum, Vollblut): Micro Trace Minerals, Labor Blaurock-Busch, Röhrenstr. 20, 8562 Hersbruck, Tel. 09151/4332
- Minerallab Schweiz, Postfach, CH-8800 Thalwil.

Literatur
- Burgerstein, L.: Heilwirkung von Nährstoffen. 6. Aufl., Karl F. Haug, Heidelberg 1991
- Griffith, H.W.: Complete Guide to Vitamins, Minerals and Supplements. Fisher Books, Tucson (Arizona) 1988
- Pfeiffer, C.C.: Nährstoffther. bei psychischen Störungen. 3. Aufl., Karl F. Haug, Heidelberg 1990
- Vitamine, Mineralstoffe, Spurenelemente in der Medizin, Ernährung und Umwelt. Periodisch erscheinende Zeitschrift. Hippokrates Verlag, Stuttgart.

2.17 Physikalische Therapien: Hydro- und Thermotherapie

Jürgen Rohde

2.17.1 Geschichtliche Einführung in die Hydrotherapie

Die Hydrother. wurde schon in den ältesten Kulturen praktiziert (Römische Thermen, China, Japan). Eine Wiederbelebung erfolgte im 18. und 19. Jahrhundert durch Hahn (1696-1773) und Prießnitz (1799-1851), Oertel (1764-1850) und Rausse (1805-1848). Große Bedeutung erlangte Pfarrer Kneipp (1821-1897) als „Wasserheiler von Wörishofen". Winternitz (Wien) stellte die Prießnitzsche Wasserkur auf eine wissenschaftliche Grundlage.

2.17.2 Hydrotherapeutische Reize

Die hydrotherapeutische Wirkung hängt direkt von der Stärke des applizierten Reizes ab. Die Dosierungsstufen lassen sich für die Praxis sehr gut nach Krauß (1990) überblicken:

Milde hydrotherapeutische Reize *(kleine Hydrotherapie)*
• Waschungen, Abreibungen, Trockenbürstungen
• Ansteigende Teilbäder (bis Unterarm- und Fußbad), wechselwarme Fußbäder, kalte Güsse bis Kniguß, Wassertreten
• Wickel (bis Umfang des Brustwickels)
• Anwendungen feuchter Wärme geringen Umfanges: warmer Heusack (☞ 2.17.7), kleine Peloidpackung (☞ 2.23.1).

Mittelstarke Reize *(mittlere Hydrotherapie)*
• Ansteigende Bein-, Sitz- und Halbbäder
• Schöpfbäder
• Warme Zusatz-Halbbäder
• Kaltes Reibesitzbad
• Wechselwarme Sitzbäder
• Rumpfwickel und feuchte 3/4-Packung mit mittlerer Liegedauer (30-45 Min.)
• Sitzdampf
• Sauna (☞ 2.17.6).

Stark wirkende Reize *(große Hydrotherapie)*
• Überwärmungsbad
• Russisch-römisches Dampfbad
• Subaquales Darmbad
• Kalter oder heißer Voll-Blitzguß
• Langliegende feuchte 3/4- oder Ganzpackung (milder Weg einer großen Hydrother.).

Einflußfaktoren auf die Reizstärke
Die Reizstärke eines gewählten Verfahrens sollte an das Befinden und die Erkr. des Pat. angepaßt werden. Einflußfaktoren sind:
• Umfang des gereizten Körperbezirkes
• Temperatur
• Dauer der Anwendung

- Zusätzliche mechanische Reize, z.B. beim Schöpfbad, Bürstenbad, bei der Fächerdusche und Unterwassermassage
- Chemische Reize in den Zusatzbädern.

Steigerung der Reizstärke innerhalb einer Therapieserie
In den meisten Fällen empfiehlt es sich, die hydrotherapeutischen Anwendungen mit leichten Reizen zu beginnen und innerhalb einer Serie zu steigern. Beispiele nach Krauß (1990):
- **Leichtere Oberflächenreize:** Kalte oder heiße Teilwaschung → kalte oder heiße Ganzwaschung → wechselwarme Ganzwaschung → Trockenbürstungen, Trockenfrottierung. Trockenbürstungen kombinieren mit: Wechselwarme Ganzabreibung, Abklatschung, Lakenabreibung
- **Ansteigende Teilbäder:** Ansteigendes Handbad → ansteigendes Unterarmbad re. → ansteigendes Unterarmbad li. → doppelseitiges Unterarmbad → doppelseitiges Fußbad → doppelseitiges Unterschenkelbad → doppelseitiges Beinbad → doppelseitiges Sitzbad mit gleichzeitigem Fußbad → doppelseitiges Halbbad
- **Kneipp'sche Güsse:** Kalte Flachgüsse → Gesichtsguß → Armguß → Knieguß → Schenkelguß → Unterguß → Oberguß → Rückenguß → Vollguß → absteigende Fächerdusche → kalte Fächerdusche Strahl- (oder „Blitz-") Guß kalt oder heiß.

2.17.3 Wirkungen der Hydrotherapie auf Organe und Körperfunktionen

- **Ansteigendes Teilbad**
  - **1. Phase:** Durchblutungsverbesserung des gebadeten Teiles
  - **2. Phase:** Durchblutungsverbesserung der mit dem entsprechenden Segment verbundenen inneren Organe
  - **3. Phase:** Durchblutungsverbesserung der gesamten Körperoberfläche.

- **Kältewirkung**
  - **1. Phase:** Gefäßkontraktion
  - **2. Phase:** Weitstellung der Kapillaren – Hautrötung.

- **Wärmehaushalt**
  - Hydrother. gleicht Durchblutungsstörungen aus und trainiert das Regulationssystem (Regulationsther. ☞ 1.4.3).

- **Nervensystem:** Verbesserung der Nervenfunktion: Einübung von vegetativen Reflexen, Trophikverbesserung, Eutonisierung des Vegetativums (Wärme: vagotrop, Spasmolyse, Schmerzlinderung)
- **Innere Sekretion:** Dämpfung gesteigerter Hormonproduktion und Steigerung bei versagenden Drüsen.
- **Stoffwechsel:** Senkung des Hypersympatikotonus → erniedrigter Grundumsatz; Hyperthermie → erhöhter Grundumsatz. Schweißtreibung → Ausscheidung differenter Stoffe über die Haut → Stoffwechselentlastung → Entgiftung
- **Kreislauf:** Durchblutungserhöhung, periphere Kreislaufwiderstände und Herzbelastung verringern sich
- **Atmung:** Atemstörungen durch Schmerzen werden günstig beeinflußt, Beseitigung von Atemhemmungen, Detonisierung spastischer Bronchialmuskeln. Kaltreize steigern Frequenz und Volumen der Atmung

- **Gewebe:** Verbesserung von Turgor, Tonus, Elastizität, Durchblutung und Durchwärmung. Verbessert Trophik und Lymphzirkulation. Systemerkr. des Bindegewebes werden durch große Hydrother. positiv beeinflußt
- **Hautfunktion:** Hydrother. verbessert die Hauttrophik und beeinflußt damit viele Hautfunktionen günstig (z.B. Immunstatus, Intermediärstoffwechsel, Ausscheidung von Toxinen und Stoffwechselendprodukten).

2.17.4 Formen der Hydrotherapie

Die Hydrother. umfaßt 4 Anwendungsformen:
- **Bäder** (Teil-/Vollbad, einseitig oder beidseitig, Temperatur ansteigend und absteigend, heiße oder kalte Wechselwaschungen, Güsse, mit mechan. Reizen: Schöpf-Reibe-Bürstenbad, Unterwasserdruckstrahlbehandlung).
- **Sauna** (☞ 2.17.6)
- **Wickel** (☞ Abb. 2.17-1)
- **Packungen** (mehr als die Hälfte des Körpers einhüllende Wickel).

Bäder

Den warmen und ansteigenden Bädern werden oft auch Badezusätze hinzugefügt (☞ Tab. 2.17-1).

Teil- und Vollbäder
Können als kalte (35-35 °C), warme (36-38 °C) oder wechselwarme Bäder durchgeführt werden.

Kontraindikationen für Vollbäder
- Herz-Kreislaufinsuffizienz
- Z.n. Herzinfarkt (bis zu 3 Monate), Endo-Myo-Perikarditis
- Pulmonale Hypertonie
- Renale Hypertonie
- Roemheld'scher Symptomkomplex
- Leberzirrhose
- Thrombophlebitis im entzündlichen Stadium
- Aneurysmen und Emboliegefahr.

Ansteigendes Halbbad
Der Pat. sitzt in einer handbreit mit körperwarmem Wasser (36 °C) gefüllte Wanne, in die langsam heißes Wasser bis auf Bauchnabelhöhe hinzufließt. Endtemperatur ca. 39-40 °C, Dauer 15-30 Min., max. 3x/Wo. Bei Gewöhnung kann nach dem Bad ein temperierter oder kalter Guß erfolgen, danach warm einwickeln und hinlegen.
Ind.: Beginnende und abklingende Infekte, Ischialgien, Muskelverspannungen.

Ansteigendes Fußbad
Der Pat. hält seine Füße in eine Fußwanne mit 35 °C warmem Wasser, in das langsam heißes Wasser hinzufließt. Endtemperatur ca. 39-40 °C, Dauer 10-15 Min., kann tägl. durchgeführt werden. Bei Gewöhnung Füße nach dem Bad kalt abspülen, dann abtrocknen und warm halten.
Ind.: Durchblutungsstörungen und kalte Füße, beginnende Infekte, zur vegetativen Entspannung. **KI:** Varikosis, Lymphödeme.

Ansteigendes Armbad
Prinzip wie bei ansteigendem Fußbad. Einen oder beide Arme in Armwanne oder großem Waschbecken 15-20 Min. behandeln. Danach kalter Armguß, dann 30 Min. Ruhe.
Ind.: Angina pectoris (bes. im Anfall), spastisch-obstruktive Atemwegserkr., AVK Stad. I-IV nach Fontaine.

2

Sitzbäder
Werden in speziellen Sitzbadewannen als kaltes, warmes und ansteigendes Sitzbad. Wichtig: Vor dem Bad Füße anwärmen (z.B. warmes Fußbad). Alle nicht badenden Körperteile sorgfältig abdecken.
Sonderform: Reibesitzbad (Sitzbad), währenddessen die gebadeten Hautpartien mit der flachen Hand abgerieben werden.
Indikationen
- Kaltes Sitzbad: Hämorrhoiden und perianale Entzündungen. Dauer: 5-10 s
- Warmes und ansteigendes Sitzbad: Spondylogene Beschwerden, Reizblase, Schwangerschaftsvorbereitung. Dauer: 10-15 Min.
  Beide sind bei Hämorrhoiden kontraindiziert!

Tabelle 2.17-1

Pflanzliche Badezusätze (nach Krauß)				
Bade-zusatz	Zubereitung und Dosierung	Pharma-kologische Eigenschaften	Anwen-dungs-formen	Gebräuchlichste Indikationen
Arnika (Arnica montana)	Für ein Vollbad (250 l), 2-4 El. Arnika Badeextrakt, für Umschläge 1-3 El. Tinct. Arnicae auf 1 l Wasser	Resorptions-fördernd, schmerzlindernd	Vollbad, Teil-bäder, Wickel, Einreibungen	Stumpfe und scharfe Verletzungen, Häma-tome, subakute Ver-laufsformen des Rheumatismus, Extre-mitätenbeschwerden nach Überanstrengung
Baldrian (Valeriana officinalis)	Zumeist fertige Bade-extrakte	Sedative Wirkung	Zumeist als Vollbad	Schlaflosigkeit, Hyper-thyreose, nervöse Unruhe
Eichenrinde (Cortex quercus)	Für ein Vollbad (250 l), 1-3 kg Eichenrinde mit 5 l Wasser ansetzen, 1/2 h kochen, abgießen und dem Bad zusetzen; Teilbä-der entsprechend weniger	Gerbsäurehaltig, adstringierende Wirkung	Vollbad, Teil-bäder, Spülungen von Wunden und Körper-höhlungen	Nässende Hautaus-schläge, Analekzem, Verbrennungen, Vulvitis, Hautpilz
Fichten-nadel (Pinus silvestris)	150 g Extr. Pinus silvestris für ein Vollbad	Enthält ätherische Öle, u.a. Terpentin, wirkt beruhigend, sekretionsfördernd, desodorierend	Vollbäder, seltener Teil-bäder	Vegetative Dystonie, klimakterische Be-schwerden, Thyreo-toxikose, Katarrh der oberen Luftwege
Heublumen (Semina graminis)	Für ein Bad 1-11/2 kg Heublumen in 5 l kaltem Wasser ansetzen, 1/2 h kochen, durchseihen, dem Bad zusetzen oder 150 g Badeextrakt	Ätherische Öle; hyperämisierend spasmolytisch	Voll- und Teil-bäder, Wickel, Auflagen (Heusack)	Weichteilrheumatische Beschwerden, Arthritis, chron. Bronchitis, pyogene Ent-zündungen
Kalmus (Acorus calamus)	Für ein Vollbad 250 g Rhiz. Calami in 3 l Wasser kalt ansetzen und aufko-chen, durchgesiebt dem Bad zusetzen	Enthält ätherische Öle, Bitterstoffe, Gerbstoffe, Terpe-ne; stark hyperämi-sierend	Vollbad, Kinderbad	Rachitis, konstitutio-nelle Unterentwick-lung, eiternde Wunden

Pflanzliche Badezusätze (nach Krauß)

Bade-zusatz	Zubereitung und Dosierung	Pharma-kologische Eigenschaften	Anwen-dungs-formen	Gebräuchlichste Indikationen
Kamille (Matricaria chamomilla)	Vollbad: Aufguß aus 1/2 bis 1 kg Flores Chamomillae mit 5 l kochendem Wasser übergießen, 30 Min ausziehen, absieben und dem Bad zusetzen: Für Teilbäder entsprechend weniger oder Kamillen-Badeextrakt	Ätherische Öle, Glukoside; entzündungs- und fäulniswidrig, desodorierend	Spülung von Körper-höhlen (Darmbad, Schleimhaut-pflege), Tränkung von Wickeltüchern	Akute, nässende Ekzeme, eitrige, bes. Höhlenwunden, Ulcus cruris, Fisteln
Kastanie (Aesculus hippo-castanum)	Für ein Vollbad 1-1/2 kg gemahlene Roßkastanie mit 1 l kaltem Wasser ansetzen und 30 Min. kochen, abgießen, dem zusetzen oder Kastanien-Badeextrakt	Reich an Saponinen, Gerb- und Bitterstoffe; erhöht die Kapillar-resistenz; Thrombin-hemmung	Voll- und Teilbäder, Umschläge	Weichteil- und Gelenk-rheumatismus, Neuralgie, Pruritis, periphere Durch-blutungsstörungen
Lavendel (Lavendula officinalis)	1-2 Eßl. Badeextrakt	Sedativum, leicht hautreizend, deso-dorierend	Vollbad, Waschungen	Klimakterische Be-schwerden, neurozir-kulatorische Dystonie
Lohtannin-Bad	Vollbad: 1 kg Gerberlohe (Eichenrinde, Fichtenrinde) mit 5 l Wasser 30 Min kochen, Abguß dem Bad zusetzen oder Badeextrakt	Stark gerbstoff-haltig	Vollbad, Sitzbad	Weichteilrheumatis-mus, Neuralgie, chron. Hautleiden
Rosmarin (Rosmarinus officinalis)	Vollbad: 1-2 El. Rosmarin-Badeextrakt	Reich an ätheri-schen Ölen, durch-blutungssteigernd für Haut und Beckenorgane	Vollbäder, Sitzbäder, Waschungen	Spastische Kreislauf-störungen, klimakteri-sche Beschwerden, Weichteilrheumastis-mus, Quetschungen
Salbei (Salvia officinalis)	Vollbad: 250 g Folia Salviae mit 1 l siedendem Wasser übergießen, 20 Min. ziehen lassen, Abguß dem Bad zusetzen oder Salbeibadezusatz, Salvysat bes. für Spülungen	Enthält ätherische Öle, Harze, Bitter-stoffe, Gerbstoffe	Vollbad, Teil-bäder, Spü-lungen von Körperhöhlen (Schleimhaut-pflege), Aufschläge	juckendes Analekzem (Sitzbad, Aufschläge), Spülungen bei Schleimhautkatarrhen und Wunden
Zinnkraut (Equisetum arvense)	Teilbad: 100-200 g Herba Equiseti mit 2 l Wasser ansetzen, 1 h kochen, absieben und dem Bad zusetzen	Enthält Kiesel-säure, Oxalsäure, Bitterstoffe; Förde-rung der Gewebe-proliferation	Teilbäder, Aufschläge seltener Voll-bäder, Wickel	Nässendes Ekzem, Ul-cus cruris und andere schlecht heilende Wunden, chron. Eite-rungen (Osteomyelitis)

Waschungen

- Kalte Waschungen werden bevorzugt morgens als milde Reizther. eingesetzt
- Leinenhandtuch in kaltes Wasser tränken, auswringen und den gesamten Körper (oder nur Ober- bzw. Unterkörper) mit schnellen Bewegungen abwaschen
- Danach ohne Abtrocknen im Bett anwärmen lassen
- **Ind.:** Als mildes Regulationstraining zur Abhärtung und Durchblutungsförderung, bei Kreislaufstörungen und Atemwegsinfekten.

2

Güsse
- Werden als kalte Knie-, Schenkel-, Unter-, Arm-, Brust-, Ober-, Rücken-, Voll-, Nacken-, und Gesichtsguß eingesetzt
- Der Strahl soll aus einem weitlumigen Schlauch (ca. 2 cm Durchmesser) bei geringem Druck fließen, so daß das Wasser nicht spritzt, sondern die Haut weich überspült
- **Gußführung:** Von der Peripherie zum Herzen hin, an den Beinen lateral nach oben und medial nach unten führen.

Knieguß
Wirk.: Kreislaufanregend auf Organe des kleinen Beckens, weibl. und männl. Geschlechtsorgane. Ableitende Wirk. auf Durchblutung von Kopf-, Hals- und Brustorganen, Leber und Magen.

Indikationen
- Gehäufter Urindrang, Blasenschwäche, Bettnässen
- Colitis, Hämorrhoiden
- Kalte Füße, örtliche Entzündungen der Haut, Venen, Muskulatur, Sehnen, Sehnenscheiden, Gelenke
- Akuter Gichtanfall
- Krampfadern
- Lähmungen
- Abhärtung
- Kopfschmerzen bei Kongestionen, Migräne, Augenentzündungen, Neuralgien
- Katarrhe (Schnupfen, Pharyngitis), Bronchitis
- Pfortaderstauung, Lungenstauung.

Schenkelguß
Wirk.: Kreislauf wird lokal angeregt, Regulierung gestörter Zirkulation.
Indikationen
- Krampfadern
- Muskelrheumatismus und Lähmungen der Extremitäten
- Coxalgie, aktivierte Coxarthrose
- Gesäßmyogelosen.

Unterguß (Unterleib und Beine)
Wirk.: Stauungszustände in Magen-Darm.
Indikationen
- Hyperazidität, Spasmen der Magen-Darm-Muskulatur
- Pfortaderstauung (Meteorismus, Leberschwellung, Gallenblasenvergrößerung, Grieß- und Steinbildung)
- Diabetes mellitus.
KI: Frieren, Zystitis, Pyelonephritis, akuter Ischias, Menstruation.

Armguß
Wirk.: Kreislaufanregung der Arme, Ableitung, Anregende Wirk. auf das Herz (Puls wird gleichmäßig, Herzmuskelkraft verbessert, Atmung tiefer und voller).

Indikationen
- Kalte Hände, marmorierte Haut
- Rheumatische Beschwerden der Arme
- Nervöse Störungen (Schreibkrampf), Neuralgien und Lähmungen
- Nervöse und organische Herzstörungen

- Bei Stauungsvorgängen an Kopf und Hals (Druck-Schwindelgefühl, Kopf-schmerzen)
- Schleimhautkatarrhe von Hals und Nase.

Brustguß
Indikationen (nach vorherigen Armgüssen)
- Stenokardischen Beschwerden (bei Neigung zu Gefäßkrämpfen wechselwarm)
- Chron. Bronchitis und Asthma bronchiale

Oberguß (Oberkörper und Arme)
Wirk.: Starke örtliche und allgemeine Wirk., verbessert Durchblutung der Thoraxorgane (Lunge, Rippenfell, Herz). Ableitende Wirkung. *Cave:* Nicht bei Blutstauungen im Lungenkreislauf (Cor pulmonale) geben.

Indikationen
- Abhärtungsmittel
- Bei Neigung zu Katarrhen der oberen Luftwege, akute und chron. Bronchitis (nicht bei Frösteln verabreichen!)
- Asthma bronchiale und Emphysem, fördert das Abhusten
- Schmerzlinderung bei Pleuraschwartenbildung
- Kehlkopf- und Stimmbanderkr.
- Anregung der Herz- und Atemtätigkeit
- Kopfschmerzen, Benommenheit und nervöse Erregungszustände
- Krampfadern der Beine
- Stauungen der Beine und des Bauchraumes.

Rückenguß
Wirk.: Verbessert Durchblutung des Rückens und Rückenmarkes, regt die Atmung sowie die Tätigkeit von Herz und Baucheingeweiden an.

Indikationen
- Schwäche der Rückenmuskulatur, Skoliosen
- Rückenschmerzen bei Spondylosis deformans
- Rückenmarkserkr., MS
- Bronchialasthma (fördert Auswurf)
- Bei fast allen Lungenerkr. wohltuend und erleichternd
- Bei Adipositas: regt Stoffwechsel stark an.

KI: Schwächezustand, Nervosität.

Vollguß
(Nur bei gutem Allgemeinbefinden nach vorherigen kleineren Güssen)
Indikationen
- Adipositas
- Abhärtung
- Nervenberuhigung nach angestrengter geistiger Tätigkeit.

KI: Arteriosklerose, Herzkreislaufinsuffizienz.

Nackenguß
Indikationen
- Vasomotorischer Kopfschmerz, Migräne, Kopfschmerz bei Muskelverspannun-gen im Schulter- und Nackenbereich
- Zervikobrachialsyndrom
- Epikondylalgie
- Polyarthrosen der Hand- und Fingergelenke

- Vertigo und Tinnitus
- Wetterfühligkeit
- Depressive Stimmungslagen.

KI: Hypertonie, Struma und Hyperthyreose, Glaukom und Katarakt.

Gesichtsguß
Indikationen
- Regt Durchblutung von Gesichts- und Kopfschleimhaut an
- Strafft schlaffe Haut („Schönheitsguß")
- Gesichtsneuralgien, Migräne
- Erschöpfung
- Augenmüdigkeit nach längerem Lesen.

Wassertreten
Wirk.: Abhärtung (ähnliche Wirkung wie Knieguß), Ableitung zu den Füßen.
Indikationen
- Hämorrhoiden (abends anwenden)
- Angina pectoris vasomotorica
- Angstneurose (abends anwenden)
- Chron. kalte Füße
- Hypotonie.

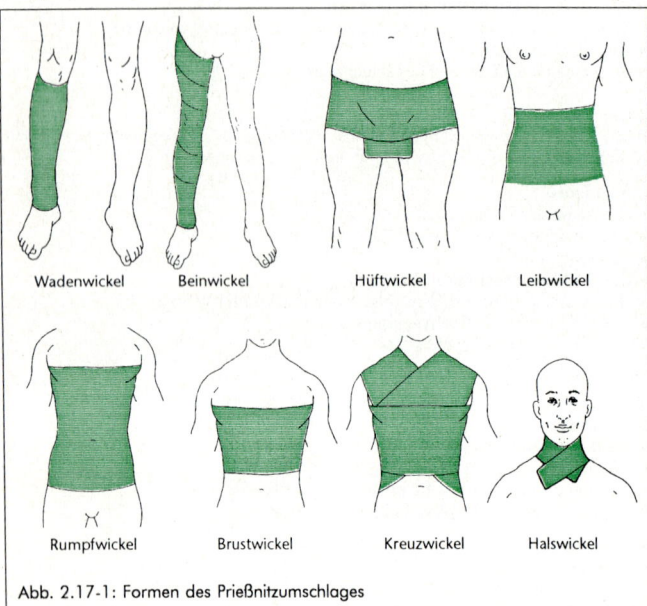

| Wadenwickel | Beinwickel | Hüftwickel | Leibwickel |
| Rumpfwickel | Brustwickel | Kreuzwickel | Halswickel |

Abb. 2.17-1: Formen des Prießnitzumschlages

Wickel

Viele der heute gebräuchlichen Umschlagformen wurden von *Prießnitz* (☞ Abb. 2.17-1) systematisiert. Ihre Einsatzmöglichkeiten liegen bes. in der adjuvanten Ther. von lokalen Entzündungen und Fieber (☞ Tab. 2.17-2).

Anlegen eines Wickels

- Den Pat. eine entspannte Lage einnehmen lassen
- Wickel in 2 oder 3 Lagen applizieren: Für die innerste Lage ein Leinentuch mit **kaltem** Wasser anfeuchten, gut auswringen und fest, aber nicht einschnürend um die indizierte Stelle wickeln
- Dieses mit einem weiteren Leinen- oder Baumwolltuch umhüllen und ggf. außen mit einer Decke oder einem Tuch aus Wolle abdecken

Tabelle 2.17-2

Indikationen der Wickel nach Prießnitz	
Wickel	**Indikationen**
Halswickel	Angina, Pharyngitis, Laryngitis
Brustwickel	Bronchitis, Asthma bronchiale, Pleuritis Pneumonie, Karditis
Kreuzwickel	Schultermyogelosen
Leibwickel	entzündliche Erkrankungen des Oberbauches, Ulcus ventriculi und duodeni, Enteritis, Kolitis
Rumpfwickel	Versorgung hochfiebernder Patienten
Hüftwickel	Beckenraumentzündungen, Proktitis, Prostatitis, Hämorrhoiden, Analekzem, Vulvitis
Wadenwickel	Bei Fieber, Thrombophlebitis, Zellulitis, Ulcus cruris, zur Nacht bei Schlaflosigkeit
Beinwickel	Thrombophlebitis, Zellulitis, Lymphangitis
Gelenkwickel	Rheumat. Arthritis, aktivierte Arthrose
3/4 Packung	Frühstadien akuter Infekte nach schweißtreibenden Bädern, langliegend (2-3 Std.), zur Desensibilierung bei Allergikern und Rheumatikern

- Den ganzen Pat. in eine Decke eingehüllt ruhen lassen
- Dauer des Wickels: Ca. 45-60 Min., zur Ausnutzung eines schweißtreibendes Effektes 1-3 h
- Wickel werden normalerweise kalt appliziert; selten warme Anwendungen (z.B. Atemwegserkr.), da oft zu schneller Temperaturverlust
- Der Wickel sollte nach 5-15 Min. bereits als warm empfunden werden, sonst Wärme zuführen (z.B. Tee, Wärmflasche), bei Unwohlsein ggf. abbrechen.

2.17.5 Grundregeln der Hydrotherapie (nach Vogler)

- Einem kalten oder frierenden Körperteil oder Menschen keine kalte Wasseranwendung verabreichen. Die Füße müssen mindestens so warm wie die Stirn sein. Heiße oder warme Anwendungen bei erhitztem Körper oder bei Fieber können angezeigt sein
- Kalten Füße nicht in heißes Wasser stecken oder kalte Körperteile mit etwas Heißem zusammenbringen. Erwärmung soll ansteigend und langsam erfolgen. Warme oder heiße Glieder vertragen dagegen ausgezeichnet einen kalten Guß, Umschlag oder Waschung
- Den Wärmehaushalt des gesamten Körpers beachten
- Kalter Prießnitz-Wickel muß in 5 bis spätestens 10 Min. erwärmt werden
- Vor größeren Anwendungen (z.B. ansteigendem Halbbad, 3/4-Packungsserie, Sauna) sollen Blase und Darm entleert sein, nötigenfalls mit Einlauf. Als reflektorische Fehlsteuerungen können sonst Kopfschmerzen, Herzbeschwerden, Benommenheit bis zu Kollapszuständen auftreten. Bei größeren Anwendungen letzte Mahlzeit mindestens 2 h vorher einnehmen

2

- Vor Anwendungsbeginn die nötigen Eimer oder Schüsseln mit Wasser der gewünschten Temperatur, Waschlappen, Handtücher und Wickeltücher bereitstellen
- Das Zimmer sollte gut gelüftet, aber ausreichend warm sein. Während des Wickels Fenster offenhalten
- Eine ansteigende oder warme Anwendung verlangt als Abschluß eine kalte (z.B. kalte Waschung nach Wickel; Wechselwaschung, Guß, Regenbrause, Tauchbad oder Packung nach Sauna). Die vorher in Wärme dilatierten Kapillaren müssen sich wieder zusammenziehen. Folgt ein Wickel oder eine Dusche, so kann auf die Schlußabkühlung nach der Warmwasserbehandlung verzichtet werden
- Bei jeder Wasseranwendung Zustand des Pat. beachten. Bei Übelkeit, Kopfschmerzen, Herzschmerzen, starker Müdigkeit nach einer schlaflosen Nacht, keine anstrengenden Packungen, Bäder oder Sauna
- Zwischen zwei physikalischen Behandl. sollte für stationäre Pat. ein Zeitraum von 2 h liegen, um die nötige Erholungsphase des Körpers nicht zu verkürzen
- Während der Menstruation mit allen Bade- und Wärmeanwendungen aussetzen, die die untere Körperhälfte betreffen. Vom 2. Tag an können Behandlungen des Oberkörpers (Armbäder, Armgüsse, Wickel) erfolgen.

Allgemeine Leitsätze zur Kaltwasserbehandlung (nach Kneipp)
- Erste Bedingung bei allen Anwendungen ist „daß der Körper seine vollständige Wärme habe". Es müssen ein ausreichendes Temperaturgefälle und genügend „innere Wärme" vorhanden sein, damit die richtige Reaktion eintreten kann. **Ausnahme:** Kalte Füße sprechen ausgezeichnet auf sehr kalte Reize (z.B. Schneeabreibungen) an
- Auch bei Erhitzung kaltes Bad möglich, wenn man Dauer beachtet
- Anwendungsdauer: Das kürzeste Bad ist das beste. Gewöhnliche Dauer 1-2 Sek., nur ausnahmsweise 5-6 Sek.
- Zeitpunkt der Anwendung: Nicht unmittelbar vor oder nach den Mahlzeiten (Gefahr der vagotonen Kreislaufreaktion) sowie nicht vor dem Schlafengehen (Schlafstörungen möglich, ausgenommen Lenden- und Wadenwickel)
- Wassertemperatur: Je kälter, desto besser die Reaktion. Falls auf kalten Reiz ein Gefäßkrampf von längerer Dauer erfolgt, zunächst Warm- bzw. Wechselwarmbehandlung
- Die Kaltwasserbehandlung einschleichend durchführen, d.h. keine großen Körperflächen plötzlich dem kalten Wasser aussetzen. Bei kalten Bädern daher langsam hineinsteigen, bei Güssen von unten nach oben beginnen, „damit der Körper recht schonend behandelt wird"
- Verhalten nach der Anwendung: Körper muß vollkommen warm werden, am besten durch Bewegung (z.B. rasches Gehen nach Wassertreten), alternativ durch warme Decke.

2.17.6 Die Sauna

Heißluftbad mit anschließender Kaltapplikation.

Wirkung des Saunabadens
- Steigerung der Pulsfrequenz auf 100-140/Min.
- Steigerung des Herzminutenvolumens auf 150%
- Erniedrigung der peripheren Kreislaufwiderstände (Senkung des Gefäßtonus, Eröffnung arteriovenöser Kurzschlußverbindungen auch des Koronarkreislaufes)

- Senkung des diastolischen Blutdruckes
- Starke Durchblutung der Haut mit Steigerung der Schweißsekretion
- Gesteigerte Sekretion der Schleimhäute im Atmungstrakt
- Erweiterte Bronchien, Spasmolyse, Atemwiderstände ⇓
- Anregung der inneren Sekretion und des Stoffwechsels
- Anregung der Immunvorgänge
- Entspannung der Muskulatur
- Verbesserte Dehnbarkeit des Stützgewebes und bessere Beweglichkeit.

Trainingseffekte
Die Trainingseffekte einer Serienanwendung der Sauna ähneln denen bei sportlichem Training:
- Training für Vasomotorik der Hautgefäße
- Training für Pulsfrequenz- und Blutdruckregulation (Puls-, Atemfrequenz und erhöhter Blutdruck, erniedrigter Blutdruck)
- Anregung der Nierentätigkeit, des Stoffwechsels, des Endokriniums und der Immunvorgänge
- Verbesserte Hautfunktion (z.B. für Aknether. wichtig).

Praktische Hinweise zum Saunabaden
- Nicht mit vollem Magen baden. Darm und Blase sollten entleert sein
- Möglichst nicht abgehetzt und „gestreßt" in die Sauna gehen (kardiale Belastung, verminderte Bekömmlichkeit)
- Vor dem Betreten der Sauna muß der Körper gleichmäßig durchgewärmt sein, z.B. mit warmer Regenbrause. Dabei den Körper mit Seife reinigen und anschließend abtrocknen
- Bei kalten Händen und Füßen vorher langsam ansteigendes Fuß- oder Handbad machen, heißen Tee trinken (regt die Schweißausscheidung an)
- Bei Saunabeginn zunächst auf der untersten Stufe Platz nehmen, bei Bedürfnis nach größerer Hitze kann nach ca. 5 Min. nach oben gewechselt werden. (Lufttemperatur beträgt in mittlerer Raumhöhe 60-80 °C, unter der Decke 95-110 °C)
- Liegen in der Sauna ist kreislaufschonender als Sitzen
- Nach ca. 10-15 Min. abkühlen durch Luftbad, Waschung, Teilguß nach Kneipp, Brause oder kaltes Tauchbad. Abkühlung ist erreicht, wenn sich ein Fröstelgefühl einstellt
- Danach erneut Saunaraum zum 2. Gang aufsuchen
- Bei Unwohlsein während der Saunagänge sofort Saunaraum verlassen und abkühlen!
- Selbstmassage mit Massagebürsten steigert die Heilwirkung, regt die Schweißausscheidung an und verbessert die Verträglichkeit
- Nach Beendigung der Saunagänge (einschließlich erneuter Abkühlung) für 30-60 Min. nachruhen, z.B. in Dunstpackung (Einwickeln des Körpers in trockenes Leinen- tuch, darüber Decke) oder in Prießnitz-Rumpfwickel. Körper warmhalten (Erkältungsgefahr!)
- Während und nach der Sauna keine sportlichen Aktivitäten ausüben, nicht in warmem Wasser baden (kardiale Belastung, geminderte Abkühlung)
- Bei Durst Mineralwasser, Tee und Fruchtsäfte trinken. *Cave:* Keinen Alkohol! Schnell einsetzende Wirkung infolge beschleunigter Resorption
- Gesamte Sauna-Zeit sollte pro Tag 30 Min. nicht überschreiten, z.B. 2x15 Min. oder 3x10 Min. Sinnvoll sind 1-2 Saunabesuche/Wo.

Indikationen für das Saunabaden

Chron. „rheumatische" Erkrankungen
- Schmerzhafte Muskelverspannungen des Rückens
- Chron. rheumatoide Arthritis
- Spondylitis ankylosans.

Chron. rezidivierende Erkr. der Atemwege
- Chron. Bronchitis
- Asthma bronchiale.

Herz-Kreislauf-Erkrankungen
- Hypertonie Stadium I und II (nicht fixiert)
- Periphere arter. Durchblutungsstörung (Stadium I-II nach Fontaine)
- Angina pectoris vasomotorica
- Zustand nach Herzinfarkt (frühestens 6 Mon. nach Infarkt).

Allgemein
- Als „Abhärtungsmaßnahme" bei verminderter Infektresistenz
- Zur Gesundheitsförderung und Leistungssteigerung
- Bekämpfung prämorbider Zustände.

Kontraindikationen zum Saunabaden

Erkrankung des Bewegungsapparates: Akuter Gelenkrheumatismus.
Erkrankung der Atemwege: Akute Infektionskrankheiten, aktive Tbc.

Herz-Kreislauferkrankungen
- Akut entzündliche Herzerkr. (Karditis weniger als 1 Jahr zurückliegend)
- Herz-Kreislaufdekompensation
- Koronarinsuff. mit Ruhestenokardie
- Herzinfarkt Phase I (Hospitalisationsphase)
- Herzerkr. mit pulmonaler Hypertonie (Pulmonalsklerose, Cor pulmonale, Mitralstenose)
- Fixierter (besonders „blasser", renaler Hypertonus).

Sonstige Erkrankungen
- Akute Entzündungen innerer Organe (z.B. Choleyzstitis, Hepatitis, Pankreatitis, Adnexitis, Nephritis)
- Florides Ulcus ventriculi oder -duodeni
- Sanierungsbedürftige Streuherde (Zähne, Tonsillen)
- Schwere neurovegetative Störungen
- Hyperthyreose
- Malignome
- Chron. Nephritis mit entzündlichen Sedimenten
- Akutes Glaukom
- Geschlechtskrankheiten
- Epilepsie und andere Krampfleiden
- Akute Geisteskrankheiten.

Literatur zum Saunabaden: ☞ 2.17.7

2.17.7 Thermotherapie

Therapeutische Nutzung von Wärmeanwendungen. Man unterscheidet Kryother. (Wärmeentzug) und Wärmether. (Wärmezufuhr).

Kryotherapie

- Lokale Anwendung von Eis (-18 bis -20 °C) für 5 Min (Kurzzeitther.) bis maximal 20 Min. (Langzeitther.) z.B. an Gelenken
- Ganzkörperkältether. mit flüssigem Stickstoff oder CO_2 bei Temperatur von -180 °C, 1-2 Min., z.B. bei rheumatoider Arthritis, Spondylitis ankylosans.

Anwendung finden: Kältepakkung, Eischips (als Eispackung oder Eisteilbad), Frottiertuchmethode (mit Eiswasser oder aus Gefrierschrank), Eismassage, Kühlspray, lokale Kaltluftther.

KI: Wärmebedürftigkeit (Kälteüberempfindlichkeit), Notwendigkeit operativer Ther., schwere Sensibilitätsstörungen, trophische Störungen, arter. Durchblutungsstörungen (M. Raynaud), Angiospasmen, schwere Herz-Kreislauferkr., Nieren- und Blasenaffektionen, Karzinomverdacht.

Tabelle 2.7-3

Kryotherapie	
Indikation	**Wirkung**
Ermüdung, Konzentrationsschwäche	Aktivitätserhöhung der Formatio, Muskelaktionssteigerung
Hypotone Dysregulation	Steigerung des peripheren Gefäßwiderstandes und RR-Erhöhung
Chron. venöse Insuffizienz	Venendrucksteigerung mit Rückflußförderung und Kreislaufzentralisation
Tachykardie	Kältebradykardie
Flachatmung, Bradypnoe	Atemvertiefung/-Frequenzzunahme
Kontrakturen	Kälteanaesthesie
Oberflächliche und tiefe Schmerzen ☞ Tab. 2.17-4 (Spondylogen. oder viszeral)	Analgetische und antiischämische Wirk. durch reaktive Hyperämie
entzündl. Prozesse (akut und subakute), Verbrennungen	Antiphlogistisch
Hämorrhagische Diathese	Antihämorrhagisch
Ödem, Stauung (nicht kardial)	Antihämatomatös

Wärmetherapie

Der Übergang von Wärme in den Körper geschieht durch Leitung, Konvektion oder Strahlung.

Wasser als Wärmeträger ist Grundlage der Hydrother. (☞ 2.17.1). Wärme wird ferner in trockener Form als *Wärmestrahlung* (☞ Photother. 2.21) oder durch *Umsetzung von elektrischer Energie in Wärme* (Heizkissen, Heißluft in Heizkästen) angewendet. Die gezielte Konzentration von *Hochfrequenzwärme* im Körper ist bei der Elektrother. von Bedeutung (Kurz-, Dezimeter- und Mikrowelle ☞ 2.20.1). Eindringvermögen der Wärme ist vom Ther.-Verfahren abhängig (☞ Tab. 2.17-4).

KI: Wärmeempfindlichkeit, notwendige OP, Herzinsuffizienz, Malignome, Niereninsuffizienz.

Wärmepackungen

Wärmepackungen werden mit *Peloiden*, *Kartoffelbrei*, *Leinsamen* oder *Heublumensack* appliziert.

2

Tabelle 2.17-4

Wärmeeindringungsvermögen in Abhängigkeit der Therapieverfahren							
Therapie-verfahren	Energie-übertragung	Eindringtiefe	Cutis	Sub-cutis	Mus-kulatur	Peri-ost	Ge-lenk
Rotlicht Infarot	Strahlung, Konduktion	0,1-2,5 mm, max. 10 mm	+	+, 30%	–	–	–
Pelose-Packung	Konduktion	10-20 mm	+	+	(+)	(+)	+
Kurzwelle	elektro-magnetische Wellen	Kondensatorfeld	+, 9:1	+	+	+	+
		Spulenfeld 3-4 mm	1:1		+	+	
Ultra-schall	mechanisch	je nach Schichtdicke		+	+	+	+
Kälte	Konduktion	10-20 mm	+	+	+	+	+

Peloide
Hierzu zählen u.a. Torfe, Moore, Schlamme (*Pelose*: Bituminöser Schlamm) und Heilerden (☞ 2.23.3, z.B. als Fangokompressen gebrauchsfertig erhältlich.
Anwendung: Fangokompressen auf 45 °C erhitzen und auf die gewünschten Stellen auftragen. Einwirkzeit 15-20 Min. (solange die Packung warm ist). 30-60 Min. nachruhen. 1x tägl. anwenden.
Ind.: Vertebragene Schmerzzustände, Muskelverspannungen, Lumbago.

Heublumensack
Heublumen sammeln sich beim Lagern getrockneten Heus auf dem Boden an. Sie sind als Säckchen in der Apotheke erhältlich.
Anwendung: Säckchen in einem großen Topf über Wasserdampf erhitzen, 10 Min. bzw. solang sie warm sind applizieren, danach 60 Min. nachruhen. 1x tägl. anwenden.
Ind.: Rheumatische Beschwerden, Muskelverspannungen, psychovegetative Spannungszustände.

Kartoffelbrei
Anwendung: Zerdrückte heiße, mit Schale gekochte Kartoffeln in ein Leinentuch einwickeln, 10-15 Min., bzw. solange Wärme empfunden wird, einwirken lassen.
Ind.: Husten und Bronchitis, Nierenbecken- und Bla-

Tabelle 2.17-5

Wärmetherapie	
Indikation	**Wirkung**
Allgemeine Erregbarkeit	Erniedrigung der Aktivität der Formatio reticularis
Zustände von Muskel-hypertonus	Muskeltonussenkung
Hypertonie	Senkung peripheren Gefäßwider-standes und RR-Senkung
Broncho-, Magen- und Darmspasmen	Spasmenlösung glatter Muskulatur
Bronchialobstruktion	Anregung der bronchialen Sekretion
Tachypnoe	Beruhigung und Atemvertiefung
Schmerzen (oberflächlich und tief)	Analgetische und antiischämische Wirkung, auch spondylogen oder viszeral, bei Wärmebedürftigkeit
Entzündliche Prozesse (chron. und subchron.)	Antiphlogistisch (resorptiv)
Cave: Thermische „Verweichlichung"	Einschränkung der Wärmebildung in Muskulatur und inneren Organen
Cave: Ödem	Verringerter des venöser Rückstrom mit Ödemgefahr oder -verstärkung
Cave: Kreislaufinsuffizienz	Kreislaufdezentralisation
Cave: Wärmetachykardie und Stenokardie	Wärmetachyakrdie mit Ver-ringerung der Koronardurchblutung

senentzündungen, Arthrosen, Schulter- Nacken- und Rückenschmerzen.

Leinsamen

Anwendung: Mit Wasser gekochten heißen Leinsamen in einem Leinensäckchen 5 Min. auf die gewünschten Stellen aufbringen, mehrmals aufwärmen und erneut auflegen.

Ind.: Schnupfen, Stirn- und Kiefernhöhlenentzündung, Bronchitis, „Gerstenkorn" und Furunkel zur Reifung.

Tabelle 2.17-6

Thermotherapeutische Wirkungen auf die verschiedenen Schmerzursachen		
Schmerzursache	Wärmether.	Kältether.
Trauma		+ + +
Entzündung	nur zur Reifung von Abszessen + + +	+ + +
Spasmen glatter Muskulatur	+ + +	
Muskel-Sehnen-Ansatz-schmerzen	+	+
Gefäßspasmen	+	
Durchblutungsstörungen	+	

2.17.8   Literatur

- Brüggemann, W.: Kneipp-Therapie. Springer Berlin-Heidelberg, New-York-Tokio, 1986
- Brüggemann, W. und B. Uehleke: Kneipp Vademecum pro medico. „Sebastian Kneipp" Gesundheitsmittel GmbH, Würzburg 1991
- Cordes, J.-Ch., Albrecht, U., Edel, H., Callies, R.: Spezielle Physiotherapie Volk und Gesundheit, Berlin 1980
- Gillert, O.: Hydro- und Balneotherapie. Pflaum, München 1982
- Grober, J., Stieve, F.E. (Hrsg.): Handbuch der physikalischen Ther. (Band II/1), G. Fischer. Stuttgart 1971
- Hentschel, H.-D.: Naturheilverfahren in der ärztlichen Praxis. Deutscher Ärzte-Verlag, Köln 1991
- Krauß, H.: Leitfaden der physikalisch-diätetischen Therapie. Volk und Gesundheit, Berlin
- Krauß, H.: Physiother. zu Hause. Hippokrates Ratgeber-Hippokrates, Stuttgart 1985
- Krauß, H.: Die Sauna. Volk und Gesundheit, Berlin 1987
- Krauß, H.: Hydrotherapie. Volk und Gesundheit, Berlin 1990
- Noelle, B.-M.: Kälte im Therapieverbund. Jahn und Ernst, Hamburg 1985
- Schmidt, K.-L.: Hyperthermie und Fieber. Hippokrates, Stuttgart 1975
- Trnavsky, G.: Kryotherapie. R. Pflaum KG, München 1979
- Vogler, P.: Physiotherapie. Ungarischen Akademie der Wissenschaften, Budapest 1964.

2.18   Physikalische Therapien: Bewegungstherapie

Uwe Schwan

2.18.1   Einführung

Bewegungsther. Verfahren (Krankengymnastik, Sportther., muskuläre Entspannungsmethoden) wirken durch systematisch aufgebaute und adäquate Bewegung im Rahmen ganzheitlicher Therapiekonzepte präventiv und rehabilitativ. Man unterscheidet:

- **Übungen:** wiederholte Bewegungsabläufe zur Verbesserung der Koordination
- **Training:** wiederholte Bewegungsabläufe zur Steigerung der physischen Leistungsfähigkeit einzelner Muskelgruppen oder des gesamten Organismus.

Das **Programm zur Bewegungstherapie** gemäß der Zielsetzung individuell dosieren und kontrollieren sowie dem Krankheitsverlaufes und der sportlichen Biographie des Pat. anpassen.

Anpassungserscheinungen unter der Bewegungstherapie
Änderungen physiologischer Größenapie, z.B. Myoglobingehalt sind abhängig
- Von der Art der muskulären Beanspruchung (statisch, dynamisch und auxotonisch)
- Von der Stoffwechselreaktion (aerob, anerob)
- Von der Beanspruchungsdauer (Kurzzeit-, Mittelzeit- oder Langzeitbelastung).

2.18.2 Motorische Hauptbeanspruchungsformen

Um beantworten zu können, welches körperliche Training oder welcher Sport für welches Krankheitsbild Bedeutung hat, muß zwischen den fünf motorischen Hauptbeanspruchungsformen und ihren unterschiedlichen Auswirkungen auf den Körper unterschieden werden. Hauptbeanspruchungsformen sind:
Koordination, Flexibilität, Kraft, Schnelligkeit, Ausdauer.
Für die Prävention und die Rehabilitation haben Koordination, Flexibilität, Kraft und Ausdauer Bedeutung. Schnelligkeitsbelastungen sind lediglich für den Hochleistungssport von Interesse.

Koordination: Zusammenwirken von Zentralnervensystem und Skelettmuskulatur innerhalb eines Bewegungsablaufes. Durch ein verbessertes Zusammenspiel einzelner Muskelgruppen erreicht man eine Einsparung des Sauerstoffbedarfs für eine gegebene Belastung.

Flexibilität (Gelenkigkeit): Bezeichnet das willkürliche Bewegungsausmaß in einem oder mehreren Gelenken. Die Bedeutung einer Förderung und Verbesserung der Flexibilität liegt auf orthopädischem Sektor. Sie wird durch eine größere Dehnfähigkeit von Haut, Sehnen und Muskulatur erreicht. Eine verbesserte Gelenkigkeit erreicht man durch regelmäßige gymnastische Übungen (Methode des *stretching* bewährt).

Kraft: Hier wird nach den Gesichtspunkten der statischen und der dynamischen Kraft unterschieden. Die *statische Kraft* ist die maximale Muskelspannung, die in einer gegebenen Position gegen einen fixierten Widerstand entfaltet werden kann. Die *dynamische Kraft* ist diejenige Spannung, mit der innerhalb eines gezielten Bewegungsablaufes auch bewegt werden kann.
Das Training dieser beiden Kraftformen hat seine Hauptbedeutung ebenfalls auf dem orthopädischen Sektor. Da der Mensch zwischen dem 20. und dem 70. Lebensjahr physiologischer Weise bis zu 40% der gesamten Muskelmasse verliert, ist seine Gesamtmobilität zunehmend gefährdet, der Bewegungsapparat schadensanfällig. Das Training ist hinsichtlich einer verbesserten Muskelkraft sowohl aus orthopädischen als auch aus internistischen Gründen empfehlenswert. Mit einem selektiven Krafttraining sind jedoch kaum gesundheitlich wünschenswerte Adaptationserscheinungen auf Herz-Kreislauf und Atmung möglich.

Experimentell gesicherte Wirkungen eines Krafttrainings
- Hypertrophie und Hyperplasie der Muskulatur
- DNS- und RNS-Gehalt der Muskelzelle ⇑
- Vermehrung der Myofibrillen, der Aktin- und Myosinmoleküle

- Vermehrung des Kreatinphosphats, je nach Art des Krafttrainings
- Nervenvergrößerung, Vermehrte Synapsen, Transmitterproduktion und deren Freisetzung
- Reduzierte elektrische Aktivität für eine gegebene Kraftbeanspruchung, bei Maximalbelastung Frequenz- und Amplitude ⇑
- Vergrößerter Diaphysendurchmesser der Röhrenknochen, (u.a. Kortikalschicht ⇑ und vergrößerte Knochenvorsprünge an den Muskel-Sehnen-Ansätzen
- Verdichtung der Knochenstruktur
- Dickenzunahme der Gelenkknorpel
- Hypertrophie der Sehnenfasern und Ligamente.

Ausdauer: Fähigkeit, eine gegebene muskuläre Belastung möglichst lange durchhalten zu können. Daher bezeichnet man die Ausdauer auch als *Ermüdungswiderstandsfähigkeit.*

Unter den motorischen Hauptbeanspruchungsformen ist dem Ausdauertraining die höchste Bedeutung beizumessen. Um ein exaktes Ausdauertraining durchführen zu können, muß man drei übergeordnete Gesichtspunkte betrachten:

- **Größe der eingesetzten Muskelmasse.** Wird die Muskelmasse in einer Größenordnung von weniger als 1/6 der gesamten Skelettmuskulatur beansprucht, spricht man von *lokaler Ausdauer*, bei einer Beanspruchung von mehr als 1/6 der Gesamtmuskulatur von *allgemeiner Ausdauer*
- **Physikalischer Aspekt der Arbeitsform.** Entsprechend den Erläuterungen zum Thema Krafttraining unterscheidet man *statische* und *dynamische Ausdauer.*
- **Art der Energiebereitstellung.** Liegt die muskuläre Beanspruchungsintensität bei statischer Belastung unterhalb von 15% der maximalen Kraft, so wird die Energie rein aerob bereitgestellt. Jenseits dieser 15% ist die Durchblutung der Muskulatur, und jenseits von 50% der maximalen Kraft wird der betreffende Muskel nicht mehr durchblutet. Die notwendige Energie muß in diesem Falle auf anaerobem Weg bereitgestellt werden
- Bei dynamischer Belastung (z.B. Laufen) wird die Energiebereitstellung von der Gesamtleistung bestimmt. Die Grenze von der aeroben zur anaeroben Energieversorgung (aerob-anaerobe Schwelle) liegt gewöhnlich bei 50-75% der Maximalleistung
- Wird ein Ausdauertrainingsprogrammen erstellt, ist das *allgemeine aerobe dynamische Ausdauertraining* zu bevorzugen. Das bedeutet, daß die eingesetzte Muskelmasse größer als 1/6 der gesamten Skelettmuskulatur sein sollte
- Die Auswirkungen dieses Ausdauertrainings auf den Organismus sind vielfältig: Neben den koordinativen Verbesserungen treten periphere und zentrale Adaptationserscheinungen auf. Die peripheren Adaptationen werden nach metabolischen und hämodynamischen Gesichtspunkten differenziert.

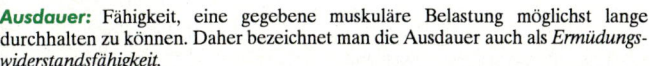

2.18.3 Adaptationen des Körpers an Ausdauertraining

Periphere metabolische Adaptationen
- Vergrößerung und Vermehrung der Mitochondrien
- Vergrößert Aktivität anaerob und aerob wirksamer Enzyme
- Steigerung des Myoglobingehaltes
- Vergrößerung der intramuskulären Glykogendepots
- Prozentuale Zunahme der Fettverbrennung, Einsparung an Glykogendepots bei einer gegebenen submaximalen Belastung.

Periphere hämodynamische Adaptationen
- Verbesserte intramuskuläre Blutverteilung
- Entwicklung von kollateralen Kreisläufen
- Verbesserte Kapillarisierung.

Zentrale Adaptationen
- Reduziert Herzschlagfrequenz in Körperruhe und auf submax. Belastungsstufen
- Senkung des systolischen Blutdrucks in Ruhe und bei Belastung (speziell bei Hypertonikern)
- Zunahme der diastolischen Relaxationsgeschwindigkeit und verlängerte Diastolendauer
- Verminderte Kontraktilität des Herzens
- Geringere Katecholaminausschüttung auf gegebenen Belastungsstufen
- Reduzierter peripherer Widerstand.

Experimentelle Befunde zur Wirksamkeit eines Ausdauertrainings
- Geringere Adhäsion und Aggregation der Thrombozyten
- Vergrößerte fibrinolytische Aktivität
- Verringerte Rigidität der Erythrozyten, bessere Verformbarkeit in den Kapillaren.

Veränderungen im Plasma-Lipoproteinmuster
- HDL (High-density-Lipoprotein) ⇑
- LDL (Low-density-Lipoprotein) ⇓
- Senkung des Triglycerid-Spiegels.

2.18.4 Grundlagen zur Erstellung eines Ausdauer-Trainingsprogramms

Belastungshäufigkeit
Personen, die körperlich in ihrem Leben nicht aktiv waren, sollten zu Beginn 1-3x/Wo. körperlich trainieren (Ausdauer-Sportarten sind z.B. Langlaufen, Radfahren und Schwimmen), um ihrem Organismus hinreichend Zeit für die Regeneration zu lassen. Die Belastung sollte dabei nicht an aufeinanderfolgenden Tagen erfolgen, sondern jeden zweiten Tag im Wechsel mit Ruhetagen
Innerhalb weniger Monate kann dann die Trainingsfrequenz auf 3-5x/Wo. erhöht werden.

Belastungsdauer
- Die *Belastungsdauer* kennzeichnet die gesamte Trainingszeit an einem Tag. Sie sollte zu Beginn 20-30 Min. dauern und allmählich innerhalb von 4-5 Monaten auf 40-60 Min. gesteigert werden
- Ein optimales Programm zur Verbesserung der kardiopulmonalen Leistungsfähigkeit hat drei Phasen: Es beginnt mit einer *Aufwärmphase* (5 - 10 Min.), gefolgt von der eigentlichen *Ausdauerbelastung* (25-60 Min.) und endet mit einer *Erholungsphase* (5-10 Min.). Hieraus errechnet sich dann eine Gesamtdauer von 35-80 Min.
- Die Erholungsphase gestaltet sich je nach Trainingszustand und Alter der Personen unterschiedlich lang. Ältere Personen mit geringerem Leistungsstand brauchen eine längere Aufwärm-, Erholungs und Abkühlphase.

Belastungsintensität

Die Belastungsintensität stellt das eigentliche Problem einer richtigen Trainings-gestaltung dar: Während es sich bei der Belastungsdauer und bei der Belastungs-häufigkeit um feste Größen handelt, ist die Belastungsintensität (die Höhe der muskulären Beanspruchung) vom individuellen Leistungszustand und Krankheits-verlauf abhängig.

- Die optimale Belastungsintensität wird in Prozent angegeben und richtet sich nach den jeweiligen Belastungsuntersuchungen aus der Kardiologie oder der Orthopädie.
- Als gesundheitlich wertvolle Belastungsintensitäten gelten für das Ausdauertrai-ning bis zu 65% der maximalen Leistungsfähigkeit nach dem ergometrischen Belastungstest (z.B. Fahrradergometrie)
- Bei einer symptomlimitierten Leistungsfähigkeit (z.B. versetzte Rhythmusstö-rungen, inadäquater Blutdruckanstieg), müssen die jeweiligen Belastungsinten-sitäten neu errechnet und ausgewählt werden
- Programmstellung ist zu berücksichtigen, daß sich die einzelnen Organsysteme unterschiedlich schnell an die jeweiligen Belastungsintensitäten anpassen: Die *schnellsten* Adaptationserscheinungen zeigen das zentrale Nervensystem und die kardiopulmonalen Parameter (Wochen). Muskulatur und Sehnen passen sich langsamer an (Monate), und die *längsten* Adaptationszeiten brauchen Knochen, Knorpel und Gelenkstrukturen (Jahre)
- Trotz einer Verbesserung der kardiopulmonalen Parameter durch ein Ausdau-ertraining nach 4-5 Wochen sollen daher die jeweiligen Trainingsprogramme hinsichtlich ihrer Intensität und Dauer noch nicht gesteigert werden, da sich sonst orthopädische Überlastungssyndrome einstellen.

2.18.5   Grundlagen zur Erstellung eines Krafttrainingsprogramms

Unterscheidungen beim Krafttraining
- Maximalkrafttraining (z.B. Gewichtheben)
- Schnellkraft- oder Explosivkrafttraining (z.B. Kugelstoßen)
- Kraftausdauertraining (z.B. Rudern); gesundheitlich positive Effekte sind nur hier zu erwarten.

Trainingsprogramm: 3x/Wo. Training der einzelnen großen Muskelgruppen (z.B. Bein-Hüfte, Rumpf-Rücken, Arme-Schultern) mit 50-65% der Maximalkraft der jeweiligen Muskelgruppe, dabei 3 Serien zu 15-20 Wiederholungen.

2.18.6   Qualifiziert betreutes Training

- Stationär in Akut- oder REHA-Kliniken durch Krankengymnasten oder Be-wegungstherapeuten
- In Krankengymnastikpraxen
- In ambulanten REHA-Zentren
- In ambulanten Sportgruppen mit ärztlicher Betreuung (z.B. Herzgruppen, AVK-Gruppen, Krebsnachsorge-Gruppen)

Adressen können über die örtlichen Krankenkassen bezogen werden.

2.18.7 Indikationen für die Bewegungstherapie

- Hypokinetosen (durch Bewegungsmangel hervorgerufene Erkr.)
- Funktionelle Störungen (z.B. Hyperkinetisches Herzsyndrom)
- Herzerkr. (z.B. Z.n. Herzinfarkt, Herzinsuff. NYHA I - II)
- Kreislauferkr. (z.B. Hyper- und Hypotonie, periphere arterielle Durchblutungsstörungen)
- Atemwegserkr. (z.B. chron. Bronchitis)
- Erkr. des Bewegungsapparates (z.B. Osteoporose, Arthrose)
- Erkr. des Nervensystems (z.B. kindliche, zerebrale Bewegungsstörungen)
- Erkr. des Verdauungssystems (z.B. chron. Obstipation)
- Psychovegetative Funktionsstörungen (z.B. leichte Depression).

2.18.8 Literatur zur Bewegungstherapie

- Cordes, Chr., Arnold, W. und B. Zeibig: Physiotherapie-Bewegungstherapie, Volk und Gesundheit, Berling 1987
- Cotta, H., Heipertz, W., Hüter-Becker, A. und G. Rompe, Hrsg.: Krankengymnastik, Band 1 und 2, G. Thieme, Stuttgart-New York 1985
- Krauß, H.: Leitfaden der physikalisch-diätetischen Therapie, Volk und Gesundheit, Berlin 1977
- Mellerowicz, H., Meller, W.: Training, Springer, Berlin, Heidelberg, New York 1975
- Scheibe, J., Bringmann, W. und D. Reinhold: Sportliches Training während der Kur, Volk und Gesundheit, Berlin 1986.

2.18.9 Krankengymnastik

Tabelle 2.18-1

Elemente der Krankengymnastik	Allgemeine Indikationen
Lagerung	Gestaute Extremitäten, Schmerzen, zähes Bronchialsekret (leichteres Abhusten), Dehnung geschrumpfter Weichteile
Aktive Bewegungen	Erkr. einzelner Gelenke. Atrophie der Muskulatur und bei Lähmungen. Störungen der Extremitätendurchblutung
Isometrisches Muskeltraining	Wenn Zuwachs an Muskelkraft erforderlich wird
Passive Bewegungen	Muskellähmungen, Querschnittslähmung, beginnende Kontraktur bei rheumatischer Arthritis
Reflexbewegungen	Geschwächter Muskel
Körpertastarbeit	Entspannungstherapie, Stereotypschulung und Atemtherapie
Entspannungsmethoden	Statische und dynamische Fehlbeanspruchung des Bewegungsapparates; Funktionsstörungen der Atemwege
Komplexbewegungen (nach Kabat und Knott) mit Prinzip der „propriorezeptiven Fazilitation" (= PNF)	Übung von Bewegungsmustern des täglichen Gebrauchs bei abgeschwächter und gelähmter Muskulatur
Unterwasserbewegungsübungen	Spondylitis ankylosans, Arthrosen der großen Gelenke, Zustand nach Endoprothesenoperation, neurologische Erkr. (Paresen, progressive Muskeldystrophie)

Weitere Indikationen für Krankengymnastik
- Zustand vor und nach Operationen
- Funktionelle Störungen des Bewegungsapparates

- Entzündliche und degenerative Erkr. des Bewegungsapparates
- Kindliche zerebrale Bewegungsstörungen
- Kreislauferkr. (Z.n. Myokardinfarkt, Hypertonie, arterielle Durchblutungsstörungen, hypertone Dysregulationen)
- Erkr. des peripheren und zentralen Nervensystems
- Harninkontinenz
- Chron. Obstipation
- Psycho-vegetative Funktionsstörungen.

Verordnung: Auf Rezept in Krankengymnastik-Praxis 2-3x/Wo. als Einzel- oder Gruppengymnastik, 10-20x, auch tägl. als Hausübungsprogramm.

2.18.10 Literatur zur Krankengymnastik

- Bold, R.M., Grossmann, A.: Stemmführung nach Brunkow, Enke, Stuttgart 1987
- Cordes, Chr., Arnold, W. und B. Zeibig: Physiotherapie-Bewegungstherapie, Verlag Volk und Gesundheit, Berlin 1987
- Cordes, J.Chr., Uibe, P. und B. Zeibig: Physiotherapie-Gymnastik, Verlag Volk und Gesundheit, Berlin 1980
- Cotta, H., Heipertz, W., Hüter-Becker, A. und G. Rompe, Hrsg.: Krankengymnastik, Band 1 und 2, G. Thieme, Stuttgart-New York 1985
- von Mühlmann, A.: Krankengymnastik bei Verletzungsfolgen am Bewegungsapparat, R. Pflaum, München 1975
- Scheibe, J., Bringmann, W. und D. Reinhold: Sportliches Training während der Kur, Verlag Volk und Gesundheit, Berlin 1986
- Zielke, K.: Taschenbuch für Krankengymnastik, Verordnungen, G. Fischer, Jena 1969.

2.19   Physikalische Therapien: Massagetherapie

Jürgen Rohde

2.19.1   Einführung

Therapiemethode zur Beeinflussung von Tonus und Turgor der Haut und Muskulatur, von Kontrakturen, Narben und Zirkulationsstörungen durch Dehnungs- und Zugreize.

Geschichte: Eines der ältesten Therapieverfahren. In unserem Jahrhundert wurden bes. Massageformen entwickelt (☞ 2.19.4-2.19.12).
Verschreibung: Massagen werden auf Rezept verordnet. Aus diesem müssen hervorgehen: Therapiebezogene Diagnose, Art und Lokalisation der Massage, Anzahl und Zeitraum sowie für die Behandl. wichtige Hinweise (z.B. wichtige Begleiterkr. wie Angina pectoris).

Massagewirkungen
- Steigert die örtliche Durchblutung
- Entstaut den Venen- und Lymphbereich
- Reguliert den Muskeltonus, Entmüdung der Muskulatur bei Hypertonus, Hartspann und Hypotonus
- Löst Narben und Gewebsverklebungen

- Verbessert Trophik und Turgor von Haut und Bindegewebe
- Schmerzauflösung
- Wirkt über Reflexbögen auf innere Organe
- Eutonisiert und stabilisiert das Vegetativum
- Psychische Entspannung.

Klassische Grifftechniken und deren Funktionen
- **Streichungen:** Großflächige Streichbewegungen über Muskulatur, i.d.R. von zentral nach peripher oder kreisförmig bei geringem Druck, dadurch Entstauung des Venen- und Lymphsystems
- **Knetungen:** S-förmige Knetbewegungen einer Muskelgruppe von distal nach proximal, wirkt gegen Ermüdung, normalisiert Muskeltonus („Sportmassage")
- **Rollungen:** Sonderform der Knetungen, rollende Bewegungen in Muskellängsrichtung zur Dehnung
- **Walkungen:** Größerflächige Knetbewegungen
- **Reibungen:** Je nach Druck flache oder tiefdringende schnelle Reibebewegungen, führt zu Erwärmung des Gewebes (Mehrdurchblutung) und zur Lösung von Gewebsverklebungen
- **Zirkelungen:** Kleine, meist feste spiralige Bewegungen über umschriebenen Verspannungen
- **Klopfungen:** Kurze Schlagbewegungen mit Handkante, Hohlhand oder Fingern, führt allg. zu Durchblutungssteigerung sowie zu Expektoration bei Anwendung am Thorax
- **Klatschungen:** Kurze schlagende Bewegungen mit der flachen Hand
- **Vibrationen:** Niedrigfrequente Zitterbewegungen, meist bei flacher Hand, bewirkt muskuläre Entspannung, im Bauchraum auch zur Milderung spastischer Magen-/Darmbeschwerden
- **Schüttelungen:** Lockere Schüttelbewegungen von Extremitäten, Rumpf oder einzelnen Muskelgruppen, dienen der Entspannung und Krampflösung.

2.19.2 Klassische Massage

Seit dem Altertum gebräuchliche Massage, die mit den „klassischen" Grifftechniken arbeitet ☞ 2.19.1).

Indikationen
- Rheumatischer Formenkreis (rheumatoide Arthritis ☞ 5.10.2, Arthrosen ☞ 5.10.4, spondylogene vertebrale Schmerzsyndrome ☞ 5.10.6-5.10.8, Weichteilrheumatismus ☞ 5.10.10)
- Hartspann, Muskelhärten im Rückenbereich, Tendomyosen (☞ 5.10.10)
- Neurologische Erkr. (schlaffe Lähmung ☞ 5.11.5)
- Posttraumatische und postoperative Zustände am Bewegungsapparat
- Innere Erkr. (Herzleiden ☞ 5.1.2-5.1.5, essentielle Hypertonie ☞ 5.2.3, Atemstörungen bei Emphysembronchitis ☞ 5.3.4).

Kontraindikationen
- Lokale Entzündungen von Haut, Unterhaut und Muskulatur (z.B. Thrombophlebitis, Lymphangitis, Myositis, Verstärkung möglich)
- Tumoren (bes. bei Malignomen Anregung des Wachstums und Metastasierung möglich)
- Fieberhafte Erkr. (weitere Temperaturerhöhung möglich)

- Blutungsneigungen (Antikoagulantienther.)
- Kreislaufdekompensation, schlechter Allgemeinzustand, frischer Herzinfarkt (kardiale Übelastung durch Volumenmobilisierung möglich)
- M. Sudeck
- Arterieller Verschluß (im Verschlußgebiet)
- Schwere Arteriosklerose (O_2-Mangel durch vermehrten Bedarf)
- Emboliegefahr.

Dosierung
- Nur *Körperregionen* werden massiert, keine Ganzkörpermassage verordnen!
- Normalerweise 6-12 Massagen, 2-3x/Wo. als Serie
- Massagedauer: In der Regel 12-15 Min. bei Teilmassage; 15-25 Min. bei Großmassage

2.19.3 Heilmassage (Hamann)

Massage die auf der klassischen Massage aufbaut. Sie erweitert diese durch neue dehnende Griffe (☞ Lehrbücher) und durch gezielten Einsatz am gestörten Gewebe. Sie setzt an allen Geweben der Körperdecke entsprechend dem ertasteten Befund an.

In der Heilmassage wird eine Vereinheitlichung der Massagemethoden und -techniken angestrebt, um die unübersehbare Zersplitterung der Massagemethoden im Interesse des Pat. zu überwinden.

Indikationen: Größerer Indikationsbereich als bei klassischer Massage, da auch Unterhautbindegewebe, Faszie und Periost behandelt werden.
KI: Wie bei klassischer Massage.

2.19.4 Reflexzonenmassage

Mittelpunkt der Behandl. sind die mit inneren Organen über den viszerokutanen Reflex (kutane Reize führen über vegetative Verschaltungen zu Reaktionen innerer Organe und umgekehrt) verbundenen sogenannten Reflexzonen in der Körperperipherie. Hierzu zählen:
- Hyperalgetische Zonen der Haut (*Head'sche Zonen, Dermatome nach Hansen und Schliack*) ☞ Abb. 2.19-1 bis 12.19-8 und Tab. 2.19-1)
- Verquellungszonen der Unterhaut (*Bindegewebszonen*; ☞ Abb. 2.19-9)
- Verspannung der Muskulatur – Myotom und muskuläre Hyperalgesie *Macken-zie-Zone* und *muskuläre Maximalpunkte* (☞ Abb. 2.19-10 a+b)
- Veränderungen am *Periost-Sklerotom* ☞ Abb. 2.19-11

Durch bestimmte Massagetechniken kann man in diesen Zonen über den kutiviszeralen Reflexbogen auf das zugeschaltete innere Organ Einfluß nehmen. Dies führt z.B. zu verbesserter Durchblutung, Spasmolyse und Schmerzverringerung.

2

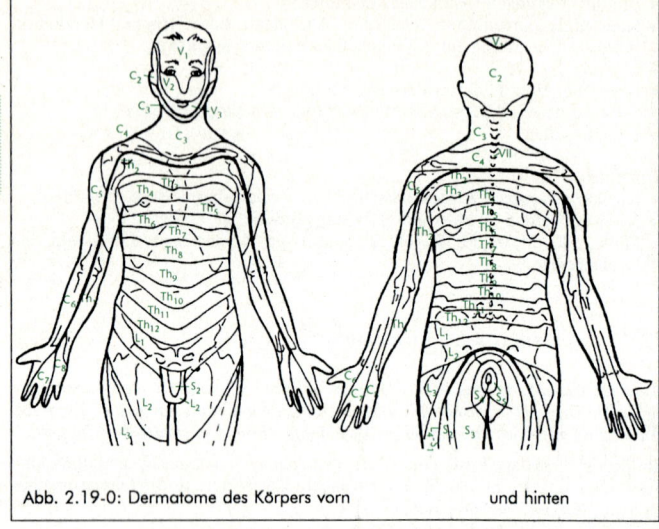

Abb. 2.19-0: Dermatome des Körpers vorn   und hinten

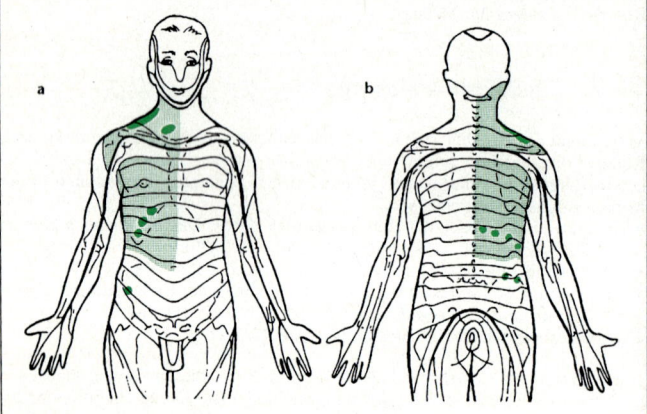

Abb. 2.19-1a und b: Reflexzonen der rechten Lunge
hellgrün = segmentale Hyperalgesie (nach Hansen und Schliack).
dunkelgrün = Maximalpunkte der oberflächlichen und tiefen Hyperalgesie

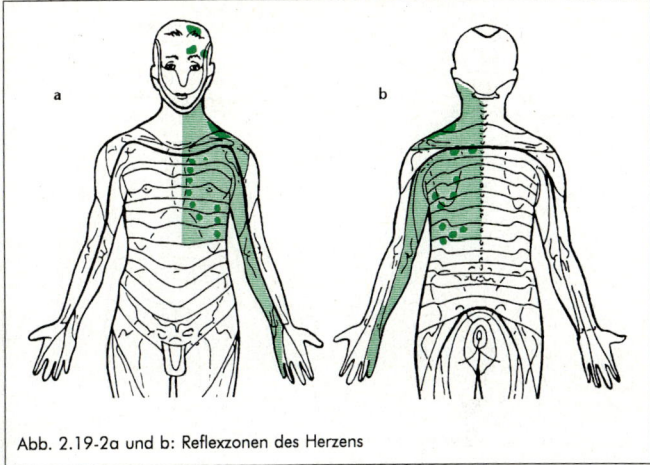

Abb. 2.19-2a und b: Reflexzonen des Herzens

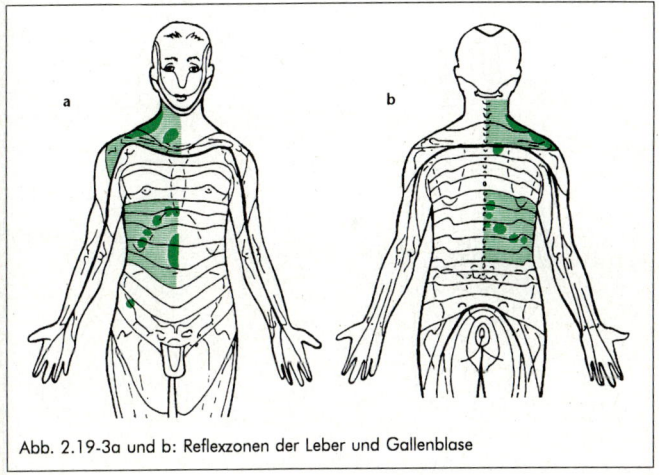

Abb. 2.19-3a und b: Reflexzonen der Leber und Gallenblase

2

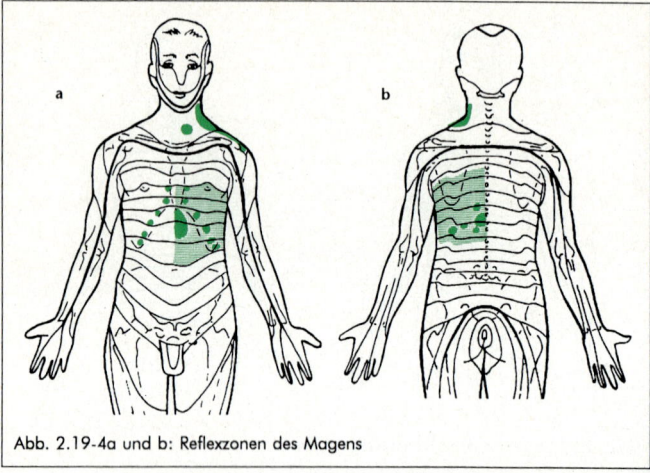

Abb. 2.19-4a und b: Reflexzonen des Magens

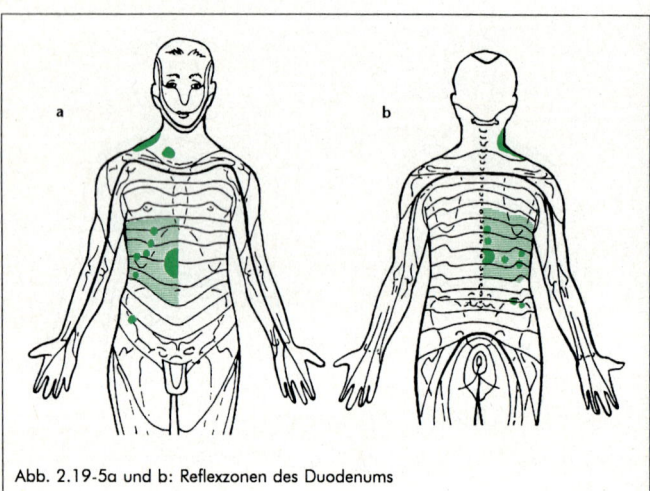

Abb. 2.19-5a und b: Reflexzonen des Duodenums

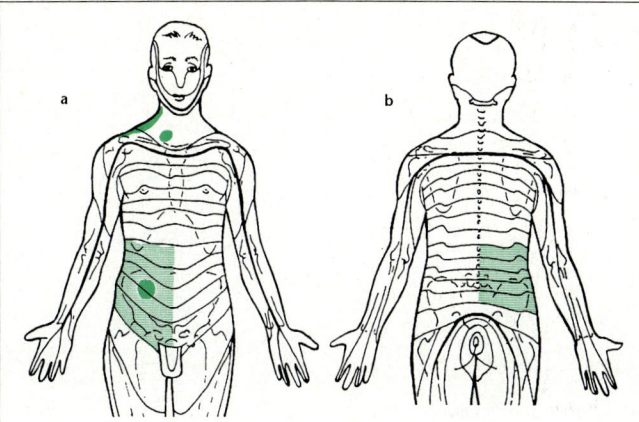

Abb. 2.19-6a und b: Reflexzonen von Coecum, Appendix, Colon ascendens und proximalem Colon transversum

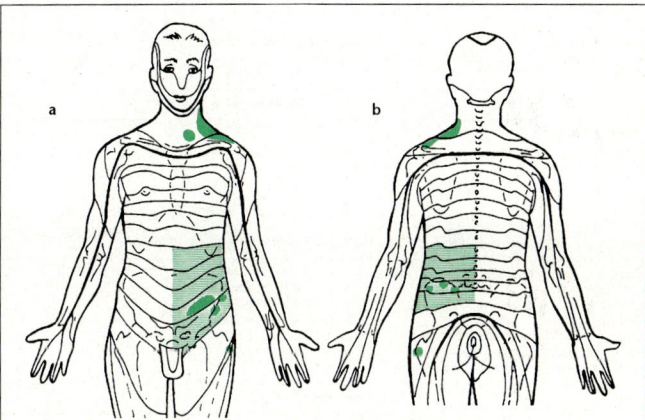

Abb. 2.19-7a und b: Reflexzonen des distalen Colon transversum, Colon descendens, Sigma und Rektum

2

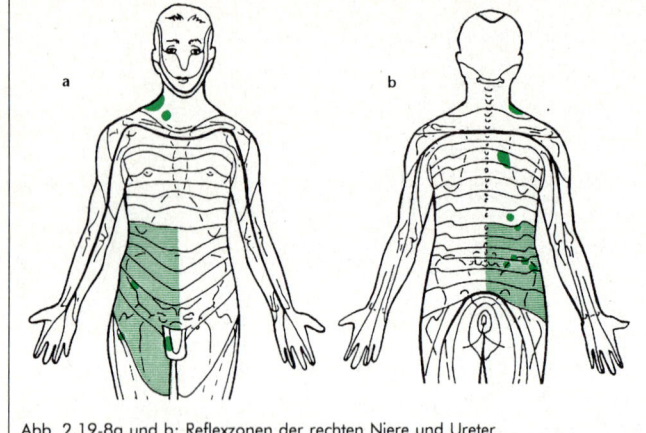

Abb. 2.19-8a und b: Reflexzonen der rechten Niere und Ureter

Tabelle 2.19-1

Hyperalgetische Zonen bei Erkrankung innerer Organe (nach Hansen und Schliack)	
Inneres Organ	**Hyperalgetische Zonen**
Herz	C 3, 4, 8, Th 1-8 jeweils li.
Aorta	C 3, 4, 8, Th 1-4 jeweils li. (z.T. auch re.)
Atmungsorgane Kehlkopf Trachea Bronchien Lunge Pleura	 C 8 bds. C 8 - Th 2 bds. C 8 - Th 2 bds. C 3, 4, Th 3-9 C 3, 4, Th 2, (3) - Th 10, (11, 12)
Magen	C 3, 4, Th 5-9 li.
Darm Duodenum Jejunum Ileum Caecum, Appendix,Colon ascendens Colon transversum (prox. Teil) Colon transversum (distaler Teil), Sigma	 C 3, 4, Th 6-10 re. (bes. Th 8-9 re.) C 3, 4, Th 8-11 li. (bes. Th 10) C 3, 4, Th 4 - L 1 re. (bes. Th 9-11) C 3, 4, Th 9 - L 1 re. C 3, 4, Th 9 - L 1 re. C 3, 4, Th 9 - L 1 re.
Rektum	C 3, 4, Th 9 - L 1 li.
Leber und Gallenblase	C 3, 4, Th 6-10 re.
Niere und Harnleiter	(C3, 4), Th 9-12, L 1, 2, (3)
Genitalorgane Hoden Nebenhoden Prostata Ovarien Adnexe Uterus	 Th 10 Th 11 Th 10-12, S 1-3 Th 10 Th 11 -L 1 Th 10 - L 1, S 2-4

Zu den Reflexzonen wurden mehrere Massageformen entwickelt, welche die
bereits beschriebenen Reflexzonen in unterschiedlichen Schichttiefen angehen:
- Segmentmassage (☞ 2.19.5)
- Bindegewebsmassage (☞ 2.19.6)
- Periostbehandlung (☞ 2.19.7)
- Fußreflexzonenmassage (☞ 2.25).

2.19.5 Segmentmassage (Gläser und Dalicho)

*Massage, die Haut, Bindegewebe, Muskulatur und Periost innerhalb eines bestimmten
Organ-Segmentes behandelt (z.B. Herz-Segmentbehandlung).*

Wirkungen: Hyperämie, Förderung der Resorption, Schmerzstillung und Norma-
lisierung des Vegetativums.
Indikationen: Bei chron. Erkr. innerer Organe, die zu reflektorischen Krankheits-
zeichen in der Peripherie führen.
KI: Gewebsentzündungen (vgl. ☞ 2.19.2 klassische Massage); chirurgisch-operati-
ve Indikationen.
Dosierung: 2-3x/Wo., insges. 6x bis zum Verschwinden der reflektorischen
Zeichen.

2.19.6 Bindegewebsmassage
(Dicke und Kohlrausch, Teilrich-Leube)

*Massage, die mit tangentialen Zugreizen am subkutanen Bindegewebe ansetzt. Man
unterscheidet eine Haut-, Unterhaut- und Faszientechnik zur Behandl. von bestimmten
Bindegewebszonen (Einziehungen und Verquellungen der Haut ☞ Abb. 2.19-9)*

Wirkung: Normalisierung der vegetativen Tonuslage (zur parasympathischen
Seite).

Indikationen: Reflektorische Bindegewebsveränderungen bei:
- Schmerzsyndromen, z.B. Migräne (☞ 5.11.2)
- Menstruationsstörungen, z.B. Dysmenorrhoe (☞ 5.8.6)
- Funktionellen Störungen innerer Organe, z.B. Asthma (☞ 5.3.5)
- Rheumatischen Erkr. (☞ 5.10.2 - 5.10.4)
- Peripheren arter. Durchblutungsstörungen der unteren Extremität (☞ 5.2.5)
- Nichtentzündlichen Venenleiden, Ulcus cruris varicosum (☞ 5.2.7)
- M. Sudeck (ab Stad. II).

Kontraindikationen
- Akute Erkr., bes. Entzündungen
- Frischer Herzinfarkt, dekompensierte Herzinsuffizienz
- Zeit der Menstruation
- Malignome
- Psychosen.

Dosierung: 2-3 x/Wo., insges. 10x.

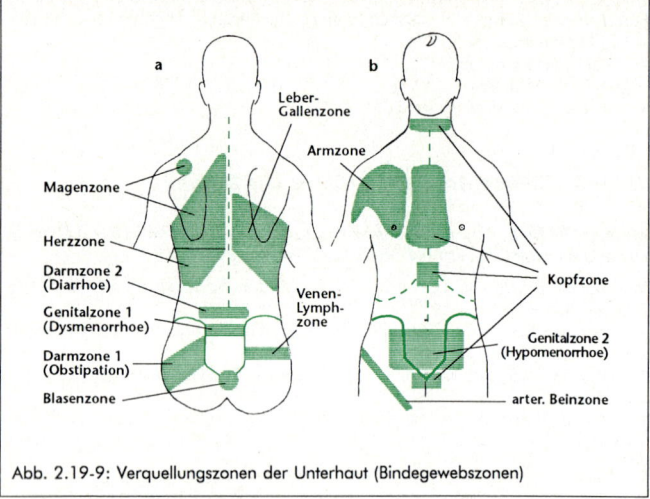

Abb. 2.19-9: Verquellungszonen der Unterhaut (Bindegewebszonen)

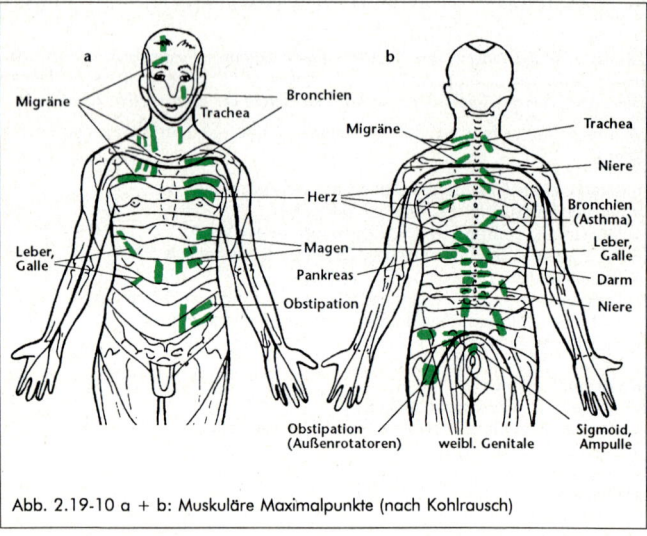

Abb. 2.19-10 a + b: Muskuläre Maximalpunkte (nach Kohlrausch)

2.19.7 Periostbehandlung (Vogler und Krauß)

Rhythmische, massageähnliche Druckbehandlung, die mit den Fingerkuppen über dem Periost ansetzt. Ziel ist die Behandl. von schmerzhaften Verdickungen, Schwellungen und Dellen im Periost, die im Segment bei Erkr. innerer Organe (z.B. Herz, Magen, Leber, Gallenblase) auftreten.

Die Segmentale des Periostes (☞ Abb. 2.19-11) wurde anhand von Klopfschmerzuntersuchungen bei Radikulärsyndromen bewiesen (Rohde).

Wirkungen
- *Lokale Wirkung:* Durch Durchblutungssteigerung wird die Knochenregeneration angeregt, verbesserte Ernährungsverhältnisse des behandelten Periost- und Knochengewebes.
- *Übertragene Wirkung:* Auf dem Reflexweg über periosto-enterale Reflexe Einfluß auf innere Organe.

Indikationen
- Vasokonstriktorische und vertebragene Schmerzen und Symptome, z.B. Schwindel (☞ 5.11.7), Migräne im Intervall (☞ 5.11.2)
- Stenokardien (☞ 5.1.3)
- Paroxysmale Tachykardien (☞ 5.1.4)
- Gallenspasmen-Koliken, Nieren-Koliken (☞ 5.6.3, 5.7.4)
- Schmerzen bei Ulcus ventriculi und -duodeni (☞ 5.5.3)
- Arthrotische und spondyloosteochondrotische Beschwerden (☞ 5.10.4)
- Kreuzschmerzen bei spondyloosteochondrotischen Beschwerden (☞ 5.10.6)
- Kreuzschmerzen nach gynäkologischen Leiden.

Kontraindikationen: Akute Ostitis, Osteomalazie, Osteoporose.

2.19.8 Fußreflexzonenmassage ☞ 2.25

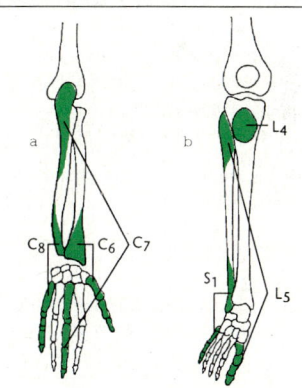

Abb. 2.19-11: Das Periost und seine segmentale Zuordnung an der oberen und unteren Extremität.

2.19.9 Kolonbehandlung (Vogler und Krauß)

*Reflextherapeutische Methode, die durch manuelle Reizung von fünf retroperitoneal
gelegenen Kolonpunkten (☞ Abb. 13) funktionsordnend auf die Bauchorgane einwirkt.
Diese Punkte werden nacheinander aufgesucht und mit kreisenden Bewegungen
entsprechend dem Atemrhythmus massiert (je Punkt ca. 2-5 Min.).*

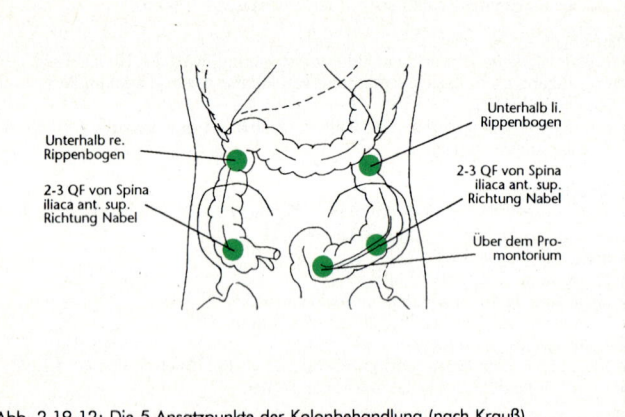

Unterhalb re.
Rippenbogen

2-3 QF von Spina
iliaca ant. sup.
Richtung Nabel

Unterhalb li.
Rippenbogen

2-3 QF von Spina
iliaca ant. sup.
Richtung Nabel

Über dem Pro-
montorium

Abb. 2.19-12: Die 5 Ansatzpunkte der Kolonbehandlung (nach Krauß)

Wirkungen
- Einfluß auf den vegetativen Tonus der Abdominalorgane
- Ausgleich spastischer, aber auch atonischer Symptome der glatten Muskulatur,
  bes. am Kolon selbst (Tonus und Peristaltik)
- Einfluß auf Tonus und Peristaltik des Kolons.

Indikationen
- Reizkolon (Colon irritable ☞ 5.5.6)
- Chron. Obstipation (spastische und atonische ☞ 5.5.9)
- Meteorismus (☞ 5.5.9)
- Gastro-entero-kardialer Symptomenkomplex (Roemheld)
- Gallenwegsleiden (☞ 5.6.2 und 5.6.3)
- Ulcus duodeni (☞ 5.5.3)
- Migräne mit spastischen Symptomen im Abdomen (☞ 5.11.2).

Absolute Kontraindikationen
- Colitis ulcerosa, Divertikulitis (Verstärkung der Entzündung möglich
- Akute pyogene Entzündungen im Bauchraum und kleinen Becken (Appendizi-
  tis, Gallenblasenempyem, Hepatitis, Pyelonephritis, Adnexitis, Peritonitis)
- Karzinose des Abdomens, Tumoren, Ileus
- Gravidität, extreme Adipositas.

Relative KI sind chron. rezidivierende, örtlich begrenzte Entzündungen:
• Perityphlitis: Kolonpunkt 1 (über der Appendix) auslassen
• Cholecystopathie: Kolonpunkt 2 (unterhalb re. Rippenbogen) auslassen
• Pankreatitis: Kolonpunkt 3 (unterhalb li. Rippenbogen) auslassen
• Adnexitis: Kolonpunkt 5 (über dem Promontorium) auslassen.

Dosierung: 1x tägl., insges. 6-12 x.

2.19.10 Unterwasserdruckstrahlmassage

Massage des Pat. im Wannenbad mit Hilfe eines warmen Wasserdruckstrahles.

Wirkungen
• Detonisierung der verspannten Muskulatur
• Anregung des Gewebestoffwechsels und der Trophik
• Vegetativ-psychische Entspannung
• Schmerzlinderung
• Förderung der Resorption im Gewebe
• Lösung von Gewebsverklebungen und Vernarbungen.

Indikationen
• Rheumatischer Formenkreis
  – Lumbale Radikulärsyndrome in der postakuten Rehabilitationsphase (☞ 5.10.6)
  – Chron. rezidivierende Lumbalgien mit großflächigen Verspannungen des M. erector spinae
  – Spondylitis ankylosans (☞ 5.10.3)
  – Rheumatoide Arthritis mehrerer großer Gelenke (☞ 5.10.2)
  – Coxarthrose (☞ 5.10.4)
• Posttraumatische Bilder mit Muskelhartspann und Gelenkkontrakturen großer Gelenke
  – Nachbehandlung nach Frakturen, Luxationen, Distorsionen
  – Sportverletzungen
  – Nachbehandlung nach Operationen (Bandscheiben-OP, Endoprothesen-OP)
  – M. Sudeck Stadium III (und II)
  – Inaktivitätsatrophien nach langer Ruhigstellung
• Neurologische Krankheitsbilder
  – Z.n. Poliomyelitis
  – Schlaffe und spastische Paresen (☞ 5.10.5).

Kontraindikationen (Es gelten die allgemeinen KI für ein Vollbad, ☞ 2.17.4)
• Akut entzündliche Prozesse
• Gelenktuberkulose
• Maligne Tumoren (auch Verdacht) und Metastasen
• Gravidität
• Organische Durchblutungsstörungen
• Varizen im Behandlungsgebiet
• Blutungsneigung (Antikoagulantientherapie)
• Erkr., die einen chirurgischen Eingriff erfordern
• Altersgrenze ca. 65 Jahre.

2

Dosierungsmöglichkeiten der Unterwasserdruckstrahlmassage
Die Unterwasserdruckstrahlmassage kann durch die Dreierabstufung der folgenden Parameter dosiert werden: *geringere, mittlere* und *höhere* Reizstärke.
Die Reizstärke richtet sich nach der individuellen Empfindlichkeit und Belastbarkeit des Pat. sowie dem Stadium der Erkr. Man beginnt daher mit der geringen Reizstufe (bes. bei akuten Schmerzsyndromen des Bewegungssystems) und erhöht dann im Laufe der Behandl. den Reiz.
- Strahldruck: (1) - 2 - (3) kp/cm^2
- Körperabstand: (5) - 10 - (15) cm
- Düsenquerschnitt: (40) - 80 - (120) cm^2
- Auftreffwinkel: (90) - 80 - (30) Grad
- Wannenwassertemperatur: (35) - 36 - (37) °C
- Senkung der Wassertemperatur um (3) - 6 - (9) °C.

Verordnung: 2-3 x/Wo., insges. 6-12 x, dann 4-6 Mon. Pause.

2.19.11 Bürstenmassage

Bürstungen der Haut von Extremitäten und Rumpf mit Hilfe von Hand-Bürsten. Eine der wichtigsten Maßnahmen der vorbeugenden Gesundheitspflege, die gut zu Hause durchführbar ist.

Wirkungen
- Bildung gefäßaktiver Stoffe (Histamin)
- Anregung von Herz und Kreislauf bei Hypotonie
- Anregung der peripheren kapillaren Durchblutung mit zentraler Entlastung bei essentieller Hypertonie
- Förderung des Venen- und Lymphflusses
- Verbesserung der Hautelastizität.

Indikationen
- Mangelnde Hautdurchblutung, kalte Hände und Füße
- Herz-Kreislauferkr. mit Hypotonie (☞ 5.2.3)
- Essentielle Hypertonie (☞ 5.2.2)
- Peripherer Rheumatismus (☞ 5.10.2)
- Bei schlechter Infektabwehr Maßnahme zur Abhärtung (☞ 5.13.2, 6.4).

Relative Kontraindikationen
- Nervös-erregbare Pat.
- Hyperthyreose
- Histaminempfindliche Pat.
- Nicht abends durchführen - Schlafstörung möglich
- Krampfadergebiete umgehen.

Praktische Hinweise zur Bürstenmassage
- Kombinationen mit Halbbad (Bürstenbad) und Sauna erleichtern die Kreislaufanpassung
- Zur Anregung des venösen und lymphatischen Rückflusses zentripetale Strichführung an den Extremitäten, zur Anregung der peripheren Durchblutung zentrifugale Bürstenstrichrichtung.

2.19.12 Manuelle Lymphdrainage (Vodder)

Massage mit kreisenden Druckimpulsen zur Förderung des Abflusses interstitieller Flüssigkeit über das Lymph- und Venensystem.

Wirkung

- Steigert die Transportkapazität der Lymphgefäße → beschleunigte Ödem-Rückbildung
- Aktivierung des Parasympathikus
- Auslösung lokaler und (reflektorisch) systemischer Immunreaktionen.

Indikationen

- Lymphostatische, venöse und Lipödeme (☞ 5.2.7 und 5.2.8)
- Posttraumatische und postoperative Schwellungen
- Erkr. des rheumatischen Formenkreises, bes. Gelenk- und Weichteilrheumatismus zur Schmerzlinderung (☞ 5.10.2)
- Neurologische Erkr.: Trigeminusneuralgien, vasomotorische Migräne; zur Schmerzlinderung und Vagotonisierung (☞ 5.11.2)
- Dermatologische Erkrankungen: Ulcus cruris (☞ 5.2.7), großflächige Narben, Sklerodermie, zur Ödem-Beseitigung und Heilungsförderung.

Relative Kontraindikationen

- Chron. Entzündungen
- Zustand nach Thrombose
- Hyperthyreose
- Anfall von Asthma bronchiale (nur im Intervall behandeln)
- Dekompensierte Herzinsuffizienz.

Absolute Kontraindikationen

- Maligne Erkrankungen
- Akute Entzündungen
- Akute Thrombosen.

2.19.13 Literatur

- Cordes, J. Chr., Uibe, P., Zeibig, B.: Physiotherapie-Massage. Verlag Volk und Gesundheit, Berlin 1981
- Dicke, E., Schliack, H., A. Wolff: Bindegewebsmassage. Hippokrates, Stuttgart 1979
- Gläser, oder und A.W. Dalicho: Segmentmassage, G. Thieme, Leipzig 1972
- Hamann, H.: Massage in Bild und Wort. Verlag Volk und Gesundheit, Berlin 1987
- Hansen, K. und H. Schliack: Segmentale Innervation. G. Thieme, Stuttgart 1962
- Hentschel, H.-D.: Naturheilverfahren in der ärztlichen Praxis. Deutscher Ärzte Verlag, Köln 1991
- Kohlrausch, W.: Reflexzonenmassage in Muskulatur und Bindegewebe. Hippokrates, Stuttgart 1959
- Krauß, H.: Leitfaden der physikalisch-diätetischen Therapie. Verlag Volk und Gesundheit, Berlin 1977
- Krauß, H.: Periostbehandlung und Kolonbehandlung. G. Thieme, Leipzig 1986
- Rohde, J.: Die segmentale Innervation des Periostes als diagnostischer und therapeutischer Ansatzpunkt in: G. Badtke, J. Buchmann (Hrsg.) Tagungsbericht 3. Gemeinsame Arbeitstagung des Wissenschaftsbereiches Sportmedizin und Gesundheitserziehung der Pädagogischen Hochschule Potsdam mit der Sektion Manuelle Ther. in der Gesellschaft für Physiotherapie, 28.8.-31.8.1989, Potsdam.
- Teirich-Leube, H.: Grundriß der Bindegewebsmassage. Gustav Fischer, Jena 1968
- Vogler, P.: Klinisches Lehrbuch der Physiotherapie. Verlag der Ungarischen Akademie der Wissenschaften, Budapest 1964
- Vogler, P. und H. Krauß: Periostbehandlung-Kolonbehandlung. Georg Thieme, Leipzig 1975.

2.20 Physikalische Therapien: Elektrotherapie und Ultraschall-Therapie

2

Jürgen Rohde

2.20.1 Einführung zur Elektrotherapie

Therapie mit elektrischen Strömen, die auf umschriebenen Arealen des Körpers appliziert werden.

Therapieverfahren
Elektrother. im *Niederfrequenz*-Bereich (0-1 KHz)
  – Gleichstromther. (Galvanisation)
  – Reizstrom-(Impulsstrom)-Therapie.
• Elektrother. im *Mittelfrequenz*-Bereich (1 KHz)
  – Interfrequenzstromverfahren (Nemec)
  – Amplipulsverfahren (Jasnogorodskij).
• Elektrother. im *Hochfrequenz*-Bereich (300 KHz)
  – Kurzwellentherapie
  – Dezimeterwellenther.
  – Mikrowellenther.

2.20.2 Galvanisation (Gleichstromtherapie)

Anwendung von konstanten Strömen gleicher Richtung, die nicht zur Erregung von Nerv und Muskel führen.

Wirk.: Schmerzlinderung, fördert Durchblutung von Haut und Muskulatur, Verbesserung der Gewebetrophik und des Zellwachstums, der Heilung und der Regeneration.

Galvanisations-Formen

Längsdurchflutung: Anlegen eines Gleichstroms entlang einer Extremität, z.B. durch Anbringen je einer Plattenelektrode am Kreuzbein und an der Fußsohle.

Querdurchflutung: Anlegen eines Gleichstroms quer zur Extremitäten- oder Körperachse, z.B. durch Anbringen je einer Elektrode ventral und dorsal an der Schulter.

Iontophorese: Ausnutzung der Ionenwanderung ionisierbarer Medikamente: Nach Anlegen eines Gleichstroms werden diese durch die intakte Haut an den Krankheitsort gebracht. Die Ionen wandern vom Pol gleicher Ladung zum entgegengesetzten Pol.
Längs- und Querdurchflutung sowie Iontophorese können mit demselben Gerät durchgeführt werden.

Zellenbäder: Hydroelektrische Bäder mit konstantem Gleichstrom. Das Wasser stellt dabei eine ideale Elektrode dar. Beispiele:
- Zweizellenbad: Die Arme des Pat. werden in 2 separate, elektrisch isolierte Armbadewannen aus Steingut oder Plastik getaucht; dann wird ein Strom angelegt (beim Fußbad gleiches Vorgehen mit den beiden Füßen)
- Vierzellenbad: Arme und Beine werden in 4 separate Badewannen getaucht
- Bei höheren Temperaturen ist das Stromgefühl stärker. Bei Durchblutungsstörungen sollte die Wassertemperatur indifferent 37 °C betragen.

Hydroelektrisches Vollbad *(Stangerbad)*: Besteht aus einer Kunststoffbadewanne, an die an Kopf- und Fußende je eine sowie an den beiden Längsseiten je drei Elektroden angebracht sind. Dadurch sind Längs- und Querdurchflutung des gesamten Körpers im Wasser möglich. Je nach Polung verschiedene Wirkungen. Beispiel:
- Kathode am Kopf: Erregend auf das Zentralnervensystem
- Anode am Kopf: Erregungsdämpfend.

Dosierung der Galvanisationsanwendungen
- **Akutes Stadium:** Niedrige Dosierung (sensibel unterschwellig oder gerade „sensibel schwellig"), kurze Zeit (15 Min.), kurze Intervalle (tägl.) und kürzere Serie (6x).
- **Chron. Stadium:** Höhere Intensitäten, längere Zeit (30 Min.), größere Abstände (3x/Wo.) und längere Serien (12x), dann 3-6 Mon. Pause bis zur nächsten Serie.

Tabelle 2.20-1

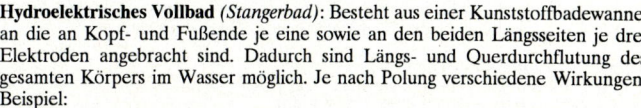

Indikationen und Kontraindikationen der Galvanisationsverfahren		
Galvanisationsverfahren	**Indikationen**	**Kontraindikationen**
Längsdurchflutung	Radikulär-Syndrom, Pseudo-Radikulär-Syndrom, Neuralgien und Ischialgien	
Querdurchflutung	Arthralgien, Arthrosen Schultersteife, rheumatoide Arthritis Neuralgien, chron. Hautulzera Ulcus cruris (stabile Galvanisation mit niedriger Stromstärke über mehrere Stunden tägl.)	
Zellenbäder	Periphere arterielle Durchblutungsstörungen Spastische Paresen, Neuralgien Radikulärsyndrome	Herzschrittmacher-Träger, größere Hautdefekte bei Verletzungen, metallische Implantate
Hydroelektrisches Vollbad (Stanger-Bad)	Erkr. des rheumatischen Formenkreis (rheumatoide Arthritis, Bechterew), Radikulärsyndrome. Periphere Durchblutungsstörungen, M. Sudeck, Polyneuropathien, Myalgien. Schlaffe Paresen (Polio-Folgezustände). Posttraumatische Zustände	Fieberhafte Zustände, Herz-Kreislaufdekompensation, Herzschrittmacher-Träger, Emboliegefahr, Hautentzündungen
Iontophorese mit Natr. salicylic. 1-2-% -Kathode: Histamin 0,1% -Anode: Hyaluronidase Anode: Procain 1% -Anode:	Rheumatoide Arthritis Periphere Durchblutungsstörungen Dupuytrensche Kontraktur Hyperalgetische Zonen, Herpes zoster	

2

2.20.3 Diadynamischer Strom (Bernard'sche Ströme)

Ther. aus 2 Strömen: Einem galvanischen Strom als „Basisstrom" und Sinushalbwellen als Impulsstrom.

Wirk.: Lokal, analgetisch, muskelrelaxierend und hyperämisierend, bes. zur Schmerzbekämpfung.

Dosierung: Intensität bis zum Auftreten eines kräftigen Vibrierens, Prickelns und Kribbelns. Tägl. 10-12 Min., insges. 6x. Danach Behandl.-Pause von 2-6 Wo. Wenn nach 4-6 Einzelbehandl. keine Schmerzlinderung, Ther. abbrechen.

Allgemeine Applikationsregel
- Obere Extremität: Ganglion stellatum und HWS
- untere Extremität: quer zur LWS, 3.-5. LWK.

Indikationen: Schmerzpunkte (*Trigger Points*) bei degenerativen oder chron.-entzündlichen Erkr. von Wirbelsäule und Extremitäten, z.B.:
- **Posttraumatische Zustände** (Distorsion, Z.n. reponierten Luxationen, Muskel-Sehnen-Zerrungen, Sportverletzungen): mit *Querdurchflutung* behandeln
- **Lumbago, Radikulärsyndrom:** *Vallaix'sche Druckpunkte* (S1) und paravertebral LWS behandeln
- **Schiefhals:** paravertebral HWS behandeln
- **Arthrosen:** mit Querdurchflutung behandeln
- **Schultersteife:** mit Querdurchflutung behandeln, ferner paravertebral HWS, Ganglion stellatum
- **Epikondylalgie**
- **Neuralgien:** Herpes zoster, Neuralgien des N. facialis, N. occipitalis, N. trigeminus
- **Durchblutungsstörungen:** M. Raynaud (Ganglion stellatum und Hände), arterielle Durchblutungsstörungen im Stadium II (Fontaine)
- **M. Sudeck II - Ziel:** Schmerzbekämpfung, Sympathikusdämpfung

Kontraindikationen
- Frische Frakturen und Luxationen
- Neuritis
- M. Sudeck I
- Herzschrittmacherträger.

2.20.4 Ultrareizstrom nach Träbert (Reizstrommassage)

Reizstromther. mit Rechteckimpulsfolge von 143 Hz und 2 ms Dauer.

Wirk.: Schmerzlinderung Durchbutungsförderung.

Dosierung
- Intensität bis zum Auftreten vibrierenden Stromgefühls unter den Elektroden (Dauermuskelkrampf darf nicht einsetzen). Tägl. 15 Min., insges. 6x meist ausreichend
- Bei posttraumatischen und chron. Schmerzzuständen weitere Serie von 6x möglich. Wenn nach 3 Behandl. kein Erfolg eingetreten ist, Ther. abbrechen.

Indikationen
Wie diadynamischer Strom (☞ 2.20.3) bei akuten und chron. Schmerzsyndromen:
- Beste Erfolge bei Wurzelreizsyndromen in HWS und LWS
- Arthrosen, Myogelosen
- Periarthropathia humeroscapularis
- Posttraumatische Zustände (Prellungen, Distorsionen, Zerrungen, schmerzen-den Gelenkversteifungen nach Traumen und OP).

NW: Bei Beachtung der Ind. und KI sind keine wesentlichen NW bekannt.
Cave: Bei Anlegen der Elektroden an Hautpartien mit Hypästhesie (z.B. bei Radikulärsyndromen im befallenen Dermatom) sind Verbrennungen möglich, daher niedrig dosieren.

Kontraindikationen
- Schmerzen, die durch kausale Maßnahmen z.B. OP, behebbar sind
- Herzschrittmacherträger
- Psychogene Schmerzen, larvierte Depressionen (Physiother. festigt die neuroti-sche Fehlhaltung; hier ist stattdessen Psychother. angezeigt)
- Extreme Stromempfindlichkeit.
- **Relative KI:** An Stellen mit Hautirritationen oder Hypästhesie, da schlechtere Kontrolle einer Überdosierung (☞ NW).

2.20.5 Reizstrom zur Übungsbehandlung geschwächter Muskulatur

Elektroverfahren, mit dem geschwächte (z.B. inaktivierte) Muskulatur über einen schwachen Reizstrom zu Kontraktionen angeregt und auf diese Weise trainiert wird (sogenannte Elektrogymnastik oder Schwellstrombehandlung).

Wirk.: Kräftigung der Muskulatur.
Dosierung: Intensität steigern, bis kräftige Muskelkontraktionen einsetzen, dann 10-15 Min. mit dieser Intensität, Behandl. 1x tägl., insges. 10-20x.

Indikationen
Abgeschwächte, atrophische, jedoch nicht denervierte Muskulatur:
- Radikulärsyndrome
- Inaktivitätsatrophien, z.B. nach Immobilisation im Gips (M. quadriceps femoris nach Knieoperationen)
- Schwache Bauchmuskulatur mit chron. Obstipation
- Blasen- und Mastdarm-Schließmuskelschwäche mit Inkontinenz

KI: Komplett denervierte Muskeln, Myositis.

2.20.6 Reizstromtherapie bei Paresen

Wirk.: Neuromuskuläre Erregung
Dosierung: Als selektiver Reizstrom. Impulse als Rechteck-, Dreieck- oder Exponentialfunktion, tägl. (bis 3x/Wo.), bis zum Eintreten von Willkürkontraktio-nen behandeln, insges. 20-30 Sitzungen .

Ind.: Komplett oder partiell denervierte Muskeln, periphere Nervenläsionen (z.B. posttraumatisch, operativ).
KI: Fehlende Aussicht auf Reinnervation (z.B. Wurzelausriss), Länger als 1 Jahr bestehende Denervierung.

2.20.7 Reizstromtherapie der glatten Muskulatur

Serien langsam ansteigender Exponential-(-Dreieck) Impulse.
Dosierung: 30-50 Min. tägl. (bis 3x/Wo.), insges. 6-12x.
Indikationen: Chron. Obstipation.

2.20.8 Transkutane elektrische Nervenstimulation (TENS)

Elektroanalgesieverfahren, bes. zur Heimbehandl. mit kleinen batteriebetriebenen Geräten in Taschenformat.

Plazierungsmöglichkeiten der Elektroden
• Über dem Schmerzareal (Kathode auf Schmerzort)
• Über dem Hauptnervenstamm
• An *Triggerpunkten* oder Akupunkturpunkten
• Im betroffenen Segment: Dermatom (☞ Abb. 2.19-1-2.19-8), Myom (☞ Abb. 2.19-10), Sklerotom, Periostpunkte (☞ Abb. 2.19-11), bei Radikulärsyndromen auch Periosthyperalgesiezonen
• Bilateral (z.B. bei Lumbalgie)
• Kontralateral (bei sehr schmerzhaftem Krankheitsort nutzt man hier die Fernwirkung über die Gegenseite)
• Transkranial, z.B. Schläfenregion, um Endorphinfreisetzung zu aktivieren.

Indikationen: Wie diadynamischer Strom (☞ 2.20.3)
• Akute und chron. Schmerzsyndrome aus dem neurologischen, internistischen, rheumatologischen, chirurgischen, traumatologischen und geburtshilflich-gynäkologischen Bereich
• Amputations- und Phantomschmerzen, Kausalgien, Herpes zoster-Neuralgie.

KI: Herzschrittmacherträger.

Dosierung des TENS
• **Stromstärke:** Allmählich steigern bis zur leichten selektiven Reizung der dicken, myelinisierten rasch leitenden Schmerz. Der Pat. verspürt ein Vibireren und Kribbeln. Hierzu sind meist 15-40 mA nötig
• **Impulsdauer:** Variabel von 50-500 μs, durchschnittlich 200 μs. Große Impulsdauer bedeutet zunehmendes Stromgefühl und höheren Stromverbrauch bei Batteriegeräten
• **Frequenz:** Empirisch zu ermitteln, i.d.R. 50-100 Hz
• **Behandlungsdauer:** Abhängig vom Eintritt und der Dauer des analgetischen Effekts ca. 15 Min. bis Stunden, meist tägl. mehrmals als Heimanwendung. Bei akuten Schmerzsyndromen kürzere, bei chron. längere Serien notwendig.

2.20.9 Interfrequenzstrom (Nemec) und Amplipulsverfahren (Jasnogorodskij)

Wirk.: Analgetisch-hyperämisierende, muskelstimulierende, regenerationsfördernde Wirkung.
Indikationen: Gleiche Ind. wie bei Niederfrequenz-Verfahren (☞ 2.20.3). Bes. zur Anregung der Osteogenese bei Pseudarthrosen mit implantierten Elektroden.

2.20.10 Kurzwellentherapie

Elektrotherapieverfahren, das mit Wellen im Hochfrequenzbereich (300 kHz) arbeitet.

Wirk.: Wärmeeffekt.

Dosierung: Insges. 6-12 x.
• Intensität:
– Dosisstufe I: keine spürbare Wärme (ca. 20 W).
– Dosisstufe II: gerade spürbare Wärme (ca. 40 W)
– Dosisstufe III: deutlich angenehme Wärme (ca. 60 W)
– Dosisstufe IV: kräftige, nicht unangenehme Wärme (ca. 120 W)
• Akute Erkr.: 5 Min., Dosis I, tägl.
• Subakute Erkr.: 5-15 Min., Dosis II-III, 3x/Wo
• Chron. Erkr.: 15-20 Min., Dosis III-IV, 3x/Wo

Elektroden-Haut-Abstand: Wichtig für die Erwärmungstiefe bei der Kondensatorfeldmethode; ein kleiner Abstand (1-2 cm) bringt nur Oberflächenerwärmung, ein großer (3-5 cm) führt zu Tiefenerwärmung.

Indikationen
• Arthrosen: Cox-, Gon- und Omarthrose im chron. nicht aktivierten Stadium (☞ 5.10.4)
• Vertebragene Schmerzzustände (☞ 5.10.6 - 5.10.8)
• Muskelverspannungen, -schmerzen (☞ 5.10.10)
• Epikondylalgie, Bursitis, Tendovaginitis (☞ 5.10.9)
• Periarthropathia humeroscapularis: Chron. Fälle (☞ 5.10.7)
• Rheumatoide Arthritis: Spätphase (☞ 5.10.2)
• Spondylitis ankylosans: Spätphase (☞ 5.10.3)
• Distorsionen, Frakturen, Luxationen – nur in der Nachbehandl.
• Chron. Bronchitis (☞ 5.3.4)
• Adnexitis, Parametritis, Endometritis, Mastitis: Chron. Stadien (☞ 5.8.9)
• Dysmenorrhoe (☞ 5.8.6)
• Chron. Otitis media (☞ 5.4.3), Sinusitis (☞ 5.3.2), Tubenkatarrh, Pharyngitis, Laryngitis

Kontraindikationen
• Wenn Gefahr besteht, daß Tiefenerwärmung den pathologischen Prozeß verschlimmert
• Hämorrhagien, Blutungsgefahr, Thrombosen, akute Thrombophlebitis
• Frische Gelenkergüsse, Blutergüsse
• Aktivierte Arthrosen (mit akuten Entzündungszeichen)

2

- Akute Entzündungsphasen der rheumatoiden Arthritis und Spondylitis ankylosans
- Osteomyelitis: **strenge Kontraindikation!**
- Sudeck I und II: **strenge Kontraindikation!**
- Aktive Tbc
- Maligne Tumoren (auch Verdacht), Metastasen
- Gravidität, während der Menstruation (Kurzwelle für Unterbauch)
- Verlust der Wärmeempfindung
- Metallfremdkörper im elektrischen Feld (Stecksplitter, Metallnägel, Klammern, Spirale (Intrauterinpessar), Drähte, Platten, Endoprothesen)
- Herzschrittmacherträger
- Schwere arterielle Verschlußkrankheit (Stad. II - IV nach Fontaine)
- Kleinstkinder, Bewußtlose, Anfallskranke, psychisch Gestörte
- Unmittelbar nach ionisierender Strahlenther.
- Ödeme
- Stärkere, länger dauernde Erwärmung der Knochen-Wachstumszonen Jugendlicher.

Tabelle 2.20-2

Temperaturverteilungsspektrum der drei Hochfrequenz-Diathermieverfahren			
Diathermieverfahren	Haut/Unterhaut Fettgewebe	Muskulatur	Tiefere Gewebe
Kurzwelle: Kondensatorfeld Spulenfeld	+ + + +	+ +	(+) –
Dezimeterwelle: Distanzstrahler Muldenapplikator	+ +	+ +	– +
Mikrowelle: Distanzstrahler Vaginalstrahler	+ –	+ –	– +

2.20.11 Dezimeter- und Mikrowellentherapie

Indikationen und Kontraindikationen: ☞ 2.20.10

Diathermieverfahren wählen, welches das jeweilige Gewebe am besten erreicht (☞ Tab. 2.20-2).

2.20.12 Ultraschalltherapie

Sonderform der Mechanother. mit mechanischen Schwingungen; hochfrequente Vibrations- (Mikro-) Massage (800 Hz). Als Dauer- oder Impuls-Ultraschall Fortleitung der Schwingungen über Öl oder Wasser; lokale und segmentale Behandl. (paravertebral), mit ruhendem oder mit bewegtem Schallkopf.

- Bei Fortleitung über Öl Film aus Paraffinum liquidum zwischen Haut und Schallkopf aufbringen
- Bei Fortleitung über Wasser Ultraschall-Behandlung im Wasserbad durchführen (z.B. Hüftgelenksbeschallung im Vollbad).

Wirk.: Analgetisch, hyperämisierend und muskelrelaxierend, verbessert Gewebetrophik, dämpft Sympathikus.

Indikationen
- Rheumatischer Formenkreis
  - Rheumat. Arthritis (Mittelphase, ☞ 5.10.2), Spondylitis ankylosans (bes. in Frühphase, ☞ 5.10.3)
  - Arthrosen (☞ 5.10.4)
  - Vertebragene Schmerzsyndrome (☞ 5.10.6 - 5.10.8)
  - Myalgien, Epikondylalgie, Periarthropathia humeroscapularis (☞ 5.10.7).
- Posttraumatische Zustände an Gelenken, Sehnen und Muskeln
  - Kontusionen, Distorsionen, Muskelzerrung (☞ 5.10.9 - 5.10.10)
  - Zustand nach Frakturen und Luxationen
  - M. Sudeck II und III (segmental am Unterschenkel)
  - Verzögerte Kallusbildung und Frakturheilung.
- Dermatologische Erkr.
  - Dupuytren'sche Kontraktur
  - Narbenkeloide mit Kontrakturen
  - Ulcus cruris (☞ 5.2.7).

KI: Wie bei ☞ 2.20.10, außerdem
- Rückenmarkserkr.
- Koronarsklerose (bei Behandl. der Herzregion)
- Jugendliche Knochen, Testikel, Ovarien, Augäpfel, Laminektomienarben
- **Bemerkungen:** Metallimplantate in der Tiefe und Hüftgelenksendoprothesen sind bei therapeutischer Dosierung und bewegtem Schallkopf keine KI.

Dosierung
- Niedrige, mittlere bzw. hohe Intensität: 0,3-0,6-0,9 W/cm^2
- Kurze, mittlere bzw lange Zeitstufen: 3-6-9 Min./Region
- 3 (-5) x/Wo., als Serie 6 (-12) x. Danach Pause von mehreren Wo. bis Mon.

Sonderform: Ultraphonophorese
- Ähnlich wie bei der Iontophorese (☞ 2.20.3) werden auch hier Medikamente über Salben als Ankopplungsmittel (z.B. Dolobene-Gel) durch die intakte Haut an den Krankheitsherd transportiert.

2.20.13 *Literatur*

- Cordes, J.C. und B. Zeibig, Hrsg.: Physiother., Hydro- und Elektrother. Volk und Gesundheit, Berlin 1981
- Edel, H.: Fibel der Elektrodiagnostik und Elektrotherapie. Volk und Gesundheit, Berlin 1983
- Gillert, O.: Elektrotherapie. Pflaum München, 1983
- Melzack, R. und P.D. Wall: Pain mechanism: A new theory. Saeuce 150 (1965): 971-79
- Rentsch, W.: Kurzwellen- und Mikrowellentherapie. G. Fischer, Jena 1985
- Wiedau, E.: Ultraschall in der Medizin. Th. Steinkopf, Dresden und Leipzig 1963.

2.21 Physikalische Therapien: Phototherapie

Jürgen Rohde

2

Therapeutische Anwendung der optischen Strahlung: Infrarotes (IR), sichtbares und ultraviolettes (UV) Licht mit künstlichen Strahlern oder Sonnenlicht.

2.21.1 Infrarot-Strahlentherapie

Thermotherapieverfahren durch die Strahlungswärme. Sie entsteht am Absorptionsort.

Wirk.: Hyperämisierend, analgetisch, muskeltonisierend und resorptionsfördernd.

Indikationen
- Erwärmung kalter Körperpartien vor Bewegungsther. (☞ 2.18)
- Rheumat. Erkr. und vertebragene Leiden (☞ 5.10.2, 5.10.3, 5.10.7, 5.10.8)
- Chron. Entzündungen
- Posttraumatische Folgezustände
- Furunkulose
- N asennebenhöhlen-Entzündung (☞ 5.3.2).

KI: Lichtsensibilität, Photodermatosen, Glaukom und akut entzündliche Krankheitsstadien.

2.21.2 Heliotherapie (Sonnenlicht)

Enthält 17% IR, 39% kurzwelliges und 39% sichtbares Licht, 4,9% UV-A und 0,1% UV-B. Der UV-Gehalt der Sonnenstrahlung ist abhängig von: Sonnenstand, Tages- und Jahreszeit, Bewölkungsgrad (bedeckter Himmel nur 50% UV-Wirkung), Luftverschmutzung, Höhenlage (je 1000 m 15% Intensitätszuwachs).

Wirkung
- Erythembildung (Sonnenbrand)
- Androsteronbildung
- Hypophysenstimulation
- RR-Senkung
- Dämpfung überschießender Immunreaktionen der Haut.

UV-A1 - Anteil (340-440 nm ☞ 2.21.3)
- Förderung zellulärer Abwehrvorgänge gegen Inf. (Phagozytose, Lymphozytose, Bakterizidie des Blutes)
- Pigmentierung ohne Hyperkeratose
- Erhöhung der Redoxpotentiale der Haut, im Tierversuch nicht karzinogen.

UV-A2 - Anteil (320-340 nm) und *UV-B - Anteil* (280-320 nm)
- Erythembildung und Pigmentierung
- Vitamin-D-Bildung
- Bakterizidie.

Indikationen
- Rachitis, Osteoporose (☞ 5.10.5), Frakturen, zur Kallusbildung
- Vegetative Dystonie (☞ 5.14.6), Asthenie, zur Roborierung und Appetitverbesserung
- Infektneigung: Verbesserung der Widerstandskräfte (☞ 6.4)
- Infizierte und schlecht heilende Wunden (z.B. Ulcus cruris) (☞ 5.2.7)
- Hauterkr.: Alopezia areata (☞ 5.12.10), Neurodermitis (☞ 5.12.4), Akne vulgaris (☞ 5.12.2), Psoriasis vulgaris (☞ 5.12.3).

Kontraindikationen
- Floride, nässende Ekzeme
- Tbc und akute Infektionen
- Sonnenallergie
- Vegetive Überregbarkeit; Hyperthyreose
- Hepatitis und Ulcus ventriculi und -duodeni
- Akute rheumatoide Arthritis
- Herz- und Kreislaufinsuffizienz.

2.21.3 UV-Strahlung (künstlich durch UV-Strahler erzeugt)

Wirkung
UV-C (200-280 nm), *UV-B* (280-320 nm) und *UV-A$_2$* (320-340 nm ☞ 2.21.2)
- Stimulation der Vit.-D- und Vit.-A-Bildung
- Bildung u.a. von Sauerstoffradikalen →DNS-Schädigung
- Karzinogene Wirk., je kurzwelliger die Strahlung
- Beschleunigte Hautalterung.

UV-A$_1$ (340-440 nm ☞ 2.21.2)
- Nicht karzinogen, begünstigt Reparatur von DNS-Schäden
- Wirkt evtl. protektiv gegen Hautkrebs (bisher nicht gesichert)
- Beschleunigt Hautalterung nicht

Indikationen
- Rekonvaleszenz, Infektanfälligkeit (☞ 6.4)
- Vit.-D-Mangel bis zur Rachitis und Rachitisprophylaxe
- Verringerte Bildung des Kallus, Osteoporose (☞ 5.10.5)
- M. Sudeck II
- Erschöpfungszustände bei rheumatoider Arthritis, M. Bechterew (nicht im Schub, ☞ 5.10.2, 5.10.3)
- Hypochrome Anämie, extrapulmonale Tbc
- Hauterkr.: Psoriasis vulgaris, Akne vulgaris, Pityriasis versicolor und rosea, Alopecia areata, Furunkulose, Neurodermitis, Folliculitis barbae (☞ Kap. 5.12)
- Schlecht heilende Wunden und Geschwüre; Ulcus cruris (☞ 5.2.7).

Kontraindikationen
- Floride Lungen-Tbc
- Akute Infektionskrankheiten, chron. Entzündungen im Schub
- Ulcus ventriculi und duodeni
- Akute, lichtempfindliche Hautentzündungen (Lupus erythematodes, Vitiligo, Lichtdermatosen, Lichtsensibilisierung).

Anwendungen
- Als Ganzkörperbestrahlung
- Lokale Bestrahlung größerer Partien (Rheumagelenke, Arme, Beine, Gesicht)
- Als Erythemfeld zur Schmerzlinderung und segmentalen Beeinflussung innerer Organe (über die Head-Zone), z.B. zur Anregung der Nebennierenrinde bei chron. Asthma bronchiale.

Erythemgrade
- Suberythem: keine Hautreaktion sichtbar
- 1. Grades: *Erythemschwellendosis;* eben sichtbare Rötung nach 7 (bis 24) h
- 2. Grades: *Reizdosis;, deutliche Rötung, leichte Schuppung*
- 3. Grades: *Entzündungsdosis* – bei Feldbestrahlung angewandt, starke Rötung und Schuppung
- 4. Grades: Frühzeitige starke Rötung und Blasenbildung, nur bei speziellen Indikationen in der Dermatologie.

2.21.4 Literatur

- Bachmann, R.M.: Naturheilverfahren für die ärztliche Praxis. perimed Fachbuch, Verlagsgesellschaft mbH, Erlangen 1989
- Gillert, O.: Elektrotherapie, Pflaum. München 1983
- Grober, J. und F.E. Stieve: Handbuch der Physikalischen Therapie, Band IV. G. Fischer, Stuttgart 1968
- Krauß, H.: Leitfaden der physikalisch-diätetischen Therapie. Volk und Gesundheit, Berlin 1977
- Schimmel, K.-Chr. (Hrsg.): Lehrbuch der Naturheilverfahren Band I. Hippokrates, Stuttgart 1990.

2.22 Physikalische Therapien: Inhalationsbehandlung (Aerosoltherapie)

Jürgen Rohde

Zerstäubung von Medikamenten und Heilwässern sowie deren Transport in die Atemwege mit Hilfe der normalen Inspiration. Ziel ist die Sekretolyse, Spasmolyse, Befeuchtung und Abschwellung der Bronchialschleimhaut.

2.22.1 Inhalationstherapie

Erforderliche Tröpfchengröße um die Atemwege zu erreichen:
- 12 μm: Rachen, Mund und Nase
- 6-12 μm: große Bronchien
- 3-4 μm: mittlere bis kleine Bronchien
- 1-3 μm: kleinste Bronchien bis Lungenalveolen.

Tabelle 2.22-1

Inhalationsmittel und ihre Wirkung		
Mittel	**Handelsname/Herkunft**	**Wirkungen**
Heilquellen	Solquellen, leicht hypertone NaCl-Lösung	Befeuchtung und Reinigung der Schleimhäute, zur Vermeidung der Sekreteindickung und Schleimhautaustrocknung
Sekretolytika	Bromhexin®-Inhalat Tacholiquin® 1%, Mucosolvan®	Sekretolyse, Förderung des Schleimabtransportes
Bronchospasmolytica	β_2-Stimulantien-Dosieraerosol: Berotec® 200, 100, Bronchospasmin®, Sultanol®, Bricanyl®, Aerodur®	Abschwellung der Bronchialschleimhaut und Spasmolyse der Bronchialmuskulatur
Antibiotika	Nebacetin®, Amphotericin B®	Sanierung von Infekten
Corticoide	Als Dosieraerosol: Beclomed®, Inhacort®, Pulmicort®	Entzündungshemmend

Man unterscheidet:
- Sprays (Tröpfchengröße 10-40 μm)
- Aerosole (Tröpfchengröße 0,5-5 μm) mit verschiedenen Formen
  - Düsenaerosol
  - Ultraschall-Aerosole
  - Elektroaerosole
  - Dosieraerosole (Treibgasaerosole)
  - Vibrationsaerosole
  - Ultraschall-Druckstoß-Vibrationsaerosole.

Dosierung: Tägl. 10-15 Min. bei normaler Atmung, 2-4 Wo. lang.

Indikationen
- Chron., unspezifische Erkr. der Atemwege (Tracheobronchitis, chron. Bronchitis, ☞ 5.3.4)
- Bronchiektasen, Lungenemphysem
- Mukoviszidose
- Pneumokoniosen
- Bronchospasmus (Asthma bronchiale, ☞ 5.3.5)
- Eitrige und nicht eitrige Hypersekretion
- Mykosen von Bronchien und Lunge
- Prä- und postoperative Schleimhautrehabilitation (Tracheotomien, Atelektasen).

KI: Status asthmaticus, Lungenödem, Irreversibles Lungenemphysem ohne Bronchitis, Kardial bedingte Dyspnoe, Ungeklärte Dyspnoe.

2.22.2   Literatur

Cordes, Chr., Zeibig, B.: Physiotherapie - Hydro- und Elektrotherapie. Volk und Gesundheit, Berlin 1981
Cordes, Chr.: Physiotherapie, Volk und Gesundheit. Berlin 1986
Edel, H., Knauth, K.: Grundzüge der Atemtherapie. Th-Steinkopf, Dresden 1969
Illig, H.: Aerosoltherapie, in: Grober, J., Stieve, F.E.: Handbuch der Physikalischen Ther. (Band II/1). G. Fischer, Stuttgart 1971.

2.23 Physikalische Therapien: Balneo- und Klimatotherapie

Jürgen Rohde

2

2.23.1 Balneotherapie

Balneother. (Bäderther. von gr.-lat. balneo: Bade...) ist die Behandl. mit bestimmten Kurmitteln (bes. Heilwässer, Heilpeloide) in einem Kurort, z.B. im Rahmen einer Rehabilitationskur.

Warme und schwefelhaltige Mineralquellen standen schon bei den alten Kulturvölkern in hohem Ansehen. Hippokrates und Galen schätzten Heilwässer und Bäder sehr. Nach Vernachlässigung im Mittelalter kam es im 18. und 19. Jahrhundert zu einer Renaissance des Bäderwesens (Hahn, Prießnitz, Kneipp).

Heilwässer

Heilwässer müssen gelöste Stoffe (Mineralien, Ionen) in einer Konzentration von mind. 1 g/kg Wasser enthalten. Therapeutisch verwendet werden:

Chlorid-(Sole-)Wässer
Inhalation: Bei bronchitischen Erkr., Asthma bronchiale.
Trinkkur: Bei Magen-/Darmerkr.; Magnesiumchloridwässer bei Oxalatsteinen der Harnwege.
Bad: Bei Herz-/Kreislauferkr.

Meereswasser
Meereswasserbehandl. (Thalassother.) ist als Heilwasserbehandl. eine Form der Balneother. und als Behandl. an der Meeresküste (Ost-, Nordsee, Totes Meer) eine Klimather.
Ind.: Bronchitisches Syndrom, Hypotonie, dermatologische Erkr. (chron. Ekzem, Neurodermitis, Psoriasis vulgaris, Akne vulgaris).

Sulfatwässer
Trinkkur: Bei Magen-/Darmerkr., Cholezystopathie (galleanregende und -entleerende Wirkung), magnesiumreiche Sulfatwässer bei Oxalatsteinen.

Hydrogenkarbonatwässer
Trinkkur: In Mineralwässern, wenn freies gelöstes CO_2 enthalten ist
Kohlensäure-Bad: Blutdrucksenkend und frequenzmindernd. Indiziert bei Hypertonie (WHO-Stadium I und II), chron. ischämischer Herzerkr., peripheren arter. Durchblutungsstörungen und neurovegetativen Herz-/Kreislaufbeschwerden.

Radonwässer
Ind.: Radioaktive Quellen werden in Form von Trinkkuren, Inhalationen und Bädern bei entzündlichen und degenerativen Gelenkerkr., Herz-/Kreislauferkr. und Gefäßleiden therapeutisch genutzt.

Schwefelwässer
Inhaltsstoffe sind Schwefelwasserstoff, Thiosulfate, Hydrosulfide und kolloide Schwefel.
Ind.: Bäder bei degenerativen und entzündlichen Gelenkerkr. im subakuten bis chron. Stadium, ferner bei dermatologischen Erkr. wie Psoriasis, Neurodermitis, Akne vulgaris und chron. Ekzemen).

Thermalwasser

Ind.: Bäder bei degenerativen und chron.-entzündlichen Gelenkerkr. des Bewegungsapparates, z.B. M. Bechterew.

Heilpeloide

Heilpeloide sind feinkörnige Substanzen, die durch natürliche (biologische oder geologische) Vorgänge entstanden sind. Dazu gehören Torfe (Moor), Faulschlamm, Schlick, Kalk, Kreide, Heilerde, Ton und Sand. Diese Substanzen werden angewendet als: Bäder, Packungen, Tampons und Knetungen.

Indikationen
- Subakute und chron. Stadien degenerativer und entzündlicher WS- und Gelenkerkr.
- Z.n. Traumen am Bewegungsapparat
- Funktionelle Durchblutungsstörungen
- Chron. Entzündungen des Gastrointestinal- und Urogenitaltraktes
- Funktionelle Störungen im gynäkologischen Bereich.

KI: Großflächige, nässende Ekzeme, Fieberhafte und infektiöse Erkrankungen, Herzinsuff. NYHA III und IV, Hypertonie WHO-Stadium IV.

2.23.2 Klimatotherapie

Klimatother. ist jede Exposition des Pat. gegenüber Luft, Wind, Sonne und Regen, die als Ther. genutzt wird.

Heilklima-Faktoren

Unterschieden werden vier Heilklima-Faktoren (nach *Hentschel*):
- *Thermohygrische Faktoren:* Luftfeuchte, Luftbewegung (Wind), Lufttemperatur, Wärmestrahlung von Himmel und Sonne. Wichtig für die Kaltreizbehandlung zur Kälteanpassung
- *Aktinische Faktoren:* Durch Heliother. (Sonnenlichtbehandlung, ☞ 2.21.3), Kombination von wärmewirksamer Strahlung und UV-Licht
- *Luftchemischer Komplex:* Luftverunreinigungen, natürliches Aerosol, Sauerstoffpartialdruck
- *Örtlicher atmosphärischer Komplex:* Wetter- und Witterungseinfluß, Jahreszeiten.

Klimaarten

In Europa werden innerhalb der Landschaftsklimas vier Klimaarten unterschieden:

Küstenklima

Eigenschaften
- Ausgeglichenes Temperatur-Feuchte-Milieu
- Ungehinderter Strahlungseinfall
- 30% UV-Reflektion
- Starke Abkühlungsreize
- Sehr gute Luft
- Sehr schonend für Atmungsorgane
- Meerwasseraerosol.

2

Indikationen
- Rezidivierende chron. Schleimhautentzündugen
- Asthma bronchiale allergicum (bes. Nordsee)
- Chron. Otitis und Sinusitis
- Hauterkr. (Neurodermitis, Psoriasis, Ichthyosis, Akne conglobata, Lichen ruber, Mykosis fungoides): Je nach Verträglichkeit eher Nordsee oder Totes Meer
- Funktionelle Herz-/Kreislauferkr. (Hypotone und orthostatische Dysregulation, Varikosis).

Kontraindikationen
- Krankheiten der ableitenden Harnwege und der Niere
- Akut-infektiöse Erkr.
- Epileptische Anfälle.
- *Cave:* Koronarpat., Herzrhythmusstörungen und Ateminsuff. – vorsicht beim Baden!
- *Cave:* Antikoagulantienpat. – Vorsicht bei kalten Bädern wegen Verschlechterung der Blutgerinnung
- *Cave:* Diabet. mell., Hyperthyreose – Stoffwechselkontrollen angezeigt.

Wald- und Hügellandschaftsklima
Eigenschaften
- Gemildertes Temperatur-Feuchte-Milieu
- Gemilderte Strahlungwirkung, gemilderte Abkühlungsreize
- Gute Luftqualität
- Luftstagnation und Verschärfung thermischer Extreme in Niederungen und Senken
- Gute Reizdosierbarkeit
- Keine bes. Anpassungsformen
- Gute Verträglichkeit.

Indikationen: Schonwirkung (geringere Reizwirkung), gut für Schwerkranke, z.B.
- Herz-/Kreislauferkr.
- Atemwegserkr.
- Erkr. des Neuroendokrinums
- Weichteilrheumatismus.

Mittelgebirgsklima
Eigenschaften
- Gemildertes Temperatur-Feuchte-Milieu; verminderte Lufttemperatur
- Gemilderte Strahlungswirkung
- Bei Schnee Licht- und UV-Reflektion
- Gemilderte Abkühlungsreize
- Gute Luftqualität; geringes O_2-Defizit
- Wechselnde Föhn- und Staueffekte
- Nächtliche Talbelüftung infolge Bergwind
- Starke Reizunterschiede durch Tal, Hang, Wald, Höhe, freie Lage
- Günstige Bedingungen in geschützten Lagen (Höhe, Hochtal, oberer Hang).

Indikationen: Wie Wald- und Hügellandschaftsklima

Hochgebirgsklima

Eigenschaften
- Stark verringerte Lufttemperatur; Lufttrockenheit
- Intensive UV-Strahlung auch im Winter
- Starke thermische Kontraste
- Hervorragende Luftqualität
- Starkes O_2-Defizit.

Indikationen
- **Herz-/Kreislauferkrankungen**
  - Hypertonie WHO Stadium I-III
  - Hypotonie
  - Koronare Herzerkr. (nur stabile AP), Z.n. Herzinfarkt (6 Mon. nach Infarkt)
  - Z.n. apoplektischem Insult (6 Mon.)
  - Arter. Durchblutungsstörungen Stad. I und II nach Fontaine
- **Lungenerkrankungen**
  - Chron. Bronchitis
  - Asthma bronchiale
  - Lungenemphysem
- **Hauterkrankungen:** Neurodermitis, Psoriasis.

Kontraindikationen
- Herzinsuff. (NYHA III-IV)
- Mitralstenose; cor pulmonale
- Ruhe- und „Kälte-" Angina pectoris
- Arter. Durchblutungsstörungen Stad. III und IV nach Fontaine
- Lichtdermatosen.

2.23.5   Literatur zur Balneo- und Klimatotherapie

- Amelung, A., Evers, A.: Handbuch der Bäder- und Klimaheilkunde. Schattauer, Stuttgart 1962
- Cordes, J.C., Zeibig, B.: Physiotherapie, Hydro- und Elektrotherapie. Volk und Gesundheit, Berlin 1981
- Gillert, O.: Hydro- und Balneotherapie. Pflaum, München 1982
- Hentschel, G: in Cordes, J.C. (Hrsg.): Physiotherapie. Volk und Gesundheit, Berlin 1988
- Hentschel, H.-D.: Naturheilverfahren in der ärztlichen Praxis. Deutscher Ärzte-Verlag, Köln 1991
- Jordan, H.: Kurorttherapie. G. Fischer, Jena 1980.

2.24   Phytotherapie

Klaus Mohr

2.24.1   Einführung

Phytother. ist die allopathisch orientierte Anwendung von Pflanzen, Pflanzenteilen oder Pflanzeninhaltsstoffen in der Medizin.
Ihr Wirkungsmodell ist die kausale, möglichst direkte und experimentell begründbare, reproduzierbare Beeinflussung von gestörten Körperfunktionen. Mit diesem

2

Wirkungsmodell unterscheidet sich die Phytother. von der homöopathischen und anthroposophischen Therapierichtung.

Die ther. Anwendung von Pflanzen (Heilpflanzen) beruht auf langer, bewährter Tradition – in der professionellen Medizin ebenso wie in der Volksmedizin.

Die Volksmedizin wendet die ganze Pflanze bzw. Pflanzenteile aufgrund von Überlieferung und Erfahrung an.

Moderne Phytother. ist in erster Linie durch Charakterisierung, Isolierung und Wirkungsbegründung von Pflanzeninhaltsstoffen gekennzeichnet. Arzneipflanzen werden demnach als Wirkstoffbildner und -träger verstanden. Ein Phytopharmakon stellt also ein Bündel von spezifischen Wirkstoffen dar. Die spezifischen Wirkstoffe entstammen also ganz überwiegend dem *Sekundärstoffwechsel* der Pflanzen, selten nur dem *Primärstoffwechsel*.

Primärstoffwechsel: Der grundlegend gemeinsame und deswegen weitgehend gleichartige Grundstoffwechsel aller Pflanzen.

Sekundärstoffwechsel: Spezialisierte Biosynthesewege, hervorgegangen aus dem Primärstoffwechsel.

Im pharmakologischen Modell werden sensorische und emotionale Komponenten des geprüften Pharmakons nach Möglichkeit eliminiert. Gerade diese Komponenten sind jedoch für die Wirksamkeit von Heilpflanzen mitentscheidend. Daher kann das pharmakologische Modell wohl Beiträge zur Wirksamkeit von Heilpflanzen liefern, nicht aber umfassend verbindliche Aussagen darüber.

Nach wie vor ist für die therapeutische Anwendung von Arzneipflanzen ein Höchstmaß an differenziertem, experimentell gefundenem Wissen in Verbindung mit sorgfältig überprüftem Erfahrungswissen zu fordern.

2.24.2 Die Unbedenklichkeit von Heilpflanzen

Der ther. Nutzen ist nur dann gegeben, wenn unerwünschte NW möglichst gering bleiben. Der Quotient aus ther. Nutzen und unerwünschter Wirkung ist i.d.R. bei den gebräuchlichen Heilpflanzen und bei sachgerechter Anwendung außerordentlich günstig.

Trotzdem ist nach den heutigen Sicherheitsstandards die Kanzerogenitäts- und Mutagenitätsprüfung gerade von selten oder noch nicht lange angewendeten Arzneipflanzen erwünscht. Nur wenige gebräuchliche Pflanzen bzw. unphysiologisch dosierte Wirkstoffisolate (z.B. Aristolochia clematitis, Osterluzei) konnten derartige Prüfungen nicht bestehen.

Die Prüfung auf Schadstoffinkorporation während Wachstum (z.B. Insektizide, Radionuklide) und Lagerung (z.B. Aflatoxine) der Arzneipflanzen wird von verantwortungsbewußten Herstellern und zusätzlich von Handelsorganisationen (Neuform, VDR) durchgeführt.

2.24.3 Phytotherapie und Volksmedizin

In der Volksmedizin ebenso wie in der arabischen und Kloster-Medizin war die Ther. mit Heilpflanzen von zentraler Bedeutung. Die Arzneimittelwahl erfolgte empirisch, aber auch nach analogen Merkmalen (Signaturenlehre) oder mystisch-religiös beeinflußt. Die Bestä

tigung der Wirksamkeit von – angeblich – analog gefundenen Mitteln (Beispiel: Schöllkraut (gelber Milchsaft) – Bezug zu Gallenleiden) mit analytischen Methoden (Schöllkraut: spasmolytische, choleretische Alkaloide) ist faszinierend.
Über den traditionellen Wurzeln müssen wir aber unvermeidlich den Konditionen unseres Zeitalters Rechnung tragen. In diesem Zeitalter hat sich die Phytother. zur digital kausal-analytischen Wissenschaft entwickelt.

Die heutige akademische Phytother. konzentriert sich – mit beachtlichem Erfolg – auf die Isolierung und Wirkungsanalyse von Pflanzeninhaltsstoffen. Die Ergebnisse dieser Forschung sind mit der traditionellen Ther. zu integrieren. Wenn dabei Widersprüche auftreten, sollten sie vorurteilsfrei geprüft und Lösungen zweiter Ordnung gesucht werden.
Die Anwendung pharmakologischer Modelle zur Prüfung pflanzlicher Wirkstoffe hat neben beachtlichem Nutzen zur Rationalisierung der Ther. allerdings auch eine beachtliche Nebenwirkung gebracht: Mit unphysiologisch hohen Dosen, die mit üblichen Zubereitungsformen nie erreicht werden, können nahezu beliebige Wirkungen – oder unerwünschte Begleitwirkungen experimentell bewiesen werden.

2.24.4 Die Wirkstoffgruppen von Phytopharmaka: Übersicht

Der Übersicht wegen werden nur Wirkstoffgruppen mit größerer praktischer Bedeutung genannt.

- **Kohlenhydrate**
  – Monosaccharide: Glukose, Fructose
  – Polysaccharide: Zellulose, Guar, Pektine (Polygalactuconide)
- **Ätherische Öle** befinden sich in den Pflanzen extrazellulär. Sie sind Exkrete der Pflanze. Gehaltsanteile ätherisches Öl/Frischpflanzengewicht: 0,01 bis knapp 20% je nach Pflanzenart, Standortbedingungen und Erntezeit
  – Stomachica (magenwirksam), Carminativa (blähungstreibend) und Cholagoga (gallewirksam): Aromatica, Amara (Bitterstoffe), Aromatica acria
  – Expektorantia: Eucalyptusöl, Thymian
  – Diuretika: Wacholder-Beerenzapfen, Hauhechelwurzel, Liebstöckelwurzel, Petersilienwurzel, ätherische Öle zur externen Anwendung
- **Steroide**: Glycyrrhicin-Süßholzwurzel (Glycyrrhiza glabra L.)
- **Saponine**: Glykosidische Pflanzeninhaltsstoffe, die die Oberflächenspannung von Wasser vermindern (haltbarer Schaum nach Schütteln mit Wasser)
  – Herzwirksame Glykoside
  – Phenylpropanderivate: Salicinglucoside, Arbutin
  – Phenolcarbonsäureester: Rosmarinsäure
- **Flavonoide**: Flavonoide sind schwerlöslich (aus getrockneten Pflanzen) in kaltem Wasser, teilweise löslich in heißem Wasser, gut löslich in Ethanol.
  – Proanthocyanidine: Farblose (pheol.) Pflanzeninhaltsstoffe, die mit verdünnten Mineralsäuren unter Erhitzen Anthocyanidine liefern (Farbreaktion).
- **Emodine** (Syn.: Anthranoide, Anthrachinone, Anthraglykoside)
- **Bitterstoffe**: Wirkstoffgruppe charakterisiert durch bitteren Geschmack, unabhängig von Molekülstruktur und chem. Aufbau. Therapeutisch genutzte Bitterstoffdrogen enthalten überwiegend Terpene
- **Senfölglykoside**: Alkylisothyocyanate in glykosidischer Bindung. Stechender Geruch, wasserdampfflüchtig (Allylsenföl) oder geruchlos, nichtflüchtig (Hydroxybenzylsenföl)
- **Lauchöle**: Flüchtige, lauchartig riechende Dialkylsulfide und oxydierte Formen

2

- **Alkaloide:** Basisch reagierende, stickstoffhaltige (überwiegend heterozyklisch gebunden) Pflanzeninhaltsstoffe mit meist starker physiologischer Wirkung auf Mensch und Tiere. Klassifizierung nach Art des Ringsystems (z.B. Pyridin, Pyrrolidin, Tropan, Imidazol, Indol, Chinolizidin, Chinolon, Purin usw.)
  - Phenylalkylamine: Abkömmlinge von Phenylalanin und Tyrosin z.B. Capsaicin (Paprika, Cayenne-Pfeffer)
  - Isochinolin-Alkaloide: Emetin, Colchicin
  - Indol-Alkaloide: Physostigmin, Rauwolfia-Alkaloide, Ajmalin, Ergolin-Alkaloide, Vinca-Alkaloide, Chinolin-Alkaloide
  - Chinolizidin-Alkaloide: Spartein
  - Tropanalkaloide: Tollkirsche, Bilsenkraut, Stechapfel.

2.24.5 Arzneizubereitungen aus Heilpflanzen

Heilpflanzen werden in der Regel nur einmal jährlich, innerhalb des engbegrenzten Zeitraums ihres höchsten Wirkstoffgehaltes geerntet. Für die übrige Zeit des Jahres müssen sie konserviert werden.

Ziele der Arzneizubereitung
- Anreicherung erwünschter Wirkstoffe, evtl. im Verbund mit erwünschten Begleitstoffen
- Abtrennen unerwünschter (z.B. resorptionshemmender, antagonistischer oder toxischer) Begleitstoffe
- Bessere Verfügbarkeit der Wirkstoffe für den Organismus (z.B. Resorption)
- Verläßliche Konzentration der Wirkstoffe
- Stabilität der Arzneiform während Lagerungs- und Anwendungszeit
- Verbesserung sensorischer Eigenschaften (Geruch, Geschmack) für eine bessere Akzeptanz
- Sparsamer Umgang mit den Heilpflanzen (gute Wirkstoffnutzung).

Zubereitung
Die Wahl der jeweiligen Arzneizubereitung erfolgt:
- Nach den Eigenschaften der Hauptwirkstoffe (Löslichkeit, Stabilität, pharmokologische Wirkstärke)
- Nach den Eigenschaften der Begleitstoffe (Löslichkeit, Interaktionen mit den Wirkstoffen)
- Nach den Eigenschaften der verwendeten Pflanzenorgane (z.B. ob zarte Blätter/Blüten oder derbe Wurzeln/Rinden/Hölzer).

Zubereitungen aus frisch geernteten Arzneipflanzen

Ein kleiner Teil von Arzneipflanzen wird in Form von Frischpflanzenzubereitungen bearbeitet: Pflanzensäfte werden aus frisch geernteten Pflanzenteilen (oft unter Verwendung der ganzen Pflanze) durch Zerkleinern und Auspressen hergestellt (evtl. noch mit Wasser quellenlassen).

Nach Flaschenabfüllung wird der Saft pasteurisiert oder kurzzeithocherhitzt.

Der Pflanzensaft stellt eine wäßrige kolloidale Lösung dar (vergleichbar dem Inhalt der Zellvakuole). Aufgrund des kolloidalen Lösungssystems können auch weniger wasserlösliche Wirkstoffe enthalten sein. Für lipophile und flüchtige oder sehr thermolabile Inhaltsstoffe sind evtl. andere Zubereitungsformen günstiger (z.B. alkoholische Extrakte).

Homöopathische Urtinkturen
Homöopath. Urtinkturen – Ausgangssubstrate für die Potenzierung – werden entsprechend den jeweiligen Monographien des HAB überwiegend durch Maze-ration der Frischpflanze hergestellt (Ausnahme: Schwer beschaffbare Pflanzen ferner Herkunft).

Trocknen der Pflanzen
Die traditionelle Grundlage der Arzneibereitung aus Heilpflanzen ist das schonende Trocknen der verwendeten Pflanzenorgane nach angemessener Zer-kleinerung. Damit wird die gesammelte bzw. geerntete Heilpflanze zur Droge („Droge" von trocknen, trocken). Durch den Wasserentzug werden (wirkstoffab-bauende) Enzyme inaktiviert und die Aktivität von Mikroorganismen (u.a. von Schimmelpilzen und Bakterien) beschränkt. Die so haltbar gemachten Arznei-pflanzen werden zur definitiv gewünschten Arzneiform weiterbearbeitet.

Zubereitungen aus vorher getrockneten Arzneipflanzen

Ausgangssubstrat: Zerkleinerte, getrocknete Pflanzenteile.

Wäßrige Zubereitung:
Tees
Abhängig von der Organherkunft der Droge (z.B. ob Blüte, Blatt, Wurzel, Holz oder Rinde) und den physikalischen Eigenschaften der Wirkstoffe (Löslichkeit, Flüchtigkeit, Stabilität) sind die Bedingungen des wäßrigen Drogenauszuges nach Extraktionstemperatur und -zeit zu unterscheiden:

Kaltauszug (wäßriges Kaltmazerat)
Empfohlene Drogendosis mit kaltem Wasser ansetzen (Verhältnis ca. 1:10), während 30 Min. öfter umrühren, danach abgießen und durch Sieb oder Tuch abpressen.
Ind.: Für thermolabile, gut wasserlösliche Wirkstoffe, bes. für Pflanzenschleime.
NW: Mikrobiologische Kontamination nicht sicher auszuschließen. *Cave:* Immun-geschwächte oder -supprimierte Patienten.

Aufguß (Infus)
Die empfohlene Drogendosis mit ca. 3-facher Menge an Wasser für 15 Min. bei Raumtemperatur unter ständigem Umrühren quellen lassen, danach das zwischen-zeitlich zum Sieden erhitzte weitere Wasser (siebenfaches Drogengewicht) zugießen und während Umrührens für weitere 5 Min. bei 90 °C halten (Einhängen in kochendes Wasser). Bedeckt auf 30-40 °C abkühlen lassen, abgießen, sanft abpressen.
Ind.: Gebräuchlichste der wäßrigen Extraktionsweisen. Üblich für wärmeflüchtige, bzw. thermolabile Wirkstoffe und zartere Pflanzenorgane.

Abkochungen
Empfohlene Drogendosis mit 10facher Menge an gerade nicht mehr kochendem Wasser übergießen und für 30 Min. bei gut 90 °C halten (Einhängen in knapp kochendes Wasserbad). Heiß abgießen, sanft abpressen. Evtl. ungenügende

Extraktion durch Auswaschen des Drogenrückstandes mit knapp kochendem Wasser ergänzen.
Ind.: Feste Drogenorgane mit schwerer wasserlöslichen, nichtflüchtigen Wirkstoffen.

Drogenauszüge mit Alkohol
Vorteil: Anreicherung lipophiler Extraktstoffe.
Mazerate: Übergießen mit Ethanol 70%, Verhältnis Droge : Auszugsmittel = 1:5, bei Drogen mit starkwirkenden Inhaltsstoffen 1:10, unter häufigem Umschütteln 10 d bei Raumtemperatur stehen lassen, abgießen, Rückstand gut abpressen und zufügen.
Perkolation: Kontinuierliche Zirkulation der Extraktionsflüssigkeit durch die gepackte Droge.

Extrakte
Aus Tinkturen (Mazeraten oder Perkolaten) durch Lösungsmittelentzug hergestellt:

Fluidextrakt: 1 Teil Droge entspricht 1-3 Teilen des Extraktes.
Spissumextrakt: Konzentriert, Wirkstoffanreicherung auf ca. das 4fache des Drogengewichtes.
Trockenextrakt: Stark konzentriert, Wirkstoffanreicherung auf ca. das 20fache des äquivalenten Drogengewichtes
- **Ind.:** Weiterverarbeitung von Trockenextrakten zu Instant-Teepulvern, Tabletten, Dragees, Kapseln.
- **NW:** Magenschleimhautreizung möglich (v.a. durch Kapseln).

Destillate
Destillate sind konzentrierte Extrakte aus Drogen mit flüchtigen Wirkstoffen ("Geiste").
Für die Auswahl der optimalen Heilpflanzenzubereitung ist neben der Patienten-Akzeptanz (Compliance) die Löslichkeit (hydro- oder lipophil) der Hauptwirkstoffe entscheidend.

Hinweise zum Gebrauch der Arzneimittelzubereitung
An der Wirksamkeit vieler Phytotherapeutika sind sensorisch erfaßbare Eigenschaften beteiligt (z.B. Ätherische-Öl-Drogen, Bitterstoffdrogen). Diese werden durch Tees am besten vermittelt.
Bei spezifisch wirksamen Hauptwirkstoffen (z.B. Cynarin, Silymarin, alle Alkaloide) sind Extrakte mit Standardisierung des Wirkstoffgehaltes zu empfehlen.

2.24.6   Therapie mit Mistelpräparaten

Die Anwendung von Mistelpräparaten steht beispielhaft für die Anwendung einer Gruppe von Phytopharmaka im Grenzbereich zwischen analytisch bestätigter und traditionell-empirisch gefundener Wirksamkeit. Oft wird diese Gruppe von Arzneipflanzen alternativ bzw. adjuvant bei solchen Erkr. angewendet, für die absolut wirksame und sichere "modernere" Therapieprinzipien fehlen.

Wichtige Inhaltsstoffe
- Ribonukleinsäuren mit ausgeprägter Phagozytosestimulation in vitro
- Basische Viscumproteine mit Bindungsaktivität an Nukleinsäuren

- Lektine (Glykoproteine) ohne eigentlichen Immunglobulincharakter, aber mit Fähigkeit, bestimmte zellmembrangebundene Zucker (β-Galaktoside) reversibel zu binden. Die Mistellektine wirken dadurch dosisabhängig zytotoxisch bzw. in niedrigeren Konzentration lymphokinsekretions- und phagozytose- fördernd
- Viscotoxine: auffallend hitze- und proteaseresistente Proteine mit zytotoxischer Wirkung.

Aufgrund ihres Proteincharakters ist eine Wirksamkeit der genannten Inhaltsstoffe nur bei parenteraler Anwendung gegeben.

Indikationen
- Degenerative Gelenkerkr., bes. Arthrosen
- Adjuvante Ther. bei malignen Erkr., darunter:
  - Definierte Präkanzerosen
  - Solide Tumoren (Karzinome und Sarkome)
  - Prä- und postoperativ, bzw. nach Radiatio
  - Palliativ bei inoperablen oder metastasierenden Tumorleiden
  - Maligne Lymphome, chron.-lymphatische Leukämie, Plasmozytom.

Praktische Hinweise zur Misteltherapie

Gelenkerkrankungen
- Bei Gelenkerkr. werden Mistelpräparate intrauktan in das dem erkrankten Organ zugeordnete Hautsegment injiziert. Nach einer Testdosis, entsprechend 0,1 ml eines 1:1 extrahierten wäßrigen Extraktes, werden Dosierungen ansteigend bis zum einhundertfachen dieser Menge, also 10 mg Mistelkraut entsprechend, in individuell angepaßter, vorsichtiger Dosissteigerung injiziert
- Bewährte Indikationen sind Arthrosen der großen und kleinen Gelenke, Spondylarthrosen und Insertionstendopathien
- Gesamtbehandlungsdauer (bei steigender Dosierung) ca. 8 Wo., danach 4-6 Mo. Behandlungspause, oft erstaunliche Symptomreduktion.

Tumorerkrankungen
- Beginn mit 1 mg Mistelextrakt s.c. (tumornah z.B. in entsprechendes Hautsegment, aber nicht in Narben, Lymphödeme oder Bestrahlungsfelder)
- Steigerung je nach Immunantwort (Gesamt-Lymphozyten auf 1500/ml, Anstieg T-Helferzellen), auf Dosierungen bis maximal 400 mg/Inj. 2-3x wö. Übliche Erhaltungsdosis 50-150 mg/Inj.
- Dosisreduktion bei Temperaturanstieg über 37,9 °C
- Üblicher Therapierhythmus: 2-3 Inj./Wo für 4-6 Wo, danach 2 Wo injektionsfreies Intervall.

Wahl des Mistelpräparates
Wirtsbaumart: Subspecies abietis (Tannenmistel), Subspecies album (Laubholz, insbes. Apfelbaummistel), Subspecies austriacum (Kiefernmistel)
Faustregel: Stärkste Idealreaktion durch Laubbaummistel, schwächste durch Tannenmistel.

Handelspräparate (Hersteller)
- Helixor® (Helixor): Wäßriger Frischpflanzenextrakt, steril filtriert, standardisiert an Leukämiezellkulturen
- Iscador® (Weleda): Wäßriger Frischpflanzensaft, nach anaerober Milchsäuregärung sterilisiert, enthält Bestandteile der Laktobakterien; relativ niedriger Lektin- und Polysaccharidgehalt

- Plenosol® (Madaus): Wäßriger Frischpflanzenextrakt, entsprechend 5 mg/Amp., Sterilisationsmethode nicht bekannt. Zur i.v.- oder i.c.- Gabe geeignet. (Gelenk-Segment-Therapie). S.c. Inj. nicht üblich
- Vysorel® (Novipharm): Wäßriger Frischpflanzenextrakt, konzentriert.
- **Bemerkungen:** Die Ther. mit Mistelpräparaten sollte nur nach Kenntnis der Richtlinien der Hersteller erfolgen.

2

Kontraindikationen der Mistelpräparate
- Allergien (Hyposensibilisierung möglich)
- Phlebitiden, Thrombosen, akute Infektionen, vorbestehendes Fieber über 38 °C
- Angina pectoris
- Hyperthyreose
- Schwangerschaft.

NW: Allergien, leichtes Fieber, Unwohlsein, Rötung der Einstichstelle

2.24.7   Informationen

Literatur
- Lutomski, J.; Alkiewicz, J.; Maiwald, L.: Phytotherapie in der Praxis, Hippokrates, Stuttgart, 1987
- Spaich, W. (Hrsg.): Moderne Phytotherapie, Haug, Heidelberg, 1991
- Weiss, R.F.: Lehrbuch der Phytotherapie, Hippokrates, Stuttgart, 6. Aufl. 1985.

Zeitschriften
- Planta Medica, zweimonatlich, Thieme, Stuttgart-New York
- Zeitschrift für Phytotherapie, zweimonatlich, Hippokrates, Stuttgart.

2.25 Reflexzonentherapie am Fuß

Hanne Marquardt

2.25.1 Einführung

Die Reflexzonenther. am Fuß (RZF) zählt zu den Umstimmungs- und Ordnungsther. und arbeitet mit der im Menschen vorhandenen Regenerationskraft. Sie bedient sich einer speziellen Grifftechnik, die die Reflexzonen des Fußgewebes hyperämisiert und ordnet.

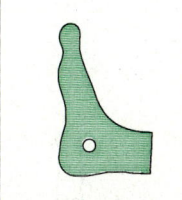

RZF kann eingesetzt werden als:
- Monotherapie
- Kombinationsbehandl. mit anderen naturheilkundlichen Verfahren
- Hilfs- bzw. Differential-Diagnostikum.

Abb.2.25-1 „Sitzender Mensch im Fuß"

Die Formenanalogie zwischen Fuß und sitzendem Menschen weist, ähnlich wie in der Auriculother., auf die auch ther. erkennbaren Zusammenhänge zwischen dem Ganzen und dem Teil hin (☞ Abb. 2.25-1).

2.25.2 Historische Entwicklung

Die Methode stammt in ihren wesentlichen Ansätzen aus einem vermutlich jahrtausendealten indianischen Volkswissen. Um die Jahrhundertwende sammelte William Fitzgerald aus den USA die vorhandenen mündlichen Überlieferungen. Er systematisierte und überprüfte die rudimentären Informationen, ergänzte sie durch jahrzehntelange eigene Erfahrungen und unterwies zwischen 1910 und 1930 interessierte Ärzte und Therapeuten in dieser Methode. Die amerikanische Masseurin Eunice Ingham wandte sich mit ihrer Schrift „Geschichten, die die Füße erzählen können" an ein breites Laienpublikum.
Eine therapeutische Ausbildung für Masseure, Krankengymnasten, Ärzte, Heilpraktiker, Hebammen und Krankenschwestern findet seit 1967 durch Hanne Marquardt in der Lehrstätte für Reflexzonentherapie am Fuß in Königsfeld-Burgberg statt. Die RZF gehört heute zum Therapieangebot in vielen Praxen, Krankenhäusern und Rehabilitationskliniken.

2.25.3 Hilfe zum Auffinden der einzelnen Zonen

Die Erstellung eines Körperzonenrasters durch Fitzgerald zeigte die Zusammenhänge zwischen dem Organismus und den Füßen auf. Wenn ein Organ, Gewebe oder Gelenk von einer der 10 Längskörperzonen (☞ Abb. 2.25.2) durchzogen wird, findet sich am Fuß der entsprechende Bereich als Reflexzone in der gleichen Längskörperzone.
Beispiel: Die Wirbelsäule ist wie ihre Reflexzone an den Füßen (Längsgewölbe) der Längskörperzone 1 zugeordnet; das Schultergelenk befindet sich auch am Fuß in der Längskörperzone 5 (Kleinzehengrundgelenk).

3 Querzonen bilden eine Rasterung in der Horizontalen: Kopf und Hals finden die Zuordnung in den Zehen, Thorax/Oberbauch im Mittelfußraum und Bauchraum/Becken im Fußwurzelanteil bis an die Malleolen.

2.25.4 Befunderhebung

2

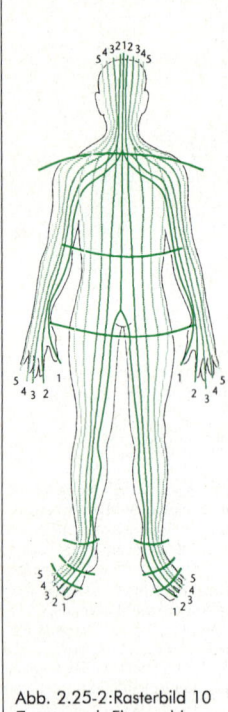

Abb. 2.25-2: Rasterbild 10
Zonen nach Fitzgerald

Der Therapeut erstellt bei der Erstbehandl. einen Befund, der eine Übersicht über den augenblicklichen Zustand des Pat. gewährt, denn belastete Zonen lassen sich am Fuß sowohl durch *Schmerzhaftigkeit* als auch durch *vegetative Überreaktionen* während der Behandl. erkennen.

Überprüfen der Zonen

Palpation: Mit bewegtem, sensibel tastenden Daumen oder Zeigefinger den ganzen Fuß in sieben aufeinanderfolgenden Arealen palpieren:
- Zonen des Kopfes und des Halses
- Wirbelsäule, Schultergürtel, Gelenke
- Harnableitende Wege
- Herz und Atmung
- Verdauungstrakt
- Lymphsystem
- Endokrinium.

Bei jeder Behandl. wird zwischen *Symptomzonen* und *Hintergrundzonen* unterschieden:
- *Symptomzonen:* Diejenigen Zonen, an deren entsprechenden Organen der Pat. Beschwerden hat. Beispiel: Ein Pat. mit Otitis media hat seine Symptomzone in der 4. Zehe, die den Ohren zugeordnet ist
- *Hintergrundzonen:* Zonen, die während des ersten systematischen Palpierens zusätzlich als behandlungsbedürftig ertastet werden, weil sie druckschmerzhaft sind. Sie kennzeichnen das belastete Terrain bzw. das gestörte Milieu, durch das die Symptomatik überhaupt erst entstehen kann. Beispiel: Bei Pat. mit Otitis media können Darm, Nieren, Tonsillen und Lymphsystem Hintergrundzonen sein.

Am Ende der ersten Behandl. wird der erhobene Befund auf einer Tastbefundkarte notiert. Verschiedenfarbige Eintragungen erleichtern die Dokumentation (z.B. schwarz für Sichtbefund, rot für Symptomzone und grün für Hintergrundzone). Sie bilden die Grundlage der darauffolgenden Sitzungen.

Inspektion: Die Palpation wird durch die Inspektion des Fußes ergänzt. Es werden folgende Bereiche auf Fehlformen und Störungen überprüft:
- Statik des Fußes (Deformationen)
- Fußgewebe (Ödeme, Schwellungen)
- Beschaffenheit von Haut und Nägeln (Druckstellen, Dystrophien)
- Temperatur der Füße.

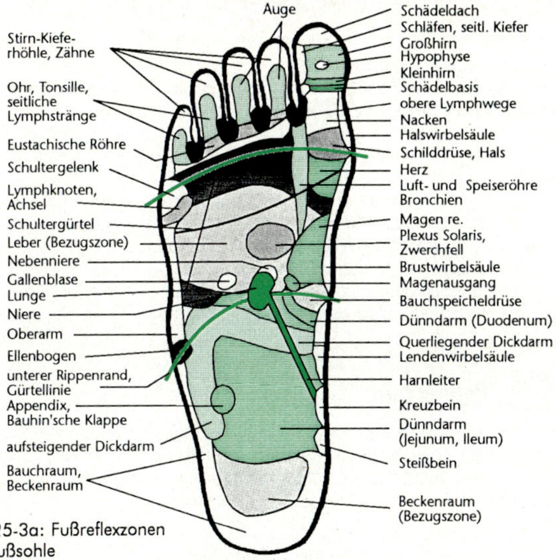

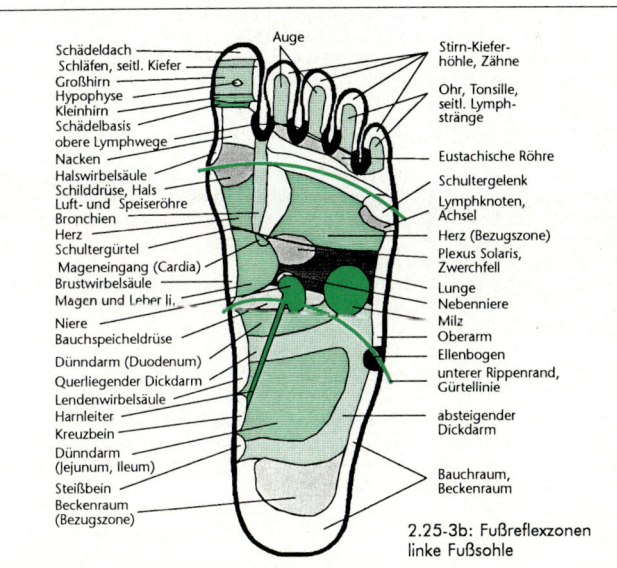

Auge

Stirn-Kiefer-
höhle, Zähne

Ohr, Tonsille,
seitliche
Lymphstränge

Eustachische Röhre

Schultergelenk

Lymphknoten,
Achsel

Schultergürtel
Leber (Bezugszone)
Nebenniere
Gallenblase
Lunge
Niere
Oberarm
Ellenbogen

unterer Rippenrand,
Gürtellinie
Appendix,
Bauhin'sche Klappe

aufsteigender Dickdarm

Bauchraum,
Beckenraum

Schädeldach
Schläfen, seitl. Kiefer
Großhirn
Hypophyse
Kleinhirn
Schädelbasis
obere Lymphwege
Nacken
Halswirbelsäule
Schilddrüse, Hals
Herz
Luft- und Speiseröhre
Bronchien
Magen re.
Plexus Solaris,
Zwerchfell
Brustwirbelsäule
Magenausgang
Bauchspeicheldrüse
Dünndarm (Duodenum)
Querliegender Dickdarm
Lendenwirbelsäule
Harnleiter
Kreuzbein
Dünndarm
(Jejunum, Ileum)
Steißbein

Beckenraum
(Bezugszone)

Abb. 2.25-3a: Fußreflexzonen
rechte Fußsohle

Auge

Schädeldach
Schläfen, seitl. Kiefer
Großhirn
Hypophyse
Kleinhirn
Schädelbasis
obere Lymphwege
Nacken
Halswirbelsäule
Schilddrüse, Hals
Luft- und Speiseröhre
Bronchien
Herz
Schultergürtel
Mageneingang (Cardia)
Brustwirbelsäule
Magen und Leber li.
Niere
Bauchspeicheldrüse
Dünndarm (Duodenum)
Querliegender Dickdarm
Lendenwirbelsäule
Harnleiter
Kreuzbein
Dünndarm
(Jejunum, Ileum)
Steißbein
Beckenraum
(Bezugszone)

Stirn-Kiefer-
höhle, Zähne

Ohr, Tonsille,
seitl. Lymph-
stränge

Eustachische Röhre

Schultergelenk

Lymphknoten,
Achsel

Herz (Bezugszone)

Plexus Solaris,
Zwerchfell

Lunge
Nebenniere
Milz
Oberarm
Ellenbogen

unterer Rippenrand,
Gürtellinie

absteigender
Dickdarm

Bauchraum,
Beckenraum

2.25-3b: Fußreflexzonen
linke Fußsohle

2

2.25.5 Hinweise zur Behandlung mit der RZF

- Die Behandl. erfolgen 2-3mal wöchentl. etwa 20-25 Min. lang. Normwerte für eine Serie sind 6-12 Sitzungen
- Vor jeder neuen Behandl. werden die in Frage kommenden Zonen kurz auf Behandlungsbedürftigkeit überprüft. Der Pat. soll alle Reaktionen in den Behandlungsintervallen genauen beobachten. Durch die Schilderung dieser Reaktionen erkennt der Therapeut, welche Zonen bei der jeweiligen Behandl. wichtig sind
- Je nach Reaktionslage werden die Zonen tonisierend oder sedierend behandelt. Dies geschieht durch Veränderungen im Arbeitsrhythmus (Variationen im Tempo des Griffes, schnell oder langsam) und in der Intensität (Variationen des Griffes zwischen weich und kräftig)

Bei akuten Beschwerden (z.B. Zahnschmerzen, Gallenkolik, Menstruations-schmerzen, Ischialgie) wird der spezielle Sedierungsgriff in der Symptomzone eingesetzt.

2.25.6 Reaktionen

Reaktionen werden als Antwort auf einen Heilreiz verstanden und verlaufen oft im Sinne einer regressiven Vikariation (*Reckeweg*). Sie können störend oder angenehm empfunden werden und bestätigen, daß sich der bisherige Zustand des Pat. ändert.

Häufig beobachtete Reaktionen
- Verbesserung bzw. Verschlimmerung der Symptomatik
- Veränderung der Ausscheidungen über Darm, Niere, Haut und Schleimhäute, in Qualität (Konsistenz, Farbe, Geruch) und Quantität
- Veränderte Schlafqualität, -quantität und Träume
- Stabilisierung der psychischen Verfassung.

2.25.7 Spezielle Aspekte der RZF

Eine bes. Bedeutung kommt dem Schmerz zu, der bei der Behandl. erlebt wird. Durch den geordneten Umgang mit dem Schmerz durch geeignete Griffe kann der Pat. sich vom Feindbild Schmerz lösen und ihn in seiner eigentlichen Funktion respektieren lernen:
- Als Chance zur Veränderung
- Als Möglichkeit, mit störenden Lebensaspekten konstruktiv umzugehen, in dem er die Erfahrung macht, daß der Schmerz nicht bekämpft werden muß, sondern durch Verarbeitung übrwunden werden kann.

2.25.8 Dosierungshilfen

Die spontane Patientenreaktion auf die Behandlungsgriffe dient als Ausgangs-punkt einer guten Dosierung. Um individuell arbeiten zu können, müssen deshalb die Dosierungszeichen als Hinweise auf die Grenze der augenblicklichen Belast-barkeit der Pat. ernst genommen werden:
Subjektive Hinweise des Patienten: Veränderte Mimik, verbalisierte Schmerzemp-findung und deutliche Veränderung der emotionalen Befindlichkeit.

Objektive Zeichen (über das Vegetativum):
- Schnell und profus auftretender Handschweiß
- Schweiß an anderen Körperstellen
- Starke Veränderung von: Gesichtsfarbe, Körpertemperatur, Pulsfrequenz, Speichelfluß und Atemrhythmus.

2.25.9   Indikationen für die RZF

Die RZF eignet sich als adjuvante Ther. bei :

Patienten mit statisch/muskulären Fehlformen
- Zervikalsyndrom
- Schulter-Armsyndrom
- Ischialgien
- Myogelosen
- Blockaden der Ileosakral- und Wirbelgelenke.

Patienten mit funktionellen Organbeschwerden

Verdauungstrakt
- Gingivitis
- Zahnschmerzen
- Soor
- Hiatushernie
- Gastritis
- Pankreasinsuffizienz
- Hepatopathien
- Obstipation (akut und chronisch)
- Diarrhoe
- Colitis mucosa bzw. ulcerosa
- Meteorismus
- Hämorrhoiden.

Urogenital-Trakt
- Nephrolithiasis, wenn die Möglichkeit besteht, daß sich ein Nierenstein über den normalen Weg ausscheidet
- Zystitis
- Postoperatives Harnverhalten
- Primäre und sekundäre Amenorrhoe, Dysmenorrhoe
- Klimakterische Beschwerden
- Fluor vaginalis
- Sterilität
- Prostata-Adenom

Psychosomatische Erkrankungen
- Schlafstörungen
- Anorexia nervosa
- Bulimie
- Klimakterische Beschwerden

Herz, Kreislauf
- Angina pectoris
- Zerebraler Insult
- Varikosen
- Primäres und sekundäres Lymphödem.

Atmungsorgane
- Sinusitis
- Heuschnupfen
- Bronchitis
- Asthma bronchiale.

Nervensystem
Schmerzzustände verschiedenster Art und Genese, z.B.:
- Trigeminus- und Interkostal-Neuralgie
- Zahnschmerzen
- Schwindel, Hörsturz
- Singultus

Haut
- Urtikaria
- Neurodermitis
- Sonstige Ekzeme

2.25.10 Kontraindikationen

Allgemeine Erkrankungen
- Akute Entzündungen im Venen- und Lymphsystem
- Infektiöse und hochfieberhafte Erkr.
- Operativ zu erfassenden Krankheiten
- Psychosen, auch im Intervall
- Risikoschwangerschaft.

Erkrankungen des Fußes
- Akute rheumatische Erkr., die die Fußgelenke schmerzhaft belasten
- Morbus Sudeck am Fuß
- Generalisierter Mykosebefall am Fuß
- Gangrän am Fuß.

2.25.11 Informationen

Literatur
- Marquardt, H.: Reflexzonenarbeit am Fuß 22. Aufl. Haug, Heidelberg
- Marquardt, H.: Lehrbuch für Reflexzonentherapie am Fuß Hippokrates, Stuttgart
- Informationsschriften für Patienten und Verordner, 8-farbige Zonentafeln in versch. Größen und anderes Material im Eigenverlag Hanne Marquardt, Königsfeld-Burgberg.

Adressen
- Die jährlich aktualisierte **Liste praktizierender Therapeuten** ist über die Hauptlehrstätte Hanne Marquardt, Prof. Domagk Weg 15, 7744 Königsfeld-Burgberg erhältlich.
- Aufgeführt sind alle Therapeuten der Hauptlehrstätte und der 10 Zweig-Lehrstätten des In- und Auslandes, die die Ausbildung in 3 Kursen absolviert haben.

2.26 Sauerstoff- und Ozontherapien

Inken Kaufmann

2.26.1 Einführung

Der Mensch kann wochenlang ohne Nahrung, tagelang ohne Flüssigkeit, aber nur 3 Min. ohne Sauerstoff auskommen. Sauerstoff wird bei der biologischen Oxidation verwertet, er ist essentiell für die Energiegewinnung der Zellen und damit der Organe.

Die bes. chemischen Eigenschaften des Sauerstoffes und seiner Metaboliten werden in der *Ozonther.*, den *Sauerstoffther.* und der *Hämatogenen Oxidationsther.* ther. ausgenutzt.

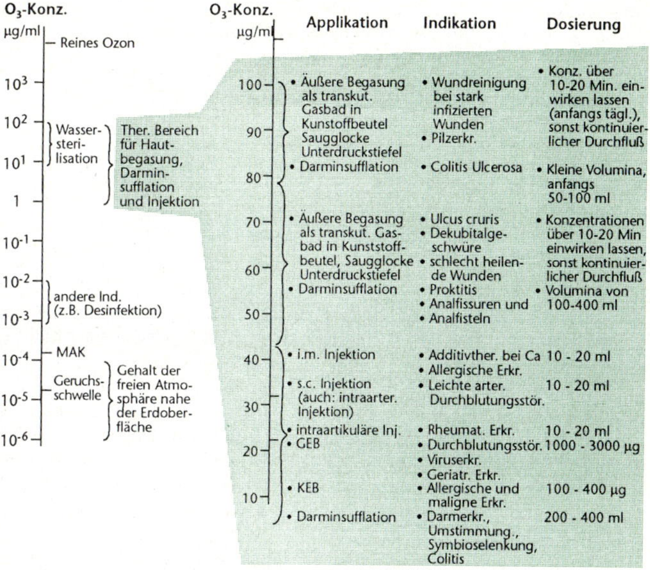

O₃-Konz. µg/ml (linke Skala):

- — Reines Ozon
- 10^3
- 10^2 } Wassersterilisation
- 10^1
- 1
- 10^{-1}
- 10^{-2} } andere Ind. (z.B. Desinfektion)
- 10^{-3}
- 10^{-4} — MAK
- 10^{-5} — Geruchsschwelle
- 10^{-6}

Ther. Bereich für Hautbegasung, Darminsufflation und Injektion

Gehalt der freien Atmosphäre nahe der Erdoberfläche

O₃-Konz. µg/ml	Applikation	Indikation	Dosierung
100 / 90 / 80	• Äußere Begasung als transkut. Gasbad in Kunststoffbeutel, Saugglocke Unterdrucktiefel • Darminsufflation	• Wundreinigung bei stark infizierten Wunden • Pilzerkr. • Colitis Ulcerosa	• Konz. über 10-20 Min. einwirken lassen (anfangs tägl.), sonst kontinuierlicher Durchfluß • Kleine Volumina, anfangs 50-100 ml
70 / 60 / 50	• Äußere Begasung als transkut. Gasbad in Kunststoffbeutel, Saugglocke Unterdrucktiefel • Darminsufflation	• Ulcus cruris • Dekubitalgeschwüre • schlecht heilende Wunden • Proktitis • Analfissuren und Analfisteln	• Konzentrationen über 10-20 Min einwirken lassen, sonst kontinuierlicher Durchfluß • Volumina von 100-400 ml
40	• i.m. Injektion	• Additivther. bei Ca • Allergische Erkr.	10 - 20 ml
30	• s.c. Injektion (auch: intraarter. Injektion)	• Leichte arter. Durchblutungsstör.	10 - 20 ml
20	• intraartikuläre Inj. • GEB	• Rheumat. Erkr. • Durchblutungsstör. • Viruserkr. • Geriatr. Erkr.	10 - 20 ml 1000 - 3000 µg
10	• KEB • Darminsufflation	• Allergische und maligne Erkr. • Darmerkr., Umstimmung, Symbioselenkung, Colitis	100 - 400 µg 200 - 400 ml

Abb. 2.26-1 Wirkungsbereiche der Ozonkonzentrationen

2.26.2 Ozontherapie

Einführung

In der Ozonther. wird frisch erzeugtes Ozon im Gemisch mit Sauerstoff zur intramuskulären, intravasalen oder lokalen Applikation verwendet.

Ozon (O_3) ist ein starkes Oxidations-, Bleich- und Entkeimungsmittel. Es wirkt je nach Applikationsart und Konzentration entzündungshemmend, durchblutungsfördernd und verbessernd auf die Stoffwechsellage (☞ Abb. 2.26-1). Hauptanwendungsbereiche sind daher Inf. und Gefäßerkr.

Herstellung des Ozons

Das medizinische Ozon (Ozon-Sauerstoffgemisch) wird über stille Entladung aus Sauerstoff hergestellt.

Dazu wird reiner Sauerstoff durch 2 Hochspannungsröhren geleitet, deren Spannung zwischen 4000-14 000 Volt variiert. Einzelne abgespaltene Sauerstoffatome ($O_2 \rightarrow 2\ O$) lagern sich unter Bildung von O_3 an ein O_2- Molekül an.

Überschüssige Ozonbestände werden im Destruktor (Schwermetalloxide und Trägersubstanz) zu Sauerstoff zurückkatalysiert.

Applikation: Zur äußeren Anwendung ca. 5 % Ozon + 95 % Sauerstoff, intravasal zur Durchblutungssteigerung ca. 0,05 % Ozon + 99,95 % Sauerstoff.

Indikationen
- Arter. Durchblutungsstörungen (zerebral, kardial, peripher)
- Ulcus cruris, Dekubitalgeschwüre, Gangräne
- Röntgenbestrahlungsschäden
- Entzündliche Magen-/Darmerkr.
- Symbioselenkung
- Chron. Hepatitis und andere Lebererkr.
- Virusinfektionen
- Allergische Erkr. und Neurodermitis, sonstige Ekzeme
- Rheumatische Erkr.
- Migräne und Neuralgien
- Adjuvant bei Malignomther.
- Umstimmungsther., Rekonvaleszenz.

KI: Akute Alkoholintox., frische Organblutungen, Gravidität, frischer Herzinfarkt, Hyperthyreose, zerebrale Krampfanfälle, Thrombopenie, Ozonüberempfindlichkeit.

Kombinationsmöglichkeiten: Ozonther. kann mit anderen Naturheilverfahren sinnvoll kombiniert werden. Bewährt ist z.B. der zusätzliche Einsatz von Homöopathie (☞ 2.12), Phytother., Akupunktur (☞ 2.2), Neuralther. (☞ 2.14) und physikalischen Ther. (☞ 2.17 - 2.23). Auch die meisten allopathischen bzw. schulmedizinischen Verfahren sind parallel anwendbar.

Applikationsmöglichkeiten: Ozon bietet je nach Ind. und Lokalisation der Erkr. vielfältige Applikationsmöglichkeiten (☞ 2.26.3-2.26.13).

2.26.3 Kleine Eigenblutbehandlung (KEB)

Ozon-Anreicherung entnommenen Blutes und Injektion in die Muskulatur

Technik
- In einer 20 ml-Spritze 10 ml O_3/O_2-Gemisch und 10 ml Blut (aus der Vene des Patienten + Heparin) vermischen und i.m. injizieren
- Konzentration je nach Krankheit und Zustand des Pat. Z.B. von ca. 5 ml O_3/O_2-Gemisch mit 100 μg O_3 bei der Umstimmungsther. bis 10 ml O_3/O_2-Gemisch mit 600 μg O_3 bei der Furunkulose.

Indikationen
- Malignome (☞ 6.3)
- Allergien (☞ 5.12)
- Durchblutungsstörungen (☞ 5.2.4 - 5.2.7)
- Asthma bronchiale (☞ 5.3.5)
- Furunkulose (☞ 5.12.7)
- Akne vulgaris (☞ 5.12.2)
- Umstimmungsther. (☞ 6.4).

2.26.4 Große Eigenblutbehandlung (GEB)

Ozonanreicherung entnommenen Blutes und Re-Infusion i.v.

Technik
Verschiedene Variationen möglich. Als Grundmodell gilt (☞ Abb. 2.26-:3)
- Ca. 60 ml venöses Pat.blut entnehmen, z.B. durch Vakuumflasche (vorher mit pyrogen- und konservierungsstofffreiem Heparin oder Natriumzitrat versehen)

- Gewünschte O₂/O₃ Konz. und Menge hinzugeben
- Mit ca. 60-90 Tropfen/Min. reinfundieren

Die hyperbare Variante wird von den ärztlichen Gesellschaften für Ozonther. teilweise abgelehnt.

Hinweise
- Bei Behandl.-Beginn höchstens 1000 μg O₂/O₃ applizieren
- Langsam mit 1-2 Tagen Behandlungspause steigern
- Ausnahme: Nur bei der Hepatitisbehand. (☞ 5.6.4) hohe Anfangsdosen (8000 μg) wählen
- Bei Zerebralsklerose Anfangsdosis <1000 μg O₂/O₃ wählen, da sonst Schwindel auftreten kann.

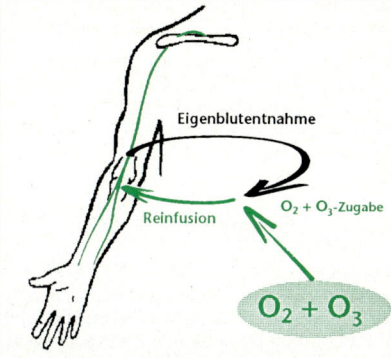

Eigenblutentnahme

Reinfusion

O₂ + O₃-Zugabe

O₂ + O₃

Abb. 2.26-2: Schematische Darstellung der großen Eigenblutbehandlung.

Indikationen
- Arter. Durchblutungsstörungen, Arteriosklerose (☞ 5.2.4)
- Diabetische Gangrän (☞ 5.9.2)
- Zerebraler Insult (☞ 5.2.6)
- Viruserkr. (☞ 5.13.3), bes. Hepatitis (☞ 5.6.4) und Herpesinfektionen (☞ 5.12.5)
- Geriatrische Erkr., z.B. Zerebralsklerose (☞ 6.7)
- Rheumatoide Arthritis (☞ 5.10.2), M. Bechterew (☞ 5.10.3)
- M. Parkinson (☞ 5.11.4)
- Angina pectoris (☞ 5.1.4). *Cave:* Bei Herzinfarkt kontraindiziert!

2.26.5   Intraarterielle Injektion

Injektionstechnik
- Arterielle Inj. von O₃ in A. femoralis (vorher Lokalanästhesie der Leistenbeuge)
- Inj. hat so langsam zu erfolgen, daß sich kleinste Gasbläschen mit kleinsten Bluttröpfchen abwechseln. So erreicht das Gas die größte Oberfläche, um mit dem Blut zu reagieren. Die Injektionstechnik sollte in Kursen erlernt und dringend geübt werden, z.B. durch Einspritzen von Luft in einen dünnen wasserdurchspülten Infusionsschlauch, bis das Einperlen beherrscht wird.
- Mit 5-7 ml beginnen und langsam auf 20 ml mit 33 μg O₃ jeden 3. Tag steigern

Hinweise
- Ther. der Erkr. möglichst frühzeitig beginnen
- Je akuter und heftiger das Krankheitsbild, um so öfter injizieren, dann jedoch mit geringerer Konz. und Menge. Beispiel für geringste Menge: 5-10 μg/ml O₂/O₃ 2x tägl. bei drohenden Nekrosen
- *Cave:* Überdosierung zeigt sich in Schwellung der Gliedmaßen; in diesem Fall sofort abbrechen

Ind.: Arter. Durchblutungsstörungen (☞ 5.2.4, 5.2.5) der unteren Extremität, Ulzerationen (☞ 5.2.4, 5.2.5) und Diabetische Gangrän (☞ 5.9.2).

KI: Erhöhte Blutungsneigung und Inf. des umliegenden Gewebes, sonst wie ☞ 2.26.2. *Cave:* Bei 5% der Pat. findet man eine irreguläre tiefe Abzweigung der A. epigastrica superfic. und A. pudenda ext. Dadurch Gefahr der Abschwemmung von Ozon nach proximal mit (selten) schmerzhaften Dickdarm- und Blasenkrämpfen. Sofort Ther. abbrechen.

2.26.6 Ozonwasser

Technik
- Herstellung durch Einleiten von Ozon in Aqua pro injectione
- Einleitungsdauer ca. 20 Min. bei Stufe II 0,1 bar → 24 μg/ml
- Halbwertzeit bei luftdichter Aufbewahrung im Kühlschrank ca. 5 Tage
- Ozonwasser schluckweise trinken oder zum Spülen einsetzen
- Für Spülungen Spritze mit Kunststoffkatheter verwenden.

Indikationen
- **Mundspülung bzw. Trinken:** Stomatitis, Z.n. Zahnextraktion, Soor, Parodontose (☞ 5.4.4-5.4.6), Gastritis (☞ 5.5.2)
- **Vaginalspülung:** Fluor vaginalis (☞ 5.8.7)
- **Darmeinlauf:** Colitis ulcerosa (☞ 5.5.5)
- **Blasenspülung:** Untere Harnwegsinf., Cystitis (☞ 5.7.3).

2.26.7 Balneotherapeutische Anwendung, Ozonwasserdampfbad

Wirkprinzip: Warmes Wasser und Wasserdampf verbessern die Diffusionsvorgänge über die Haut: Ozon wird vermehrt aufgenommen und entfaltet eine durchblutungsfördernde, entzündungshemmende Wirkung.

Ind.: Durchblutungsstörungen (☞ 5.2.4-5.2.7), Geschwüre, Ekzeme (☞ 5.2.7, 5.12.7), Rheumatoide Arthritis (5.10.2).

Technik
- Bei der **Badether.** wird ozonisiertes Wasser einem Sprudelbad zugefügt
- Beim **Ozonwasserdampfbad** sitzt der Pat. bis zum Hals in einer luftdichten Kabine, in die heißer Wasserdampf und Ozon eingeblasen werden. Da der Kopf sich außerhalb der Kammer befindet, ist die Frischluftzufuhr gewährleistet.

2.26.8 Darminsufflation von Ozon

Ind.: Colitis ulcerosa (☞ 5.5.5), Obstipation (☞ 5.5.9), Hämorrhoiden (☞ 5.5.10), Hepatitis (☞ 5.6.4) nach GEB, Umstimmungsther. (☞ 6.4), vor Symbioselenkung (☞ 2.27).

Technik
- 300 ml O_2/O_3 über einen Kunststoff-Katheter in den Darm insufflieren, Konzentration je nach Indikation 10-80 μg/ml
- **Dosierung**: Jeden 2. Tag, insges. 20-30 Behandl., Dauer ca. 30 Sek.
- Stufe I/II 0,1-0,2 bar (teilweise sind Klistiere direkt über Schlauchsystem mit Ozongerät verbunden).

Hinweise
- *Cave:* Nur Kunststoff-Katheter verwenden, andere Materialien werden vom Ozon angegriffen
- Sofortinsufflation wirkungsvoller als langsame, da die Vermischung mit den Darmgasen verhindert wird und der spontane Druckanstieg die peristaltische Welle aktiviert. So kann sich das Gas nicht ausbreiten
- Die erkrankten Darmabschnitte müssen anfangs nicht zwingend vom Gas erreicht werden
- Hohe O_2/O_3-Konz. (>80 μg/ml) wirken blutstillend, geringe Konz. (< 15 μg/ml) blutungsfördernd
- Die Darmperistaltik normalisiert sich bei Anhebung des pO_2.

2.26.9   Ozon-Unterdruckbehandlung, Hautbegasung

Technik
- Begasung der Haut mit luftdichtem Beutel, Saugglocken oder *Rokitansky-Stiefel*. (Syn.: *-Zylinder*, Abb. 2.26-3)
- **Rokitansky-Stiefel:** Luftdichter Plexiglaszylinder für den gesamten Unterschenkel/-arm, in den O_2/O_3 eingeleitet wird
- Der durch Absaugen der Luft entstehende Unterdruck fixiert die Saugglocke, O_2/O_3 strömt mit geringerem Druck ein.

Hinweise
- Der Unterdruck fördert die Durchblutung zusätzlich
- Ozon nur auf angefeuchtete Haut (Aqua dest.) leiten
- Bakterizide Wirk. bei einer Ozonkonz. von ca. 40-100 μg/ml.

Indikationen
- Dekubitus (☞ 5.12.7)
- Röntgenbestrahlungsschäden
- Fisteln, Geschwüre, infizierte Wunden (☞ 5.12.7)
- Mykosen (☞ 5.12.8).

2.26.10   Intraartikuläre Injektionen von Ozon

Technik: O_2/O_3-Gemisch in folgendenMenge in das Gelenk spritzen:
- Kleine Gelenke (Finger, Zehen): ca. 30 μg Ozon
- Mittelgroße Gelenke (Schulter, Ellenbogen): ca. 100 μg Ozon
- Große Gelenke (Hüfte, Knie): ca. 200-300 μg Ozon
- *Cave:* Auf strenge Asepsis achten!

Ind: Rheumatoide Arthritis und sonstige Arthritiden (☞ 5.10.2), Arthrosen (☞ 5.10.4), Posttraumatische Degeneration.

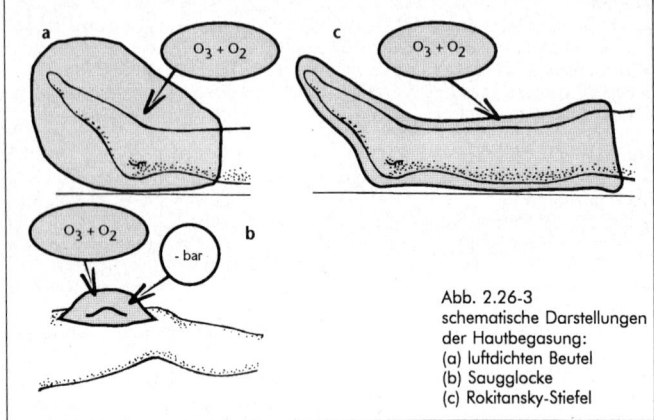

Abb. 2.26-3
schematische Darstellungen
der Hautbegasung:
(a) luftdichten Beutel
(b) Saugglocke
(c) Rokitansky-Stiefel

2.26.11 Intravenöse Injektionen von Ozon

Wurden gern bei venösen Durchblutungsstörungen angewandt, sollten aber wegen der im Vergleich zu anderen Verfahren höheren Anzahl von Ozon-Zwischenfällen nach unsachgemäßer Anwendung (z.B. Lungenembolie nach zu schneller Inj.) durchEigenblutther. (☞ 2.26.4) ersetzt werden.

2.26.12 Intramuskuläre Injektionen von Ozon

Hauptsächliche Applikationsart als Zusatzther. bei Karzinompat. (☞ 6.3), neben KEB (☞ 2.26.3).

2.26.13 Quaddeln und subkutane Injektionen von Ozon

Indikationen
- Varizen, Durchblutungsstörungen (☞ 5.2.5, 5.2.7)
- Schmerzlinderung durch Ozonwirkung innerhalb eines Segments.

2.26.14 Sauerstofftherapien

Sauerstoffdefizite in veränderten Geweben ergeben sich – neben altersbedingten Degenerationen oder Begleitkrankheiten – aus:
- Stark verringertem O_2-Angebot an das Gewebe, z.B. bei Ulkuserkr.
- Erhöhtem O_2-Bedarf des Gewebes, z.B. bei muskulärer Aktivität
- Extrem verminderter O_2-Utilisationsfähigkeit des Gewebes, z.B. bei chron. Entzündungen.

Zahlreiche Messungen haben gezeigt, daß auch durch äußere Streßfaktoren bedeutende und anhaltende Herabsetzungen des arter. O_2-Partialdrucks (pO_2) um

bis zu 20 mm Hg und mehr eintreten können. Besonders bei älteren Menschen mit niedrigem pO_2-Ausgangswert kann dies in Verbindung mit dem verschlechterten O_2-Angebot an den Organismus zur Auslösung gesundheitlicher Krisen (z.B. Kreislaufstörungen, Herzinfarkt) führen.
Zu den Stressoren zählen Bewegungsarmut, Infekte, OP, exogene und endogene Gifte sowie latente psychische Belastungssituationen.

Umgekehrt haben sich regelmäßiges Bewegungstraining sowie in schwereren Fällen zusätzliche Gaben von O_2 als günstige Maßnahmen erwiesen, die dauerhaften Senkungen des pO_2 vorbeugen oder sie beseitigen. Die O_2-Aufnahme in die Gewebe kann dabei durch vorher applizierte Medikamente verbessert werden. Die *Sauerstoffregenerationsther., Sauerstoffinhalationsther.* und *Sauerstoff-Mehrschritt-Ther.* nach *Ardenne* nutzen diese Zusammenhänge bei vielen Ind.

2.26.15 Sauerstoffregenerationstherapie

Intermittierend positive Druckbeatmung (IPPB) bei gleichzeitiger O_2-Zufuhr. Sie kann als Einzelther. bei stark verminderten Partialdrücken oder in Kombination mit der nachfolgenden Sauerstoffinhalationsther. eingesetzt werden.

Technik
- Vor Ther. Blutgasanalyse und Lungenfunktionsprüfung
- Bei der Lungenfunktionsprüfung auch Wirksamkeit zugesetzter Aerosole testen (z.B. NaCl-Lösung 5% 50 ml plus Ethanol 70% 50 ml plus Kamillosan® 20 ml, davon 2-3 ml auf 2 ml Acetylcystein, evtl. auch zusätzlich 5 Tr. 2% Alupent®)
- Der Pat. befindet sich ca. 10 Min. in entspannter Lage und erhält dann mit einem Inhalationsgerät (z.B. Portabird®) für 15 Min. einen in der ersten Sitzung gemäß dem Verlauf der arter. Blutgase eingestellten Sauerstoff-Inhalations-Flow (2,5-4 l/Min.). Die Atemfrequenz ist normal
- Danach folgt die eigentliche O_2-Inhalationsther. über mindestens 2 h; ☞ 2.26.16

Wirkprinzip: Die O_2-Regenerationsther. öffnet bzw. belüftet über IPPB lokale alveoläre Atelektasen → Eliminierung des CO_2 → pH ⇓ → Aufhebung des lokalen Gefäßspasmus. Ferner erhöhte Expektoration und verbesserte Bronchialtoilette gegenüber normaler Inhalation.

Hinweis: Vor Ther. Lungenfunktionstest und Blutgasanalyse durchführen! Laborparameter bestimmen wie: lokale kapilläre Durchblutung, Sauerstoffkapazität des Hb, Hb, Erythrozytenzahl, mittleres Erythrozytenvolumen, Hämatokrit und Eisen.

Ind.: Ergibt sich aus dem arter. pO_2-Wert. Ther. sollte bei Unterschreiten folgender grenzwertiger arter. Partialdrucke eingeleitet werden:
- Unter 50 Jahre: <80 mm Hg
- 50-60 Jahre: <75 mm Hg
- Über Jahre: <70 mm Hg.

KI: Respiratorische Globalinsuff., fixierte Hypertonie

Cave:
- Bei Emphysem-Pat. unter hoher positiver Druckbeatmung Gefahr eines Spontan-Pneumothorax: Ausschluß durch vorherige Lungenfunktionsprüfung

- Bei Risikopat. mit Herz-/Kreislauferkr. Monitoring der kardialen und pulmonalen Funktionen wichtig
- In sehr seltenen Fällen bei andauernd erhöhten O_2-Konz. Schleimhautreizungen mit Lungenödem möglich (kann bei Flow von <6 l/Min. nicht eintreten).

2 2.26.16 Sauerstoffinhalationstherapie

Applikation von O_2 mit Hilfe von Sauerstoffbrillen, -masken oder -sonden.

Technik
- Bei schlechten arter. Partialdrücken IPPB vorschalten (☞ 2.26.15)
- In entspannter Haltung erfolgt eine O_2-Inhalation mittels O_2-Flaschen oder O_2-Konzentratoren. Letztere sind bei höher eingestellten Flows ungeeignet, da die O_2-Konzentration bei ca. 5 l Flow/Min. hier nur noch 75% beträgt
- Die Inhalationsdauer beträgt ca. 2 h. Bei Intensivpat. ist auch eine 24 h-Langzeitther. möglich
- Gesamtdauer der Intensivther.: 30 h (15 aufeinanderfolgende Tage à 2 h Inhalation)
- Wie bei der Mehrschritt-Ther. (☞ 2.26.17) kann auch hier die O_2-Versorgung durch Medikamente (z.B. Ascorbinsäure, Vit. B1, Magnesium) individuell verbessert werden
- Kombination mit Sauna, Bewegungsther., Schwimmen und Balneother. zur Durchblutungssteigerung sinnvoll
- Der Abstand zur Nachtruhe soll mind. 2 h betragen.

Indikationen
- In Kombination mit Sauerstoffregenerationsther.
- In Notfallsituationen, z.B. Angina Pectoris, Herzinfarkt, Vergiftungen, Traumen, Schockzustände
- Chron. Lungenerkr., z.B. chron.-obstruktive Lungenerkr. (COLD), Asthma, Bronchitis, Emphysem, Atelektasen, Pneumonie, Lungenstauung
- Chron. Ventilationsstörungen können in ihrem progredienten Verlauf unterbrochen werden
- Herzerkrankungen.

KI: Frischer Apoplex und daraus resultierende Hirnschäden, sonst wie 2.16.15.

Hinweise
O_2-Inhalationsther. bereits bei ersten Zeichen der chron. Hypoxidose beginnen.
Kriterien für die 24 h Langzeitther.:
- pO_2 < 55 mmHg: Starke Gewebshypoxie (gemischt venöser pO_2), Cor pulmonale
- pO_2 > 55 mmHg: Bei Lungenhochdruck oder Polyzythämie

Cave: Die Hirndurchblutung wird durch Atmen von reinem O_2 vermindert. Pat. mit Globalinsuff. erhalten Atemantrieb nur noch durch niedrigen O_2-Partialdruck! Evtl. kontrollierte Beatmung.

2.26.17 Sauerstoff-Mehrschritt-Therapie (v. Ardenne)

Verfahren, das durch drei bei jeder Sitzung aufeinanderfolgende synergistische Therapieschritte einem Sauerstoffdefizit entgegenwirkt. Jeder einzelne Therapieschritt zeigt dabei bereits meßbare pO_2-Erhöhungen.

V. Ardenne hat eine Vielzahl verschiedener Variationen und Zusammenstellungen der drei Schritte entwickelt, die der Krankheit des Pat., seinem Trainingszustand, Alter und Begleiterkr. entsprechend eingesetzt werden.

1. Schritt: Erhöhung der O_2-Utilisationsfähigkeit des Gewebes durch Pharmaka
- *Hauptpharmakon:* **Vitamin B_1 (Thiamin):** Dosierung: 30 mg/Sitzung
  Fördert als Bestandteil der Co-Carboxylase die oxydative Decarboxylierung und damit die Utilisationsfähigkeit des Gewebes für O_2. B_1-Hypovitaminosen entstehen nicht nur durch die häufig einseitige Ernährung des alternden Menschen, sondern auch durch Alkoholismus und Diabetes mellitus
- *Weitere Pharmaka:* **Dipyridamol** (75 mg) und **Magnesiumorotat** (100 mg)
- Alle 3 Substanzen lassen sich kombinieren (z.B. in Oxygenabund®).

Tabelle 2.26-1

Substanzen zur Erhöhung der O_2-Utilisationsfähigkeit in den Geweben (nach v. Ardenne)				
Substanz	Wirkungs-ort	Wirkung / Bemerkungen	Dosierung (μg/kg)	Dosierung (mg/70 kg)
Thiamin (Vit. B_1)	Ganzkörper	Steuerung Substrateinstrom in den Zitratzyklus	430	30
Dipyridamol	Ganzkörper	O_2-/Glukose-Permeation Hirnzelle (5% Zunahme der Myokardperfusion)	700	50
Magnesiumorotat (Orotsäure = Vit. B_{13})	Ganzkörper	„Nukleinsäure Präkursor" Elektrolyttransport Hirnzelle	1400	100
Oxygenabund ® • Thiamin (Vit. B_1) • Dipyridamol • Magnesiumorotat	Ganzkörper	Speziell für O_2-Mehrschritt-Ther. entwickeltes Kombinationspräparat	1 Tablette	• 30 • 50 • 100
Pangamsäure (Vit. B_{15})	Ganzkörper		430	30
Vitamin C	Ganz-körper	Verbesserung der körper-eigenen Abwehr	14 000	1000
	Mukosa	Mitnutzung der Milchsäure als Energiesubstrat	86	6
g-Strophantin (perlingual aus 6%iger Lösung in oleophiler Phase)	Bluthirn-schranke und Gehirn		170	z.B. 12 (gleich-zeitig)

2. Schritt: Erhöhung des O_2-Partialdruckes der Inspirationsluft durch Einatmen von ca. 40% O_2 für 30 Min.

3. Schritt: Maßnahmen zur Erhöhung der Gewebedurchblutung
Durch körperliche Belastung, thermische Belastungen oder Pharmaka wird in dieser Phase das Herzzeitvolumen erhöht und damit die Organe und Muskulatur vermehrt durchblutet (☞ Tab. 2.26-2).
Als Pharmaka kommen **g-Strophantin**, **Coffein** und **Dipyridamol** zum Einsatz.

Maßnahmen zur lokalisierten und systemischen Erhöhung der Gewebedurchblutung (nach v. Ardenne)

Tabelle 2.26-2a

Art der Maßnahme	Maßnahme	Blutfluß-Zunahme von 1 auf	Wirkungsdauer
1. Körperliche Belastung bei festem Standort	Gymnastik im Liegen Fahrrad-Ergometer Dynavit-Ergometer	1,4 (Puls 100) 1,5 (Puls 110) 1,5 (Puls 110)	ca. Dauer der Übungen ebenso ebenso
2. Thermisch-metabolische Belastung	Hyperthermie (40 °C) Sauna Fieber (40 °C)	1,8 (Puls 120) 1,25 (Puls 90) 1,8 (Puls 120)	ca. Dauer der Temp.Erhöhung ebenso ebenso
3. Erhöhung Herzzeitvolumen durch Pharmaka	g-Strophantin Weitere Digitalisglykoside Coffein (Xanthinderivate) Dipyridamol	 1,10 (Puls 75) 1,05	6-8 h 5 bis 6 h 30 bis 90 Min. nach Einnahme

Tabelle 2.26-2b

Applikation	Spezielle Maßnahmen	Dosierung	Wirkungsdauer
	Pharmakologisch		
Nicht lokalisiert z.B. oral oder i.v., aber lokalisierte Gefäßdilatation im genannten Körperbezirk	Nikotinsäure (+ Vit. C) oral (nüchtern)	0,5 g (0,5 g)	50 Min (20-70 Min nach Gabe)
	Pentaerythrityltetranitrat (Pentalong®)	60 mg	60 Min (20-80 Min nach Gabe)
	Sympatholytika, z.B. Yohimbin	14-70 mg	
	Amylnitrit oder Methylbutylnitrit	Einatmung des Dampfes	Beatmungszeit
Lokalisiert durch Injektion	Arter. Infusion von Vasodilantantien		Infusionsdauer
	Infusion von Vasodilatantien in die Pfortader		Infusionsdauer
Lokalisiert durch Aufbringung hautreizender Stoffe	Cantharidin	Standard	Applikationsdauer
	Senföl	Standard	Applikationsdauer
Steigerung der Erythrozyten-flexibilität	Gabe von Pharmaka wie O-(β-Hydroxyethyl)-Rutoside	5 mg/100 ml Blut	
	g-Strophantin (Myokard)		≥ Therapiedauer
	Physikalisch		
Steigerung der Erythrozytenflexibilität	Blutverdünnung (Hämodilution), leichte Senkung des Hämatokrits		ca. 1 Tag
Lokale Hyperthermie	Wasserbad	ca. 42 °C	Hyperthermiedauer
	Heizkissen	bis zu starker Hautrötung	Hyperthermiedauer
	Infrarotbestrahlung	bis zu starker Hautrötung	Hyperthermiedauer
	Heißluft-Atemmaske	ca. 42 °C (feuchte Luft)	Hyperthermiedauer
Lokale Hochfrequenz-Hyperthermie	Mikrowellen-Anlage mit Topfkreis (λ_0 = 69 cm)	ca. 42 °C	Hyperthermiedauer
	Dekawellen-Anlage mit Wirbelstromelektrode (λ_0 = 11 cm)	ca. 42 °C	Hyperthermiedauer

Tabelle 2.26-2b

Applikation	Spezielle Maßnahmen	Dosierung	Wirkungsdauer
Lokale Raster-Hoch-frequenz-Hyperthermie	CMT-Selektotherm Einsystem-Anlage	ca. 42 °C	Hyperthermiedauer
	CMT-Selektotherm Zweisystem-Anlage	ca. 42 °C	Hyperthermiedauer
Lokale Massage	Manuelle Massage		Massagedauer
	Vibrations-Massage		Massagedauer
	Unterwasserstrahl-Massage		Massagedauer
Lokale Ultraschallfelder	Ultraschall (evtl. mit Fokussierung)	< 3 W/cm²	Schalldauer
	Kombinationen aus pharma-tologischen und physikalischen Maßnahmen individuell möglich		

Ablauf der Mehrschritt-Therapie
- **Schritt 1:** (Möglichst vormittags beginnen) Medikamentengabe
- **Schritt 2:** (30 Min. nach Schritt 1) Beginn der O_2-Einatmung für 2-4 h
- Während der Sauerstoffeinatmung wird die Durchblutung – je nach Variante – durch geistige oder körperliche Arbeit verbessert
- **Schritt 3:** (im Anschluß an oder parallel zu Schritt 2): Intervallweise sportliche Übungen (z.B. Fahrradergometer). Dosierung individuell, Puls ⇑ auf ca. 90/Min.
- Weitere sportliche Ausdauerleistungen nach Beendigung der Inhalation. Dosierung individuell, Puls ⇑ auf ca. 110/Min., ca. 2 h Dauer.

Je nach Indikation sind hierzu viele Varianten möglich.

Indikationen der normobaren O_2-Mehrschritt-Therapie (nach v. Ardenne):
Aufgrund der fast ubiquitären Auswirkungen chron. O_2-Defizite kann die O_2-Mehrschritt-Ther. bei einer großen Zahl von Erkr. sinnvoll eingesetzt werden. Hierzu gehören bes.:

Herz-/Kreislaufsystem
- Stabile Angina pectoris (z.B. Infarktprophylaxe)
- Arter. Verschlußkrankheit
- Chron. zerebrovaskuläre Insuff.
- Raynaud-Syndrom
- Essentielle Hypertonie (WHO-Stadium I-II, Stad. III nur ohne Belastung)
- Idiopathische arter. Hypotonie.

Atmungssystem: Adjuvant bei chron. Cor pulmonale.
Magen-/Darm-Trakt, Leber: Colitis ulzerosa, Chron. arter. Insuff. der Mesenteri algefäße, adjuvant bei Leberzirrhose und alkoholtoxischem Leberschaden.
Urogenitalsystem: Niereninsuff. im Stadium der dekompensierten Retention.

Gynäkologische Probleme
- Klimakterische Beschwerden
- Menstruationsbeschwerden, v.a. Kopfschmerzsyndrome
- Adjuvant in der Austreibungsphase der Geburt
- Plazenta-Insuff.

Bewegungsapparat: Nach chirurgischen Eingriffen adjuvant zur Bewegungsther., Beschleunigung der Fraktur- und Wundheilung.
Infektionen:Adjuvant bei persistierenden lokalen Infekten und Ulzerationen.

Malignomtherapie
• Milderung von Strahlenschäden
• Adjuvant bei Chemo- und Strahlenther.
• Verminderung des Metastasierungsrisikos
• Stimulierung der körpereigenen Abwehr.

Sonstige
• Symptomatisch bei allen Formen der Anämie
• Milderung der NW von erforderlichen Pharmaka
• Adjuvant bei reaktiven und neurotischen Depressionen und psychischer Labilität
• Wetterfühligkeit.

KI: Respiratorische Globalinsuff., chron. Autoimmunprozesse, immunsuppressive Therapie nach Transplantationen, lokal-entzündliche Reaktionen degenerativer Erkr., akute allergische Reaktionen, Epilepsie, Hyperthyreose.

2.26.18 Hämatogene Oxidationstherapie und UV-Bestrahlung des Blutes

Beiden Therapieformen ist die UV-Bestrahlung des Patientenblutes außerhalb des Körpers mit anschließender venöser Reinfusion gemeinsam.
• *Hämatogene Oxidationstherapie* (HOT) umfaßt das Aufschäumen des Blutes mit Sauerstoff unter gleichzeitiger UV-Bestrahlung
• Bei *UVB* entfällt das Aufschäumen.
Anmerkung: UVB (**U**ltraviolett-**B**estrahlung des **B**lutes) beschreibt das Verfahren, nicht den UV-Spektralbereich (meist UV-C).

Historische Entwicklung der UV-Bestrahlung
Um 1800 wurde die Infrarotstrahlung entdeckt, um 1900 bekam Finsen den Nobelpreis für die Behandlung mit Kohlebogenlicht. Zu gleicher Zeit begann die industrielle Entwicklung von künstlichen UV-Strahlern. 25 Jahre später wurde Blut erstmals extrakorporal bestrahlt. Ab 1950 beschäftigte sich Wehrli intensiv mit der HOT.
In der Annahme, daß die Sauerstoffaufschäumung der HOT nur der Oberflächenvergrößerung dienen könnte, entwickelten Wiesner und Stadtlaender 1968 eine Quarzküvette mit dem Ziel, das Blut in besonders dünner Schicht ohne Sauerstoff zu bestrahlen.

Wirkung der HOT
• Mikroskopisch gesicherte Verminderung der Aggregationstendenz der Erythrozyten, Anstieg des ATP-Gehaltes, verbesserte Verformbarkeit der Erys → verbesserte Mikrozirkulation
• Zunahme der Zellatmung, Verbesserung der O_2-Utilisation im Gewebe
• Prostazyklinzunahme, Thrombozytenaggregationshemmung
• Vasodilatation
• Gesamtcholesterinsenkung durch vermehrte Bildung von Cholesterinestern.

Hämatogene Oxidationstherapie (HOT)

Technik

- 50 ml Venenblut entnehmen
- In Spritze mit pyrogenfreiem Natriumzitrat im Verhältnis 1:4 mischen
- Blut in Flasche füllen und mit Sauerstoff über Ventile aufschäumen
- Die Blutblasen werden über ein Quarzrohr am UV-Strahler vorbeigeleitet und fallen in der Sammelflasche in sich zusammen
- Nach ca. 30 Min. das Blut reinfundieren.

Dosierung: Vier Behandl. in 2 Wo. (behandlungsfreie Tage in gleichmäßigen Abständen), dann 2-4 Wo. 1 Behandl./Wo. Evtl. auch größere Ruhepausen einlegen.

Indikationen

- Arteriosklerose (☞ 5.2.4); Arterielle Hypertonie (☞ 5.2.2)
- Periphere arter. Durchblutungsstörungen (☞ 5.2.5), Angina pectoris (☞ 5.1.3)
- Zerebralsklerose (☞ 6.7) und Z.n. zerebralem Insult (☞ 5.2.6)
- Chron.-venöse Insuff. und Thrombosen (☞ 5.2.7)
- Akute und chron. Lebererkr. (☞ 5.6.4 und 5.6.5)
- Rheumatische Erkr. (☞ 5.10.2 und 5.10.4)
- Osteoporose (☞ 5.10.5)
- Altersdiabetes und vaskuläre Folgekrankheiten (☞ 5.9.2)
- Hyperurikämie und Gicht (☞ 5.9.5)
- Fettstoffwechselstörungen (☞ 5.9.6)
- Psoriasis (☞ 5.12.3)
- Rezidivierende Herpesinfektion (☞ 5.12.5)
- Akute und chron. Erschöpfungszustände (☞ 6.4)
- Migräne (☞ 5.11.2)
- Nachbehandl. von Malignomen (☞ 6.3).

KI: Akute Infekte, Fieber unklarer Genese, Schilddrüsenerkr., Blutungsneigung, Photosensibilität/Porphyrie.

Hinweise

- Bei Pat. mit hohem Cholesterin oder Thromboseneigung Blut und Natriumzitrat im Verhältnis 3,5 :1 mischen (da höhere Gerinnungsneigung)
- Leerer Darm vor der Behandl. und Ruhen des Pat. danach sind von Vorteil
- **Cave:** Frösteln und Schüttelfrost als NW bei verunreinigter Apparatur oder bei nicht pyrogenfreiem Natriumzitrat möglich → *sorgfältig auf Sterilität achten*
- Verminderte Wirksamkeit bei gleichzeitiger Gabe von Antioxidantien, z.B. Vit. A, E, C oder Kortikoiden
- Sportther. oder größere Belastungen während der Ther. vermeiden.

Ultraviolette Bestrahlung des Blutes (UVB)

Technik

- Einen mit 5 ml Natriumzitrat gefüllten Schlauch mit Küvette an einer Seite mit einer Kanüle, an der anderen Seite mit einer Injektionsspritze verbinden
- Ca. 45 ml Venenblut zügig entnehmen und innerhalb ca. 5 Min. reinfundieren
- Das Schlauch-Küvette-System wird an einem Quecksilberniederdruckstrahler vorbeigeführt, die UV-Bestrahlung des Blutes erfolgt während der Aspiration und Reinfusion.

Dosierung: 1-2 Behandl./Wo, insgesamt ca. 8 Behandl., Chron. Behandl. mit 4-6 wöchigen Pausen weiterführen.

Indikationen
- Periphere arter. Verschlußkrankheit
- Zerebrovaskuläre Insuff.
- Thrombose, postthrombotisches Syndrom, Ulcus cruris
- Migräne
- Morbus Sudeck
- Hyperlipidämie
- Arthritis urica
- Psoriasis, chron. Ekzem
- Hörsturz.

KI: Porphyrie, Fotoallergien, aktive Tuberkulose, Magen-Darm-Ulzera.

Hinweise: Bei schlecht heilenden Wunden vorübergehend Verschlechterung möglich. Aktivierung von latenten Herden (Zähne, Appendix) möglich.

2.26.19 Informationen

Gesellschaften (Anschriften ☞ 11.4)
- Ärztegesellschaft für Sauerstoff-Mehrschritt-Therapie e.V.
- Ärztliche Gesellschaft für Ozontherapie e.V.
- Deutsche Gesellschaft für Oxygenierungstherapie e.V.
- Internationale ärztliche Arbeitsgemeinschaft für HOT (fotobiologische Oxydationstherapie) e.V.

Literatur
- Fodor, L.: Sauerstofftherapie. Hippokrates, Stuttgart 1984
- Rilling, S.: Viehbahn, R.: Praxis der Ozon-Sauerstoff-Therapie. Verlag für Medizin Fischer 1985
- Segal, J.; Seng, G.: Methoden der UV-Bestrahlung von Blut. Hippokrates, Stuttgart 1990
- Stadtlaender, H.: HOT. Haug, Heidelberg 1981
- Stockburger, D.: Ozon. Sommerverlag, Teningen
- von Ardenne, M.: Sauerstoff-Mehrschritt-Therapie.Thieme, Stuttgart
- Wolff, H.: Das medizinische Ozon Verlag für Medizin, Fischer, Heidelberg 1982

Kurse
- Kurse zur Ozon-, Sauerstoff- und hämatogenen Oxidationstherapie werden u.a. im Rahmen der Fortbildungs-wochen Baden-Baden, Freudenstadt und Bad Rappenau angeboten.

2.27 Symbioselenkung

H. F. Herget

2.27.1 Einführung

Die Ther. einer Symbiosestörung des Darmes bezweckt die Wiederherstellung bzw. Erhaltung der normalen Florabesiedlung durch Anwendung von physiologischen Bakterien-kulturen in einem probiotisch vorbereiteten Milieu. Die Symbioselenkung stellt eine Basistherapie dar, die zusammen mit durchaus unterschiedlichen, möglichst jedoch natürlich orientierten Therapieformen angewendet werden sollte. Im Falle zwingend erforderlicher antibiotischer und chemotherapeutischer Maßnahmen im Rahmen der Akutmedizin und bei Pilzinfektionen des Intestinaltraktes wirkt die Symbioselenkung einer negativen Beeinflussung des Immunsystems entgegen.

2.27.2   Darmdysbiosen

Je nachdem, welche Keime im Darm überhandnehmen, werden *aerobe* und *anaerobe Dysbiose* unterschieden. Zu den aeroben Keimen zählen die Proteus-Gruppe, Klebsiella-Arten, Staphylokokken, pathologische E.-coli-Stämme, Pseudomonas u.a.; zu den anaeroben bzw. fakultativ anaeroben zählen Propioni- Bakterien, Clostridien, Fusobakterien, Peptokokken u.a. Neben einfachen Dysbiosen durch Aerobier, Lamblien **oder** Pilzen kommen auch Misch-Dysbiosen mit unterschiedlichen Kombinationen der erwähnten Keime vor. In den letzten Jahren wurden vergleichende Untersuchungen von Stuhlproben auf Pilze vorgenommen. Interessant ist, daß Pilzinf. (insbesondere pathogene Candida-Arten) im Bereich des Magen-Darm-Traktes zunehmen, z.B. nach einer Untersuchung Pergers von 15 % in den Jahren 1982/83 auf 28 % in den Jahren 1983/85.

Darm-Dysbiosen führen zu vielfältigen immunologischen Reaktionen, die gekoppelt sind an die Bildung von toxischen Substanzen wie: *Ammoniak, Skatol, aromatische* und *aliphatische Amine, Indol, Phenole, Kadaverin, Putrescin, Fuselalkohole* und *Gärungsgase* mit zyto-, hepato-, immuno- und neurotoxischen, mutagenen, karzinogenen und kokarzinogenen Effekten.

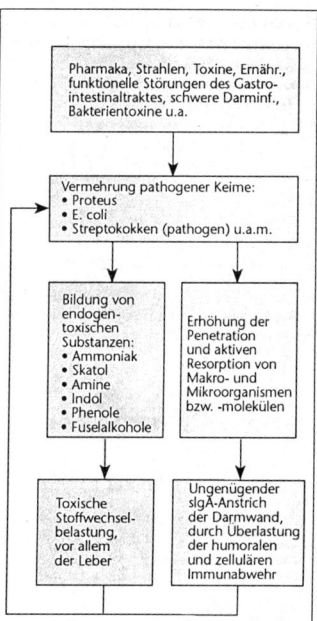

Abb. 2.27-1: Schematische Darstellung des Circulus vitiosus der Dysbiose

Lokale Symptome der Darm-Dysbiosen: Meteorismus; Flatulenz; Darm-Tenesmen; Roemheld'scher Symptomkomplex (reflektorisch verminderte Koronardurchblutung durch Zwerchfellhochstand infolge geblähten Magens oder Darmes)

Wirkungen der toxischen Substanzen
- **Ammoniak** beeinflußt den Hirnstoffwechsel mit den Symptomen Müdigkeit und Leistungsabfall
- **Indol, Skatol und Aminoverbindungen** belasten den Leberstoffwechsel mit serotoninähnlichen Wirk. und mit Anstieg von Harnsäure, Cholesterin und Leberenzymen im Serum. Sie haben Triggerfunktionen insbesondere für Migräne und Kopfschmerz
- **Phenole und Fuselalkohole** belasten den Leberstoffwechsel, sind karzinogen und fördern die Mastzelldegranulation und den Anstieg der Leberenzyme im Serum. Besonders bei degenerativen Erkr. und allergischen Reaktionen, verstärken sie das Krankheitsbild.

2.27.3 Immunmechanismen der Darmdysbiosen

Die immunologischen Reaktionen bei der Dysbiose werden über eine Erhöhung der Penetration und der aktiven Resorption von Makro- und Mikroorganismus Antigenen gesteuert, woraus eine Erschöpfung des intestinalen Immunsystems resultiert. Zusammen mit einer verminderten Stimulation der T-Lymphozyten führt dies zu einer ungenügenden sIgA-Produktion, das als Schutz vor Antigenen auf der gesamten Darmschleimhaut zu finden ist. SIgA unterdrückt nicht nur die Bakterienadhärenz, so daß sich Bakterien nicht mehr anheften können, sondern verhindert auch die Pinozytose, so daß das massive Eindringen von Antigenen oder Bakterien nicht mehr möglich ist; sIgA dient somit der lokalen Immunhomöostase der Darmschleimhaut und ist damit einem „antiseptischen Anstrich" gleichzusetzen.

Tierexperimentelle Untersuchungen zeigten weiter, daß die T-Lymphozyten der Darmschleimhaut die lokalen B-Zellen zur Antikörperproduktion anregen. Dabei werden die – IgA sezernierende Zellen stimuliert, dagegen IgG-sezernierende Zellen supprimiert; auch die IgM-Bildung wird unterdrückt.

Bei autoimmunologischen, autoaggressiven und allergischen Erkr. wie M. Crohn, Colitis ulcerosa, Pollinosis, allergisches Asthma bronchiale, Neurodermitis, postinf. reaktive Arthritiden bewirkt die Dysbiose eine Symptomverschlechterung.

2.27.4 Ursachen für die gestörte Darmflora

Die Ursachen für eine Störung der Darmflora reichen von iatrogenen Einflüssen bis zu psychischen Insulten und Streß (☞ Abb. 2.27-1). Sie sind damit so vielfältig, daß das intestinale System von außen offensichtlich fast ausschließlich negativ und in Richtung auf eine Dysbiose beeinflußt wird.

Iatrogene Einflüsse
- Antibiotika z.B. Sulfonamide, Gyrasehemmer
- Kortikosteroide, Immunsuppressiva
- Kontrazeptiva
- Pharmaka mit Leukozyten-Depression
- Ionisierende Strahlen.

Funktionelle, bes. chron. funktionelle Störungen des Gastrointestinaltraktes
- Sklerodermie
- Hyp- und Anazidität
- Malabsorptionssyndrome
- Pankreatopathien, Cholangiopathien.

Umwelttoxine
- Nachgewiesen für Blei, Cadmium und Quecksilber auch schon bei subtox. Konz.
- Andere tox. wirkende Stoffe.

Anatomische Ursachen
- Angeborene intestinale Obstruktion
- Erworbene intestinale Stenosen
- Divertikulose des Duodenums oder des Jejunums
- Gastrointestinale Fisteln
- Syndrom der zuführenden Schlinge
- Gastroenterostomie, Enteroenterostomie, Ileo- und Ileorektostomie
- Jejunaler Bypass.

Schwere Darminfektionen
- Bakterien- und Amöben-Dysenterie
- Typhus und Paratyphus
- Streptokokken und Staphylokokken-Inf.
- Yersiniosen
- Darmmykosen
- Lamblia intestinalis-Inf.
- Andere Protozoen- und Nematoden-Inf.
- Rotaviren und Norwalk Agent.

Ernährung und Nahrungsgifte
- Nahrungsmittelallergien
- Denaturierte Lebensmittel; z.B. weißer Zucker, gebleichtes Mehl
- Glutenenteropathie, einheimische Sprue

- Farbstoffe und Konservierungsmittel
- Aflatoxine
- Einseitige Ernährung

Psychische Insulte, Streß

2.27.5 Indikation zur Symbioselenkung des Darmes

Ind.: In Verbindung mit den anamnestischen Angaben des Pat. erfolgt die Ind.stellung zur Symbioselenkung durch die mikrobiologische Stuhluntersuchung und/oder mit Hilfe der bioelektrischen Funktionsdiagnostik (BFD ☞ 2.6). Auch eine Urinuntersuchung wie z.B. der sehr einfach durchzuführende Nachweis von Indikan kann hier hilfreich sein. Wird die BFD eingesetzt, sollten folgende Reaktionsstellen vorzugsweise getestet werden: MP Dü 1, MP End 1 (3E1), MP All 1 und MP Di 1.

Wird in der BFD ein Medikamententest durchgeführt und es kommt nicht zu einem Ausgleich der genannten Meßpunkte, sollte – falls zusätzliche Hinweise von der klinischen Untersuchung vorliegen – eine Symbioselenkung durchgeführt werden. Die gleichen Meßpunkte werden nach der 3., 7. und 12. Wo. der Symbioselenkung noch einmal gemessen, wobei pathologische Meßwerte z.B. auf eine tox. Leberbelastung durch Dysbiose hindeuten. Dann zusätzliche Ther. im Rahmen der BFD erforderlich (☞ 2.6).

Ind.: Bei folgenden Angaben des Pat. erscheint eine Symbioselenkung angezeigt:
- Stuhlanomalien, ausgeprägte Magen-Darm-Störungen: Völlegefühl, Flatulenz, Obstipation, Unverträglichkeit von Nahrungsmitteln, nutritive Allergien
- Roemheld-Syndrom
- Vorangegangene Chemother. sowie Strahlenther.
- Besserung des Hauptleidens durch radikale Diätformen (z.B. Fasten ☞ 2.11).

Klinische Untersuchungen ergeben eine zusätzliche Indikation bei:
- Gingivitiden (bes. chronische)
- Chron. Gastritis (auch indolente Verspannungen des Magens)
- Darmspasmen, d.h. Colon spasticum vor allem mit Zunahme der Spasmen unter der Palpation bes. des absteigenden Colons (Flexura lienalis) sowie die Tastbarkeit von Dünndarmabschnitten
- Grenzwertige Anomalien bei Transaminasen und der Alpha-Amylase als Zeichen von Leber- und Pankreasbelastung
- Mikrobiologische Bestätigung einer manifesten Darmdysbiose durch Stuhluntersuchung.

2.27.6 Prinzipien der Symbioselenkung des Darmes und therapeutische Hinweise

Die Symbioselenkung, die sich über insgesamt 12 Wo. erstreckt und nach Bedarf wiederholt werden kann, verfolgt schrittweise fünf Prinzipien, die in drei Phasen verwirklicht werden:

- Reduzierung der entarteten Darmflora
- Aktivierung des Leberparenchyms zur Entgiftung der aus dem Darm stammenden tox. Stoffwechselprodukte
- Ther. der Dyspepsie, Dysenzymie und der oft gestörten Magensäureverhältnisse (Sub- und Anazidität)
- Ther. mit physiologischen Darmsymbionten und deren Stoffwechselprodukten. Dadurch
  - Rückgewöhnung des Organismus an den Umgang mit bakteriellen Substanzen
  - Rückgewöhnung des Organismus an lebende Keime mit nichtinvasivem Charakter zum Aufbau intestinaler „Schutzfaktoren"
  - Rückgewöhnung an die Aufnahme lebender E. coli, d.h. nichtpathogener Keime nach Stabilisierung des Dünndarmmilieus
- Ggf. parenterale Vitaminsubstitution (☞ 2.16.).

Um einen dauerhaften Erfolg zu gewährleisten, ist es in den meisten Fällen erforderlich, die Ernährungsgewohnheiten zu ändern. Tabelle 2.27-1 enthält entsprechende Ernährungsrichtlinien, wobei allerdings individuelle Unverträglichkeiten zu berücksichtigen sind.

Phasen der Symbioselenkung
1. Phase: Reduktion der entarteten Darmflora, insbesondere der anaeroben und fakultativ anaeroben Keime, durch *Magnesium-Peroxid.*
2. Phase: Stimulation der exkretorischen Verdauungsorgane, d.h. Normalisierung der Funktionen des Magen-Darm-Kanals, Stabilisierung des Dünndarmmilieus.
3. Phase: Mikrobiologische Phase mit apathogenen E.- coli-Stämmen.

Hinweise zur Therapie
- Die Reihenfolge dieser drei Phasen sollte nicht verändert werden. Eine z.B. an den Anfang der Symbioselenkung gestellte mikrobiologische Phase ist nicht sinnvoll, da die entsprechenden Grundbedingungen hinsichtlich einer weitgehenden Normalisierung der exkretorischen Verdauungsorgane und Reduzierung der entarteten Darmflora nicht vorliegen
- Auch die Stabilisierung des Dünndarm-Milieus vor der Durchführung der mikrobiologischen Phase ist wichtig, wobei hier der Milchzucker eine bedeutende Rolle spielt und in Form des Markalakt® gegeben wird
- Die mikrobiologische Phase selbst sollte über längere Zeit durchgeführt werden, wobei wichtig ist, welche Art von Bakterien, d.h. E.-coli-Mischungen oder überwiegend Milchsäure-Bakterien, zugeführt werden (☞ 2.27.8)
- Vor einer Symbioselenkung muß ein Pilzbefall des Darmes unbedingt beseitigt werden (☞ Tab. 2.27-2)
- Die Ther. bei Pilzen im Darm ist mit Nystatin bzw. bei ausbleibendem Erfolg mit Amphotericin B oder Itraconozol durchführen. Lamblien im Darm mit Metronidazol behandeln
- Begleitend zur Symbioselenkung auf eine stoffwechselfördernde Diät achten (☞ Tab. 2.27-1).

Tabelle 2.27-1

Ernährungsrichtlinien für eine stoffwechselfördernde Diät (Nahrungsmittel, Gewürze und Getränke)		
	Nicht empfehlenswert	**Empfehlenswert**
Fleisch, Geflügel, Wild und Fisch	Schweinefleisch, Gänse- und Entenfleisch, Hirn, Aal, Schinken, Wurst, geräucherte Lebensmittel, Speck, Karpfen, Krebse, Salzheringe und konservierte Fische	Mageres Rind- und Hammelfleisch, Huhn, Taube, Wildbret (Hase, Hirsch, Reh, Fasan, Rebhuhn), See- und Flußfische gekocht und gedünstet
Gemüse, Früchte, Salate	Unreifes Obst, Weißkraut, Rotkraut, Blumenkohl, Kohlrabi, Rosenkohl, Spargel, Pilze, Schwarzwurzel, Mehlzusatz zum Gemüse (Einbrenne), Bratkartoffel, Kartoffelsalat	Grapefruit, Orangen, Zitronen, Himbeeren, Johannisbeeren, Brombeeren, Melonen, Birnenkompott, Rhabarberkompott, Hagebutten, Sanddorn-Vollfrucht, Walnüsse, Haselnüsse, Mandeln, Datteln, Mohn (eingemachte Früchte nur zuckerarm) junge Karotten (auch roh gerieben), junge Erbsen, junge Bohnen sauer, zarte rote Rüben (auch roh gerieben), rohes Sauerkraut (aber nicht künstlich gesäuert mit Weinstein), Spinat (auch roh, feingeschnitten), Meerrettich, Tomaten, Porree, Brennesselsalat, Radieschen, Endivien, Feldsalat, Kopfsalat, Löwenzahn, Salatwegerich, Chicoree, Pellkartoffeln
Backwaren und Mehlspeisen	Frisches Brot, frische Semmeln, Mehlspeisen, frische Hefespeisen, Backpulver	Schwarzbrot, Knäckebrot, Vollkornbrot, Simonsbrot, Grahambrot, Weizenkeimbrot, Steinmetzbrot, Sauerteigbrot
Süße Genußmittel	Speiseeis, Zuckerwaren, weißraffinierter Zucker, Schokolade, Torten, Sahne, Kakao, Konfekt.	Reiner Bienenhonig, Fruchtzucker (möglichst wenig).
Eier, Käse, Milchprodukte	Harte Eier, Kalkeier, Schlagsahne	Quark, weicher Schafskäse, Schimmelpilzkäsesorten, weiche Eier, Magermilch, Joghurt, Dickmilch, Molke
Fette und Öle	Schweinefett, Gänse- und Entenfett (jegliches Mastfett), industriell gehärtete Fette und Öle, Mayonnaise	Sonnenblumenöl, Leinöl, Keimöl, Distelöl, Olivenöl und Frischbutter, hochwertige Margarine
Gewürze und Würze	Pfeffer, Suppenwürze, Suppen- und Soßenpulver, künstlicher Essig, Essiggurken, Gewürzgurken.	Paprika, Kümmel, Knoblauch, Petersilie, Zwiebel, Majoran, Wacholder, Anis, Lorbeerblätter, Muskatnuß, Vanille, Estragon, Thymian, Hefepräparate, Zitronensaft, Molkenessig, Weinessig verdünnt, Apfelessig
Nährmittel	Glasierter Reis, Linsen, Erbsen, Bohnen, Hülsenfrüchte	Grober Grieß, Maisgrieß, Vollsojamehl, Schwarzmehl, Haferflocken, Keimdiätnudeln, Haferschleim, Grütze, unglasierter Reis, Graupensago
Getränke	Liköre, Schnäpse, Weinbrand, starker Bohnenkaffee, starker Tee	Naturreiner Apfelsaft, Orangensaft, Grapefruitsaft, Endiviensaft, Mineralwasser, Weizenbier, Buttermilch, wenig Rotwein, leichter Moselwein, Malzkaffee, Hagebuttentee, Apfelschalentee, Brennessel-, Kamillen-, Pfefferminz-, Johanniskrauttee

2.27.7 Therapie bei Hefepilzbefall

Folgendes Therapieschema hat sich bei Pat. mit Hefepilzbefall (pathogene Candida-Arten) bewährt:
- Umstellung der Ernährung auf eine Anti-Pilz-Kost
- Mindestens 3-wöchige antimykotische Ther. (☞ Tab. 2.27-2)
- Symbioselenkung (sofort nach der antimykotischen Ther.).

Die Anti-Pilz-Kost sollte für einige Wo. strikt durchgehalten und auch mit Hilfe von Stuhlprobenanalysen auf ihren Erfolg kontrolliert werden. Als Anti-Pilz-Diät hat sich eine Kostform bewährt, die den Pilzen das Substrat, d.h. die Kohlenhydrate, entzieht.

Erlaubt: Gemüse, grüne Salate; Milch, Milchprodukte; Eierspeisen, Fleischgerichte.

Tabelle 2.27-2

Antimykotische Therapie mit nicht resorbierbaren Antimykotika	
Nystatin „Lederle" Susp.:	6 x 2 ml tägl. resp.
+ Nystatin „Lederle" Filmtbl.:	4 x 1 Tbl.
oder	
Ampho-Moronal ® Lutschtbl.:	4 x 1 tägl.
+ Ampho-Moronal ® Tbl.:	4 x 1 tägl.
oder	
Sempera ®:	1 x 1 Kps. tägl./ 15 Tage lang !
Pimafucin ® Susp.:	4 x 2 ml tägl.
+ Pimafucin ® :	4 x 1 Drg.tägl.

Verboten: Trauben-, Frucht-, Rohr- und Rübenzucker; Süßigkeiten, Schokolade, Honig; rohes und gekochtes süßes Obst, Obstsäfte, gesüßte Getränke; Mehlspeisen, Reis, Pudding; Backwaren, Bonbons, auch Diabetikermarmelade.

(Diabetiker-Konfitüre enthält statt Sacharose andere Zucker, z.B. 42-44% Fruchtzucker - Fructose -, die der Diabetiker in seiner Diät als Austauscher verwenden darf, ohne daß es ihm schadet. Die Pilze vermehren sich aber auch von Fructose, so daß sie genauso einschränkt werden muß wie Glucose, Sacharose oder Maltose.)

Dauer der Diät
Der Zeitraum hängt vom Ausmaß der Pilzbesiedlung des Intstinaltraktes ab. 1-2 Wo. strenge Diät sind ein guter Anfang, dann einige Wochen abgemildert mit Einlage von 1-2 d/Wo., an denen es wieder strenger zugeht.

Dauer der antimykotischen Ther. je nach Krankheitsbild, aber mind. 3 Wo., Ther. mit Sempera® 15 Tage. Im Anschluß daran folgt sofort die Symbioselenkung in der üblichen Weise (☞ 2.27.8).

2.27.8 Therapieschemata der Symbioselenkung

Therapie für Erwachsene
- Bei der Anwendung des Ther.schemas für Erw. beachten, daß es in der ersten Wo. als Reaktion auf die Ozovit®-Gabe unter Umständen zu sehr starkem Stuhldrang als Zeichen der Dysbiose kommen kann. Den Pat. über diese Wirk. vorher informieren, bzw. die 1. Phase kurz vor einem arbeitsfreien Wochenende beginnen. Nach dem Ende der zweiten Phase wird meist schon bei der ersten Symbioselenkung eine Normalisierung im Magen-Darm-Kanal erreicht
- *Weiterhin auf die Zufuhr von genügend Kalium und Flüssigkeit achten*
- Die Wiederholung der Symbioselenkung erfolgt immer in der verkürzten Form (☞ Kurzform der Symbioselenkung)

Cave: Das in der 3. Phase eingesetzte Symbioflor II® darf auf keinen Fall mit dem ebenfalls in der 3. Phase eingesetzten Symbioflor I® verwechselt und wie Symbioflor I® geschnupft werden. Da Symbioflor II® koliforme Keime enthält, kann es dann zu schweren Entzündungen der Kieferhöhle kommen.

Therapie für Kinder: Bei der Anwendung des Ther.schemas für Kinder beachten, daß Kinder unter 3 J. Ozovit® nicht vertragen und bei Kindern über 3 J. Ozovit® mit Vorsicht zu dosieren ist.

- Grundsätzlich erhalten Kinder keine galletreibenden Mittel
- Auch hier auf ausreichende von Flüssigkeits- und Elektrolytzufuhr achten
- Auch bei Kindern vor der Symbioselenkung eine Anti-Pilz-Kur (Diät plus Medikation) durchführen, wenn Pilzbefall vorliegt (☞ 2.27.7)
- In schweren Fällen die Ther. 3x/J. wiederholen.

Schema der Symbioselenkung des Darmes für Erwachsene

1. Phase – 1. Wo.:
Ozovit ®: 3x tägl. 1/2-1 TL auf 1 Glas Wasser, nach 1 Woche Präparat absetzen!

2. Phase – 2.-4. Wo.:
Amara-Mischung: (Pascopankreat ® Tr. 30,0 g, Amara-Tr.-Pascoe S ® 30,0 g, Quassia Similiaplex ® 20,0 g): 2x tägl. 1/4 Stunde vor den Hauptmahlzeiten 20-30 Tr. in etwas warmem Wasser.
Markalakt ®: Vormittags und nachmittags 1 TL auf 1 Tasse heißes Wasser dazu
Hepaticum-Pascoe ®: Vormittags und nachmittags je 2-3 Tbl.

3. Phase – 5.-12. Wo.:
Symbioflor I ® : 5-20 Tr. schnupfen (mit 5 Tr. beginnen, langsam steigern!)
Symbioflor II® : 5-20 Tr. nach der dem Präparat beiliegenden Anweisung einnehmen (mit 5 Tr. beginnen, langsam steigern!). **Auf keinen Fall schnupfen!**

Es hat sich bewährt, Symbioflor I ® morgens und nachmittags, Symbioflor II® vormittags und abends einzunehmen.

Weiterhin sind folgende Präparate in abgeschwächter Dosierung zu nehmen:
Amara-Mischung: 1x tägl. 20-30 Tr. vor der Hauptmahlzeit.
Markalakt®: vormittags und nachmittags 1 TL auf 1 Tasse heißes Wasser zusammen mit jeweils 2 Tbl. Hepaticum-Pascoe® .

Kurzform der Symbioselenkung des Darmes bei Wiederholungskuren für Erwachsene

1. Phase – 1.-3. Tag:
- Ozovit ®: 3x tägl. 1/2-1 TL auf 1 Glas Wasser, nach 3 Tagen Präparat absetzen!

2. Phase – 4.-15. Tag:
- Amara-Mischung: (Pascopankreat® Tr. 30,0 g. Amara-Tr.-Pascoe® S 30,0 g, Quassia Similiaplex® 20,0 g): 2x tägl. 1/4 Stunde vor den Hauptmahlzeiten 20-30 Tr. in etwas warmem Wasser.
- Markalakt ®: Vormittags und nachmittags 1 TL auf 1 Tasse heißes Wasser zusammen mit Hepaticum-Pascoe ®: Vormittags und nachmittags je 2-3 Tbl.

3. Phase – ab 16. Tag über 3 Wochen:
- Symbioflor I ® : 5-20 Tr. schnupfen (mit 5 Tr. beginnen, langsam steigern!)
- Symbioflor II® : 5-20 Tr. nach der dem Präparat beiliegenden Anweisung einnehmen (mit 5 Tr. beginnen, langsam steigern). **Auf keinen Fall schnupfen!**

Weiterhin sind folgende Präparate in abgeschwächter Dosierung zu nehmen:
Amara-Mischung und Markalakt® wie bei Normalform der Symbioselenkung.

2

Schema der Symbioselenkung des Darmes für Kinder

I. Phase – 1.-3. Tag:
(Nur bei schwerer Dysbiose, nicht bei Ki. unter 3 J.).
Ozovit ®: 1/4-1/2 TL voll in Saft oder Wasser, ca. 1 h nach den Mahlzeiten.
Cave: Auf ausreichende Flüssigkeitszufuhr und evtl. zusätzliche Deckung des
Elektrolytbedarfs achten (z.B. Oralpädon ®).

II. Phase – ab 3. Tag, Dauer ca. 3 Wochen:
Markalakt ®: Ein- bis mehrmals tägl. 1 TL auf eine Tasse heißes Wasser bzw. 50 g
Teefläschchen.
Pro-Symbioflor ®: Je nach Alter 2-3x tägl. 10 - 15 - 20 Tr. mit etwas Wasser; Beginn
mit 5 Tr., tägl. um einen Tr. steigern.

- Es ist empfehlenswert, ein entsprechendes Konstitutionsmittel zu verabfolgen.
- Anstelle der mikrobiologischen Präparate Symbioflor I und II können auch
  andere Präparate die Mikroorganismen oder deren Stoffwechselprodukte
  enthalten, genommen werden, z.B.:
  – Mutaflor ® Kapseln (Ardeypharm)
  – Colibiogen ® Tr. (Laves)
  – Rephalysin ® Dragees (Repha)
  – Omniflora ® Kapseln (Med Fabrik)
  – Acidophilus ® Granulat (Zyma)
  – Eugelan ® Töpfer forte Pulver (Töpfer).

2.27.9 Therapieergebnisse

Aufgrund von mehr als 4500 bisher durchgeführten Symbioselenkungen
(Dez. 1976 bis Dez. 1990) kommen wir zu folgenden Ergebnissen:

Bei folgenden Diagnosen sind die Erfolge **eindeutig**:
- Colitis ulcerosa / M. Crohn
- Colitis mucosa
- Chron. sub- bzw. anazide Gastritis
- Schwere Magen-Darm-Störungen mit Erbrechen und Inappetenz als Strahlen-
  reaktion bei Karzinomen
- Roemheld-Syndrom.

Folgende Erkrankungen werden **positiv** beeinflußt:
- Migräne und vasomotorischer Kopfschmerz
- Chronische Nierenerkr.
- Asthma bronchiale (allergisch) und Heuschnupfen
- Allergische Hauterkrankungen und Neurodermitis
- Akne.

Die Symbioselenkung stellt eine der fundamendalsten immunologisch wirksamen
Behandlungsmethoden, bes. bei chron. Erkrankung, dar.

2.28 Übende Verfahren: Psycho-physische Atemtherapie nach Middendorf

Wolfgang Schilling und Stefan Bischof

2.28.1 Einführung

Die psycho-physische Atemther. nach Middendorf ist ein übendes, aktives, nicht suggestives eutonisierendes, leibtherapeutisches Verfahren (Stockvis, Wiesenhütter, Fuchs), das hinsichtlich seiner Therapieziele im Grenzbereich Naturheilverfahren und Psychother. angesiedelt ist.

„Leibtherapeutisch" meint die Art der ther. Arbeit am „beseelten Körper", dem Leib (Buytendijk, Dörckheim, Middendorf, Jung, Petzold, V.Weizsäcker). „Eutonisierend" meint das Ziel, dem Pat. dazu zu verhelfen, in seinem Leib, also seelisch und körperlich, in einen ausgeglichenen, den inneren und äußeren Bedingungen adäquaten Gesamtspannungs-Zustand zu gelangen.

Das Verfahren erweist sich darüber hinaus – bei entsprechender psychother. Zusatzkompetenz – als hilfreich im Rahmen analytisch-körperther. Arbeitens.

Die Atmung ist als eine der wesentlichen Grundfunktionen des Lebens mit allen Funktionen des Organismus eng verknüpft. Ihre Bedeutung reicht weit über den Gasaustausch hinaus: Direkt oder indirekt nehmen Atemtyp, Atemrhythmus und Atemfrequenz tiefen Einfluß auf Organfunktionen und können ordnend auf das Zusammenspiel der Organe und Organsysteme wirken. Neurophysiologisch ist hierfür die Verschaltung des Atemzentrums mit anderen vegetativen Zentren, mit der Formatio reticularis, mit Hypothalamus-Hypophyse und der gesamtem Sensomotorik verantwortlich.

Die Atemther. im Rahmen von Massage und KG beschränkt sich in ihrer Ziel- setzung auf eine Ökonomisierung der Atmung und auf die sich daraus ergebenden Wirkungen. Die psychophysische Atemther. nach Middendorf geht über den körperlichen Aspekt der Atmung hinaus und wendet sich an den ganzen Menschen in all seinen inneren und äußeren Bezügen, auf die er physisch, emotional und kognitiv reagiert. Beim kranken Menschen sind diese Bezüge gestört.

Im Rahmen der psycho-physischen Atemther. nach Middendorf wird an der Bewußtwerdung dieser Bezüge gearbeitet und als Mittel dazu die Atmung gewählt, weil sich in ihr Seelisches und Körperliches gleichermaßen ausdrückt und für Pat. wie Therapeut wahrnehmbar und beeinflußbar ist. Diese Ther. ist nicht aus Büchern erlernbar, sondern nur durch die praktische Erfahrung im Üben und Wahrnehmen.

2.28.2 Spezielle Grundlagen des Behandlungskonzepts

Wesentliche Grundpfeiler des ther. Konzeptes sind:
Empfinden, Sammeln und Atmen.

Empfinden meint die Wahrnehmung der körperlichen Realität. In der Arbeit heißt dies, die Empfindungsfähigkeit für die Körpergrenzen, den Körperinnenraum und so auch den Bezug zum Außenraum zu schulen. Neurophysiologisch sind hierfür Oberflächen- und Tiefensensibilität, kinästhetischer Sinn sowie die von den Muskelspindeln ausgehenden Gamma-Afferenzen von bes. Bedeutung.

Sammeln meint die Fähigkeit, die Aufmerksamkeit auf eine bestimmte Körpergegend zu lenken, dort zu halten und sie psychisch als integralen Teil der Gesamtpersönlichkeit zu begreifen. Neurophysiologisch ist dieser komplexe Vorgang besonders durch Cortex-Thalamus-Verschaltungen mit der sensomotorischen und vegetativen Peripherie möglich.

Atmen meint das natürliche rhythmische Geschehen, ein „Weit- und Schmal-Werden" des Körperinnenraums mit Dehnung und Nachgeben der Körperwände im Einatmen und anschließendem elastischen Zurückschwingen in die Ausgangslage im Ausatmen.

Diese Atembewegung ist sichtbare und spürbare Realität, die unbewußt bleiben kann oder vom Willen steuerbar ist. Zwischen unbewußtem Atmen und willkürlichem Atmen steht die Möglichkeit, die spontane, ursprüngliche Atembewegung innerlich zu erleben, als der „Atem, der Ich Bin". Dies meint der von Ilse Middendorf geprägte Begriff des *„Erfahrbaren Atems"* der Kern dieser Art der Atemther. ist.

Die Verknüpfung von Empfinden, Sammeln und Atmen ist wesentliche Voraussetzung für ganzheitliches Erleben, d.h. für die Möglichkeit bewußten, erfahrbaren Anschluß an ursprüngliche Lebendigkeit und damit an Selbstheilungskräfte zu bekommen. Auf diesem Weg schwindet die psychische Skotomisierung des Körpers. Physis und Psyche werden stattdessen im Atemerleben integriert. Gleichzeitig entsteht leibliche Durchlässigkeit für die Atembewegung, verbunden mit einem auch leiblich gegründeten Selbstbewußtsein und damit Kraft für richtungweisende Selbsterkenntnis und Heilung.

2.28.3　Durchführung der Atemtherapie

Je nach Schweregrad und Art der Erkr. wird einzeln oder in der Gruppe gearbeitet. Eine Einzelstunde dauert in der Regel 60 Min., eine Gruppenstunde 60 bis 90 Min. Stets geht es im Kern um die Wahrnehmung der Realität des „Hier und Jetzt". Das Erleben schließt Negatives und Positives ein. Allerdings wird auf die Stärkung und Erweiterung des Positiven hingearbeitet.

Einzelarbeit
In der *Einzelarbeit* wird (meist am liegenden Pat.) mit Hilfe von Behandlungsgriffen, die häufig denen der klassischen Massage oder KG ähneln, die Atembewegung, wo gehemmt, durch dehnende, lösende oder anregende Reize schrittweise in Fluß gebracht. Nach jedem größeren Behandlungsschritt wird dem Liegenden mit Hilfe der seine Atembewegung begleitenden Hände des Therapeuten die Möglichkeit gegeben, das neu Erarbeitete wahrzunehmen. Gerade in dieser Phase des *Nachspürens* wird der Pat. über die Berührung als ganzer Mensch, also in seiner psycho-physischen Einheit angesprochen.

Pat. und Therapeut können in der Art der Atembewegung individuelles Reagieren spüren. So erfährt sich der Liegende, vorerst ohne Worte, in einer Art ganzheitlicher *Selbstanalyse*: Im Verlaufe des ther. Prozesses erlebt sich der Pat. in der Regel schrittweise, zunächst mehr unbewußt, dann bewußt, in seinem Kontaktverhalten zum Behandler. Dabei werden individuell unterschiedliche Körperregionen als nicht oder vermindert wahrnehmbar empfunden. Dieses Phänomen der Abspaltung kann sich so äußern, daß Pat. und Therapeut ganz unterschiedliche Wahrnehmungen ein und desselben Geschehens haben können. Dieses Geschehen umfaßt Körperwahrnehmung, Körperreaktionen sowie das subjektive Globalempfinden des Patienten.

Es ist nun Aufgabe des Behandlers, im Sinne stützenden Vorgehens auch Körperregionen aufzuspüren und dem Pat. spiegelnd erlebbar zu machen, wo der Zusammenschluß von Selbst- und Fremdwahrnehmung im o.g. Sinne möglich ist. Dabei entsteht ein Zuwachs an leiblich-seelisch-geistiger Eutonisierung, was als Zuwachs an *Atemkraft*, d.h. *Ich-Kraft* im ganzheitlichen Sinne, erlebt wird. Dies ist die Voraussetzung, Übertragungen und Projektionen bezogen auf Behandler und Mitwelt gewinnbringend und ganzheitlich zu reflektieren. Dabei kommt es zu allmählicher Veränderung bzw. Auflösung neurotischer Verhaltensmuster, was sich - für Pat. und Therapeut wahrnehmbar - in der Qualität der Atembewegung widerspiegelt und auf dem Weg der Heilung innerlich und ganzheitlich begriffen werden kann.

In der ersten Phase der Behandlungsserie bedarf es des anamnestischen Gespräches sowie verbaler Hilfestellungen in der Arbeit selbst. Später lernt der Pat., allein über die Art des Behandlungsimpulses – im Sinne nonverbaler Information – individuell zu reagieren. Die Behandlung wird zu einem *Atemgespräch*, in dem der Therapeut den Liegenden spiegelt, ihm Fragen stellt und Antworten erhält. Er stößt damit auch auf die tieferliegenden Bedürfnisse des Pat. und gibt ihm die Möglichkeit, die entsprechenden Defizite aufzufüllen, Ungelebtes auszudrücken, seine Schattenseiten ins Bewußtsein zu heben und so zu integrieren.

Jede Einzelbehandlung wird mit einem Gespräch abgeschlossen. Hierbei wird das physisch und psychisch Erlebte verbalisiert und damit auch der kognitiven Erfahrung zugänglich gemacht. Es entstehen weitere Eigenimpulse zu bewußter körperlicher und seelischer Verhaltensänderung. Wichtig ist auch die Motivation des Pat. zur Eigenarbeit zuhause anhand individuell empfohlener Übungen.

Gruppenarbeit
Bei der *Gruppenarbeit* gibt der Therapeut bestimmte Bewegungsabläufe vor, die vom Pat. als Vorschlag zum eigenen Üben aufgenommen werden. Nie geht es um perfektes, äußeres Üben, sondern stets um individuelle Arbeit, die das eigene Maß sucht. Ziel ist ferner die Schulung des Empfindungsbewußtseins und des Sammlungsvermögens, das wache Zulassen des Atems sowie die Wahrnehmung der aktuellen individuellen Atembewegung als Voraussetzung für ganzheitliche Selbstwahrnehmung.
Es wird im Liegen, Sitzen, Stehen in Ruhe und Bewegung und auch mit Vokalen und Konsonanten geübt. Die Phase des Nachspürens nach jedem Übungsteil spielt eine hervorragende Rolle. Hierbei kann sich das im Üben Erfahrene zum ganzheitlichen Erlebnis verdichten und anschließend durch verbalen Austausch auch kognitiv erfaßt werden.

2.28.4   Indikationen für die Atemtherapie

Für dieses Behandlungskonzept kommt grundsätzlich ein breites Spektrum von Ind. in Frage. Mit *Glaser* kann man sagen, daß aber eher die individuelle Situation, der Leidensdruck und der tatsächliche Wille zur Arbeit an sich selbst und damit am eigenen Kranksein darüber entscheiden sollten, ob diese Ther. durchgeführt wird. Trotzdem haben sich aus der Erfahrung bestimmte symptombezogene Hauptind. herausgebildet:
- Psychosomatische Störungen mit Organ- oder Organsystem-bezogenen Symptomen, z.B. funktionelle Atemstörungen, Asthma bronchiale, Bronchitis, Emphysem, Hyperventilations-Syndrom, funktionelle Stimmstörungen, funktionelle Störungen des Verdauungs- und des Herz-Kreislaufsystems

2

- Psychovegetative Spannungs- und Erschöpfungszustände
- Allergien
- Psychogene Hauterkr.
- Migräne
- Schlafstörungen
- Menstruationsbeschwerden
- Funktionelle und degenerative Erkr. des Bewegungssystems (Haltungsschäden, Skoliosen, HWS- und LWS-Syndrome), rheumatoide Arthritis, M. Bechterew
- Rehabilitation nach OP und schweren Krankheiten, Tumornachsorge, begleitende Ther. bei schweren ther. Interventionen (Bestrahlung, Chemother.)
- Rehabilitation von Pat. nach psychiatrischer Behandlung
- Zwänge, Phobien, Erwartungsängste, depressive und hysterische Fehlhaltungen bis zu mittleren Schweregraden, Trauerreaktionen nach Tod und Trennung, Eßstörungen, Borderline-Syndrom in Zusammenarbeit mit einem Psychotherapeuten
- Anwendung in der Geriatrie (Mobilisierung, Vitalisierung)
- Schwangerschaftsbegleitende Arbeit als Ther. oder zur Geburtsvorbereitung.

In der Praxis hat sich gezeigt, daß das Verfahren im Rahmen der o.g. Ind. vor allem bei leichten bis mittleren Schweregraden als alleinige ther. Maßnahme erfolgreich angewandt werden kann. Nicht selten erschließt die psycho-physische Atemther. denjenigen psychosomatisch Kranken den Zugang zur Psychother., die ihr primär reserviert gegenüberstanden.

2.28.5   Kontraindikationen

Kontraindiziert oder nur begleitend anwendbar ist das Verfahren bei:
- Schwer gestörten klinischen Patienten
- Schwerer psychasthenischer Halt- und Ich-Schwäche
- Phasen akuter physischer oder psychischer Entgleisung
- Hypochondrie.

2.28.6   Informationen

Die psycho-physische Atemther. als Kassenleistung
Bisher konnte eine grundsätzliche Leistungspflicht für das Verfahren weder durch die gesetzlichen Krankenkassen, noch die Ersatzkassen oder die privaten Krankenkassen und die Beihilfestellen erreicht werden. Da das Verfahren aber inzwischen zunehmend Anerkennung gewonnen hat, ist im Einzelfall bei entsprechender Attestierung doch zumindest eine anteilige Erstattung der Behandlungskosten zu erwarten. Es ist empfehlenswert, sich vor Verordnung mit einer ortsansässigen Atempädagogin /-therapeutin in Verbindung zu setzen.
Die Ausbildung zum Atemtherapeuten/Atempädagogen
Die Ausbildung zum Atemtherapeuten bzw. Atempädagogen für psycho-physische Atemtherapie nach Middendorf erfolgt in einem mehrjährigen Ausbildungsgang und wird mit einer Diplomprüfung vor einer Prüfungskommission der AFA (Berufsverband der Atempädagogen/Atemtherapeuten) abgeschlossen. Entsprechend den gesetzlichen Vorschriften darf sich Atemtherapeut nur nennen, wer Arzt oder Heilpraktiker ist.
Die Ausbildung ist auf eine hohe personale und professionelle Kompetenz des zukünftigen Atemtherapeuten bzw. Atempädagogen ausgerichtet. „Personale Kompetenz" meint persönliche Reife, sowie körperliche und seelische Belastbarkeit. „Professionelle Kompetenz" meint fundierte Kenntnisse der Anatomie, Physiologie, Pathologie, Pädagogik, Psychologie und Psychopathologie. Ferner hohes therapeutisches bzw. pädagogisches sowie

manuelles Geschick, verbunden mit feinem Einfühlungsvermögen für die Individualität des Patienten bzw. Klienten.

Literatur
- Alexander, G.: Eutonie. München 1976
- Buytendijk, F.J.: Allgemeine Theorie der menschlichen Haltung und Bewegung. Berlin 1956
- Dörckheim, K.: Der Alltag als Übung. Stuttgart 1970
- Fuchs, M.: Funktionelle Entspannung. Stuttgart 1984
- Glaser, V.: Eutonie. Heidelberg 1980
- Jung, C.G.: Psychologische Typen. Ges.Werke, Band IV. Zürich 1964
- Middendorf, I.: Der erfahrbare Atem. Paderborn 1984
- Petzold, H.: Integrative Bewegungsther. H.Petzold (Hrsg.) Psychother. und Körperdynamik. Paderborn 1979
- Stockvis, B.: Lehrbuch der Entspannung. Stuttgart 1979
- Wiesenhötter, E. Weizsäcker, V.V.: Körpergeschehen und Neurosen. Stuttgart 1974

Anschriften
- Ein Verzeichnis der Therapeuten und Ausbildungsinstitute sowie eine inhaltliche Kurzdarstellung auch einiger verwandter Verfahren sind zu finden im „Blaubuch- ATEM", erhältlich über:

Verband der Atempädagoginnen/Atemtherapeutinnen (AFA)
- K. v. Steinäcker - 1. Vorsitzende Kaiser-Friedrich-Str. 17, 1000 Berlin 45 Tel. 030/342 69 88

Aus- und Weiterbildungsangebote sind u. a. zu erhalten
- Institut für Atempädagogik und Atempsychotherapie Berlin-Freiburg, Dr. med. W. Schilling, Finckensteinallee 32A, 1000 Berlin 45 Tel. 030/833 54 26
- Stefan Bischof, Rotlaubstr. 3A, 7800 Freiburg i.Br. Tel. 0761/33 9 50
- Prof. Ilse Middendorf, Victoria-Luise-Platz 9, 1000 Berlin 30 Tel. 030/218 38 58
- Institut für Atemlehre, Forschung und Praxis, Dr. phil. A. Schaeffer-Riedl, Gleichmannstr. 6, 8000 München 60 Tel. 089/88 52 86

2.29   *Übende Verfahren: Autogenes Training*

Heinz Grombach

2.29.1   Einführung

Autogenes Training ist ein übendes Verfahren zur konzentrativen Selbstentspannung. Seine Ursprünge gehen auf die wissenschaftliche Erforschung der Hypnose zurück.

Bereits um die Jahrhundertwende beschrieb Oskar Vogt die Hypnose als einen Sonderzustand zwischen Schlaf und Wachsein, der durch gezielte Anleitungen zur selbsthypnotischen Umschaltung zu erreichen sei. Wesentliche Phänomene dieser Umschaltung beziehen sich auf Veränderungen

- Des **Bewußtseins** (z.B. rasch eintretende Bewußtseinssenkung und Wahrnehmungseinengung)
- **Motorischer** (z.B. tiefe muskuläre Entspannung) und **vegetativer Funktionen** (z.B. Umschaltung auf Ruhetonus der Atem- und Herzfrequenz, des Blutdrucks, der Bauchorgane)
- Der **Emotionen** und **Affekte** (z.B. psychische Ruhetönung, Angstabbau)
- Der **Sinneswahrnehmungen** (z.B. Schmerzreduktion) und des **Gedächtnisses**
- Bezüglich der **Suggestibilität**.

Zur Entwicklung der Methode des AT wurde J. H. Schultz sowohl durch Vogts Empfehlung angeregt, während prophylaktischer Ruhepausen durch Autohypnose wachsenden Erregungs- und Anspannungszuständen zu begegnen, als auch durch seine systematischen Beobachtungen der Erinnerungsbilder hypnotisierter Versuchspersonen. Einzelne Versuchspersonen konnten die in der Hypnose erlebten Allgemeinempfindungen der Ruhe und Geborgenheit sowie Schwere- und Wärmegefühle selbst (autogen) hervorrufen. Schultz nannte seine neue Methode, mit Konzentration auf prägnante *Übungsformeln* eine gewünschte Umschaltung zu bewirken, zunächst *autogene Organübungen*. Das grundlegende Werk von J. H. Schultz aus dem Jahre 1932 trägt dann den Titel *Das autogene Training. Konzentrative Selbstentspannung.*

Schultz unterscheidet mit dem Begriff des *Konzentrativen* die Phänomene der Selbstentspannung deutlich von *allgemeinsuggestiven* oder *fremdsuggestiven* Vorgängen. Die innere Haltung des Übenden entspricht allerdings nicht der im Alltag üblichen *gespannten Konzentration*, sondern eher der einer freischwebenden Aufmerksamkeit, einer passiv-diffusen Wahrnehmungshaltung. Grundprinzip des AT ist nicht, sich zur Ruhe zu zwingen und Veränderungen zu forcieren, sondern eine akzeptierende Haltungen des *Loslassens* und *Geschehenlassens* bei gleichzeitiger Wahrnehmung der Entspannungsphänomene einzuüben.

Das AT gehört zu den übenden Verfahren der Naturheilkunde und der Psychother. Die innere Bereitschaft des Pat. und regelmäßiges Üben bilden die wichtigsten Voraussetzungen zum Erlernen des AT.

Therapeutische Ziele des AT sind:
• Erholung und Entspannung
• Selbstruhigstellung durch *Resonanzdämpfung der Affekte* (z.B. Entängstigung)
• Sensibilisierung für Körperwahrnehmungen und Körpersignale
• Selbstregulation sonst unwillkürlicher Körperfunktionen (z.B. der Atmung, der peripheren Durchblutung, von Herz- und Kreislauffunktionen)
• Leistungssteigerung
• Schmerzbeeinflussung
• Selbstbestimmung (durch *formelhafte Vorsatzbildung*)
• *Selbstschau* (Selbsterfahrung und Persönlichkeitsentwicklung insbesondere durch die Oberstufe des AT).

Somit bietet das AT ein breites Anwendungsspektrum von Prävention und Psychohygiene bis hin zur allgemein unterstützenden wie auch indikationsspezifischen Behandl. in der Psychosomatik, Psychother. und Rehabilitation (☞ Kap. 5 und 6).

2.29.2 Praktische Hinweise zum Autogenen Training

Die praktische Vermittlung des AT verlangt ein tragfähiges Arbeitsbündnis mit dem einzelnen Pat. oder der Pat.gruppe. Es hat sich sehr bewährt, die Grundlagen und die Wirksamkeit der Methode des AT anhand von alltagsnahen Beispielen transparent zu machen. Die Anleitungen zur praktischen Durchführung der ersten Übungsstunde müssen klar formuliert und anschaulich sein, die Bedeutung der aktiven Mitarbeit des Einzelnen und der Übungscharakter des AT mit seinen individuellen Verläufen sollten betont werden.

Für die Einführung in das AT und die erste praktische Übung sollten insgesamt 1 1/2 bis 2 Std. Zeit zur Verfügung stehen. Die Vermittlung des AT in der Gruppe bietet sich sowohl aus zeitlichen Gründen an als auch wegen der vielfältigen

Möglichkeiten des Erfahrungsaustausches und der gegenseitigen Unterstützung. Es empfiehlt sich eine Gruppengröße mit nicht mehr als 12 bis 15 Teilnehmern.

Günstig für die AT-Übungen sind:
- Ruhige, geräuscharme Umgebung
- Angenehm temperierter Raum
- Bequeme Kleidung
- Geschlossene Augen
- Bequeme Übungshaltung mit geringer Muskelspannung
  - Liegende Position (Rückenlage)
  - Lehnstuhlhaltung (angelehntes Sitzen, z.B. auf einem bequemen Stuhl)
  - *Droschkenkutschersitz* (spezifische Hockersitzhaltung bei einem Sitz ohne Armlehnen: Füße stehen gerade nebeneinander, die Kniegelenke bilden jeweils einen Winkel von ca. 90 Grad und fallen leicht nach außen, Fallenlassen des Rumpfgewichtes ohne Beugung der Brustwirbelsäule, Unterarme ruhen auf den Oberschenkeln)
- Passive, akzeptierende Grundhaltung
  - Zeitweises Ausblenden von Gedanken („Gedanken kommen und gehen") und körperexterne Wahrnehmung.

Grundstufe
Die Grundstufe des AT kennt einen Übungsaufbau über 6 Stufen: *Schwereübung, Wärmeübung, Herzübung, Atemübung, Sonnengeflechtsübung* und *Stirnkühleübung*.
- Die eigentlichen Übungen der Grundstufe des AT sollten zu Beginn nicht länger als 3 bis 10 Min. dauern, um den Einzelnen nicht zu überfordern. Jedoch erfordert das AT neben den angeleiteten Übungen ein zwei- bis dreimaliges tägliches individuelles Üben, möglichst zur gleichen Zeit
- Die Übungsposition kann von Übung zu Übung wechseln
- Wie bei der Hypnose ist am Ende der Übung das Zurücknehmen der Entspannung konsequent durchzuführen, vor allem über das Zurücknehmen der Muskelentspannung und des Augenschlusses (und damit der Selbstversenkung). Dazu werden – sofern über das AT nicht insbesondere das Einschlafen angestrebt wird – drei kurze Formeln verwendet
  - Arme fest! (räkeln und strecken, dann ein paarmal sehr kräftiges Beugen und Strecken der Arme)
  - Tief atmen! (mehrmals tief ein- und ausatmen)
  - Augen auf!

Weiterführende Stufen: Erweitert werden kann die Grundstufe des AT durch die Einbeziehung der *formelhaften Vorsatzbildung*. Durch die übende Wiederholung kurzer prägnanter Sätze können Erfahrungen aus der Hypnose i.S. der posthypnotischen Suggestion nutzbar gemacht werden. So erlauben z.B. *Indifferenzformeln* eine Reduktion störender Symptome, *personbezogen* ausgewählte Formeln können auch einen Beitrag zur Selbstbestimmung sowie zur Verhaltens- und Erlebensänderung leisten.

Oberstufe des AT
Sie verlangt eine sichere Beherrschung der beschriebenen Grundstufenübungen und ihrer möglichen individuellen Kurzformen. Rasches und verläßliches Erreichen eines tiefen Versenkungszustandes bilden die Voraussetzung für das Erleben

innerer Bilder (*Selbstschau*), die oft in einer Beziehung zum Unbewußten und zu Stadien der eigenen Persönlichkeitsentwicklung stehen.
- Die einzelnen Übungen werden in der Regel in einem Abstand von etwa 2 Wo. nach und nach hinzugenommen
- Von Beginn an wird jede Stufe von einer *Ruhevorstellung* begleitet, die nicht nur die Grundhaltung des Übenden verdeutlicht, sondern auch die Umschaltung auf generalisierte Entspannung fördert
- Die Übungsformel der Ruhetönung lautet: „Ich bin ganz ruhig". Diese Formel wird 1-2x innerlich wiederholt. Dabei wird das Grundgefühl des Ruheerlebens vergegenwärtigt.

2.29.3 Die Übungen der Grundstufe

Schwereübung: Die Schwereübung dient der Muskelentspannung. Den meisten Übungsteilnehmern ist als Schwereerlebnis die *Bettschwere* vertraut oder das Phänomen des *Sich-schwermachens*.
Die Übungsformeln werden einige Male rhythmisch und leicht monoton vom Übungsleiter vorgesprochen. Die Übungsteilnehmer greifen die jeweilige Formel auf, sprechen sich z.B. die Formel innerlich vor (oder stellen sie sich als vorgesprochen vor) und vergegenwärtigen sich dabei bereits vorhandene oder vertraute Schwereerlebnisse.
Anfangs beginnt man die Übung mit dem dominanten Arm, später stellen sich von alleine Transfer- und Generalisationseffekte der Muskelentspannung ein. Dementsprechend lassen sich die Übungsformeln im Laufe der Zeit verändern und verkürzen. Der Fortgeschrittene wird schließlich intensive Schwere und Wärme sehr schnell und generalisiert wahrnehmen können.

Die Übungsformeln zu Beginn
- „Der rechte (linke) Arm ist ganz schwer" (wird 4-6x wiederholt)
   Und schließlich: „Arme und Beine (sind ganz) schwer"
- „Ich bin ganz ruhig" (wird 1-2x wiederholt).

Wärmeübung: Dient der peripheren Gefäßentspannung. Die Hauttemperatur (z.B. der Hände) kann um einige Grad Celsius steigen. Wärmevorstellungen gelingen den meisten Übungsteilnehmern recht schnell und gut. Mit dem Wärmeerlebnis werden oft Empfindungen und Erinnerungen des Wohlbehagens verbunden (kalte Hände oder Füße werden dagegen meist mit Angst assoziiert
Die Übungsformeln zu Beginn
- „Der rechte (linke) Arm ist ganz warm" (ca. 4-6x wiederholt)
   Später: „Arme und Beine (sind ganz) warm"
   Oder auch: „Arme und Beine angenehm warm"
- „Ich bin ganz ruhig" (1-2x wiederholt).

Schwere- und Wärmeübung sind für Schultz u.a. Vertreter des AT die zentralen Übungen der Grundstufe, nach einigen Wochen Übung völlig ausreichend für Erholung, Selbstentspannung und Selbstruhigstellung. Oft kommt es im Zuge der vegetativen Umschaltung auch bereits spontan zu Entspannungsreaktionen anderer Organsysteme. Zur Mitbehandlung funktioneller und psychosomatischer Beschwerdebilder sind jedoch die übrigen autogenen Organübungen durchaus bedeutsam. Darüberhinaus intensivieren sie nach und nach die Fähigkeit zur Selbstregulation sonst autonom verlaufender Körperfunktionen.

Herzübung: Die Wahrnehmung des regelmäßigen Herzschlages soll einer weiteren Vertiefung von Ruhe und Entspannung dienen.
Die Übungsformeln
* „Das Herz schlägt ruhig und regelmäßig" oder z.B. „das Herz schlägt ruhig und kräftig" (4-6x wiederholt)
* „Ich bin ganz ruhig" (1-2x wiederholt).

Atemübung: Die Atemübung erlaubt die bewußte Wahrnehmung des sich im Verlauf der Übungen bereits im Ruhetonus bewegenden Atemrhythmus. Das Wechselspiel zwischen Ein- und Ausatmen soll nicht bewußt beeinflußt, sondern nur mitempfunden werden. Das rhythmische Auf und Ab der Atmung, das sehr gut im Bauchraum wahrgenommen werden kann, verstärkt mit dem Ausatmen oft bereits vorhandene Schwere- und Wärmeempfindungen und unterstützt weiterhin das Ruheerlebnis und die selbsthypnotische („hypnoide") Umschaltung.
Die Übungsformeln
* „Atmung ruhig" oder: „Es atmet mich" (4-6x wiederholt)
* „Ich bin ganz ruhig" (1-2x wiederholt).

Sonnengeflechtsübung: Die Sonnengeflechtsübung soll durch konzentrative Einstellung auf zunehmende Wärmeempfindungen im Bereich des Plexus Solaris im Abdominal- und Unterleibsbereich zu einem Abbau vegetativer Störungen im Bauchraum beitragen.
Die gebräuchlichste Übungsformel
* „Sonnengeflecht strömend warm" (4-6x wiederholt)
* „Ich bin ganz ruhig" (1-2x wiederholt).

Stirnkühleübung: Die Kopfübung des AT strebt eine zunehmende psychische Ruhetönung i.S. des „kühlen-Kopf-Bewahrens" (Gegenteil: der „Hitzkopf") an. Die Stirnkühle wird meist als angenehmer Kontrast zur intensiven Leibwärme in der Entspannung erlebt.
Die Übungsformeln
* „Stirn angenehm kühl" (4-6x wiederholt)
* „Ich bin ganz ruhig" (1-2x wiederholt).

2.29.4 Indikationen/Kontraindikationen

Die Ind. des AT reichen von eher allgemeinen ther. Zielen i.S. einer vegetativen und psychischen Umschaltung auf Ruhetonus bis hin zur Behandlung spezifischer psychosomatischer Störungen. Das AT wird in der Naturheilkunde, der Rehabilitation, in der Psychosomatik und Psychother. meist unterstützend im Rahmen multidimensionaler Behandlungsansätze durch Ärzte und klinische Psychologen angewendet.

Indikationen	Kontraindikationen
• Psychovegetative/psychosomatische Erkr.	• Endogene Psychosen
• Herz-Kreislauf-Erkrankungen	• Ausgeprägte endogene Depressionen
• Erkrankungen der Atmungsorgane	• Schwere Kern- und Zwangsneurosen
• Erkrankungen des Stoffwechsels	• Psychopathische Persönlichkeiten
• Erkrankungen der Bewegungsorgane	• Debilität
• Erkrankungen des Urogenitalsystems	• Kardial dekompensierte Patienten
• Erkrankungen der Haut	
• Geburtshilfe	
• Chirurgie	
• Zahnheilkunde (z.B. Schmerzreduktion)	

2

2.29.5 Therapie-Erschwernisse

Das Erlernen des AT stellt sich erschwert dar bei psychosomatischen und somato-psychischen Pat. mit einem Mangel an „freier Selbstverfügung", nicht ausreichender Fähigkeit zu einer aktiv-übenden Mitarbeit wie auch speziell bei Pat. mit einer ausgeprägten motorischen Unruhe. In letzteren Fällen ist zu erwägen, ob zunächst die progressive Relaxation nach Jacobson (☞ 2.30) mit ihren auf Muskelanspannung und -entspannung ausgerichteten Übungen grundlegende Entspannungserfahrungen vermitteln kann.

2.29.6 Literatur

- Hoffmann, Bernt: Handbuch des autogenen Trainings. Grundlagen – Technik – Anwendung. dtv 3138, München 1981
- Schultz, J.H.: Das autogene Training. Konzentrative Selbstentspannung. Versuch einer klinisch-praktischen Darstellung.Thieme, Stuttgart 1991, 19. unveränd. Aufl.
- Schultz, J.H.: Übungsheft für das autogene Training. Bearbeitet von D. Langen. Thieme, Stuttgart 1989, 22. überarb. Aufl.

2.30 Übende Verfahren: Progressive Muskelrelaxation nach Jacobson

Uwe Schwan

2.30.1 Einführung

Das progressive Muskelrelaxations-Training wurde von Jacobson in Amerika etwa zeitgleich mit dem AT (☞ 2.29) in Deutschland entwickelt. Muskuläre Spannung und muskuläre Entspannung sind die tragenden Pfeiler dieser Methode, die *Tiefenmuskelentspannung* (TME) genannt wird.

Es gilt, den Gegensatz dieser beiden Pole herauszuarbeiten, damit sich dann das Gefühl einer tiefenmuskulären Entspannung auf den ganzen Körper ausbreitet.

Im Vergleich zum AT ist diese Methode für Pat. – trotz individueller Schwankungen – schneller erlernbar, auch erfolgt eine schnellere körperliche Wahrnehmung des Entspannungsgefühls: Tiefenmuskelentspannung kann oft schon nach 2-3 Sitzungen erreicht werden. Eine tiefere Entspannung stellt sich erfahrungsgemäß nach einem Zeitraum von 4-6 Wo. mit 3-4 Sitzungen/Wo. ein.

2.30.2 Vorgehen bei der progressiven Muskelrelaxation

Entspannungshaltung: Sowohl die Rückenlage als auch die Sitzhaltung in einem bequemen Sessel oder Liegestuhl sind erlaubt.

Prinzip: Zu Beginn des Programms erlernt der Patient die Kontraktion und die Dekontraktion einzelner Muskelgruppen im Körper.

Die Muskelgruppen sollen in nachstehender Reihenfolge durchgegangen werden:

- Dominante Hand und
  Unterarm (UA)
- Dominanter Oberarm (OA)
- Nicht dominante Hand und UA
- Nicht dominanter OA
- Stirn
- Obere Wangenpartie und Nase
- Untere Wangenpartie und Kiefer
- Nacken und Hals

- Brust, Schultern und obere Rücken-
  partie
- Bauchmuskulatur
- Dominanter Oberschenkel (OS)
- Dominanter Unterschenkel (US)
- Dominanter Fuß
- Nicht dominanter OS
- Nicht dominanter US
- Nicht dominanter Fuß.

Bei jeder Muskelgruppe den Pat. folgende Schritte durchführen lassen:
- Auf die Muskelgruppe konzentrieren
- Auf ein vereinbartes Zeichen des Therapeuten die Muskelgruppe für 5-7 Sek.
  anspannen
- Auf ein weiteres Zeichen hin die Muskelgruppe lockern und entspannen
- Auch während des Entspannens und Lockerns auf die Muskelgruppe konzen-
  trieren.

Beispiel des möglichen Vorgehens zur progressiven Muskelentspannung:
Der jeweilige Therapeut kann eine solche Abfolge leicht einhalten, wenn er standardisierte
Anweisungen vorgibt, um die ersten Sitzungen eines solchen Programms zu erleichtern.

- „Legen Sie sich so bequem wie möglich hin, schließen Sie die Augen und versuchen Sie
  zunächst einmal ganz ruhig und gleichmäßig durchzuatmen. Halten Sie die Augen
  geschlossen und genießen Sie entspannte und ruhige Ein- und Ausatmung. Genießen Sie
  auch Ihre bequeme Lage
- Versuchen Sie weiter gleichmäßig und ruhig durchzuatmen und konzentrieren Sie sich
  mit Ihren Gedanken auf die rechte Hand. Ballen Sie nun die rechte Hand zur Faust und
  spannen Sie die Hand und den rechten UA stark an, halten Sie die starke Spannung und
  entspannen Sie wieder. Konzentrieren Sie sich dabei auf das Gefühl der Entspannung
  und behalten Sie Ihre Gedanken nur in der Muskulatur im rechten UA und in der rechten
  Hand
- Ballen Sie die rechte Hand noch einmal zur Faust, halten Sie wieder die Spannung, achten
  Sie darauf, wie die Spannung in den Muskeln sich anfühlt und entspannen Sie sich wieder.
  Genießen Sie dabei das Gefühl der Entspannung und versuchen Sie die Muskulatur im
  rechten Unterarm und in der rechten Hand immer tiefer und immer gleichmäßiger zu
  entspannen.“

Hinweise
- Als Therapeut darauf achten, daß die Anspannungszeit immer mit der gleichen
  wiederkehrenden Formel beendet wird
- Wenn die jeweilige Muskelgruppe gelockert und entspannt ist, dem Pat. die
  Möglichkeit geben, sich auf diese Empfindungen zu konzentrieren, damit er die
  entsprechende Entspannung körperlich auch wahrnehmen kann. Die Entspan-
  nungszeit ist individuell und variiert zwischen 10 und 40 Sek.
- Darauf achten, daß die jeweiligen Äußerungen an die Pat. eher anregend und
  nicht vorschreibend sind. So könnte der Therapeut auch folgende Anweisung
  zum Entspannen geben: „Lassen Sie einfach diese Muskeln los, achten Sie auf
  den Unterschied zwischen Spannung und Entspannung, und konzentrieren Sie
  sich nur auf die Empfindungen, die in diesen Muskeln sind, während Sie immer
  lockerer werden“

2

- Es empfiehlt sich, jede Muskelgruppe zweimal an- und zu entspannen, damit das Gefühl der muskulären Entspannung in der jeweiligen Muskelgruppe immer stärker wird
- Als Therapeut die Sitzung mit einem Genießen der muskulären Entspannung beenden. Den Pat. z.B. auffordern, rückwärts von 4 bis 1 zu zählen, bei 1 die Augen zu öffnen, Kopf und Hals zu bewegen und sich ein bißchen auf der Unterlage zu recken und strecken
- Nach einer solchen Sitzung den Pat. nach seinem Empfinden fragen. Da die einzelnen Empfindungen sehr unterschiedlich sein können, z.B. Wärmegefühl, Schweregefühl, ein leichtes Kribbeln in den jeweiligen Muskelgruppen, auch auf diese unterschiedlichen Reaktionsmuster hinweisen
- Als Zeitdauer für eine Sitzung empfiehlt sich in den ersten 4 bis 6 Wo. 20-30 Min. Das Programm kann dann je nach Umfang der einzelnen Muskelgruppen bis auf 40 oder 45 Min. erweitert werden.

2.30.3 Indikationen

- Herz/Kreislauf: Hypertonie, ausgeprägtes „A-Typ"-Verhalten (Dauerstreß, Hyperdynamiker), funktionelle Herzbeschwerden, Z.n. Herzinfarkt
- Psychovegetativum: Psychomotorische Unruhe, Schlafstörungen, vegetative Dystonie, Migräne, Raucherentwöhnung
- Muskuläre Verspannungszustände.

2.30.4 Informationen

Kurse
- werden in den meisten größeren Städten angeboten.

Literatur
- Bernstein, Borkovec: Entspannungstraining. Handbuch der progressiven Muskelrelaxation. Leben lernen - Pfeiffer, 1982
- Müller, E: Entspannungsmethoden in der Rehabilitation Perimed Erlangen, 1987

2.31 Umweltmedizin

Helmut Scharrel

2.31.1 Einführung

Bei den meisten Erkr. sind Umweltbelastungen teilweise oder sogar wesentlich beteiligt. Bei den diagnostischen und ther. Naturheilverfahren findet die umweltmedizinische Belastung des Pat. immer mehr Beachtung.

Allerdings bestehen Wissensdefizite in der Toxikologie, da i.d.R. nur eine einzige Substanz auf die möglichen Schädigungen für Mensch oder Tier untersucht wird. In epidemiologischen Studien können zumindest multifaktorielle Schädigungen auf Kollektive untersucht werden. Besondere Probleme bereitet das Zusammenwirken allergischer, pseudoallergischer und toxischer Effekte durch Schadstoffe, die sich z.T. in ihrer toxischen Auswirkunng nicht dosisabhängig verhalten, sowie die zunehmende Zahl zugelassener Chemikalien: Von über 100 000 Handelschemikalien sind weniger als 4000 toxikol. untersucht.

Verwendete Meßgrößen:
ppm = parts per million (z.B. cm^3/m^3 oder $\mu g/kg$)
ADI = acceptable daily intake (z.B. ng/kg KG und Tag)

2.31.2   Umweltmedizinische Diagnostik

Neben der allgemeinen Labordiagnostik mit den praxisüblichen Blut- und Urinuntersuchungen können folgende zusätzliche Untersuchungen indiziert sein:
* Retikulozyten
* GLDH, Transaminasen, Cholinesterase
* Gesamtcholesterin, HDL- und LDL-Cholesterin, Triglyceride
* Kreatinin-Clearance, β-2-Mikroglobulin
* Ferritin, Eisen, Folsäure, Vitamine A, B_1, B_6, B_{12}, E
* T_3, T_4, TSH, TRH-Test, Anti-TPO-AK (mikrosomale), TAK (Anti-TGB-AK), Prolactin, evtl. Metoclopramid-Test, DHEAS, evtl. weitere Hormonanalysen
* Zink, Selen, evtl. Kupfer, evtl. biogene Aminosäuren
* **Allergologisch:** IgE, evtl. spezielle RAST-Teste, Reib-, Prick- und Scratch-Tests, IgA, IgG, IgM
* **Immunologisch:** Lymphozytendifferenzierung (evtl. mit Stimulation), Multitest Mérieux; mikrobiologische Stuhlanalyse einschl. Pilzkulturen (Candida), ggf. Sputumproben (Candida), Speicheltests.
* **Technische Untersuchungen:** Sonographie, Langzeit- und Belastungs-EKG, Doppler-Sonographie, EMG, AEP, VEP, EEG, Brain mapping, P 300, Spect. Bioresonanz-Verfahren (☞ 2.6), Elektroakupunktur nach Voll (☞ 4.3, sehr hoher diagnostischer Wert!).

DMPS- bzw. Dimavaltest
Wichtiger Test zum Nachweis einer Schwermetallbelastung bzw. -vergiftung. 5 ml (1 Ampulle) DMPS-Heyl® enthält 250 mg, 1 Kapsel Dimaval® enthält 100 mg 2,3-Dimercaptopropan-1-sulfonsäure, Natriumsalz. Verschreibungspflichtig, aber zur Zeit nicht kassenzugelassen.

Ausführung: Spontanurin vor Gabe von DMPS auf Quecksilber und Kupfer untersuchen lassen: Grenzwerte Hg bis 4 $\mu g/l$, Cu bis 50 $\mu g/l$. Anschließend 3-4 mg DMPS-Heyl pro kg KG langsam (!) i.v. oder 10 mg/kg KG Dimaval oral. 150 bis 200 ml Wasser oder Tee trinken lassen. 2 h später Spontanurin sammeln und auf Quecksilber, Kupfer, Chrom, Blei, Cadmium und ggf. Arsen untersuchen lassen. Höchstzulässige Konz.: Hg 50 $\mu g/l$, Cu 500 $\mu g/l$, Cr 4 $\mu g/l$, Pb 50 $\mu g/l$, Cd 4 $\mu g/l$ (Arsen 25 $\mu g/l$).

2.31.3   Therapie umweltbedingter Erkrankungen

Es gibt keine allgemeinen Therapie-Empfehlungen für umweltbedingte Krankheiten oder Befindensstörungen. An erster Stelle steht immer das Meiden der Giftexposition, soweit dieses möglich ist.

- Das eigene Rauchverbot und die richtige schadstoffarme Ernährung sind stets von hervorragender Bedeutung
- Out-door-Risiken: z.B. Wohnen in der Nähe von Müllverbrennungsanlagen oder die richtige Wahl des eigenen PKW bis zum Gebrauch von sog. Pflanzenschutzmitteln im Garten
- In-door-Risiken: bei „verpilzten" Innenräumen durch mangelhaftes Lüften in Neubauten oder nicht sachgerechten Wandverkleidungen (Kältebrücken), Möbeln (Formaldehyd), Teppichen (Ausdünstungen aus Teppichboden-Klebern), Reinigungsmitteln, Haushaltsklebern und elektromagnetischen Feldern, letztlich auch bei der Körperpflege und der richtigen Kleidung.

Mögliche Therapie-Formen

Spurenelemente: Essentielle Spurenelemente werden oft in der Praxis gar nicht berücksichtigt, obwohl manche tox. Belastung einen Mangel bedingen kann. Grundsätzlich niemals blind substituieren! Serumkontrollen, auch wenn sie nur überwiegend das extrazelluläre Milieu wiederspiegeln. Haarmineralanalysen sind allein nicht ausreichend aussagefähig, aber manchmal hilfreich.

Selensubstitution: Gesamtmenge im Körper 15-20 mg. Normale Konzentration 0,9-1,8 μmol/l im Serum. Resorption im Duodenum und übrigen Dünndarm. Empfohlen werden 0,05 mg pro Tag. Ein Mangel ist bei 10-30% der Bevölkerung wahrscheinlich. Selen ist essentiell für die Glutathion-Peroxidase (Erythrozyten) und Jodothyronin-Dejodinase (Dejodierung von T4 zu T3), notwendig für die Entgiftung von Blei, Cadmium, Quecksilber. Wichtig für das Immunsystem.

Zinksubstitution: Essentiell im katalytischen Zentrum von mehr als 100 Enzymen, Mindestaufnahme täglich etwa 15 mg. Bedeutung bei Entzündungsprozessen, aber auch im Eisen- bzw. Ferritinstoffwechsel und enzymatisch für Metallothionein.

Vitaminsubstitution: Je nach Untersuchungsbefund und Laborstatus. Häufig ist Vitamin B1-Mangel, Substitution z.B. mit Milgamma N® Kaps.

Heilfasten (☞ 2.11): Auf keinen Fall Nullfasten, da die im Fett gespeicherten Giftstoffe radikal mobilisiert werden und erneut schwere Vergiftungen auslösen können.

Ernährungstherapie: Auslaß- oder Rotationsdiäten zu diagnostischen und ther. Zwecken. Sehr hilfreich bei verschiedenen Intox.
Tierisch eiweißfreie Ernährung ist wegen der zunehmenden Kuhmilchallergie und wegen der tox. Belastung der Eiweißprodukte sehr sinnvoll. Sojaprodukte sind als Milchersatz bei der Ernährung von Säuglingen möglich. Zusätzlich Meiden von Nahrungsmitteln, die Pseudoallergien auslösen können. Streng zuckerfreie Diät ist notwendig bei abdominellen Beschwerden und bei Candidiasis
Diät-Austestung: Mit homöopathisch potenzierten Nahrungsmittel.n oder mit reinen Nahrungsmitteln durch die EAV (☞ 4.3).
Ausgleich des Säure-Basen-Haushalts nach pH-Messungen des Urins wegen häufiger Übersäuerung. Zugabe von z.B. Magnesiumcarbonat oder Basica.

Aus- und ableitende Heilverfahren: (☞ 2.4) Haben eine große Bedeutung für die Toxinausleitung

Symbioselenkung: Bei pathologischer Darmflora (☞ 2.27). Geeignet sind Hylak forte®, Omniflora®, Pro-Symbioflor®, Symbioflor® I und II; neben anderen Präparaten auch Autovakzine! Bei System- bzw. Darmmykosen Dr. Reckeweg® 82-Tropfen, bei gleichzeitigen Diarrhoen Perenterol®. Candidiasis ☞ 2.27.7. Positive Wirk. der Symbioselenkung über die Peyerschen Plaques auf das darmassoziierte Immunsystem. Erhöhte Toxinausleitung im Darm.

Orthomolekulare Ther.: Z.B. Coenzym Q10 (CoQ-Zyme forte) für die Energie-gewinnung in den Mitochondrien und Schutz vor Antioxidantien. Bioprotect-Kapseln mit vollem Antioxidantienspektrum: Vitamin A, C und E, Selen, Germanium, Glutathion, Superoxid-Dismutase und antioxidative Aminosäuren (☞ 2.16).

Immunstimulation bzw. -modulation: In vitro belegt, in vivo noch umstritten ist die Wirk. von Echinacea purpurea oder angustifolia in z.B. Echinacin® bzw. Echinacea-Hevert®, Esberitox®. Eleuterokokkus® und Resistan®. Lymphomyo-sot®, Lymphozil forte® sind ebenso bewährte Thymus- und Mistelpräparate (☞ 6.4).

Ozon- und O₂-Ther.: Stimulieren in der richtigen Dosis das Immunsystem, wirken durchblutungsfördernd, zellaktivierend, scheinen die Zellmembranen bei tox. Belastung positiv zu beeinflussen und lindern deutlich hirnorganische Schädigungen durch Umweltgifte (☞ 2.26).

Enzymther.: Bromelain und andere körpereigene Enzyme und Fermente reichen in der Wirk. vom Abbau von Entzündungen bis zu fibrinolytischen Aktivitäten (☞ 2.9).

DMPS-Heyl®: Parenteral bzw. Dimaval® oral kommt zur Ther. und Ausscheidung von Schwermetallbelastungen in Frage, insbesondere bei Cadmium, Blei und Quecksilber (Amalgam).

Bioresonanzverfahren: (☞ 2.6) Noch umstritten. Gute Erfahrungsberichte gibt es bei der Ausleitungsbehandlung mit der EAV (☞ 4.3).

2.31.4 Umwelttoxische Substanzen

Asbest
Vorkommen: In den Großstädten bei jedem 7. Pat. Asbestfasern in der Lunge nachgewiesen. Asbestose ist eine anerkannte Berufskrankheit. Durch Korrosion und Abwitterung von Asbestmaterial bilden sich Fasern, die Lungenkrebs verursachen können.

Grenzwerte: Keine. Noch bis Ende 1994 dürfen asbesthaltige Schutzkleidung oder poröse Massen für Azetylenflaschen in den Handel gebracht werden. Im Tiefbau darf Asbest ab 1993 nicht mehr verwandt werden.

Benzol
Vorkommen: Statt Blei jetzt im Kat-Benzin bis 5 g Benzol pro l Benzin. Auch z.T. unverbrannt aus dem Auspuff. Tankstellen und dort zum Verkauf angebotene Lebensmittel schwer belastet. Sonst wie sein nicht wesentlich weniger tox. Derivat Phenol in Farben, Lacken, Lösemitteln, Klebstoffen, Reinigungsmitteln und Ab-beizern.

Nachweis: Im (Koller-)Vollblut Grenzwert 0, im Urin (Phenol) bis 15 mg/l.
Auswirkungen: Schleimhautreizungen, Knochenmarkschädigungen, Blutbildveränderungen, Schäden an Leber, Nieren und Milz, erbgutschädigend, eindeutig krebserzeugend (Blutkrebs).

Blei

2

Vorkommen: Eintrag bisher überwiegend durch Bleibenzin. Belastung inzwischen deutlich reduziert. Auch in Rostschutz, Bleiakkumulatoren, Lötnähten, Bleirohren (in älteren Häusern), Lebensmitteln (Rinderleber, Tomatenmark-Dosen), Verhüttung. ADI-(acceptable daily intake)Wert zu 30% ausgeschöpft durch Luft und Lebensmittel.

Grenzwerte: Bleirohre bei alten Wasserleitungen (v.a. vor 1920 installiert) enthalten bis zu 800 μg/l im Standwasser. Nach 5 l Wasserablauf oft noch bis 100 μg/l nachweisbar. Erlaubt sind im Trinkwasser 40 μg/l bei zeitweiser max. Überschreitung bis 80 μg/l. BAT-Wert (auch für Schwangere) 300 μg/l Blut, bei Kindern (geistige Behinderung) Grenze bei 100 μg/l Blut, wobei psychische Störungen ab 60 μg/l auftreten können. ADI-Wert 3-7 μg/kg KG/Tag. Im Urin Delta-Aminolävulinsäure zwischen 5 und 15 mg/l Urin, nach DMPS 50 μg/l.

Auswirkungen: Störungen der Häm-Synthese ab 300 μg/l Blut, die Delta-Aminolävulinsäure-Dehydratase ist zu 30% gehemmt, Anämie erst ab 700 μg/l Blut. Kinder sind allgemein empfindlicher (Erwachsene resorbieren Blei zu 5%, Kinder zu 50%!). Zeichen: Retikuloyztose, Koproporphyrin im Urin, Darmspasmen, Leber- und Nierenschäden, Lähmungen, PNP, Enzephalopathie, kindliche Entwicklungsstörungen.
Ther.: Meiden der Giftexposition, hier besonders wichtig in der Ernährung. Auf keinen Fall Fasten. Vorsicht in der Schwangerschaft wegen Blei-Mobilisation aus dem Knochen! Gezielte Freisetzung auch durch Ca-EDTA möglich. Oral D-Penicillamin in kleinen Dosen über Monate (Zink und Kupfer kontrollieren!).

Cadmium (Cd)

Vorkommen: Hohe Konz. in parenchymatösen Organen wie Leber und Niere (hier gilt Belastung von 100 μg/g Gewebe als kritische Grenze).
Höchste Belastung in freiwachsenden Pilzen, hier besonders Schafegerling (Aniskümmerling). Bis zu 15 mg/kg Pilze. Mit einer Mahlzeit ist die Höchstmenge für 1-2 J. erreicht. Zuchtchampignon deutlich weniger belastet. Viel Cd auch in Leber, Nieren, Muscheln (0,1-0,2 mg/kg), Zigarettenrauch, Weizen und Schokolade (Kakao mit Cd bedampft). Hohe Konz. in Sellerie!

Grenzwerte: Blutmessung weniger zuverlässig, Cd gelangt schnell in parenchymatöse Organe, in Erythrozyten 1-2 Monate nachweisbar. Als Grenzwerte gelten zwischen 2 und 10 μg/l Vollblut (Creatinin-bezogen). Im Urin gelten 2 μg/l Urin als obere Grenze, nach Mobilisierung durch DMPS 3 μg/l Urin. ADI-Wert 1 μg/kg KG/Tag. Trinkwasser-Höchstgrenze 5 μg/l. Luftbelastung unbedeutend.

Auswirkungen: Parenchymatöse Nierenschäden dominieren. Die tox. Belastung beginnt bereits ab 50 μg/g Gewebe durch Schäden bevorzugt am proximalen Tubulus. β-2-Mikroglobulin ist ein empfindlicher Parameter beginnender Niereninsuffizienz. Irreversible Schäden. Raucher sind besonders gefährdet. Bei starker Exposition Leber- und Lungenschädigungen, im Tierversuch Lungenkrebs.
Ther.: Meiden der Exposition, evtl. positiver Effekt durch Nephroselect®, sehr wichtig Zinksubstitution bei gestörter Zinkhomöostase (☞ 2.16.5). Auch auf Kupfer achten.

Dioxine und Furane

Sehr stabile chlorierte Kohlenwasserstoffe mit unterschiedlich langen HWZ bis zu 25 J. Bekannt sind bis heute 135 Isomere der Chloridbenzofurane und 75 Isomere der Chloridbenzodioxine. Das bekannte OCDD (Octachloridbenzodioxin) z.B. aus der Chlorbleiche der Papierindustrie hat eine HWZ von 5 bis 8 J. Am bekanntesten ist das 2, 3, 7, 8-Tetrachlordibenzodioxin (TCDD) als das sog. Seveso-Gift. Andere z.T. nur wenig schwächer toxische Dioxine werden als „Supergift" bezeichnet.

Toxikol. relevante Dioxine sind erst durch die Chlorchemie sprunghaft angestiegen. Das Insektizid Toxaphen wurde 1974 verwendet, es läßt sich heute noch im Humanfett nachweisen. Die polychlorierten Biphenyle (PCB) führen bei Verbrennung (Müll!) zu hoher Dioxinemission. Aus den Flammhemmitteln der Kunststoffe (z.B. Fernseher) entstehen bei der Verbrennung chlorierte und bromierte Dioxine. Auch fluorierte Dioxine sind vorhanden, z.B. in der bekannten Gore-Tex-Kleidung (regenabweisend, schweißdurchlässig), die eigentlich Sondermüll wäre.

Vorkommen: Chlorchemie, Müllverbrennungsanlagen, Papierindustrie, Stahl- und Schrottindustrie, Kabelanlagen, Aluminiumwerke, Raffinerien, Bleibenzin, Hausbrand, chemische Reinigungen, Kieselrotschlacke auf Sportplätzen. Ubiquitär in der Außenluft: Minimum 0,05 pg/m^3 im Juli, Maximum 0,9 pg/m^3 im Januar.
Nachweis: Beim Menschen im Vollblut (100 ml vom BGA verlangt), Kosten liegen bei ca. 3500,- DM. Die lipophilen Substanzen gehen besonders ins Fett- und Nervengewebe, höchste Konz. in der Muttermilch.

Toxizität

- Besondere Wirk. über „Dioxin-Rezeptoren", mit hoher Affinität zu den AH-Rezeptoren (aromatic hydrocarbon receptor), die in vielen Organen vorkommen.
- Effekte u.a. auf Gentranskription, immunmodulierende Eigenschaften, Enzyminduktion in der Leber
- Aufgrund von Reaktionen der AH-Rezeptoren in der Schilddrüse lineare Beziehung zwischen TSH und Dioxinbelastung.

Grenzwerte: Die amerikanische Gesundheitsbehörde EPA hat den Grenzwert für acceptable daily intace (ADI) 1992 aufgrund neuerer Studien erneut bei 0,008 pg/kg KG/d bestätigt. Das Bundesgesundheitsamt in Berlin hält 1 pg/kg KG/d immer noch für akzeptabel. Kuhmilch enthält 1-6 pg TE Dioxine pro kg Milchfett. Ein Säugling nimmt über die Muttermilch 80-90 pg TE Dioxine pro kg KG und Tag auf! Nach 3-6 Mon. Stillzeit ist die absolut toxische „Sättigung" des Säuglings erreicht (ohne Sicherheitsfaktor zum Tierversuch!).

Auswirkungen: Kanzerogenität, Immunstörungen, T4-Zellen erniedrigt, Vit.A-Mangel, Leberschäden, Schilddrüsenfunktionsstörungen, Fettstoffwechselstörungen, IgA- und IgM-Abweichungen, MCHC-Erhöhung, mögl. neurotox. Effekte.
Ther.: Nur Hilfestellung bei einzelnen Störungen, aber keine kausale Ther. Eine naturheilkundliche ganzheitsmedizinische Behandl. der Pat. bringt aber oft erstaunliche Besserungen. Immunstimulation, Thymuspräparate und Mistelextrakte haben evtl. ausgleichende Wirk. auf die Lymphozytenfunktionen. Besserung der Reaktionen beim Multi-Mérieux-Test.

Formaldehyd

Vorkommen: Überwiegend In-door-Problematik, ubiquitär. Z.B. Spanplatten, Faserplatten, Kleidung, Möbel, Reinigungsmittel, Lacke, Klebstoffe, Lösemittel, Desinfektionsmittel, Medikamente, Filzstifte, Kuscheltiere, besonders große Gefahr in Kinderzimmern.

Grenzwerte: MRK 0,1 ppm (vom BGA empfohlen, rechtlich nicht bindend, in Mietprozessen anerkannt); MAK-Wert mit 0,5 ppm gilt nur für Arbeitsplätze, an denen mit Formaldehyd als Arbeitsstoff gearbeitet wird; z.B. in Büros gibt es keine MAK-Werte. Werden ca. 6

Zigaretten in 2 h in einem 50 m³ großen Raum ohne Lüftung geraucht, wird die MRK-Grenze überschritten! Grenzwert für Außenluft 0,02 ppm bei 30 Min. mit kurzfristiger Überschreitung bis 0,06 ppm.

Nachweis: Ameisensäure im Urin < 30 mg/g Kreatinin (nicht ganz spezifisch), bei Kindern Morgenurin untersuchen. Raumluftmessungen mit den Dräger-Röhrchen als gut orientierender Suchtest. Achtung: In Kinderzimmern in Betthöhe messen!

Auswirkungen: Allergische und tox. Reaktionen, Haut- und Schleimhautkrankheiten, Augenbrennen bei höherer Konz., Reizung von Nase, Rachen und Bronchien. Grenzwert bei empfindlichen Personen (auch mit niedriger Geruchsschwelle) liegt schon bei 0,05 ppm. Wegbereiter für andere tox. Stoffe und Allergene. Sehr oft als Auslöser oder sogar ursächlich beim atopischen Ekzem beteiligt. Oft bei Tubenmittelohrerkr., Paukenergüssen beteiligt (Röhrchenkinder). Kontaktdermatitis, selten auch IgE-vermittelte RAST-pos. Allergie (Dialyse). Polyneuropathien. Schädigung des Zentralnervensystems: Schlafstörungen, Kopfschmerzen, Schwindel, Konzentrations- und Gedächtnisstörungen, sog. psych. Störungen, Benommenheit (☞ Chemikaliensyndrom des ZNS). Infektanfälligkeit.

Problematik: E1-Norm für Spanplatten ist nicht korrekt, der Grenzwert von 10 mg/g Spanplatte würde eine Ausgasung bis 0,17 ppm verursachen! Vorsicht beim Kauf von Spanplatten. Viele (Kinderzimmer-) Möbel sind sehr schwer belastet. Die Mehrzahl der Kleidungsstücke ist belastet, nur in Japan ist Formaldehyd für Kinderkleidung verboten. Im Tierversuch dosisabhängig krebserzeugende Potenz, Hypopharynx-Tumoren bei Ratten.

Ther.: Meiden und verringern der Exposition, Ursachenbeseitigung. Stabilisierung der Schleimhäute: Kamille, auch zur Inhalation, Efeu (Prospan), Thymol, Augentropfen (Conjunctisan A); Schutz für die Haut (u.a. Hamamelis, Thuja), Immunstimulantien (Lymphomyosot®, Lymphozil forte®, evtl. Bioresonanzther. (☞ 2.6), evtl. EAV (☞ 4.3), bei Polyneuropathie hochdosiert Vitamin B_1, B_6 und B_{12} (Milgamma mit Benfotiamin als B_1), bei ZNS-Störungen Versuch mit Ginkgo. Substitution mit Zink und Selen bei nachgewiesenem Mangel (Unizink®, Zinkorotat®, Selenase®).

Holzschutzmittel

Die verschiedenen Holz(„schutz")mittel (HSM) mit ihren vieldiskutierten gesundheitlichen Auswirkungen haben zum größten Umweltprozeß in der BRD geführt. Bis 1978 war Pentachlorphenol (PCP) neben Lindan die Hauptwirksubstanz, bis die chemische Industrie von sich aus PCP aus den HSM für Innenräume herausgenommen hat, obwohl Pentachlorphenol erst seit 1988 für die BRD verboten worden ist.

Da PCP nicht technisch rein herzustellen ist, sind auch verschiedene Dioxine wie Octachlordibenzodioxin (OCDD) in den HSM vorgekommen. Der Import aus dem Ausland konnte jedoch nicht untersagt werden.

Zweitwichtigste Wirksubstanz ist das heute noch zugelassene Lindan, wobei auch die anderen Isomere Alpha- und Beta-HCH vorkommen können.

Neuere Wirkstoffe im HSM sind Baycarb, Chlorthalonil, Dichlofluanid, Furmecyclox und zum Beispiel die unter den Pestiziden bereits benannten „biologischen" Pyrethroide. Ferner ist der höchste Lösemittelgehalt von HSM problematisch, der möglicherweise für viele Schäden verantwortlich gemacht werden muß, unerkannt und unbenannt, in einzelnen Chargen mit unterschiedlicher Zusammensetzungen.

Grenzwerte: Für PCP im Serum gilt ein Referenzwert von 30 μg/l, für Lindan von 1,3 μg/l. Aufgrund der kurzen Halbwertszeiten von PCP (im Blut 2-3 Wo.) und Lindan (im Blut 1 Wo.) sind die lipophilen Substanzen oftmals in sehr geringen Serumkonz. nachweisbar, obwohl schwere Intoxikationen vorliegen können.

Auswirkungen
Haut- und Schleimhautreaktionen bei < 90%, darunter Ausbruch oder Verschlimmerung von Neurodermitis, Ekzeme, Furunkulose, Erythem, Haarausfall. Schleimhautreizungen der oberen Atemwege. Lymphknotenschwellungen

- Gelenkerkr., wenig bekannt ist die PCP-Arthritis
- Lebererkr., erhöhte Leberwerte, Lindan: Lebertumoren. Hyperlipidämien. Pankreaserkr. (Ablagerung von PCPhenolat im Pankreas)
- Darmerkr.: Diarrhoen, Krämpfe, Dysbakterie, intestinale Mykosen (häufig)
- Schilddrüsenfunktionsstörungen, lineare Beziehung zwischen Dioxin und TSH. Blockierungen der AH-Rezeptoren, Thyreoiditis (oft bei Euthyreose)
- Knochenmarkschädigungen (V.a. aplastische Anämien nicht signifikant), Blutbildveränderungen (je nach überwiegendem Toxin verschieden)
- Vitamin A-Erniedrigung
- Immunglobulin-Abweichungen (IgG bei PCP erhöht). Immunsuppression (T4-Zellen): PCP bewirkt akut in vitro erst eine Immunstimulation, dann eine -suppression. Bei 3-tägiger Inkubation aber sofort eine Suppression, verstärkt nach 8-tägiger Inkubation (Müller-Ruchholtz, Lang)
- Polyneuropathie und andere neurotoxische Schäden.

Lösemittel

Vgl. Holzschutzmittel. Am bekanntesten: 1,1,1-Trichlorethan (Methylchloroform), Trichlorethen (Trichlorethylen, Tri), Tetrachlorethen (Perchlorethylen, Per), und Dichlormethan (Methylenchlorid).

Vorkommen: Mittel für Metallentfettung, Textilreinigung, zum Ablösen von Anstrichen, bei der Leiterplattenfertigung, als Lösemittel für andere Substanzen (z.B. Tipp Ex ®), als Kleber.
Auswirkungen: Gefahren durch Einatmung, Übertritt ins Blut, in die Leber, Nieren und besonders ins Gehirn. Kopfschmerzen, Übelkeit, Schwindel, Rausch, Narkose und Tod. Ansonsten Herzrhythmusstörungen, auch als alleiniges Symptom möglich. Hautschäden können bis zur Blasenbildung führen. Schleimhautreizungen möglich. Zusammen mit Zigarettenrauch entwickeln sich Phosgen und Chlorwasserstoff. Kanzerogenität wird diskutiert.
Perchlorethylen aus chemischen Reinigungen durchdringt Wände. Messungen haben 10 mg/m³ Raumluft ergeben, das Doppelte des WHO-Grenzwertes. In fetthaltiger Nahrung (Butter) ist Anreicherung bis 100 mg/kg möglich.

Nitrat

Stickstoffverbindung, Salz der Salpetersäure, aus stickstoffhaltigen Düngemitteln, grünen Pflanzen, im Boden. Grenzwert im Trinkwasser (☞ 2.31.6). Im Wasser und in der Nahrung (z.B. Wurzel- und Blattgemüse). Früher vielfach beim Pökeln und Konservieren von Fleisch verwandt. Umwandlung zu Nitrit, im Magen Reaktionen mit Aminen zu Nitrosamin.

Nitrit

Salz der Salpetersäure, humantoxisch, behindert den Stofftransport. Magenbeschwerden, Übelkeit, Atemnot. Gefahr für Säuglinge (z.B. aufgewärmter Spinat). In Rettich, Salat, Gurken. Umwandlung zu Nitrosaminen.

Nitrosamine

Gehören zu den N-Nitroseverbindungen. Toxisch für Magen, Lunge, Leber, Nervensystem. Stark krebserzeugend.

Benzpyrene

Entstehen beim Grillen und Backen über offenem Feuer. Rauchentwicklung bei fettem Fleisch besonders gefährlich. Preßpappe und Kieferzapfen wegen hoher Konz. nicht als Brennmaterial verwenden. Auch in geräuchertem Fleisch oder Fisch. Eindeutig krebserzeugend.

Pestizide („Pflanzenschutzmittel")

2 Eine der wichtigsten Quellen für die schleichende Vergiftung der Menschen. Bekannt sind Herbizide, Insektizide, Fungizide, Arkarizide (gegen Milben), Nematozide (gegen Würmer) und Rodentizide (gegen Nagetiere). Hinzu kommen ohne toxikol. Bewertung Attractans (Lockstoffe), Pheromone (Boten-, Duft- und Warnstoffe), Repellents (Abwehrstoffe), Sterilantien, Wuchsstoffe, Begasungs-, Vergällungs-, Entseuchungs-, Desinfektions- und Konservierungsmittel, Keimungshemmer, Beizmittel, Netz- und Haftmittel, Lösemittel, Emulgatoren und Substanzen zur Vermeidung von Spritzflecken, je z.T. ohne gesetzliche Deklarationspflicht.

Substanzgruppen (Auswahl):
- *Chlorkohlenwasserstoffe:* z.B. DDT (in der BRD verboten; prim. Leberkrebs bei Mäusen; in der Muttermilch immer noch nachweisbar, (u.a. durch III. Welt-Importe!); Aldrin, Dieldrin, Beta- und Gamma-HCH (Lindan, wird immer noch am Menschen bei Kopfläusen angewandt!).
- *Carbamate:* (Acetylcholin); Carbaryl; Methocarb; Temik; Carbonsäurederivate, chlorierte Triazine, Anilinderivate
- *Bipyridiniumderivate:* Deiquat, Paraquat, Morfamquat (tödliche Lungenfibrose)
- *Pyrethrum und Pyrethroide:* Sog. biologische Mittel aus Chrysanthemen, häufig eingesetzt als Permethrin, nach Müller-Mohnssen im Tierversuch hochgradig neurotoxisch.

Humanpathogene Auswirkungen: Individuell verschieden. Akuttox. (hochgefährliche v.a. Insektizide wie z.B. Parathixon E 605®) und langzeittox. Effekte sind zu unterscheiden. Am häufigsten sind zentrale hirntox. Erscheinungen, Polyneuropathien, Schäden am Herzen, Rhythmusstörungen, Atembeschwerden, Übelkeit, Krämpfe, Haut- und Schleimhautreizungen, Kreislaufstörungen, Durchfall, Benommenheit bis zum Koma und Tod. Einzelne Gifte lösen Allergien aus, schädigen das Immunsystem und stehen unter dem Verdacht der Kanzerogenität.

Grenzwerte: Trinkwasserverordnung (☞ 2.31.6). Für Innenräume gibt es keine Beschränkungen außer für Kammerjäger.

Anmerkungen: Während die Nahrungsmittelbelastung mit Pestiziden allmählich zurückgeht gewinnt Trinkwasser immer mehr an Bedeutung – viele Trinkwasser-Brunnen sind durch Pestizide verseucht (v.a. in intensiv landwirtschaftlich genutzten Gegenden). Viele Nahrungsmittel sind durch ein oder mehrere Pestizide durch Höchstmengen-Überschreitung belastet. Höchstmengenverordnung in Deutschem Trinkwasser wurde deshalb 1990 „ausgesetzt", um diese Trinkwasservorkommen weiter nutzen zu können. 1988/89 waren in der BRD von 948 Erdbeerproben 81,8% zu hoch mit Pestiziden belastet.

PVC (Polyvinylchlorid)

Weichmacher wie Phthalsäureester halten PVC in weiten Temperaturbereichen flexibel und machen bis zu 60% im PVC aus. Dadurch werden Emissionen vermutlich krebserzeugender Gase begünstigt. Problematisch sind auch PVC-verpackte Lebensmittel.

Quecksilber (Hg)

Vorkommen: Metallisch oder als Dampf. Hochtox. sind die organischen Hg-Verbindungen, die in Saatgutbeizmittel, in Fischen (durch Fischverzehr im Norden der BRD hohe Werte) und in Pilzen enthalten sind. Thermometer weniger bedeutend, aber in Eichbetrieben zu beachten. Hohe Belastung auch in Zahnarztpraxen: Arbeit mit Amalgamfüllungen.

Grenzwerte: 10 (bis 40) μg/l EDTA-Vollblut für metallisches Hg als BAT-Empfehlung, im Urin bis 4 μg/l und nach DMPS-Test bis < 50 μg/l Urin. Im Trinkwasser Grenzwert bei 1 μg/l. MAK-Wert 100 μg/m^3 für metallisches Hg, 10 μg/m^3 für organisches Hg. MEK bei 200 μg/m^3 für die Abgase.

Krankheiten: Am meisten umstritten ist die Amalgamtoxizität. Amalgamfüllungen enthalten zu 53% metallisches Hg, sonst sind toxikologisch Zinn, Silber und Kupfer bedeutungsvoll, allergologisch neben Hg Kupfer und Nickel aus Alt-Amalgam. Die inhalative Belastung ist entscheidend, intestinal findet kaum eine Resorption statt. Externa wie Salben können kritisch sein, früher auch das Sublimat als Desinfektionsmittel, heute noch Quecksilberverbindungen als Konservierungsmittel z.B. in Nasentropfen (Luffa).

Symptome/Folgen: Allergien, Immunsuppression, zentralnervöse Erscheinungen bis zu Konzentrations- und Gedächtnisstörungen, Kopfschmerzen, Schwindel, Abgeschlagenheit, Antriebslosigkeit, Schlafstörungen, Reizbarkeit, Psychosen. Polyneuritis, Polyneuropathie. Abdominelle Beschwerden (Diarrhoen). Gingivitis. Haarausfall. LK-Schwellungen. Teratogenität und Kanzerogenität sind umstritten.

Nachweis: Im EDTA-Vollblut sowie im Urin (s.o.). DMPS-Test (☞ 2.31.2) oder Kaugummi-Speicheltest (nach Daunderer): Quecksilber- und Zinnmessung in 5 ml Speichel messen, dann 10 Min. Kaugummi kauen lassen, 2. Probe mit ebenfalls 5 ml Speichel auch auf Hg und Zn untersuchen lassen. Signifikante Werte >15 μg/l.

Ther.: Meiden der Exposition, Zinksubstitution bei gestörter Zinkhomöostase, Selen zur Aktivierung der Metalltheionase. Mobilisation mit Dimaval-Tabletten wirkt überwiegend im Darm über Stuhlausscheidung. DMPS intravenös möglich (*Cave:* Hg wird vorrangig über die Nieren ausgeschieden, aber vorher gelangt ein Teil über das Blut wieder in andere Organe einschließlich Gehirn!). Sehr sorgfältiges Ausbohren der Füllungen mit geringer inhalativer Belastung. Homöopathische Ausleitung von enormer Bedeutung. Elektroakupunktur nach Voll (☞ 4.3) nimmt eine zentrale Stellung ein. Immunmodulation. Symbioselenkung (☞ 2.27). Orthomolekulare Ther. (☞ 2.16).

Tabakrauch/Zigaretten

Eines der bedeutendsten Umweltgifte für aktive **und** passive Raucher.

Die Anteile von Nikotin und Kondensat müssen deklariert werden, leider nicht die anderen Inhaltsstoffe: Dimethylnitrosamin, Formaldehyd, Acrolein, Anilin, N-Nitrosonornikotin, Nickel, Stickoxid, Cadmium, Benzpyren, Benzanthrazen, Kohlenmonoxid, Ammoniak und einzelne Dioxine.

Ther.: Eine sinnvolle Ther. gibt es nicht, außer dem Meiden von Tabakrauch in jeglicher Form. Einzelne Hilfestellungen je nach Ausmaß der individuellen Erkr. Ozon- und O$_2$-Ther. (☞ 2.26) sind bewährt. Zur Raucherentwöhnung eignet sich Akupunktur (☞ 5.14.4). Aufklärung und psychol. Patientenführung sind vorrangig. Ein öffentliches Rauchverbot reduziert die Giftexposition.

2.31.5 Allergische und toxische Reaktionen

Nahrungsmittelreaktionen

Die Allergien auf Nahrungsmittel und gleichzeitig deren tox. Belastung nehmen wesentlich an Bedeutung zu, auch bei der Neurodermitis. Viele Nahrungsmittel sind mittlerweile durch Schadstoffe hoch belastet, z.T. liegen Höchstmengenüberschreitungen gleich für mehrere Substanzen vor wie in Erdbeeren, die selbst auch allergene Wirk. haben können (☞ Pestizide, 2.31.4).

Die Pathogenese krankhafter Reaktionen nach Nahrungsmittelaufnahme ist vielfältig. Relevante Mechanismen:
- **Allergie Typ I:** Urtikaria, Quincke-Ödem, Neurodermitis-Schub, Pruritus, Rhinitis, Asthma bronchiale, Schock und Schockfragmente
- **Allergie Typ IV:** (Kontaktekzeme)
- **Pseudoallergische (Intoleranz-)Reaktionen:** Unspezifische *Histaminliberation* (Erdbeeren, Tomaten, Weinsorten); *biogene Amine:* hoher Histamingehalt (z.B. Sauerkraut, bestimmte Weinsorten); hoher *Serotoningehalt* (z.B. Banane); hoher *Tyramingehalt* (z.B. Schokolade, Gruyère); *Prostglandinsynthesehemmer* (ASS, Benzoesäure); Lebensmittel-Zusätze (Tartrazin, Sulfite).

Toxische Wirkung durch Schimmelpilze und Bacillus cereus
- **Aflatoxine:** Aus Aspergillus flavus und anderen Pilzen, hepatotox. und kanzerogen, Vorkommen in verdorbenen gemahlenen Nüssen, Getreide, Futtermitteln, Fleisch und Milch;
- **Patulin:** Aus Penicillium-Arten, fraglich kanzerogen; Vorkommen in Obst und Fruchtsäften;
- **Ochratoxine:** Aus Aspergillus- und Penicilliumarten, hepato- und nephrotox. Vorkommen in Reis, Getreide und Futtermitteln;
- Toxine aus dem sporenbildenden Bakterium *Bacillus cereus* (Erde und Staub), Durchfall und Erbrechen; Vorkommen in Gewürzen, Reis, Getreide, Gemüse und Fleisch sowie lange warmgehaltenen Speisen.

Die häufigsten Allergene
- **Metalle:** Chromate, seltener: Beryllium, Nickel, Kupfer, Kobalt, Cadmium, Quecksilber, Gold, Platin (-salze)
- **Arznei- und Desinfektionsmittel:** Antibiotika, Chemotherapeutika, Lokalanästhetika; Konservierungsmittel: p-Aminobenzoesäure, Antimycotica, Virustatika, Perubalsam, Neomycinsulfat
- **Formaldehyd**
- **Kolophonium**
- **Kunststoffe:** Monomere, Oligomere, Epoxid- und Acrylharze
- **Gummiinhaltsstoffe:** Vulkanisierungsbeschleuniger, Alterungsschutzmittel
- **Farbstoffe:** Oxidationsfarbstoffe (aromatische Amine), Azofarbstoffe
- **Kosmetika:** Riechstoffe, Farbstoffe, Friseurallergene, Konservierungsmittel
- **Pflanzen:** Chrysanthemen, Astern, Primeln, Tulpen, Narzissen, Heraeus-Pflanze, Hölzer, Terpentin.

Sick-building-Syndrom

Krankheiten, die auf Bauweise, Belüftungsmaßnahmen und Beheizung eines Gebäudes zurückzuführen sind, werden als „Sick-building-Syndrom" bezeichnet. Dabei können Symptome wie Schleimhaut- und Hautreizungen, Atemwegsinfekte, Überempfindlichkeitsreaktionen, Übelkeit, allg. Abgeschlagenheit und Schwindel auftreten. Vermutlich hat das Raumklima eine erhöhte Bedeutung für die Auslösung dieser Symptome. Oft finden sich in den Sick-buildings:

- Durch Klimaanlagen oder konventionell (über)heizte Räume mit geringen Luftwechselraten
- Stark isolierte Fassaden (Energiesparmaßnahmen): (über)heizte oder zu feuchte (Pilze!) Räume; große Innenraumschadstoffquellen wie Teppichböden, Lösemittel, geruchserzeugende Arbeitsstoffe.

Chemie in der Kleidung

Textilfasern bestehen zu 49% aus synthetischen Chemiefasern, Vorteil ist die teilweise rückstandsfreie Produktion, Nachteil die chemisch-toxische oder allergische Belastung der Haut. Die Naturfaser *Baumwolle* macht 46% der Kleidung aus. Vor der Ernte werden die Plantagen auch heute noch mit riesigen Mengen an DDT und Lindan besprüht. Bis vor kurzem ist Agent Orange (dioxinhaltig) verwandt worden, heute vielfach ersetzt durch Phenoxycarbonsäuren (u.a. chem. Kampfstoff). Die Grund- und Trinkwasserbelastung führt über die Nahrungskette zur Vergiftung des Menschen. Über 3500 toxikologisch kaum untersuchte Chemikalien werden bei der Baumwolle für die Haltbarkeit, gegen Schädlinge, zur Glättung und als Weichmacher eingesetzt.

2.31.6 Trinkwasser

Während es in vielen Ländern der Erde an Trinkwasser mangelt und viele Menschen verdursten müssen, leben wir in Deutschland noch (!) im Überfluß. Aber viele Trinkwasserbrunnen mußten wegen tox. Belastungen geschlossen werden. Auf Pestizide wird erst seit 1989 untersucht. Die schleichenden Grenzen der zumutbaren Belastung sind längst überschritten. Zum Beispiel gibt es für die meisten Pestizide, Dioxine oder Furane noch keine geeigneten (Aktivkohle-)Filteranlagen.

Die derzeit gültige Trinkwasser-Verordnung mit Übergangsbestimmungen bis 1996 schreibt folgende Grenzwerte vor:

Aluminium	0,2 mg/l	Arsen	10 µg/l
Ammonium	0,5 mg/l	Blei	40 µg/l
Barium	1,0 mg/l	Cadmium	5 µg/l
Bor	1,0 mg/l	Chrom	50 µg/l
Calcium	400 mg/l	Cyanid	50 µg/l
Chlorid	250 mg/l	Fluorid	1,5 mg/l
Eisen	0,2 mg/l	Nickel	50 µg/l
Kalium	12 mg/l	Nitrat	50 µg/l
Kjeldahlstickstoff	1,0 mg/l	Nitrit	0,1 mg/l
Magnesium	50 mg/l	Quecksilber	1 µg/l
Mangan	0,05 mg/l	polyzykl. aromat. KW	0,2 µg/l
Natrium	150 mg/l		
Phenole	0,0005 mg/l	1,1,1-Trichlorethan	
Phosphor	6,7 mg/l	+ Trichlorethylen	
Silber	0,01 mg/l	+ Tetrachlorethylen	
Sulfat	240 mg/l	+ Tetrachlormethan	
Kohlenwasserstoffe	0,01 mg/l	als Summe	10 µg/l
Mit CHCl₃ extr. Stoffe	1 mg/l		
grenzfl.aktive Stoffe	0,2 mg/l	Tetrachlorkohlenstoff	3 µg/l

Pflanzenbehandlungs- und Schädlingsbekämpfungsmittel sowie deren toxische Abbauprodukte
PCB und PBB jeweils einzeln bis 0,1 µg/l, als Summe bis 0,5 µg/l

Antimon	10 µg/l	nach 12 Std. Stagnation:	
Selen	10 µg/l	Kupfer	3 mg/l
		Zink	5 mg/l

2.31.7   Luftschadstoffe

Luftschadstoffe spielen sowohl allergologisch als auch tox. eine große Rolle. Viele Umweltgifte sind ubiquitär vorhanden, darunter PCP, PCB, Beta- und Gamma-HCH (Lindan), HCB, Dioxine, Furane. Als Luftschadstoffe in Innenräumen mit allergisierender und tox. Wirkung müssen auch Pilzsporen angesehen werden.

Auswirkungen: Allergische Reaktionen, hyperergisches Bronchialsystem, exogen-allergisches Asthma bronchiale: Durch direkte Schädigung des Bronchialepithels, Freisetzung von Mediatoren, Stimulierung der IgE-Produktion, Instabilität der Mastzellenmembran.

Induktion der Sensibilisierung: Direkt durch Sulfit, Formaldehyd, Isocyanate und Platinsalze sowie indirekt durch Tabakrauch, Dieselabgase, SO_2 NO_2, Ozon.

Ozon-Luftkonzentration

Oben zu wenig und unten zu viel! Ganz anders als beim Ozonloch haben wir auf der Erde besonders in Ballungsgebieten und am Rande der Großstädte zu hohe Ozon-Konzentrationen in der Luft. Verantwortlich sind die hohen NO_2-Gehalte der Luft (Straßenverkehr). NO_2 zerfällt durch das UV-Licht in NO und atomaren Sauerstoff, der sich mit dem molekularen Sauerstoff zu Ozon verbindet.

Mindestens jeder 10. Bundesbürger reagiert empfindlich auf v.a. im Hochsommer stark erhöhte Ozon-Konzentrationen. Spielende Kinder im Freien und Sportler reagieren durch das erhöhte Atemminutenvolumen sensibler. Bei Überschreiten des in anderen Ländern niedriger angesetzten Grenzwertes von 180 $\mu g/m^3$ Luft sind Atembeschwerden, Reizhusten und Kopfschmerzen möglich. Kinder sollen in den Spitzenzeiten zwischen 12 und 17 Uhr bei geschlossenen Türen und Fenstern in den Wohnungen bleiben.

Literatur
- Daunderer, M.: Handbuch der Umweltgifte, Ecomed. 1990.

2.32   Zelltherapie

Franz Schmid

2.32.1   Einführung

Zelltherapie ist die therapeutische Applikation von Zellen und Gewebesuspensionen. Im medizinischen Sprachgebrauch wurde der Begriff weitgehend auf die Injektionsimplantation heterologer fetaler oder juveniler Zellpräparationen eingeengt. Die Zellther. gehört zu den Organotherapien (☞ 2.32.9).

Ziel der Zellther. ist die Befähigung des erkrankten Organismus, mittels der zugeführten biochemischen Substanzen und Enzyme krankheitsauslösende Funktions- und Strukturdefekte zu reparieren.

Formen
• Im eigentlichen Sinne der Definition gehören jahrhundertealte klassische Verfahren dazu, z.B. die Bluttransfusion

- Modernere Verfahren verwenden Stammgewebe oder isolierte Zellfraktionen des Blutes, z.B. Knochenmark und Konzentrate von Erythrozyten, Leukozyten und Thrombozyten
- Im Übergangsstadium zwischen experimenteller Prüfung und klinischem Einsatz befinden sich Implantationen (Injektionen) fetaler Zellen aus Leber, Thymus, Pankreas, Osteoblasten, Hautzellen und Nebennierenzellen
- Während hier vorwiegend mit *homologem* Zellmaterial (d.h. *humanen* Ursprungs) gearbeitet wird, liegt das größte praktische Erfahrungsgut mit dem Einsatz *heterologer* (*xeno*gener) Zellpräparate (d.h. *nicht-humanen* Ursprungs) vor. Dafür werden Zellen fast aller Warmblüterorgane verwendet.

Spenderquellen
- Für die klassischen Formen der *Zell-Substitutionsther.* (☞ 2.32.2) wird immunologisch gleiches oder ähnliches Zellmaterial humanen Ursprungs verwendet
- Für den Einsatz xenogener Zellen werden vorwiegend fetale, seltener juvenile Zellpopulationen ausgewählt. Spendertiere: Meist Schafe (Lammfeten) oder Rinder (Kälber)
- Der Verwendung humaner Zellen stehen bislang trotz des erwiesenen therapeutischen Wertes ethische und juristische Argumente gegenüber. Gesetzliche Regelungen auf diesem Gebiet werden in verschiedenen Staaten angestrebt.

2.32.2   Wirkprinzip und Merkmale der Zelltherapie

Zellpräparate können auf zwei Arten zur Wirkung gelangen:
- Das zugeführte Zellmaterial wird **direkt** – d.h. mit den intakten Zellen – vom Organismus übernommen (im Sinne einer *Substitution* von Zelldefiziten). Beispiel: Erythrozytenkonzentrate bei Anämie. Akute Mangelzustände (Erythrozyten-, Leukozyten-, Thrombozytenmangel, Knochenmarkdepression) können damit behoben werden
- Das zugeführte Zellmaterial wird bis zur molekularen Ebene abgebaut und liefert **indirekt** eine Vielfalt von Struktur- und Funktionselementen (Enzyme, Cofaktoren) zur *Regeneration.*

Soweit die Enzymausstattung des Spendermaterials erhalten ist, können hierbei auch Enzymmangelzustände beeinflußt und so Stoffwechselzyklen angeregt werden.

Regel
Homologe Zell- und Gewebepräparate dienen *primär* der **Substitution** und regen *sekundär* zur *Regeneration* an; **heterologe** Präparate liefern *primär* Material zur **Regeneration**.

Wirkungseintritt: Dem Wirkprinzip entsprechend können zwischen ther. Ansatz und klinischer Wirksamkeit Tage bis Wochen vergehen, da der Weg über Abbau, Einbau, Regeneration geht und das klinische Resultat erst am Erfolg der Regeneration ablesbar ist.

Vorteile fetaler Zellpräparate: Besonders hoher Gehalt an Enzymen, biochemischen Substraten und Spurenelementen, sowie eringere Antigenität fetaler Gewebe.

2

2.32.3 Risiken und Grenzen der Zelltherapie

Zelltherapeutika von Warmblüterspendern sind nicht tox. und können deshalb in ihren Wirkungen auch nicht mit *toxikologischer* Methodik kontrolliert werden

Risiken können in *immunologischer* Hinsicht bestehen:
- Grundsätzlich kann jedes Fremdprotein immunologische Abwehrreaktionen induzieren
- Je näher verwandt das Spendermaterial (auto-, iso-, homo-, heterolog), um so besser die Verträglichkeit
- Da fetales Zellmaterial die embryofetale Immuntoleranz besitzt, ist heterologes Spendermaterial dann immunologisch gut verträglich, wenn es von Feten oder Spendern aus den ersten Lebenstagen stammt.

Immunreaktionen sind aber bei Verwendung von organischem Material, gleich welcher Herkunft, *nie sicher auszuschließen,* da es Verbindungen mit körperfremden Substanzen (Medikamenten, chemischen Inhaltsstoffen der Nahrung) oder mikrobiellen Spaltprodukten eingehen kann und dadurch Antigen-Charakter bekommt.
Immunologische Verträglichkeit des Spendermaterials und Risikofaktoren des Empfängerorganismus bedürfen daher einer sorgfältigen Abwägung.
Cave: Da das biologische Material für die Regeneration verwendet wird und nicht gegen Krankheitserreger gerichtet ist, sind Zelltherapeutika ungeeignet bei akuten Infektionskrankheiten und bei chron. bakteriellen Herderkr.

2.32.4 Zubereitungsformen

Grundsatz für eine Zellther. ist die Erhaltung der nativen Zusammensetzung des Spendermaterials. Diese wird garantiert durch:
- **Verwendung frischen Materials:** Vollbluttransfusionen als Frischblut, Blutkonserven innerhalb Verwendungsfrist, Knochenmarktransplantationen, Erythrozyten-, Leukozyten-, Thrombozytenkonzentrate; heterologes, tierisches Spendermaterial, welches unmittelbar nach Gewinnung appliziert wird
- **Tiefgefrorenes Zell-(Gewebe-)Material:** Durch rasches Tiefgefrieren (Schockgefrierung) und Konservierung bei tiefen Temperaturen bleiben Inhaltsstoffe vollständig, Strukturen weitgehend erhalten. Das Verfahren wird für korpuskuläre Blutderivate, aber auch für Spermienkonservierung und für heterologes (tierisches) Spendermaterial verwendet
- **Gefriergetrocknetes Zell-(Gewebe-)Material:** Durch Tiefgefrieren und Trocknen (*Lyophilisation*) werden 70-80% Wasser entzogen. Unter Volumenverminderung erfolgt eine Konzentrierung der Inhaltsstoffe. Dem Gewinn an ther. Substanz steht ein Verlust an Struktureigenschaften gegenüber. Der größte Vorteil liegt in der langen Haltbarkeit der nativen Inhaltsstoffe.

2.32.5 Applikationsformen

Zellmaterial kann zu therapeutischen Zwecken zugeführt werden in Form von Transplantation, Implantation, Injektion und topischer Applikation (Haut):

* Lyophilisierte Zellen und Gewebepartikel werden in physiologischen Lösungen resuspendiert und parenteral zugeführt (*Injektionsimplantation*), da bei enteraler Gabe durch Verdauungsenzyme eine Wirkungsänderung eintritt
* Die parenterale Injektion kann s.c., i.m., intraperitoneal oder intraartikulär erfolgen
* **Standardmethode** ist die tief-subkutane, epifasziale Injektion.

Dosierung lyophilisierter Substanzen: Wird das Zellgewebe in physiologischer Lösung appliziert, so injiziert man 4-20 mg der lyophilisierten Substanz/kg KG entsprechend 100 mg/kg KG des frischen Ausgangsmaterials.

2.32.6 Indikationen für die Zelltherapie

Dem Wirkprinzip der Substitution, Regeneration und Reparation entsprechend, haben Zelltherapeutika ihre Indikationsbereiche bei Struktur- und Funktionsdefekten auf zellulärer, geweblicher und organspezifischer Ebene. Hierzu gehören:

* Panmyelopathien, Anämien, Leukopenien (Agranulozytosen), Thrombozytopenien, Immundepression, Immunmangelzustände
* Reifungsstörungen von Organen, Organsystemen und Funktionsketten
* Alterungsbedingte Funktionsminderungen von Geweben, Organen, Organsystemen und des gesamten Biosystems
* Chron. Erkr. aufgrund von Funktionsminderungen einzelner Organe oder Organsysteme
* Konstruktive Tumorbegleitther. (durch Steigerung der Immunabwehr).

Einzelheiten zu den Indikationen ☞ Kap. 5 und 6.

2.32.7 Wirkungsphänomene

* **Implantation** (Zeit der Applikation): Volumendruckschmerz durch Dehnung der Haut möglich (Dauer· 2-10 Min.)
* **Belastungsphase** (Zeit der Abbau- und Transportvorgänge im Organismus): Leichte Temperaturerhöhungen für Stunden bis wenige Tage möglich, manchmal erhöhtes Ruhebedürfnis, Abgeschlagenheit, Appetitsteigerung, Abneigung gegen Alkohol
* **Wirkungsphase** (ab 3. bis 4. Wo. nach Applikation, dauert über 3 Mon.): Besserung der indikationsbedingenden Krankheitssymptome; bei Kindern – bes. behinderten – oft ausgeprägter Entwicklungsschub.

Nebenwirkungen
* In den ersten Tagen nach Injektion lokale Rötungen
* Bei hormonell aktiven Geweben (z.B. Plazenta, Nebenniere) auch flächenhafte Rötungen

- Selten (ca. 8:1000) Überempfindlichkeitsreaktionen vom Soforttyp nach Wiederholungsinjektionen in unterschiedlichen Schweregraden; sehr selten Vollbild einer anaphylaktischen Reaktion
- Selten Spritzenabszeß (1: 5000)
- Die Übertragung von Tierseuchen (incl. slow virus - Infektionen) ist bislang nicht beobachtet worden

Vorsorgemaßnahmen gegen Nebenwirkungen
- *Vermeidung immunologischer Komplikationen:* 10-15 Min. vor Applikation der Zellsuspension Antihistamin-Prednison-Gemisch als Einzeldosis verabreichen (Antihistaminikum, z.B.Tavegil® (Clemastin): 1 Amp.; Prednison (Decortin®: 0,5-1 mg/kg KG)
- *Bei bekannter Polyallergie:* Ggf. Immunsuppression über 3 d vor und 2 d nach der Implantation mit Prednison 0,5-1 mg/kg KG + 1 Einzeldosis Antihistaminikum (z.B. Tavegil®: 1 Amp. i.v.)

2.32.8 Kontraindikationen der Zelltherapie

- Akute und chron. bakterielle Infektionen (begünstigt das Auftreten allergischer Reaktionen)
- Akute virale Infektionen
- Impfungen (Karenzzeit 4 Wo. vor und nach der Impfung)
- Akute allergisch-hyperergische Reaktionen
- Akute Streßsituationen (z.B. frischer Herzinfarkt, apoplektischer Insult)
- Finale Krankheitszustände.

2.32.9 Organotherapeutika-Definition

Organotherapeutika im Sinne des Arzneimittelgesetzes sind Arzneimittel, die ausschließlich oder überwiegend aus tierischen Organen, Organteilen, Zellen, Zellorganellen, Zellkompartimenten, Mikroorganismen, zellulären oder extrazellulären Flüssigkeiten hergestellt oder galenisch zubereitet werden.

Dementsprechend gehören dazu Präparationen aus Organen, Zellen, Zellfraktionen, Extrakte, Ultrafiltrate, Lysate, Derivate, Enzyme und Kombinationen aus diesen Aufbereitungsformen.

2.32.10 Informationen

Literatur
- Schmid, F., Stein, J.: Zellforschung und Zellther., Huber, Bern-Stuttgart, 1963
- Schmid, F., Stein, J.: Zellther. - Grundlagen - Klinik - Praxis; Ott-Verlag, Thun/Schweiz
- Schmid, F.: Zellther. - ein Schritt in die Zukunft der Medizin. Jungjohann, Neckarsulm 1992.

Bezugsquelle von Organotherapeutika, weitere Informationen
- Cytobiopharm GmbH, Robert-Bosch-Str. 56a, 6909 Waldorf, Astorstadt. Tel.: 06227-30607

3. Notfälle

Ulrich Petri, Volker Schmiedel und Matthias Augustin

3.1 Allgemeine Prinzipien

Bei der Ther. aller Notfälle sind die bekannten Grundsätze der schulmedizinischen Lehre zu befolgen – bes. bei vital bedrohlichen Notfällen.

Im Einzelfall und in Abhängigkeit von der Erfahrung des Therapeuten können jedoch versuchsweise Naturheilverfahren ersetzend oder adjuvant zur Anwendung kommen.

Die nachstehenden Therapiemaßnahmen sind entsprechende Vorschläge, sie erheben keinen Anspruch auf Vollständigkeit.

Auch aus forensischen Gründen ist gerade bei der Notfallbehandlung mit Naturheilverfahren eine sorgfältige Nachbeobachtung, gegebenenfalls Änderung der Ther. sowie eine umfassende Dokumentation der Maßnahmen wichtig.

Eine Behandlungsbeschränkung für Heilpraktiker besteht insofern, als oft rezeptpflichtige Medikamente benötigt werden.

Akupunktur: Besonders in der Ther. kardiovaskulärer Notfälle als adjuvante, tonisierende Maßnahme einsetzbar (auch Akupressur), ferner bei Asthma bronchiale.

Homöopathie: Neben der konstitutionellen homöopathischen Behandl. hat auch die Ther. in Notfallsituationen entsprechend den vorherrschenden Akutsymptomen ihre Berechtigung. Einnahmehinweise:
- Die angegebenen Mittel können jeweils sowohl in Tropfen- wie auch in Tabletten- oder Globuliform gegeben werden
- Die Dosierung der Niedrigpotenzen (meist zwischen D2 und D12) liegt i.d.R. bei 5-15 Tr. oder glob.
- Die Abstände der Einnahme betragen je nach Akuität wenige Minuten bis mehrere Stunden, wobei mit Abnahme der Beschwerden weniger häufig eingenommen wird.

Ordnungstherapie: Pat. in akuten Notfallsituationen bieten nicht selten aggressive oder autoaggressive bis suizidale Tendenzen. Die Folgen sind Complianceprobleme, oft getarnt unter dem Deckmantel der besonders gewissenhaften Mitarbeit, die alle Verantwortlichkeit dem Arzt überläßt. Diese Verantwortungsverteilung freundlich und klar zurückweisen, sich nicht über therapiehemmendes Verhalten ärgern, sondern es als Symptom registrieren. Nach dem Akutfall auf später notwendig werdende Maßnahmen zur Vorbeugung hinweisen.

3.2   Kardiovaskuläre Notfälle

Allgemein gilt: Erhaltung der vitalen Funktionen steht im Vordergrund. Der Einsatz schulmedizinischer Ther. darf nicht unnötig verzögert werden!

Angina pectoris, Herzinfarkt (☞ 5.1.3)
Akupunktur
• Dü 1 bei blassem Gesicht, kleine Moxen
• Dü 1, K 9 bei rotem Gesicht, bluten lassen
• M 9 Karotisstich, Nadel bis zum Abklingen des AP-Anfalles liegen lassen.

Homöopathie: Aconitum napellus, Arnica montana, Glonoinum (Nitroglycerinum) D4, D6: mehrmals innerhalb weniger Stunden, evtl. häufiger wiederholen.

Neuraltherapie: 1 ml Procain 1% i.v.

Ordnungstherapie: Herzinfarkte treten gehäuft vormittags auf. Oft wird der Arzt zu spät verständigt, unklare Beschwerdeschilderung verzögert das Erkennen des Notfalls.
Prävention: Erste-Hilfe-Kurs für Angehörige und Risikogruppen, Unterweisung in Zeitpunkt und Art der Hilfeanforderung im Akutfall.

Apoplex (☞ 5.2.6)
Homöopathie: Arnica montana D30: einmalig, bei Somnolenz **Opium D30** einmalig.

Neuraltherapie: 1 ml Procain i.v., Quaddeln über den Scheitelbeinen, Inj. unter die Kopfschwarte an das Periost.

Hypertone Krise (☞ 5.2.3)
Ausleitende Heilverfahren: Blutiges Schröpfen der Reflexzone „Hypertonie" (☞ 2.4.2), Aderlaß (☞ 2.4.3).

Homöopathie: Aconitum napellus D3, D4, D6: alle 3 Min. 3 Tr. für ca. 15-30 Min.

Neuraltherapie: 1ml Procain 1% i.v.

Kollaps
Akupunktur: I 4, Dü 3, 3E4, B 10, G 17 tonisierend.
Homöopathie: Veratrum album D3, D4: alle 3 Min. 3 Tr. für ca. 15-30 Min.

3.3   Pulmonale Notfälle

Sicherung der vitalen Funktionen (evtl. O₂-Gabe, Intubation etc.) im Vordergrund!

Ordnungstherapie: Je akuter das Ereignis, desto mehr müssen symptomunterdrückende Maßnahmen zum Tragen kommen. Bei Schock also schulmedizinische Notfalltherapie. Dabei aber bereits mit der Ursachenforschung und der Rezidivprophylaxe beginnen (☞ 3.1).

Akutes Asthma bronchiale

Akupunktur
Oft nur mäßige Erfolge im status asthmaticus (erfordert viel Erfahrung), bessere Resultate im Intervall. Bei Kindern möglichst rechtzeitig, d.h. in Frühphasen der Erkrankung, mit der vorbeugenden Behandl. beginnen.

In allen Fällen gelten die genannten Punkte:
- Lu 6 tief stechen
- Di 1, Lu 11, bluten lassen
- M 9 1-2cm, 30 Sekunden lang
- KG 22, KG 14, KG 12 1cm, einige Sekunden hin und her drehen, 5 Min. liegen lassen.

Homöopathie
- **Arsenicum album (Acidum arsenicosum) D12**: Anfall nach Mitternacht, Eiseskälte (subjektiv), Todesangst
- **Cuprum aceticum oder metallicum D3, D4, D6**: trockener Krampfhusten, Zusammenschnüren der Brust bis zum Ersticken
- **Grindelia D2, D3**: Auswurf, Erstickungsgefühl, kann im Liegen nicht atmen.

Neuraltherapie
- 1 ml Procain 1 % i.v.
- 4 Quaddeln bds. des Sternums
- Ca. 12 Quaddeln bds. paravertebral zwischen Schulterblatt und BWS.

3.4 Schock (Kollaps)

Bei Schockgefahr übliche Maßnahmen: Ursache wenn möglich beseitigen, Lagerung, venöser Zugang, Sicherung der vitalen Funktionen.

Adjuvante Maßnahmen:

Akupunktur: H 9 Blutlassen oder intensiver Reiz mit dem Fingernagel.

Bachblüten: Rescue 4 Tr. in Wasserglas, innerhalb von 10 Min trinken, ggf. wiederholen

Homöopathie
- **Camphora** 1-2 Tr. auf die Zunge bei Vasomotorenkollaps mit Schweiß, Blässe, Zyanose; tachykarder, kaum fühlbarer Puls
- **Carbo vegetabilis D4, D6**: bei kachektischen, älteren Menschen mit Kollapsneigung; kalter Schweiß, Zyanose, blasse, eiskalte Haut, Verlangen nach frischer Luft
- **Veratrum album D3, D4**: Vasomotorenkollaps mit kaltem Schweiß; typische Schweißtropfen in Gesicht und Stirn, blasse Haut, Zyanose, Kältegefühl.

Neuraltherapie: 1 ml Procain 1% i.v. (wegen gefäßabdichtender, kreislaufregulierender und antiallergischer Wirkung auch bei verschiedenen Formen eines drohenden Schocks sinnvoll).

3.5   Verbrennung, Kälteschaden

Verbrennung
Bachblüten: Rescue 4 Tr. in Wasserglas, innerhalb von 10 Min. trinken, ggf. wiederholen.

Homöopathie
- **Arnica montana D3, D4**: bei Verbrennung mit Schmerzverschlimmerung durch jede Bewegung
- **Cantharis (Lytta vesicatoria) D3, D4, D6**: Verbrennung mit starkem Gefühl des Brennens
- **Hamamelis D2, D3, D4**
- Arnica- oder Hamamelis-Salbe zur äußerlichen Anwendung.

Neuraltherapie: Adjuvant zur Schockprophylaxe durch wiederholte intravenöse Procaingaben bei großflächiger Verbrennung.

Ordnungstherapie: Kleinere Verbrennungen unklarer Genese: An Alkoholismus mit verminderter Selbstbeobachtung denken.

Zusätzlich
Kleinere akute Verbrennungen: Combudoron® Flüssigkeit oder Gelee. Flüssigkeit 1:9 mit Wasser verdünnt als Umschlag, nicht antrocknen lassen, anfangs häufig wiederholen. Gelee dünn auftragen und antrocknen lassen, bis zum Abklingen der Schmerzen wiederholen.
Nachbehandlung: Combudoron® Salbe zum Schutz der frisch epithelialisierten Haut 1-3x tägl. auftragen.

Kälteschaden
Homöopathie
- **Abrotanum D2**: Frostbeulen, starker Juckreiz
- **Agaricus muscarius (Amanita muscaria)**: heftiger Juckreiz, Ameisenlaufen, Stechen wie mit Nadeln, Gefühl von Eis auf der Haut
- **Pulsatilla pratensis D3, D4, D6**: Frostbeulen, nesselsuchtartige Flecken, Bettwärme >.

Neuraltherapie: Frostbeulen lokal unterspritzen.

Zusätzlich: Abrotanum 10% (Weleda) Salbe mehrmals tägl. zur Durchblutungsförderung einreiben.

3.6   Hitzschlag

Homöopathie
- **Apis mellifica D3, D4, D6**: Schläfrigkeit, Durstlosigkeit, Zerschlagenheitsgefühl, Unverträglichkeit jeder Art von Wärme, ödematöse Schwellungen, Kälte >, frische Luft >
- **Belladonna (Atropa belladonna) D3, D4, D6**: hochroter Kopf, Schüttelfrost, heiße, dampfende Schweiße, heftiges Herzklopfen, arterielle Pulsationen, Erregung, später Stupor, Sinneseindrücke (Geräusche, Licht <), Kälte <

• **Glonoinum (Nitroglycerinum) D3, D4, D6**: hochrotes, später blasses Gesicht, pulsierender Kopfschmerz, Herzklopfen, Wärme <, Alkohol <, Zurückbeugen des Kopfes <, frische Luft >.

Neuraltherapie: 1ml Procain 1% unter die Kopfschwarte injizieren.

Ordnungstherapie: Zeichen von nicht gut ausgeprägter Selbstbeobachtung.

3.7   Sepsis

Adjuvant zu üblicher Antibiose.

Homöopathie: Echinacea D4 + Lachesis D12 + Pyrogenium D30, möglichst als Mischinjektion je eine Amp. i.v., innerhalb der ersten 1-2 Tage alle 4-12 Stunden wiederholen.

Neuraltherapie
• 1 ml Procain 1% i.v., evtl. mehrmals
• Je nach Lage des Herdes Inj. an das Ganglion stellatum bzw. an den lumbalen oder abdominalen Grenzstrang.

Ordnungstherapie: Hinweis auf Schwäche des Abwehrsystems (☞ 5.13.1), angsterzeugendes Ereignis, das immer auch psychologisch verarbeitet werden muß.

3.8   Vergiftung (Lebensmittelvergiftung, akute Gastroenteritis)

Akupunktur: M 41, Le 3, MP 4 tonisierend

Homöopathie: Arsenicum album (Acidum arsenicosum) D12: Appetitlosigkeit, Ekel vor Essen, unaufhörliches Erbrechen, Todesangst, Unruhe, Wärme >.

Ordnungstherapie: Prophylaxe wichtig! An homöopathische, gut schmeckende Tabletten gewöhnte Kinder unterscheiden nicht, welche Tabletten gefährlich sind.

3.9   Verletzungen

Eigenblut
Distorsion
• **Eig.blut:** 0,5 ml EB plus 2 Amp. Traumeel® an 3 aufeinanderfolgenden Tagen
• **Eig.blut-Ther. mit Hämoaktivator:** Aktiviertes EB plus 2 Amp. Traumeel® an 3 aufeinanderfolgenden Tagen.

Periostitis
• **Eig.blut:** 0,5 ml EB plus 1 Amp. Kalmia cps. Heel®, 1 Amp. Traumeel®, 1 Amp. Mercurius praecipitatis-ruber Injeel®, Wiederholung der Inj. am 3. und 5. Tag

- **Eig.blut mit Hämoaktivator**: Aktiviertes EB plus 1 Amp. Kalmia cps. Heel®, 1. Amp. Traumeel®, 1 Amp. Mercurius praecipitatus-ruber Injeel®. Wiederholung der Inj. am 3. und 5. Tag.

Hautverletzungen
- **Eig.blut**: 0,5 ml EB plus 2 Amp. Traumeel® je nach Umfang der Hautverletzung 10 bis 12 Inj. in zweitägigen Abständen.
- **Eig.blut mit Hämoaktivator**: Aktiviertes EB plus 2 Amp. Traumeel® je nach Umfang der Hautverletzung 6 bis 8 Inj. 3x/Wo.

Homöopathie

3

- **Arnica montana D3, D4, D6**: bei Quetschung, Kontusion, Distorsion, Hämatom mit Zerschlagenheitsschmerz, jede Bewegung <
- **Hypericum D2, D3, D4**: bei Nervenläsion nach Trauma oder OP. Bei Depression nach Commotio cerebri 3x15 Tr. Urtinktur tägl. bis zum Abklingen der Beschwerden
- **Ledum D2**: nach Stichwunden (auch Insektenstiche)
- **Ruta garveolens D2, D3**: stumpfe Quetschung, Zerschlagenheitsschmerz, Nässe <, Kälte <, Ruhe <, nachts <
- **Staphisagria D3, D4**: Folge von Stich- und Schnittwunden
- **Symphytum D2, D3**: oral + Urtinktur 1:10 mit Wasser verdünnt ad usum externum zur Heilungsbeschleunigung bei Knochentraumen, Periostschädigung, schlechter Kallusbildung.

Neuraltherapie

- Quaddeln bzw. Infiltration des verletzten Gebietes (gefäßabdichtende, antiödematöse Wirkung)
- Bei Frakturen Inj. von 5-10 ml in das Frakturhämatom, danach schmerzarme Repostion möglich
- Bei Frakturen kleiner Knochen (Zeh, Finger) 1-2 ml an bzw. in den Frakturspalt (bessere Heilung, schnellere Kallusbildung, Sudeckprophylaxe)
- Inj. an Bänder und Sehnen; Inj. in die Hämatome; Inj. von mehreren Seiten an die Fraktur, dazu in den Frakturspalt zur Sudeckprophylaxe, ferner auch zur Prophylaxe eines schmerzbedingten Schocks.

Ordnungstherapie:
Hierbei sehr häufig Schuldzuweisung an andere möglich. Übernahme der Eigenverantwortung für Unfälle verbessert Heilungsmöglichkeiten. Nach verstärktem Alkoholkonsum forschen.

Zusätzlich

Stumpfe Traumen: Arnika-Salbe 10% oder 30% (*Weleda*) mehrmals täglich auftragen. Arnika-Essenz (*Weleda*) 1 EL auf 250 ml Wasser als Umschlag.
Wundheilung
- Calendula Salbe 10% (*Weleda*) mehrmals tägl. auftragen
- **Weleda Calendula Essenz** 1 TL auf 250 ml abgekochtes Wasser als Umschlag oder 30 Tr. auf 1/2 Glas Wasser als Mundspülungen.

3.10 Insektenstiche

Bach-Blüten: Rescue Salbe lokal oder Rescue-Tr. p.o., im akuten Stadium in engen Abständen (wenige Minuten bis Stunden) geben.

Homöopathie
Biene: Apis mellitica D4, D6: Glänzende, rote Schwellung, blasse Einstichstelle
Wespe: Vespa D4, D6
Mücken, Bremsen: Ledum D4, D6, D12: Bei Schwellung, Juckreiz und Entzündung. Ledum-Tinktur für Umschläge.

Zusätzlich: Bienen und Wespen
- Frisch angeschnittene Hälfte einer Zwiebel 1-2 h auf Einstichstelle fixieren
- NaCl-Umschläge, häufig erneuern; bei Stichen im Mund NaCl-Spülungen
- Milchumschläge
- Spitzwegerich: Saft der zerriebenen Blätter aufträufeln.

Mücken und Bremsen
Prophylaxe: Citronell-Essenz zum Einreiben

Alle Insektenstiche
- Combuduoron® Flüssigkeit 1:9 mit Wasser verdünnt als Umschlag; nicht antrocknen lassen, anfangs häufig wiederholen
- Combuderon® Gelee dünn auftragen und antrocknen lassen, wiederholen, bis die Schmerzen abklingen.

3.11 Reisekrankheit

Homöopathie
Flugzeug
Belladonna D3, D4, D6: Akut: Übelkeit bei Start und Landung, Kopfschmerz mit Ohrensausen. Prophylaxe: 1 Tag vor Abflug.
Gelsemium D12: Prophylaxe bei Flugangst: 1 Wo. vor Abflug tägl. 1 Gabe.

Jet-lag
Nux vomica D6, D12: Je nach Stärke der Beschwerden mehrfache Gabe innerhalb der ersten Stunden bis Tage nach der Zeitumstellung. Prophylaxe: 1-2 Tage vor Abreise tägl. 1 Gabe.

Seekrankheit
Tabacum D12: Zur Prophylaxe 1 Wo. vor Abreise tägl. 1 Gabe.
Cocc. D4, D6: Alternativ zu Tabacum, bei Rückkehr der Übelkeit Gabe wiederholen.

Auto, Bus, Zug
Cocc. D4, D6: Zur Prophylaxe 3 Tage vor Abreise tägl. 1 Gabe.

3.12 OP-Vorbereitung

Bach-Blüten: Rescue-Tr. unmittelbar vor Eingriffen auf die Zunge geben. Auch bei Kindern vor Spritzen.

Homöopathie
Allg. OP-Vorbereitung
Arnica D4, D6, D12 : 1-7 Tage vor Op 1 Gabe tägl.
Staph D12: Bis 3 Tage nach Op. 1 Gabe tägl.

Blutungen post-OP
Arnica D3, D4, D6, Calendula D2, D3, D4: Bei Blutungsgefahr innerhalb der ersten post-OP Stunden prophylaktisch eine Gabe; bei bestehenden Blutungen mehrfach wiederholen.

Erbrechen
Nux vomica D4, D6, D12: Nach Bedarf
Arsenicum D6, D12: Sobald Pat. etwas zu sich nimmt, bes. Getränke.

Schmerzen
Chamomilla D2, D3, D4, D6: Pat. sehr gereizt, nervlich bedingt, Gaben häufig wiederholen.
Hyp D12, D30: Bei Nervenschmerz bzw. wenn Chamomilla nicht anspricht.

3.13 Zahnextraktion

Bach-Blüten: Rescue-Tr. unmittelbar vor Eingriff auf die Zunge tropfen.

Homöopathie
Arnica D4, D6, D12: 2 Tage vorher 1 Gabe tägl. Am OP-Tag: 5 Glob. oder Tr. auf 1 Glas Wasser, davon alle 1/2 h 1 Schluck.

Bei Schmerzen (☞ 3.12.1)

Zusätzlich
Schmerzen, Schwellung: Konsequente Eisauflagen
Wundheilung: Weleda Calendula Essenz® 30 Tr. auf 1/2 Glas Wasser als Mundspülungen.

3.14 „Kater"

Homöopathie
Nux vomica D4, D6, D12: Übelkeit, Erbrechen, Stirnkopfschmerz, Lichtempfindlichkeit
Carb v. D12: Klopfender Kopfschmerz, Übelkeit ohne Erbrechen, alles > in frischer Luft

Zusätzlich: Olivenöl und Zitronensaft je 1 EL 1:1 gemischt stündlich einnehmen, auch zur Prophylaxe.

4. Diagnostische Verfahren in der Naturheilkunde

4.1 Allgemeine Vorbemerkungen

Matthias Augustin

Das Verhältnis von Diagnose und Therapie

Die Diagnostik in der Naturheilkunde zeigt gegenüber der reinen „Schulmedizin" einige Besonderheiten. So sind Diagnostik und Ther. in der ganzheitlichen Medizin meist noch enger miteinander verflochten.

Oft beruhen die diagnostischen Aussagen eines bereits eingeleiteten Naturheilverfahrens auf Beobachtungen während der Therapie, z.B. beim Setzen von Akupunkturnadeln (☞ 2.2), bei den homöopathischen Reaktionen (☞ 2.12.4), bei der Störfeldsuche der Neuralther. (☞ 2.14.7) oder beim Heilfasten (☞ 2.11). Hier kann es unter der Behandl. zu verwertbaren Reaktionen kommen, z.B. Erstverschlimmerungen. Bisher nicht wahrgenommene Symptome werden oft durch die gesetzten Reize demaskiert, bevor die Heilung beginnt.
In den Reaktionen während einer Ther. liegt also eine wertvolle Quelle zusätzlicher Informationen, die man sorgfältig wahrnehmen sollte.

In den nicht-apparativen Verfahren der Ganzheitsmedizin findet „Diagnostik" meist im engen Kontakt zwischen Therapeut und Pat. statt, häufig durch direkte körperliche Wahrnehmung, wie bei der Atemther. (☞ 2.28), dem Schröpfen (☞ 2.4) oder der manuellen Medizin (☞ 2.13, 4.5).

Cave: Auch in der Naturheilkunde sollte stets eine sorgfältige Diagnostik angestrebt werden. Wichtig ist, die Grenzen eines Verfahrens zu erkennen, um ggf. andere diagnostische und ther. Schritte einleiten zu können.

Der erweiterte Diagnostik-Begriff

Von grundlegender Wichtigkeit ist in den Naturheilverfahren das Verständnis des Pat. aus leiblicher, seelischer und geistiger Sicht. Der Begriff „Diagnostik" findet hier eine starke Erweiterung, weil sie sich von Funktionen löst und das übergeordnete, ganzheitliche Befinden des Pat. betrachtet.
Dazu gehört, den Pat. nicht isoliert, sondern in seinem Verhältnis zu sich, der Mitwelt und Gott zu verstehen. Ohne Berücksichtigung dieser Beziehung fällt es schwer, in der Erkr. des Pat. die für ihn wichtige Funktion und Signalwirkung zu verstehen.
Dieser Ansatz erscheint in der Praxis zwar oft schwierig realisierbar, doch muß er nicht zwingend mit viel Mehraufwand an Zeit verbunden sein.
Es geht vielmehr um das gezielte Aufspüren von Einstellungen des Pat. zu sich und seiner Erkr., auch im nur kurzen Gespräch. Direkte, gerichtete Fragen können hier durchaus hilfreich sein.

Auch die psychische und physische Konstitution des Pat. kann in die Diagnostik einbezogen werden (z.B. leptosomer, vagotoner Typ), da sie manchmal bei der

Therapiewahl hilfreich sind (☞ Tab. 4.1-1). Allerdings geben sie nur einen Anhalt,
der durch weitere individuelle Merkmale untermauert werden muß. Auch sind
Übergangsformen so häufig, daß die Therapiewahl sicherlich nicht regelhaft nach
Konstitutionsmerkmalen erfolgen kann.

Tabelle 4.1-1

Beispiel für den Zusammenhang zwischen Konstitutionsmerkmalen und therapeutische Konsequenzen (Gedeon)	
Konstitutionstyp	**Besonders geeignete Therapien**
Leptosom-ektodermaler Typ	Akupunktur, Neuraltherapie, Baunscheidt, Schonkost, („milde Ableitung"), (Homöopathie)
Muskulär-mesodermaler Typ	Chirotherapie, Strophantin
Eurysom-entodermaler Typ	Aderlaß, Blutegel, blutiges Schröpfen, Kneipp'sche Wasseranwendungen, Fastenkuren, (Allopathie)

4

Apparative Verfahren

Auch in der Erfahrungsheilkunde werden apparative Verfahren eingesetzt, z.B.
die Elektroakupunktur nach Voll (EAV, ☞ 4.3), die Elektroneuralther. (☞ 2.8)
oder die Regulationsthermographie (☞ 4.6). In ihrer Zielsetzung zeigen sie
Überschneidungen. So beruhen viele Verfahren auf dem Nachweis von Regulationsstörungen des Grundsystems (☞ 1.4.2) und weisen den Weg für naturheilkundliche Therapiemaßnahmen, z.B. den Einsatz homöopathischer Mittel.

Die Auswahl des Verfahrens hängt auch von der Ausbildung, den persönlichen
Neigungen und dem individuellen Gespür des Therapeuten ab. Besonders sensitive
Behandler verzichten manchmal auf apparative Maßnahmen, weil sie – z.B. durch
kinesiologische Untersuchungen – Regulationsstörungen oder Toxinbelastungen
ohne apparative Hilfe erkennen. Die Wertigkeit dieser „sanften" Verfahren wie
auch die von radiästhetischen Methoden (z.B. Pendeln) ist umstritten, allerdings
sind die Resultate erfahrener Anwender im Vergleich zu anderen Verfahren
(z.B. EAV) durchaus beachtlich.

Für die Praxis ist es empfehlenswert, sich auf wenige, dafür aber gut beherrschte
Methoden zu besinnen, und das eigene diagnostische Tun nicht zu weit zu streuen.

Die in diesem Kapitel dargestellten diagnostischen Methoden stellen eine
Auswahl, verhältnismäßig weit verbreiteter, aus einer viel größeren Anzahl von
Verfahren dar. Ihre Anwendung setzt stets eine ausreichende Praxiserfahrung mit
der Methode voraus.

4.2   Bioresonanz-Therapie

Zusammen mit den ther. Aspekten unter 2.6 behandelt.

4.3 Elektroakupunktur nach Voll

Ivor Ruf

4.3.1 Einführung

Elektroakupunktur nach Voll (**EAV**) beruht auf der Messung eines Reizstromes an festgelegten Akupunkturpunkten (Abb. 4.3-1). Gemessen wird die Leitfähigkeit des Gewebes in physikalisch definierten Einheiten. Sie ist Ausdruck der Reaktionsfähigkeit des untersuchten Subsystems (Teil des Organismus, der mit den jeweiligen Akupunkturpunkt assoziiert ist) und erlaubt eine Aussage über den Funktionszustand des korrespondierenden Organs.

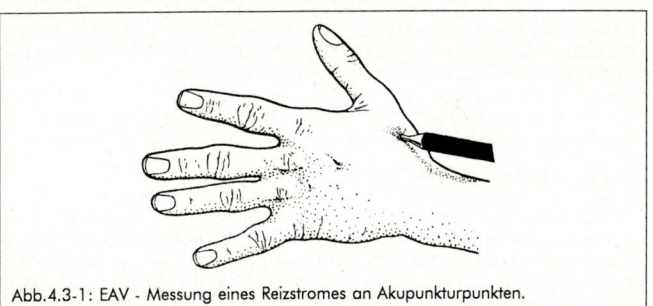

Abb.4.3-1: EAV - Messung eines Reizstromes an Akupunkturpunkten.

Entwicklung des EAV-Gerätes

Der Plochinger Arzt R. Voll litt an einer urologischen Erkr., deren Ausheilung nach schulmedizinischer Beurteilung unmöglich war. Deshalb wandte sich Voll der Akup. und Homöopathie zu. Er beauftragte den Ingenieur Werner, ein Gerät zu konstruieren, mit dem die Akupunkturpunkte geortet werden können. Zusätzlich forderte er eine Ausstattung, mit der es möglich wäre, das Regulationsverhalten des Organismus gegenüber einem Reizstrom zu beurteilen und eine Reizstrom ther. durchzuführen. Das erste Gerät der Elektroakupunktur hieß *Diatherapunkteur*. Es wurde bis heute durch zahlreiche Änderungen weiterentwickelt.

Von der medizinischen Gesellschaft für EAV empfohlene Geräte sind:
- EAV-Set der Fa. MBA, Im grauen Berg 9, 5431 Wallmerrod
- Kindling 2000 EAV, Fa. MBA
- EAV-Gerät der Fa. Silberbauer, Typ SL 1, Fa. MBA
- Dental-Potentialmeßgerät EM 202, System-Elektronik, Hessfeld 4, 3300 Braunschweig.

Medikamententestungen

Nachdem 1954 bei einer Demonstration der EAV-Methode zufällig entdeckt wurde, daß Medikamente, die dem Meßkreis zugeschaltet werden, den Gesamtwiderstand verändern und damit die Skalenanzeige beeinflussen, wandte sich das

Interesse der Frage zu, ob Medikamente auf ihre spezielle Eignung getestet werden können.
Die *Reizstromther.* rückte in den Vordergrund. Die praktische Erprobung in den vergangenen 37 Jahren hat bestätigt, daß mit dem Meßvorgang der Elektroakupunktur bestimmt werden kann, welche Stoffe dem Pat. schaden oder nützen (☞ 4.3.4). Dieses Phänomen konnte bis heute wissenschafts-theoretisch nicht geklärt werden, so daß die Erfahrungen an Millionen von Behandlungsfällen bezüglich der Richtigkeit des Medikamententests unverändert heftigem Widerstreit ausgesetzt sind.

4.3.2 Vorteile und Möglichkeiten der Elektroneuralpunktur nach Voll

4

Früherkennung von Störungen
Durch Beobachtung der Leitfähigkeitsveränderung für den Reizstrom lassen sich pathologische Entwicklungen im Organismus schon in einem Frühstadium erkennen, bevor strukturelle, zelluläre Defekte eingetreten sind. Zu diesem Zeitpunkt ist es möglich, die Selbstheilungskräfte des Körpers so zu unterstützen, daß eine Krankheit überwunden werden kann, ohne Funktionseinbußen zu hinterlassen.

Therapie chronischer Erkrankungen
- Kann mit konventionellen Therapeutika bei chron. Krankheitsverlauf keine Heilung erzielt werden, so erlaubt die EAV meßtechnisch festzustellen, welche unkonventionellenther. Maßnahmen in welcher Reihenfolge den Heilungsprozeß voranbringen können. Somit **ergänzt** die EAV alle übrigen Ther.-Formen
- Sie kann keinesfalls notwendige chirurgische Eingriffe, Hormonsubstitutionen, immunsupressive Ther. und die Notfallmedizin ersetzen
- Umgekehrt sind Dank der EAV anstelle probatorischer Herdsanierung oft gezielte chirurgische Maßnahmen möglich, auch wenn radiologisch keine Hinweise vorlagen
- Augenfällig ist der positive Einfluß einer durch EAV ermittelten biologischen Behandl. auf das Befinden von Tumorkranken. Dies gilt besonders während einer notwendigen chirurgischen Behandlung, Chemother. oder Strahlenther.

Austestung geeigneter naturheilkundlicher Heilmittel
Viele akute, nicht lebensbnedrohliche Erkr. sind durch die Gabe homöopathischer Heilmittel schnell, sicher und ohne schädigende Nebenwirkungen heilbar. Die EAV ermittelt meßtechnisch die zur *resitutio ad integrum* erforderlichen Arzneimittel.

Erkennung und Beseitigung von Therapiehindernissen
Ein Therapiehindernis, das die Regulationsfähigkeit des Organismus blockiert, muß beseitigt werden. Dazu zählen *Zahn-Kiefer-Herde, Allergene, Intoleranzen, Toxine in Nahrungsmitteln, Wohngifte, Belastung durch Schadstoffe am Arbeitsplatz.* Das Meßverfahren der EAV kann viele Ursachen pathologischer Entwicklungen aufdecken und auch hier Heilmittel auf ihre ther. Eignung testen.

Nebenwirkungsarme Therapie
Mit unerwünschten Nebenwirkungen, iatrogenen Schäden und allergischen Reaktionen ist nicht zu rechnen. Toxische Schädigungen sind unmöglich. Während konventionelle allopathische Heilmittel in der Schwangerschaft unerwünscht sind,

ist eine Behandl. mit homöopathischen Heilmitteln nach dem Elektroakupunktur-
test nicht nur unbedenklich, sondern effektiv.

Grenzen der Elektroakupunktur
Grundsätzlich gilt, daß die Behandlungsmethode mit der größten Erfolgsquote und
den geringsten unerwünschten NW Vorrang hat.
Dies gilt besonders für schwere lebensbedrohliche Erkr., Tumorleiden, Diab. mell.,
hochfieberhafte Infekte durch Viren, Bakterien, Parasiten und Pilze, Operations-
indikationen, Psychosen, Hormonmangelzustände.
Die EAV dient hier nicht als Ersatz, sondern als Ergänzung schulmedizinischer
Diagnostik und Therapie.
Der EAV-Arzt sollte daher den Pat. darüber informieren, daß vor Inanspruchnah-
me der EAV-Diagnostik und -Ther. eine schulmedizinische, erstattungsfähige
Untersuchung zu erwägen ist.

Tabelle 4.3-1

Meßgrößen der EAV-Technik	
Meßspannung	Je nach Höhe des Organpotentials 135-2070 mV, im Mittel ca. 900 mV
Meßstrom	Fließt von der positiven Elektrode (Meßgriffel) durch den Körper zur negativen Elektrode, 11,25 - 5,50 µA
Meßtechnik	Elektrodenpreßdruck im Zentrum des Akupunkturpunktes mindestens 500-600 g, höherer Druck verändert den Meßwert kaum

Meßergebnis			
Zeigerausschlag	**Stromgrößen am Meßpunkt**		
50	95 kΩ	870 mV	9,0 µA
40	129 kΩ	1090 mV	8,45 µA
80	27 kΩ	300 mV	11,1 µA
100	0 kΩ (Kurzschluß der Elektroden)		

4.3.3 Die EAV-Messung

Merkmale der Messungen
Bei den Messungen an den Hautpunkten der traditionellen chinesischen Akupunk-
tur erkannte Voll:
• Jeder Meßpunkt verfügt über ein eigenes elektrisches Potential
• Das Gewebe im Zentrum des Meßpunktes hat gegenüber dem Reizstrom einen
  geringeren Widerstand als das umgebende Gewebe
• Wenn eine Spannung zwischen 2070 und 135 Millivolt (mV) anliegt, fließt ein
  Strom zwischen 5,5 und 11 Mikroampere (µA). Dabei können Widerstandswerte
  zwischen 380 und 12 Kiloohm (kΩ) gemessen werden (☞ Tab. 4.3-1)
• Bei gesunden Probanden fließt am Meßpunkt ein Strom von 9,1 µA, was 50
  Skalenteilen entspricht. Voll legte deshalb fest, daß nach einer erfolgreichen
  Ther. beim erneuten Meßvorgang 50 Skalenteile angezeigt werden sollten.

Interpretation der Messung
• Die EAV-Geräte haben eine Anzeigentafel mit Skalenteilen von 0 bis 100
  (☞ Abb. 4.3-2)

Tabelle 4.3-2

Bewertung der Meßwerte	
Skalenteile	**Hinweisdiagnose**
90 - 100	Akute Entzündung, Toxikose, Allergie
60 - 90	Akute und chron. Entzündung, Überfunktion von Organen
50 - 60	Degenerative Entwicklung, Unterfunktion von Organen
40	Schwere Organerkr. mit Zelluntergang und Narbengewebe

- Der Meßzeiger bewegt sich beim Kontakt der Meßspitze mit dem Hautpunkt in Richtung 100 und bleibt je nach Ionentransport des Stromes auf einem bestimmten Meßwert stehen
- Unter der Voraussetzung einer sympathikotonen Ausgangslage gilt bei der Punktmessung der Bereich zwischen 50 und 60 Skalenteilen als Kriterium für eine gute Regulationsfähigkeit des dazugehörigen Subsystems
- Werden *weniger als 50 Skalenteile* angezeigt, besteht der Verdacht auf ein

degeneratives Geschehen, Werte *über 60 Skalenteile* signalisieren entzündliche, allergische oder toxische Gewebsveränderungen
- Die Differentialdiagnose und Bewertung der Meßwerte liefern die von F. Kracmar systematisch durchgeführten Untersuchungen (☞ Tab. 4.3-2).

Zeigerabfall
- Ein Zeigerabfall auf der Meßskala trotz gleichbleibend starken Elektrodendruckes (d.h. spontane Bewegung des Zeigers vom Höchstwert zu einem tieferen Endpunkt im Verlauf weniger Sekunden) gilt als wichtiges Kriterium für die Diagnose einer behandlungsbedürftigen Erkr.
- Dieser Zeigerabfall wird am besten sichtbar, wenn Messingelektroden verwendet werden, da diese keine elektromagnetischen Felder abhalten. Die Meßwerte können bei standardisierter Ausrüstung und Meßtechnik reproduziert werden (Klinger)
- Durch Applikation von Reizströmen, z.B. Kippschwingungen, lassen sich die Meßwerte punktuell in Richtung Normbereich verändern. Da der Effekt nur kurz anhält, muß diese Ther. täglich wiederholt werden.

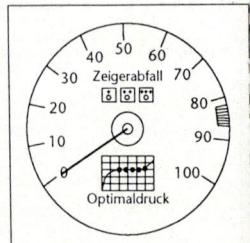

Abb. 4.3-2: Meßskala des EAV-Gerätes mit Anzeige des optimalen Auflagedruckes der Meßspitze

4.3.4   Durchführung der EAV-Diagnostik und Therapie

- Die EAV-Diagnostik beginnt mit der Beurteilung möglicher Vorbefunde un einer eingehenden Anamnese
- Es folgt die systematische *Übersichtsmessung*
- Hier werden i.d.R. alle wesentlichen Subsysteme des Organismus mit Hilfe de EAV-Meßpunkte (☞ Abb.4.3-3 und 4) untersucht, welche z.T. den klassische Akupunkturpunkten entsprechen, z.T. von Voll neu gefunden wurden
- Die Meßergebnisse werden auf einem Untersuchungsbogen oder mittels eine entsprechenden Computerprogrammes notiert
- In die Untersuchung werden alle erfaßbaren Organbereiche und Belastungsge biete einbezogen (☞ Tab. 4.3-3).

Ermittlung der geeigneten Heilmittel

- Nach der Übersichtsmessung erfolgt eine zweite Messung an den als pathologisch erkannten Meßpunkten (bedingt durch pathologische Veränderungen der
  zugehörigen Subsysteme des Organismus)
- Nun werden Ampullen mit homöopathisch zubereiteten Medikamenten und
  Toxen einzeln in einen Metallbehälter gelegt, der mit dem Stromkreis
  verbunden ist (meist im Bereich der Handelektrode). I.d.R. gibt es unter der
  Vielzahl von Mitteln einige, die – in den Stromkreis gebracht – die pathologischen Werte auf stabile Werte zwischen 50 und 60 zu korrigieren vermögen.
  Hierzu muß oft eine große Zahl von Medikamenten getestet werden, bevor die
  geeigneten, d.h. die Messung normalisierenden, Mittel gefunden werden
- Alle Heilmittel, die zu diesem Ziel führen, werden am Ende der Testung
  rezeptiert (meist in Ampullenform zur Inj.)
- Getestet werden können also sowohl krankheitsauslösende Schadstoffe wie
  auch die potentiellen Heilmittel gegen die Schadstoffbelastungen. (Grundaus-
  stattungen werden von den Firmen Staufen-Pharma und Wala-Eckwälden
  gemäß den Empfehlungen der Internationalen Medizinischen Gesellschaft für
  EAV angeboten.)
- Der EAV-Arzt braucht einen großen Testsatz, der in unterschiedlichen Ver-
  dünnungsgraden u.a. enthalten muß:

– Nosoden	– Insektizide
– Homöopathische Begleitmittel	– Herbizide
– Phytotherapeutika	– Chemotherapeutika
– Organotherapeutika	– Lösungsmittel
– Allergene	– Narkotika
– Pseudoallergene	

Umfang der Testungen und Folgetestungen

- Bei begrenzter Fragestellung, z.B. grippalen Akutinfekten, erfolgt ein kurzer
  Test an relevanten Meßpunkten
- I.d.R. kommen jedoch viele chron. Kranke zum EAV-Arzt, so daß eine zeit-
  aufwendige umfassende Testung aller Subsysteme des Organismus geboten ist
- Je nach Schweregrad der Erkr. und Verlauf der Ther. werden *Zwischentestungen*
  eingeschaltet, die eventuell notwendige ther. Korrekturen sicherstellen oder
  neue diagnostische Maßnahmen auch mit Hilfe schulmedizinischer Fachgebiete
  einleiten
- Grundsätzlich erfolgt nach Abschluß jedes Therapiezyklus eine Therapiekontrolle durch eine sog. *Nachtestung*.

Therapie

- Die Ther. erfolgt oral oder per injectionem mit den Heilmitteln, die bei der
  Testung als wirksam bewertet worden sind
- **Akute Erkr.:** Kurze Abstände der Heilmittelgabe
- **Chron. Leiden:** Meist wird empfohlen, die komplexe Medikation im Rhythmus
  von 7 Tagen zu verabreichen
- Voll bezeichnet die ther. angewendete Elektroakupunktur als *Mesenchymreaktivierung*. Voraussetzung ist stets die *Herddiagnostik* mit nachfolgender *Fokalsanierung*, die neuralther. oder chirurgisch erfolgt. Ergänzend sollte der Arzt
  angesichts der seelischen Komponente bei jeder Mesenchymblockade *psychother.* behandeln oder dies veranlassen.

4

Bedingungen für die Messungen

- Störungfreier Testplatz: Bes. Röntgengeräte, Magnetfelder, Mikrowellen, Radarwellen und geopathische Standortprobleme können das Ergebnis verfälschen
- Der Pat. muß sich in einer sympathikotonen Ausgangslage befinden, er sollte ausgeruht sein und vor der Testung etwas Nahrung zu sich nehmen
- Die Haut im Gesicht, an Händen und Füßen sollte entfettet sein, um den elektrischen Widerstand am Meßpunkt gering zu halten.

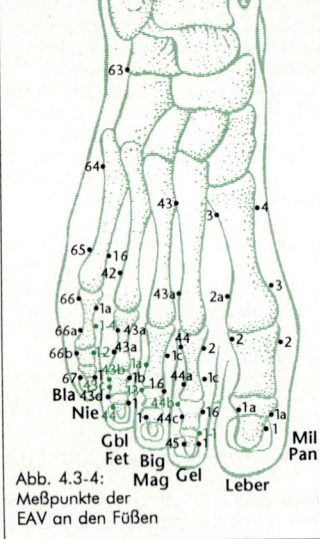

Abb. 4.3-4:
Meßpunkte der
EAV an den Füßen

Tabelle 4.3-3

Organbereiche und Gebiete der EAV-Übersichtsmessung	
Lunge	HNO-Gebiet
Herz-Kreislauf	Zahn-Kiefer-System
Dünndarm	Bindegewebe
Dickdarm	Gelenke und Knochensystem
Gallenblase und Gallenwege	Lymphsystem
Milz	Endokrinium
Pankreas	Vegetativum
Magen	Allergie
Niere	Immunsystem
Blase	Toxikologie
Urogenitalsystem	
Nervensystem	

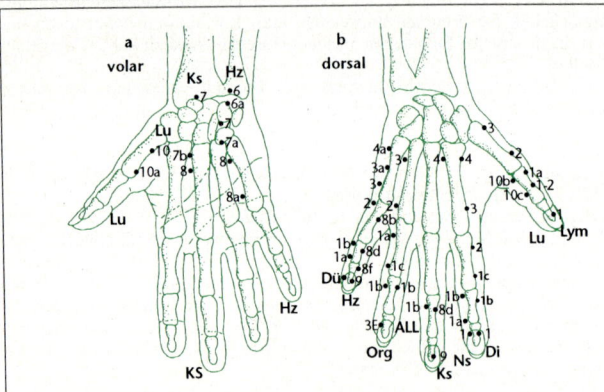

Abb. 4.3-3 a+b: Meßpunkte der EAV an den Händen

4.3.5   Die Meßpunkte der Elektroakupunktur nach Voll

Hauptsächliche Meßpunkte der EAV befinden sich an den Händen (☞ Abb. 4.3-3 a+b) sowie an den Füßen (☞ Abb. 4.3-4). Es sind jedoch auch an anderen Stellen des Körpers Messungen möglich.

Tabelle 4.3-4

Die Meßpunkte der EAV

Hand links	Hand rechts	Fuß links	Fuß rechts
Lym 1 Tonsill. palat. 1-2 KMP, 5 Tonsill. 1a Seitenstrang 2 O- und U-kiefer 3 Nase und NNH 5 Herzlym-Gefäße	Lym 1 Tonsill. palat. 1-2 KMP, 5 Tonsill. 1a Seitenstrang 2 O- und U-kiefer 3 Nase und NNH 5 Herzlym-Gefäße	Mil 1 Weiße Pulpa, O-körp. 1a KMP 2 Weiße Pulpa, U-körp. 3 Rote Pulpa 4 RES	Pan 1 Eiweiß-Stoffw. 1a KMP 2 Harnsäure-Stoffw. 3 Zucker-Stoffw. 4 Fett-Stoffw.
Lu 10c KMP 10b Bronchioli 10a Pleura 10 Bronchien	Lu 10c KMP 10b Bronchioli 10a Pleura 10 Bronchien	Leb 1a KMP 2 Leberläpp., -zelle 2a Duct. biliferi 3 Periportal-System	Leb 1a KMP 2 Leberläpp., -zelle 2a Duct. biliferi 3 Periportal-System
Di 1 Sigma 1b KMP 1c Peritoneum 2 Colon desc. 3 Colon und li Flexur 4 Colon transv. li 4a mesenteriale LK.	Di 1 Colon transversum 1b KMP 1c Peritoneum 2 Colon und re Flexur 3 Colon asc. 4 Caecum 4a Appendix	Gel 1 Beckengürtel, Beine 1b KMP 2 Schultergürtel, Arme 3 Atlas-Axis, Kiefergelenk	Gel 1 Beckengürtel, Beine 1b KMP 2 Schultergürtel, Arme 3 Atlas-Axis, Kiefergelenk
Ns 1 lumbales und sacrales Mark 1a SMP Veg.NS 1b KMP periph. und zentr. NS 4 Gehirnnerven	NS 1 lumbales und sacrales Mark 1a SMP Veg. NS 1b KMP periph. und zentr. NS 4 Gehirnnerven	Mag 45 Korpus, li Teil 44c Plexus coeliacus 44b KMP 44a Peritoneum 44 Fundus 43a Große Kurvatur 43 Kardia	Mag 45 Pylorus 44c Plexus coeliacus 44b KMP 44a Peritoneum 44 Antrum 43a Kleine Kurvatur 43 Corpus, re Teil
Ks 9 SMP Arterien 8d KMP 8 SMP Venen 7b SMP Lym 7 Koronargefäße	Ks 9 Arterien 8d KMP 8 SMP Venen 7b Lym 7 Koronargefäße	Big 1b KMP Bindegewebe 1c KMP Schleimhäute	Big 1b KMP Bindegewebe 1c KMP Schleimhäute
ALL 1b KMP	ALL 1b KMP	Hau 1 Haut U-körp., Beine 1-3 KMP 1a Hautnarben	Hau 1 Haut U-körp., Beine 1-3 KMP 1a Hautnarben
Org 1b KMP	Org 1b KMP	Fet 1 Organe und Gefäße 1b KMP	Fet 1 Organe und Gefäße 1b KMP
3E 1 SMP Ovar, Hoden, NN 1b KMP und i.S. Pan, Mamma 1c i.S. Pan-Kopf + Körper 1d Mammadrüse 2 pSMP Thymus, Thyr., Pan-Thyr. 3 pSMP Hypo-, Epiphyse	3E 1 SMP Ovar, Hoden, NN 1b KMP und i.S. Pan, Mamma 1c i.S. Pan-Schwanz 1d Mammadrüse 2 pSMP Thym., Thyr. Pan-Thyr. 3 pSMP Hypo-, Epiphyse	Gbl Ductus hepaticus communis 43d Lym Gefäße, wege 43c Plexus hep. 43b KMP 43a Peritoneum 43 Ductus hep. dex. 42 Ductus hep. sin.	Gbl Ductus choledochus 43d LymGefäße, Gbl., -wege 43c Plexus hep. 43b KMP 43a Peritoneum 43 Ductus cysticus 42 Gallenblase

Die Meßpunkte der EAV

Hand links	Hand rechts	Fuß links	Fuß rechts
Hz 9 Aortenklappe 8f Subendok. LymNetz 8d myokard LymNetz 8b Endokard 8a Perikard 8 Mitralklappe 7a His-Bündel li Sch 7 Reizleitung 6a Sinuauriculäres Bündel 6 Myokard	Hz 9 Pulmonalklappe 8f Subendok LymNetz 8d myocard. LymNetz 8b Endokard 8a Perikard 7a Trikuspidalklappe 7a AV-Knoten 6a Sinusknoten 6 Myokard	Nie 1 Nierenbecken 1-3 KMP Niere, Ureter 1-4 Peritoneum 1a Ureter (Bauchhöhle) 1b Plexus suprarenalis 2 Pyelorenales Grenzgebiet 2a Nierenmark 3 Nierenrinde 5 Analkanal 6 Rectum	Nie 1 Nierenbecken 1-3 KMP Niere, Ureter 1-4 Peritoneum 1a Ureter (Bauch höhle) 1b Plexus suprarenalis 2 Pyelorenales Grenzgebiet 2a Nierenmark 3 Nierenrinde 5 Analkanal 6 Rectum
Dü 1 Ileum li 1a Plex. mesent. inf. 1b KMP 2 Jejunum 3 Duod. jejunal 3a Pleyer'sche Plaques 4 Duod. ascend.	Dü 1 Termin. Ileum 1a Plex. mesent. sup. 1b KMP 2 Duod. horiz. inf. 3 Duod. descend. 3a Papilla duodeni 4 Duod. horiz. sup.	Bla 67 Blasenkörper 66b KMP 66a Peritoneum 66 Trigonum vesicae 65 pSMP Urethra, Samenbl., Penis, Prostata, Param., Uterus, Vagina, Tuben 64 pSMP Samenl., Nebenhoden, Tubenamp. und -ostien 63 Plex. pelvinus, hypog. inf.	Bla 67 BlasenKörper 66b KMP 66a Peritoneum 66 Trigon. vesicae 65 pSMP Urethra, Samenbl.,Penis, Prostata, Param Uterus, Vagina, Tuben 64 pSMP Samenl., Nebenhoden Tubenamp. und -ostien 63 Plex. pelvinus, hypog. inf.

Verwendete Abkürzungen: ALL = Allergie; Big = Bindegewebe; Di = Dickdarm; 3 E = Dreifacher Erwärmer; Fet = Fettgewebe; Gbl = Gallenblase und -wege; Gel = Gelenke und Knochensystem; Hau = Haut; Hz = Herz; i.S. = innere Sekretion; KMP = Kontrollmeßpunkt; -körp. = -körper; KS = Kreislauf; Lu = Lunge; Lym = Lymphsystem; Mag = Magen; Mil = Milz; Nie = Niere; NN = Nebenniere; NNH = Nasennebenhöhlen; NS = Nervensystem; O = Ober-; Org = Organ; Pan = Pankreas; pSMP = partieller SMP; RES = Retikuloendotheliales System; Sch = Schenkel; SMP = Summationsmeßpunkt; Stoffw. = Stoffwechsel; Thyr. = Thyreoidea; Tonsill. palat. = Tonsilla palatinae; U = Unter-; Veg.NS = vegetatives NS

4.3.6 Einsatzbereiche der Elektroakupunktur

Vorbemerkungen

Da die Methode der Elektroakupunktur zur Diagnostik und Ther. von Krankheiten wissenschaftlich nicht anerkannt ist, kommen die Pat. in der Regel erst dann zu einem entsprechenden Arzt, wenn mehrere schulmedizinische Therapieversuche erfolglos geblieben sind.

Weil die Kosten meist nicht durch die Krankenkassen und andere Erstattungsstellen getragen werden, muß der Pat. das Honorar des Arztes und die Medikamente selbst zahlen. Oft ist er deshalb nur bei großem Leidensdruck bereit, diese ärztliche Behandl. in Anspruch zu nehmen.

Allergien
Die konventionelle Diagn. ist häufig nicht in der Lage, klinisch oder nur subklinisch auftretende allergische Erkr. aufzuklären. Die Elektroakupunktur-Diagnostik bedient sich der Veränderung der Meßwerte bei Zuschaltung eines potenzierten Allergenes. Nach Kontakt der Meßgriffelspitze am Meßpunkt für Allergie wird der ideale Meßwert 50 dann sichtbar, wenn das verursachende Allergen in potenzierter Form zugeschaltet wird. Die Erfolgsquote der Allergiediagnostik mittels Elektroakupunktur liegt bei nahezu 90% der Fälle.

Zahn-Kiefer-Krankheiten
Die Diskussion um das Amalgam hat die Bedeutung der zahnärztlichen Werkstoffe für allgemeinmedizinische Erkr. in die öffentliche Diskussion gebracht. Mit Hilfe des Epikutantestes, eines konventionellen Allergietests auf der Haut des Pat., ist es in etwa 50% der Fälle möglich, die Unverträglichkeit zahnärztlicher Werkstoffe objektiv nachzuweisen. Die Elektroakupunktur kann hier die Informationen für eine zuverlässige Beratung bezüglich der Materialsanierung liefern. Eine Vielzahl von Pat. sucht den Arzt für Elektroakupunktur oder den Zahnarzt für Elektroakupunktur wegen Beschwerden im Zahn-Kiefer-Bereich auf, für die konventionell auch mit radiologischer Diagnostik keine Ursache gefunden werden kann.

Tumorleiden
In Deutschland sterben trotz enormer Ausgaben zur Entwicklung neuer Ther. und Arzneien jährlich mehr als 200 000 Menschen an Krebs. Es gibt keinen klar ersichtlichen Anstieg in den Heilungsraten. Um so wichtiger sind präventive Maßnahmen. Die meisten vermeidbaren krebserregenden Stoffe sind in Zigarettenpackungen und in der Nahrung zu finden (☞ Tab. 4.3-4). Der EAV-Arzt sieht es deshalb als seine Aufgabe an, für den Pat. eine individuelle Ernährungsberatung unter dem Gesichtspunkt der Allergologie und Toxikologie meßtechnisch zu erarbeiten. Schematische Ernährungsprogramme sind hier unzureichend. Auch chron. Herdbelastungen, die die körpereigene Tumorabwehr schwächen, können mit der EAV entdeckt und eine Ther. eingeleitet werden.

Toxikologische Probleme
Während akute Vergiftungen intensivmedizinisch betreut werden können, sind die Folgen chron. Intoxikationen ein Stiefkind der Medizin. Selbsthilfeorganisationen für Holzschutzmittelgifte, Amalgamgeschädigte und andere legen davon Zeugnis ab. Die Nachweismethoden sind teuer, die Kosten werden von der Krankenkasse in der Regel nicht erstattet. Für viele Betroffene bietet die Elektroakupunktur die einzige Abhilfe, da sie in der Lage ist, die Ursache des Krankheitsbildes, also das Toxin, festzustellen und eine Entgiftungsbehandl. einzuleiten.

4.3.7   Arzneimittelwahl für die EAV

- Der Elektroakupunkteur beurteilt die Eignung eines Medikaments danach, ob es bei der Messung die Anzeige des Meßgerätes zur Norm hin verändert. Mit Medikamenten, die für den Pat. unverträglich sind, ist dies nicht möglich.
- Meist werden bei der EAV Homöopathika und Nosoden getestet
- Es ist jedoch grundsätzlich auch möglich, durch den Medikamententest die Effizienz und Unbedenklichkeit von Allopathika festzustellen (☞ Tab. 4.3-4)
- Oft ist gerade bei **akuten** Krankheiten die Kombination von Homöopathie und Allopathie besonders wirksam. Bei chron. Krankheiten ist es wertvoll, *homöo-*

Tabelle 4.3-4

Heilmittel der Elektroakupunkur	
Heilmittel	**Anwendungskriterium**
Nosode	Ätiologie, Isopathie Homöopathie
Organpräparat	Unterstützung, Drainage
Klassische Homöopathika	Begleitmittel, organotrop Drainage, Simile, Ätiologie Bewährte Indikationen
Allopathika, Potenzierte Toxine, Vitamine und Spurenelemente, Antioxidantien, Mineralstoffe	

pathisch entsprechend der Lehre Hahnemanns, *isopathisch* mit Nosoden, *regulatorisch* durch Substitution mit Vit., Spurenelementen, Antioxidantien, *ausleitend* mit potenzierten Toxinen, begleitet von Drainagemitteln, zu behandeln.

Nosoden sind im *Homöopathischen Arzneibuch der Bundesrepublik Deutschland* definiert. Man versteht darunter (meist homöopathische) Aufbereitungen von Zellbestandteilen aus erkrankten Geweben oder Körperabsonderungen.

- Voll und Mitarbeiter hatten z.B. empirisch herausgefunden, daß bei Stoffwechselstörungen infolge einer Mumpserkr. die Nosode Parotitis stoffwechselregulierend verordnet werden kann. Wenn Pat. nach einer durchgemachten grippalen Inf. an Bronchitis mit Hustenreiz leiden, die auf Antibiotika nicht reagiert, führt die Gabe der potenzierten Grippenosode mit homöopathischen Begleitmitteln oft zur Ausheilung
- Nosoden werden daher bei der EAV-Testung und -Ther. verwendet
- Voll schuf mit der Staufenpharma eine große Anzahl von Nosoden in empirisch ermittelter reihenmäßiger Potenzierung. Sie sind auf der Verpackung als sog. *KUF-Reihen* deklariert und werden in ansteigenden Potenzen z.B. zur Entgiftung eingesetzt.

Zur Unterstützung der Nosodenther. hat Voll die Organpräparate der Firma Wala empfohlen, die bei entzündlichen und degenerativen Gewebserkr. in absteigender oder aufsteigender Potenzierung angewendet werden. Besonders bewährt haben sich Präparate der immunkompetenten Gewebe und die pluripotenten Zellfragmente arter. Gefäße sowie das potenzierte Präparat Mesenchym.

4.3.8   Kostenerstattung und wissenschaftliche Anerkennung

Die EAV hat bisher erfahrungsheilkundliche, jedoch keine schulmedizinische Anerkennung gefunden. Über sie wird an mehreren deutschen Hochschulen auf Wunsch der Studentenschaft informiert und diskutiert, jedoch nicht von Hochschullehrern gelehrt, sondern von Referenten der Internationalen medizinischen Gesellschaft der EAV.
Gesetzliche wie private Krankenkassen erstatten die Kosten nur aus Kulanzgründen in Einzelfällen. Grundsätzlich bleibt es trotz guter Gründe für eine Kostenerstattung dabei, daß für Leistungen mittels EAV unabhängig von der Dauer des Leidens und der Unwirksamkeit schulmedizinischer Maßnahmen, der betroffene Pat. selbst bezahlen muß. Das Bundessozialgericht hat jedoch anerkannt, daß Pat. ein Recht darauf haben, einen Therapieversuch mit Elektroakupunktur zu unternehmen und nach der Behandl. die Kostenerstattung notfalls gerichtlich einzufordern

4.3.9   Ergänzende Verfahren neben Elektroakupunktur

Diagnoseverfahren: Der meßtechnische Eignungstest für Medikamente wird derzeit mit keiner anderen Methode durchgeführt. Im Diagnosebereich wird die EAV vor allem bei der Herdsuche durch folgende Methoden ergänzt: Thermographie (☞ 4.6), Diagn. mit Neuraltherapeutika (☞ 2.14), Elektrohauttest (☞ 2.8) Röntgen, Szintigraphie und Computertomographie. Bei der Allergensuche sin

ergänzend einzusetzen: Epikutantest, Prick-/Intrakutantest, RAST, Allergenaus-
laßversuch und Rotationsdiät. Nur selten ist die Toxinsuche im Labor möglich.

Homöopathie: Viele Elektroakupunkteure haben die Homöopathie nach Hahnemann (☞ 2.12) erlernt. Herde, toxische Belastungen, Allergien und Intoleranzen
z.B. von zahnärztlichen Werkstoffen, stellen für die Homöopathie Therapiehindernisse dar. Hier können sich beide Methoden ergänzen.

Akupunktur: Die Ausbildung in der klassischen Nadelakupunktur (☞ 2.2)
erleichtert das Verständnis für die Systemdiagnostik mittels EAV. Die Wirksam-
keit der Nadelakupunktur wird in ähnlicher Weise behindert, wie dies für die
Homöop. dargestellt wird. Eine gezielte Fokalsanierung, Allergenkarenz und
Entgiftung ist nach Diagnostik mittels EAV eine gute Vorbereitung für die
Nadelakupunktur.

Bioresonanztherapie: Eine Ergänzung der Allergietestung ist durch das moderne
Verfahren der Bioresonanzther. (☞ 2.6) möglich.

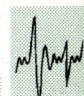

4.3.10   *Informationen*

Literatur

- Beisch, K.: Systemdenken in der Medizin, in „Naturmedizin heute"
- Heine, H.: Anatomische Struktur der Akupunkturpunkte. Dt. Zschr. Akup. 2/1988
- Klinger, L.: Diagnostische Bestimmung thermischer und elektrischer Parameter an der Hautoberfläche. Inaugural-Dissertation, Universität Heidelberg
- Kramer, F.: Lehrbuch der Elektroakupunktur, Bd. I-IV. Haug, Heidelberg, 1976
- Leonhardt, H.: Grundlagen der Elektroakupunktur nach Voll. ML-Verlag, Uelzen, 1986
- Ruf, I.: Atlas der Elektroakupunktur. ML-Verlag, Uelzen, 1988
- Stebner, F.A.: Kostenerstattung biologischer Medizin. Luchterhand, 1991
- Thomsen, J.: ODontogene Herde und Störfaktoren. ML-Verlag, Uelzen, 1985
- Voll, R.: Kopfherde, ML-Verlag. Uelzen, 1974
- Voll, R.: Medikamententestung, Nosodenther. und Mesenchymreaktivierung. ML-Verlag, Uelzen, 1976

Adressen

- Internationale Medizinische Gesellschaft für Elektroakupunktur nach Voll (Mitgliedsverband im Zentralver-band der Ärzte für Naturheilverfahren, Freudenstadt) Anschrift ☞ 11.4

Ausbildung in der EAV

- Die Ausbildung in der EAV wird von der Internationalen Medizinischen Gesellschaft für EAV geregelt. Sie endet mit dem Erwerb eines Diploms.
- Voraussetzungen für den Erwerb des Diploms: Abgeschlossenes Medizinstudium, Teilnahme an zehn Wochenendlehrgängen, Bestehen einer Abschlußprüfung
- Weiterhin finden regelmäßige Weiterbildungskurse statt, organisiert om Sekretariat der Gesellschaft

4.4   *Elektroneuraltherapie*

Zusammen mit den ther. Aspekten unter 2.8 behandelt.

4.5   Manuelle Medizin

Hans Peter Bischoff und Johannes Weingart

4.5.1   Merkmale der Diagnostik

Zur manuellen Medizin gehören gleichermaßen diagnostische und ther. Aspekte. Die ther. Grundlagen sind in Kap. 2.13 ausgeführt.
- Die Diagnostik in der Man. Med. ist speziell auf die Untersuchung des muskuloskelettalen Systems ausgerichtet mit dem Ziel, Dysfunktionen zu identifizieren
- Zur strukturellen Diagnose werden die traditionellen Methoden der Inspektion, Palpation, Perkussion und Auskultation eingesetzt. Inspektion und Palpation sind die wichtigsten Komponenten
- Die strukturelle Diagnose des muskuloskelettalen Systems sollte jedoch nie isoliert, sondern immer im Zusammenhang mit einer kompletten physikalischen Untersuchung und der gesamten Anamnese des Pat. gesehen werden.

Die diagnostischen Verfahren der manuellen Medizin
Im folgenden wird das Diagnoseverfahren des Dr.-Karl-Sell-Ärzteseminars dargestellt. Das dort weiterentwickelte diagnostische Vorgehen gliedert sich in 3 Schritte:
- Segmentale Funktionsprüfung (☞ 4.5.2)
- Aufsuchen des segmentalen Irritationspunktes (☞ 4.5.3)
- Funktionelle segmentale Irritationsdiagnostik (☞ 4.5.4).

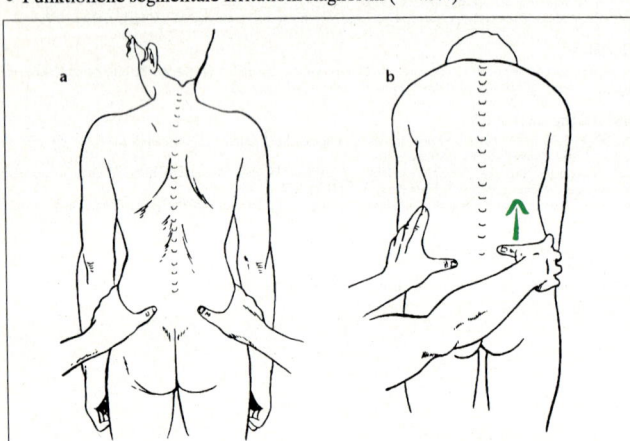

Abb. 4.5-1a: Ausgangsstellung zur Prüfung des Vorlaufphänomens

Abb. 4.5-1b: Positives Vorlaufphänomen am re. Sakroilikalgelenk

4.5.2   Segmentale Funktionsprüfung

Die segmentale Funktionsprüfung wird für jedes Wirbelsäulensegment einzeln durchgeführt. Sie beginnt mit der *aktiven Bewegungsprüfung*. Die *passive Funktionsprüfung* schließt sich an. Bei dieser werden z.B. an der LWS, BWS, zum Teil auch HWS, die Beweglichkeit der Dornfortsätze zueinander bei Rotation, Flexion, Extension und Seitneigung durch Palpation überprüft.

Vorlaufphänomen (☞ 4.5-1)
Eine wichtige spezifische Funktionsprüfung stellt das Vorlaufphänomen dar. Es weist eine pathologische Hypomobilität eines Gelenkes oder Segmentes mit einseitig gestörtem Gelenkspiel nach (Abb. 4.5-1a und 1b).
* Zur Untersuchung beide Daumen mit Tiefenkontakt (d.h. in tiefer Palpation) über das zu untersuchende Segment legen
* Der Pat. führt im Stehen eine Flexion der Wirbelsäule durch
* Liegt eine Dysfunktion einseitig vor, wird der Daumen der betroffenen Seite früher mit in die Flexion gezogen
* Das Vorlaufphänomen dient insbesondere der Diagnostik einer Hypomobilität am Sakroiliakalgelenk (SIG) und an der LWS.

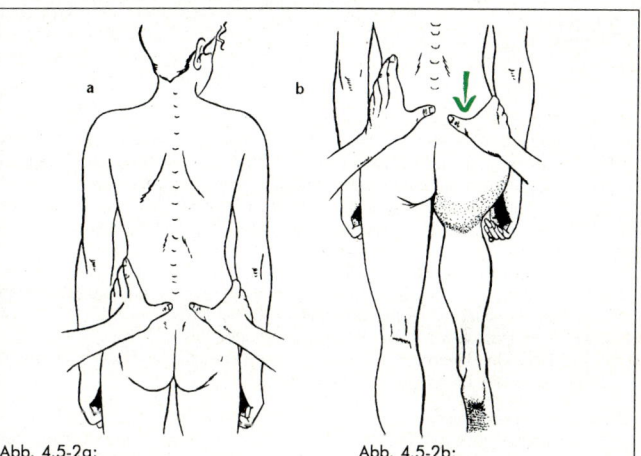

Abb. 4.5-2a:
Ausgangstellung zum Spine-Test

Abb. 4.5-2b:
Normaler Spine-Test re.

Für die einzelnen Wirbelsäulenabschnitte gibt es weitere Untersuchungsverfahren:

Spine-Test (☞ 4.5-2)
* Genaueste manuelle Untersuchung des Sakroilikalgelenks. Sie erlaubt einen Seitenvergleich seiner der Funktion.
* **Durchführung:**
  – Einen Daumen auf den Dornfortsatz S1, den anderen auf die Spina iliaca ant. sup. der zu untersuchenden Seite legen (☞ Abb. 4.5-2a)
  – Pat. auffordern, bei gestrecktem Standbein das Bein der zu untersuchenden Seite unter Hüft- und Kniebeugung anzuheben

4

– Ist der Bewegungsspielraum der Hüfte erschöpft, tritt bei freier Funktion des Sakroiliakalgelenks die Spina iliaca ant. sup. auf der untersuchten Seite weiter nach kaudal (☞ Abb. 4.5-2b)
– Der Spine-Test erlaubt eine absolute Aussage über das Gelenkspiel wie auch eine quantitative Aussage im Seitenvergleich.

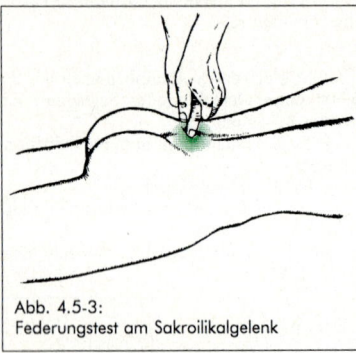

Abb. 4.5-3:
Federungstest am Sakroilikalgelenk

Federungstest (☞ Abb. 4.5-3)
• Wird insbesondere zur Beurteilung der Hypermobilität eines Segmentes eingesetzt
• Durchführung
– Pat. befindet sich in Bauchlage
– Mittelfingerkuppe in Höhe der zu überprüfenden Zone auf das Sakrum legen und Beugeseite der Endphalanx an die mediale Begrenzung des Os Ilium anlegen (Abb. 4.5-3)
– Mit der 2. Hand eine federnde Palpation d. Sakrums durchführen und überprüfen, ob sich die Distanz zwischen Iliumkante und Sakrumoberfläche vergrößert (☞ Hypermobilität).

Variable Beinlängendifferenz (☞ Abb. 4.5-4)
• Gibt zusätzliche Information über das Vorliegen einer Dysfunktion im Sakroilikalgelenk, aber auch Beckenverwringung (komplexe Störung mit Fehlstellung sämtlicher an diesem Gelenk beteiligten Knochenstrukturen)
• Der Pat. liegt in Rückenlage auf dem Untersuchungstisch
• Als Untersucher am Fußende stehend beide Fußgelenke umfassen (☞ Abb. 4.5-4a)
• Den Pat. auffordern, sich mit Hilfe seiner Arme aufzurichten
• Tritt während des Aufrichtens ein Bein deutlich tiefer (Abb. 4.5-4b), so nennt man dies eine *variable Beinlängendifferenz*. Sie spricht
– Bei 2 cm Differenz für eine Beckenverwringung
– Bei 1,5-2 cm Differenz für eine nur gering ausgeprägte Beckenverwringung oder eine Blockierung im Sakroilikalgelenk.

Weitere Untersuchungen
• Sehr genaue Information über die Rippenbewegungen erhält man durch Palpation der Rippen während der In- und Exspiration
• Weitere sehr spezifische Untersuchungsverfahren bestehen für die HWS, speziell die Kopfgelenke, C 1 und C 2, außerdem für das Akromioclavicular- und Sternoclaviculargelenk.

Periphere Gelenke
Für sämtliche peripheren Gelenke wird das jeweilige Kapselmuster durch passive Beweglichkeitsprüfung untersucht. Diese umfaßt auch Traktionstechniken, die Prüfung translatorischer Gleitbewegungen sowie, je nach Gelenk, auch Seitneigungsfedern.

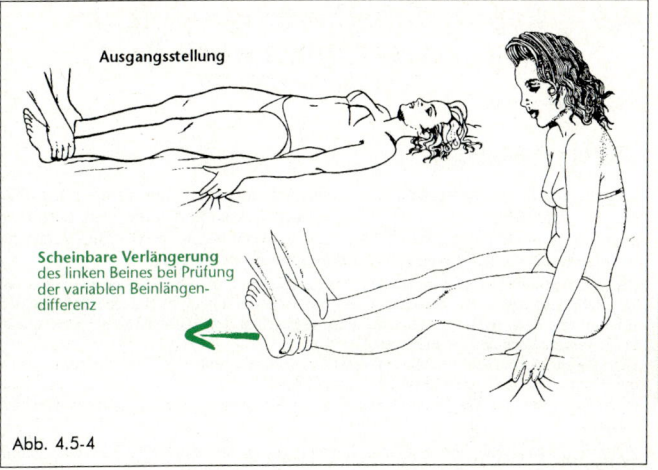

Ausgangsstellung

Scheinbare Verlängerung
des linken Beines bei Prüfung
der variablen Beinlängen-
differenz

Abb. 4.5-4

4.5.3 Aufsuchen des segmentalen Irritationspunktes

Jedem Segment der Wirbelsäule einschließlich Sakroiliakalgelenk kann ein
Irritationspunkt zugeordnet werden, welcher bei bestehender Dysfunktion als
verhärtet tastbarer, muskulärer Korrespondenzpunkt mit dem Finger palpabel ist.

4.5.4 Funktionelle segmentale Irritationsdiagnostik

- Im Rahmen des 3. Schrittes der gezielten Chirodiagnostik wird die funktionelle
  segmentale Irritationspunktdiagnostik durchgeführt, welche schließlich die
  Indikation zur gezielten Chirother. stellt
- Hierzu den segmentalen Irritationspunkt (☞ 4.5.3) tasten und hinsichtlich Zu-
  oder Abnahme der Schmerzhaftigkeit und Konsistenz während der funktionellen Bewegungsprüfung des entsprechenden Segmentes überprüfen
- Die Indikation zur Chirother. besteht erst dann, wenn zugleich Funktionseinschränkung **und** positiver Befund des segmentalen Irritationspunktes vorliegen
- Im Rahmen der segmentalen Funktionsüberprüfung muß dann mit Hilfe des zu
  tastenden Irritationspunktes die freie Richtung diagnostiziert werden, in die der
  manipulative Impuls erfolgt.

Weitere Informationen und Literatur ☞ 2.13.7

4.6   Regulationsthermographie im Kontaktverfahren nach Rost

Arno Rost

4.6.1   Einführung

Thermographie ist die Aufzeichnung und Dokumentation der Temperatur eines Körpers. Die Regulationsthermographie nutzt darüber hinaus die Temperaturveränderung auf einen spezifischen Kaltreiz und wertet damit das Wärmeregulationsvermögen einzelner Organe sowie des Gesamtorganismus aus.

Leben ist stoffwechselabhängig. Alle intermediären Stoffwechselvorgänge gehen mit Wärmebildung einher. Die vorwiegend im Körperinneren ständig und im Überfluß gebildete Wärme wird nach außen in die Umgebung abgegeben. Für diese Wärmeabgabe spielen außer vasalen auch nervale Faktoren eine Rolle.

So bedingen anatomische und physiologische Gesetzmäßigkeiten ein Temperaturmuster auf der Haut, das, unter Standardbedingungen gemessen, immer gleich und damit exakt reproduzierbar ist. Eine Veränderung dieses Wärmemusters kommt nur bei Krankheit zustande.

Zahlreiche Krankheiten im Körperinneren gehen mit einer lokalen Temperaturveränderung einher, ohne daß es zu einer allgemeinen Temperaturerhöhung im Sinne eines Fiebers kommt. Jedoch beobachtet man umschriebene Temperaturveränderungen auf der Haut in den entsprechenden viszero-kutanen Reflexzonen. Die thermographischen Messungen erfolgen daher innerhalb dieser Hautzonen.

Interessanterweise sind es nicht die kranken Organe, die zu einer Änderung des Temperaturmusters führen, sondern umgekehrt:
Ein gestörter Wärmehaushalt ist die Basis, auf der sich chron. Krankheiten aufbauen. Die Wiederherstellung der Gesundheit ist daher nur über die Wiedererlangung der körpereigenen Regulationen möglich. Hier sind als Ther. besonders die Naturheilverfahren gefordert.

4.6.2   Geschichte der Regulationsthermographie

Die Beurteilung krankhafter Prozesse durch Erfühlen der Hauttemperatur (Auflegen des Handrückens) geht bis auf Hippokrates zurück. Diese diagnostische Methode erhielt sich durch alle Zeiten.

Die menschliche Hand kann jedoch nur größere Temperaturdifferenzen unterscheiden. Thermometer, die schließlich entwickelt wurden, hatten alle eine außerordentlich lange Ansprechzeit und waren für Hauttemperaturmessungen nicht geeignet. Auch die seit dem Ende des vorigen Jahrhunderts speziell für die Hauttemperatur entwickelten *Kontaktthermometer* waren für die Regulationsthermographie ungeeignet, da sie zu lange Ansprechzeiten hatten.

Das veranlaßte den deutschen Arzt Ernst Schwamm dazu, Strahlungsfühler, die schnell ansprachen, in der thermischen Diagnostik anzuwenden. Schwamm war damit der erste, der die Thermographie in die Medizin einführte und erforschte. In den Jahren 1953/1954 ging er dazu über, die Prüfung der Wärmeregulation in seine Diagnostik einzubeziehen.

Strahlungsfühler erfassen nicht die Temperatur der Haut, sondern in einem gewissen Abstand zur Haut die von der Haut abgestrahlten Infrarot-Frequenzen. Das Spektrum der Hautstrahlung ist jedoch wesentlich breiter als durch Strahlungsfühler erfaßbar. Somit war diese Methode zwar ein zu damaliger Zeit großer Fortschritt in der medizinischen Diagnostik, kann aber den heutigen Ansprüchen nicht mehr gerecht werden.

Kontaktfühler benötigten früher eine zu lange Zeit bis zur Erfassung der tatsächlichen Temperatur. Das liegt daran, daß die Hauttemperatur ca. 34 °C beträgt, der Fühler aber Raumtemperatur hat. Es muß demnach ein Temperaturausgleich erfolgen, der mehrere Sekunden beträgt. Dies umging 1975 ein Hersteller, indem er den Fühler auf 34 °C vorheizte. Jetzt war auch eine rasche Erfassung der Hauttemperatur möglich. A. Rost griff die Methode der Kontaktthermographie auf und entwickelte sie zur Praxisreife.

Die Vorheizung des Fühlers konnte natürlich nur als Notbehelf gesehen werden, jedoch war bereits dadurch ein erheblicher Fortschritt in der Thermodiagnostik erzielt worden. Seit 1985 ist ein elektronischer Thermofühler auf dem Markt, der alle Anforderungen an eine zuverlässige Messung erfüllt.

4.6.3 Thermographie

Die Thermographie in der Medizin nutzt die Gesetzmäßigkeiten der Wärmephysiologie. Die Wärmemessungen basieren somit auf physiologischen Gesetzen und liefern keine Zufallsbefunde, sondern objektive und stets reproduzierbare Werte. Dies gilt jedoch nur für die Kontaktmessung.
Folgende Punkte sind zu beachten:
- Die aus diesen Messungen abgeleitete Diagnostik muß die physiologischen Gegebenheiten der Wärmebildung und Wärmeabgabe berücksichtigen
- Der Mensch besitzt als homoiothermes Lebewesen (Warmblüter), d.h. er besitzt die Fähigkeit, seine Körperkerntemperatur unabhängig von Schwankungen der Umgebungstemperatur auf einem weitgehend konstanten Niveau zu halten. Haut und Extremitäten unterliegen hingegen wesentlich größeren Schwankungen
- Die Kerntemperatur ist auf einen *Sollwert* eingestellt, der biologischen Rhythmen unterliegt. Wichtig für die Thermographie – vor allem bei Kontrollmessungen des gleichen Pat. – ist die Berücksichtigung des Tagesrhythmus (tiefste Temperatur am frühen Morgen, Gipfel am Abend). Die Hauttemperatur verhält sich umgekehrt, sie ist frühmorgens höher als am Abend.

4.6.4 Regulationsthermographie

Eine wesentliche Erweiterung erfährt die Thermodiagnostik durch die Prüfung der *Wärmeregulationsfähigkeit*. Diese *Regulationsthermographie* umfaßt daher zwei Messungen: Eine erste vor und eine zweite nach einem standardisierten Reiz, i.d.R. einem Abkühlungsreiz (☞ 4.6.6). Aus der Differenz dieser beiden Werte ergeben sich die wesentlichen diagnostischen Hinweise.

Naturheilverfahren sind Regulationstherapien. Ihre Anwendung setzt das Wissen über Art und Ausmaß von Regulationsstörungen voraus. Da die Körperwärme und ihre Regulation von fundamentaler Bedeutung sind und sich leicht erfassen lassen, bietet sich die Regulationsthermographie als Maßnahme zur Abschätzung von Regulationsstörungen an. Die Methode ist leicht zu handhaben und für den Pat. nicht belastend. Sie vermittelt gezielte Hinweise
- Auf die Kausalität der Erkr.
- Für die einzuschlagende Ther.
- Zur Therapiekontrolle
- Für die Dokumentation des Therapieerfolges.

4.6.5   Bedingungen für exakte Meßergebnisse

Sowohl das Wärmebild als auch die Regulationen sind reproduzierbar. Aus der Wärmephysiologie ergeben sich aber bestimmte Erfordernisse, die beachtet werden müssen:

Die Zeit der Messung: Am besten eignet sich die Zeit zwischen 8.00 h und 12.00 h. Nachmittags sind die Regulationsbreiten eingeschränkt und daher schwerer zu beurteilen (Hildebrandt).

Nahrungsaufnahme und Thermogramm: Nach umfangreicher Mahlzeit sollten keine Messungen vorgenommen werden, jedoch soll der Pat. auch nicht nüchtern sein. Leichtes Frühstück ist zweckmäßig. Verboten sind Bohnenkaffee, echter Tee, Alkohol und Nikotin (Wirkung auf die Durchblutung!).

Das Wartezimmer
* Kein volles Wartezimmer
* Keine Zugluft, Temperatur 21-23 °C, keine zu hohe Luftfeuchtigkeit
* Entspannte Atmosphäre
* Mindestaufenthalt 30 Min. zwecks Adaption.

Das Untersuchungszimmer
* Temperatur und Luftfeuchtigkeit wie im Wartezimmer
* Keine Zugluft, kein Ventilator
* Untersuchungsplatz nicht am Fenster, nicht in der Nähe eines Heizkörpers
* Absolute Ruhe im Raum.

Der Pat. soll entspannt, nicht erhitzt und nicht abgekühlt sein, nach Möglichkeit 24 h medikamentenfrei.

4.6.6   Reizsetzung und Meßprogramme

Der Reiz bei der Regulationsthermographie muß
* *Spezifisch* sein, d.h., zur Prüfung der Wärmeregulation muß ein *thermischer* Reiz verwandt werden
* *Standardisiert* sein hinsichtlich Stärke und Dauer.

In der Regulationsthermographie wird ein physiologischer Abkühlungsreiz angewendet: Der Aufenthalt bei Raumtemperatur (21-23 °C) im entkleideten Zustand (nur das Höschen wird anbehalten) für 10 Min.
Der Organismus antwortet auf diesen physiologischen Reiz stets gleich und in einem bestimmten Rahmen. Er schöpft dabei seine Regulationsfähigkeit voll aus. Weitere Reize werden nicht mehr beantwortet (Selye).

Auf den Abkühlungsreiz hin sind folgende Reaktionen möglich (☞ 4.6.7.):
* Normale Regulation
* Eingeschränkte Regulation
* Überschießende Regulation
* Regulationsunvermögen
* Paradoxe Regulation.

Die auf diesen Abkühlungsreiz eingetretene Änderung des Temperaturmusters hält ca. 40 Min. an, ehe es zu einer Gegenregulation kommt. Diese Zeit kann zu weiteren Messungen zwecks Klärung diagnostischer Fragen (z.B. Störfeldgeschehen) genutzt werden.

Für die Regulationsthermographie wurden drei Programme entwickelt, die zu einer allgemeinen Beurteilung unabdingbar sind:
• *Standardthermogramm* umfaßt 60 definierte Meßstellen des Körpers
• *Mammathermogramm* mit 18 Meßstellen
• *Zahnthermogramm* mit 32 Meßstellen.

Die Messung aller drei Thermogramme nimmt nur ca. 5 Min. in Anspruch. Für spezifische Fragen könnene weitere Programme erstellt werden.

4.6.7   Auswertung des Regulationsthermogramms

Das normale Wärmebild (*Normthermogramm*)
Das Normthermogramm (Abb. 4.4-1) richtet sich nach Idealwerten. Die Richtigkeit dieses Normthermogramms wurde durch das Physiologische Institut der Universität Herdecke bestätigt.

Zu beachten:
• Es besteht ein Temperaturgefälle von oben nach unten
• Die Temperaturen korrespondierender Areale beider Körperseiten sind gleich hoch
• Auf äußere Kälteeinwirkung fallen die Temperaturen am Rumpf seitengleich in einem bestimmten Rahmen ab
• In den Meßarealen von Hirn und Schilddrüse erfolgt ein leichter Temperaturanstieg.

Vorgehen bei der Auswertung
Für die Auswertung gelten folgende allgemeine Richtlinien (Kurzfassung):
• Zunächst das Wärmebild mit einem Blick erfassen und einordnen:
  – Ist es weitgehend normal?
  – Wie sind die Regulationen ganz allgemein?
  – Ist eine störfeldbedingte Krankheit zu vermuten?
  – Liegen Erkr. bestimmter Organe vor?
• Weitere Informationen gewinnen aus:
  – Dem thermischen Profil (wärmer oder kälter als die Normwerte?)
  – Dem thermischen Niveau (Temperaturgefälle in der Längsachse)
  – Der thermischen Reaktion auf den Abkühlungsreiz
  – Dem thermischen Seitenvergleich (normale thermische Symmetrie oder pathologische Asymmetrie)
• Die Reaktion (Differenz zwischen Erstwert vor und dem Zweitwert nach Abkühlung) nach folgenden Grenzen bewerten:
  – 0-0,2 °C Differenz - *Regulations „starre"*
  – 0,3-0,4 °C Differenz - *eingeschränkte Regulation*
  – 0,5-1,0 °C Differenz - *normale Regulation*
  – über 1,0 °C Differenz - *überschießende Regulation*
• Schließlich das Geamtthermogramm beurteilen.

Das Gesamtthermogramm

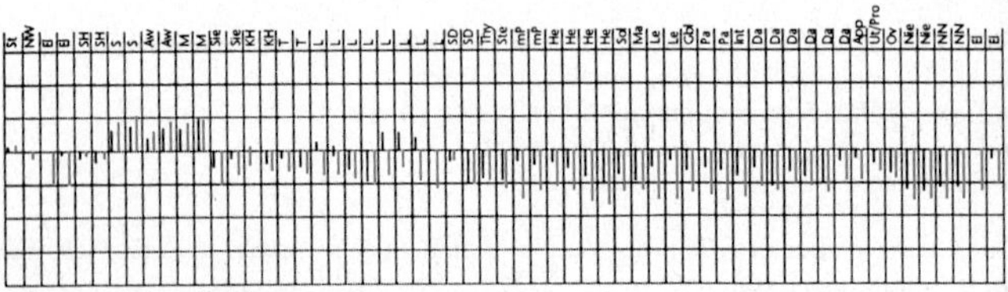

Abb. 4.6.-1 Standardthermogramm

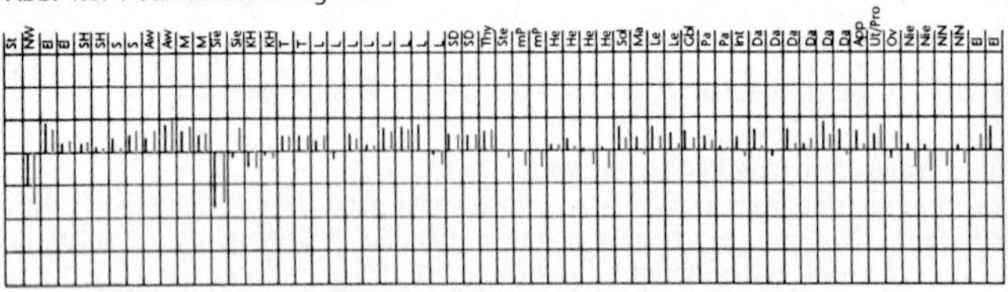

Abb. 4.6.-2 Thermogramm bei Hyporegulation

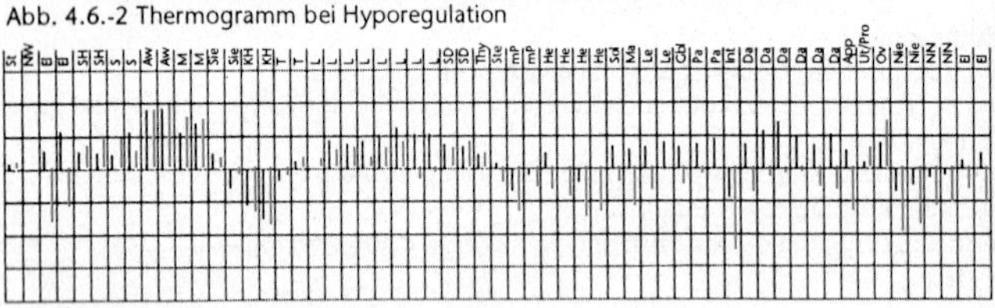

Abb.4.6.-3 Thermogramm bei Hyperregulation

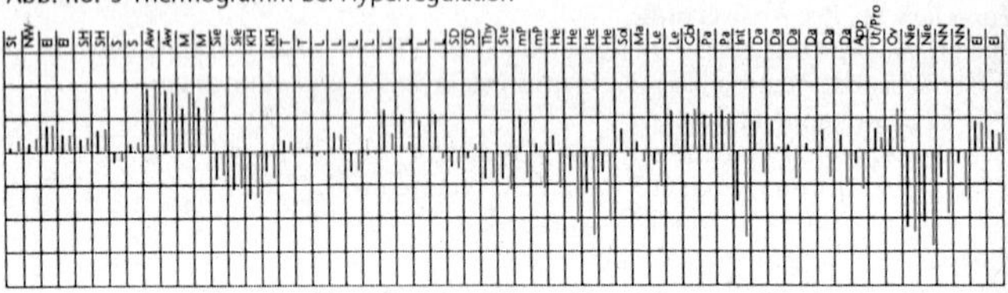

Abb.4.6.-4 Thermogramm chaotischer Regulation

Im fortgeschrittenen Stadium chron. Krankheiten kann man drei Extremformen der Wärmebilder finden (Abb. 4.4-2 bis 4):

- Die *Hyporegulation* (Abb. 4.4-2): Die meisten Temperaturen bewegen sich auf einer Höhe, auf den Abkühlungsreiz finden kaum Regulationen statt, de Zweitwert entspricht fast durchweg dem Erstwert.
- Die *Hyperregulation* (Abb. 4.4-3): Auf Abkühlung fallen hier die meisten Temperaturen weit über das normale Maß hinaus ab (mehr als 1,0 °C)

- Das *chaotische Wärmebild* (Abb. 4.4-4). Während die Hypo- und Hyperregulation noch jeweils einem einheitlichen, wenn auch pathologischen Konzept folgen, ist dies hier nicht mehr der Fall. Alle möglichen Formen der Dysregulation sind in diesem Wärmebild anzutreffen (schwerste Form thermoregulatorischer Entgleisung).

Alle drei Formen sprechen für ein weit fortgeschrittenes chron. Geschehen und sind als krebsverdächtig anzusehen. Jedoch müssen sie wegen der unterschiedlichen Regulationsstörungen völlig verschieden behandelt werden.

Therapeutische Konsequenzen

- *Hyporegulation:* Situation fehlender Reaktion des Vegetativums. Behandl. mit Reizther., z.B. Heilfasten (☞ 2.11), Fieberther. (☞ 2.17) oder Eigenblutbehandl. (☞ 2.7)
- *Hyperregulation:* Situation mit zu starker Reaktionsfähigkeit des Körpers. Keine Reiztherapien vornehmen, alle stimulierenden Maßnahmen drosseln. Weitere Regulationsther. z.B. mit homöopathischen Mitteln
- Bei *chaotischem Wärmebild*: Schwierige Behandl., Therapieversuche alternativ wie bei Hyper- bzw. Hyporegulation.

> *Cave:* In allen Fällen von Fehlregulation sorgfältigen Tumor-Ausschluß vornehmen.

Erklärung des Original-Thermogramms:
- Obere Zeile: Abkürzungen für die Meßstellen
- Ungerade Zahlen entsprechen den Meßstellen der rechten Seite, gerade Zahlen denen der linken
- *Erste Schreibung (vor Kältereiz)* in schwarzer, *zweite Schreibung (nach Reiz)* in roter (hier: grüner) Farbe
- Differenz zwischen zwei starken Linien 1 °C, zwischen zwei schwachen Linien 0,2 °C
- Nach oben: Temperaturzunahme; nach unten: Temperaturabnahme
- *Null-Linie*: Referenzwert (Stirn).

4.6.6 Indikationen für die Regulationsthermographie

Was kann die Regulationsthermographie?
- Sie erfaßt bereits das Vorfeld der Erkr. und ist eine echte Vorsorgeuntersuchung
- Sie ist eine Krebsfrüherkennung, die nicht erst beim Vorliegen eines Tumors anspricht
- Sie erkennt die Ursache des Geschehens und ermöglicht eine Kausalther.
- Sie zeigt das Ausmaß des Geschehens und damit den Schweregrad der Erkr.
- Sie erkennt die Belastbarkeit des Pat. hinsichtlich eingreifender ther. Maßnahmen wie auch in beruflicher Hinsicht
- Sie ist eine zuverlässige Störfelddiagnostik
- Sie bestimmt die Therapieplanung
- Sie bewahrt vor einer verfehlten Ther.
- Sie kontrolliert den Therapieverlauf und dokumentiert den Therapieerfolg.

Die Methode belastet den Pat. in keiner Weise. Für den Arzt spart sie Zeit, da er mit weiterer abklärender, möglicherweise invasiver Diagnostik gezielt vorgehen kann. Ein zusätzlicher Vorteil ist ihre Kostenersparnis.

4.6.7 Informationen

Einführende Literatur

- Berz, R.: Änderungen des thermischen Hautmusters auf einen Abkühlungsreiz. Thermodiagnostik 3, 14-19 (1987)
- David, E.: Die Physiologie der Temperaturregulation. Thermodiagnostik 3, 6-10 (1987)
- Engel, J.M., Flesch, U., Stüttgen, G.: Thermologische Meßtechnik. notamed, Baden-Baden 1983
- Hildebrandt, G.: Über die Wirkprinzipien der künstlichen und der natürlichen Ther. und die Notwendigkeit chronologischer Begutachtung. In: G.Büttner/H.Hensel: Biologische Medizin, VfM Dr. Ewald Fischer, Heidelberg 1977
- Rost, A.: Was ist Thermographie und welche Möglichkeiten bietet sie uns? Biol.Med.8, 283-285 (1979)
- Rost, A.: Untersuchungen über Kontakt- und kontaktlose thermische Messungen. Physik.Med.u.Rehab.21, 610-614 (1980)
- Rost, A.: Das Wärmemuster der Haut und seine inneren Beziehungen. Thermologische Fachberichte 3, 1982
- Rost, A.: Thermoregulationsdiagnostik. Leitfaden und Atlas für die tägliche Praxis. Hippokrates, Stuttgart 1983
- Rost, A.: Thermographie als Vorsorgeuntersuchung. Ärztl.Praxis XXXVI, 1193 (1984)
- Rost, A.: Regulationsthermographie. Hippokrates, Stuttgart 1987
- Rost, A.: Nahrungsmittelintoleranzen im Regulationsthermogramm. ThermoMed 6, H 4 (1990)
- Rost, J.: Einführung in die Regulationsthermographie. Hippokrates, Stuttgart 1987
- Selye, H.: Einführung in die Lehre vom Adaptationssyndrom. Georg Thieme, Stuttgart 1955
- Stüttgen, G.: Dermatologische Thermographie. edition medizin, Weinheim 1984

Adressen

- Deutschen Gesellschaft für Thermographie, Anschrift ☏ 11.4

Kurse

- Fortbildungskurse zur Regulationsthermographie nach Prof. Rost werden anläßlich der Fortbildungswochen in Baden-Baden und Freudenstadt durchgeführt. Weitere Kurse auf Anfrage bei der Deutschen Gesellschaft für Thermographie.

5. Praktische Therapie

Matthias Augustin

Erstellt unter Verwendung zusätzlicher Beiträge der Autoren des Kapitels 2.

5.1 Herz

5.1.1 Naturheilkundliche Behandlungsprinzipien

Rhythmik und Strömung des lebenden Organismus gehen vom Herzen aus. Dementsprechend äußern sich körperliche und seelische Belastungen bei disponierten Menschen in Störungen der Herzfunktion und des Herzrhythmus. Naturheilkundliche Verfahren vermögen diese Störungen häufig kausal durch Entlastung von seelischem Druck, durch Freigabe blockierter Energie wie auch durch direkte Wirkung auf die Herzphysiologie aufzulösen.

Akupunktur: Das Herz ist wegen seiner psychosomatischen und kreislaufregulierenden Bedeutung das wichtigste Organ in der traditionellen chinesichen Medizin (TCM). Störungen des Herzens haben Auswirkungen auf alle anderen Organsysteme und umgekehrt. Auf organische Störungen kann mit der Akup. meist kein entscheidender Einfluß genommen werden. Herz-Kreislaufbeschwerden vegetativ-dysregulatorischer Art sprechen dagegen gut an.

> *Cave:* Die Punktekombinationen sind nur Vorschläge. In einer Sitzung nicht alle angegebenen Punkte auf einem Meridian und insgesamt nicht mehr als 14 Nadeln verwenden!

Atemtherapie: Störungen des Herz-/Kreislaufsystems können sich im Laufe der Atemtherapie nach Middendorf positiv verändern, jedoch sind symptomorientierte Indikationen kein Anlaß für eine Therapie. Voraussetzungen für eine sinnvolle Behandlung sind die Fähigkeit des Patienten zur Selbstreflektion und die Bereitschaft, Verantwortung für seine Krankheit zu übernehmen.

Ausleitende Verfahren: Aderlaß und blutiges Schröpfen sind im Rahmen einer antihypertensiven Ther. adjuvant sinnvoll zur Nachlastsenkung und Verbesserung der Mikrozirkulation einzusetzen (☞ 2.4.2 und 2.4.3). Ansonsten bei auffallenden Schröpfzonen und V.a. herdbedingte Rhythmusstörungen Schröpftherapie.

Autogenes Training: AT erlaubt sowohl die bewußtere Wahrnehmung des Herzens wie auch der Wechselwirkungen zwischen affektiven und kognitiven

Vorgängen und der Herzfunktion. Da dies einzelne Menschen verunsichern kann, sollte bei somatischen Erkr. die Herzübung zurückgestellt werden.

Bach-Blütentherapie: Der Gemütsstimmung entsprechend anwenden, bewährt als adjuvante Maßnahme bei vielen kardialen Erkr. Die einzeln zu bestimmten Ind. genannten Blüten sind Bausteine in individuell zu verordnenden Mischungen.

Bioresonanz-Therapie: Einzeln oder in Kombination mit anderen naturheilkundlichen Verfahren bei vielen Herz- und Kreislauferkr. einsetzbar (☞ 2.6). Das ther. Vorgehen richtet sich nach der Grundmessung. Ther.-Dauer meist 20 Min. 1x/Wo.

Elektroneuraltherapie: Bei zahlreichen Herzerkr. einsetzbar. Grundsätzlich zunächst Widerstände messen, danach ggf. Ther. (☞ 2.8).

Heilfasten
Günstiger Einfluß auf viele Herzkrankheiten möglich (Senkung von Vor- und Nachlast). **KI:** Kardiomyopathie, Myokarditis, Rekonvaleszenz nach akutem kardialen Ereignis.

Homöopathie: Kein Einfluß auf organische, jedoch auf funktionelle Störungen. Bei organischen Herzschäden als adjuvante Ther. mitunter hilfreich. Die genannten Potenzen dienen nur als Anhalt. Zur Potenzwahl ☞ 2.12.5 und 2.12.11. Konstitutionelle Behandlung (☞ 2.12.9) anstreben.

Manuelle Medizin: Entzündliche, degenerative, selten auch tumoröse Erkr. des Herzens können zu myogen-reflektorischen Dysfunktionen führen, meist im Bereich Th 4-6. Beschrieben sind Dysfunktionen zwischen C 8 und Th 6 einschließlich der Kostotransversalgelenke 2-6 bds.

Neuraltherapie: Bei funktionellen Herzbeschwerden erfolgversprechend einsetzbar, dient ferner der differentialdiagnostischen Abklärung.

Ordnungstherapie: Das Herz wird allgemein dem zentralen seelischen Bereich der Liebe zugeordnet. Die Kardiologie ist der Bereich, in dem die Schulmedizin mit dem größten technischen Aufwand versucht, ins Zentrum des Lebendigen vorzustoßen. Die Schulmedizin erlebt hier ihre größten Erfolge, indem die Mechanismen von Krankheitsprozessen aufgedeckt werden. Der Naturheilkundler darf die diagnostischen und technischen Möglichkeiten maßvoll nutzen, wenn er sich nicht zu diesen dazu verführen läßt, dem Pat. die Verantwortung für sein eigenes Leben abzunehmen.
Bei Herzerkr. sind Alkoholgenuß und Zigarettenrauchen zu meiden, denn beide sind autoaggressive Verhaltensweisen. Sportart empfehlen, die dem Pat. zusagt, und kardiologisch verantwortet werden kann. Koronarsportgruppe.

Physikalische Therapien: Therapieziel ist anfangs die Entlastung des Herzens, in der späteren Heilungsphase eine dosierte Belastung zur Stabilisierung und Konditionierung von Herz und Kreislauf sowie zur Verbesserung der koronaren Durchblutung.
Entsprechend der jeweiligen Phase der Herzerkr. wird bei der ther. Kreislaufbelastung unterschieden in *Entlastungs-, Übungs-* und *Stabilisierungsphase.*
Die wichtigsten Verfahren zum Erreichen dieser Ziele sind die *Hydrotherapie* (☞ 2.17), *Bewegungstherapie* (☞ 2.18) und *Massagetherapie* (☞ 2.19) insbesondere zur Beseitigung von Störimpulsen aus Reflexzonen.

Reflexzonenmassage des Fußes: Bei zahlreichen funktionellen und organischen Herzerkr. als adjuvante Ther. bewährt. *Cave:* Symptomzone Herz bei akuten Zuständen nicht zu stark reizen – Erstverschlimmerung möglich!

Zelltherapie/Organotherapie: (☞ 2.32). Organische Präparate in Form von Zellsuspensionen (fetales Herz, Plazenta), Ultrafiltraten aus Herzmuskel, homöopathisierten Organpräparaten (z.B. Zeel-P-injeel®) dienen als Regenerationsmaterial. Über die Reparationskapazität hinaus wird die Ansprechbarkeit des Herzmuskels auf Herzglykoside verbessert bzw. wiederhergestellt.

Zusätzlich: Bei empfindlichen Pat. an geopathische Felder denken (☞ 1.4.4).

5.1.2 Herzinsuffizienz (Myokardinsuffizienz, Herzmuskelschwäche)

Akupunktur: Bei Stauungen B 13, 15, KS 6, Lu 7, 9, MP 6, KG 21, (22).

Eigenbluttherapie
Eig.blut.: Mit 0,5 ml EB + Angio 2 Injektopas beginnen, EB-Menge langsam auf 2 ml steigern, 10-12 Inj. – 3x/Wo. oder 0,5 ml EB + 2 Amp. Cefaktivon novum, EB-Menge langsam steigern auf 2 ml, insgesamt 10-12 Inj. – 3x/Wo.
Eig.blut mit Hämoaktivator: Eigenblut + 2-3 Amp. Cefaktivon novum®.

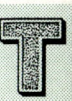

Elektroneuraltherapie: Bewährte Ind., zunächst Widerstände messen, danach ggf. Ther. (☞ 2.8).

Heilfasten: Günstige Wirkung über Vor- und Nachlastsenkung, Diurese und Natriurese. Bei chron. Herzinsuffizienz, aber auch bei akuter kardialer Dekompensation indiziert. (☞ 2.9).

Homöopathie
- **Apocynum D1, D2, D3:** kardiale und renale Ödeme (gute diuretische Wirkung), weicher Puls, Müdigkeit, Kopfschmerz, Gliederschmerz (Insuffizienz bei Infekt)
- **Carbo vegetabilis D2, D3, D4:** Herzklopfen, Kollapsneigung, weicher, schwacher Puls, Herzschwäche alter Menschen, plötzliche Schwäche, später blasse Haut, Verlangen nach frischer Luft trotz Frieren (!)
- **Convallaria D3, D4, D6:** Dyspnoe beim Hinlegen, weicher, aussetzender Puls, nachts unruhig, tags schläfrig
- **Crataegus Ø, D1, D2:** Herzklopfen, -unruhe, beginnende Insuffizienz alter, arteriosklerotischer Pat., Hyper- und Hypotonie, Schlaflosigkeit
- **Laurocerasus Ø, D1, D2:** Zyanose, chron. Rechtsherzinsuffizienz, verlangsamter, aussetzender Puls, trockener Reizhusten
- **Oleander D2, D3, D4:** Herzklopfen und -stiche, Unruhe, Schlaflosigkeit, geistige Ermüdung
- **Scilla, D1, D2:** Rechtsinsuffizienz mit Stauungszeichen, Meteorismus, Übelkeit, aber auch Stauungsbronchitis, häufiger Harndrang, Wegspritzen des Harns beim Husten (Streßinkontinenz)
- Bei Z.n. Karditis können **Kalmia, Lachesis** oder **Naja** geeignet sein.

Ordnungstherapie: Erschöpfung manchmal auch im seelischen Bereich. Psychologische Diagnostik einleiten (☞ 5.14).

Orthomol. Med.: Nährstoffmangel bei Ther. mit Diuretika beachten (K^+, Mg^{2+}). Dosierungen(☞ 2.16.3).

Physikalische Therapien
Drei Phasen: Entlastungs-, Übungs- und Stabilisierungsphase

Entlastungsphase
- **Stufe I:** (der dosierten Kreislaufbehandlung)
  - **Hydro:** Trockenbürstungen – gliederweise beginnend, wechselwarme Abrei-bungen-Waschungen zur Senkung der peripheren Kreislauf-Widerstände
  - **Bew.ther.:** Isotonische Bewegung der Arme und Beine
  - **Mass.:** Streichungen der Extremitäten 2x tägl., Drückungen und Knetungen der Waden und Oberschenkel
- **Stufe II:** „Erweiterte Bettruhe" – Pat. führt Gebrauchsbewegungen durch, er kann auf dem Bettrand und Sessel sitzen, gebraucht Nachtstuhl, bleibt aber noch im Zimmer
  - **Hydro:** Ansteigende Unterarmbäder im Bett, einseitig bis doppelseitig, dann am Waschbecken; anschließend Brustwickel. Unterstützung des Lungenkreis-laufes mit Senfabreibungen und -Rückenauflagen, wechselwarme Abreibungen des Rückens, Bürstungen, Thorax-Abklatschungen, UnterUmschläge, Brust-wickel
  - **Bew.ther.:** Aktive Bewegung der Arme und Beine
  - Isometrische Anspannungen, Bewegungen in Knie und Hüfte im Atemrhyth-mus, leichte Widerstandsübungen, Schulungen. Atemther. zur Atmungsopti-mierung.

Übungsphase (Pat. muß ohne Atemnot gehfähig sein)
- **Stufe III:**
  - **Hydro:** Mittlere Reizstärke – Schöpf und -Schenkelbäder, Bürstenbäder, Regenbrausen, Arm- und Schenkelgüsse
  - **Bew.ther.:** Fußgymnastik, Gehen vor- und rückwärts, Hockergymnastik, Treppensteigen unter Atemführung
- **Stufe IV:**
  - **Bew.ther.:** Gehtraining als Intervalltraining an frischer Luft.

Stabilisierungsphase (Stabilisierung des Kreislaufes)
- **Hydro:** Mittlere Hydrotherapie, Heliotherapie, evtl. Sauna
- **Mass.:** Bindegewebsmassage
- **Bew.ther.:** Gehtraining, Atemther.

Phytotherapie
Digitalis: Strophantin (☞ Schulmedizin)
Digitaloide
- **Meerzwiebel** (Scilla maritima) in Clift®, Maiglöckchen (Convallaria majalis), Oleander (Nerium oleander), Adonisröschen (Adonis vernalis)
- **Weißdorn** (Crataegus oxyacantha) als Tee (Flores et Fol. Crataegi), Tinctura Crataegi, in: Crataegutt novo® Filmtabl./ forte-Kps./ forte-Lsg, Kytta-Cor® Tabl., Regulacor® Filmtabl.
- **Komb.Präp.:** Miroton® forte Drg., cor-loges® Drg., Cardalept® Herztr.

Sauerstoff- und Ozontherapien

O₂: Neben Digitalis hat der erhöhte pO_2 (Sauerstofftherapien ☞ 2.26.14) positive Wirkung auf O_2-Mangel, Kalium, Blut-pH- und Rhythmusstörungen. *Cave:* Bei respirator. Alkalose mit Hyperventilation ist hoher O_2-Flow kontraindiziert.

5.1.3   *Angina pectoris (akute Koronarinsuffizienz) und Herzinfarkt*

Akupunktur
Standardpunkte: (H 6), KS 6, MP 4, KG 17.

Akute Angina pectoris
- Dü1 bei blassem Gesicht, kleine Moxen
- Dü1, K9 bei rotem Gesicht, bluten lassen
- M9 Karotisstich, Nadel bis zum Abklingen des AP-Anfalles liegenlassen.

Ausleitende Verfahren: Bei plethorischen Patienten können Blutegel auf die stärksten gelotischen Interkostalräume gesetzt werden (☞ 2.4.7).

Autogenes Training: AT bietet Koronarpatienten mit einer Neigung zu ausgeprägtem Typ-A-Verhaltensmuster (Neigung zu psychischer und körperlicher Daueranspannung mit einem Mangel an Entspannungsfähigkeit, hohem Dominanzstreben und ausgeprägtem Kontrollbedürfnis) eine Gesamtumschaltung auf vegetativen Ruhetonus und psychischer Ruhetönung an (☞ Resonanzdämpfung der Affekte ☞ 2.29.1).

Bach-Blütentherapie: Der Gemütsstimmung entsprechend anwenden, bewährt als adjuvante Maßnahme bei Angina pectoris. Nach Infarkt: Rescue über mehrere Wo. (☞ 2.5).

Eigenbluttherapie
Angina pectoris
- **Eig. blut.:** 2x/Wo. 2,0 ml EB + Crataegutt® Schwabe oder Coronar-Homocent pro Injectione. Für ca. 8 Wo. verabfolgen.
- **Eig.blut mit Hämoaktivator:** EB + Crataegutt Schwabe oder Mucokehl® D5 Sanum – 1. Wo. 3x/Wo., 2-6 Wo. 2x/Wo., später Wiederholungsinjektion 1x monatlich.

Infarktnachsorge
- 2x/Wo. 2,0 ml EB + Crataegutt® Schwabe oder Angio 2 Injectopas. Für ca. 8 Wo. verabfolgen
- **Eig.blut mit Hämoaktivator:** EB + Crataegutt® Schwabe oder Angio 2 Injektopas. Zunächst 3 EB-Inj./Wo., ab 3. oder 4. Wo. 2 Inj. Anschließend monatlich eine Auffrischungsinjektion.

Elektroneuraltherapie: Bewährte Ind., zunächst Widerstände messen, danach ggf. Ther. (☞ 2.8).

Heilfasten: Über günstige Beeinflussung der meisten Risikofaktoren durch Fasten Prognoseverbesserung möglich. Regression von Koronarstenosen durch Fasten wird diskutiert (☞ 2.11).

Homöopathie

- **Aconitum D3, D4, D6:** stechender Schmerz, in li. Arm ziehend, beschleunigter, harter Puls, plötzlicher Beginn mit Angst, Unruhe, Blutdruckanstieg, großer Durst
- **Arnica D3, D4, D6:** Herzenge („wie zusammengeschnürt"), Berührungsempfindlichkeit, große Schwäche („wie zerschlagen"), Angst, Unruhe, Durst, Folge von Anstrengung, Wärme >, Kälte <
- **Arsenicum album D6, D12, (D30):** Herzklopfen, -brennen, -krampf, Todesangst, Ordnungsliebe (!), großer Durst, trinkt kleine Schlucke, Übelkeit, Beschwerden nachts, besonders um Mitternacht
- **Aurum D4, D6:** Herzklopfen, -beklemmung, Angst, Depression, Pykniker, Blutandrang zum Kopf, rotes Gesicht, nachts <
- **Cactus D2, D3, D4:** Herzenge („wie mit Hand gepackt"), -druck, -jagen, Angst, Reizbarkeit, rotes Gesicht, als Prophylaxe 3x tägl. bewährt
- **Crataegus ∅, D1, D2, D3:** als Prophylaxe bei leichter Angina pectoris, besonders bei älteren Pat. mit beginnender Herzinsuffizienz, Hyper- und Hypotonie
- **Glonoinum D3, D4, D6:** Herzschmerz in alle Richtungen ausstrahlend, voller Puls, pulsierende Kopfarterien und Karotiden, hochroter Kopf, Unruhe, Wärme <, frische Luft >, im Anfall alle 3 Min. 3 Tr.
- **Lachesis D6, D12:** Schweregefühl der Brust, Herzenge, -klopfen, schwacher Puls, Berührungsempfindlichkeit („alles zu eng"), Angst, Aufregung, Geschwätzigkeit
- **Latrodectus mactans D12:** heftiger Herzschmerz mit Ausstrahlung in linken Arm, Taubheit (!) des Armes, schwacher Puls, kalter Schweiß
- **Naja tripudians D12:** heftiger Schmerz mit Ausstrahlung in linken Arm, Schulter, Nacken, Herzklopfen, schwacher, beschleunigter Puls, Todesangst, kalte Glieder
- **Oleander D2, D3, D4:** Herzklopfen, -stiche, -enge, beschleunigter, später verlangsamter, aussetzender Puls, Unruhe, Reizbarkeit, Schlaflosigkeit
- **Spigelia D3, D4, D6:** stürmisches Herzklopfen, Stechen der Herzspitze mit Ausstrahlung in linken Arm, schwacher, aussetzender Puls, Unruhe, Angst, kann nicht links liegen (!)
- **Tabacum D6, D12:** heftige Herzstiche, schneller, unregelmäßiger, kleiner Puls, Angst, Schwindel, Brechreiz, kalter Schweiß, Zittern
- **Veratrum album D3, D4:** kalter Schweiß, schneller, kleiner Puls, Blässe, Zyanose *(wichtiges Kollapsmittel)* alle 3 Min. 3 Tr.
- **Vipera berus D6:** Herzstechen, -schwäche, schneller, schwacher, aussetzender Puls, namenlose Angst, großer Durst, Kälte des ganzen Körpers.

Manuelle Medizin: Angina-pectoris-ähnliche Symptomatik kann durch Dysfunktion der CT-Gelenke 4 und 5, selten auch 6 ausgelöst werden. Sternaler Schmerz wie auch Xiphoidalgie können Ursprung in Th 7- und/oder CT 7-Dysfunktionen haben. Bei Verdacht weitere Diagnostik einleiten (☞ 4.5).

Neuraltherapie

- **Herzinfarkt:** Zur Arrhythmieprophylaxe und gleichzeitigen Schmerzlinderung 5-10 ml 1% Lidocain i.v.; nach Infarkt laut Hopfer insbesondere bei jüngeren Menschen radikale odontogene Sanierung und Störfeldexploration (☞ 2.14.7) zur Rezidivprophylaxe durchführen lassen
- **Angina pectoris:** 1 ml Lidocain oder Procain 1% i.v.; Akupunkturpunkt H 3 Schmerzprojektionsgebiete und Bereich der Head'schen Zonen quaddeln. Zu differentialdiagnostischen Klärung pectoraler Beschwerden: An die kleine

Wirbelgelenke, Kostosternalgelenke und interkostal injizieren. Bei Interkostal-neuralgie Schmerzminderung, bei Angina pectoris nicht. Bei Möglichkeit eines Infarktes vorher Blut abnehmen (Enzymanstieg durch i.m.-Inj.!).

Ordnungstherapie: ☞ 3.2 (Notfälle)

Orthomol. Med.: Mg^{2+} (prophylaktisch oral 300-600 mg/d, beim akuten Infarkt als Infusion, z.B. 200 mg innerhalb von 5 Min., danach 1600 mg über 24 h), Selen, Vit. A, C, E (prophylaktisch durch antioxidative Wirk.). Dosierungen ☞ 2.16.3.

Physikalische Therapien
Angina Pectoris

- **Hydro:** Zur Verbesserung der koronaren Durchblutung heiße Arm-Wasch- und Herzauflagen (auch im Anfall). Ansteigende Armbäder (35 auf 39 °C) 15-30 Min. re. beginnend, dann li., dann beides, anschließend Brustwickel. Heiße Senf-Armwickel (*cave:* kein abschließender Kaltreiz bei Koronarsklerose)
- **Bew.ther.:** Bei KHK nach den allgemeinen Richtlinien des Ausdauertrainings trainieren. Wird das Belastungs-EKG ohne die allgemein bekannten Abbruch-kriterien beendet, gilt die Richtlinie, daß bei 65% der max. Leistungsfähigkeit trainiert werden sollte (z.B.: Max. Leistungsfähigkeit auf dem Fahrradergometer = 100 Watt, optimale Trainingsintensität = 65 Watt). Wird das Belastungs-EKG jedoch wegen Angina pectoris und ST-Streckensenkung im EKG abgebrochen, dann aus Sicherheitsgründen nur 65% derjenigen Leistungsfähigkeit trainieren lassen, die ohne Angina pectoris oder ST- Senkung erbracht wurde
- **Mass.:** Bürstenmassagen Arme und Beine. Reflexzonenmassage im Segment C 3/4, C 8 und Th 1-8 li. als Bindegewebsmassage, Segmentmassage, Muskel-lockerung und Periostbehandlung – auch zur Anfallskupierung
- **E'ther.:** Stabile Galvanisation des Herzens
- **Photo:** UV-Erythemdosis im Gebiet der thorakalen Reflexzone
- **Balneo:** Badeorte mit Kohlensäuregasbädern, jodhaltigen Wässern, Kneippkur-orte im Mittelgebirge und Ostsee.

Herzinfarkt

- **Phase I:** Hospitalisation (4 Wo. Dauer)
  - **Hydro:** Wechselwarme Waschungen Extremitäten und Rumpf, ansteigende Armbäder, erst re. – li., dann bds. und Brustwickel
  - **Bew.ther.:** Bewegungsther. zur Frühmobilisation einige Tage nach Infarkter-eignis beginnend, Atmungs- und Entspannungsbehandlung
  - **Mass.:** Reflexzonenmassage, Periostbehandlung
- **Phase II:** Konvaleszenz als klinische Kur (8 Wo. Dauer)
  Frührehabilitation bis zur Wiedereingliederung ins Berufsleben.
  - **Hydro:** Mittlere Hydrotherapie
  - **Bew.ther.:** Nach Belastungstest. Beginn physischer Kondition. Beginn Trai-nings-Spaziergänge an frischer Luft, Entspannungstherapie. Trainingsbela-stung wie bei Angina pectoris und in ☞ 5.1 erläutert
  - **Mass.:** Reflexzonenmassage
- **Phase III:** Postkonvaleszenzphase (gesamtes weiteres Leben)
  - **Hydro:** Tägl. hydrotherapeutisches Programm, Sauna 1-2x/Wo.
  - **Bew.ther.:** Viel Bewegung im Freien, tägl. Konditionstraining, 1x/Wo. Trainingsprogramm-Sportther. (Wandern, Radfahren, Waldlauf, Schwimmen)

Balneo: ☞ Angina pectoris.

Phytotherapie zur Anfallsprophylaxe
- **Weißdorn** (Crataegus oxyacantha) als Tee (Flores et Fol. Crataegi), Tinctura Crataegi, in: Crataegutt novo® Filmtbl./ forte-Kaps./ forte-Lsg, Kytta-Cor® Tabl., Regulacor® Filmtbl.
- **Bergwohlverleih** (Arnica montana) zusammen mit Weißdorn und Maiglöckchen in Lacoerdin® Drg.
- **Khella** (Ammi visnaga) in Carduben® Drg., Tbl.

KHK-Prophylaxe: Knoblauch (Allium sativum) roh verzehrt, als Tinctura Allii sativi 3x20 Tr. tägl., als Knoblauchfrischsaft: Knoblauch Pflanzensaft Kneipp®, als Knoblauch Kaps.: Aktiv- Kaps.®, Carisano Drg.

Progressive Muskelrelaxation nach Jacobson: Bewährt bes. bei ausgeprägtem „A-Typ-Verhalten" und bei Z.n. Herzinfarkt (☞ 2.30).

Reflexzonenmassage des Fußes
Bei Angina pectoris und zur Infarktnachbehandlung: Symptomzonen Herz (im akuten Zustand keine zu starken Reize!), – Hintergrundzonen: obere BWS, linker Schultergürtel mit Schultergelenk und Arm, Milz, Diaphragma, Magen, Leber, Gallenblase, Pankreas, Dünndarm, Solarplexus, Nebenniere.
Dosierung: Nach Verlauf, i.d.R. 2-3x/Wo. 20-25 Min., 6-12 Sitzungen.

Sauerstoff- und Ozontherapien
O3: Große Eigenblut-Ther. (☞ 2.26.3) alle 3 Tage 10 μg O_2O_3 /ml Blut bei 100 ml Blut, ca 10x. **Cave:** KI Herzinfarkt!
O2: Durch O_2-Inhalation (☞ 2.26.16) pO_2 erhöht, Rezidive vermindert und Medikamentenreduzierung möglich.
HOT: (☞ 2.26.18) Verbesserung der Mikrozirkulation, O_2-Zufuhr, Medikamentenreduzierung möglich.
O2-Mehrschritt-Ther.: Günstig zur Infarktprophylaxe bei stabiler Angina pectoris. Vorgehen (☞ 2.26.17).

Zelltherapie/Organotherapie: (☞ 2.32) Bei Angina pectoris und Herzinfarkt dienen Organotherapeutika als biologisches Reparationsmaterial. Zelltherapeutische Präparate – fetales Herz, fetale Lunge, Plazenta, Nebenniere – sollten frühestens 4 Wo. nach dem Infarkt in einer Dosis von je 100-150 mg appliziert werden. Ultrafiltrate von Herzmuskel und homöopathisierte Organpräparate sind unmittelbar nach dem Infarkt und als Intervallbehandlung indiziert.

5.1.4 Herzrhythmusstörungen

Akupunktur: Keine verläßliche Wirkung. Evtl. KS 6, H 5, (8), B 15 versuchen.

Bach-Blütentherapie: Der Gemütsstimmung entsprechend anwenden.

Eigenbluttherapie
Eig.blut mit Hämoaktivator: EB + dysto-L 90 N und cor-L 90 N, zunächst 3x/Wo., später 2 Inj./Wo., insges. 12-15 Inj. Im Anschluß daran monatlich eine Auffrischungsinjektion.

Nervöse Herzbeschwerden
Eig.blut: 2,0 ml EB + Sedative Injektopas und Spasmo Injektopas oder Dysto-L 90. Vor Entfernung der Nadel aus der Vene 1 Amp. Phönix Neurotropan i.v. langsam injizieren. Insges. 6-8 Inj. 2x/Wo.
Eig.blut mit Hämoaktivator: Aktiv. EB + Dysto – L 90 2x/Wo. injizieren, insges. 12 Inj., dann wenn erforderlich monatlich eine Auffrischungsinjektion.

Elektroneuraltherapie: Bewährte Ind., zunächst Widerstände messen, danach ggf. Ther. (☞ 2.8).

Homöopathie

Mittel Potenz	Puls	Gemüts Symptome	körperliche Symptome	Modalitäten	sonstige Symptome
Belladonna D3, D4, D6	schnell kräftig	erregt	hochroter Kopf, weite Pupillen	Liegen > Kälte < Sinneseindrücke <	Symptome kommen und gehen plötzlich
China D2, D3, D4	schnell schwach	erschöpft appetitlos depressiv	Schweiß Kälte < Berühren Meteorismus	Liegen < bei jeder Bewegung <, Essen <	Herzklopfen Z.n. OP
Digitalis D2, D3, D4	langsam +kräftig, bes. schnell +schwach	Unruhe Durchfall nachts, depressiv	Übelkeit Bewegung < Schwäche Durst	Liegen >	AV-Block
Gelsemium D3, D4, D6	schnell schwach weich	benommen schläfrig	zerschlagen Nackenkopf- schmerz, Bewe- gung, Erregung	Liegen < Wärme > (!)	Wasserlassen
Iberis D1, D2, D3	schnell voll kräftig	Unruhe reizbar unkonzentr.	Bronchialschleim Atemnot appetitlos	Liegen < Bewegung < nachts	
Kalmia D2, D3, D4	langsam schwach	benommen	Taubheit d. li. Armes, Rheuma	Liegen < kalte Luft <	sehr wetter- abhängig
Rauwolfia D1, D2	langsam	depressiv, geistig er- schöpft, unruhig	appetitlos Aufstoßen schläfrig	Liegen < Wärme < frische Luft >	Urina spastica
Spartium Ø, D1, D2	schnell	reizbar benommen	Schwindel Kopf-Kongestion	Liegen < nachts < Ruhe < Bewegung <	Urina spastica
Spiegelia D3, D4, D6	schnell schwach	Erregung Angst	Neuralgie Migräne	links Liegen < Berühren <	entzündliche Herzerkr.

Neuraltherapie: Im Senium und bei jungen Frauen mit Säuglingen immer primär Behandlungsversuch über die Schilddrüse: 1 ml li. Cubitalvene i.v. Akupunktur- punkte H 3 und Segmental quaddeln; Ganglion stellatum li. und indirekter thorakaler Grenzstrang nach Mink; Störfeldexploration (☞ 2.14.7).

Ordnungstherapie: Alle anderen rhythmischen Vorgänge des Lebens durch- leuchten. Auch in den Behandlungsserien, z.B. bei Neuraltherapie oder Akupunktur, gleichmäßige Behandlungsabstände als Teil der Rhythmisierung des Gesamtsystems wahren.

Orthomol. Med.: Mg^{2+}, evtl. K^+ oral, Kombinationspräparat Tromcardin forte, bei ventrikulärer Tachykardie oder Tachyarrthmie Mg^{2+}-Infusion. Dosierungen (☞ 2.16.3).

Physikalische Therapien

- **Hydro:** Kalte Waschungen, Kühlkompresse in Nackengegend, kalte Schilddrüsenauflagen
- **Bew.ther.:** Schwingende rhythmische Bewegungen, Atemther. (Beseitigung von Fehlatmung, Entspannungslagerungen).
  Treten Herzrhythmusstörungen belastungsabhängig und reproduzierbar auf, so soll bis 65% der Leistung trainiert werden, bei der eine deutliche Zunahme der Rhythmusstörungen erfolgte. Sind die Herzrhythmusstörungen belastungsunabhängig und treten dabei keine hochgradigen Herzrhythmusstörungen auf (Lown IVa oder IVb), so kann nach den oben genannten Richtlinien des aeroben Ausdauertrainings trainiert werden (☞ 5.1). Treten jedoch hochgradige Herzrhythmusstörungen (ventrikuläre Extrasystolen Klasse Lown IVa oder IVb) auf und besteht gleichzeitig eine Einschränkung der linksventrikulären Pumpfunktion, so sollte das körperliche Training abgebrochen werden
- **Mass.:** Herzreibungen, Periostbehandlung am li. Rippenbogen
- **E'ther.:** Stabile Galvanisation.

Phytotherapie

- **Atropin** aus Tollkirsche (Atropa belladonna), **Chinin**, **Chinidin** aus Chinarinde, **Ajmalin** aus Schlangenwurz (Rauwolfia serpentina) ☞ schulmedizinische Lit.
- **Extrasystolie** (besonders des Altersherzen): **Besenginster** (Sarothamnus scoparius) in Spartiol® Tr., Depasan® Tbl.
- **Ventrikuläre Extrasystolie**
  Weißdorn (Crataegus oxyacantha) als Tee (Flores et Fol. Crataegi), Tinctura Crataegi, in: Crataegutt novo® Filmtabl./ forte-Kaps./ forte-Lsg, Kytta-Cor® Tbl., Regulacor® Filmtbl. (bes. des Altersherzen).

Progressive Muskelrelaxation nach Jacobson: Kann bei funktionell bedingten Rhythmusstörungen sehr hilfreich sein (☞ 2.30).

5.1.5 Funktionelle kardiovaskuläre Störungen

Akupunktur: Palpitationen (Herzklopfen): Zustimmungspunkte des haupsächlich gestörten Meridians. H 3, 5, 7, KS 6, (4), KG 14, 17, B 15.

Atemtherapie: ☞ 5.1.1

Ausleitende Verfahren: Störfeldsuche durch Palpationsdiagn. der Schröpfreflexzonen (☞ 2.4.4). Besonders bei vertebragener Symptomatik je nach Befund blutig (☞ 2.4.4) oder trocken schröpfen (☞ 2.4.5), meist an den Zonen im Bereich des oberen und mittleren Rückens. Bei allen funktionellen Herzerkrankungen Cantharidenpflaster und Baunscheidt-Verfahren am Nacken und oberen Rücken (☞ 2.4.9 und 2.4.8) zur „Entgiftung" und Immunstimulation.

Autogenes Training: Das AT vermag bei funktionellen Herzbeschwerden (Herzneurose, Paniksyndrom, Herzangst-Syndrom) als begleitende Symptombehandlung neben der Psychotherapie eine Reduzierung von Herzangst, Herzrasen und anderen vegetativen Symptomen zu bewirken. Zunächst empfiehlt sich eher der Einsatz von ☞ Wärmeübung und ☞ Atemübung (vgl. ☞ 2.29.3), erst später die spezielle Herzübung.

Bach-Blütentherapie: Der Gemütsstimmung entsprechend anwenden – gute Erfolge bei vielen funktionellen Herzbeschwerden.

Elektroneuraltherapie: Bewährte Ind., zunächst Widerstände messen, danach ggf. Ther. (☞ 2.8).

Homöopathie
- **Aconitum D3, D4, D6:** Herzklopfen mit Unruhe, Herzstiche mit Ausstrahlung in den linken Arm, schneller, harter Puls, Angst, Durst, nachts <, Wärme <
- **Adonis ∅, D1, D2:** Herzbeschwerden bei Hyperthyreose und Fieber
- **Cimicifuga D2, D3, D4, D6, (D30):** Klimakterium mit Depression, Hysterie, Migräne, Rückenschmerzen *(„alles ist Krampf“),* morgens <, Wärme >
- **Coffea D3, D4, D6, D12:** Herzklopfen, schneller Puls, lebhafte Erregung, Schlaflosigkeit durch Gedankenzufluß, Migräne, Lärm <, Kälte <, nachts <
- **Convallaria D2, D3, D4:** tags schläfrig, nachts unruhig (!), Gefühl, „als ob das Herz zu schlagen aufhört und plötzlich wieder einsetzt"
- **Leonurus ∅, D1, D2:** Roemheld-Syndrom, klimakterische Herzbeschwerden, vegetative Dystonie
- **Lycopus ∅, D1, D2, D3:** Herzangst, nervöse Tachykardie, Hyperthyreose
- **Natrium muriaticum D3, D4, D6, (D30):** ängstliches Herzklopfen, nervöse Reizbarkeit, Abmagerung trotz guten Appetits (!), körperliche und geistige Arbeit <, Sonne <
- **Sumbul ∅, D1, D2, D3:** Affektinkontinenz, kleine Anstrengung oder Aufregung erzeugt heftige Herzbeschwerden.

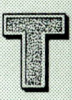

Neuraltherapie: Wie (☞ 5.1.4), im Senium zusätzlich Prostata.

Ordnungstherapie: Oft mit Meteorismus (☞ 5.5.7) oder nicht bewußten Partnerkonflikten, v.a. sexuellen Störungen (☞ 5.8.4) verbunden.

Physikalische Therapien
Ziel: Harmonisierung der vegetativen Spannungslage, vegetative Umstimmung.
Hydro: Hydrotherapeutische Anwendung in steigender Dosierung. Körpertrockenbürstungen tägl., 1-2x/Wo. Sauna.
Bew.ther.: Entspannungsübungen, Bewegungstherapie und Atemtherapie, Ausdauertraining, Spiel und Sport (Schwimmen), Ergometertraining, Arbeit an frischer Luft. Das körperliche Trainingsprogramm sollte zur Hälfte aus funktionellem Krafttraining und zur anderen Hälfte aus Ausdauertraining mit hoher Druckbelastung des Herzmuskels bestehen (Beispiel *Krafttraining:* Drei Serien mit je 15 Wiederholungen bei einem Gewicht von 60% der max. Kraft der jeweiligen Muskelgruppe. Beispiel *Ausdauersport:* Bergwandern, Radfahren und Schwimmen). Auch hier reichen in der Regel drei Trainingseinheiten zu insgesamt 45–60 Min. pro Wo. aus.

Mass.: Reflexzonenbehandl.: Bindegewebsmassage, Periostbehandlung, Muskelmassage im Segment. Herzreibungen bei Angina pectoris.
Photo: Luftbäder.
Balneo: Kneipp-Kuren, Klimakuren im Mittelgebirge.

Phytotherapie
Rosmarin (Rosmarinus officinalis) in Komb.Präp.: Cardalept® Tr., Ungt. Rosmarini comp. Salbe (zum Einreiben in die Herzgegend).
Herzgespann (Leonurus cardiaca) als Tee (Herba leonuri card), in Komb.Präp.: Cardisetten® Drg., Oxacant-sedativ® Tr.
Weitere Komb.Präp.: Korodin-Herz-Kreislauf® Tr., Tornix® Drgs., herz-plus® Tr., Diacard® Tr.

Progressive Muskelrelaxation nach Jacobson: Oft sehr hilfreich zur Minderung von Anspannungszuständen und Unruhe (☞ 2.30).

Reflexzonenmassage des Fußes
Symptomzonen: Herz
Hintergrundzonen: wie bei 5.1.3 beschrieben.

5

5.2   Kreislauf

5.2.1   Naturheilkundliche Behandlungsprinzipien

Im Kreislauf symbolisiert sich die Dynamik der Lebensvorgänge. Er verbindet die Organe zu einer Einheit und bedingt die fortlaufende Regeneration des Organismus. Kreislaufstörungen gehen mit einer Blockade des Lebensflusses als Stau oder Leere einher und mindern die Erholung des Körpers.

Viele naturheilkundliche Verfahren können einen Beitrag zur Wiederherstellung der gestörten Zirkulation leisten, indem sie den Gefäßtonus normalisieren, hemmende Einflüsse auf die Durchblutung aufheben oder einer Regulationsstarre des Kreislaufs vorbeugen.

Akupunktur: Auf den Kreislauf wirken in erster Linie die Meridiane H und KS. Während auf die Arteriosklerose und die AVK nicht kausal eingewirkt werden kann, stellen Durchblutungsstörungen ein günstiges Anwendungsgebiet der Akup. dar. *Cave:* Die Punktekombinationen sind nur Vorschläge. In einer Sitzung nicht alle angegebenen Punkte auf einem Meridian und insgesamt nicht mehr als 14 Nadeln verwenden.

Ausleitende Verfahren: Mit den meisten ausleitenden Verfahren (☞ 2.4) kann reflektorisch Einfluß auf den „Kreislauf" genommen werden, mit dem Aderlaß (☞ 2.4.6) auf Blutmenge und Mikrozirkulation (besonders zerebral), mit dem Trockenschröpfen (☞ 2.4.5) und dem Baunscheidt-Verfahren (☞ 2.4.8) auf hypotone Kreislaufregulationen oder Schwächezustände. Gute Wirkung des blutigen Schröpfens (☞ 2.4.4) bei essentieller Hypertonie und der Blutegelthera-pie bei chron. venöser Insuffizienz und Lymphödemen.

Autogenes Training: AT bewirkt über die Wärmeübung (☞ 2.29.3) eine „Um-verteilung" des Blutes durch verbesserte periphere Durchblutung mit Erhöhung der Hauttemperatur.

Bach-Blütentherapie: Der Gemütsstimmung entsprechend anwenden – bewährt besonders bei funktionellen Beschwerden.

Bioresonanz-Therapie: Einzeln oder in Komb. mit anderen naturheilkundlichen Verfahren bei vielen Herz- und Kreislauferkr. einsetzbar (☞ 2.6). Das ther. Vorgehen richtet sich nach der Grundmessung. Dauer meist 20 Min. 1x/Wo.

Eigenbluttherapie: Sowohl bei arteriellen Verschlußkrankheiten wie auch bei Hyper- und Hypotonie indiziert.

Elektroneuraltherapie: Bei zahlreichen Herz- und Kreislauferkrankungen ein-setzbar. Grundsätzlich zunächst Widerstände messen, danach ggf. Ther. (☞ 2.8).

Ernährungstherapie: Eine wesentliche Ursache sowohl der essentiellen Hyper-tonie als auch der Arteriosklerose und ihrer Folgeerscheinungen ist nach Wendt eine jahrzehntelange Fehlernährung mit zu hohem Eiweißkonsum (vgl. ☞ 2.10.4).Überschüssige Proteine werden in erster Linie als Kollagene im Bindegewebe gespeichert, bei ständiger „Überfüllung" finden weitere Ablagerun-gen entlang der Gefäße statt.

Enzymtherapie: Bei Arteriosklerose und arter. Verschlußkrankheit gute Erfolge (Senkung der Blutviskosität und der Blutlipidspiegel). Bewährt auch bei chron. venöser Insuffizienz und bei Lymphödemen.

Heilfasten: Bewährt bei Hypertonie. Verstärkung einer orthostat. Dysregulation bei Hypertonie möglich.

Homöopathie: Die genannten Potenzen dienen nur als Anhalt. Zur Potenzwahl ☞ 2.12.5, 2.12.11. Konstitutionelle Behandlung (☞ 2.12.9) anstreben.

Neuraltherapie: Bei schweren funktionellen Kreislaufstörungen immer an die Möglichkeit einer Störfeldsuche (☞ 2.14.7) denken.

Ordnungstherapie: Das Kreislaufverhalten ist Ausdruck des körperlichen Trai-ningszustandes und der seelischen Leistungsbereitschaft. Immer an seelische Abklärung denken (☞ 5.14).

Physikalische Therapien: Therapieziele sind Normalisierung des Blutdruckes durch Eutonisierung der Gefäße, Verbesserung der lokalen Durchblutungsverhält-nisse sowie Entstauung und Verbesserung des venösen und lymphatischen Rückflusses. Das wird hauptsächlich erreicht durch Hydro (☞ 2.17), Bewegungs-ther. (☞ 2.18), Mass. (☞ 2.19) sowie Balneo (☞ 2.23).

Progressive Muskelrelaxation nach Jacobson: Hauptindikation ist die arter. Hypertonie, dort gute Erfolge bei der Reduktion von Anspannung und Unruhe möglich (☞ 2.30).

Reflexzonenmassage des Fußes: Bewährt insbes. bei Varikosis, Lymphöde-men und zur Apoplex-Nachbehandlung.

5.2.2   Arterielle Hypertonie (Bluthochdruck)

Akupunktur: H 7, KS 7, G 20, Le 2, 3, Di 11, M 36, MP 6, 9, KG 12, PdM, (N 2).

Ausleitende Verfahren: Blutiges Schröpfen der Reflexzone „Hypertonie", meist auch der Nierenzonen (☞ Abb. in 2.4.4), Aderlaß (☞ 2.4.6) in kleinen Mengen, bei „Füllepatienten" Eiweißfasten nach Wendt zur Entleerung der Eiweißpeicher (Ernährungsther., ☞ 2.4.4).

Autogenes Training: Zahlreiche Untersuchungen belegen die blutdrucksenkende oder -normalisierende Wirkung des AT bei essentieller Hypertonie und labilem Bluthochdruck, bei vegetativer Labilität und kognitiv-emotional bedingten Konflikt- und Streßreaktionen.

Bach-Blütentherapie: Häufig Red Chestnut.

Eigenbluttherapie
Eig.blut: 1. Wo. Mo. und Fr. je 2,0 ml EB i.m., 2.- 5. Wo. Mo. und Fr. je 3,0 ml dann für 2 Mon. 1x/Wo. Zusätze zur EB: Cefaktivon® novum pro Inj. 2-3 Amp oder Coculus olpx.
Eig.blut mit Hämoaktivator: Für 6 Wo. 2x/Wo. aktiv. EB + Cefaktivon® novum oder Cocculus olpx oder Iberis Injektionslösung.

Elektroneuraltherapie: Bewährte Ind., zunächst Widerstände messen, danach ggf. Ther. (☞ 2.8).

Ernährungstherapie: Konsum von tierischem Eiweiß drastisch einschränken insbesondere von Fleisch, Fisch, Geflügel und Eiern. Mäßig oder gar nicht salzen Wenn nötig, kann eine schonende Gewichtsabnahme erstaunliche Erfolge bringen

Heilfasten: Gute Blutdrucksenkung und Medikamentenreduktion möglich, di auch nach Fastenende oft Bestand haben (☞ 2.11).

Homöopathie
- **Aconitum D3, D4, D6:** hypertone Krise mit hartem Puls, Unruhe, Durst, alle Min. 3 Tr.
- **Apocynum D1, D2, D3:** gute diuretische Wirkung
- **Arnica D3, D4, (D30):** hochrotes Gesicht, Ohrensausen, Nasenbluten
- **Aurum D6, (D30):** rotes Gesicht, Polyglobulie, Angst, Unruhe, Melancholie Pykniker
- **Barium jodatum D3, D4, D6:** arteriosklerotische Hypertonie, Schwinde Gedächtnisschwäche, Schlaflosigkeit, wirkt erst nach mehreren Wochen (meh auf subjektive Symptome, weniger auf RR)
- **Crataegus ∅, D1, D2:** Herzschwäche alter Menschen mit Schwindel, Herzunr he, evtl. leichte Angina pectoris
- **Secale D3, D4, D6:** Kälte und Parästhesien der Beine und Akren, Blutungsne gung (z.B. Nase), Migräne
- **Viscum ∅, D1, D2:** Schwindel, Unruhe, Kopfschmerz, schlechter Schlaf, unruh ge Träume.

Ordnungstherapie: Patient soll den Bludruck selber messen, Meßtechnik mu stimmen (Kontrolle durch den Arzt sinnvoll), Meßwerte sind auch vom Messende abhängig, daher einmalige Ausreißer nicht überbewerten. Hypertonie ist oft ein Eiweißspeicherkrankheit bei Fehlernährung, Zeichen beginnender degenerativ

Tendenzen des ganzen Körpers. Oft auch Streßzeichen (☞ 2.29). Autogenes Training als Mindestmaßnahme sinnvoll. Medikation hilft meist weniger als Umstellung der Lebens- und Denkweise. Psychologisch Zeichen einer coping-Strategie, d.h. der Patient reagiert auf erhöhte Anforderungen mit Leistungssteigerung (auch bei Obstipation, ☞ 5.5.9, Nikotinkarenz, ☞ 5.14.4).

Orthomol. Med.: K^+, Mg^{2+}, Pantothensäure. Dosierungen (☞ 2.16.3).

Physikalische Therapien

Ziel: Anregung des Gefäßspiels der Kreislaufperipherie und Blutdrucksenkung.
Hydro: Kleine Hydrotherapie: wechselwarme-kühle Waschungen, wechselwarme Güsse (Teil- und Vollgüsse), ansteigende Teilbäder (Arm- und Fußbäder, 35-39 °C). Bürstenbäder bis 35 °C, Luft-Perlbäder, Sauna und Leibwickel (*Cave:* kalte Tauchbäder). Vierzellenbad, Vollbäder mit Baldrian, Lavendel- oder Melissezusatz.
Bew.ther.: Atem- und Entspannungstherapie, Schultergürtel-Lockerungsübungen Bei der arteriellen Hypertonie sollte die Ausdauersportart so gewählt sein, daß sie mit möglichst wenig Druckarbeit für den Herzmuskel einhergeht. Hier bieten sich idealerweise das Gehen, Laufen und Radfahren in der Ebene an.
Beispiel für ein Trainingsprogramm zum Joggen:
1. Woche: 3x10 Min.
2. Woche: 3x15 Min.
3.-6. Woche: 3x20 Min.
7.-12. Woche: 3x30 Min.
ab 8. Woche: 3x45 Min.

Mass.: Körpertrockenbürstungen zur Senkung des peripheren Gefäßwiderstandes. Beseitigung von Reflexzonen durch Bindegewebs- oder Segmentmassage.

E'ther.: Iontophorese mit 1,5% $MgCl_2$ (Augen-Nacken) zur zentralen Entspannung.
Balneo: Kohlensäure- und Kohlensäure-Gasbäder, Jod- und Jod-Solebäder im Mittelgebirge bei 800-1000 m, Kneippkurorte.
Cave: Starke Klimareize (starke Strahlung, Wind), Höhenklima und Strandklima gelten als Belastung für Hypertonie-Patienten.

Phytotherapie

- **Schlangenwurz** (Rauwolfia serpentina) in: Rivadescin® Drg.
  Komb.Präp.: Raufuncton® N Drg., Arte Rautin forte® M Tr./ Drg., Rauwoplant® N Kaps.
- **Mistel** (Viscum album) als Tec (Herba Visci albi), als Kaltwasserauszug, in: Kneipp-Mistel-Pflanzensaft®, Viscysat® Bürger Tr.
  Komb.Präp.: Arte rautin forte® M Tr./Drg., Asgoviscum N Tr./Kaps., Verus® Tr.
- **Ölbaum** (Olea europaea) in: Olivysat® Bürger Tr./ -mono Drg.

Reflexzonenmassage des Fußes: In vielen Fällen Beeinflussung der Hypertonie möglich. Ansprechende Zonen sind häufig Vegetativum und Niere, auch Wirbelsäule und Narben.

Progressive Muskelrelaxation nach Jacobson: Sinnvolle adjuvante Ther. zur Minderung von Anspannung und Unruhe (☞ 2.30).

Sauerstoff- und Ozontherapien

HOT: (☞ 2.26.18). Blutdruck läßt sich auf Monate regulieren, Spätkomplikationen des erhöhten RR treten später und seltener auf.

O₂-Mehrschritt-Ther.: Indiziert bei Hypertonie Stufe I und II (WHO), Stufe III nur ohne Belastungsübungen (☞ 2.26.17).

5.2.3   Arterielle Hypotonie (Niedriger Blutdruck)

Akupunktur: H 9, KS 6, 9, Le 3, M 36, KG 12, PdM.

Ausleitende Verfahren: Hervorragende Wirk. bei der essentiellen Hypotonie und chron. Müdigkeit/Schwächezuständen mit trockenem Schröpfen (stehende Gläser) über den Dornfortsätzen der oberen BWS oder Schröpfkopfmassagen an der Leberzone, aber auch am gesamten Rücken (☞ 2.4.5), mehrmals/Wo. über längeren Zeitraum wiederholen. Stark tonisierende Wirk. auch durch das Baunscheidt-Verfahren (☞ 2.4.8) am ganzen Rücken. Beide Methoden gut kombinierbar.

Bach-Blütentherapie: Häufig Centaury und Wild Rose.

Eigenbluttherapie

Eig.blut: 1. und 2. Wo. Mo. und Fr. je 2,0 ml EB i.m., 3. Wo. 3,0 ml EB, ab. 4. Wo. 1x/Wo. 5,0 ml EB i.m. Insges. 6-8 Wo.

Eig.blut mit Hämoaktivator: Aktiv. EB + Mucokehl® D5 oder Rauwolsan Pflüger, 2-3x/Wo. je eine Inj., insges. 12-15 Inj.

Elektroneuraltherapie: Bewährte Ind., zunächst Widerstände messen, danach ggf. Ther. (☞ 2.8).

Ernährungstherapie: Evtl. Flüssigkeitszufuhr erhöhen, versuchsweise tägl. gut gewürzte und gesalzene, warme Gemüsebrühe. *Cave:* Kaffee putscht nur kurzfristig auf.

Homöopathie

- **Camphora** Ø: kalter Schweiß, Blässe, Zyanose, Übelkeit, Angst, 1-2 Tr.
- **Carbo vegetabilis D12:** Schwächezustände kachektischer oder alter Menschen (auch Pat. im Finalstadium)
- **China D2, D3, D4:** Schwäche nach Operation, Blutverlust, Infektion
- **Crataegus** Ø, D1, D2: Herzschwäche alter Menschen mit Schwindel, Herzunruhe, evtl. leichte Angina pectoris
- **Haplopappus D2:** prophylaktisch bei orthostatischer Dysregulation, Schwindel Müdigkeit
- **Kalium carbonicum D3, D4, D6:** allgemeine Schwäche, heftige Schweiße Rückenschmerzen
- **Lachesis D6, D12:** ohnmachtsartige Schwächezustände, besonders im Klimakterium
- **Veratrum album D3, D4:** kalter Schweiß, kleiner Puls, Zyanose, alle 3 Min. 3 Tr

Ordnungstherapie: Psychologisch Zeichen einer giving-up-Strategie (im Gegensatz. zur Hypertonie), d.h. der Patient reagiert auf erhöhte Anforderungen mit Leistungsminderung (wie bei ☞ 5.5.8. Diarrhoe). Oft zugleich Eisenmangel. Ther. mit Kaltreizen vormittags gegen 9 h am effektivsten.

Physikalische Therapien

Ziel: Anregung der peripheren Kreislaufregulation und Vasokonstriktion.

Hydro: Kleine Hydrotherapie zu Hause: kalte Waschungen mit abschließenden Frottierungen, kalte Unterarmtauchbäder, kühl-kalte Arm-Bein-Rumpfgüsse, anschließend Frottierungen. Kühle kurzzeitige Kräuterbäder mit Fichtennadeln, Kalmus, Eukalyptus oder Rosmarin. Temperaturabsteigende Bürstenbäder, Sauna und kaltes Tauchbad, Wassertreten.

Bew.ther.: Mit Bewegungsübungen (isometrischen Anspannungen) zur Vermeidung eines Kollaps im Bett vor dem Aufstehen beginnen. Im Sitzen dann Armbewegungsübungen, Hockergymnastik. Atemübungen erst im Sitzen, dann im Stehen. Spiel und Sport an frischer Luft, Schwimmen, Spaziergänge, Wetterreize ausnutzen. Belastungsintensitäten pro Muskelgruppe nur bis zu 85% der Maximalkraft (15 Wiederholungen bei drei Serien). *Cave:* Plötzlicher Lagewechsel.

Mass.: Bürstenmassagen, Körperbürstungen und anschließend kalte Waschungen.

Photo: Luftbäder.

Balneo: Klimakuren an Ost- und Nordsee, Kneipp-Kuren.

Phytotherapie

- **Weißdorn:** (Crataegus oxyacantha) als Tee (Flores et Fol. Crataegi), Tinctura Crataegi, in: Crataegutt novo® Filmtbl./ forte-Kaps./ forte-Lsg, Kytta-Cor® Tbl., Regulacor® Filmtbl.

Hypotonie des insuffizienten (Alters-)Herzens

- **Besenginster** (Sarothamnus scoparius) in Spartiol® Tr., Depasan® Tbl.
- **Komb.Präp.:** Angioton® Tr., Korodin-Herz-Kreislauf® Tr., Cardaminol® Tr., Corvipas® Tr.

Reflexzonenmassage des Fußes: In vielen Fällen Beeinflussung der Hypotonie möglich. Ansprechende Zonen häufig im Bereich des Verdauungstraktes und des Endokriniums.

Sauerstoff- und Ozontherapien

HOT: (☞ 2.26.18) verbessert Mikrozirkulation, sehr gute Erfolge, zusätzlich physikalische Therapien.

O₂-Mehrschritt-Ther.: Indiziert bei idiopathischer arterieller Hypertonie. Vorgehen (☞ 2.26.17).

Organotherapie/Zelltherapie: (☞ 2.32). Zell-Lyophilisate, Ultrafiltrate und homöopathisierte Potenzierung folgender Gewebe sind indiziert: Nebenniere, Herzmuskel, Arterie, Plazenta.

5.2.4 Arteriosklerose (Arterienverkalkung)

Ausleitende Verfahren: Wiederholte Aderlässe mit Blutmengen von 100-150 ml helfen bei Plethora-Patienten enorm, die zerebrale Durchblutung zu verbessern (☞ 2.4.6) und sollten bei Hämatokritwerten über 38 Vol.% prophylaktisch durchgeführt werden.

Eigenbluttherapie:
Eig.blut: 1. Tag 5,0 ml Actovegin® oder Actihaemyl® i.v., 2. Tag 10,0 ml, ab 3. Tag 10,0 ml (davon 8,0 ml i.v. und 2,0 ml Actovegin® oder Actihaemyl® mit 2,0 ml EB gemischt i.m. Insges. 15-20 Injektionen, 1. Wo. 3x, 2. Wo. 2x, ab 3. Wo 1x/Wo.
Eig.blut mit Hämoaktivator: Aktiv. EB + Ginkgokehl D4 Sanum oder Ginkgo biloba comp. Hevert®.

Elektroneuraltherapie: Bewährte Ind., zunächst Widerstände messen, danach ggf. Ther. (☞ 2.8).

Enzymtherapie: Langzeittherapie (3-6 Mon) mit Wobenzym® N 3x2 bis 3x3 oder Phlogenzym® 2-3x1 senkt Blutviskosität und Lipidspiegel, erhöht HDL. Kombination mit physikalischer Ther. oder Ozontherapie vorteilhaft.
Cave: Gelegentlich kurzfristige Erhöhung der Blutfette. Bei Kombination mit Thrombozyten-Aggregationshemmern Wirkungsverstärkung möglich.

Ernährungstherapie: Tierisch eiweißarme Ernährungsweise. Umstellung nach obigem Schema (☞ 2.10). Sparsam salzen.

Heilfasten: Verbesserung möglich (☞ 2.11).

5

Homöopathie
- **Arnica D3, D4, D6:** erhitztes, gerötetes, blutreiches Gesicht, Hypertonie, Benommenheit, Schwindel bei Kopfbewegung, Kopfschmerz beim Gehen, jegliche Bewegung <
- **Aurum D6 (D30):** rotes, gedunsenes Gesicht, vollblütig bis zur Polyglobulie, Melancholie, Mutlosigkeit bis zur Suizidneigung, Unruhe, Nachts <, Bewegung >
- **Barium carbonicum D3, D4, D6:** Herzschwäche, Schwindel, Gedächtnisschwäche, Schlaflosigkeit, Angst, Depression, Zorn über Kleinigkeiten, Erkältungsneigeigung, naßkaltes Wetter <
- **Crataegus D1, D2:** Herzschwäche, Herzunruhe, leichte Angina pectoris, Hypertonie oder Hypotonie
- **Hypericum D2, D3, D4:** arteriosklerotische Depression
- **Jodum D6, D12 (D30):** Unruhe, Angst, Tremor, Abmagerung trotz Heißhunger (!), Tachykardie, Bewegungsdrang, Hitzegefühl, Wärme < (bei Hyperthyreose nur D12 oder höher!)
- **Plumbum metallicum D12 (D30):** Hypertonie, Abmagerung, Blässe, Koliken, Paresen, Parästhesien, Hyperästhesien, Angst, Depression, Bewegung <, nachts <
- **Secale D4, D6:** Abmagerung, welkes Gesicht, fahle, blasse Haut, Erschöpfung, Eiseskälte, Angst, Melancholie, Heißhunger, Durst, Parästhesien, Finger-, Waden- und Gefäßkrämpfe, Hypertonie
- **Silicea D3, D4, D6, D12:** Schwäche, Abmagerung, starke Frostigkeit, kalter, übelriechender Schweiß, Meteorismus, Obstipation, mangelndes Selbstvertauen, Zorn, Weinerlichkeit, Kälte <, nachts <
- **Viscum D1, D2:** arteriosklerotische Hypertonie, Kopfkongestion mit Schwindel, Kopfschmerz, innerliche Unruhe, schlechter Schlaf mit unruhigen Träumen, nachts <, Bewegung >, Schwitzen >.

Ordnungstherapie: Oft wie bei der Hypertonie (☞ 5.2.2) im ganzen Körper Degenerationszeichen erkennbar.

Physikalische Therapien

Ziel: Verbesserung der allgemeinen Durchblutung.

Hydro: Lauwarme Ganzwaschungen, wechselwarme Fußbäder, abends ansteigende Fußbäder. Bürstenbäder und Schenkelgüsse. Warme CO_2-Bäder (**KI:** Neigung zu Apoplexie und Angina pectoris).

Bew.ther.: Tägl. Aufenthalt an frischer Luft, Spaziergänge, Tautreten.

Photo: Luft- und Sonnenbäder unter Schutz des Kopfes.

Balneo: Kohlensäurebäder (37 °C) wirken gefäßerweiternd, Kohlensäure-Gasbäder, Kurorte mit Jod- und Radiumquellen. Bürstenbäder und Schenkelgüsse. Warme CO_2-Bäder (bei Neigung zu Apoplexie und Angina).

Phytotherapie

Weißdorn (Crataegus oxyacantha) als Tee (Flores et Fol. Crataegi), Tinctura Crataegi, in: Crataegutt novo® Filmtbl./ forte-Kaps./ forte-Lsg, Kytta-Cor® Tbl., Regulacor® Filmtbl.

Altersherz

Knoblauch (Allium sativum) roh verzehrt, als Tinctura Allii sativi 3 x 20 Tr. tägl., als Knoblauchfrischsaft: Knoblauch Pflanzensaft Kneipp®, als Knoblauch Kaps.: Aktiv Kaps.®, Carisano Drg.

Ginseng (Panax ginseng) in: Ardes aktiv® Past., Ginsana® Ginseng Kaps., Ginseng Kneipp® Drg. als Psychotonikum

Arteriosklerotische Depression: Taiga-Wurzel (Eleutherokokkus senticosus) in: Vital-Kps.-ratiopharm®, Kaukafin® Drg.

Zerebr. und periph. Durchblutungsstörung, zerebr. Schwindel: Ginkgo biloba in: Rökan® Lsg., Filmtbl., Tebonin forte® Tr./ Tbl., Gingkobil ratio® Drg.

Sauerstoff- und Ozontherapien

O3: i.a.-Inj. (☞ 2.26.5), 10-35 μg/ml steigernd 5-20 ml (insgesamt max. 600 μg); Häufigkeit: Je akuter, desto öfter und desto geringere Mengen (2x/d - 2x/Wo) 2-60 Inj. nötig

Große Eigenblut-Ther.: (☞ 2.26.4) ca. 35 μg/ml (insg. 1000-2000 μg) bei ca. 80-100 ml

Begasung: (☞ 2.26.9)80 μg/ml auf 10 μg/ml reduzierend, s.c. Inj. in leichten Fällen (kalte Füße) ca. 30 μg/ml.

Zelltherapie/Organotherapie: (☞ 2.32). Als Reparations- und Regenerationsmaterial dienen in Form von Zell-Lyophilisaten, Hydrolysaten, Ultrafiltraten und homöopathischen Potenzierungen folgende Ausgangsgewebe: Fetales Herz, Arterie, Bindegewebe, Plazenta, Leber.

5.2.5   Arterielle Verschlußkrankheit (AVK)

Akupunktur: Claudicatio intermittens bzw. zur Durchblutungsförderung: B 58, M 36, 31, MP 1, 6, 11, N7.

Eig.blut mit Hämoaktivator: Aktiv. EB ohne Zusatz. Vor Entfernung der Nadel aus der Vene bei der EB-Entnahme 1 Amp. Phönix Neurotropan i.v. langsam injizieren. Zu Beginn der Behandlung 3 Inj./Wo., später 2x/Wo., insges. 20 Behandlungen. Im Anschluß daran monatlich eine Auffrischungsinjektion.

Elektroneuraltherapie: Bewährte Ind., zunächst Widerstände messen, danach ggf. Ther. (☞ 2.8).

Enzymtherapie: Langzeittherapie (3-6 Mon.) mit Wobenzym® N 3x2 bis 3x3 oder Phlogenzym® 2-3x1 senkt Blutviskosität und Lipidspiegel, erhöht HDL. Kombination mit physikalischer Ther. oder Ozontherapie vorteilhaft.
Cave: Gelegentlich kurzfristige Erhöhung der Blutfette. Bei Kombination mit Thrombozyten-Aggregationshemmern Wirkungsverstärkung möglich

Ernährungstherapie: Tierisch eiweißarme Ernährungsweise. Umstellung nach Schema (☞ 2.10.7). Sparsam salzen.

Heilfasten: Über günstige Beeinflussung der meisten Risikofaktoren durch Fasten Prognoseverbesserung. Regression von Stenosen durch Fasten wird diskutiert (☞ 2.11).

Homöopathie
- **Secale D3, D4, D6**: Ischämien der Akren durch Gefäßkrämpfe, M. Raynaud, diabetische Gangrän, Taubheitsgefühl, Parästhesien der Glieder, innere Schmerzen, die durch Wärme trotz objektiver Kälte der Haut zunehmen (!), innerliches Brennen, kann nicht zugedeckt liegen, Bewegung <, Berührung <, Bettwärme <
- **Tabacum D4, D6**: Claudicatio intermittens, M. Raynaud, Schmerzen in Muskeln, Nerven, Gelenken, Parästhesien, Eiseskälte am ganzen Körper, große Schwäche, Übelkeit mit Speichelfluss, kalter Schweiß, Tabakrauch <, Bewegung <, warme Räume <, frische Luft >, Erbrechen >.

Neuraltherapie: Intraarteriell 2-5 ml 1% Lidocain oder 0,5% Procain; für die unteren Extremitäten wiederholt lumbaler Grenzstrang, für die Arme Ganglion stellatum.

Ordnungstherapie: Grundbehandlung wie bei Arteriosklerose (☞ 5.2.4). An Diab. mell. denken. Nikotinkarenz (☞ 5.14.4).

Orthomol. Med.: Vit. E, Niacin. Dosierungen ☞ 2.16.3

Physikalische Therapien
Stadium I (keine Symptome) – Stadium II (Bewegungsschmerz) (nach Fontaine)
Hydro: Temperaturansteigende Armbäder (nach Hauffe) als Fernbäder zur Anregung der konsensuellen Reaktion, d.h. Durchblutungsanregung in den Beinen. Auch Armgüsse oder heiße Rückenblitzgüsse im Segment. CO_2-Gasbäder 3x/Wo., insgesamt 12x Unterwasserdruckstrahlbehandlung des Rumpfes. Ansteigendes Fußbad als Test: **KI** bei Schmerzen

Bew.ther.: Im Anschluß an Hydrother. Muskelbewegungen distal des Verschlusses im Intervallprinzip, zur Anregung der Bildung von Kollateralkreisläufen 3x tägl.
- **Unterschenkeltyp** (A. poplitea und A. tibialis): Zehenkrallungen am Boden, Rollübungen nach Ratschow
- **Oberschenkeltyp** (A. femoralis): Zehenstandsübungen und Geh-Intervalltraining: Nach Test wird geübt mit 2/3 der Gehstrecke, die zur Claudicatio intermittens führt, dann 3 Min. Pause, 3x hintereinander, 3x tägl. Jede Woche wird die Claudicatio-Distanz neu bestimmt. Beim bettlägerigen Patienten sind Rollübungen der Füße (nach Ratschow) in Rückenlage sehr wirksam: Bei senkrecht erhobenen Unterschenkeln in Rückenlage üben bis kurz vor

Schmerzgrenze, dann Beine herunterhängen lassen, 3x hintereinander, 3 Min. Pause, 3x tägl.
- **Beckentyp** (Bauchaorta): vom Zehenstand zur Kniebeuge, Fahrradtraining, Intervallgehtraining
- **Schultergürteltyp:** Liegestütz und Hantelstemmen
- **Unterarmtyp:** Faustschluß
- **Yogaübungen** zur Verbesserung der Durchblutung nach Dehnlagerung.

Das Traingsprogramm bei AVK ist eine Mischung aus allgemeinem aeroben Ausdauertraining und einer speziellen kraftbetonten Gymnastik für die unteren Extremitäten zur Verbesserung der Muskelpumpenaktivität. Das allgemeine aerobe Ausdauertraining besteht aus einem Gehtraining, bei dem zunächst die maximale Gehstrecke bei vorgegebener Schrittfrequenz ausgetestet wird. Diese Gehstrecke sollte tägl. einmal „durchgangen" oder aber bis zum ersten Auftreten des Claudicatioschmerzes durchgehalten werden.

Mass.: Beseitigung reflektorischer Veränderungen
- **Für untere Extremitäten:** in Segmenten Th 6-12, L 1-5 und S 1-5
- **Für obere Extremitäten:** im Segment C 3-8 und Th 1-5
- **Bindegewebsmassagen** (3x/Wo., 10-20x) und als Unterhaut, Faszientechnik (2 Serien/Jahr), Periostbehandlung.

E'ther.: Zwei – Vierzellenbäder, galvanische Längsdurchflutung des Beines (3x wöchentl., 12-24x), diadynamische Ströme, Ultraschallbehandlung (Iliosakralgelenk, Beckenkamm, paravertebral LWS). *Cave:* Herzerkrankungen, Coronarsklerose, Segmentale Anwendungen von Kurzwelle, Mikrowelle, Ultrareizstrom. Interferenzstrom zur Grenzstrangblockade (100 Hz, 10 Min.) und Längsdurchströmung der unteren Extremitäten

Stadium III (Ruheschmerz) – IV (Nekrose)
Bew.ther.: Tieflagerung der Beine zur Linderung der Ruheschmerzen. Von peripher kommende isometrische Spannungsübungen für einige Sekunden. Passive Bewegungen gegen Kontrakturbildung. *Cave:* Lokale Kälte- oder Wärmeanwendungen wie Wärmflaschen, Heizkissen, ansteigende Teilbäder 37 °C.
E'ther.: Reizstromtherapie (nach Träbert) als dd-Strom, wenn Gehtraining wegen Schmerzen im Stadium III nicht möglich ist.

Phytotherapie: Ginkgo biloba in: rökan®-Lsg., Filmtabl., Tebonin forte® Tr./ Tbl., Gingobil ratio®-Drg.

Sauerstoff- und Ozontherapien
HOT: (☞ 2.26.18) besonders gut bei AVK IIb und III.
O₂-Mehrschritt-Ther.: Gute Erfolge in allen Stadien der AVK, ferner bei Raynaud-Syndrom und chron. zerebrovaskulärer Insuffizienz.

5.2.6   *Zerebraler Insult (Apoplex, Schlaganfall)*

Akupunktur
Nach Meng: 1 Sitzung tägl. mit 4-5 Punkten, 30 Min. 1x manipulieren. Nach 5 Tagen Pause, dann neuer Behandlungszyklus. 12 Tingpunke (an den Akren), N 1, Di 15, 11, 10, 4, 3E5, M 31, MP 6, M 36, G 30, 34 , (39), Le 1. Mit Krankengymnastik kombinieren.

Bach-Blütentherapie: Rescue über mehrere Wo. verabreichen.

Eigenbluttherapie

Eig.blut: Zur Nachsorge 2x/Wo. 0,5 ml EB + Ginkgokehl D4 oder Ginkgo biloba cps. Hevert® für 6-8 Wo.

Eig.blut mit Hämoaktivator: Zur Nachsorge aktiv Eigblut ohne Zusatz. Vor Entfernung der Nadel aus der Vene bei der EB-Entnahme 1 Amp. Phönix Neurotropan i.v. langsam injizieren. Zu Beginn der Behandl. 3 Inj./Wo., später 2x/Wo., insges. 12 Behandl. Daran anschließen monatlich eine Auffrischungsinj.

Elektroneuraltherapie: Bewährte Ind., zunächst Widerstände messen, danach ggf. Ther. (☞ 2.8).

Ernährungstherapie: Bettlägrigkeit und Lähmungen beachten: Frischgepreßte Obst- und Gemüsesäfte (evtl. Gemüsesaftkonzentrate) schlückchenweise, leicht verdauliche, weiche Gemüse, Kartoffeln. Evtl. 1-2 x/Wo. gekochten Fisch. Fleisch, Geflügel und Rohkost werden oft nicht verkraftet.

Homöopathie

- **Acidum hydrocyanicum D6, D12, (D30):** akuter Anfall, Zusammenbruch, Ohnmacht, Kopfschmerz, eiskalte Haut, kalter Schweiß, zyanotisches Gesicht, tonische und klonische Krämpfe
- **Arnica D6, D12, D30:** akuter Anfall, Benommenheit, Schwindel bei Kopfbewegung, Blutandrang mit Hitze in Kopf und Gesicht, Schwäche, Zerschlagenheit, schmerzhafte Überempfindlichkeit, Bewegung <, Berührung <, Liegen >, Ruhe >
- **Aurum D6, D12, (D30):** prophylaktisch, konstitutionell, gestauter Pykniker, Vollblütigkeit bis zur Polyglobulie, arteriosklerotische Hypertonie, Angst, Mutlosigkeit, Gereiztheit, nachts <, Bewegung im Freien >
- **Barium carbonicum D4, D6, D12, (D30):** Z.n. Insult, Traurigkeit, Ängstlichkeit, Vergeßlichkeit, Redefaulheit, arteriosklerotische Hypertonie und Kopfschmerz, bleiches Gesicht, Erkältungsneigung, naßkaltes Wetter <
- **Belladonna D3, D4, D6, D12, (D30):** akuter Anfall, plötzlicher Beginn, starker Blutandrang zum Kopf mit Kopfschmerz, hochrotes Gesicht, pulsierende Karotiden, Glieder kalt, Überempfindlichkeit aller Sinne, Erregung
- **Erigeron D3, D4, D6:** bewährtes Mittel bei Blutungen, V.a. hämorrhagischer Insult mit klopfendem Kopfschmerz, Müdigkeit, Unkonzentriertheit
- **Glonoinum D3, D4:** akuter Anfall, Angst, nervöse Erregung, aber auch Apathie schwerer Kopf, klopfender Kopfschmerz, Bewegung <, Wärme <
- **Nux vomica D3, D4, D6, D12, (D30):** drohender Insult der Plethoriker Choleriker, nach Reizmittelgenuß (Tabak, Alkohol, Kaffee), Angst, Jähzorn Kopfschmerz, Augenschmerz, Überempfindlichkeit der Sinne, frische Luft <
- **Oleander D3, D4, D6, D12:** Lähmung der motorischen Nerven, Muskelschmerz Muskelzittern, Taubheitsgefühl, Parästhesien, Müdigkeit, Abgeschlagenheit
- **Opium D6, D12, D30:** Z.n. Insult, Gedächtnisverlust, Abgestumpftheit, Betäubung, Reizunempfindlichkeit, röchelnde Atmung.

Manuelle Medizin: Beim zerebralen Insult mit Hemiparese kommt es bei 70% der Pat. zu einer Dysfunktion im Schultergelenk, was durch Mobilisation sehr günstig beeinflußt werden kann. Damit einhergehend meist Dysfunktion der oberen Kostotransversalgelenke, inbes. 1. Rippengelenk, häufig auch Dysfunktion im Sakroiliakalgelenk. Mobilisation wie Manipulation bringen hier deutlich Erleichterung.

Neuraltherapie: Bei und nach zerebralem Insult und TIA wiederholt 1 ml Procain i.v., Ganglion stellatum, Dornenkranz (☞ 2.14.8); gelegentlich kontralaterale Therapie.

Ordnungstherapie: Psychologisch möglicher Wunsch nach Bewußtlosigkeit: Ausweichen vor unangenehmer oder subjektiv auswegsloser Lage. Entspannung der HWS sinnvoll.

Physikalische Therapien: ☞ Hemiplegie, 5.11.5

Phytotherapie: Ginkgo biloba in: rökan®-Lsg., Filmtbl., Tebonin forte®-Tr./ Tbl., Gingobil ratio®-Drg. (bei post-apoplektischen Beschwerden wie Merkfähigkeits- und Konzentrationsstörungen, Schwindel).

Reflexzonenmassage des Fußes
Symptomzonen: Kopf (vorsichtig behandeln), Hintergrundzonen: Wirbelsäule, Solarplexus, Nieren, Endokrinium.
Dosierung: Nach Verlauf, i.d.R. 2-3x/Wo. 20-25 Min., 6-12 Sitzungen, ggf. mehrere Zyklen.

Sauerstoff- und Ozontherapien
HOT: (☞ 2.26.18) verbessert Mikrozirkulation und O_2-Versorgung.

Zelltherapie/Organotherapie: (☞ 2.32). Frühestens 2 Wo., spätestens 2 Mon. nach einem Insult sollten Organpräparate als Lyophilisate, Hydrolysate, Ultrafiltrate, molekularbiologische Präparationen und in homöopathischen Potenzierungen aus folgenden Ausgangsgeweben eingesetzt werden: Fetales Großhirn, fetales Großhirnmark, fetales Temporalhirn, Plazenta, fetales Bindegewebe. Organotherapeutika dienen als biologische Bausteine der Reparation und Regeneration betroffener Gehirnareale.

5.2.7   Chronisch-venöse Insuffizienz (CVI) und Ulcus cruris (Unterschenkelgeschwür)

Akupunktur: Meisterpunkt des Bindegewebes und wirkungsvoll beim Varikosis-Schmerz: MP 5, zusätzlich MP 6, (Le 8), M 36, MP 10) lokal um den Rand des Ulkus.

Ausleitende Verfahren: Akute Thrombophlebitis, Phlebothrombose, postthrombotisches Syndrom und CVI sind Domänen der Blutegeltherapie (☞ 2.4.7).

Elektroneuraltherapie: Bewährte Ind., zunächst Widerstände messen, danach ggf. Ther. (☞ 2.8).

Enzymtherapie: Kurzzeitther. (3-4 Wo.) mit Wobenzym® N 3x5 oder Phlogenzym® 3x2. Wirk. über den enzymatischen Abbau von Plasmaproteinen, die durch den erhöhten venösen Druck in das Gewebe austreten. Rutoside wirken protektiv und prophylaktisch. Kombination mit physikalischen Maßnahmen, bes. Kompression, erforderlich. *Cave:* Verzögerten Wirkungseintritt von 7-14 Tagen beachten.

Ernährungstherapie: Tierisch eiweißarme Ernährung. Schonende Umstellung mit leicht verdaulichen Gemüsen, Vollkornprodukten, Obst. Anfangs keine Rohkost, kein rohes Getreide, keine Getreide/Obstmischungen. Gärung und

Fäulnis im Darm müssen erst einmal abgebaut werden, danach Darmsanierung. Später Umstellung auf die Hay'sche Trennkost (☞ 2.10.9), wenn anhaltende Darmbeschwerden vorliegen.

Heilfasten: Über verbesserte Mikrozirkulation Entstauung und Abheilen von Ulcera möglich (☞ 2.11).

Homöopathie

- **Acidum fluoricum D6, D12:** Ulcus cruris mit hartem Rand, Unterschenkelödem, Hautjucken, Fußschweiß, Schmerzen nachts <, Wärme <, Bewegung >
- **Aesculus D2, D3, D4:** Hämorrhoiden, schmerzhafte Varizen, Thrombophlebitis, chron. Obstipation, Kreuzschmerzen, nachts <, Wärme >
- **Arsenicum D4, D6, D12:** Ulcus cruris mit scharfen Sekreten, brennende Hämorrhoiden, Schwäche, Abmagerung, Frostigkeit, trockene, schmutzige Haut, nachts <, Wärme >
- **Calcium fluoratum D4, D6, D12:** Ulcus cruris mit harten Rändern, Varizen mit heftigen, stechenden Schmerzen, schlaffes Bindegewebe, Lumbago
- **Carbo vegetabilis D4, D6, D12:** Varizen, Hämorrhoiden, unheilbare Geschwüre, Kachexie, marmorierte Haut, kalte Glieder, Meteorismus, Verlangen nach frischer Luft trotz Frieren (!)
- **Carduus marianus D1, D2, D3:** Pfortaderstauung mit Hämorrhoiden- und Varizenbildung, Leberleiden, Obstipation
- **Collinsonia D1, D2, D3:** Hämorrhoiden und Varizen bei Schwangeren, Obstipation mit Diarrhoe wechselnd
- **Lachesis D8, D12 (D30):** Thrombophlebitis, Ulcus cruris, auch bei Entzündung desselben (Geschwüre mit blauroter Umgebung), Erregung, Geschwätzigkeit, kann Beengung nicht ertragen, klebrige Schweiße, Schlafen <, Wärme <
- **Lycopodium D3, D4, D6, D12:** venöse Stase, Ulcus cruris bei Leberleiden, Reizbarkeit, Kann keinen Widerspruch ertragen, Abmagerung trotz Heißhunger (!), welkes, trockenes Aussehen, ein Fuß kalt, der andere warm, 16-20h, Ruhe <, Wärme <, Bewegung >, frische Luft >
- **Pulsatilla D4, D6, D12:** blaue und volle Venen, Ödeme, Weinerlichkeit, Nachgiebigkeit, Erkältlichkeit, Frostigkeit, milde Sekrete, verspätete Regel, kalte Füße, Verlangen nach frischer Luft, leichter Kleidung und Bewegung
- **Secale D3, D4, D6:** Ulkus bei Varikosis und Arteriosklerose, Parästhesien, Taubheitsgefühl, Wadenkrämpfe, innerliches Brennen wie Feuer, blasse, trockene Haut, Blutungsneigung, hartnäckige Geschwüre mit stinkenden Sekreten, Bettwärme <, Bewegung <, Abkühlung >
- **Sepia D3, D4, D6, D12:** Hämorrhoiden, Varizen, Reizbarkeit, Hitzewallungen, kalte Glieder, fleckige Haut, Meteorismus, Uterus drängt nach unten, Beischlaf <, Essen <
- **Sulfur D4, D6, D12, (D30):** chron. Hämorrhoiden, Varizen, Ulcus cruris mit stinkendem Sekret, schmutzige Haut, Hitze, Brennen der Füße (muß Füße aus dem Bett stecken), Juckreiz, nachts <, Bettwärme <
- **Vipera D6, D12:** dicke, harte Venen (als ob sie platzen wollten), Ödeme Varizen, Thrombophlebitis, Ulcus cruris, eiskalter Körper
- **Zincum metallicum** oder **valerianicum D3, D4** ruhelose Beine bei Varikosis.

Manuelle Medizin: Differentialdiagnostisch beim unklaren Wadenschmerz immer an eine Dysfunktion in Höhe L 1 oder prox. Fibulaköpfchen denken.

Neuraltherapie
Begleitende entzündliche Zustände: Intraarterielle Inj.; oberflächliche Inj. paravasal der gereizten Gefäßbereiche
Ulcus cruris: S.c. Inj. je 1-2 ml in 2-3 cm Abstand knapp peripher des entzündlich veränderten Ulcusrandes, wenn dies nicht ausreichend wirkt, einige Inj. tiefer bis unter das Ulcus.

Ordnungstherapie: Oft zusammen mit Hämorrhoiden (☞ 5.5.10), bei Obstipation (☞ 5.5.9) oder Meteorismus (☞ 5.5.7). Weiches Bindegewebe bei Dysbiose (☞ 5.5.1) durch mangelnde Spurenelementaufnahme. Sekretion aus einem Ulkus hat eine Reinigungsfunktion, ähnlich wie bei Cantharidenpflaster, muß also nicht unbedingt unterdrückt werden. Wenn der Körper andere Reinigungswege reaktivieren kann, Abheilung spontan möglich. Dazu am besten ausleitende Verfahren (☞ 2.4).

Physikalische Therapien
Chronisch venöse Insuffizienz
Hydro: Kaltreize verbessern Venentonus. Kalte Unterschenkelwickel (nach Prießnitz) besonders bei Entzündungen, Lehmwickel oder kalte Heilerdeauflagen. Tautreten, kalte Waschungen, Knie- und Schenkelgüsse, Wassertreten im Storchengang, Schwimmen. *Cave:* Keine Kaltanwendungen bei kalten Füßen.
Bew.ther.: Hochlagerung der Beine, Atemübungen erzeugen Sogwirkung und unterstützen Blutrückstrom. Fuß- und Beingymnastik, viel Gehen, Wanderungen zur Anregung der Muskelpumpe.
Mass.: Ausstreichungen der hochliegenden Beine. Vibrationen von umschriebenen Muskelhärten, besonders am Adduktorenkanal.
E'ther.: Analgesierende Wirk. des Zweizellenbades. Diadynamische Ströme bei bettlägerigen Pat., wenn keine aktive Bew.ther. möglich ist.
Impulsströme – „Reizstrommassage" mit Ultrareizstrom und „Elektrogymnastik" mit Schwellstrom können abwechselnd gegeben werden
Balneo: Kneippkur, Nordseeaufenthalt.

Ulcus cruris
Hydro: Unterschenkelbäder kalt bis warm mit Zusatz von Kaliumpermanganat (rosa Färbung) zur Desinfektion, 10 Min. Dampfstrahl lockert harte Ränder auf. Künstliche Kohlensäurebäder, Zinnkrautbäder, Bäder mit Zusatz von Eichenrinde, Lohtannin oder Thymian, wechselwarme Knie- und Schenkelgüsse, Unterschenkelwickel mit Zusatz von Zinnkrauttee
Umschläge mit Weizenkeimöl, Honig, Heilerde, NaCl, Zinnkrauttee, Eichenrinde, kalte Pelose, Traubenzucker, Wein (Umschlag) zur Granulationsförderung, insbesondere bei „Salbenmüdigkeit".
Bew.ther.: Bei Bettruhe – Beinhochlagerung, erhöhtes Bettfußende.
Atem- und Stoffwechselgymnastik, Bewegungsübungen und Gehschule.
Mass.: Manuelle Lymphdrainage, Bindegewebsmassage – Rumpf im Segment („Venenzone"-L4/5) und in Ulkusumgebung, Zirkelungen, Periostbehandlung am Beckenkamm, Trochanter major und Fibulaköpfchen. Hautölungen der Umgebung mit Weizenkeimöl oder Vitamin A-Öl.

E'ther.: Ultraschall-Ther. im Segment am Rücken und in Ulkusumgebung im Wasserbad 0,5-2,0 W/cm², Abstand vom Ulcus 3 cm, 10-15 Min., 12 Behandlungen Langzeitgalvanisation sehr granulationsfördernd.

Photo: UV-Licht oder Sonnenbestrahlungen (unter Salbenschutz der Ränder, z.B. mit Zinksalbe oder -paste) zur Anregung der Epithelbildung, anschließend kalter Überguß, dann Ölverband.

Phytotherapie

- **Roßkastanie** (Aesculus hippocastanum) in: Aescuven® forte Drg., Venoplant® ret. Drg., Venopyronum® N forte Kaps.
- **Steinklee** (Melilotus officinalis) als Tee (Herba meliloti), in: Venalot® Kaps., Liniment, Inj.Lsg.
- **Raute** (Ruta graveolens) als Tee (Herba rutae hortensis)
- **Mäusedorn** (Ruscus aculeatus) in Venobiase® Brausetbl.
- **Buchweizen** (Fagopyrum esculeatum) in Fagurutin® Buchweizentee/ Buchweizentbl.
- **Komb.Präp.:** Pascovenol® S Drg., Venacton® Tr.
- **Externa:** Venostasin® N-Salbe, Phlebodril® Creme, Rephastasan® Salbe.

Reflexzonenmassage des Fußes

Symptomzonen: Entfällt.
Hintergrundzonen: Leber, Gallenblase, Magen, Pankreas, Dünndarm, Lymphgebiet Leistenbeuge, Kleinbeckenorgane.
Dosierung: Nach Verlauf, i.d.R. 2-3x/Wo. 20-25 Min., 6-12 Sitzungen.

Sauerstoff- und Ozontherapien

Große Eigenblutbehandlung ☞ 2.26.4
Begasung: (☞ 2.26.9) ca. 50 µg/ml O₃/O₂ 2-3x/Wo.
HOT: ☞ 2.26.18 verbesserte Mikrozirkulation, verbesserte hämorheologische Wirkung. Adjuvant auch zur Thromboseprophylaxe als Zusatztherapie geeignet.
O₂-Mehrschritt-Ther.: Beschleunigte Abheilung von venösen Ulzera möglich (☞ 2.26.17).

Zelltherapie/Organotherapie

(☞ 2.32) **CVI:** Wesentliche Unterstützung zur kausalen Beeinflussung der venösen Insuffizienz leisten Organpräparate von Leber, Haut, Bindegewebe und Plazenta **Ulcus cruris:** Hier empfehlen sich tägliche feuchte Auflagen (mit Ringerlösung getränkte Gazelagen) mit fetalem Hautextrakt (Cellcutanea®). Die Reinigung des Ulkusgrundes und die Epithelisierung werden wesentlich beschleunigt.

Zusätzlich: Entscheidende Maßnahme bei schwerer CVI und Ulcus cruris venosum: Konsequente Kompressionstherapie der Beine mit Stützstrümpfen oder Verbänden. Bei leichter CVI evtl. nur zeitweise nötig. **Ulcus cruris:** Auflagen mit Luvos-Heilerde .

5.2.8   Lymphödem

Akupunktur: Lu 7, M 12, MP 5, 6, 9, B 58.

Ausleitende Verfahren: Gerade das postoperative Lymphödem spricht hervor ragend auf eine Blutegelbehandlung an (☞ 2.4.7).

Bach-Blütentherapie: Häufig Star of Bethlehem indiziert.

Bioresonanz-Therapie: Einzeln oder in Kombination mit anderen naturheilkundlichen Verfahren bei allen akuten und chron. Erkr. des Lymphsystems indiziert (☞ 2.6). Das ther. Vorgehen richtet sich nach der Grundmessung. Therapiedauer meist 20 Min., 1x/Wo.

Elektroneuraltherapie: Bewährte Ind., zunächst Widerstände messen, danach ggf. Ther. (☞ 2.8).

Enzymtherapie: Kurzzeitther. (3-4 Wo.) mit Wobenzym® N 3x5 oder Phlogenzym® 3x2. Alternativ Langzeitther. (4-6 Mon.) mit Wobenzym® N 3x2 oder Phlogenzym® 3x1-2.

Ernährungstherapie Grundsätze wie bei CVI (☞ 5.2.7).

Homöopathie

- **Acidum fluoricum D6, D12:** Lymphödem nach Mammakarzinom, Kraftlosigkeit, Kachexie, Unruhe, Bewegungsdrang, Hautjucken, Unterschenkelödem
- **Calcium fluoratum D4, D6, D12:** Lymphdrüsenschwellungen (besonders Halslymphknoten, Tonsillenhypertophie), schlaffes Bindegewebe, Kälteempfindlichkeit, langsame Erwärmung, sonst ähnlich wie Acidum fluoricum
- **Magnesium fluoratum D6, D12:** Anregung des gesamten lymphatischen Systems, Toxinausscheidung.

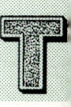

Ordnungstherapie: An der unteren Extremität oft bei Obstipation (☞ 5.5.9). Ernährung überprüfen.

Physikalische Therapien

Hauptziel: Komplexe physikalische Entstauungstherapie. Zu Beginn in lymphologischer Klinik, dann lebenslang zu Hause.
Hydro und Bew.ther.: ☞ chronisch venöse Insuffizienz, 5.2.7.
Mass.: Manuelle Lymphdrainage als Streichmassage in Lymphstromrichtung, Kompressionsbandage, Elevation.
Bew.ther.: Bewegungsübungen, Atemther., Entstauungsther. und Hautpflege.
Balneo: Möglichkeit der Behandlung in lymphologischen Spezialkrankenhäusern.

Phytotherapie

Externa: Ung. lymphaticum PGM®-Salbe, Venalot® Liniment.

Reflexzonenmassage des Fußes

Bewährt bei primärem und sekundärem Lymphödem
Symptomzonen: entsprechend der Stelle, an der sich das Ödem zeigt
Hintergrundzonen: Verdauungtrakt, Milz, Lymphsystem, Kopf, Hals und Leistenbeuge, Becken, Solarplexus.
Dosierung: Nach Verlauf, i.d.R. 2-3x/Wo. 20-25 Min., 6-12 Sitzungen, ggf. mehrere Zyklen.

5.3   Atemwege

5.3.1   Naturheilkundliche Behandlungsprinzipien

In der Atmung symbolisiert sich die Rhythmik der Lebensvorgänge. Geben und Nehmen, Anspannung und Erschlaffung sind untrennbar zu einer Einheit zweier Polaritäten verschmolzen. Ziel der naturheilkundlichen Ther. von Erkr. der Atemwege ist es, diese vitalen Vorgänge zu harmonisieren und die Schwingungsfähigkeit des Atemorgans anzuregen. Darauf aufbauend, können gezielte Maßnahmen helfen, Krankheitserscheinungen wie Husten, Verschleimung, Fieber und Eiterung zu lindern und deren Ursachen zu begegnen.

Akupunktur: Zum Begriff der Lunge gehört in der TCM der gesamte Respirationstrakt. Umweltfaktoren wie Wind und Trockenheit nehmen Einfluß auf den Funktionskreis, zu dem auch der Di-Meridian zählt. Ebenso wird der 3E (Dreifacher Erwärmer, 1. „Erwärmungsstufe": Respirationstrakt) eingesetzt. *Cave:* Die Punktekombinationen sind nur Vorschläge. In einer Sitzung nicht alle angegebenen Punkte auf einem Meridian, insgesamt nicht mehr als 14 Nadeln verwenden.

Atemtherapie: Störungen des Atemsystems können sich im Laufe der Atemtherapie nach Middendorf positiv verändern, jedoch sind symptomorientierte Indikationen kein Anlaß für eine Ther. Voraussetzungen für eine sinnvolle Behandlung sind die Fähigkeit des Pat. zur Selbstreflektion und die Bereitschaft, Verantwortung für seine Krankheit zu übernehmen.

Ausleitende Verfahren: Die immunmodulatorische und entgiftende Wirkung einiger ausleitender Verfahren (☞ 2.4) hilft sowohl bei chron. wie bei akuten Entzündungen der Atemwege.

Autogenes Training: Sein Wert liegt in der elementaren Erfahrung rhythmisch verlaufender Lebensbewegungen, in der Erfahrung des Vertrauens auf den sich autonom einstellenden Atemrhythmus, dadurch geringere Störanfälligkeit der Atmung, und in der Erfahrung zunehmender Gesamtentspannung durch die Wahrnehmung des Wechselprozesses von Ein- und Ausatmen (Atemübung, ☞ 2.19.3).

Bach-Blütentherapie: Der Gemütsstimmung entsprechend anwenden, besonders bei funktionellen Beschwerden.

Bioresonanz-Therapie: Einzeln oder in Komb. mit anderen naturheilkundlichen Verfahren besonders bei Asthma bronchiale und Bronchitiden bewährt (☞ 2.6). Das ther. Vorgehen richtet sich nach der Grundmessung. Therapiedauer meist 20 Min. 1x/Wo.

Elektroneuraltherapie: Bei zahlreichen Atemwegserkrankungen einsetzbar. Grundsätzlich zunächst Widerstände messen, danach ggf. Ther. (☞ 2.8).

Enzymtherapie: Bei Sinusitiden und Bronchitiden gute Erfolge (Steigerung der Schleimhautabwehr, Verringerung der Schleimhautviskosität). Bei obstruktiver oder asthmoider Bronchitis ist Zurückhaltung geboten.

Heilfasten: Verbesserung der Vitalkapazität bei Übergewicht, Verbesserung bei Asthma bronchiale möglich.

Homöopathie: Die genannten Potenzen dienen nur als Anhalt. Zur Potenzwahl ☞ 2.12.5 und 2.12.11. Konstitutionelle Behandlung (☞ 2.12.9) anstreben.

Neuraltherapie: Bei chron. und chron. rezidiv. Atemwegserkrankungen immer an die Störfeldexploration (☞ 2.12.7) denken. Zusatzbehandlung bei sekundären Beschwerden, z.B. Interkostalneuralgie oder Wirbelblockaden durch Husten.

Ordnungstherapie: Die Atemwege haben eine Gesamtoberfläche von 100 m² und stellen ein ausgedehntes Kontaktorgan dar. Bei allen Symptomen der Atemwege ist die Situation an der Lunge (☞ 5.3.3) auch schulmedizinisch zu prüfen. Immunologisch bestehen enge Verbindungen zum ausgedehnten Lymphsystem des Darmes. Nikotinkarenz bei allen akuten und chron. Erkr. aus diesem Gebiet, nicht nur bei Bronchitis. Klimawechsel. Nach möglichen Innenraumbelastungen durch Formaldehyd, Holzschutzmitteln (Bestimmung von Lindan und Pentachlorphenol im Serum) und Radon fahnden (☞ 2.31).

Progressive Muskelrelaxation nach Jacobson Bei funktionellen, auf Anspannungen und Unruhe beruhenden Atembeschwerden adjuvant einsetzbar (☞ 2.30).

Reflexzonenmassage des Fußes: Gute Erfolge v.a. adjuvant bei Asthma bronchiale (☞ 5.3.5).

Sauerstoff- und Ozontherapien
Bei Lungenerkrankungen (bes. chron.-obstruktiven) hilft die O_2-Inhalationstherapie (☞ 2.26.16) durch dauerhafte Erhöhung des art. pO_2.

Symbioselenkung: Bei allergischen Atemwegserkrankungen als zusätzliche Maßnahme oft sehr hilfreich (*cave:* Verbindung des Immunsystems im Darm mit dem der Lunge).

5.3.2 Rhinitis und Sinusitis (Schnupfen und Nasennebenhöhlenentzündung)

Akupunktur
- **Rhinitis allergica:** Di 4, 19, 20, (B 1), PdM, G 3, Di 1, (2, 3), KG 17, (Lu 9), B 13, Dü 20, LG 20, Extra 4 (Allergie-Punkt auf der Höhe der Ohrmuschel)
- **Rhinitis vasomotorica:** Schleimhautbetont. Di 4, 19, 20, Dü 3.
  Gefäßbezogen:(3 E 22), KS 6, Lu 7
- **Sekretolytisch:** Di 20, PdM, B 2, M 6, 40
- **Heuschnupfenther. nach Bischko:** (B 1), 2, G 3, PdM, Di (2, 3), 4, 19, 20
- **Sinusitis:** Eine der besten Ind. für Akup.
  - **Akut:** Di 4, 3E 17, LG 20
  - **Chronisch:** Di 4, LG 20, Lu 7
  - **Sinusitis frontalis:** + B 2 (oder 1), PdM, G 14, B 10
  - **Sinusitis maxillaris:** M5, Dü 18, Di 20, B 10, G 20
  - **Sinusitis ethmoidalis:** LG 20, Di 20, PdM
  - **Kombiniert mit Husten:** Lu 7, B 12-15
  - **Kombiniert mit Halsschmerz:** Lu 11.

Ausleitende Verfahren: Behandung über die Reflexzone Schulterdreieck (☞ Abb. in 2.4.4) durch blutiges oder trockenes Schröpfen je nach Befund der Gelosen, ggf. im akuten Fall ein Cantharidenpflaster am Nacken (☞ 2.4.9), bei chron.-rezid. Erkr. baunscheidtieren (☞ 2.4.8).

Bach-Blütentherapie: Gute Erfolge, der Gemütsstimmung entsprechend anwenden.

Eigenbluttherapie
Rhinitis
Eig.blut: Anfangs 3,0 ml–5,0 ml EB, ev. Wiederholung nach 24 h. Im fortgeschrittenen Stadium Mischinjektion mit 0,5 ml EB + Traumeel®, Engystol®, Gripp® Heel oder 0,5 ml EB + Echinacea oplx., Eupatorium oplx.
Eig.blut mit Hämoaktivator: Aktiv. EB ohne Medikamentenzusatz, Wiederholung der Inj. am 2. und 3. Krankheitstag.
Potenziertes Eig.blut für Kinder: C5-Potenz anfertigen: 1. und 2. Tag 1x tägl. 3 Tr. unverdünnt auf die Zunge, am 3. Tag C7-Potenz anfertigen, in 3tägigem Abstand 1 x 3 Tr. bis zur völligen Genesung.

Akute Sinusitis
Eig.blut: EB + Euphorbium cps., Merc. sublim. Injeel forte, Hepar sulf. Injeel forte: 1. Tag 0,5 ml, 2. Tag 1,0 ml, 3. Tag 2,0 ml.
Eig.blut mit Hämoaktivator: 3x/Wo. aktiv. EB + 2 Amp. Euphorbium cps.
Potenziertes Eig.blut für Kinder: ☞ Rhinitis.

Chronische Sinusitis
Eig.blut: 2x/Wo. 0,5 ml – 1,0 ml EB + Sinusitis Nosode Injeel, Euphorbium cps., Mucosa cps.
Eig.blut mit Hämoaktivator: Aktiv. EB + Sinusitis Nosode Injeel.
Potenziertes Eig.blut für Kinder: C7 1x/Wo. 5 Tr. insges. 4-6x, anschließend C9 1x/Wo. 5 Tr. insges. 4-6x., anschließend C12 14tägig 5 Tr. insges. 4-6x.

Elektroneuraltherapie: Bewährte Ind., zunächst Widerstände messen, danach ggf. Ther. (☞ 2.8). *Cave:* Bei akutem, hoch fieberhaftem Verlauf kontraindiziert!

Enzymtherapie: Wobenzym® N 3x5 oder Phlogenzym® 3x2 für 2-6 Wo., bei chron. Sinusitis auch länger. *Cave:* Typische Erstverschlechterung mit vermehrter Schleimproduktion möglich.

Homöopathie
Rhinitis
- **Aconitum D3, D4, D6:** akuter Beginn, erste stürmische Fieberphase, Schüttelfrost, trockenes Fieber, harter Puls, Angst, Unruhe, Durst, durch kalten Wind, Berührung <, abends <,nachts <, Wärme <
- **Allium cepa D3, D4:** Tränenfluß, Niesen, wäßriges, scharfes Sekret
- **Ammonium carb. D3, D4, D6:** durch feuchtes Wetter, trockener Kitzelhusten, Nase dauernd verstopft, schnüffelnde Kinder, Nässe <, Kälte <, nachts <
- **Apis D3, D4, D6:** Fieber ohne Durst, Lidödem, Halsschmerz mit Schwellung, Brennen, Stechen, Unruhe, später Schläfrigkeit, Wärme <, Kälte und frische Luft >
- **Arsenicum album D3, D4, D6, D12:** brennendes wäßriges Sekret, Angst, Durst, Unruhe, Nachts (bes. um Mitternacht) <
- **Camphora D1, D2, D3:** bei ersten Grippe- und Rhinitis-Prodromi (Kupieren)
- **Euphorbium D3, D4:** erheblicher Niesreiz, Tränen, Fließschnupfen

- **Galphimia D4, D6, D12:** Rhinitis allergica (auch präsaisonal über längere Zeit prophylaktisch einzunehmen)
- **Kalium bichromicum D3, D4, D6:** grünliche Schleimfetzen, dickes, zähes fadenziehendes Sekret (auch bei chron. Rhinitis), frische Luft und Wärme >
- **Luffa D3, D4, D6, D12:** eitrige und allergische Rhinitis, Fließ- und Stockschnupfen, Stirnkopfschmerz
- **Sambucus D1, D2, D3:** Säuglingsschnupfen (Heiserkeit, Bronchialatmung)
- **Bei chron. Rhinitis außerdem:** Calcium carbonicum, Hepar sulfuris, Sulfur, Sulfur jodatum, Natrium muriaticum, Graphites.

Sinusitis
- **Cinnabaris D3, D4, D6:** subakute und chron. Entzündungen, Druck an der Nasenwurzel, verstopfte Nase oder scharfer Fließschnupfen, nachts <, Bettwärme <
- **Hepar sulfuris D3, D4, D6, D12:** übelriechender Schnupfen, Nagelkopfschmerz, Schmerz über Nasenwurzel, Eiterungsneigung (Hals, Haut), sehr kälte-, schmerz- und berührungsempfindlich
- **Hydrastis D2, D3, D4, D6:** dickes, gelbes, fadenziehendes Sekret, dumpfer Stirnschmerz, tonisierende Wirkung bei chronischem Katarrh besonders bei Kachektikern
- **Kalium bichromicum D3, D4, D6:** punktförmiger Stirnkopfschmerz, sonst ☞ Rhinitis
- **Luffa D3, D4, D6, D12:** ☞ Rhinitis
- **Pulsatilla D2, D3, D4, D6:** dicker, gelber, übelriechender, aber milder Schleim, Fließ- oder Stockschnupfen, Geruchsverlust, frische kalte Luft >
- **Silicea D30:** chronische Sinusitis mit Abmagerung, Frostigkeit, Schweiß, dünnes, scharfes Sekret, reaktionsträge Eiterung
- **Sticta pulmonaria D2, D3:** trockene Schleimhaut mit Schorf, quälender Reizhusten, jeder Schnupfen geht in Bronchitis über, nachts <, kalte Luft <.

Manuelle Medizin: Chron. Sinusitis geht häufig, bes. bei Therapieresistenz, mit einer Dysfunktion C 2 und C 3 einher. Oft kann das Lösen dieser Dysfunktion den Heilungsvorgang beschleunigen.

Neuraltherapie: Quaddelung von Akupunkturpunkten (☞ 2.14.8., Abb. 5: Sinusitisschema) besonders bei chron. Sinusitiden sehr erfolgreich; Lidocain-getränkte Wattestäbchen an die Nasenmuschel legen, in die Nervenaustrittspunkte injizieren, ferner an das Ganglion pterygopalatinum und Ganglion gasseri; Störfeldsuche (☞ 2.14.7) im Zahn-Kiefer-Bereich.

Ordnungstherapie: Oft allergische Diathese, gelegentlich depressive Situation. Sinubronchitis oft mit Dysbiose (☞ 5.5.1) verbunden.

Orthomol. Med.:
Trockene Rhinitis: Coldastop® Nasenöl.

Physikalische Therapien
Ziel: Verbesserung der Schleimhautfunktion und Schleimhautdurchblutung, Stärkung der allgemeinen Infektabwehr.
Hydro: Ansteigende Arm- und Fußbäder, Prießnitz-Halsumschlag, Brustwickel, Packungsserie, Schleimhautbehandlung: Zungenbürstungen 2-3x tägl., Gurgeln mit Salbeitee, Nasenspülungen mit kaltem Wasser, nach Kamillen-Kopfdampfbad – kalten Gesichtsguß. Regelmäßiger Saunabesuch, Kneipp'scher Kniceguß, Wasser-

treten, Taulaufen. Heiße, feuchtwarme Kompressen auf Nebenhöhlen und Nacken mit Heilerde, Pelose, Kartoffelbrei, Leinsamen oder Heusack.

Bew.ther.: Allgemeine Gymnastik zur Verbesserung der Muskeldurchblutung.

Mass.: Massage des Nasenrückens und der Nasenflügel, Körperbürstungen zur Verbesserung der Hautfunktion und des Wärmehaushaltes.

E'ther.: Kurzwellen-Behandlung der Nebenhöhlen im Kondensatorfeld wirkt besser als Lichtkasten (akut: Dosis I, 5-6 Min. tägl.; chron.: Dosis II-III), Mikrowellentherapie. *KI* Empyem.

Photo: Blau- und Rotlichtbestrahlung des Gesichts, Lichtkasten, UV-Ganzkörperbestrahlungen zur Verbesserung der allgemeinen Infektabwehr, Licht-Luftbäder.

Balneo: Hochgebirgskur, Seeaufenthalt 1x jährl., Kochsalz- und Solebäder. Kopfdampfbäder (10 Min., 3x tägl) mit Kamille, ätherischen Ölen, Emser Salz oder Sole. *Cave:* Schleimhautschäden bei Inhalationen über kochendem Wasser. Viel frische Luft.

Reflexzonenmassage des Fußes

Symptomzonen: Sinushöhlen, Nasen-Rachenraum, Bronchialgebiet.

Hintergrundzonen: Dünndarm, Milz, Nebenniere, kleine Beckenorgane, Lymphbahnen, Leistenbeuge, Leber.

Dosierung: Je nach Verlauf, i.d.R. 2-3x/Wo. 20-25 Min., 6-12 Sitzungen.

5

Sauerstoff- und Ozontherapien

Rhinitis

O3: Jeden 2. Tag, 20 Behandlungen

Kleine Eigenblut-Therapie (☞ 2.26.3) 200 μg O3 auf 5 ml Blut.

Symbioselenkung

Bei allergischen Atemwegserkr. oft bewährt. Mehrstufiges Vorgehen (Einzelheiten ☞ 2.27.6)

• Mikrobielle Diagnostik (v.a. Candida), ggf. antimykotische Ther. (☞ 2.27.7)
• Reduktion der pathologischen Keime (Ozovit®)
• Stimulation der exkretorischen Verdauungsorgane, Stabilisierung des Dünndarmmilieus (Milchzucker)
• Substitution apathogener Bakterien (E. coli, Milchsäurebakterien, z.B. in Symbioflor®)
• Begleitend durch alle Phasen auf eine stoffwechselfördernde Diät achten, ggf. auch anti-Pilz-Diät (☞ 2.27.7).

Phytotherapie

Rhinitis acuta

Externa: Nasulind® Nasensalbe, Pumilen90 N-Nasentr./ Inhalat., rhino-loges® N Nasentr., Soledum® Nasentr. N.

Sinusitis

Sinupret® Tr., Drg.

5.3.3   Pneumonie

Akupunktur: Nur unterstützend, in Kombination mit antibiotischer Therapie. KG 17, B 17, 13, N 27, Lu 1, 2, Lu 7, G 40, M 40, Di 4, 11, LG 13, KS 6, M 36.

Ausleitende Verfahren: Je nach Energielage des Patienten blutig oder trocken schröpfen (☞ 2.4.4 und 2.4.5). Sehr wirkungsvoll zur Analgesie und als natürliche Lymphdrainage ist bei der Pleuritis ein Cantharidenpflaster über dem maximal dolenten Areal am Thorax (☞ 2.4.9).

Elektroneuraltherapie: Bewährte Ind., zunächst Widerstände messen, danach ggf. Ther. (☞ 2.8). *Cave:* Bei akutem, hoch fieberhaften Verlauf kontraindiziert!

Ernährungstherapie
Akute Formen: Appetitlosigkeit respektieren, evtl. mehr Obst, auch als Obstsalat, und frisches Getränk.

Homöopathie

* **Aconitum D3, D4, D6:** trockener Husten, Bruststiche, schwerlöslicher Auswurf, akuter Beginn mit Fieber und großer Unruhe, Angst, heftiger Durst, voller, harter Puls, Wärme <, nachts <, Folge von kaltem Wind
* **Antimonium tartaricum D3, D4, D6:** Schleimrasseln, lockerer Schleim kann nicht abgehustet werden, schneller Kräfteverfall, Schläfrigkeit, Schweiß, Kreislaufschwäche, Erbrechen erleichtert, besonders bei Kindern und alten Menschen bewährt
* **Bryonia D3, D4, D6:** trockener, harter Reizhusten, Durst auf große Mengen kalten Wassers, sehr ärgerlich, reizbar, geschäftig, Druck >, Liegen auf kranker Seite >, Betreten eines warmen Zimmers <
* **Ferrum phosphoricum D3, D4, D6, D12:** beginnende Entzündung, gut bei nervösen, überempfindlichen Menschen, ähnlich Aconitum aber ohne Angst, weicher Puls
* **Jodum D3, D4, D6:** Krampf-, Kitzelhusten, zäher, blutiger Auswurf, Brustbeengung, Nervosität, Unruhe, Bewegungsdrang, rasche Abmagerung bei Heißhunger, ständiges Hitzegefühl, Wärme <
* **Lachesis D6, D12:** Kitzelhusten, Erstickungsgefühl, Globusgefühl, Berührungsempfindlichkeit, Hitzewallung mit Schweiß, auch Fieber ohne Schweiß, Kollapsneigung, Geschwätzigkeit, Wärme <, Schlaf <
* **Phosphor D4, D6, D12:** trockener, hohler Husten, Kälte, Sprechen, Trinken, Essen <, Husten, wenig zäher Auswurf, große Nervosität, Überempfindlichkeit gegen äußere Eindrücke (z.B. Geruch), Kälte <, frische Luft <
* **Sulfur D3, D4, D6, D12:** trockener oder lockerer Husten, übler Geruch des dicken Auswurfs, deckt sich auf, steckt Füße aus dem Bett, Verlangen nach frischer Luft, nachts <.

Neuraltherapie: Als Zusatztherapie Quaddelung des thorakalen Raumes (☞ 2.14.8, Abb. 8) und indirekten thorakalen Grenzstrang nach Mink. Starke Pleuraschmerzen: An die Pleura injizieren. Erguß: In den Pleuraspalt injizieren.

Ordnungstherapie: Die Lunge ist in der TCM dem Gefühl der Trauer zugeordnet, nach depressiver Situation suchen.

Physikalische Therapien
Broncho- und hypostatische Pneumonie
Hydro: Thoraxabklatschungen des hinteren Thorax mit feuchtem Tuch, kalte oder wechselwarme Waschungen. **Bei Fieber:** Wärmeentzug durch kalte Prießnitz-Waden-, Brust- oder Rumpfwickel mehrmals tägl. **Thorax:** Senfmehlwickel oder -auflagen zur Verbesserung der Lungendurchblutung und Sekretlösung. Frische Luft, Freiluftliegekur im Winter.

Bew.ther.: Bettruhe, Umlagerungen, aktive und passive Bewegungsübungen zur Thromboseprophylaxe, Abhusteübungen, Thoraxvibrationen zur Sekretlösung. Übung der Brust- und Flankenatmung durch mananuelle Dehnungsgriffe. Wechsel von Atem- und Kreislaufübungen, dann Atem-Brustkorbgymnastik zur Anregung der Zwerchfellatmung → bessere Belüftung der kaudalen Lungenabschnitte.

Mass.: Atemreizgriffe zur Hyperämisierung. Hautverschiebungen in den Bindegewebszonen der Lunge C3/4 und Th 3-9. Periostbehandlungen am Rippenbogen und Rippen über pneumonischen Restbeschwerden.

Aerosolther.: Zur Sekretlösung Inhalationen mit Sekretolytika, zur Lösung der Bronchiolenobstruktion Inhalationen mit Broncholytika (☞ 2.22.2).

5.3.4   Bronchitits (Bronchialkartarrh)

Akupunktur
Akut: LG 13, Dü 17, KG 17, (22), B 13, (12), G 40, M 40, Lu 10, (7).
Chron.: wie akut, als Punkte für chron. Verläufe B 13, 17, Lu 9 bevorzugen.

Atemtherapie: ☞ 5.3.1

5

Ausleitende Verfahren: Blutiges oder trockenes Schröpfen am oberen Rücken, trocken auch ventral (☞ 2.4.5), Baunscheidt-Verfahren in den infektfreien Intervallen, bei Kindern trocken baunscheidtieren (☞ 2.4.8).

Bach-Blütentherapie: Gute Erfolge, Gemütsstimmung entsprechend anwenden

Bioresonanz-Therapie:
Einzeln oder in Kombination mit anderen naturheilkundlichen Verfahren bei akuter und chron. Bronchitis bewährt (☞ 2.6). Das ther. Vorgehen richtet sich nach der Grundmessung. Ther.-Dauer meist 1x/Wo. 20 Min.

Eigenbluttherapie
Akute Bronchitis
Eig.blut: 1. Tag 0,3 ml EB + 1 Amp. AP 5 Steigerwald, 1 Amp. AP VI Steigerwald an N 26 und N 27, Wiederholung der Inj. am 3. und 5. Tag, oder
1., 3. und 5. Tag 3,0 ml EB + Broncho Injektopas und Infekt II Injektopas.
Eig.blut mit Hämoaktivator: 3x/Wo. aktiv. EB + Broncho Injektopas
Potenziertes Eig.blut für Kinder: C5 für 2d je 1x3 Tr. unverdünnt auf die Zunge geben, anschließend C7 in 3tägigem Abstand 1x3 Tr. tägl. bis zur Ausheilung.

In schweren Fällen
C5 1.-2. Tag 1x tägl. 3 Tr.
C7 3.-9. Tag 1x tägl. 3 Tr. anschließend
C9 über 3 Wo. 1x 5 Tr./Wo. insges. 3x anschließend
C12 über 3-5 Wo. je 1x5 Tr./Wo.

Chronische Bronchitis
Eig.blut: 1. Tag 2,0 ml EB, davon
• 1,5 ml i.m. und
• 0,5 ml EB + AP 5 und AP 6 Steigerwald an N 26, N 27 und B 13.
• Wiederholung am 5. und 10. Tag. Je nach Reaktionslage des Patienten weitere Inj. 1x/Wo., 14tägig, dreiwöchentl. 1x.

Eig.blut mit Hämoaktivator: 3x/Wo. aktiv. EB + Acirufan® oder Asthma Inj.
Pflüger, insges. 15 Inj., anschließend monatlich eine Auffrischungsinj.

Potenziertes EB f. Kinder
C7 1x/Wo. 5 Tr., insges. 6x, anschließend
C9 1x/Wo. 5 Tr., insges. 6x, anschließend
C10, 1x/Wo. 5 Tr., insges. 6x, anschließend
C12 14tägig 5 Tr., insges. 6x.

Elektroneuraltherapie: Bewährte Ind., zunächst Widerstände messen, danach
ggf. Ther. (☞ 2.8). *Cave:* Bei akutem, hoch fieberhaftem Verlauf kontraindiziert!

Enzymtherapie: Wobenzym® N 3x5 oder Phlogenzym® 3x2 für 2-6 Wo.
Cave: Typische Erstverschlechterung mit vermehrter Schleimproduktion möglich.
Bei obstruktiver oder asthmoider Bronchitis ist Zurückhaltung geboten.

Ernährungstherapie: Grundsätze (☞ 5.3.3). Bei chron. Bronchitis Ernährung
nach Schema (☞ 2.10.7) umstellen.

Homöopathie

- **Aconitum D3, D4, D6:** trockener, heiserer Husten, Gefühl des Zusammenschnürens in der Brust, schwer löslicher Auswurf, stürmischer Beginn, Durst, Angst,
Unruhe, nachts <
- **Antimonium tartaricum D3, D4, D6:** Schleimrasseln, lockerer Schleim kann
nicht abgehustet werden, reichlich weißer Auswurf, muß nachts aufsitzen, große
Erschöpfung, Kräfteverfall, Kollapsneigung, Übelkeit, Erbrechen, Bewegung <
- **Antimonium sulfuratum aurantiacum D3, D4, D6:** reichliche, zähe Schleiman-
sammlung in den Bronchien, weiß-gelber, schwerlöslicher Auswurf, Emphysem
alter Menschen
- **Bryonia D3, D4, D6:** trockener, harter Reizhusten, muß sich beim Husten die
Brust halten, Betreten eines warmen Zimmers <, stechender Brustschmerz beim
Tiefatmen und Bewegung, Durst auf große Mengen kalten Wassers, reizbar,
streitsüchtig
- **Drosera D2, D3, D4:** krampfhafter Reizhusten mit retrosternalem Schmerz,
salvenartiger, bellender Husten, gelb-schleimiger Auswurf, muß sich beim
Husten die Brust halten, Brechneigung, nachts <
- **Ipecacuanha D3, D4, D6:** erstickender Husten, grobblasiges Schleimrasseln,
starke Brechneigung, Übelkeit, abends und nachts
- **Kalium jodatum D2, D3, D4, D6:** festsitzender Husten, wenig Auswurf,
Nässe <, Kälte <, Liegen auf der kranken Seite <, Ruhe <, nachts <,
Bewegung >
- **Phellandrium D2, D3:** trockener Husten mit Dyspnoe, heisere Stimme, Husten-
und Räusperzwang, morgendlicher Auswurf, schwerer Kopf
- **Phosphor D4, D6, D12:** hohler, trockener Kitzelhusten, wenig, zäher, evtl. blutig
tingierter Auswurf, schleichendes Fieber, Geruchsempfindlichkeit, Nervosität,
Erschöpfung, Kälte <, Sprechen <, Essen <, Trinken <
- **Senega D2, D3, D4:** trockene Bronchitis, zäher Auswurf, Wundheitsgefühl der
Brust, Berührung <, Klopfen des Brustkorbs <, Rückwärtsbeugen des Kopfes >
- **Stannum D4, D6, D12** reichlich gelb-grüner, widerlich süßer Auswurf, Husten
durch Sprechen oder Lachen, Leeregefühl der Brust, Heiserkeit, große
Schwäche, Nachtschweiß
- **Außerdem** kommen in Frage: Arsenicum, Hepar sulfuris, Mercurius, Calcium
carbonicum, Carbo vegetabilis, Silicea.

Neuraltherapie: Quaddelung thorakaler Raum (☞ 2.14.8) akut und in der Rekonvaleszenz; bei unstillbarem Husten Lidocaininhalation; bei sehr langsamem Heilverlauf, chron. und chron.-rezidiv. Bronchitis thorakalen Raum mit Plenosol® quaddeln, Störfeldsuche (☞ 2.14.7).

Ordnungstherapie: Pneumonie (☞ 5.3.3).

Physikalische Therapien
Akut
Hydro: Kamillenkopfdampfbad.
- **Mit Fieber:** Kalte Prießnitz-Hals-, Brust- und Wadenwickel, Ganzwaschung
- **Ohne Fieber:** Ansteigende Arm- und Fußbäder, Halbbäder mit Brustwickel oder Packung, Schleimhautbehandlung (☞ 5.3.2).

Chronisch
Hydro: Ansteigende Armbäder, anschließend Brustwickel oder Dunstpackungen. Zur Sekret- und Spasmenlösung heiße Kompressen auf Thorax, heiße Thoraxauflagen mit Senfmehl, Kartoffelbrei, Pelose, Heublumen. 1-2x/Wo. Sauna. Allgemeine Abhärtungsmaßnahmen, Schleimhautbehandlung(☞ 5.3.2).
Bew.ther.: Drainagelagerung: Fußende hoch, 3x tägl. 15 Min. in Seitenlage bds., Thoraxgymnastik gegen Thoraxstarre, Räusperübungen. Freiluftliegekuren.
Mass.: Behandlung der Reflexzonen in Haut, Unterhaut, Muskulatur und Periost bei C8-Th3 bds. (nach Hansen) mit Bindegewebsmassage, Muskelmassage, Periostbehandlung und Segmentmassage. Trocken-Schröpfen hinterer Thorax im Segment, Thoraxvibrationen als Abhustehilfe.
E'ther.: Zur Lösung und Sekretverminderung Kurzwellendurchflutungen im Kondensatorfeld (Elektroden Durchm. 17 cm, Elektroden-Hautabstand (EHA) dorsal 4-8 cm, ventral 4 cm, Dosis II, 9-12 Min., alle 2 Tage, 12 x insgesamt.
US paravertebral 0,3 W/cm², 6 Min., alle 2 Tage, 10-12 Min. Behandlung bei Bronchospasmus (*cave:* Herzerkrankungen).
Photo: Höhensonnen-Ganzkörperbestrahlung.
Balneo: Badeorte mit Natrium-hydrogenkarbonat- und -chloridwässern, Sole im Mittelgebirgsklima, Wald- und Höhenluft, mildes Seeklima.
Aerosoltherapie besonders bei Bronchospasmen mit Sole, 1-2 % NaCl oder Bronchospasmolytika, evtl. Antibiotika. Bronchitiskessel, Ultraschall-Inhalationsgerät.

Phytotherapie
Schleimhaltige Hustenmittel (Muzilaginosa)
- **Eibisch** (Althaea officinalis) als Sirupus Althaeae, alle 2 Stunden 1 EL
- **Huflattich** (Tussilago farfara) als Tee (Folia farfarae), als Saft Kneipp® Huflattich Pflanzensaft
- **Spitzwegerich** (Plantago lanceolata) als Sirupus Plantaginis, alle 2 Stunden 1 EL, als Saft: Kneipp Spitzwegerich-Pflanzensaft Hustentrost®
- **Isländisch Moos** (Cetraria islandica) als Tee (Lichen islandicus, sehr bitter, möglichst mit anderen Tees mischen), in: Isla Moos Lutschpastillen
- **Primel** (Primula officinalis) als Tee (Radix Primulae), als Decoctum Primulae DRF, alle 2 Stunden 1 EL , als Tinctura Primulae, 4x20 Tr. tägl., in: Expectysat® Tr., Expectussin® Tr.

Krampflösende Hustenmittel
- **Thymian** (Thymus vulgaris) als Tee (Herba Thymi), als Sirupus Thymi compositus, mehrmals tägl. 1 TL, in: Kneipp Thymian Pflanzensaft®, Hustagil®

Thymian-Hustensaft/ Thymiantr. forte Sonnentau (Drosere rotundifolia) in: Makatussin Saft Drosera zuckerfrei®, Makatussin Tr. Drosera®, zusammen mit Thymian in: Drosithym® Bürger Tr., Thymipin® Hustensaft/Tr. /Supp., Pertussin Hustensaft Efeu (Hedera helix) in: Prospan® Tr./ Kindersaft/ Kindersupp., Bronchoforton® Saft/ Tr.
• **Pestwurz** (Petasites officinalis) in: Pneumonium LA® Tr.

Antitussiva
• **Codein** aus Schlafmohn (Papaver somniferum) in: Bronchoforton® Codeinsaft, Codeinum phosphoricum Compretten®, Codicaps mono® Kaps., Optipect Kodein forte® Tr., alle Codeinmittel nur bei quälendem, trockenem Reizhusten (*cave*: **Suchtgefahr**)
• **Komb.Präp.:** Aspecton® Tr., Broncholind® Hustentr., Kneipp Kräuter Hustensaft®

Inhalationsmittel: Aerosol Spitzner®, Hustagil® Inhalationsöl, Makatussin Inhalat Menthol®, Retterspitz® Aerosol
Externa: Erkältungsbalsam-ratio®, Tumarol® Balsam, Broncholind® Erkältungsbalsam, Bronchoforton® N Salbe/ Kinderbalsam, Pinimenthol® N Salbe, Aspecton® Balsam
Fertigtees: Heumann Bronchialtee Solubifix® N, Kneipp® Husten und Bronchialtee, Salus Bronchial Tee Nr. 8a®

Reflexzonenmassage des Fußes
Symptomzonen: Sinushöhlen, Nasen-Rachenraum, Bronchialgebiet
Hintergrundzonen: Dünndarm, Milz, Nebenniere, kleine Beckenorgane, Lymphbahnen, Leistenbeuge, Leber.
Dosierung: Nach Verlauf, i.d.R. 2-3x/Wo. 20-25 Min., 6-12 Sitzungen.

5.3.5   Asthma bronchiale

Akupunktur: Basisprogramm B 13, KG 17, 3E15, B 11, Extra14 (LG 14-01, 1/2 Cun lateral der Dornfortsatzspitze C7), B 39; Fernpunkte: Di 4, (2, 3), Dü 3, Le 3. Bei **spastischer Komponente** eher: B 17; Le 2, 3, Di 4;
psychisch überlagert: KG 15, B 13, 15, N 27; H 3, 5, 7, M 36, LG 20;
allergische Genese: Le 13, Lu 1, 2; Dü 3, Di 4, (2, 3), B 23, 54, Ohr-Allergiepunkt.
Entzündlich: LG 13; Di 4, 11, 20, PdM, B 2, (1).

Atemtherapie: ☞ 5.3.1

Ausleitende Verfahren: Je nach Konstitutionstyp blutige oder trockene Schröpftherapie am Rücken entsprechend den vorhandenen Gelosen (☞ 2.4.4 und 2.4.5), intermittierend auch Baunscheidtieren (☞ 2.4.8).

Autogenes Training: Allgemein entspannende Methode begleitend zu psychother. und anderen Behandlungsansätzen, vermag bei einzelnen Pat. die sich in der Atemstörung äußernde nervös-ängstliche Grundhaltung, Atemnot und Hyperventilationsneigung bes. im Sinne einer Anfallsprophylaxe zu reduzieren. Dagegen führt beim Asthmaanfall Entspannungsther. über die Stimulation des Parasympathikus zur Freisetzung von Acetylcholin und damit leicht zur Bronchokonstriktion.

Bach-Blütentherapie: Gute Erfolge, häufig Aspen, Crab Apple.

Bioresonanz-Therapie: Einzeln oder in Komb. mit anderen naturheilkundlichen Verfahren bei intrinsic und extrinsic Asthma bewährt (☞ 2.6). Ther. Vorgehen richtet sich nach der Grundmessung. Ther.dauer meist 20 Min. 1x/Wo.

Eigenbluttherapie

Eig.blut

1. Tag 0,3-0,5 ml EB i.c. oder s.c.
6. Tag 0,5 ml s.c.
11.Tag 0,6 ml s.c.
16.Tag 0,7 ml s.c.
21.Tag 0,9 ml s.c.
26.Tag 1,0 ml s.c. bzw. i.m.

31.Tag 1,0 ml + 0,2 ml Allergie Injektopas
41.Tag 1,0 ml + 0,4 ml
46.Tag 1,0 ml + 0,5 ml, anschließend 2-3x 14tägig 1,0 ml + 1,0 ml, dann jeweils, 3wöchig 1,0 ml + 1,5 ml, dann jeweils 4wöchig 1,0 ml + 2,0 ml.

Eig.blut mit Hämoaktivator: Aktiv. EB + Acirufan® oder Cupridium® DHU, zu Beginn alle 7 Tage, insges. etwa 6-8x. Später 14 bzw. 21 Tage. Insges. 15-20 Inj., später monatlich eine Wiederholungsinjektion.

Potenziertes Eig.blut für Kinder: Blutentnahme erstmals während Asthmaanfall. Jeweils 1x/Wo. Nacheinander:

- C5 5 Tr. insges. 4x,
- C7 5 Tr. insges. 6x,
- C9 5 Tr. insges. 6x,
- C12 5 Tr. insges. 6x,
- C15 5 Tr. insges. 6x.

Elektroneuraltherapie: Bewährte Ind., zunächst Widerstände messen, danach ggf. Ther. (☞ 2.8).

Ernährungstherapie: Wie chronische Bronchitis nach (☞ 2.10.7) ernährungsmäßig umstellen. Damit fallen Lebensmittelzusatzstoffe als Allergene weg(!). Nahrungsmittelauslaßversuche bei Verdacht auf Nahrungsmittelallergie. Die häufigsten Allergene: Eiklar, Milcheiweiß (befindet sich z.B. in der Wurst sowie in vielen Fertiggerichten), Zitrusfrüchte, Gewürze sowie Obstsorten. Bei letzteren lohnt sich der Versuch mit ungespritztem Obst. Wird oft vertragen und zeigt eine allergische Komponente gegen Pestizide an.

Heilfasten: Verbesserung möglich (☞ 2.11).

Homöopathie

- **Arsenicum album D4, D6, D12:** nächtliche Hustenanfälle (besonders nach Mitternacht), Kurzatmigkeit beim Hinlegen, Todesangst, Unruhe, Blässe, Zyanose, allgemeine Schwäche, Abmagerung, Eiseskälte, Wärme >
- **Calcium carbonicum D4, D6, D12:** nächtlicher heftiger, trockener Husten, tagsüber reichlich Auswurf, berührungs- und druckempfindliche Brust, als Kind Milchschorf, geistig schwerfällig, verlangsamt, kalte, schweißige Füße, sauer riechender Stuhl, saures Erbrechen, Obstipation, Milchunverträglichkeit, Kälte <, Nässe <, Essen <, Anstrengung <, im Freien >
- **Cuprum aceticum D3, D4, D6:** trockener, Krampfhusten um Mitternacht, krampfartiges Zusammenschnüren der Brust bis zum Ersticken, zäher Auswurf. kaltes Trinken >
- **Formica rufa D6, D12, D30:** allgemein umstimmende Wirkung, Inj. segmental oder in Akupunkturpunkte

- **Grindelia D2, D3:** reichlicher, aber schwerlöslicher Auswurf, aussetzende Atmung, Erstickungsgefühl, kann im Liegen nicht atmen
- **Ipecacuanha D3, D4, D6:** trockener, erstickender Husten mit Zusammenschnüren im Hals, Luftschnappen, Schleimrasseln, Brechneigung, Erbrechen bessert nicht, abends und nachts <
- **Kalium jodatum D3, D4, D6:** festsitzender Husten mit wenig Auswurf, Nässe <, Kälte <, Ruhe <, nachts <, Bewegung >
- **Lobelia inflata D2, D3, D4, D6:** kurzer, trockener Husten, erschwertes Atmen durch Zusammenschnüren der Brust, große Übelkeit mit kaltem Schweiß, Würgen, Magenkrämpfe, morgens <, ein Schluck Wasser bessert die Übelkeit
- **Senega D2, D3, D4:** trockene Bronchitis, zäher Auswurf, Wundheitsgefühl der Brust, Berührung <, Klopfen des Brustkorbs <, Rückwärtsbeugen des Kopfes >
- **Sulfur D4, D6, D12, (D30):** Heiserkeit, Husten mit übelriechendem Schleim, abends <, nachts <, Bettwärme <, Nässe <, Kälte <, Wärme >, trockenes Wetter >, bei konstitutioneller Ther. mit Hochpotenzen. *Cave:* Erstverschlimmerung!

Manuelle Medizin: Die Mobilisation sämtlicher Kostotransversalgelenke, insbesondere in Exspirationsrichtung, führt zu einer erheblichen subjektiven Befundbesserung bei fast allen Patienten.

Neuraltherapie: Störfeldsuche (☞ 5.14.7) besonders wichtig; Mitbehandlung der NNH; sonst wie (☞ 5.3.4).

Ordnungstherapie: Anfall ist aggressive Äußerung bei Aggressionshemmung: „Ich wünsche Ihnen meine Atemnot". Intensivstes Ausleben einer schon lange bestehenden Trauer in einer potentiell lebensbedrohenden, selbstzerstörerischen Weise. Wegen dieser Aggressionshemmung besteht auch eine relative KI für das Erlernen des Autogenen Trainings (☞ 2.29) und anderer Entspannungstechniken, da Anfälle durch Reduktion der Hemmung möglich. Bei Eigenblut vorsichtig einschleichende Anwendung geboten, die durch Eigenblut verstärkte Selbstwahrnehmung kann somatisch als Anfall abgewehrt werden. Für den Therapeuten klare Abgrenzung vom Pat. wichtig. Dies und entschiedenes Vorgehen im Akutfall gibt dem Pat. ein Vorbild für den Umgang mit Aggression.

Orthomol. Med.: Mg^{2+}, im Anfall versuchsweise i.v.

Physikalische Therapien

Hydro: Ansteigende Arm- und Fußbäder, Prießnitz-Brustwickel, heiße Kompressen für Rücken und Brust zur Bronchospasmolyse und Anregung der Sekretion. Senfmehlabreibungen des Thorax. Schöpfbad, Halbbäder mit Kräuterextrakten von Thymian, Latschenkiefer, Fichtennadeln mit abschließendem Rückenguß. Schleimhautregie und Gesichtsgüsse, im Intervall Sauna zur Vorbeugung.

Bew.ther.: Im Anfall Reitsitz auf Stuhl, Arme auf Rückenlehne. Atemther.-Training von Zwerchfell und Interkostalmuskeln. Sport an frischer Luft – Wandern. Brustkorbgymnastik in anfallsfreier Zeit zur Befreiung des Thorax aus restriktiver Fesselung, zur Verbesserung der Beweglichkeit und Herstellung des kostoabdominellen Atemtyps. Günstig sind Ausdauerbelastungen, v.a. Schwimmen im warmen Wasser (27-30 °C). Hier liegt eine feuchtigkeitsgesättigte warme Luftschicht über dem Wasser, ferner muß gegen den Wasserwiderstand eingeatmet werden, was bes. die Zwischenrippenmuskulatur und die Atemhilfsmuskulatur kräftigt.

Mass.: Reflexzonenmassage, Periost-, Bindegewebs- und Massage verspannter Muskeln im Lungensegment C 3/4 und Th 3-9. Trockenbürstungen und Schröp-

fungen im Segment. Exspirationshilfen, Thoraxvibrationen in Exspiration, Lippen-
bremse, Stenoseatmung.
E'ther.: Ultraschall 0,1-0,2 W/cm2, 6-9 Min., 3x wöchentl., 6-12x, Thorax oder
paravertebral BWS und Nacken-Schultergürtel. Kurzwelle (wie bei chron. Bronchitis ☞ 5.3.4) zur Herabsetzung der Anfallsbereitschaft.
Photo: UV-Erythemfeld bds. über Nebennierengegend.
E'ther.: Dosieraerosol mit Bronchospasmolytika, Ultraschall-Inhalation mit Sekretolytika (☞ 2.22.2), Antiallergika.
Balneo: Kurorte mit Sole, allergenfreies Hochgebirgs- und Seeklima – besonders
Nordseeinseln (Helgoland) bei exogen allergischem Asthma. Reizmildes Mittelgebirgsklima bei endogenem Asthma bronchiale.

Phytotherapie
- **Ephedrin** aus Meerträubchen (Ephedra vulgaris) in Komb.Präp.: Cefedrin® N,
  Asthma Bisolvon® Drg., Befelka Asthma® N Tbl., Extussin® Sirup
- **Stechapfel** (Datura stramonium) in Komb.Präp.: Asthmacolat® Tr./ Sirup
- **Khellin aus Khella** (Ammi visnaga) in: Keldrin® Drg./ Kaps./ Supp. für
  Erwachsene/ Supp. für Kinder/ Supp. für Säuglinge

Reflexzonenmassage des Fußes
Symptomzonen: Nasen- Rachenraum, Bronchialgebiet
Hintergrundzonen: Nebenniere, Dünndarm, Pankreas, Sphinktermuskulatur, Dia-
phragma, Hypophyse, Solarplexus.
Dosierung: Nach Verlauf, i.d.R. 2-3x/Wo. 20-25 Min., 6-12 Sitzungen.

Sauerstoff- und Ozontherapien
Asthma bronchiale
O3: 4-8 Behandlungen, geringe Gasmengen, mittlere Konzentration
Kleine Eigenblut-Ther. (☞ 2.26.3) 5ml Blut 18-20 μg O3/ml.

Symbioselenkung
Als adjuvante Maßnahme sehr hilfreich. Mehrstufiges Vorgehen (☞ 2.27.6)
- Mikrobielle Diagnostik (v.a. Candida), ggf. antimykotische Ther. (☞ 2.27.7)
- Reduktion der pathologischen Keime (Ozovit®)
- Stimulation der exkretorischen Verdauungsorgane, Stabilisierung des Dünn-
  darmmilieus (Milchzucker)
- Substitution apathogener Bakterien (E. coli, Milchsäurebakterien, z.B. in
  Symbioflor®)
- Begleitend durch alle Phasen auf eine stoffwechselfördernde Diät achten, ggf.
  auch anti-Pilz-Diät (☞ 2.27.7).

Zelltherapie/Organotherapie: (☞ 2.32). Organother. gilt wegen ihres organi-
schen Ursprungs häufig als zu risikoreich bei Asthma bronchiale. Durch langjährige
Medikamentengabe bzw. -mißbrauch – speziell Corticosteroide und Sympathiko-
mimetika – kommen Pat. jedoch nicht selten in eine Situation, in welcher nur noch
Organother. Hilfe bringen kann. Indiziert ist eine Zell-Kombination aus Hypotha-
lamus, Nebenniere, Lunge, Herz, Darm-Mucosa, in jüngeren Jahren fetale
Thymus, bei älteren Menschen fetale Milz. Inj. im Abstand von 5-6 Mon.
Freies Intervall: Unterstützend homöopathische Potenzierungen der genannten
Organe und Ultrafiltrate aus Mucosa, Leber und Pankreas, sowie Lunge einsetzen.

5.4 HNO, Mund, Zahn

Akupunktur: Der Mund ist in der TCM der „Öffner" des Magen- und Milz-Pankreas-Funktionskreises. In der Lehre der Entsprechungen (☞ 2.2.2 und 2.2.3) gehören die Zähne, wie die Knochen, zum Funktionskreis Blase-Niere.
Der Rachen, also die oberen Luftwege, werden dem Funktionskreis Lunge/Dickdarm zugeordnet; segmententsprechend liegen bei Störungen in diesem Bereich die wichtigsten Punkte auf diesen Meridianen. *Cave:* Die Punktekombinationen sind nur Vorschläge. Es sollen in einer Sitzung nicht alle angegebenen Punkte auf einem Meridian und insgesamt nicht mehr als 14 Nadeln verwendet werden.

Ausleitende Verfahren: Diagnostisch bedeutsam als Hinweiszeichen für Erkrankungen im HNO-Bereich sind die Reflexzonen am Nacken und an der Schulter (☞ Abb. in 2.4.4), die im Rahmen der Schröpftherapie auch therapeutisch genutzt werden können. Eine ähnliche Bedeutung (Cantharidenpflaster ☞ 2.4.9) hat die Reflexzone „Gesichtsschädel". Sehr gute Erfolge bei Krankheiten im oben abgehandelten Bereich auch mit dem Baunscheidt-Verfahren wegen seiner immunstimulierenden und entgiftenden Wirk. (☞ 2.4.8).

Autogenes Training: AT wird im HNO-, Mund- und Zahnbereich am ehesten zur Schmerzlinderung und -beseitigung über Kältevorstellungen eingesetzt. Darüberhinaus kann die innere Ruhetönung (z.B. Angstabbau) und die Gesamtentspannung (z.B. Muskelrelaxation) die Behandl. selber wesentlich erleichtern.

Bach-Blütentherapie: Der Gemütsstimmung entsprechend anwenden.

Elektroneuraltherapie: Bei zahlreichen HNO-Erkrankungen einsetzbar. Grundsätzlich zunächst Widerstände messen, danach ggf. Ther. (☞ 2.8).

Homöopathie: Die genannten Potenzen dienen nur als Anhalt. Zur Potenzwahl ☞ 2.12.5 und 2.12.11. Konstitutionelle Behandlung (☞ 2.12.9) anstreben.

Manuelle Medizin: Folgende Symptome im HNO-Bereich sind auf zervikale Ursachen hin zu überprüfen: Zephalgie, Migräne, Hörstörungen, Tinnitus, Schwindelerscheinungen, Räusperzwang, Globusgefühl, Dysphagie, Nackenschmerzen, ferner Schmerzen im Bereich der Augenhöhlen, Nasenwurzel und Oberkiefer.

Neuraltherapie: Bei schweren funktionellen Störungen immer an die Möglichkeit einer Störfeldsuche (☞ 2.14.7) denken.

Ordnungstherapie: Alle Entzündungen, Herde und Symptome im Kopfbereich müssen über Fachgrenzen hinweg als Einheit gesehen, diagnostiziert und behandelt werden.
Akute Krankheiten im Kopfbereich sind relativ selten lebensbedrohlich, so daß auf massive schulmedizinische Interventionen meist verzichtet werden sollte. Psychologische Störungen relativ häufig.

Physikalische Therapien: Ziel ist die Verbesserung der Schleimhautfunktion, Stärkung der körperlichen Abwehrkräfte und Linderung der lokalen Beschwerden. Schwerpunkt sind Schleimhautbehandlung und Abhärtungsmaßnahmen.

Reflexzonenmassage des Fußes: Bewährte Anwendungen bei Zahnschmerzen, Gesichtsneuralgien, Entzündungen der Mundhöhle, Singultus, Tinnitus.

Sauerstoff- und Ozontherapien
O₃: In der Zahnmedizin verwendetes Ozon (Ozonwasser ☞ 2.26.6) wirkt desinfizierend, blutstillend, wundreinigend, beschleunigt Wundheilung. Auch die Große Eigenblutebhandlung (☞ 2.26.4) wird zur Vor-und Nachbehandlung von Herdsanierungen gerne verwendet.

5.4.2   Tonsillitis (Angina, Mandelentzündung)

Akupunktur: Lu 11, 10, (KG 22), Di 11, 4, Dü 17, M 36, 3E17, Ohr-Allergiepunkt.

5

Ausleitende Verfahren: Cantharidenpflaster an die Kieferwinkel oder in den Nacken (☞ 2.4.9). Zwischen den Rezidiven Baunscheidt – Verfahren (☞ 2.4.8).

Bach-Blütentherapie: Gute Erfolge – oft Star of Bethlehem.

Eigenbluttherapie
Angina catarrhalis (eitrig oder hämorrhagisch)
Eig.blut: Anfangs 3-5 ml EB i.m., nach 24 h wiederholen. Im fortgeschrittenen Stadium Mischinjektion mit 2,0 ml EB + Hepar sulf. Injeel forte, Mercurius solub. Injeel forte, Traumeel®.
Eig.blut mit Hämoaktivator: 1., 2. und 5. Tag jeweils eine Inj. + Pascotox Forte Injektopas®.
Potenziertes EB f. Kinder: C5 1. und 2. Tag jeweils 1x3 Tr., anschließend C7 in 3tägigen Abständen 1x 3 Tr. tägl. bis zur völligen Genesung.

Angina lacunaris
Eig.blut: Jeweils 5,0 ml EB i.m. an 1., 2., 5. und 9. Tag.
Eig.blut mit Hämoaktivator: aktiv. EB + Pascotox Forte-Injektopas® am 1., 3., 5. und 7. Tag. Weitere Inj. in größeren Intervallen.
Potenziertes EB f. Kinder: C5 1. und 2. Tag jeweils 1x3 Tr. anschließend C7 in 3tägigen Abstand 1x 3 Tr. tägl. bis zur völligen Genesung.

Laryngitis
Eig.blut: 1. Tag 0,5 ml EB + Phosphor Ho 3. Tag 0,5 ml EB + Phosphor Ho. Bei fieberhaften Prozessen jeweils Gripp Heel® und Traumeel zufügen.
Eig.blut mit Hämoaktivator: aktiv. EB + Phosphor Ho.

Elektroneuraltherapie: Bewährte Ind., zunächst Widerstände messen, danach ggf. Ther. (☞ 2.8). *Cave:* Bei akutem, hoch fieberhaftem Verlauf kontraindiziert!

Ernährungstherapie: Appetitlosigkeit respektieren, kurzfristige, flüssige Ernährung. Keine Milch- oder Milchgetränke wegen stark verschleimendem Effekt *Cave:* Fruchtsäfte können durch ihren Säuregehalt schmerzhafte Reaktionen im Mund-Rachenbereich provozieren.

Homöopathie

- **Aconitum D3, D4, D6:** trockener Mund und Hals, geröteter, brennender Rachen, plötzlicher Beginn mit Schüttelfrost und Fieber, großer Durst, Unruhe, Angst, nachts <, Wärme <, Folge von kaltem Wind
- **Apis mellifica D3, D4, D6:** gerötete, stark geschwollene Rachen und Zäpfchen mit Brennen, Stechen, Gefühl des Zusammenschnürens, große Unruhe, später schläfrig, klopfender Kopfschmerz, kein Durst, Kälte >, frische Luft >
- **Arsenicum album D4, D6, D12:** brennend heißer und trockener Hals, Gefühl des Zusammenschnürens, schmerzhaftes Schlucken, Unruhe, große Angst, Schwäche, Blässe, großer Durst, kann nur kleine Schlucke trinken, nachts (Mitternacht) <, Wärme >
- **Belladonna D3, D4, D6:** Erdbeerzunge, ständiger Schluckreiz trotz Schmerzen, trockener, hochroter Rachen, Gefühl des Zusammenschnürens, hochroter Kopf, pulsierender Kopfschmerz, weite Pupillen, Schüttelfrost mit Schweiß, Durst auf kaltes Wasser, Beschwerden kommen und gehen plötzlich, Kälte, Sinneseindrücke >
- **Echinacea:** (i.v. D4) oral (vorher damit Gurgeln), i.m., i.v. zur Immunstimulation, möglichst zu Krankheitsbeginn geben
- **Guajacum:** trockener Hals, geschwollene Tonsillen, stechender Schmerz, besser durch Trinken, wunde Trachea, übelriechende Schweiße, Neigung zu Abszedierung
- **Hepar sulfuris D4, D6, D12:** stechender Halsschmerz (Splittergefühl), trockener Hals, Engegefühl des Rachens, unreine Haut mit Eiterungsneigung, übler Mundgeruch, sehr kälte-, schmerz- und berührungsempfindlich
- **Lachesis D6, D12:** Schluckschmerz, feste Nahrung kann besser als flüssige geschluckt werden, Globusgefühl, düsterrote Halsentzündung, Aufregung, Geschwätzigkeit, Berührung <, enge Kleidung (Halstuch) <, Schlaf <
- **Mercurius solubilis D4, D6, D12:** rauher Hals, Kratzen, Heiserkeit, belegte Zunge mit Zahneindrücken, scharfe, eitrige Sekrete, klebriger, übelriechender Schweiß, kalte Luft und Bettwärme <
- **Phytolacca D2, D3:** Schluckschmerz, geschwollene Tonsillen, dunkelroter Rachenring, trockener, brennender Hals, Räusperzwang, Stirnkopfschmerz

Häufige Rezidive: außerdem Barium carbonicum, Hepar sulfuris, Sulfur, Thuja

Chronische Tonsilliden: außerdem Calcium carbonicum, Jodum, Lycopodium, Silicea

Manuelle Medizin: Chron. persist. oder rezid. Tonsilliden haben häufig Dysfunktionen der Kopfgelenke zur Folge. Korrektur der Dysfunktion begünstigt Heilungsverlauf.

Neuraltherapie: Akute Tonsillitis nicht lokal behandeln, nur Quaddeln an den Kieferwinkel, Gefahr eines Tonsillarabszesses; bei chron., beginnender leichter Angina und im Intervall Inj. an den oberen und unteren Tonsillenpol (☞ 2.14.8); Infiltration der Tonsillennarbe bei lokalem Reizzustand und zur Störfeldther. ☞ 2.14.7).

Ordnungstherapie

Oft bei Partnerproblemen. Tonsillektomie erzeugt nachweislich Abwehrschwäche (☞ 5.13.1). Indikation zur Tonsillektomie nur nach lange durchgeführter biologischer Therapie einschl. psychologischer Abklärung oder in den sehr seltenen akuten Fällen, die antibiotisch nicht beherrschbar sind. Bei Störfeld nach

Tonsillektomie ist Neuraltherapie (☞ 2.14) die Therapie der Wahl, da sie direkt am Ort des Geschehens eingreift.

- Nicht jeder Tonsillenbelag ist Eiter, Fibrinbeläge sind prinzipiell harmlose reinigende Sekretion, daher andere Ausscheidungswege unterstützen mittels ausleitender Verfahren (☞ 2.4).
- Antibiotika: Auch bei akuter eitriger und fiebriger Tonsillitis ist nach in den letzten Jahren zunehmender Erfahrung einer Großzahl naturheilkundlicher Behandler eine Antibiotikatherapie zumindest in Deutschland nicht mehr geboten. Zur juristischen Absicherung empfiehlt sich der zügige Beginn einer intensiven biologischen Behandlung mit häufigen Kontrollen, d.h. normalerweise täglich. Bei Nichtansprechen dann Antibiotikatherapie notfalls intravenös. Als Nachbehandlung nach Antibiotikaeinsatz immer an Abwehrsteigerung und Wiederaufbau der Darmflora denken.
- In der Praxis sieht man anders als in der Klinik am häufigsten Abortivformen und Frühstadien, die zwar schulmedizinisch nur als Tonsillitis (oder Otitis media, Pyelonephritis) bezeichnet werden können, aber auch unbehandelt niemals die Dramatik erreichen, die der Kliniker mit diesen Diagnosen verbindet. Um hierfür mehr Gespür zu erwerben, gelegentlich Hospitation bei erfahrenen Kollegen empfehlenswert.

5

Physikalische Therapien
Akute Tonsillitis: Gurgeln mit Salbei- oder Kamillentee, Echinacea-Extrakt.
Bei Fieber: Wärmeabschöpfung durch kalte Prießnitz-Hals-, Waden-, Brust- und Rumpfwickel.
Bei drohendem Abszeß: Linderung durch Eis-Krawatte, auch bei Nachblutung nach Tonsillektomie.

Phytotherapie
- **Salbei** (Salvia officinalis) mit Tee (Folia Salviae), Salus Salbei® Tr. (verdünnt oder Komb.Präp. Salviathymol® Tr. (verdünnt) mehrmals tägl. gurgeln
- **Kamille** (Matricaria chamomillae) mit Tee (Flores Chamomillae), Extractum Chamomillae fluid. (verdünnt) oder Kamillosan® Lsg. (verdünnt) mehrmals tägl. gurgeln
- **Bergwohlverleih** (Arnica montana) mit Tinctura Arnicae 1 Tl auf ein Glas Wasser gurgeln
- **Komb.Präp.:** Cional-Kreussler® Tr., Echtrosept-GT® Tinct., Repha-os® Mund-spray, Angi Truw® Lutschtabl.
- **Immunstimulation** ☞ 6.4 Phytotherapie zur Umstimmung.

5.4.3   Otitis media

Akupunktur **Aku**t: G 20, 3E21, 17, 5, Di 4, Dü19); **Chron.:** Lu 7, N 8, 3.

Ausleitende Verfahren: Cantharidenpflaster in Briefmarken-Grösse an das Mastoid (☞ 2.4.9), in schweren Fällen auch Blutegel an das Mastoid und periaurikulär (☞ 2.4.7). Bei chron. Fällen Baunscheidtierung von Nacken und Schultern (☞ 2.4.8) im Intervall.

Otitis media acuta (akute Mittelohrentzündung)
Eig.blut: 0,5 ml EB + Traumeel, Echinacea cps., Belladonna Ho., nach 24 bzw. 48 h wiederholen.
Eig.blut mit Hämoaktivator: 1., 2. und 3. Tag aktiv. EB + Traumeel. Anschließend größere Intervalle.
Potenziertes EB f. Kinder: Nacheinander C7 1x5 Tr. tägl. über 6 Tage, C9 1x5 Tr./Wo. über 4 Wo, C12 1x5 Tr./Wo. über 4 Wo.

Otitis media chronica (chron. Mittelohrentzündung)
Eig.blut: 2x/Wo. 0,5 ml EB + Injectio Lymphatica EKF, Otitis-media-Nosode-Injeel und Traumeel.
Eig.blut mit Hämoaktivator: Aktiv. EB + Injectio Lymphatica EKF
Potenziertes EB f. Kinder: Jeweils 5 Tr. und 6 Anwendungen nacheinander für C7 1x/Wo., C9 1x/Wo., C12 1x/Wo., C15 14tägig.

Otitis externa
Eig.blut: 3 Tage 0,5 ml EB + Injectio Lymphatica EKF, Psorinoheel, Traumeel
Eig.blut mit Hämoaktivator: Aktiv. EB + Injectio Lymphatica EKF, Psorinoheel, Traumeel

Ohrmuschelekzem
Eig.blut: 3 Tage 0,5 ml EB + Cutis cps., Graphites Ho., Sulfur Injeel, Petroleum Injeel
Eig.blut Hämoaktivator: Aktiv. EB + Secerna pro Injectione Fides und Dyskrafid Injectione Fides.

Elektroneuraltherapie: Bewährte Ind., zunächst Widerstände messen, danach ggf. Ther. (☞ 2.8). *Cave:* Bei akutem, hoch fieberhaftem Verlauf kontraindiziert!

Homöopathie
- **Aconitum D3, D4, D6** akute Otitis mit Geräuschempfindlichkeit, plötzlicher Beginn, Schüttelfrost, trockenes Fieber, Unruhe, Angst, Durst, nachts <, Wärme <
- **Belladonna D3, D4, D6** akute Otitis mit Geräuschempfindlichkeit, plötzlicher Beginn, Schüttelfrost, dampfender Schweiß, hochroter Kopf, pulsierender Kopfschmerz, weite Pupillen, Unruhe, Kälte <
- **Chamomilla D2, D3, D4, D6** stechender Ohrschmerz, besonders beim Bücken, Ohrgeräusche, Musik wird nicht vertragen, gereizt, ruhelos (Kind will ständig getragen werden), eine Wange rot, die andere blaß, nachts <, Wärme <, Ärger <
- **Ferrum phosphoricum D4, D6, D12** Beginn einer akuten Otitis, ähnlich wie Aconitum, jedoch ohne Angst, besonders gut bei nervösen Kindern
- **Hepar sulfuris D4, D6, D12** stechender Ohrschmerz, Knacken in den Ohren, Eiterungsneigung, sehr schmerz-, kälte- und berührungsempfindlich
- **Mercurius solubilis D4, D6, D12** eitrige Otitis mit stechendem Ohrschmerz, herabgesetztes Gehör, nachts <, Wärme <
- **Pulsatilla D3, D4, D6** stechender Ohrschmerz, Ohr wie verstopft, Eiter, mildes Sekret, Frostigkeit, aber Wärme <, Ruhe <, Bewegung im Freien >.

Otitis in Folge von Durchnässung: außerdem: Dulcamara, Rhus toxicodendron.
Chronische Otitis: außerdem Barium carbonicum, Calcium carbonicum, Hepar sulfuris, Jodum, Kalium bichromicum, Silicea, Sulfur, Thuja.

Neuraltherapie: Mit Quaddeln an Mastoidspitze, Tragus und über dem Grübchen hinter dem Ohr (am Abknickungspunkt von Brillenbügeln) versuchen – oft hierdurch jedoch kein spürbarer Effekt; meist sinnvoller: Inj. durch den Mund an die Tuba eustachii.

Ordnungstherapie: Beziehung Ohr-Niere: Ist das Ohr akut erkrankt, hilft Stärkung der Niere (☞ 5.7.2). Auch die Schulmedizin kommt in vielen Uni-HNO-Kliniken bei Otitis media immer mehr von Antibiotikagabe ab. Sekretolyse nicht vergessen.

Physikalische Therapien
Akut: Bei hohem Fieber Wadenwickel alle 10-15 Min., Kryotherapie, später Rotlichtbestrahlung 10-15. Min., 2-3 x tägl. *Cave:* Keine Kurzwellen-Therapie.

Chronisch
Hydro: Nach ansteigenden Halbbädern Schwitzpackung.
Photo: Rotlichtbestrahlung wie bei akuter Otitis.
E'ther.: Kurzwellen-, Mikrowellentherapie.
Mass.: Evtl. manuelle Lymphdrainagemassage.

Phytotherapie: Abschwellen der Nasenschleimhäute wichtig (☞ 5.3.2). Kamillenblüten überbrühen, in Leintuch legen, abtropfen lassen, als Auflage auf das Ohr.

5

5.4.4   Schleimhautentzündungen im Mund

Akupunktur
Ind. zur lokalen Laser-Anwendung: (KS8), M 7, Di 4, (KG 23).
Stomatitis aphtosa: Di 4, Dü 3, B 58; zusätzlich evtl. M 36, B 23, 54, Le 9, KG 12, 6.

Eigenbluttherapie
Soor des Mundes (Candidose des Mundes)
Eig.blut: 1., 3. und 6. Tag: 2,0 ml EB + Notakehl D5 Sanum und 1 Amp. Pefrakehl D6 Sanum. Weitere EB Inj. + Pascotox Forte-Injektopas.
Eig.blut mit Hämoaktivator: Aktiv. EB + Notakehl D5 Sanum und Pefrakehl D6 Sanum.
Potenziertes EB f. Kinder: C7 1x/Wo. 5 Tr. insges. 6x, anschließend C9 mit gleichem Vorgehen.

Stomatitis aphthosa (Mundschleimhautentzündung, multiple Aphten)
Eig.blut: 1.-3. Tag 2,0 ml EB + Pascotox Forte Injektopas, anschließend weitere Inj. 3x bzw. 2x/Wo.
Eig.blut mit Hämoaktivator: Aktiv. EB + Notakehl D5 Sanum und Pefrakehl D6 Sanum oder 2 Amp. Thym-Uvokal.
Potenziertes EB f. Kinder: C7 1x/Wo. 5 Tr. insges. 6x, anschließend C9 1x/Wo. 5 Tr. insges. 6x.

Elektroneuraltherapie: Bewährte Ind., zunächst Widerstände messen, danach ggf. Ther. (☞ 2.8).

Ernährungstherapie: Appetitlosigkeit respektieren, kurzfristige, flüssige Ernährung. Keine Milch- oder Milchgetränke wegen stark verschleimendem Effekt. *Cave:* Fruchtsäfte können durch ihren Säuregehalt schmerzhafte Reaktionen im Mund-Rachenbereich provozieren.

Homöopathie

- **Acidum nitricum D4, D6:** Geschwürs- und Blutungsneigung, besonders am Übergang Haut-Schleimhaut, Splitterschmerz, trockener Mund, belegte Zunge, großer Durst
- **Borax D3, D4, D6:** Herpes, Aphthen, Speichelfluß, kleine Blutungsaustritte, Geschmacksverlust oder bitterer, fader Geschmack
- **Echinacea** mehrmals täglich Mundspülungen
- **Hepar sulfuris D4, D6, D12:** Aphthen, brennende Zungenspitze, geschwollene aufgesprungene Lippen, Speichelfluß, Mundgeruch wie faule Eier, Kälte <
- **Mercurius solubilis D4, D6, D12:** geschwürige, geschwollene Schleimhaut, leicht blutend, Speichelfluß, übler Geruch, geschwollene, belegte Zunge mit Zahneindrücken
- **Ratanhia D2, D3:** geschwollene, leicht blutende Schleimhaut, Zungenbrennen, wunder Hals, Mundgeruch
- **Silicea D4, D6, D12:** geschwollenes, entzündetes Zahnfleisch, wunde Mundwinkel, Herpes, Gefühl eines Haares auf der Zunge, schmerzhaft geschwollene Lymphknoten, chronische Eiterungen, sehr frostig, Kälte <
- **Sulfur D4, D6, D12:** brennendes, leicht blutendes Zahnfleisch, schmutzig belegte Zunge, schlechter Geschmack, großer Durst.

Neuraltherapie: Salviathymol oder Kamillenlösung mit etwas Lidocain versetzt gurgeln.

Ordnungstherapie: Zeichen einer Schädigung der Darmschleimhaut, oft bei Dysbiose (☞ 5.5.1). Ernährung prüfen.

Orthomol. Med.:
Anguläre Stomatitis: Eisen. **Glossitis:** Vit. B 2, B 6, B 12, Folsäure. **Gingivitis:**
Zahnfleischbluten: Vit. C. Dosierungen ☞ 2.16.3.

Physikalische Therapien

Tägl. Schleimhautbehandlung: Räuspern, Zungenbürstungen, Gurgeln mit Salbei- oder Kamillentee, Nasenspülungen mit lauwarmem Wasser, kalter Gesichtsguß, Halswickel.
Hydro: Ansteigende Arm- und Fußbäder mit anschließender Dunstpackung.
E'ther.: Kurzwelle – Kondensatorfeld oder Monode, Mikrowellentherapie.
Photo: Blau- oder Rotlicht für Kopf oder Hals, 10-20 Min.
Inhal.: Mit 1-2 %iger Sole, Emser Salz, ätherischen Ölen, Kamillenblütenaufgüssen.
Balneo: Hochgebirgs- oder Seeklima günstig.

Phytotherapie

- **Salbei** (Salvia officinalis) mit Tee (Folia Salviae), Salus Salbei® Tr. (verdünnt) oder Komb.Präp. Salviathymol® Tr. (verdünnt) mehrmals tägl. gurgeln
- **Kamille** (Matricaria chamomillae) mit Tee (Flores Chamomillae), Extractum Chamomillae fluid. (verdünnt) oder Kamillosan® Lsg. (verdünnt) mehrmals tägl. gurgeln
- **Bergwohlverleih** (Arnica montana) mit Tinctura Arnicae 1 Tl auf ein Glas Wasser gurgeln
- **Myrrhe und Tormentillwurz** als Adstringentien: Rp. Tinct. Tormentillae, Tinct. Myrrhae aa ad 20,0, unverdünnt
- **Komb.Präp.:** Ad-Muc® Salbe, Helago-oel® Lsg., Odala® Lsg., Pyralvex® Gel/ Lsg., Lomasatin® Lsg.

Reflexzonenmassage des Fußes
Gingivitis
Symptomzonen: Mundhöhle, Zähne
Hintergrundzonen: Lymphsystem von Kopf und Hals, Milz, Magen-Darm-Trakt.

Mundsoor
Symptomzonen: Zähne
Hintergrundzonen: Lymphsystem von Kopf und Hals.
Dosierung: Nach Verlauf, i.d.R. 2-3x/Wo. 20-25 Min., 6-12 Sitzungen.

Sauerstoff- und Ozontherapien
O₃: Ozonwasser ca. 18 μg /ml H₂O
HOT: ☞ 2.26.18 verbesserte Mikrozirkulation und bakterizide Wirkung beschleunigen Abheilung.

Symbioselenkung: Bes. bei Soor indiziert, auch bei Gingivitiden, bes. chronischen. Mehrstufiges Vorgehen (Einzelheiten ☞ 2.27.6):
- Mikrobielle Diagnostik (v.a. Candida), ggf. antimykotische Ther. (☞ 2.27.7)
- Reduktion der pathologischen Keime (Ozovit®)
- Stimulation der exkretorischen Verdauungsorgane, Stabilisierung des Dünndarmmilieus (Milchzucker)
- Substitution apathogener Bakterien (E. coli, Milchsäurebakterien, z.B. in Symbioflor®)
- Begleitend durch alle Phasen auf eine stoffwechselfördernde Diät achten, ggf. auch anti-Pilz-Diät (☞ 2.27.7).

Zusätzlich: Mundspülungen mit Luvos-Heilerde ultra (1 TL auf 1/2 Glas H₂O).

5.4.5 Heiserkeit

Akupunktur: Di 4, (18), (KS5), (KG 23), H 5, Lu 7, (M9), N3.

Bach-Blütentherapie: Gute Erfolge – oft Star of Bethlehem.

Elektroneuraltherapie: Bewährte Ind., zunächst Widerstände messen, danach ggf. Ther. (☞ 2.8).

Homöopathie
- **Arum triphyllum D2, D3:** Heiserkeit bis Aphonie nach Reden oder Singen, krampfartiger Husten, reichlich schleimiger Auswurf, greift beim Husten vor Schmerz an den Hals, bei Versuch, laut zu sprechen, versagt die Stimme
- **Belladonna D3, D4, D6:** steter Hustenreiz in der Trachea, krampfartiger, bellender Husten, Schlundkrampf, akute Halsentzündung, roter Rachen
- **Bromum D3, D4, D6:** kratziger, rauher Hals, trockener, krampfartiger Husten, beim Speichelschlucken Stiche und Verkrampfungsgefühl im hinteren Kehlkopf, Hustenanfälle und Erstickungsgefühl
- **Carbo vegetabilis D4, D6, D12:** Husten abends und bei schlechtem Wetter, rauher, kitzelnder Kehlkopf, krampfartiger Husten mit Rasseln und Pfeifen auf der Brust, Verlangen nach frischer Luft trotz Frierens
- **Jodum D4, D6, D12:** Husten und Schleimrasseln in der Kehle, schmerzhafter rauher Kitzelhusten, schmerzhaftes Räuspern, große Unruhe, Bewegungsdrang Abmagerung trotz Heißhunger, Wärme <

- **Phosphor D4, D6, D12:** Husten mit Zusammenschnüren der Kehle, Gefühl wie Baumwolle in der Kehle, trockener, hohler Kitzelhusten, große Unruhe, abends, nachts, kalte, frische Luft <
- **Spongia D2, D3, D4, D6:** Heiserkeit durch Sprechen, Singen, bellender, trockener Husten, rauhe Stimme, Räusperzwang
- **Verbascum D1, D2:** Heiserkeit nach lautem Reden, Baßstimme, hohler Husten.

Neuraltherapie: Inj. an das Periost der kranialen Fläche des Manubrium sterni: In der Mitte des Jugulum liegt der Heiserkeitspunkt. Ferner links und rechts an den Unterrand des Schildknorpels.

Ordnungstherapie: Psychosomatische Deutungsmöglichkeit: Störung des Ausdrucks oft im sexuellen Bereich ☞ 5.14

Physikalische Therapien
Akut: ☞ 5.4.4
Chronisch
Allgemeine Schleimhautbehandlung ☞ 5.4.4 und Abhärtungsmaßnahmen:
Hydro: Körperbürstungen, wechselwarme Waschungen, wechselwarme Brause, ansteigende Armbäder und Brustwickel, ansteigende und wechselwarme Fußbäder; Arm- und Kniceguß, Wassertreten, Taulaufen, Freibad-Schwimmen, Sauna, Sport an frischer Luft.
Photo: Licht- und Luftbäder.
Balneo: Jährliche Seeaufenthalte an Ost- und Nordsee.

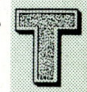

Phytotherapie
- **Isländisch Moos** (Cetraria islandica) in: Isla Moos Pastillen
- **Thymian** (Thymus vulgaris) in: Bronchicum® Husten-Pastillen
- **Primel** (Primula veris) in: Ipalat® Pastillen
- **Kamille** (Matricaria chamomillae) zur Inhalation (Flor. Chamom).

5.4.6   Zahnschmerzen

Akupunktur
Allgemein: Di 1 auch M 44, B 60, N 3.
Oberkiefer: M 2 (ch. M 7), Dü 18, (LG 26).
Unterkiefer: M 3 (ch. M 6), 44, KG 24.

Autogenes Training: Bei Geübten evtl. zur Schmerzlinderung einsetzbar.

Bach-Blütentherapie: Häufig Walnut.

Elektroneuraltherapie: Bewährte Ind., zunächst Widerstände messen, danach ggf. Ther. (☞ 2.8).

Homöopathie
- **Belladonna D3, D4, D6:** plötzlich beginnender Zahnschmerz, geschwollenes Zahnfleisch, Mundtrockenheit, großer Durst, hochroter Kopf, weite Pupillen, Erregung, im Freien <, kalte Getränke <
- **Calcium carbonicum D30:** Zahnungsschmerz, bei traurigen, antriebsarmen Kindern, die in der Entwicklung eher retardiert sind, reichlich saure Schweiße (nasses Kopfkissen), saurer Stuhl, Kälte <

- **Chamomilla D6, D12 (öfters geben), D30:** Zahn- und Zahnungsschmerz, große Reizbarkeit, Jähzorn, Ungeduld, Überempfindlichkeit gegen äußere Eindrücke, Kind will getragen werden, heißes Gesicht, Röte einer (!) Wange, Wärme <
- **China D4, D6, D12, D30:** Zahnschmerz und Kieferneuralgie mit großer Kälte- und Berührungsempfindlichkeit, bitterer Mundgeschmack, Heißhunger oder Appetitlosigkeit, Überempfindlichkeit gegen alle äußeren Eindrücke, nachts <
- **Coffea D12, D30:** Zahnschmerz, der zur Verzweiflung treibt, „nervöser Zahnschmerz", nervöse Herzstörungen, Schlaflosigkeit, Gedankenzufluß, Überempfindlichkeit gegen äußere Eindrücke, kaltes Wasser, bessert Zahnschmerz!
- **Colocynthis D12, D30:** brennender, wühlender Schmerz einer Zahnreihe, anfallsweise und periodisch wiederkehrend, Gefühl des Zusammenschnürens wie mit eiserner Klammer, ab 16h und nachts <, Druck >, Liegen auf der erkrankten Seite >, Ruhe >, Wärme >
- **Mercurius solubilis D4, D6, D12:** Zahnschmerz mit geschwollener Zunge, die Zahneindrücke zeigt, übler Mundgeruch, starker Speichelfluß, heiße und kalte Speisen <, Bettwärme <
- **Silicea D3, D4, D6:** bei Chronizität **D30** Zahnschmerzen durch Eiterung, kalte Speisen <, kalter Wind <, auch bei Fistelbildung gut geeignet.

5

Manuelle Medizin: Bei chron. rezid. Zahnschmerzen ohne sicheren zahnärztlichen Befund an Dysfunktion des Temporomandibulargelenkes denken.

Neuraltherapie: Submuköse Inj. buccal und palatinal bzw. lingual am Kiefer auf Höhe der Zahnwurzeln; intraligamentäre Inj. mit Carpulenspritzen; Kiefergelenk mitbehandeln, bei Druck- und Klopfempfindlichkeit auch Nasennebenhöhlen; HWS kontrollieren und gegebenenfalls therapieren (☞ 2.14.8).

Ordnungstherapie: Die Zähne sind ein Aggressionsorgan. Schmerzen treten oft nach Herdprovokation durch therapeutische Maßnahmen, oft nach Eigenblut auf. Dann Symptomatik nicht antiphlogistisch oder antibiotisch unterdrücken (Rückfälle), sondern zur Ausheilung bringen: Chirurgisch, homöopathisch oder einfach durch sanfteres Wiederholen der provozierenden Maßnahme, bis keine derartige Reaktion mehr eintritt. Kontakt zum Zahnarzt halten, Pat. auf Verschlechterungsreaktionen vorbereiten. Nach Sinusitis maxillaris suchen. Vitalitätstest aller Zähne immer empfehlenswert. Bei Vorliegen irgendeiner chron. Krankheit, v.a. bei Therapieresistenz Röntgenaufnahmen aller Zähne einzeln, mindestens aber Panoramaaufnahme.

Physikalische Therapien
Hydro: Bei Abszedierung Eisbeutelauflagen von außen, Eislutschen. Bei Karies auf eine Nelke beißen.

Phytotherapie
Gewürznelke (Syzygium aromaticum). Ganze Nelke schmerznah kauen lassen.
Zahnen der Kinder: Auf Veilchenwurzel oder Kalmuswurzel beißen lassen.

Reflexzonenmassage des Fußes
Symptomzonen: Zähne
Hintergrundzonen: Lymphsystem von Kopf und Hals.
Dosierung: Nach Verlauf, i.d.R. 2-3x/Wo. 20-25 Min., 6-12 Sitzungen.

Zusätzlich: Bei Zahnfleischkr., Zahnwurzelentzündungen oder Kiefereiterungen Luvos-Heilerde-Auflagen (aus Luvos-Heilerde 1 und etwas Wasser kleine Kugeln formen und auf erkrankte Stelle legen).

5.5   Magen-Darmtrakt

5.5.1   Naturheilkundliche Behandlungsprinzipien

Magen und Darm sind Austauschorgane des Körpers und damit Bindeglieder zwischen Innen und Außen, Selbst und Fremd, Abwehr und Toleranz. Ihre Gesundheit entscheidet über die Versorgung des Körpers mit Energie und über die Abwehr von Pathogenen.

Naturheilkundliche Therapie zielt auf die Wiederherstellung einer intakten Abgrenzungsfunktion im Materiellen wie im geistigen Bereich.

Akupunktur: Die wichtigsten Punkte bei Störungen des Magen-Darm-Traktes liegen auf den Meridianen M, MP, Le, KS, KG und LG. Eine ungestörte Verdauungsfunktion hängt vom ungestörten Energiefluß in diesen Meridianen ab. Zusätzlich haben KG und LG Einfluß über die segmentale Innervierung. Achtung: Die Punktekombinationen sind nur Vorschläge. Es sollen in einer Sitzung nicht alle angegebenen Punkte auf einem Meridian und insgesamt nicht mehr als 14 Nadeln verwendet werden.

Atemtherapie: Störungen des Verdauungssystems, bes. funktionelle Störungen wie z.B. Kolon irritabile und chron. Enteritiden/Colitiden, können sich im Laufe der Atemtherapie nach Middendorf positiv verändern, jedoch sind symptomorientierte Indikationen kein Anlaß für eine Therapie. Voraussetzungen für eine sinnvolle Behandlung sind die Fähigkeit des Patienten zur Selbstreflektion und die Bereitschaft, Verantwortung für seine Krankheit zu übernehmen.

Ausleitende Verfahren: Diagnostische Anhaltspunkte über die Schröpfreflexzonen (☞ Abb. in 2.4.4). Trockenschröpfen der ventralen und dorsalen Zonen (besonders Magen-, Pankreas-, Leber- und Lumbalzonen) sowie blutiges Schröpfen von Füllegelosen oft adjuvant (zu Ernährungsumstellung und Symbioselenkung) bei allen funktionellen und vielen organische Magen-Darm-Erkr. sinnvoll (☞ 2.4.4 und 2.4.5). Das Baunscheidt- Verfahren (☞ 2.4.8) hat vielseitige Indikationen im Magen-Darm-Bereich.

Autogenes Training: Die Sonnengeflechtsübung (☞ 2.29.3) des AT bewirkt eine Erweiterung der Blutgefäße im Oberbauch sowie eine Entspannung der Muskulatur insbesondere von Magen und Darm sowie eine Beeinflussung der Magensekretion. Krampfzustände bei Magenverstimmungen und psychischen Belastungen lassen sich mit den wärmebezogenen Vorstellungen lösen. Die Peristaltik von Speiseröhre, Magen und Darm zeigt sich rhythmisch aktiviert und normalisiert.

Bach-Blütentherapie: Der Gemütsstimmung entsprechend anwenden – besonders bewährt bei vielen funktionellen und psychosomatischen gastrointestinalen Erkrankungen.

Bioresonanz-Therapie: Einzeln oder in Kombination mit anderen naturheilkundlichen Verfahren bei vielen Magen-/Darmerkrankungen einsetzbar, z.B. Gastritis/Duodenitis, Ulcusleiden (☞ 2.6). Das therapeutische Vorgehen richtet sich nach der Grundmessung. Therapiedauer meist 20 Min. 1x/Wo.

Elektroneuraltherapie: Bei den meisten Magen-/Darmerkrankungen einsetzbar. Grundsätzlich zunächst Widerstände messen, danach ggf. Ther. (☞ 2.8).

Enzymtherapie: Besonders bei Colitis ulcerosa und M. Crohn Erfolge möglich (Abbau pathogener Immunkomplexe, ☞ 2.9.3).

Ernährungstherapie: Chron. Verdauungsstörungen, auch die jahre- bis jahrzehntelang unbemerkten, sind eine wesentliche Ursache für viele Erkrankungen. Das Hauptziel bei jeder Verdauungsstörung muß sein, Fäulnis und Gärung im Darm abzubauen sowie das Eßverhalten (☞ 2.10.3 und 2.10.7) in den meisten Fällen zu ändern. Gutes Kauen, Beenden der Mahlzeit bei leichter Sättigung, richtige Nahrungsmittelkombinationen sowie genügend große Pausen zwischen den Mahlzeiten sind die wichtigen basistherapeutischen Prinzipien.

Heilfasten: Gute Therapieerfolge bei Colitis ulcerosa und M. Crohn sowie bei funktionellen Störungen. Obstipation läßt sich meist wirksamer behandeln als Diarrhoe.

Homöopathie: Die genannten Potenzen dienen nur als Anhalt. Zur Potenzwahl ☞ 2.12.5 und 2.12.11, konstitutionelle Behandlung (☞ 2.12.9) anstreben.

5 *Neuraltherapie:* Bei schweren chron. Erkr. unbedingt Störfeldexploration (☞ 2.14.7); segmentale Ther. über Inj. in Dermatome, Myotome, in subkutane Gelosen und im Wirbelsäule-Bereich.

Ordnungstherapie:
Große innere Oberfläche von etwa 200 m^2, reagiert bei Toxinbelastungen und Allergien immer mit.
Dysbiose: Vom Gesunden abweichende bakterielle Besiedelung des Magen-Darm-Traktes. Darmflora wird großteils von Mutter auf Neugeborenes, dessen Darm steril ist, übertragen. Diagnostik durch Stuhluntersuchung, Substitution mit Symbiontenkulturen möglich. Häufig verminderte Kolonisationsresistenz mit Befall durch Candida, Salmonellen, Amöben u.a. pathogene Keime. Ernährung mit vergärungsfähigen Stoffen – Obst, Zucker, Säfte – fördert Fäulniserreger, Mykosen (z.B. mit Fluor vaginalis ☞ 5.8.7) und Blähungen. Bei Gärungsprozessen entstehen im Darm Fuselalkohole (☞ 2.10.2 und 2.27.2). Folge: Zinkmangel, Vitamin B$_{12}$ – Mangel und oft Leberschädigung (☞ 5.6). Empfindliche Menschen müssen deswegen sogar auf Vollkorn zumindest in grober Form verzichten (Schuler). Sanierung des Kauapparates. Ruhig, ohne Sprechen, liebevoll und mit Aufmerksamkeit essen. Einspeicheln. Frühstücken wie ein König, aber abends wenig essen zur Entlastung des nachts ruhenden Darmes.

Physikalische Therapien: Therapieziele sind Normalisierung der Schleimhautsekretion, Schmerzlinderung, Normalisierung der vegetativen Tonuslage (Spasmolyse bzw. Peristaltikanregung). Therapieschwerpunkte sind Hydrother. (☞ 2.17), Massage (Bindegewebsmassage, Periostbehandlung, Kolonbehandlung (☞ 2.19) und Balneother. (Trinkkur ☞ 2.23).

Progressive Muskelrelaxation nach Jacobson: Kann als adjuvante Therapie bei funktionellen Magen-/Darmstörungen zur Minderung von Anspannung und Unruhe hilfreich sein (☞ 2.30).

Reflexzonenmassage des Fußes

Bewährte Indikationen sind u.a. Gastritis, Pankreasinsuffizienz, Obstipation und Diarrhoe. Behandelt werden die jeweiligen Symptomzonen sowie wechselnde Hintergrundzonen.

Dosierung: Nach Verlauf, i.d.R. 2-3x/Wo. 20-25 Min., 6-12 Sitzungen.

Symbioselenkung: Vgl. Ordnungsther. Wichtige Indikationen: Chron. Gastritis, Colitis ulcerosa, M. Crohn und Roemheld-Syndrom. Auch bei unspezifischen Magen-/Darmstörungen, Nahrungsmittelunverträglichkeiten und bei Strahlenreaktionen des Darmes im Rahmen einer Malignom-Therapie.

Zusätzlich: Bei empfindlichen Patienten und unklaren chronischen Beschwerden auch an geopathische Felder (☞ 1.4.4) denken.

5.5.2   Gastritis (Magenschleimhautentzündung)

Akupunktur: Gute Erfolge mit Akup. MP 4, Le 3, KG 7, 12, KS 6, M 36, B 21. Hypazidität M 41, 42, Hyperacidität M 45, Hypersekretion MP 3.

Ausleitende Verfahren: Baunscheidttherapie (☞ 2.4.8) von Rückenzonen und Abdomen bei „nervöser Gastritis", Magenatonie und Ptose von Magen und Dünndarm (tonisierende Wirkung).

Bach-Blütentherapie: Gute Erfolge bei gemütsorientierter Behandlung.

Bioresonanz-Therapie: Einzeln oder in Kombination mit anderen naturheilkundlichen Verfahren bei Gastritis gut einsetzbar (☞ 2.6). Das ther. Vorgehen richtet sich nach der Grundmessung. Therapiedauer meist 20 Min. 1x/Wo.

Eigenbluttherapie
Akute Gastritis
Eig.blut
1.-3. Tag: Mischinj. i.v. Traumeel, Erigotheel, Nux vomica Ho.
5.-9. Tag: 0,5 ml EB + Traumeel, Erigotheel und Nux vomica Ho – 0,5 ml der Mischung s.c. in den Plexus solaris, die übrige Menge i.m.
Eig.blut mit Hämoaktivator: Aktiv. EB + Rebas D4 Sanum

Chronische Gastritis
Eig.blut mit Hämoaktivator: Aktiv. EB + Rebas D4 und Gastritis Nosode Injeel forte oder
Obatri-Injektopas und Spasmo- Injektopas. Neben der i.m. Inj. kann zur gleichen Zeit 0,5 ml der EB Mischung s.c. in den Plexus solaris appliziert werden.

Elektroneuraltherapie: Bewährte Ind., zunächst Widerstände messen, danach ggf. Ther. (☞ 2.8).

Ernährungstherapie: Basenreiche Lebensmittel bevorzugen: Obst, Gemüse, Kartoffeln, Übersäuerung mit kurzfristiger Einnahme von Bikarbonat entgegenwirken, mehrere kleine Mahlzeiten. *Cave:* Kaffee, schwarzen Tee und Alkohl meiden (Säurebildner).

Homöopathie

- **Acidum sulfuricum D3, D4, D6:** saures, bitteres Aufstoßen, Sodbrennen, Kältegefühl des Magens mit Verlangen nach Alkohol, große Mattigkeit, Gesichtsschweiß, berührungsempfindliche Haut, Essen <, feucht-kaltes Wetter <, Wärme >
- **Antimonium crudum D3, D4, D6:** dick weiß-belegte Zunge, Magen wie überladen, Erbrechen verbessert nicht, Leeregefühl der Eingeweide, verdrießlich ohne Ursache, Ruhe >, Liegen >, frische Luft >
- **Argentum nitricum D4, D6:** drückender, brennender Magenschmerz, Splitterschmerz, Meteorismus, Aufstoßen, Gähnzwang, Angst, Reizbarkeit, Abmagerung, vorgealtert, Verlangen nach Süßem, wird aber nicht vertragen, günstige Wirkung bei Aufregung (Examen), Essen >
- **Belladonna D3, D4, D6:** krampfartiger Schmerz, berührungsempfindliche Magengegend, Beschwerden kommen und gehen plötzlich, überempfindliche Sinne, Erregung, Rückwärtsbeugen >
- **China D2, D3, D4:** Druck- und Völlegefühl, starke Blähungen, Aufstoßen verbessert nicht, Unverträglichkeit von Kohl, Obst, Kälte <, Essen <, Berührung <, nachts <
- **Colchicum D3, D4, D6:** Appetit auf bestimmte Speisen, aber Ekel, wenn er sie sieht oder riecht, heftiges, anhaltendes Erbrechen, Brennen oder Eiseskälte im Magen, geringste Berührung unerträglich, Meteorismus, liegt bewegungslos in gekrümmter Haltung, wäßrige Diarrhoe, Wärme >, Ruhe >
- **Ignatia D3, D4, D6:** alles widersprüchlich: Übelkeit und Magenschmerz schlechter durch Essen, Unverdauliches wird besser vertragen als leichte Kost, oft Folge von Kummer, Schreck, Gähnzwang, häufiges Seufzen, Melancholie, Widerspruch wird nicht ertragen
- **Ipecacuanha D3, D4, D6:** Speichelfluß, Übelkeit, starker Brechreiz, Erbrechen verbessert nicht, Zunge nicht belegt, Unverträglichkeit von Fett, Obst, Eis, Kolikschmerz, Gärungsdiarrhoe, abends und nachts <
- **Lycopodium D3, D4, D6:** Heißhunger, satt nach wenigen Bissen, Meteorismus, saures Aufstoßen und Erbrechen, Menschenscheu, Mißtrauen, Widerspruch wird nicht ertragen, Ruhe <, Wärme <, 16-18h <, Bewegung >, frische Luft >
- **Nux vomica D4, D6, D12:** belegte Zunge, eine Stunde postprandial Völlegefühl, Magendruck, („wie ein Stein"), Streitsucht, Reizbarkeit, Verlangen nach Genußmitteln (Tabak, Alkohol, Kaffee), die jedoch verschlechtern, frische Luft <, warmes Zimmer >, kurzer Schlaf >, langer Schlaf<
- **Phosphorus D4, D6, D12:** brennender, druckempfindlicher Magen, wie wund, Verlangen nach kalten Getränken, die jedoch erbrochen werden, Hungerschmerz, etwas Essen >, Nervosität, Unruhe, nachts <, Kälte <, Ruhe >.

Manuelle Medizin: Dysfunktionen der Rippen 7–10 können Gastritissymptomatik vortäuschen (☞ Cyriax-Syndrom, 2.13.3).

Neuraltherapie: Vogler-Punkte quaddeln (☞ 2.14.8); präperitoneale Inj.; Inj. an den Plexus coeliacus über den „abdominalen Grenzstrang", evtl. zusätzlich die unteren Anteile des indirekten thorakalen Grenzstranges nach Mink; wenn nichts anderes vorhanden, zur Schmerzbehandlung – aber auch kurativ – Lösung mit Lidocainzusatz trinken, z.B. Haferschleim mit Lidocain.

Ordnungstherapie: Alkoholkarenz. Allgemein alle beruhigenden Maßnahmen. Ernährungsumstellung (☞ 2.10.7). Langsam essen. Bakterienbefall der Magenschleimhaut Hinweis auf verringerte Kolonisationsresistenz auch in der Darmschleimhaut bei Dysbiose (☞ 5.5.1).

Physikalische Therapien

Akut

Hydro: Vegetative Beruhigung und Regulierung von WH-Störungen mit Duschen, Waschungen, Voll- und Bürstenbädern.

- Heiße Leibauflagen (Wärmeflasche mit feuchtem Tuch umwickelt) und abschließend kalte Leibwaschung
- Ansteigende Fuß- und Unterschenkelbäder, Leibwickel.

Chronisch

Hydro: 2x wöchentl. ansteigende Fuß-, Sitz- oder Bürstenbäder mit kaltem Leibwickel, heiße Leibauflagen mit Wärmflasche oder Moor, Heusack.

Mass.: Gegen Schmerzen Reflexmassage (☞ 2.19.4), Segmente C 3,4 und Th 5-9 li, Bindegewebsmassage, Periostbehandlung li. Rippenbogen (☞ 2.19.7)

E'ther.: Kurzwellen- und Mikrowellenbehandlung gegen Schmerzen und Spasmen, Ultraschall – im Segment und auch dd-Strom paravertebral (☞ 2.20.10 bis 2.20.12).

KI: ☞ Ulcus ventriculi.

Phytotherapie

- **Kamille** (Matricaria chamomillae) als Tee (Flor. Chamomillae), in: Chamo® Bürger Tr., Eukamillat® Liqu., Kamille® Spitzner Lsg., Kamillosan® Lsg., Perkamillan® Liqu.
- **Pfefferminze** (Mentha piperita) als Tee (Folia Menthae piperitae), Tinctura Menthae piperitae, Oleum Menthae piperitae, Aqua Menthae piperitae (eßlöffelweise einzunehmen)
- **Melisse** (Melissa officinalis) als Tee (Folia Melissae), Aqua Melissae (eßlöffelweise einzunehmen)
- **Schafgarbe** (Achillea millefolium) als Tee (Herba millefolii), in: Cha-mill® Tr., außerdem in: Komb.Präp.: Cesrasanol® Tr., Kamillan® Lsg., Gastrol® S Tr.
- **Fertigtee:** Heumann Magen Tee Solu-Vetan® NG, Hevert®-Magen- Galle-Leber-Tee, Kneipp® Gastropressan Pulvertee.

Reflexzonenmassage des Fußes

Symptomzonen: Magen

Hintergrundzonen: Leber, Gallenblase, Pankreas, Dünndarm, mittlere BWS, Mundhöhle, Solarplexus.

Dosierung: Nach Verlauf, i.d.R. 2-3x/Wo. 20-25 Min., 6-12 Sitzungen.

Symbioselenkung

Chron. subazide bzw. anazide Gastritis

Sehr gute Erfolge. Mehrstufiges Vorgehen (Einzelheiten ☞ 2.27.6)

- Mikrobielle Diagnostik (v.a. Candida), ggf. antimykotische Ther. (☞ 2.27.7)
- Reduktion der pathologischen Keime (Ozovit®)
- Stimulation der exkretorischen Verdauungsorgane, Stabilisierung des Dünndarmmilieus (Milchzucker)
- Substitution apathogener Bakterien (E. coli, Milchsäurebakterien, z.B. in Symbioflor®)
- Begleitend durch alle Phasen auf eine stoffwechselfördernde Diät achten, ggf. auch anti-Pilz-Diät (☞ 2.27.7).

Roemheld-Syndrom: Wie chron. Gastritis

Zusätzlich: Luvos-Heilerde1 oder ultra 172-1 TL mehrmals tägl. Aufschwemmen in Wasser oder Einspeicheln im Mund.

5.5.3   Ulcus ventriculi und duodeni
(Magen- und Zwölffingerdarmgeschwür)

Akupunktur: Gute Erfolge. KG 12, 13, 15, M 21, 23, (Le 13), B 17, 20, 21, M 36, 41, 45, (Dü 6); **Schmerz, Müdigkeit, Angst:** Zusätzlich B 60, 64, (N 2).

Bach-Blütentherapie: Gute Erfolge bei gemütsorientierter Behandlung.

Bioresonanz-Therapie: Einzeln oder in Kombination mit anderen naturheilkundlichen Verfahren bei Magen- und Duodenalulzera einsetzbar (☞ 2.6). Das therapeutische Vorgehen richtet sich nach der Grundmessung. Therapiedauer meist 20 Min. 1x/Wo.

Eigenbluttherapie
Eig.blut: 0,5 ml EB + 2 Amp.Phönix Juv 110 s.c. in den Plexus solaris.
Eig.blut mit Hämoaktivator: Aktiv. EB + Rebas D4 Sanum, Injectio Gastroduodenalis EKF und Injectio Lymphatica EKF.

Elektroneuraltherapie: Bewährte Ind., zunächst Widerstände messen, danach ggf. Ther. (☞ 2.8). *Cave:* Bei blutenden Ulzera kontraindiziert!

Ernährungstherapie: Grundsätze wie bei Gastritis ☞ 5.5.2.

Heilfasten: Im akuten Stadium kontraindiziert.

Homöopathie
- **Acidum formicum D6, D12:** als Inj. zur Umstimmung, Quaddelungen im Segment, i.c. oder s.c. an hyperalgetische oder Akupunkturpunkte
- **Acidum nitricum D4, D6:** saurer, bitterer Geschmack, Übelkeit, postprandiales Erbrechen, Magendruck verbessert durch Essen, stechender Leibschmerz mit Meteorismus, Splitterschmerz, Kälte <, Nässe <, Wetterwechsel <
- **Anacardium D3, D4, D6:** Übelkeit, Aufstoßen, postprandialer Druck und Krampfschmerz, während des Essens Verschwinden der Beschwerden, erneutes Auftreten nach 2h
- **Argentum nitricum D4, D6:** drückender, brennender Magenschmerz, Splitterschmerz, Meteorismus, Aufstoßen, Gähnzwang, Angst, Reizbarkeit, Abmagerung, vorgealtert, Verlangen nach Süßem, wird aber nicht vertragen, günstige Wirkung bei Aufregung (Lampenfieber, Examensangst), Essen >
- **Belladonna D3, D4, D6:** krampfartiger Schmerz, berührungsempfindliche Magengegend, Beschwerden kommen und gehen plötzlich, überempfindliche Sinne, Erregung, Rückwärtsbeugen >
- **Bismutum subnitricum D2, D3, D4:** Magenbrennen, Aufstoßen, postprandial Druck und Übelkeit, galliges Erbrechen, Verlangen nach kalten Getränken, Rückwärtsbeugen >
- **Graphites D4, D6, D12, (D30):** krampfartige Magenschmerzen, Aufstoßen, Übelkeit, Erbrechen, Heißhunger, Frostigkeit, rissige Haut, Essen, warme Getränke und Milch >
- **Ignatia D3, D4, D6, (D30):** Leere- und Schwächegefühl des Magens, Schmerzen und Brechreiz stärker durch Essen, Unverdauliches wird besser vertragen als leichte Kost, Gähnzwang, Seufzen
- **Mandragorae radice D4, D6, D12:** weiß-belegte Zunge, krampfartiger Nüchternschmerz, muß alle 2h etwas essen, Völlegefühl nach wenigen Bissen, Magen

sehr druck- und bewegungsempfindlich, Fett, Kaffee, Süßes <, Rückwärtsbeugen >, Essen >

- **Nux vomica D4, D6, D12, (D30):** belegte Zunge, 1h postprandial Völlegefühl, Magendruck („wie ein Stein"), Verlangen nach Genußmitteln (Kaffee, Tabak, Alkohol), die jedoch verschlechtern, Reizbarkeit, Streitsucht, frische Luft <, warmes Zimmer >, langer Schlaf <, kurzer Schlaf >
- **Posphorus D4, D6, D12, (D30):** wie wunder, brennender, druckempfindlicher Magen, Verlangen nach kalten Getränken, die aber erbrochen werden, Hungerschmerz, etwas Essen >, Nervosität, Erregung, Unruhe, nachts <, Kälte <, Ruhe >.

Neuraltherapie: ☞ 5.5.2

Ordnungstherapie: Prinzipien wie bei Gastritis (☞ 5.5.2) gelten genauso, Therapie muß aber intensiver sein.

Orthomol. Med.: Panthotensäure, Vit.B-Komplex, Vit. C (Dosierung ☞ 2.16.3)

Physikalische Therapien

Hydro: Bei schmerzenden Spasmen feuchte Wärme: Heublumen – Fango – Leinsamenauflagen – ansteigende Arm- und Fußbäder – Leibwickel 2 Std. lang. *Cave:* Heiße Anwendungen – Perforationsgefahr.

Bei Dysreflexie eine halbe Std. vor dem Essen Leibwickel anlegen, während des Essens belassen. Ansteigende Fußbäder bei kalten Füßen. Allgemeine Roborierung durch Körperbürstungen, Bürstenbäder.
Mass.: Bindegewebsmassage (☞ 2.19.6) der Segmente am Rücken. Gute Wirkung durch Periostbehandlung (☞ 2.19.7) Rippenbogen bds. bei Nüchternschmerz infolge Ulcus duodeni, Sofortschmerz bei Ulcus ventr. und Dauerschmerz.
Bew.ther.: Entspannung und normale Atmung wichtig, sportliche Bewegung.
E'ther.: Ultraschall (☞ 2.20.12) im gestörten Segment, li. bei Ulcus ventr. und re. Ulcus duodeni. **KI:** Akute Entzündung, Blutung, Anazidität.
Balneo und Klimath.: Trinkkurorte mit Na-hydrogencarbonatwässern, Kneipp-Kurorte, Mittelgebirge.

Phytotherapie

- **Tollkirsche** (Atropa belladonna) als Tinctura Belladonnae 3x 5-8 Tr. tägl. bei starken Spasmen (*Cave:* Toxizität!)
- **Kamille** (Matricaria chamomillae) als Tee (Flor. Chamomillae), 2-3x so stark wie üblich zubereitet, außerdem in: Chamo® Bürger Tr., Eukamillat® Liqu., Kamille® Spitzner Lsg., Kamillosan® Lsg., Perkamillan® Liqu.Rollkur: Kamillentee, 30 Tr. Extractum Chamomillae fluidum oder Tr. oder Lsg. auf 1 Glas Wasser, 5-10 Min. auf Rücken legen, ebenso auf die linke Seite, die rechte Seite und den Bauch. 2x tägl. 3-4 Wo. lang
- **Süßholzwurzel** (Succus liquiritiae) als Tee (Radix Liquiritiae), in: Ulgastrin® Neu, Suczulen® Kps.
- **Kohl** (Brassica) als Saft, 1 L für 3-6 Wo.
- **Fertigtee:** Solu-Vetan® NG cum Belladonna als Rollkur.

Reflexzonenmassage des Fußes

Symptomzonen: Magen
Hintergrundzonen: Leber, Gallenblase, Pankreas, Dünndarm, mittlere BWS, Mundhöhle, Solarplexus.
Dosierung: Nach Verlauf, i.d.R. 2-3x/Wo. 20-25 Min., 6-12 Sitzungen.

5.5.4   Akute Enteritis (Darmentzündung)

Akupunktur: In der TCM gilt hier die Feuchtigkeit als pathogen (Magen und
Milz-Pankreas). G 34, Di 4, 11, M 25, 36, (37), 44, (MP 10), LG 4.

Bach-Blütentherapie: Gute Erfolge bei gemütsorientierter Behandlung.

Elektroneuraltherapie: Bewährte Ind., zunächst Widerstände messen, danach
ggf. Ther. (☞ 2.8).

Ernährungstherapie
Akute bakterielle Enteritis: Nahrungskarenz. Mineralverluste ersetzen durch
frischgekochte, fettlose Gemüsebrühen und Kräutertees, evtl. minimal gesalzen.
Darmberuhigung – stufenweise Kostaufbau:
- Frischer Möhrensaft, Apfel-Bananenpüree
- Kartoffeln, leicht verdauliche Gemüse, Brot
- Langsamer Zusatz von Fett und leicht verdaulichen Eiweißen (gesäuerte
  Milchprodukte, Käse).
- Übergang zu vollwertiger Ernährung.

Homöopathie
- **Aloe D2, D3, D4:** morgendliche Diarrhoe, Stuhlinkontinenz, dünner, schleimiger
  Stuhl mit viel Blähungen, Brennen im After, Pflockgefühl im After, große
  Schwäche nach Diarrhoe
- **Antimonium tartaricum D3, D4, D6:** Übelkeit mit Angst, erschöpfendes
  Erbrechen, aber Magenbeschwerden dadurch verbessert, Verlangen nach
  Saurem, wird aber nicht vertragen, Erwachen um 1h mit Krämpfen, Bewegung <
- **Arsenicum album D12:** Ekel vor Essen (sogar Essensgeruch), unaufhörliches
  Erbrechen, solange etwas im Magen ist (sogar Wasser), brennender Magen-
  schmerz, häufige, kleine übelriechende Stühle, danach völlig erschöpft, unstill-
  barer Durst auf kleine Mengen kalten Wassers, Todesangst, Unruhe, sehr
  frostig, nachts (um Mitternacht) <, Wärme >
- **Calcium carbonicum D4, D6, D12, (D30):** Säuglingsdiarrhoe, bei Dentitio
  difficilis, aufgetriebener Leib, saurer, unverdauter Stuhl, Milchunverträglichkeit,
  Kopf- und Fußschweiß, Kälte <, Anstrengung <, im Freien >
- **Chamomilla D3, D4, D6, (D30):** Säuglingsdiarrhoe, bei Dentitio difficilis,
  Blähungskolik, Ungeduld, Reizbarkeit, Kind will getragen werden, nachts,
  Wärme, aber Kolik durch Wärme
- **Colchicum D3, D4, D6:** Halstrockenheit trotz Speichelfluß, viel Durst, belegte
  Zunge, Ekel vor Essen und Essensgeruch, anhaltendes Erbrechen, im Magen
  Brennen oder Kältegefühl, Meteorismus mit kolikartigen Schmerzen, liegt
  zusammengekrümmt, wäßrig-schleimige Diarrhoe, Berührung <, Kälte <,
  nachts <, Wärme >, Ruhe >
- **Cuprum D3, D4, D6:** Speichelfluß, Appetitlosigkeit, Erbrechen oder Würgen,
  Trinken kalten Wassers bessert Erbrechen, krampfhafter Singultus, krampfarti-
  ge Koliken, heftige, krampfartige Diarrhoe, auch Obstipation
- **Ipecacuanha D3, D4, D6:** reine Zunge, Speichelfluß, unaufhörliche Übelkeit,
  Erbrechen auch bei leerem Magen, Erbrechen verbessert nicht, Folge von Fett-,
  Obst-, Eisgenuß, Kolikschmerz, gegorener Stuhl, nachts <
- **Mercurius solubilis D4, D6, D12:** Zunge mit Zahneindrücken, Speichelfluß,
  Foetor ex ore, Durst, Übelkeit, Verlangen nach kalten Speisen, ständiger

Stuhldrang, schleimiger, auch blutiger Stuhl, viele, kleine Stühle, wunder After durch scharfe Stühle

- **Podophyllum D3, D4, D6:** weiß-belegte Zunge, Gefühl der Schwäche und Leere im Magen, krampfartiger Leibschmerz, Wärme und Zusammenkrümmen >, gußartige, wäßrige Diarrhoe gleich nach Essen und Trinken, übelriechende, unverdaute Stühle
- **Potentilla anserina:** 3x5 Tr. hypersekretorischer Reizmagen, bewährt bei funktionellen Magenstörungen vegetativ Labiler
- **Pulsatilla D3, D4, D6** Aufstoßen, Übelkeit, Erbrechen nach fetten Speisen (Fleisch, Kuchen, Eiscreme)
- **Sulfur D4, D6, D12:** Heißhunger, ißt aber wenig auf einmal, Verlangen nach Süßigkeiten und Alkohol, wird aber nicht vertragen, flauer Magen gegen 11h, Aufstoßen wie von faulen Eiern
- **Veratrum D3, D4, D6:** Speichelfluß, Singultus, gleichzeitig Übelkeit und Hunger, reichliches Erbrechen, kalter Schweiß, Schwäche, Elendigkeit, Durst auf viel kaltes Wasser, Diarrhoe mit schneidenden Blähungskoliken („wie mit Messer"), Wärme >,Liegen >.

Neuraltherapie: Bauchkranz nach Hopfer quaddeln (☞ 2.14.8).

Ordnungstherapie: Hinweis auf verminderte allg. Kolonisationsresistenz bei Dysbiose (☞ 5.5.1). Infektion oft Anzeichen für mangelnde Aufmerksamkeit oder Hygiene. Kontaktpersonen untersuchen und vorbeugend behandeln. Vorsichtigere und reduzierte Nahrungsaufnahme empfehlen.

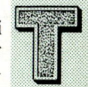

Orthomol. Med.: Substitution mit Elektrolyten wegen erhöhter Verluste, z.B. Elotrans®, Oralpädon®.

Physikalische Therapien
Hydro: Bei Schmerzen heiße Sitzbäder; heiße Leibumschläge, Leibwickel. Heublumensack auf Leib.

Phytotherapie:
Schmerz, Spasmen ☞ 5.5.2, 5.5.3
- **Tormentillwurz** (Potentilla tormentilla) als Rhizoma tormentillae subtiliss. pulv., mehrmals tägl. 1 MSP., Tinctura Tormentillae mehrmals tägl. 30-50 Tr., in Komb.Präp. (mit Kamille) CefadiarrhonTr.
- **Heidelbeere** (Vaccinium myrtillus) als Tee (3 EL auf 1/2 L Wasser, 10 Min. kochen lassen)
- **Uzara-Wurzel** in Uzara® Drgs., Lsg. Kohle (Carbo medicinalis) mehrmals tägl. 1/2 TL einnehmen.

Zusätzlich: Luvos-Heilerde1 oder ultra (Toxinbindung), 1/2-1 TL mehrmals tägl. 1. Aufschwemmen in Wasser 2. Einspeicheln im Mund.

5.5.5   Colitis ulcerosa (chron. Dickdarmentzündung) und M. Crohn (sklerosierende chron. Enteritis)

Akupunktur:
Oft sehr gute Erfolge; bei entzündl. Kolon-Erkrankungen: Di 4, KG 4, Moxa über KG 8 (Nabel).
Colitis ulcerosa
Akut: B 39, MP 4, 5, 6, KS 6, LG 20, N 8
Chronisch: Dü 3, B 17, 20, 23, 25, Le 3, 13, Di 4, M 21, KG 12, 13, 15.
Starke Schmerzen: (M 34), MP 1, (2), Moxa.
Kälte als Auslöser: MP 4. Psych. Traumen als Auslöser: LG 19.

M. Crohn: Di 4, KG 15, 13, M 21, 25, (39), Le 13, G 28.

Atemtherapie: ☞ 5.5.1

Eigenbluttherapie
Eig.blut mit Hämoaktivator: Aktiv. EB + 2 Amp. Rebas D4 Sanum und 1 Amp. Injectio Lymphatica EKF. Insges. 12-15 Inj. Den weiteren EB Inj. 2 Amp. Thym-Uvokal zufügen.

Elektroneuraltherapie: Bewährte Ind., zunächst Widerstände messen, danach ggf. Ther. (☞ 2.8).

Enzymtherapie
Ziel: Verlängerung des schmerzfreien Intervalls.
Wobe-Mugos® Th Klistiere in ansteigender Dosierung über den Tag verteilt, dazu Wobenzym® N Granulat (1-2 Teilstriche) bzw. Phlogenzym® in ansteigender Dosis, bis 9 Tbl./d.

Cave
- Bei Blutungen Klistieranwendungen vorsichtig durchführen
- Bei laufender Zytostatika-Therapie keine Enzymanwendung
- Kombination mit Corticosteroiden möglich, dann jedoch in besonders vorsichtig ansteigender Dosis
- An die Zufuhr fettlöslicher Vitamine denken, z.B. A-E-Mulsin®, 6 Tr./d.

Ernährungstherapie:
Keine einheitliche Therapie.
Hochakutes Stadium: Bei stark abgemagertem Pat. ballaststofffreie Formeldiäten über 2-3 Wo. In weniger dramatischen Fällen: Nahrungskarenz über wenige Tage, Flüssigkeitszufuhr erhöhen (Gemüsebrühen, Tees), vorsichtiger Kostaufbau mit frischen Säften, Obst, Gemüse, Kartoffeln. Gärung und Fäulnis verhindern. Obst/Getreide sowie Obst/Gemüsekombinationen meiden, langsamer Zusatz von natürlichen Fetten und leichtverdaulichen Eiweißen, soweit keine Nahrungsmittelallergien bekannt. Auf ausreichende Vitaminversorgung achten (bes. fettlösliche).
Im beschwerdefreien Intervall: Evtl. Kostaufbau nach Hay (☞ 2.10.9), schonende Darmkur nach Mayr (☞ 2.10.9), Darmsanierung (☞ 2.27.6), Rohkost nach Bekömmlichkeit einsetzen.

Heilfasten: Verbesserung möglich. ☞ 2.11

Homöopathie

- **Aethiops antimonalis D3, D4:** empirisch bei Colica mucosa, Colitis ulcerosa, bei empfindlicher Reaktionslage in D12
- **Aloe vera D3, D4:** morgendliche Diarrhoe, Stuhlinkotinenz, dünner, schleimiger Stuhl mit viel Blähungen, Brennen im After, Pflockgefühl im After, große Schwäche nach Diarrhoe
- **Arsenicum album D4, D6, D12, (D30):** Ekel vor Essen und Essensgeruch, berührungsempfindlicher Bauch, brennender Bauchschmerz, häufige, kleine, übelriechende Stühle, Brennen im After wie Feuer, nach Stuhl erschöpft, große Angst, Übergenauigkeit, Unruhe, Durst auf kleine Mengen kalten Wassers, um Mitternacht <, Wärme >
- **Graphites D4, D6, D12, (D30):** Heißhunger, krampfartiger Magenschmerz, Essen, reichliche, übelriechende Winde, schleimige Diarrhoe, Brennen am After, wunde Gesäßfurche, Frostigkeit, rissige Haut, Traurigkeit, Verlangsamung
- **Lycopodium D3, D4, D6, (D30):** aufgetriebener Leib, beengende Kleidung wird nicht vertragen, Koliken von 16-20h, dünne, übelriechende Stühle oder Obstipation mit dem Gefühl, als ob viel zurückbleibt, Afterkrämpfe, Heißhunger, aber satt nach wenigen Bissen, Menschenscheu, Mißtrauen, Reizbarkeit
- **Mercurius solubilis D4, D6, D12:** Foetor ex ore, Speichelfluß, belegte Zunge mit Zahneindrücken, schleimiger, blutiger Stuhl, viele, kleine Stühle, Gefühl, als ob noch etwas nachkommt, Frösteln nach Stuhl, scharfer, wundmachender Stuhl, klebrige Nachtschweiße, kalte Luft <, Bettwärme <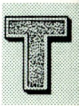
- **Natrium muriaticum D4, D6, D12, (D30):** Abmagerung trotz Heißhunger, dünner, wäßriger Stuhl besonders morgens und um 11h, auch Obstipation, großer Durst, Verlangen nach Salz, Brot, viel Kummer, Redefaulheit
- **Silicea D12:** bei Fistelbildung
- **Sulfur D4, D6, D12, (D30):** Heißhunger, ißt aber nur wenig auf einmal, vormittags Leeregefühl im Bauch, Aufstoßen wie von faulen Eiern, reichliche, übelriechende Blähungen, schleimige Diarrhoe, die morgens aus dem Bett treibt, starkes Brennen am After, Verlangen nach Süßigkeiten und Alkohol, wird aber nicht vertragen.

Neuraltherapie: Unbedingt Störfeldsuche (☞ 2.14.7); Bauchkranz (☞ 2.14.8., Abb. 7) über besonders irritierten Zonen, präperitoneale Inj., 1 ml Procain i.v.
Colitis ulcerosa: Lumbaler Grenzstrang und epidural-sacrale Inj.; die Segmenttherapie ist nur bei wiederholter Anwendung über längere Zeiträume und im Zusammenhang mit anderen Therapien sinnvoll.

Ordnungstherapie: Klassische psychosomatische Krankheiten, auf Psychother. im engeren Sinne auf keinen Fall verzichten. Oft junge Frauen mit nicht gut gelöster Mutterbindung betroffen (☞ 11.3.2, Literatur von Üxküll) Auch der somatische Behandler braucht eine Supervision. Therapieabbrüche oder Therapeutenwechsel sind häufiger Ausdruck der Ablösungsproblematik. Vorteil, wenn Psychotherapie und somatische Behandl. nicht vom selben Therapeuten durchgeführt werden. Störungen der Beziehung in der Psychotherapie stören die organ. Behandlung nicht so stark, dadurch psychosomatische Entkopplung gefördert.

Orthomol. Med.: Zink.

Physikalische Therapien
Hydro: Ansteigende Sitzbäder 2x/Wo., Leibwickel 2x tägl. Später feuchte heiße
Kompressen: Heublumensäcke, Schlamm-Fango-Umschläge.
Bew.ther.: Gymnastik-Partnerübungen, Musiktherapie.
Mass.: Reflexzonenmassage ☞ 2.19.4, Bindegewebsmassage: Segmente Th 9 L 1
Photo: UV-Ganzkörperbestrahlungen.

Phytotherapie
Diarrhoe, Spasmen, Schmerz ☞ 5.5.2, 5.5.3, 5.5.4.
Pfefferminze (Mentha piperita) in Mentacur® Kps.

Progressive Muskelrelaxation nach Jacobson: Kann als adjuvante Therapie
bei psychosomatisch bedingten Beschwerden zur Minderung von Anspannung und
Unruhe hilfreich sein (☞ 2.30).

Reflexzonenmassage des Fußes
Symptomzonen: Dünndarm
Hintergrundzonen: Diaphragma, Leber, Pankreas, mittlere und untere Wirbelsäule, Sphinktermuskulatur.
Dosierung: Nach Verlauf, i.d.R. 2-3x/Wo. 20-25 Min., 6-12 Sitzungen, ggf. mehrere
Zyklen.

Sauerstoff- und Ozontherapien:
O_3: Darminsufflation ☞ 2.26.8 möglichst kleine Mengen (50 ml, 3-4 x), ca. 75 µg
O_2/O_3, reduzieren auf 30 µg/ml bei 200-500 ml.
O_2-Mehrschritt-Ther.: Hauptindikationen, zum Vorgehen ☞ 2.26.17.

Symbioselenkung
Sehr gute Erfolge. Mehrstufiges Vorgehen (Einzelheiten ☞ 2.27.6)
• Mikrobielle Diagnostik (v.a. Candida), ggf. antimykotische Ther. (☞ 2.27.7)
• Reduktion der pathologischen Keime (Ozovit®)
• Stimulation der exkretorischen Verdauungsorgane, Stabilisierung des Dünndarmmilieus (Milchzucker)
• Substitution apathogener Bakterien (E. coli, Milchsäurebakterien, z.B. in
  Symbioflor®).
Begleitend durch alle Phasen auf eine stoffwechselfördernde Diät achten, ggf. auch
anti-Pilz-Diät (☞ 2.27.7).

Zelltherapie/Organotherapie: (☞ 2.32). Die organother. Behandl. ist schonender und effektiver als die Immunsupression. Oral als Ultrafiltrat sind Präparationen
von Dünn- und Dickdarm, Verdauungstrakt, Komb. (LPPM, Cellcutanea®) und
homöopathische Potenzierungen zu empfehlen. Zur Unterstützung der Immunabwehr und der Streß-Symptomatik sind Zell-Lyophilisate von Hypothalamus/Zwischenhirn, Thymus/Milz/Nebenniere und Leber indiziert.

5.5.6   Kolon irritabile (Reizkolon)

Akupunktur: Oft sehr gute Erfolge.
Immer: Di 4.
Zusätzlich: M 21, 25, Le 13, KG 13, 6.
Überwiegende psychische Komponente: Zusätzlich H 3, 5, 7, M 36.

Atemtherapie: ☞ 5.5.1.

Ausleitende Verfahren: Baunscheidtieren (☞ 2.4.8) in Kombination mit Akupunktur (☞ 2.2) sehr wirksam bei Reizkolon, muß allerdings öfters wiederholt
werden. Trocken schröpfen (☞ 2.4.5).

Bach-Blütentherapie: Gute Erfolge bei gemütsorientierter Behandlung – häufig
Rock Rose, Beech.

Eigenbluttherapie
Eig.blut: 2,0 ml EB + Sedativa-Injektopas und Ginseng-CPL.-Injektionslösungen:
1. Wo. 3x/Wo. i.m., 2.-6. Wo. 2x/Wo. Gleichzeitig an KG 13, KG 14, N 20 und KG
6 0,5 ml EB + 3 Amp. Phönix Juv 110 injizieren.
Eig.blut mit Hämoaktivator: Aktiv. EB + Sedativa-Injektopas und Ginseng
CPL.-Injektionslösung. Gleichzeitig an KG 13, KG 14, N 20 und KG 6 1,0 ml aktiv.
EB injizieren.

Nabelkoliken
Potenziertes EB f. Kinder: C7 1x/Wo. 5 Tr. insges. 8x.

Elektroneuraltherapie: Bewährte Ind., zunächst Widerstände messen, danach
ggf. Ther. (☞ 2.8).

Ernährungstherapie: Ursache meist psychische Konflikte. Reduzierung der
Blähungen: Vorübergehender Verzicht auf Rohgemüse und Frischgetreidekost.
Verzehr von frischem Obst und gedünstetem Gemüse steigern, gut kauen, wenige,
kleine Mahlzeiten, bis der Darm sich beruhigt hat.Warme Getränke, Gemüsebrühen helfen entspannen.

Heilfasten: Verbesserung möglich (☞ 2.11).

Homöopathie
- **Asa foetida D3, D4, D6:** geblähter Bauch, Gefühl, als ob etwas aus dem Darm
  herausgepresst wird, Rülpsen, wäßriger oder schaumiger Stuhl, Besserung nach
  braunschwarzem, klebrigem, übelriechendem Stuhl
- **Belladonna D3, D4, D6:** Beschwerden kommen und gehen plötzlich, krampfar-
  tiger Schmerz, häufige Stühle, aber auch Obstipation mit erfloglosem Drang,
  Berührung <, Erschütterung <, Rückwärtsbeugen >
- **Chamomilla D2, D3, D4, D6, D12:** Blähungskolik, wäßrige, schleimige Diarrhoe
  mit Geruch nach faulen Eiern, große Reizbarkeit und Ungeduld, Darmkrämpfe
  durch Ärger<, Wärme <, aber Koliken besser durch Wärme
- **Colocynthis D3, D4, D6:** schneidender Kolikschmerz mit dünnen Stühlen,
  Diarrhoe nach Essen und Trinken, Zusammenkrümmen >, Stuhlgang >,
  Abgang von Blähungen >, Wärme >, Bewegung <
- **Plumbum D4, D6:** Kolik der Bauchmitte mit Ausstrahlung nach allen Seiten,
  harte, kahnförmig eingezogene Bauchdecke, Gefühl, als ob der Darm gegen die
  Wirbelsäule gezogen wird, Liegen auf dem Bauch >.

Manuelle Medizin: Kann in seltenen Fällen auf einer Dysfunktion L 1 beruhen.

Neuraltherapie: Prinzip wie ☞ 5.5.5, ferner gemäß Quaddelschema für das
Becken und kaudale Hälfte des Bauchkranzes (☞ 2.14.8).

Ordnungstherapie: Diagnose stellt manchmal eine Dysbiose (☞ 5.5.1) und manchmal eine Abortivform der Colitis ulcerosa oder des M. Crohn dar (☞ 5.5.5). Seelische Abklärung immer sinnvoll (☞ 5.14).

Physikalische Therapien
Hydro: Bei Schmerzen lokale Wärmebehandlungen (wie Gastritis ☞ 5.5.2), heiße Auflagen (Heusack, Pelose) auf Rücken und Leib, Fußbäder und Ultraschall-Güsse, warme Sitzbäder und Leibwickel.
Mass.: Bindegewebsmassage, Periostbehandlung (☞ 2.19.7).
Bew.ther.: Entspannungs-Atemübungen
Balneo: Kneipp-Kurorte.

Phytotherapie
Träger Stuhl: Leinsamen (Semen lini) 1-2 EL morgens ins Müsli oder mit viel Flüssigkeit einnehmen.
Diarrhoe: Quark mit Heidelbeer-Muttersaft.
Meteorismus: ☞ 5.5.7; oftmals zusätzlich Phytotranqulizer sinnvoll ☞ 5.14.2.

Progressive Muskelrelaxation nach Jacobson: Kann als adjuvante Therapie bei psychosomatisch bedingten Beschwerden zur Minderung von Anspannung und Unruhe hilfreich sein (☞ 2.30).

Reflexzonenmassage des Fußes
Symptomzonen: Dünndarm
Hintergrundzonen: Diaphragma, Leber, Pankreas, mittlere und untere Wirbelsäule, Sphinktermuskulatur.
Dosierung: Nach Verlauf, i.d.R. 2-3x/Wo. 20-25 Min., 6-12 Sitzungen.

Sauerstoff- und Ozontherapien
O$_3$: Menge langsam bis 500 ml bei 12 μg/ml – 25 μg/ml O$_2$/O$_3$ steigern, ca. 25 Behandlungen Stufe I 0,2 bar.

5.5.7   Meteorismus (Blähsucht)

Akupunktur: KS 6, M 25, 36, 37, MP 1, (2), 3, 6, 15, KG 6, (9, 11), 12, 13, (N 19, 20), M 21, (22).

Bach-Blütentherapie: Häufig Holly.

Eigenbluttherapie
Eig.-blut.: 3x/Wo. 2,0 ml EB + Lycopodium D6 und Asa foetida D6. Ergänzend 1x/Wo. 0,5 ml EB + 2 Amp. Phönix Juv 110 an KG 13, KG 14, N 20 und KG 6.
Eig.blut mit Hämoaktivator: Aktiv. EB + Lycopodium D6 und Asa foetida D6.

Divertikel des Dickdarms
Eig.blut mit Hämoaktivator: Aktiv. EB + Veratrum Ho, Nux vomica Ho., Galium Heel, Chelidonium Ho., Injeel Chol und Hepeel. Die Ampullenmischung zur Hälfte i.v. injizieren, die übrige Menge dem aktiv. EB beimischen.

Elektroneuraltherapie: Bewährte Ind., zunächst Widerstände messen, danach ggf. Ther. (☞ 2.8).

Ernährungstherapie: Ursachen: Gärung und Fäulnis infolge z.B. Überernährung, chron. Darmträgheit, Laxantienabusus. ET wie ☞ 5.5.6 bis zur Darmberuhigung. Dann Kostaufbau nach Schema (☞ 2.10.7) Umstellung des Eßverhaltens entscheidend, keine Zwischenmahlzeiten. Danach Darmsanierung (☞ 2.27.6).

Homöopathie

- **Asa foetida D3, D4, D6:** Globusgefühl im Hals, Gefühl, als ob Darmperistaltik umgekehrt ist, Blähungskolik besonders links, Aerophagie, häufiges, explosives Rülpsen, Bewegung >, Stuhlgang >
- **Carbo vegetabilis D4, D6, D12:** reichliche Gasbildung mit Bauchschmerzen, Blähsucht durch Milch und fette Speisen, Blähungsabgang und Aufstoßen >, Verlangen nach frischer Luft trotz Frierens, eiskalte Füße, große Schwäche
- **Lycopodium D3, D4, D6:** stark aufgetriebener Leib, enge Kleidung wird nicht vertragen, Aufstoßen oder Blähungsabgang bessert nur vorübergehend, Berührungsempfindlichkeit, Kolik von 16-20 h, Menschenscheu, Mißtrauen, Reizbarkeit, Zusammenkrümmen >
- **Mandragora e radice D3, D6, D12:** Völlegefühl mit Meteorismus, Aufstoßen besser durch Essen, nächtliche Koliken, Wärme >, Liegen >, Ruhe >
- **Sulfur D4, D6, D12:** Meteorismus mit schneidendem Schmerz und reichlichem Blähungsabgang (Geruch nach faulen Eiern), vormittags flaues Magengefühl, abends, nachts <, Bettwärme <, Wetterwechsel <.

Manuelle Medizin: Der Meteorismus spastisch-entzündlicher Genese kann reaktiv zu einer Hyperlordose führen mit Kippung des Beckens nach dorsal und konsekutiver Dysfunktion im Sakroiliakalgelenk oder lumbosakralen Übergang. Der atonische Meteorismus neigt eher zu einer Verminderung der Lendenlordose mit statischer Veränderung und konsekutiven Dysfunktionen, überwiegend im Bereich L 1 oder L 4 und L 5.

Neuraltherapie: Bauchkranz (☞ 2.14.8); präperitoneale Inj.; evtl. abdominaler Grenzstrang rechts.

Ordnungstherapie: Der Meteorismus sollte immer behandelt werden, auch wenn der Patient keine Beschwerden angibt. Wenn der Patient seine Beschwerden erstmals registriert, kann dies einen akuten Notfall initiieren. Oft Ausstrahlung in LWS-, Blasen- oder Herzbereich: Lumbago, Nephritis, Reizblase, funktionelle Herzbeschwerden. Mitursache oft Dysbiose (☞ 5.5.1) zusammen mit Ängstlichkeit und mangelnder Körperwahrnehmung. **Ther. schwerpunkt:** Änderung der Ernährung. **Ther. bei Schmerzen:** Entspannung, Rülpsen und Abgang von Flatus, am einfachsten manchmal durch manuelle Dehnung des Afters.

Physikalische Therapien

Hydro: Heiße Peloidleibwickel, heiße Rolle, Sitzbäder, Leibwickel, wechselwarme Fußbäder.
Mass.: Kolonbehandlungen (☞ 2.19.9), Lagerung zur Bauchmuskelentspannung (Rückenlage mit aufgestellten Füßen), Atemübungen zur Zwerchfellanregung.
Balneo: Natürliche Quelle: Bad Mergentheim, Bad Kissingen, Karlsbad, Franzensbad, Marienbad, Friedrichshaller Bitterwasser.

Phytotherapie

- **Kümmel** (Carum carvi) als Tee (Fructus carvi), Oleum carvi (als 10%ige Einreibung auf den Bauch)
- **Fenchel** (Foeniculum vulgare) als Tee (Fructus Foeniculi), Oleum Foeniculi, Aqua Foeniculi (eßlöffelweise einnehmen)

- **Anis** (Pimpinella anisi) als Tee (Fructus Anisi), Oleum Anisi, Tinctura Anisi
- **Komb.Präp.:** Anethol 36 „Lohmann"® Tr., Aspasmon® N Tr., Carminat® Tr., Carminativum Babynos® Blähungstr., Carminativum-Hetterich® N Tr., Carvomin® Tr., Kneipp Flatuol® Tabl.

Progressive Muskelrelaxation nach Jacobson: Kann als adjuvante Therapie bei psychosomatisch bedingten Beschwerden zur Minderung von Anspannung und Unruhe hilfreich sein (☞ 2.30).

Reflexzonenmassage des Fußes
Symptomzonen: Dünndarm
Hintergrundzonen: Diaphragma, Leber, Pankreas, mittlere und untere Wirbelsäule, Sphinktermuskulatur.
Dosierung: Nach Verlauf, i.d.R. 2-3x/Wo. 20-25 Min., 6-12 Sitzungen.

5.5.8 Diarrhoe (Durchfall)

5

Akupunktur: (B 33 Moxa), (N 16 Moxa), G 34, Le 9, Di 4, 10, M 25, (34), 36, (37, 39), KG 4, 6, (9).

Atemtherapie: ☞ 5.5.1

Eigenbluttherapie
1. Tag 1 Mischinjektion Traumeel und Veratrum Ho. Die Hälfte der Inj. i.v. injizieren, die andere Hälfte unter Zusatz von 1 Amp. Diarrhoe Infirmarius und 0,5 ml EB i.m. Nach 24 h wiederholen.
Eig.blut mit Hämoaktivator: Aktiv. EB + Diarrhoe Infirmarius und Traumeel.

Chronische Enteritis
Eig.blut: Anfangs 3x – später 2x/Wo. 2,0 ml EB + Veratrum Ho., Traumeel, Nux vomica Ho.
Eig.blut mit Hämoaktivator: Aktiv. EB + Diarrhoe Infirmarius und Traumeel.

Elektroneuraltherapie: Bewährte Ind., zunächst Widerstände messen, danach ggf. Ther. (☞ 2.8).

Ernährungstherapie: Ständige, übelriechende Diarrhoen können den Versuch des Organismus darstellen, die bei Überernährung anfallenden toxischen Abbauprodukte auf dem schnellsten Wege zu entsorgen. Abklärung organischer Ursachen, z.B. nächtliche Diarrhoen bei Diabetes mellitus, Nahrungsmittelallergien, M. Crohn, Glutenunverträglichkeit, Laxantienabusus. Stuhluntersuchung. Therapeutische Grundsätze wie bei akuter Enteritis ☞ 5.5.4.

Homöopathie
- **Aloe vera D3, D4:** morgendliche Diarrhoe, Hitzegefühl am After, unwillkürlicher Stuhlabgang, gelber, dünner, schleimiger Stuhl mit viel Blähungen
- **Arsenicum album D4, D6, D12, (D30):** großer Durst auf kleine Mengen, Ekel vor Essen und Essensgeruch, häufige, kleine, übelriechende Stühle, am After wie Feuer brennend, nach dem Stuhl Erschöpfung, große Angst, Unruhe, Schwäche, Abmagerung, um Mitternacht <, Wärme >
- **Mercurius solubilis D4, D6, D12:** ständiger Stuhldrang mit vielen, kleinen, grünlichen Entleerungen, reichlich Schleimabgang, Gefühl, als ob immer noch

etwas kommt, wundmachender, scharfer Stuhl, Frösteln nach dem Stuhl, Kälte <, Bettwärme <
- **Podophyllum D3, D4, D6:** gußartige Diarrhoe, gleich nach Essen und Trinken, große Erschöpfung und Leere nach Stuhlgang, morgens <, jedes Essen <
- **Sulfur D4, D6, D12:** schleimige, übelriechende (faule Eier) Diarrhoe, die morgens aus dem Bett treibt, Afterbrennen, flaues Magengefühl um 11h.

Manuelle Medizin: Chron. Diarrhoen neigen zur Dysfunktion in Höhe Th 11 und Th 12. Beseitigung der Dysfunktionen begünstigt häufig die Abheilung therapierefraktärer Diarrhoen.

Neuraltherapie: Normalerweise nicht behandlungsbedürftig, evtl. Bauchkranz (☞ 2.14.8) und Grenzstrangbehandlungen.

Ordnungstherapie: Reinigungsfunktion des Durchfalls nur bei Lebensbedrohung oder zu starkem Wasser- oder Elektrolytverlust unterdrücken. Bes. bei adipösen, niereninsuffizienten oder an Haut oder Schleimhaut geschwächten Menschen nicht so behandeln, daß die Diarrhoe zu früh aufhört. Für manche Menschen ist eine erzwungene „physiologische" Fastenkur bei infektiöser Enteritis der Beginn einer anhaltenden Ernährungsumstellung. Psychologisch ist Durchfall oft Zeichen einer giving-up-Strategie wie Hypotonie (☞ 5.2.3). Es handelt sich um Menschen, die auf Belastung mit Aufgeben der eigenen Bemühungen reagieren.

Orthomol. Med.: Bei Ausschluß anderer Ursachen evtl. Folsäure-, Niacin-, Vit. D-Mangel, Substitution mit Elektrolyten wegen erhöhter Verluste, z.B. Elotrans®, Oralpädon®.

Physikalische Therapien
Hydro: Feuchtwarme Leibauflagen (Wärmeflasche mit feuchtem Tuch umwickelt), Leibwickel, Einläufe.

Phytotherapie
Schmerz, Spasmen ☞ 5.5.2, 5.5.3.
- **Tormentillwurz** (Potentilla tormentilla) als Rhizoma tormentillae subtiliss. pulv., mehrmals tägl. 1 Msp., Tinctura Tormentillae mehrmals tägl. 30-50 Tr., in Komb.Präp. (mit Kamille) Cefadiarrhon Tr.
- **Heidelbeere** (Vaccinium myrtillus) als Tee (3 El auf 1/2 L Wasser, 10 Min. kochen lassen)
- **Uzara-Wurzel** in Uzara® Drgs., Lsg. Kohle (Carbo medicinalis) mehrmals tägl. 1/2 TL einnehmen.

Progressive Muskelrelaxation nach Jacobson: Kann als adjuvante Therapie bei psychosomatisch bedingten Beschwerden zur Minderung von Anspannung und Unruhe hilfreich sein (☞ 2.30).

Reflexzonenmassage des Fußes
Symptomzonen: Dünndarm (bei akuter Diarrhoe vorsichtig behandeln!).
Hintergrundzonen: Solarplexus, Nebenniere, untere LWS, Mundhöhle.
Dosierung: Nach Verlauf, i.d.R. 2-3x/Wo. 20-25 Min., 6-12 Sitzungen.

Zusätzlich: Luvos-Heilerde1 oder ultra (Toxinbindung), 1/2-1 TL mehrmals tägl. in Wasser aufschwemmen oder im Mund einspeicheln.

5.5.9   Obstipation (Verstopfung)

Akupunktur: Di 4, 10, 11, Dü 3, M 25, B 25, (N 15). **Spastische Komponente im Vordergrund:** Le 2, 3. **Atonische Komponente:** Le 9, G 34, M 36, KG 4, 6.

Atemtherapie: ☞ 5.5.1

Ausleitende Verfahren: Meist ist großflächige Baunscheidtierung (☞ 2.4.8) oder Trockenschröpfung (☞ 2.4.5) von unterem Rücken und Bauch effektiv. Füllegelosen an Pankreas- oder Gallenzone blutig schröpfen (☞ 2.4.4).

Eigenbluttherapie
Eig.blut: 2x/Wo. EB Inj. + Hepar 202 Staufen Pharma oder Nux vomica D12 Amp. Nach der Blutentnahme 1 Amp. Phönix Neurotropan i.v. langsam injizieren.
Eig.blut mit Hämoaktivator: Aktiv. EB + Hepar 202 Staufen pharma oder Nux vomica D12 Amp. Nach der Blutentnahme 1 Amp. Phönix Neurotropan i.v. langsam injizieren.
Potenziertes EB f. Kinder: C5 1x/Wo. 5 Tr. insges. 6x, anschließend C7 1x/Wo. 5 Tr. insges. 6x.

5

Elektroneuraltherapie: Bewährte Ind., zunächst Widerstände messen, danach ggf. Ther. (☞ 2.8).

Ernährungstherapie: Steigerung des Faserstoffgehaltes in der Nahrung durch: Vollkorn- statt Weißmehlprodukte, kleine Gemüserohkost vor dem Mittag- und Abendessen, frisches Obst. *Cave:* Reichlich Flüssigkeitszufuhr bei zusätzlichem Einsatz von Kleie und Leinsamen als sehr quellfähige Faserstoffe, da sonst die Obstipation vestärkt werden kann. Bei langjährigem Laxantienabusus mit zunehmender Ernährungsumstellung die Laxantien ausschleichen. Nicht abrupt absetzen, sonst kann die Obstipation bzw. eine bisher unbemerkte Entzündung in verschiedenen Darmabschnitten verstärkt werden.

Heilfasten: Sehr gute Verbesserung möglich. Dauerhafter Erfolg nur bei anschließender Änderung der Ernährung (☞ 2.11).

Homöopathie
- **Alumina D3, D4, D6, (D30):** atonische Obstipation, trockener, fester, knotiger Stuhl, schneidender Afterschmerz, Gefühl, als ob After zu eng ist, meist schwächliche, magere, frostige Menschen mit trockener, schlaffer Haut
- **Bryonia D3, D4, D6:** trockener, harter Stuhl, Durst auf große Mengen kalten Wassers, Magendrücken wie von einem Stein, Reizbarkeit, Geschäftigkeit, Essen <, Ärger <, Bewegung <
- **Carduus marianus ∅, D2, D3, D4:** Leberleiden mit Obstipation, Druck im re. Oberbauch, kolikartiger Leibschmerz, Völlegefühl, Übelkeit, Erbrechen
- **Collinsonia canadensis D1, D2:** Schwangerschaftsobstipation mit trockenem, knolligem Stuhl, Leibschmerz vor und nach Stuhlgang
- **Magnesium muriaticum D3:** drückender Leibschmerz, starke Flatulenz, knolliger, harter Stuhl wie Schafkot, vergeblicher Stuhldrang, Gefühl, als ob Stuhl wieder zurückgeht, nach Stuhlgang Leibschmerz und Übelkeit
- **Nux vomica D4, D6, D12, (D30):** spastische Obstipation, Gefühl, als ob nicht alles abgegangen ist, donnernder Stuhlgang, blutende Hämorrhoiden, oft lebahfte, reizbare Menschen mit sitzender Tätigkeit und Verlangen nach Genußmitteln

- **Opium D4, D6:** atonische Obstipation, z.B. postoperativ oder bei Bettlägerigkeit
- **Silicea D4, D6, D12, (D30):** mit großer Anstrengung tritt der Stuhl nur teilweise heraus und gleitet wieder zurück, harter, knolliger Stuhl, Meteorismus, faulige Flatulenz, oft abgemagerte, sehr frostige Menschen mit Neigung zu kaltem Kopf- oder Fußschweiß
- **Sulfur D4, D6, D12, (D30):** harter, trockener Stuhl, Afterbrennen, -jucken, erfolgloser Drang, Gefühl, fertig zu sein.

Manuelle Medizin: Kann mit Dysfunktionen Th 8 – 10 verbunden sein, wobei Störungen der Pankreasfunktion sich ebenfalls mit Dysfunktionen in diesem Bereich artikulieren können.

Neuraltherapie: Prinzip wie ☞ 5.5.8

Ordnungstherapie: Wie die Hypertonie (☞ 5.2.2) Zeichen einer coping-Strategie: Es handelt sich meist um Menschen, die auf Belastung mit Leistungssteigerung reagieren. Manchmal zwanghafte oder besonders reinliche Menschen, die einer behutsamen entspannten Annäherung bedürfen, bis sie loslassen können. Lange bestehende Obstipation immer mit Veränderung der Wirbelsäule-Haltung verbunden (F. X. Mayr, ☞ 2.10.9). Nach Laxantienabusus (☞ 5.14.4), Suchtverhalten und Hypokaliämie fahnden. Ratschläge an den Pat.:

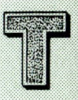

- Tägl. genügend große Trinkmenge. Am besten Wasser, kein Alkohol
- Mehr Bewegung
- Schlackenreiche Ernährung: Vollkornreis, Vollkornbrot, Gemüse. Kein Zucker, keine Weißmehlprodukte, Leinsamen nur bei genügender Flüssigkeitszufuhr
- Gelegentl. Bauchmassagen in Verlaufsrichtung des Dickdarms von re. unten – oben herum nach li. unten – mit kräftiger Atmung
- Ein kleiner Hocker vor der Toilette zum Abstützen der Füße führt zu einer reichlicheren Entleerung.

Orthomol. Med.: Bei Ausschluss anderer Ursachen evtl. Eisen-, K^+-, Mg^{2+}, Vit. B 1-, Vit. C-Mangel (*Cave:* Eisen kann Obstipation erzeugen), laxierende Wirkung von Mg^{2+} ausnutzen z.B. 1-3 TL Magnesium citricum oder 2-3 Beutel Magnesium Diasporal® über den Tag verteilt in viel Wasser einnehmen.

Physikalische Therapien
Atonisch-hypokinetische Form
Hydro: Kniegüsse zur Darmanregung, kalte Fuß- und Halbbäder, kalte Reibe-Sitzbäder (16-20 °C, 2-3 Min), wechselwarme Fächerduschen. Halbbäder-Vollbäder mit anschließenden kalten Leibübergießungen, abends Leibwickel, morgens 1 h liegen bleiben – danach Aufstehen und Bewegung. 3x tägl. kalte Bauchwaschungen, 3 Min. lang.
Bew.ther.: Tägl. mehrmalige Atemübungen als physiologische Massage zur Anregung des Zwerchfells. Rumpfübungen zur Kräftigung der Bauchmuskeln.
Mass.: Kolonbehandlung (☞ 2.19.9), Segmentmassage-Bindegewebsmassage (☞ 2.19.5), Periost (☞ 2.19.7), Muskel-Reflexzonen bei Th9-L1 bds.
E'ther.: Reizstrombehandlung (☞ 2.20.7) zur Anregung der Darmperistaltik:
- Schwellstromgymnastik der Bauchdecken (2-3 x wöchentl. bis tägl., 25-30 Sitzungen meist erforderlich.
- Exponentialstromimpulse, 20-30 Min. – ca. 12 Behandlungen.
- Interfrequenzstromtherapie (stabil und kinetisch).
Balneo: Trinkkurorte mit Natrium- und Magnesiumsulfatwässern, Peloid- und Kneippkurorte.

Spastisch-hyperkinetische Form
Hydro: Zur Spasmenlösung intensive Wärmeanwendungen: Ansteigende Sitzbäder, 1-2xtägl., 20-30 Min., heiße Auflagen (Wärmflasche mit feuchtem Tuch umwickelt oder Schlammpackungen) auf Kolon descendens, abends Leibwickel.
Bew.ther.: Lockernde Schwunggymnastik, isometrische Spannungsübungen, Hokkergymnastik, Bauchmuskelkräftigung, therapeutisches Schwimmen.
Mass.: Reflexzonenmassagen (Bindegewebsmassage, Muskel-, Periostbehandlung), Vibrationen über Kolon descendens, Kolonbehandlung und Atemtherapie.
E'ther.: Exponentialstrom (Pausendauer länger, Impulsdauer kürzer als bei atonischer Obstipation), stabile Interferenzstrombehandlung, Ultraschall (☞ 2.20.12) im Reflexzonenbereich 0,1-0,3 W/cm2.
Photo: Nach Ultraschall-Therapie Lichttherapie des Bauches.
Balneo: Trinkkuren wie bei atomisch-hypokinetischer Form.

Phytotherapie
- **Senna** als Tee (Folia Sennae)
- **Rhabarber** (Rheum) als Tinctura Rhei aquosa (eßlöffelweise einnehmen), als Sirupus Rhei (eßlöffelweise für Kinder)
- **Aloe** als Tinctura Aloes
- **Faulbaum** (Rhamnus frangula) als Tee (Cortex Frangulae), als Extractum Frangulae fluid.

Diese anthrachinonhaltigen Laxantien auf keinen Fall über längere Zeit (mehr als wenige Tage) anwenden, da langfristig obstipierend (u.a. K^+-Verluste). *Cave:* Gravidität, Stillzeit, Darmkrämpfe, Elektrolytverluste, Gewöhnung (!). Es gibt zahlreiche anthrachinonhaltige Komb. Präp., die ebenfalls eher zu meiden sind.

Länger anwendbar: Pflanzliche Ballaststoffe
- **Leinsamen** (Semen lini) 1-2 EL morgens ins Müsli oder mit viel Flüssigkeit einnehmen, in: Linusit Gold®
- **Flohsamen** (Semen Psylii) 2-3x1 TL tägl., in: Agiocur®, Muco-falk®, Psyllium-Kneipp®.

Reflexzonenmassage des Fußes
Symptomzonen: Dickdarm, vor allem Sigmoid, Rektum.
Hintergrundzonen: untere LWS, Kopf, Zähne, Lymphsystem, Solarplexus, Sphinktermuskulatur.
Dosierung: Nach Verlauf, i.d.R. 2-3x/Wo. 20-25 Min., 6-12 Sitzungen.

Sauerstoff- und Ozontherapien:
O3: Darminsufflation ☞ 2.26.8, ca. 60 μg O_2/O_3, Stufe II, 0,1 bar bis 500 ml.

Zusätzlich: Als salinisches Laxans Glaubersalz (Natrium sulfuricum) oder Bittersalz (Magnesium sulfuricum) 1 TL-2 El auf 1/2 l Wasser, bitterer Geschmack (evtl. mit etwas Zitronensaft verbessern); individuelle Dosis finden, langsam steigern, bei Stuhlnormalisierung langsam ausschleichen. Keine Daueranwendung.

5.5.10   Hämorrhoiden

Akupunktur: B 27, 31, (35, 49, 57, ch. B 54), LG 6 evtl. Moxa, 20, (1, 3)

Ausleitende Verfahren: Alle Schröpfreflexzonen am Rücken, besonders die Leber-Gallezone je nach Indikation blutig oder unblutig schröpfen (☞ 2.4.4 und 2.4.5). Blutegel wirken auch ausgezeichnet bei Analvenenthrombose (☞ 2.4.7).

Eigenbluttherapie
Eig.blut mit Hämoaktivator: Aktiv. EB + Veno-Injektopas und Cholo 2-Injektopas.

Elektroneuraltherapie:
Bewährte Ind., zunächst Widerstände messen, danach ggf. Ther. (☞ 2.8).

Ernährungstherapie:
Obstipation vermeiden, Stuhl weich halten: Therapeutische Grundsätze wie bei ☞ 5.5.9.

Homöopathie
- **Acidum nitricum D4, D6:** blutende Hämorrhoiden, Afterjucken, -brennen, Splitterschmerz, typisch bei unzufriedenen Menschen mit Sorge um die eigene Gesundheit und Ärgerlichkeit bei Kleinigkeiten
- **Aesculus D2, D3, D4:** dunkelrote, blutende Hämorrhoiden, Afterbrennen, Gefühl, als ob der After prolabiert ist, als ob ein Fremdkörper im After ist
- **Aloe vera D3, D4:** blutende Hämorrhoiden, heftiges Afterbrennen, -jucken, Hitzegefühl des Rektums, starker Meteorismus, Stuhlinkontinenz
- **Capsicum D3, D4:** Diarrhoe mit brennenden Hämorrhoiden, wunder After, Durst nach Stuhlgang, allgemeine Frostigkeit, brennende Haut und Schleimhäute
- **Carduus marianus ∅, D2, D3, D4:** Hämorrhoiden bei Leberleiden, Pfortaderstauung
- **Collinsonia canadensis D1, D2:** Hämorrhoiden bei Obstipation mit Meteorismus und knolligem, hartem Stuhl (Schwangerschaft)
- **Hamamelis D1, D2, D3:** juckende, brennende, blutende Hämorrhoiden, besonders bewährt: äußerlich Hamamelissalbe
- **Nux vomica D4, D6, D12:** blutende Hämorrhoiden, zusammenschnürendes Gefühl im Rektum, oft lebhafte, reizbare Menschen mit sitzender Tätigkeit und Verlangen nach Genußmitteln
- **Sulfur D4, D6, D12:** brennende Hämorrhoiden, heftiges Afterjucken und -brennen (wie von Madenwürmern).

Bei Unterleibsbeschwerden der Frau mit Obstipation kommen außerdem in Frage: Pulsatilla, Sepia.

Neuraltherapie:
Unterspritzen von Rhagaden, lokale Inj., wiederholt tiefe Infiltration 1 cm perianal bei 3 und 9 Uhr.

Ordnungstherapie:
Stauungssymptomatik im Unterbauch, oft bei Dysbiose (☞ 5.5.1) mit Meteorismus (☞ 5.5.7). Mitursache der Stauung im Venenbereich, oft auch Folge der Dysbiose: zu weiches Bindegewebe. Schulmedizin. klären, ob es sich bei entsprechenden Beschwerden wirklich bzw. nach Jahren immer noch nur um Hämorrhoiden handelt, (oft vernachlässigt!). Großzügige Ind.stellung zur Rektoskopie empfehlenswert. Von Proktologen meist Sklerosierung, Ligatur oder Operation empfohlen, dadurch jedoch keine Behebung der Ursachen. Pat. also hierauf vorbereiten und nur zur Diagnostik, nicht zur Therapie überweisen. Quälender Pruritus ani oft mit chron. Tonsillitis (☞ 5.4.2) bzw. Restbeschwerden oder Störfeld nach Tonsillektomie verbunden (Anfang und Ende des Darmrohres).

Physikalische Therapien
Hydro: Ziel ist Entstauung, kalte Sitzbäder absteigend 30-15 °C, je nach Temperatur wenige Min. bis 15 Sek., kühle (30-32 °C) Roßkastanien-Zinnkraut-Eichen-

rinde-Sitzbäder, abends T-Wickel anlegen und nachts liegen lassen. Waschungen des Afters mit kaltem Wasser 3 Min. lang, 6x tägl., bes. nach dem Stuhlgang.

Bew.ther.: Schwimmen ist günstig und läßt Blut in andere Körpergebiete umverteilen, bei starker Stauung und Schmerzen Bauchlage und Beckenhochlagerung, auch in Bauchlage über einen Stuhl oder Tisch legen. Oberkörper in Tieflage und Becken oben, tiefe Ein- und Ausatmung, KG in Becken-Bein-Hochlagerung, Beckenbodengymnastik.

Phytotherapie: Für weichen Stuhl sorgen ☞ 5.5.9.
- **Mäusedorn** (Ruscus aculeatus) in: Ruscorecral® Salbe/ Supp.
- **Virginische Zaubernuß** (Hamamelis virginiana) in: Hametum® Creme/ Salbe, Hamasana® Salbe
- **Komb.Präp.:** derma-loges® N-Salbe, Retterspitz Heilsalbe®.

Hämorrhoidalblutungen
Wasserpfeffer (Polygonum hydropiper) als Tee (Herba Polygoni hydrop).
Entzündungen: Feuchte Umschläge mit Kamillentee, Tinctura Arnicae (2 TL auf 1 L Wasser) oder mit Eichenrinde (Cortex Quercus), eine handvoll auf 1 L Wasser 15 Min. kochen lassen.

Reflexzonenmassage des Fußes
Symptomzonen: Anus.
Hintergrundzonen: Leber, Gallenblase, Dünndarm, Sphinktermuskulatur, Lymphsystem Leistenbeuge, Kreuz- Steißbein.
Dosierung: Nach Verlauf, i.d.R. 2-3x/Wo. 20-25 Min., 6-12 Sitzungen.

Sauerstoff- und Ozontherapien: O_3
- **Hämorrhoiden:** Bis zu 500 ml Gasgemisch in ca. 10 Sek bei 61 μg/ml, St. II 0,1 bar
- **Analekzem:** 2 Wo. je ca. 3x Begasung ☞ 2.26.9 (äußerlich) 20 μg/ml St. I, 0,1 bar. Darminsufflation ☞ 2.26.8, ozonisiertes Olivenöl
- **Analfissur:** Unterspritzung mit 5-10 ml O_3/O_2-Gemisch (3-5x) 25 μg/ml, St. III 0,6 bar
- **Analfistel:** Unterspritzung, Einspritzung (Blutschaum im Fistelgang ist günstig) 33 μg/ml, St. III , 0,6 bar 1-2x/Wo, 3-20 Behandlungen – ozonisiertes Olivenöl.

5.6 Leber und Galle

5.6.1 Naturheilkundliche Behandlungsprinzipien

Synthese, Entgiftung und Ausscheidung kennzeichnen die Aufgaben der Leber und Gallenwege. Sprichwörtliche Persönlichkeitsmerkmale deuten auf den Bezug zum Seelen- und Gefühlsleben hin. In der naturheilkundlichen Therapie geht es daher nicht nur um stoffliche Substitution oder Inhibition, sondern auch um einen Ausgleich von spannungerzeugenden inneren Dysharmonien.

Akupunktur: Lebererkr. sind keine klassische Akup.-Indikation. Bei chron. Cholezystitiden kann eine Akup.-Behandl. sinnvoll sein, ebenso zur Steigerung der

Gallenblasenmotorik, was bei kleinen Steinen zu deren Abgang führen kann. Achtung: Die Punktekombinationen sind nur Vorschläge. Es sollen in einer Sitzung nicht alle Punkte auf einem Meridian und insgesamt nicht mehr als 14 Nadeln verwendet werden.

Ausleitende Verfahren: Die Schröpftherapie (blutig und trocken) wirkt entstauend oder anregend bei allen funktionellen und organischen Erkrankungen von Leber und Galle. Die beiden Zonen sind sehr leicht am Rücken zu finden und häufig als Fülle oder Leergelosen zu tasten (☞ Abb. in 2.4.4). Die Leberzone grundsätzlich nur trocken behandeln. Gerade mit ihrer Behandlung beeinflußt man meist nicht nur das Organsystem, sondern den ganzen Funktionskreis (☞ 2.4.5).

Bach-Blütentherapie: Der Gemütsstimmung entsprechend anwenden.

Elektroneuraltherapie: Bei zahlreichen Leber- und Gallenerkrankungen einsetzbar. Grundsätzlich zunächst Widerstände messen, danach ggf. Ther. (☞ 2.8).

Ernährungstherapie: Die alte fettarme Leber-Galle-Schonkost ist obsolet. Entscheidend bei allen Leber-Galle-Erkrankungen ist nicht die Fettreduktion, sondern die Verwendung von leicht verdaulichen Fetten. Fette mit niedrigem Schmelzpunkt, und chemisch raffinierte Fette kommen in Frage: Butter, Sahne, kaltgepreßte Öle, Margarine von Vitaquell.
In schweren Fällen kann auf sogenannte MCT-Fette zurückgegriffen werden (Fette mit mittelkettigen Triglyzeriden), die weder Gallensäuren noch Lipasen vor der Resorption im Darm benötigen. Sie sind deswegen auch bei der chron. Pankreatitis von großem Vorteil.

Heilfasten: Günstige Wirkung bei chron. Hepatopathien (Fettleber, chron. Hepatitis), bei Leberzirrhose kontraindiziert.

Homöopathie: Die genannten Potenzen dienen nur als Anhalt. Zur Potenzwahl ☞ 2.15 und 2.12.11, konstitutionelle Behandl. (☞ 2.12.9) anstreben.

Neuraltherapie: Bei chron. Beschwerden Störfeld ausschließen: Vor geplanter Cholezystektomie mehrfach abdominaler Grenzstrang rechts. Vorübergehende Besserung – Operation indiziert, jedesmal Verschlechterung – dringender V.a. Störfeld; bei OP Postcholeyzstektomiesyndrom wahrscheinlich.

Ordnungstherapie: Oft mit Ärger und Aggression verknüpft, Kennzeichen: Laute, rufende, manchmal fast schreiende Stimme. Leberstörungen oft mit Augenproblemen verbunden. Psychologische Diagnostik. Ernährungsumstellung. Belastungen im Darmraum überprüfen. Nach sonstiger Giftstoffbelastung suchen. In vorsichtiger Formulierung weitestgehende Alkoholkarenz empfehlen (☞ 5.14.4). Der Pat. wird seinen Alkoholkonsum nie als hoch oder gar als zu hoch ansehen, man sage ihm beispielsweise, seine Leber sei besonders empfindlich, so daß er weniger trinken dürfe als andere. Bei V.a. regelmäßigen Alkoholkonsum Alkoholspiegel im Serum bestimmen (muß vormittags negativ sein).

Physikalische Therapien: Hauptziele sind Linderung von Schmerzen durch Spasmolyse, Entzündungshemmung, Ordnung des Abdomens, Verbesserung der Leberdurchblutung.
Schwerpunkte bilden Hydrotherapie-Thermotherapie (☞ 2.17), Massage (Bindegewebs-, Segmentmassage, Periostbehandlung, Kolonbehandlung ☞ 2.19) und Trinkkuren mit Sulfatwässern (☞ 2.23).

Reflexzonenmassage des Fußes: Bei allen Hepatopathien adjuvante Behandlung der Symptomzonen Leber sowie der Hintergrundzonen rechter Schultergürtel, Proc. transversus C 3,4,5, re. untere BWS, Magen, Darm.

5.6.2   Gallensteine und Cholezystitis (Gallenblasenentzündung)

Akupunktur: G 40, (38), B 18, 19, Le 13; *Spasmen:* L2, 3, G 14, 37, (38). **Cholezystitis:** B 18, 19, Le 3, (6), G 24, (23), 34, 37, (38, 40), KG 12, Extra 39 (G 34-1, auf dem G-Meridian, 1 QF unter G 34, auch Testpunkt für Gallenblase).

Ausleitende Verfahren: Adjuvante Therapie durch Schröpfen (☞ 2.4.4 und 2.4.5) und Blutegel am Rippenbogenrand (☞ 2.4.7). Beim Postcholezystektomie-Syndrom unbedingt einen Versuch mit einem Cantharidenpflaster auf die Narbe (☞ 2.4.9) oder mit Blutegeln machen.

Bach-Blütentherapie: Häufig Vine und Cherry Plum.

5

Eigenbluttherapie
Chronische Cholezystitis
Eig.blut mit Hämoaktivator: 2x/Wo. aktiv. EB + Cholo 1-Injektopas und Obatri Injektopas oder Cefachol und Cefaspasmon (vgl. ☞ 5.6.3).

Elektroneuraltherapie: Bewährte Ind., zunächst Widerstände messen, danach ggf. Ther. (☞ 2.8).

Ernährungstherapie: Basenreiche Ernährung, bes. Kartoffeln, Stengel-, Wurzel- und Blattgemüse, Gemüsesäfte, Rohmilch, Joghurt und Sahne, Obst, Eigelb, Kräuter und Fette.

Homöopathie
- **Bryonia D3, D4, D6**: Cholezystitis mit Schmerz im rechten Oberbauch, beim Tiefatmen sowie durch jede Bewegung <, Anziehen der Beine gegen den Bauch >
- **Chelidonium D2, D3, D4:** Schmerz unterhalb des rechten Schulterblatts typisch, Krampfschmerz und Wundheitsgefühl der Lebergegend, belegte Zunge, bitterer Geschmack, Verlangen nach Saurem, heller Stuhl
- **China D2, D3, D4:** Völlegefühl nach dem Essen, Unverträglichkeit von Hülsenfrüchten, Kohl, Milch, Obst, extreme Berührungsempfindlichkeit, Wiederkehren der Beschwerden zur gleichen Stunde, nachts <, Essen <, Wärme >
- **Cholesterinum D6:** bei Cholelithiasis zur Verhinderung neuer Steinbildung empfohlen
- **Lachesis D12, (D30):** Cholezystitis mit Tendenz zur Sepsis, typisch ist ein aufgetriebener Leib mit großer Berührungsempfindlichkeit (Druck der Kleidung ist unerträglich)
- **Mandragora e radice D3, D4, D6, D12**: starker, nächtlicher Meteorismus, Schmerz der rechten Körperseite, der rechten Schulter, bis in die rechte Kopfhälfte ziehend, krampfartiger Singultus, Übelkeit, Aufstoßen, Rückwärtsbeugen >

- **Mercurius dulcis D4, D6:** heftig stechende Leber, harter, aufgetriebener Leib, kann nicht auf rechter Seite liegen, Ikterus, reichlicher Speichelfluß, klebriger Schweiß, Kälte <, Wärme <, nachts <
- **Natrium sulfuricum D3, D4, D6:** Stechen und Berührungsempfindlichkeit der Leber, reichliche, übelriechende Flatulenz, frühmorgendliche Diarrhoe, starkes Frösteln, selbst im Bett, Melancholie, feuchte Kälte <
- **Podophyllum D3, D4, D6:** krampfartige Leibschmerzen, die zum Schreien nötigen, berührungsempfindliche Lebergegend, aber leichtes Reiben >, Wärme <, Zusammenkrümmen <
- **Taraxacum D1, D2, D3, D4:** Speichelfluß, bitterer Geschmack, Völlegefühl, Meteorismus, Übelkeit wie nach zu reichlichem Genuß fetter Speisen, scharfe Stiche im Bauch, Leberschmerz.

Manuelle Medizin: Dysfunktionen der Rippen 7-10 können Cholezystitissymptomatik vortäuschen (Cyriax-Syndrom ☞ 2.13.3).

Neuraltherapie
Cholecystitis: Abdominaler Grenzstrang rechts, ferner Segmenttherapie über Dermatome und Head'sche Zonen.

Ordnungstherapie: ☞ 5.6.3

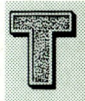

Physikalische Therapien
Kolik
Hydro: Ansteigendes Fuß-, Sitzbad, heiße Dampfkompresse – heiße Rolle im Gallensegment (Th 6-10 re.) von Wirbelsäule bis re. Rippenbogen, heiße Packungen von zerquetschten Pellkartoffeln, Leinsamenbrei (Vorsicht bei Empyem !), dann kalte Auflagen.
Mass.: Periostbehandlung re. Rippenbogen (☞ 2.19.7), Bindegewebsmassage (☞ 2.19.6) – Leberstrich: am re. Rippenbogen entlang zur Wirbelsäule (danach oft Kolik beendet).

Kolik im Intervall
Hydro: Ansteigendes Fußbad – Leibwickel
Mass.: Reflexzonenmassage (Bindegewebsmassage, Periostbehandlung), Kolonbehandlung ☞ 2.19.9 ohne Punkt 2).
E'ther.: Kurzwelle (☞ 2.20.10), Ultraschall im Segme1t (☞ 2.20.12).

Cholezystitis
- **Akute Cholezystitis**
  Hydro: kalte Prießnitz-Umschläge Leib, bei Fieber öfter erneuern und Wadenwickel, ansteigendes Fußbad bei kalten Füßen.

- **Chronische Cholezystitis**
  Hydro: langliegende Leibwickel.
  E'ther.: Kurzwelle u.Ultraschall im Segment.
  Mass.: Segmentmassage (Bindegewebsmassage, Periostbehandlung re. Rippenbogen), Kolonbehandlung.
  Photo: UV-Erythemfeld Rücken-Gallensegment re.
  Balneo: Magen- und Natriumsulfatwässer-Trinkkur, Kneipp-Kurorte.

Phytotherapie: Gallensteine: Cholagogum N Nattermann® Kaps./Tr. oder andere Preparate die Schöllkraut enthalten. Auflösung von Cholesterinsteinen: Gallensteinkapseln (Evers). Cholongal Saft/Arg.

5.6.3 Gallenwegsdyskinesien und -koliken

Akupunktur: B 18, 19, G 14, 34, 37, (38, 43), Le2, 3, 14, KG 12.

Ausleitende Verfahren: Meist eine heiße Gallegelose tastbar, diese dann blutig schröpfen (☞ 2.4.2).

Bach-Blütentherapie: Häufig Vine und Cherry Plum.

Eigenbluttherapie
Eig.blut:
- **1. Tag nach der Kolik:** 0,5 ml EB + Cholo 1-Injektopas und Obatri- Injektopas oder 3 Amp. Cefachol und 3 Amp. Cefaspasmon.
- **2. und 5. Tag nach der Kolik:** In gleicher Weise wiederholen, anschließend 2x/Wo. 0,5 ml + Cholo 1-Injektopas und Obatri-Injektopas oder 3 Amp. Cefachol und 3 Amp. Cefaspasmon.

Eig.blut mit Hämoaktivator: Aktiv. EB + Cholo 1-Injektopas und Obatri Injektopas oder Cefachol und Cefaspasmon.

5

Elektroneuraltherapie: Bewährte Ind., zunächst Widerstände messen, danach ggf. Ther. (☞ 2.8).

Ernährungstherapie: Fettmodifizierte Vollwertkost (☞ 5.6.1). Lebensmittel nach Bekömmlichkeit einsetzen. Kaffee und Alkohol meiden.

Homöopathie
- **Belladonna D3, D4, D6, (D30):** krampfartiger, pulsierender Schmerz in der Lebergegend, Beschwerden kommen und gehen plötzlich, empfindlich gegen Berührung und Erschütterung, Rückwärtsbeugen >
- **Berberis vulgaris D2, D3, D4:** stechender, brennender Schmerz in der Lebergegend, gegen die Nabelgegend ziehend, Druck <, Bewegung <
- **Calcium carbonicum D4, D6, D12, (D30):** stark aufgetriebener, gespannter Leib, enge Kleidung unerträglich, saurer Geschmack, saures Erbrechen, saurer Stuhl, saurer Schweiß
- **Colocynthis D3, D4, D6:** heftiger, schneidender Kolikschmerz, enge Kleidung unerträglich, aber kräftiger Druck und Zusammenkrümmen >, preßt Fäuste gegen den Bauch
- **Hydrastis D1, D2:** spasmolytisch wirkend
- **Lycopodium D4, D6, D12, (D30):** stark meteoristisch aufgetriebener Leib, enge Kleidung unerträglich, berührungsempfindlich, kann nicht auf rechter Seite liegen, Koliken von 16-20 h, Zusammenkrümmen >
- **Magnesium sulfuricum D3, D4, D6:** Leberschmerz besonders beim Atmen, trockener Mund, bitterer Geschmack, graufarbige Diarrhoe, Bewegung in frischer Luft >
- **Mandragora e radice D3, D4, D6, D12:** starker, nächtlicher Meteorismus, Schmerz der rechten Körperseite, der rechten Schulter, bis in die rechte Kopfhälfte ziehend, krampfartiger Singultus, Übelkeit, Aufstoßen, Rückwärtsbeugen >
- **Nux vomica D4, D6, D12, (D30):** Völlegefühl, Drücken wie von einem Stein, Folge von Genußmittelmißbrauch (Tabak, Kaffee, Alkohol, fette Speisen), Übelkeit, bitteres Erbrechen, Aufstoßen, jähzornig, ängstlich, überempfindlich gegen äußere Eindrücke, auffallendes Wohlbefinden bis kurz vor Ausbruch der Krankheit

- **Plumbum metallicum D6, D12:** Kolik im Mittelbauch mit kahnförmiger Einziehung des Leibes, berührungsempfindlich, aber fester Druck oder Liegen auf dem Bauch >, jede Bewegung <, nachts <
- **Podophyllum D3, D4, D6:** krampfartige Leibschmerzen, die zum Schreien nötigen, berührungsempfindliche Lebergegend, aber leichtes Reiben >, Wärme <, Zusammenkrümmen <.

Neuraltherapie: Prinzip wie ☞ 5.6.2

Ordnungstherapie: Prophylaxe für akuten Notfall: Pat. soll entkrampfende Medikation (rezeptfrei, z.B. Spascupreel® Supp) zuhause haben. Tagesrhythmus der Ernährung: Fett und Eiweiß morgens besser verträglich, Kohlenhydrate nachmittags. Gallenkoliken treten nach abendlicher fettreicher Mahlzeit gehäuft auf.

Physikalische Therapien: Wie bei Gallensteinen ☞ 5.6.2

Phytotherapie
Dyskinesien
- **Wermut** (Artemisia absinthium) als Tee (Herba Absinthii, Tinctura Absinthii (beides sehr bitter!)
- **Mariendistel** (Silybum marianum) als Tee (Fructus Cardui Mariae),Tinctura Cardui Mariae Rademacher, in: Legalon 70® Drg./ 140 Kps./ Susp., Hepar-Pasc® 100 Tabl, Ardeyhepan® N Drg., hepaloges® N Drg.
- **Schöllkraut** (Chelidonium majus) als Tee (Herba Chelidonii maj), Tinctura Chelidonii Rademacher
- **Artischocke** (Cynara scolymus) in: Carminagal® Drg., Cynarix® N Drg.
- **Schafgarbe** (Achillea millefolium) als Tee (Herba millefolii), in: Salus Schafgarbe® Tr.
- **Löwenzahn** (Taraxacum officinale) als Tee (Radix Taraxaci cum Herba) 1-2 TL auf eine Tasse, kurz kochen lassen, in: Kneipp® Löwenzahn Pflanzensaft, Tareolon® Tr.
- **Komb.Präp.:** Aristochol® Konzentrat Granulat/ Kps./ Tr., Cefaschol® N Tr., Chelidophyt® N Tr., Choleodoron® Tr., Hevert® Gall Tr., Neurochol® N Tr., Galloselect® N Drg.
- **Fertigtee:** Cholosom® Tee, Salus® Leber-Galle-Tee Nr. 18, Kneipp® Galle und Leber-Tee N.

Kolik
- **Erdrauch** (Fumaria officinalis) in: Oddibil® Drg.
- **Pfefferminze** (Mentha piperita) als Tee (Folia Menthae pip), Tinct. Menthae pip., in: Cholaktol® forte Drg., Citaetol® Drg.
- **Tollkirsche** (Atropa belladonna) als Tinctura belladonnae 3x8 Tr. in Wasser bei schweren Spasmen, auch in: Rp. Ol. Carvi 5,0,Tinct. Belladonnae, Tinct. Chelidonii, Tinct. Cardui Mariae aa 10,0 Tinct. Valerian. aether. 15,0, 3x20 Tr./d.

5.6.4 Hepatitis

Akupunktur: Zur allgemeinen Befindlichkeitsverbesserung: B 19, M 36, KG 12, (LG 9), (KS 8). **Chron. Hepatitis:** Irreversibler Gewebsumbau nicht beeinflußbar; **unterstützend:** B 18, 19, Le 2, 3, M 36, N 1, KG 8 (Bauchnabel, Moxa auf Unterlage), 12.

Ausleitende Verfahren: Blutige oder (meist) trockene Schröpfungen mehrmals durchführen, verbessert die Durchblutung der Leber enorm (☞ 2.4.5). Aschner empfiehlt eine Blutegelbehandlung zur Entstauung der Leber (☞ 2.4.7).

Bach-Blütentherapie: Häufig Holly.

Elektroneuraltherapie: Bewährte Ind., zunächst Widerstände messen, danach ggf. Ther. (☞ 2.8).

Ernährungstherapie: Fettmodifizierte Vollwertkost (☞ 5.6.1). Lebensmittel nach Bekömmlichkeit einsetzen. Kaffee und Alkohol meiden.

Heilfasten: Bei Z.n. Hepatitis Senkung der Transaminasen möglich (☞ 2.11).

Homöopathie: Die Ind. der aufgeführten Mittel ist die Hepatitis A. Da in der Homöopathie die Pathogenese jedoch eine untergeordnete Rolle spielt, erscheint ein Therapieversuch auch bei anderen Formen der Hepatitis gerechtfertigt, wenn Arzneimittelbild und klinische Symptomatik übereinstimmen.

- **Chelidonium D2, D3, D4, D6:** pappiger oder bitterer Geschmack, Aufstoßen, Übelkeit, Krampfschmerz und Stiche in der Lebergegend, Schmerzen am unteren Winkel des rechten Schulterblattes, Verlangen nach Saurem
- **China D2, D3, D4:** starker Meteorismus, Aufstoßen, Leere im Magen. Übelkeit, Unverträglichkeit, blähender Speisen, Milch oder Obst, große Schwäche, nervöse Überempfindlichkeit, Berührungsempfindlichkeit, nachts <, Wärme >
- **Lachesis D6, D12:** aufgetriebener Leib, große Empfindlichkeit gegen Druck der Kleidung, Geschwätzigkeit, Neigung zu Kollaps, Wärme <, Schlaf <
- **Mercurius dulcis D3:** heftig stechende Leber, aufgetriebener, harter Leib, kann nicht auf rechter Seite liegen, Kälte <, Bettwärme <, bei symptomarmem Ikterus, der eine Mittelwahl nur schwer ermöglicht, ist Merc. dulc. Mittel der Wahl (wegen Toxizität in der D3 nicht zu lange geben!)
- **Natrium sulfuricum D3, D4, D6:** Berührungsempfindlichkeit der Lebergegend, Stechen der Leber bei tiefer Inspiration, frühmorgendlich Diarrhoe, reichlich Blähungen, mißgelaunt, melancholisch, feuchtes Wetter (Nebel) <
- **Podophyllum D3, D4, D6:** Empfindlichkeit des Oberbauches gegen Berührung und Kleidung, leichtes Reiben der Lebergegend >, Gefühl der Schwäche und Leere des Magens, krampfartiger Leibschmerz, Wärme und Zusammenkrümmen >, gußartige Diarrhoe nach Essen und Trinken.

Neuraltherapie: Krankheitsverlauf unter Neuraltherapie des abdominalen Grenzstranges rechts vergleichsweise besser als ohne Therapie (gilt auch für Lidocain, obwohl dieses über die Leber abgebaut wird).

Ordnungstherapie
Hepatitis B: Umgebungsuntersuchung, vorbeugende abwehrsteigernde Ther. für Kontaktpersonen. Nach Drogenkontakt, Transfusionen fragen. Sich selbst und Mitarbeiter vor Blutkontakt schützen. Gesundheitsarbeiter bes. gefährdet (☞ 5.14)

Hepatitis A: wie Hepatitis B, je nach Klinik wie Enteritis (☞ 5.5.4) oder wie Virusinfektionen (☞ 5.13.3) behandeln.

Physikalische Therapien
Hydro: Leib- und Rumpfwickel (lang liegend), während und nach Mahlzeit heiße Leberauflagen, heiße Rolle, Pelose, feuchte Wärme. *Cave:* Warme Vollbäder verringern die Leberdurchblutung, Sauna ist kontraindiziert.
Bew.ther.: Atem- und Entspannungstherapie (besonders Bauchmuskulatur).
E'ther.: Kurzwellen-Durchflutungen (☞ 2.20.10), Ultraschall (☞ 2.20.12) Lebergegend bei chronischer Hepatitis.
Mass.: Periostbehandlung (☞ 2.19.7) re. Rippenbogen, Bindegewebsmassage im Lebersegment re. Th 6-10 re.
Balneo: Kurorttherapie bei chronischer Form (☞ 5.6.2).

Phytotherapie: **Mariendistel** (Silybum marianum) als Tee (Fructus Cardui Mariae), Tinctura Cardui Mariae Rademacher, in: Legalon 70® Drg./ 140Kps./ Susp., Hepar-Pasc® 100 Tabl, Ardeyhepan® N Drg., hepaloges® N Drg.

Sauerstoff- und Ozontherapien
O3: Große Eigenblut-Ther. ☞ 2.26.4 akut: 8000 μg/d, 6-8 Behandl., danach nochmals 8 Behandl. mit 800-1000 μg alle 3 d. **Rektale Insufflation** ☞ 2.26.8, 20-25 μg/ml 300-500 ml.
HOT: ☞ 2.26.18 Besserung des Allgemeinbefindens, deutliche Verbesserung der Laborparameter (Senkung der pathologischen Leberenzyme), weniger chronische Leberschäden.
Tip: Infektiöse Bluttransfusionen könnten durch prophylaktische HOT-/UVB-Behandlung vermieden werden.
O2-Mehrschritt-Ther.: Adjuvant bei alkoholtoxischem Leberschaden und Leberzirrhose bewährt (☞ 2.26.17).

Zelltherapie/Organotherapie: (☞ 2.32). Indiziert bei chron.-agressiver Hepatitis und Leberzirrhose. KI: dekompensierte Zustandsbilder. Geeignete Organpräparate sind: Fetale Leber, fetaler Magen, fetaler Pankreas, fetaler Dünndarm, Plazenta, Bindegewebe (bei Zirrhose) und Nebenniere. Inj. mit je 100-150 mg Lyophilisat in halbjährigem Abstand durchführen. Daneben auch homöopathische Potenzierungen und Ultrafiltrate als Langzeit- oder Intervallbehandl. einsetzen.

5.6.5   Leberverfettung

Akupunktur: Ohne kurativen Anspruch, zur Milderung von Befindlichkeitstörungen: Le 5, 9, B 18 und 21, M 36, MP 3, 5, N 8.

Ausleitende Verfahren: Je nach Art der Gelose ist die Schröpfung der Leber-Gallezone eine sehr wirkungsvolle Therapie zur reflektorischen Hyperämisierung und Entödemisierung dieses Organs (☞ 2.4.5).

Eigenbluttherapie
Eig.blut mit Hämoaktivator: Aktiv. EB + Cholo 2-Injektopas und Calycast-Injektopas oder Hepatis Injektopas EKF, Rebas D4 Sanum und Injectio Lymphatica EKF. Nach der Blutentnahme 1 Amp. Phönix Neurotropan i.v. langsam injizieren.

Elektroneuraltherapie: Bewährte Ind., zunächst Widerstände messen, danach ggf. Ther. (☞ 2.8).

Ernährungstherapie: Häufige Ursachen sind chron. Alkoholabusus, Übergewicht bzw. Überernährung und Diabetes mellitus Typ II. Gewichtsreduktion nach Schema ☞ 2.10.7, keine Süßigkeiten, keine Zwischenmahlzeiten. Alkohol meiden. Streng fettarme Ernährung nicht erforderlich. Bei Alkoholabusus an Vitaminmangel durch Fehlernährung denken (bes. Vit. B-Gruppe).

Heilfasten: Verbesserung möglich; bei ernährungsbedingter Fettleber fast immer, wenn anschließend Ernährungsumstellung erfolgt ☞ 2.11.

Homöopathie

- **Acidum sulfuricum D4, D6, D12:** Kältegefühl des Magens, Verlangen nach Alkohol, Hitzewallungen mit sauren Schweißen, ungewöhnliche Mattigkeit, Schwäche mit Zittern
- **Antimonium crudum D3, D4, D6:** weißbelegte Zunge, wunde Mundwinkel, Gefühl, als ob der Magen überladen ist, üble Laune, Verdrießlichkeit, Essen <, Ruhe >, frische Luft >
- **Carduus marianus ∅, D2, D3:** Übelkeit, kolikartige Schmerzen, Obstipation, empirisch auch bei Ascites, Card. verbessert die Syntheseleistung der Leber
- **Iris versicolor D2, D3:** ständiger Speichelfluß, Magenbrennen, Übelkeit, Sodbrennen, saures Erbrechen, reichliche, wäßrige, saure Stühle, Migräneneigung
- **Jodum D4, D6:** Heißhunger, Durst, Abmagerung, Obstipation mit trockenen Stühlen, Unruhe, Bewegungsdrang, Hitzegefühl (bei manifester Hyperthyreose nicht unter D12)
- **Lycopodium D3, D4, D6, (D30):** starker Meteorismus, Obstipation, Heißhunger, aber satt nach wenigen Bissen, Druck der Kleidung und Berührung <, Reizbarkeit, Menschenscheu, Mißtrauen, 16-20 h <
- **Natrium sulfuricum D3, D4, D6:** Berührungsempfindlichkeit der Lebergegend, Stechen der Leber bei tiefer Inspiration, frühmorgendlich Diarrhoe, reichlich Blähungen, mißgelaunt, melancholisch, feuchtes Wetter (Nebel) <.

Ordnungstherapie: Ernährung umstellen, Gewicht senken (☞ 5.9.6); Alkoholkarenz (☞ 5.14.4).

Physikalische Therapien
Vgl. ☞ 5.6.4 chronische Hepatitis.
Hydro: Tägl. 1-2x ansteigendes Sitzbad und Leibumschlag, tägl. heiße Auflage (Lehm, Heublumensäcke, Fango, Kartoffeln) auf Lebergegend.
Mass.: Bindegewebsmassage im Lebersegment, Kolonbehandlung.
E'ther.: Kurzwellen- und Ultraschall-Behandlung im Lebersegment.

Phytotherapie
Mariendistel (Silybum marianum) als Tee (Fructus Cardui Mariae), Tinctur Cardui Mariae Rademacher, in: Legalon 70® Drg./ 140Kps./ Susp., Hepar-Pasc 100 Tabl, Ardeyhepan® N Drg., hepaloges® N Drg.

Sauerstoff- und Ozontherapien
Verfettung
HOT: ☞ 2.26.3 deutliche Verringerung der pathologisch erhöhten Leberenzyme

Zirrhose
O3: Anfangs 10 µg/ml. **Kleine Eigenblut-Ther.** ☞ 2.26.3, 2x /Wo, Steigerung auf insgesamt 9000 µg O2/O3 2-4x/Wo. bis Leberwerte normalisiert sind. Dann anschließend über mehrere Wo. 1600 µg 1-2x/Wo. Dauerther. bis max. 2000 µg, Serien von 5-8 Behandlungen. Insgesamt ca. 30 Behandlungen. **Große Eigenblut-Ther.** ☞ 2.26.4.
O2-Mehrschritt-Ther.: Hauptindikation; zum Vorgehen ☞ 2.26.17.

Zelltherapie/Organotherapie: (☞ 2.32). Wie Hepatitis ☞ 5.6.4.

5.7 *Harnsystem*

5.7.1 *Naturheilkundliche Behandlungsprinzipien*

Wie Leber und Gallenwege sind auch die Nieren sensible Entgiftungs- und Ausscheidungsorgane. Sie symbolisieren u.a. die Notwendigkeit, Verbrauchtes abzustoßen und sich von Unreinem zu befreien. Als paarige Organe werden sie im übertragenen Sinne auch den Bereichen Partnerschaft und Beziehung zugeordnet.

Akupunktur: Die Niere selbst ist akup.-therapeutisch wenig zugänglich. Funktionelle Dysurien sowie (nervöse) Harnverhaltung sprechen dagegen besser an. Achtung: Die Punktekombinationen sind nur Vorschläge. Es sollen in einer Sitzung nicht alle Punkte auf einem Meridian und insgesamt nicht mehr als 14 Nadeln verwendet werden.

Ausleitende Verfahren: Hinweisende Reflexzonen sind die Nieren- und Lumbalzonen (☞ Abb. in 2.4.4). Die Nierenzone ist bei der arteriellen Hypertonie (primär oder sekundär) meist blutig zu schröpfen (☞ 5.2.2) und ansonsten bei allen Harnwegserkrankungen im Sinne einer Reflexther. zu behandeln. Gerade bei den Nierenzonen nach den energetischen und konstitutionellen Situation des Patienten die Art der Schröpftherapie beachten (Energieleere oder -fülle). Immunologisch umstimmend wirken Baunscheidtierungen des unteren Rückens (☞ 2.4.8).

Bach-Blütentherapie: Der Gemütsstimmung entsprechend anwenden. Häufig Rock Rose und Aspen.

Bioresonanz-Therapie: Einzeln oder in Kombination mit anderen naturheilkundlichen Verfahren besonders bei Nephritiden und Zystitiden sinnvoll einsetzbar (☞ 2.6). Das therapeutische Vorgehen richtet sich nach der Grundmessung. Therapiedauer meist 20 Min. 1x/Wo.

Elektroneuraltherapie: Bei zahlreichen Nierenerkrankungen einsetzbar. Grundsätzlich zunächst Widerstände messen, danach ggf. Ther. (☞ 2.8).

Enzymtherapie: Indiziert bes. bei Pyelonephritis (Immunstimulation, Vehikel für Antibiotikatherapie).

Ernährungstherapie: Bei Nierenerkrankungen generell auf ausreichende Flüssigkeitszufuhr achten. Bei eingeschränkter Nierenfunktion eiweißreduzierte Kost.

Homöopathie: Die genannten Potenzen dienen nur als Anhalt. Zur Potenzwahl ☞ 2.12.5 und 2.12.11, konstitutionelle Behandlung (☞ 2.12.9) anstreben.

Ordnungstherapie: Oft mit dem Gefühl der Angst verknüpft, diese wird häufig nur somatisch registriert, daher Bach-Blüten-Ther. einsetzen (☞ 2.5), wodurch der Patient evtl. erst erkennt, daß er Angst hat.
Genügende Flüssigkeitsdurchspülung des Harntraktes. Hygiene. Niereninsuffizienz oft gekoppelt mit Obstipation (☞ 5.5.9) oder anderen Störungen der Giftstoffelimination. Oft kalte Füße.

Physikalische Therapien: Hauptziele sind die Anregung der Nierenfunktion und Diurese, Durchblutungsverbesserung der Organe des kleinen Beckens und Linderung der Beschwerden durch Hydro-Thermotherapie (☞ 2.17) und Trinkkuren (Säuerlinge, Hydrogencarbonatwasser ☞ 2.23).

Reflexzonenmassage des Fußes: Behandlung der Symptomzonen Niere und Blase mit weiteren Nebenzonen häufig hilfreich.

5

5.7.2   Pyelonephritis

Akupunktur: B 22, 23, 47, 58, N3, 7, (3E9), G 25.

Ausleitende Verfahren: Blutiges oder unblutiges Schröpfen der Nierenzone und der Lumbalzonen (Einfluß einer intestinalen Dysbiose auf die Entzündung), großflächige Baunscheidttherapie des unteren Rückens.

Bioresonanz-Therapie: Einzeln oder in Kombination mit anderen naturheilkundlichen Verfahren bei Nephritiden verschiedener Ursache bewährt (☞ 2.6). Das therapeutische Vorgehen richtet sich nach der Grundmessung. Therapiedauer meist 20 Min. 1x/Wo.

Eigenbluttherapie
Akute Pyelonephritis
Eig.blut: 1., 2., 3., 5. und 7. Tag Mischinjektion i.m.: 0,5 ml EB + Lachesis D 30 DHU, Pyrogenium D 20 Staufen, Esberitox, Formisocard und Formisoton D 12 beides Staufen Pharma.
Eig.blut mit Hämoaktivator: Aktiv. EB + Urologicum cplx. Weber/Weber oder uro-L90 N und Toxi-L 90.

Chronische Pyelonephritis
Eig.blut mit Hämoaktivator: Aktiv. EB + Juniperus cpl. Injektopas und Nephro-Injektopas.

Elektroneuraltherapie: Bewährte Ind., zunächst Widerstände messen, danach ggf. Ther. (☞ 2.8). *Cave:* Bei akutem, hoch fieberhaftem Verlauf kontraindiziert!

Enzymtherapie: Wobenzym® N 3x5, Phlogenzym 3x2 für 3-6 Wo.

Ernährungstherapie: Flüssigkeitszufuhr steigern, ggf. Eiweißaufnahme reduzieren.

Homöopathie

- **Acidum formicicum D6, D12, D30, D200:** als Umstimmungsmittel bei chron. Nephritis i.v., s.c. oder i.c., neuraltherapeutisch oder in Akupunkturpunkte, D6, D12 tägl., Hochpotenzen sehr selten, Reaktion (evtl. Erstverschlimmerung) abwarten
- **Acidum nitricum D4, D6:** häufiger Harndrang, übelriechender Harn (wie Pferdeharn), Nephritis, chron. Nephritis
- **Chimophila D1, D2:** empirisch bewährt bei chron. Pyelonephritis mit stinkendem Urin, schleimig-eitrigem Sediment, besonders bewährt bei Prostatikern, Diabetikern
- **Echinacea oral, D4:** i.v. zur Unterstützung der Immunabwehr
- **Equisetum hienale D1, D2, D3:** wundes Gefühl beider Nieren, dumpfer Schmerz mit Harndrang, Urinieren ein wenig
- **Hepar sulfuris D4, D6, D12:** allgemeine Eiterungsneigung, Überempfindlichkeit gegen Schmerz, Berührung, Kälte, bei chron. Nephritis, Nephritis nach Scharlach
- **Lycopodium D3, D4, D6:** vermehrter Harndrang, Rückenschmerzen in der Nierengegend, die sich durch Urinieren etwas bessern, rotes Harnsediment, scharfer Harngeruch
- **Sarsaparilla D2, D3:** viel Harndrang mit Abgang weniger Tr., Harn fließt im Stehen besser, brennende Schmerzen, besonders gegen Ende des Urinierens, schleimiger, blutiger Harn
- **Solidago D1, D2:** empirisch bei postinfektiöser Nierenschädigung, chron. Nephritis
- **Terebinthina D3, D4:** drückende, ziehende, brennende Nierenschmerzen, druckempfindliche Nierengegend, krampfhafter Harndrang, Algurie, Harngrieß, bei Scharlachnephritis, parenchymatöser Nephritis, Pyelonephritis

Manuelle Medizin: Chron. entzündliche und auch tumoröse Veränderungen können Begleitblockierungen in Höhe Th 10-12 zeigen. Rezidivierende Dysfunktionen in diesem Bereich sollten immer zu weiterer Abklärung bezüglich maligner Erkrankung Veranlassung geben.

Neuraltherapie: Rezidivierende Pyelonephritis: Störfeldsuche (☞ 2.14.7). Segmentther. über die Haut und den abdominalen Grenzstrang der betroffenen Seite.

Ordnungstherapie: Anerkannte Urologen kommen zunehmend von Antibiotikagabe bei diesem Krankheitsbild ab. Aus Erfahrung vieler Naturheilkundler ist bei Pyelonephritiden zumindest für die ersten Tage keine generelle Ind. zum Antibiotikaeinsatz gegeben. Trotzdem an die Aufklärungspflicht denken, wenn keine Antibiotika eingesetzt werden (wie bei Tonsillitis ☞ 5.4.2). Beziehung Ohr Niere beachten.

Physikalische Therapien

Hydro: Ansteigende Fußbäder, warme Packungen auf Nierengegend, Heizkissen.
Bew.ther.: Aktive und passive Bewegungen der Beine zur Thromboseprophylaxe, isometrische Spannungsübungen, Atemgymnastik zur besseren Belüftung der unteren Lungenbereiche.
Balneo: Bei chron. Pyelonephritis Trinkkuren mit Säuerlingen und Hydrogencarbonatwässern (**KI** bei nephrotischem Syndrom mit Ödemen und Hochdruck).

Phytotherapie
- **Bärentraube** (Arctostaphylus uva-ursi) als Tee (Folia Uvae ursi, wegen hohen Gerbstoffgehaltes nicht pur, sondern gemischt mit z.B. Pfefferminztee), als Extractum Uvae ursi fluid. 3x1/2 TL tägl. in Wasser, in: Uvalysat® Bürger Tr. (*cave:* Gravidität!)
- **Komb.Präp.:** Angocin® Drg., Neproselect® N Liqu., Carito® Kps., Cefanephrin® N Kps., Ceptinol® Lsg.
- **Fertigtee:** Hernia-Tee®, Heumann Blasen- und Nierentee Solubitrat® N, Hevert® Blasen- und Nierentee.

5.7.3 Infektionen der ableitenden Harnwege

Akupunktur:
Zystitis (Blasenenstzündung): B 23, 28, (32, 49), N 3, 11, (2), M 36, MP 6, 9, Le2, 3, KG 3, LG 3.
Harnwegsinfekt: (B 32), Le8, MP 6, KG 3.
Schmerzen in der Harnröhre: N 12, KG 3, Le 9, Moxa, (4).

5

Bioresonanz-Therapie: Einzeln oder in Kombination mit anderen naturheilkundlichen Verfahren besonders bei Zystitis erfolgreich (☞ 2.6). Das ther. Vorgehen richtet sich nach der Grundmessung. Therapiedauer meist 20 Min. 1x/Wo.

Eigenbluttherapie
Eig.blut (jeweils mit Pascotox® forte oder Esberitox®):
1. Tag: 0,3 ml EB
3. Tag: 0,5 ml EB
5. Tag: 1,0 ml EB
7. Tag: 2,0 ml EB
9. Tag: 3,0 ml EB

Eig.blut mit Hämoaktivator: Aktiv. EB + Juniperus-Komplex-Injektopas und Nephro-Injektopas.

Elektroneuraltherapie: Bewährte Ind., zunächst Widerstände messen, danach ggf. Ther. (☞ 2.8). *Cave:* Bei akutem, hoch fieberhaftem Verlauf kontraindiziert!

Ernährungstherapie: Flüssigkeitszufuhr steigern.

Homöopathie
- **Cantharis D3, D4, D6:** schneidender, brennender Schmerz von den Ureteren bis zum Penis, Empfindlichkeit gegen leichteste Berührung, Brennen besonders vor und nach dem Urinieren, tropfenweiser Abgang von Harn, auch unwillkürlich, unwiderstehlicher Harndrang
- **Capsicum D3, D4:** vergeblicher Harndrang, Blasenschmerz, Stechen und Brennen in der vorderen Urethra, während und nach dem Urinieren, Urethra schmerzt bei Berührung
- **Chimophila D1, D2:** empirisch bewährt bei Cystitis mit stinkendem Urin schleimig-eitrigem Sediment, besonders bewährt bei Prostatikern, Diabetikern
- **Dulcamara D2, D3, D4:** schmerzende Urethra beim Urinieren, trüber Harn Folge von naßkalter Witterung, Durchnässung, Wärme >, auch bei chron. Reizblase

- **Equisetum D1, D2, D3:** heftiger Blasenschmerz, Urinieren bessert nicht, Blase wie wund und voll, ständiger Harndrang, reichlich dunkler, scharfer, schleimiger Harn
- **Lycopodium D3, D4, D6:** vermehrter Harndrang, Rückenschmerzen in der Nierengegend, die sich durch Urinieren etwas bessern, beim Urinieren und danach schmerzhaftes Brennen längs der Urethra, rotes Harnsediment, scharfer Harngeruch
- **Mercurius sublimatus corrosivus D4, D6:** entzündete Urethra mit eitrigem Sekret, ständiger, schmerzhafter Harndrang, tropfenweiser Abgang blutigen, eitrigen Schleims, nachts <
- **Pareira brava D3, D4:** ständiger Harndrang, sehr heftige Schmerzen der Urethra und der Glans beim Urinieren, oft Abgang nur weniger Tr. dunklen, dicken, blutigen, eitrigen Harns
- **Sarsaparilla D2, D3:** viel Harndrang mit Abgang weniger Tr., Harn fließt im Stehen besser, brennende Schmerzen, besonders gegen Ende des Urinierens, schleimiger, blutiger Harn
- **Thuja occidentalis D3, D4, D6:** Harndrang, Gefühl, als ob nach dem Urinieren etwas in der Urethra zurückbleibt, langes Nachtröpfeln, unwillkürlicher Abgang, allgemeine Frostigkeit, Nässe und Kälte <, starker Kopf- und Halsschweiß, Wärme >.

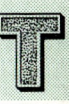

Manuelle Medizin: Im Bereich Th10-12 sehr häufig Dysfunktion bei chron. Infektionen der ableitenden Harnwege, jedoch auch bei chron. Prozessen im unteren Nierenpolbereich. Therapie ☞ 2.13.

Neuraltherapie: Bei Blasenreizung Quaddelschema für die Blase (☞ 2.14.8, Abb. 2.14-5) und epidurale sakrale Inj.

Orthomol. Med.: Bei rezid. Infekte Methionin zur Harnansäurerung.

Physikalische Therapien
Hydro: Ansteigende Fußbäder, Sitzbäder, Kamillen-Heublumen und T-Wickel, feuchtheiße Packungen auf den Unterbauch.
E'ther.: Auflagen-Peloide. Keine Kaltreize untere Körperhälfte, Sauna. Kurzwellen-durchflut. Blasengegend.
Mass.: Bindegewebsmassage (☞ 2.19.6) im Blasensegment Th 11-L 2 und S 2-4 (nach Head), Muskelzonenmassage.
Balneo: Trinkkuren, Moorbadkur, Bevorzugung von trocken, mildem Klima.

Phytotherapie: Wie Pyelonephritis, ☞ 5.7.2

Reflexzonenmassage des Fußes
Symptomzonen: Blase
Hintergrundzonen: Nieren, Harnleiter, Lymphsystem des Beckens, Nasen-Rachenraum, Milz.
Dosierung: Nach Verlauf, i.d.R. 2-3x/Wo. 20-25 Min., 6-12 Sitzungen.

Sauerstoff- und Ozontherapien: Spülung mit Ozonwasser ☞ 2.26.6 10 ml 27 μg/ml in entleerte Blase.

5.7.4   Harnsteine

Ernährungstherapie: Flüssigkeitszufuhr steigern. Ggf. purin- oder oxalatarme Kost.

Neuraltherapie: Bei Steinkoliken etagenförmige Grenzstrangbehandlung entsprechend der Höhenlokalisation des Steines, Schmerz klingt ab, aber die Austreibungsperistaltik bleibt erhalten.

Ordnungstherapie: Abendl. und nächtl. Flüssigkeitszufuhr (Vermeidung starker nächtl. Urinkonzentrierung bzw. Steinbildung)

Orthomol. Med.: Zur Calciumoxalatstein-Prophylaxe Mg^{2+} (nicht bei Magnesium-Phosphatsteinen!).

Reflexzonenmassage des Fußes: Wenn die physiologische Möglichkeit besteht, daß sich ein Nierenstein über den normalen Weg ausscheidet, Nierenzone als Symptomzone kräftig tonisieren, sonst kontraindiziert.
Hintergrundzonen: Blase, Augen, Ohren, Solarplexus.
Dosierung: Nach Verlauf, i.d.R. 2-3x/Wo. 20-25 Min., 6-12 Sitzungen.

5

5.8 Genitalorgane

5.8.1 Naturheilkundliche Behandlungsprinzipien

Mehr als an anderen Organen verkörpern sich an den Genitalien Geschlechtsbewußtsein, Stolz und Selbst-Identifikation. Störungen an Geschlechtsorganen haben daher häufig ihre Ursache in fehlender Selbstakzeptanz, Verneinung der eigenen Geschlechtsrolle oder innerer Auflehnung gegen den Partner. Naturheilverfahren sollten neben dem Durchbrechen fehlregulierter organischer Kreisläufe auch auf die Geist- und Gemütslage des Pat. einwirken.

Akupunktur: Die TCM setzt die Sexualkraft mit der Lebenskraft gleich. Beide gehören zum Funktionskreis Blase-Niere. Sexualstörungen zählen zu den besser beeinflußbaren Krankheitsbildern. Achtung: Die Punktekombinationen sind nur Vorschläge. Es sollen in einer Sitzung nicht alle Punkte auf einem Meridian und insgesamt nicht mehr als 14 Nadeln verwendet werden.

Atemtherapie: Sexuelle und genitale Störungen, z.B. Menstruationsbeschwerden, können sich im Laufe der Atemther. nach Middendorf positiv verändern, jedoch sind symptomorientierte Indikationen kein Anlaß für eine Ther. Voraussetzungen für eine sinnvolle Behandlung sind die Fähigkeit des Pat. zur Selbstreflektion und die Bereitschaft, Verantwortung für seine Krankheit zu übernehmen.

Ausleitende Verfahren: Die Schröpfreflexzone „Genitale" oder „kleines Becken" hat bei verschiedenen Pat. eine leicht schwankende Lokalisation (☞ Abb. in 2.4.4) und läßt sich manchmal schwer auffinden. Großflächige Trockenschröpfungen verbessern die Trophik und sind bei den meisten funktionellen und organischen Genitalerkr. häufiger indiziert als blutige. Ein Cantharidenpflaster über L5 wirkt bei allen Entzündungen im Beckenbereich Ödemen entgegen (☞ 2.4.9). Baunscheidtierungen sind bei akuten und chron. Urogenitalerkr. wegen ihrer umstimmenden, immunmodulatorischen und entgiftenden Wirkungen sehr günstig (☞ 2.4.8).

Bach-Blütentherapie: Der Gemütsstimmung entsprechend anwenden – besonders bewährt bei funktionellen und psychosomatischen Erkr.

Bioresonanz-Therapie: Einzeln oder in Kombination mit anderen naturheilkundlichen Verfahren bes. bei gynäkologischen Leiden erfolgreich (☞ 2.6). Das therapeutische Vorgehen richtet sich nach der Grundmessung. Therapiedauer meist 20 Min. 1x/Wo.

Elektroneuraltherapie: Bei zahlreichen urogenitalen Erkr. einsetzbar. Grundsätzlich zunächst Widerstände messen, danach ggf. Ther. (☞ 2.8).

Enzymtherapie: Häufig gute Resultate bei Prostatitiden, Adnexitiden und Mastopathien.

Homöopathie: Die genannten Potenzen dienen nur als Anhalt. Zur Potenzwahl ☞ 2.12.5 und 2.12.11, konstitutionelle Behandlung (☞ 2.12.9) anstreben.

Neuraltherapie: Bei Erkr. der Genitalorgane muß oft unter Einbeziehung übergeordneter Regelkreise die Schilddrüse, evtl. die sogenannte Rachendach-hypophyse, mitbehandelt werden. Bei chron. und therapieresistenten Erkrankungen Störfeldausschluß (☞ 2.14.7). Bei Beschwerden im kleinen Becken stets an Schmerzprojektion aus der Lumbalregion denken. Eine chron.-rezidivierende Adnexitis entpuppt sich gelegentlich als Irritation eines Ileosakralgelenkes. Bei allen Beschwerden im Bereich der primären Geschlechtsorgane kann das Quaddelschema Blase/Becken (☞ 2.14.8, Abb. 4) angewandt werden.

Ordnungstherapie: Generell den gesamten Bereich von Liebe, Partnerschaft und Sexualität prüfen. Nach versteckter Homosexualität suchen. Vgl. Psychologische Diagnostik (☞ 5.14).

Physikalische Therapien: Hauptziele sind Entzündungshemmung, Durchblutungsanregung, Abbau von gestörten Reflexzonen, Allgemeinbehandlung und vegetative Entspannung. Schwerpunkte bilden Hydro-Thermotherapie (☞ 2.17), Reflexzonenmassage (☞ 2.19.4) und Elektrotherapie (Kurzwelle ☞ 2.20.10).

Progressive Muskelrelaxation nach Jacobson: Kann als adjuvante Ther. bei psychosomatisch bedingten Beschwerden zur Minderung von Anspannung und Unruhe hilfreich sein, z.B. bei klimakterischen oder menstruellen Symptomen (☞ 2.30).

Zusätzlich: Bei empfindlichen Pat. und unklaren chron. Beschwerden auch an geopathische Felder (☞ 1.4.4) denken.

5

5.8.2 Prostata-Adenom (Benigne Prostatahyperplasie)

Ausleitende Verfahren: Cantharidenpflaster über L5 (☞ 2.4.9), Baunscheidtierungen mehrmals im Lenden-und Beckenbereich (☞ 2.4.8), blutige oder trockene Schröpfung an der Genitalzone (☞ 2.4.4 und 2.4.5).

Eigenbluttherapie: **Eig.blut mit Hämoaktivator:** 2x/Wo. aktiv. EB + 3 Amp. Cefasabal oder Juv 110 Amp. Phönix.

Elektroneuraltherapie: Bewährte Ind., zunächst Widerstände messen, danach ggf. Ther. (☞ 2.8).

Homöopathie
- **Conium D3, D4, D6:** Harndrang, muß nachts mehrmals Urinieren, muß morgens Blase mehrmals entleeren, Harnträufeln auf dem Weg zur Toilette, Ruhe <, Kälte <, nachts <
- **Digitalis D2:** Harndrang, besonders nachts, aber erschwertes Urinieren, nie viel Harn auf einmal, auch Harnverhalt, schmerzhaftes Urinieren, roter Urin, rotes Sediment (evtl. zusammen mit Sabal D 12 geben)
- **Ferrum picrinicum D4, D6, D12:** empirisch bewährt (z.B. bei Versagen von Sabal), besonders bei dunkelhaarigen Menschen mit gelbsüchtigem Aussehen und nervöser Erschöpfung
- **Populus tremuloides D1, D2:** empirisch bei Prostata-Adenom alter Männer
- **Sabal serrulata D1, D2:** „homöopathischer Katheter" (Mittel der Wahl), Gefühl, als ob Blase zu voll ist, Entleerungsschmerz, als ob der Strahl sich durch einen zu engen Ausgang zwängt, Streßinkontinenz

- **Solidago D1, D2:** empirisch bewährt, insbesondere in Verbindung mit Infekten der Harnwege und der Nieren
- **Staphisagria D3, D4, D6:** häufiges Urinieren, Abgang kleiner Mengen oder tropfenweise, Gefühl, als ob die Blase nie leer ist, Gefühl, als ob ständig ein Tr. durch die Urethra fließt, erhöhter Geschlechtstrieb, wollüstige Träume.

Neuraltherapie: Suprapubische oder transperineale Inj. an/in die Prostata; sonst Grundsätze wie ☞ 5.8.1.

Ordnungstherapie: Stauung im Unterbauch, z.B. Dysbiose (☞ 5.5.1).

Physikalische Therapien.
Hydro: Ansteigende Fußbäder, Sitz- oder Halbbäder (Zusatz von Kamille, Heublumen, Zinnkraut) auch T-Wickel. Warme Packungen auf die Blasengegend (Peloide, Heublumen). *Cave:* Bei fortgeschrittenem Wachstum nicht zu empfehlen.
Bew.ther.: Entspannungsbehandl., aktive Bewegung, leichter Sport, Frischluft.
Mass.: Bindegewebsmassage (☞ 2.19.6), Genitalsegment Th 10-12, S 1-3 (nach Head). Kolonbehandlung (☞ 2.19.9) bei Obstipation.
Balneo: Moor- und Thermalbäder.

Phytotherapie

- **Kürbissamen** (Semen Cucurbitae) in: Granufink Kürbiskerne/ Kürbiskern® Kps.
- **Sägepalme** (sabal serrulata) in: Prostagutt mono® Kps., Remi-geron® Kps., Strogen forte® Kps.
- **Brennessel** (Urtica dioica) in: Bazoton® Kps., Prostaforton® N Drg., Prosta-herb® N Drg.
- **Blütenpollen** in Cernilton® N
- **Komb.Präp.:** Cefasabal® Tr., ProstaFink® N Kps., Prostagalen® N Tr., Prosta-gutt forte® Kps./ Tr.

Reflexzonenmassage des Fußes
Symptomzonen: Prostata
Hintergrundzonen: Endokrinium, Leistenkanal, Lymphbahnen, Leistenbeuge und Becken, untere Wirbelsäule, Nasen- Rachenraum
Dosierung: Nach Verlauf, i.d.R. 2-3x/Wo. 20-25 Min., 6-12 Sitzungen.

Zelltherapie/Organotherapie: (☞ 2.32). Organpräparationen von Prostata, Testis, Plazenta (M), Bindegewebe und Hypothalamus beeinflussen auf physiologische Weise das benigne Prostata-Adenom. Lyophilisate und homöopathische Potenzierungen stehen dafür zur Verfügung.

5.8.3   Prostatitis (Prostataentzündung)

Akupunktur: B 54, Le 3, MP 6, KG 3, 4, (LG 1).

Eigenbluttherapie
Eig.blut: jeweils EB mit Pascotox forte oder Esberitox®

1. Tag: 0,3 ml	7. Tag: 2,0 ml
3. Tag: 0,5 ml	9. Tag: 3,0 ml
5. Tag: 1,0 ml	

Nach der Blutentnahme 1 Amp. Phönix Neurotropan i.v. langsam injizieren.

Eig.blut mit Hämoaktivator: Aktiv. EB + Pascotox forte. Nach der Blutentnahme 1 Amp. Phönix Neurotropan i.v. langsam injizieren.

Elektroneuraltherapie: Bewährte Ind., zunächst Widerstände messen, danach ggf. Ther. (☞ 2.8). *Cave:* Bei akutem, hoch fieberhaftem Verlauf kontraindiziert!

Enzymtherapie: Wobenzym® N 3x3, Phlogenzym 3x2 für 3-6 Wo. Bei abakterieller Prostatitis bes. wirksam.

Homöopathie
- **Belladonna D3, D4, D6:** Beschwerden kommen und gehen plötzlich, krampfartige Schmerzen, Erregung, Kälte <
- **Clematis D2, D3, D4:** vorübergehend stechender Schmerz in der Prostata, Blase kann nicht vollständig entleert werden, langsamer, dünner Strahl, Brennen und Stechen der Urethra, schleimiger Ausfluß, Kälte <, Bewegung <
- **Populus tremuloides D1, D2:** empirisch bei Prostatitis alter Männer mit Brennen und Schmerzen beim Urinieren
- **Pulsatilla D3, D4, D6:** bei akuter Prostatitis mit häufigem Harndrang, Harninkontinenz nachts, beim Gehen und beim Husten
- **Sabal serrulata D1, D2:** Gefühl, als ob die Blase zu voll ist, Entleerungsschmerz, als ob der Strahl sich durch einen zu engen Ausgang zwängt, Gefühl von Wärme oder Kälte in den Geschlechtsteilen, Rückenschmerz nach Koitus, ziehender Schmerz der Samenstränge
- **Selenium D3, D4, D6:** unwillkürlicher Abgang von Prostatasekret beim Sitzen, beim Gehen, beim Stuhlgang und im Schlaf, Gefühl, als ob ein Tr. die Urethra entlang läuft, Harninkontinenz beim Gehen, Nachtröpfeln des Harns nach Urinieren.

Manuelle Medizin: Die **chron. Prostatitis** zeigt häufig stummen klinischen Verlauf bezüglich des Organes, äußert sich jedoch häufiger in einer rezid. Dysfunktion L 4 und auch im Sakroiliakalgelenk. Ther. ☞ 2.13.4.

Neuraltherapie: Bei der **akuten Prostatitis** keine direkten Inj. (Abszeßgefahr); Segmenttherapie wie ☞ 5.8.1.

Ordnungstherapie: Wie ☞ 5.8.2 mit akuter Reizung bei oft vegetativ überlasteten Persönlichkeiten. Fragenbereich für die psychologische Diagnostik: Sexualität und Partnerschaft.

Physikalische Therapien
Hydro: Warme bis heiße Sitzbäder 39-40 °C, 10 Min., 3x/Wo., auch Moorzusatz, T-Wickel.
Bew.ther.: Gehen an frischer Luft bei chron. Prostatitis.
E'ther.: Kurzwellenbehandl. (☞ 2.20.10), Kondensatorfeld bei chron. Entzündung.
Mass.: Bindegewebsmassage (☞ 2.19.6) im Segment (☞ Prostata-Adenom).
Balneo: Moorbad.

Phytotherapie
- **Sägepalme** (sabal serrulata) in: Prostagutt mono® Kps., Remi-geron® Kps., Strogen forte® Kps.
- **Roter Sonnenhut** (Echinacea purpurea) in: Echinacin Liqu., zusammen mit Sägepalme in: Urgenin Drg./ Lsg./ Tr.
- **Komb.Präp.:** Prostagutt forte® Kps./ Tr., Prostatin N Drg., Protitis® Supp), Tumoglin®Tr.

5.8.4 Sexuelle Funktionsstörungen

Akupunktur: Oft sehr gute Erfolge mit Akup., je nach Ursache. Impotenz: B 23, (35, 38), 47, N 11, KS 6, MP 6, KG 2, 4, 6, LG 3, 4. Evtl. M 36, N 6, Sexualstörungen bei Frauen: B 31.

Atemtherapie: ☞ 5.8.1.

Ausleitende Verfahren: Bewährtes Vorgehen wie bei ☞ 5.8.2.

Autogenes Training: AT vermag die mit funktionellen Sexualstörungen meist einhergehenden Erwartungsängste und andere affektive Vorgänge zu dämpfen. Anstelle von nervöser Anspannung und Haltungen des Erzwingenwollens sexueller Reaktion erlaubt oft erst das Grundprinzip eines eher *akzeptierenden Geschehenlassens* ein ungestörtes und genußvolles sexuell-erotisches Erleben.

Bach-Blütentherapie: Der Gemütslage entsprechend behandeln.

Eigenbluttherapie:
Potenzstörungen
Eig.blut mit Hämoaktivator: Aktiv. EB + Ginseng-CP.-Injektionslösung u. Calycast-Injektopas. Nach der Blutentnahme 1 Amp. Phönix Neurotropan i.v. langsam injizieren.

Elektroneuraltherapie: Bewährte Ind., zunächst Widerstände messen, danach ggf. Ther. (☞ 2.8).

Homöopathie
- **Acidum phosporicum D3, D4, D6, (D30):** sexuelle Erregung trotz Schwäche, mangelnde Erektion, Kreuzschmerz und Depression nach Koitus, Schlaflosigkeit, Tagesschläfrigkeit, große körperliche und geistige Schwäche, nachts, Kälte, Wärme >
- **Acidum picrinicum D4, D6, D12, (D30):** starke sexuelle Reizung, heftige Erektionen, Priapismus, große Erschöpfung, frische Luft >, kaltes Wasser >
- **Agnus castus D3, D4, D6:** körperliche sexuelle Schwäche aufgrund sexueller Erschöpfung, Impotentia coeundi, Bewegung <, Ruhe >. **0, D1** bei übersteigerter Libido (Agnus castus=Keuschlamm, Mönchspfeffer)
- **Caladium sequinum D1, D2 :**
Männer: Ejaculatio praecox oder impotentia coeundi, abgeschwächte Libido, aber auch mangelhafte Erektion trotz Libido, Erektion verschwindet plötzlich während des Koitus, Gefühl, als ob die Geschlechtsteile aufgeblasen sind
Frauen: Frigidität, Sterilität, Husten mit Zusammenschnüren des Kehlkopf, Verlangen nach Tabak, Wärme <, Berührung <, Ruhe >, frische Luft >
- **Camphora D12:** plötzliche Erektionsschwäche bei Immissio
- **China D2, D3, D4:** sexuelle Schwäche nach sexuellen Überanstengungen, Operation oder schwerer Krankheit
- **Conium D6, D12:** sexuelle Erregung bei geschwächter Potenz, gehäufte Pollutionen, schmerzhafte Hoden und Samenstränge nach Erektion, nach langer Enthaltsamkeit D 30 1x/ Wo.
- **Panax Ginseng Ø, D1, D2:** sexuelle Schwäche, Ejaculatio praecox, nervöse Erschöpfung, Impotenz infolge körperlicher oder geistiger Anstrengung, Schwächegefühl der Lumbal- und Sakralregion

- **Phosphor D6, D12, D30:** ähnlich Acidum phosphoricum, außerdem erotische Träume und Vorstellungen, Pollutionen, Ejaculatio praecox
- **Selenium D3, D4, D6, (D30):** Pollutionen ohne Erektion, gesteigerte Libido mit mangelhafter Erektion, schwache, verspätete Erektion, große Schwäche nach Ejakulation, allgemeine Erschöpfung, rasche Ermüdbarkeit bei geistiger Arbeit, nervöser Kopfschmerz, oberflächlicher Schmerz, Tagesschläfrigkeit, Sonnenhitze <, Schlaf <, Alkohol <, Kälte >
- **Staphisagria D3, D4, D6** sexuelle Neurasthenie, alle Folgen von sexueller Anstrengung, dauerndes Nachdenken über Sexuelles, nach dem Frühstück >
- **Als Konstituionsmittel** kommen außerdem in Frage: Jodum, Natrium muriaticum, Nux vomica.

Manuelle Medizin: Sind Potenzstörungen durch Spasmen der tiefen Beckenmuskeln begünstigt oder gehen sie damit einher, führt dies häufig zu Beckenverringerungen mit chron. Schmerzzuständen (☞ Diagnostik, 4.5.2). Sie sind chirotherapeutisch einfach lösbar (☞ 2.13.4), müssen jedoch mit zusätzlicher Gymnastik behandelt werden.

Neuraltherapie: Unterstützend zu psychotherapeutischen Maßnahmen Inj. an die Schilddrüse, gynäkologischer Raum/Prostata; evtl. Infiltration von Episiotomienarben, wichtig bei Dispareunie, oder anderer Narben; sonst wie ☞ 5.8.1.

Ordnungstherapie: Behandler braucht klares Verhältnis zur eigenen Sexualität und muß wissen, was er vom Pat. will. Gefahr des unterschwelligen Flirts mit Pat.

Orthomol. Med.
Impotenz: Zink.
Potenzstörung alter Männer: Molybdän.

Physikalische Therapien
Impotenz
Hydro: Vegetative Beeinflussung durch Teilwaschungen, Schöpfbäder, Sitzbäder. Später mittlere und große Hydrotherapie (☞ 2.17.1) zur vegetativen Gesamtumstimmung.

Phytotherapie
- **Yohimberinde** (Pausinystalia johimbe) in: Tonaton® N Drg., Yocon-Glenwood® Tabl., Yohimbin „Spiegel"® Tabl.
- **Komb.Präp.:** Puamin Drg., Repursan® M Drg., testasa® Kps., *Cave:* Bei allen angegeben potenzsteigernden Mitteln erhebliche NW möglich, u.a. Erregung, Tachykardie, Bluthochdruck.

Progressive Muskelrelaxation nach Jacobson: Kann als adjuvante Ther. bei sexuellen Störungen zur Minderung von Anspannung und Unruhe hilfreich sein (☞ 2.30).

Zelltherapie/Organotherapie
(☞ 2.32). Liegen den Störungen organische oder funktionelle Ursachen zugrunde, können Organotherapeutika als biologische Bausteine zur Wiederherstellung von Struktur und Funktion eingesetzt werden. Das Wirkprinzip ist physiologischer als die Ther. mit reinen Hormonen.
- **Bei der Frau:** Zell-Lyophilisate, Ultrafiltrate, Hydrolysate und Homöopathika aus folgenden Ausgangsgeweben verwenden: Nebenniere (F), Ovarium, Plazenta (F), fetale Milz.

- **Beim Mann:** Nebenniere (M), Testis, Prostata, Plazenta (M).
- **Bei Stress-Symptomatik:** (Erschöpfung des Hypothalamus und der Nebennieren- Achse) Hypothalamus/Zwischenhirn
- **Alkoholkonsum und starkes Rauchen:** Leber und Herz einbeziehen.

5.8.5   Sterilität (Unfruchtbarkeit)

Akupunktur: Versuchsweise die unter ☞ 5.8.4. angegebenen Punkte. Unfruchtbarkeit der Frau: KS 6, KG 7 + Moxa, M 36, KG 3, 12.

Bach-Blütentherapie: Der Gemütslage entsprechend behandeln – häufig Walnut.

Elektroneuraltherapie: Bewährte Ind., zunächst Widerstände messen, danach ggf. Ther. (☞ 2.8).

Homöopathie

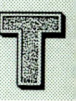

- **Aristolochia D12:** primäre und sekundäre Amenorrhoe, Fluor vaginalis, Depression, allgemeine Zerschlagenheit, viel Frieren, Diarrhoe, Blasenschmerz, stechender, reißender Gelenkschmerz, venöse Stase, Ekzeme, Sekretion (z.B. Regelblutung) >, Bewegung >, frische Luft >, Lokale Wärme >
- **Borax D3, D4, D6:** zu frühe, zu starke Menstruation (oder auch stark verzögert), erotische Träume, Fluor wie Eiweiß oder Kleister, Gefühl, als ob warmes Wasser die Beine herabfließt
- **Helionas dioica D1, D2, D3:** erschöpfte, nervöse, überarbeitete Frauen mit Kreuzschmerzen und Unterleibsbeschwerden, Gefühl von Schwäche oder Unwohlsein im Becken, zu frühe, zu starke Menstruation, Mastodynie, überempfindlich gegen Widerspruch, Ablenkung oder Beschäftigung >
- **Pulsatilla D3, D4, D6, (D30):** zu späte, zu schwache Menstruation, sehr unregelmäßige Periode, viel Frieren, kalte Füße, Ängstlichkeit, Weinerlichkeit, Trost >, Wärme < (trotz Frieren).

Neuraltherapie: Prophylaktisch bei Mumps nach der Pubertät beide Parotiden und Hoden bzw. Adnexe behandeln – dadurch angeblich Mumpsorchitis seltener und blander.

Ordnungstherapie

Nicht nur als Symptom behandeln, da oft Partnerschaftskonflikt mit ambivalentem Kinderwunsch besteht. Kind wird leicht zum Überdecken von Problemen in der Beziehung benutzt. Sterilität ist keine Krankheit, sondern Ausdruck der Tatsache, daß (noch) nicht die Voraussetzungen zum Aufwachsen eines Kindes gegeben sind.
Schwerpunkte bei der Frau: Maßvolle schulmedizin. Abklärung (Eisenreserve mittels Ferritinspiegel klären, Vit. B 12-Versorgung), allg. Erschöpfung, muß berufliche Tätigkeit aufgegeben werden, Einigkeit über zukünftige Arbeitsteilung in Familie, eigene Kindheitserfahrungen der Patientin, Erfahrungen der Mutter der Patientin mit Schwangerschaft und Geburt, finanzielle Absicherung, Reaktion von Eltern und Schwiegereltern.
Schwerpunkte beim Mann: Maßvolle schulmedizin. Abklärung, Alkohol- und Nikotinkarenz, Sicherheit der Partnerschaft, versteckte Trennungswünsche, spätere verstärkte Zuwendung der Frau zum Kind, Reaktionen schon vorhandener Kinder.

Orthomol. Med.: Zink, bei männlicher Fertilitätsstörung: Vit. E

Physikalische Therapien
Hydro: Teilwaschungen, Schöpfbäder, ansteigende Sitzbäder mit Moor.
E'ther.: Kurzwellen, Mikrowellen-, Dezimeterwellenther. (☞ 2.20.10 und 2.20.11).
Mass.: Bindegewebsmassage.

Phytotherapie: Bei Gelbkörperinsuffizienz: Mönchspfeffer (Vitex agnus-castus)
in: Agnolyt® Tr., Castufemin® Tr.

Reflexzonenmassage des Fußes
Symptomzonen: Genitale.
Hintergrundzonen: Endokrinium, LWS, Schneidezähne, Solarplexus.

Zelltherapie/Organotherapie
(☞ 2.32). Der potentielle Erfolg hängt von den anatomischen Voraussetzungen ab,
wobei die Sperma-Analyse beim Mann Orientierungshilfe gibt.
Bei der Frau kommen folgende Gewebe/Organe zum Einsatz: Die endokrine Kette
Hypothalamus – Hypophyse – Nebenniere – Ovarium. Daneben Uterus, Plazen-
ta (F) und Milz.
Beim Mann: Kombination Hypothalamus – Hypophyse (M), Nebenniere (M),
Testis, Prostata, Plazenta (M), Pankreas und Leber in die Behandlung einbeziehen.

Die Gewebe kommen auf verschiedenen molekularen Ebenen von der Stoßbe-
handlung mit Zellsuspensionen (Zelltherapie) über die Ultrafiltrate bis zu den
homöopathischen Potenzierungen zur Anwendung.

Zusätzlich: Ggf. geopathische Beratung (☞ 1.4.4).

5.8.6 Menstruationsbeschwerden

Akupunktur: *Cave:* In der Schwangerschaft nicht B 31, 60.
Dysmenorrhoe: B 31, (N 13, 14, 15), G 26, 27, 28, M 36, MP4, 6, 8, KG 3, 4.
Kreuzschmerzen immer B 31.
Amenorrhoe: B 31, 34, N 11, M 29, 30, MP 6, 7, KG 2, 3, 4, 6, LG 3, 4, 5.
Unregelmäßige Regelblutung: KG 3, 4, M 36, MP 6, 10.

Atemtherapie: ☞ 5.8.1

Ausleitende Verfahren: Bewährtes Vorgehen ☞ 5.8.2.

Autogenes Training: Mit dem AT lassen sich lindernde Wirk. bei während der
Menstruation auftretenden spastischen Schmerzen, bei Beschwerden des prämen-
struellen Syndroms sowie bei unregelmäßigen Blutungen im Klimakterium
erreichen.

Bach-Blütentherapie: Der Gemütslage entsprechend behandeln – häufig Rock
Water.

Bioresonanz-Therapie: Einzeln oder in Kombination mit anderen naturheilkundlichen Verfahren bei Menstruationssörungen verschiedener Art einsetzbar
(☞ 2.6). Das therapeutische Vorgehen richtet sich nach der Grundmessung.
Therapiedauer meist 20 Min. 1x/Wo.

Eigenbluttherapie

Eig.blut mit Hämoaktivator: Aktiv. EB + Aletris-CPL-Injektionslösung oder Mulimen pro injectione.

Elektroneuraltherapie

Bewährte Ind., zunächst Widerstände messen, danach ggf. Ther. (☞ 2.8).

Homöopathie

Amenorrhoe (Ausbleiben der Regelblutung)

- **Aristolochia D12:** primäre und sekundäre Amenorrhoe, Flour vaginalis, Depression, allgemeine Zerschlagenheit, viel Frieren, Diarrhoe, Blasenschmerz, stechender, reißender Gelenkschmerz, venöse Stase, Ekzeme, Sekretion (z.B. Regelblutung) >, Bewegung >, frische Luft >, lokale Wärme >
- **Cyclamen D3, D4:** zu späte oder aussetzende Menstruation, Mastodynie, allgemeine Schwäche, Reizbarkeit, wäßrige Rhinitis, Migräneneigung, viel Frieren, Wärme >, Bewegung >
- **Ferrum metallicum D3, D4, D6:** Amenorrhoe bei anämisch wirkendem Typus (blond, blaß, blaue Venenzeichnung), Gesicht aschfahl, aber auch vollblütig, große Schwäche trotz manchmal blühendes Aussehens, Diarrhoe, Reizblase, viel Frieren, Ruhe <, mäßige Bewegung >
- **Graphites D4, D6, (D30):** verspätete oder aussetzende Menstruation, trockene, rissige, schuppige Haut, Meteorismus, atonische Obstipation, viel Frieren, große Trägheit, Melancholie
- **Natrium muriaticum D4, D6, D12, (D30):** verspätete oder aussetzende Menstruation, Fluor vaginalis, Abneigung gegen Koitus und Männer, trockene Scheide, Abmagerung trotz Heißhunger, Verlangen nach salzigen Speisen, großer Durst, nervöse Reizbarkeit, Depression, Sonne <, 9-11h >, Koitus <
- **Pulsatilla D3, D4, D6, (D30):** zu späte, schwache, sehr unregelmäßige oder aussetzende Menstruation, milder Fluor, viel Frieren und kalte Füße, Ängstlichkeit, Depression, Weinerlichkeit, Trost >, Ruhe <, Wärme < (trotz Frieren), Bewegung im Freien >.

Menorrhagie (verlängerte Regelblutung)

- **Belladonna D3, D4, D6:** zu frühe, starke, übelriechende Menstruation, Unterleibskrämpfe mit Drängen nach unten, heißer Kopf, kalte Füße, Überempfindlichkeit der Sinne, Erregung, Beschwerden kommen und gehen plötzlich, Kälte <, Aufregung <
- **Calcium carbonicum D3, D4, D6, D12:** zu frühe, zu lange, zu starke Menstruation, besonders kurz nach der Menarche und im Klimakterium, saurer Fuß- oder Kopfschweiß, Obstipation, Kälte und Wärme <, Essen <, Anstregung <, im Freien >
- **China D2, D3, D4:** starke, dunkle, klumpige Regelblutung, postmenstruell große Schwäche, Meteorismus, große Empfindlichkeit gegen Berührung und alle Sinneseindrücke, Essen <, Kälte <, Wärme >
- **Cimicifuga D3, D4, D6:** unregelmäßige Periode, bei depressiven, hysterischen Frauen (mit Migräneneigung), häufiger Wechsel zwischen psychischen und physischen Beschwerden
- **Erigeron D2, D3:** hellrote, heiße, gußartige Blutung, dabei Schmerzen in der Nierengegend oder Spasmen der Blase mit schmerzhaftem Entleerungszwang, Bewegung <

- **Hamamelis D1, D2:** dunkle, gleichmäßig fließende Blutung, dabei Schmerzen der Bauchdecken, im Kreuz und im Becken, größeres Schwächegefühl, als es dem Blutverlust entspricht
- **Ipecacuanha D3, D4, D6:** starke gußartige, hellrote Blutung, mit Übelkeit und Brechreiz
- **Millefolium ∅, D1:** bewährtes Hämostypticum bei hellroten Blutungen
- **Nux vomica D4, D6, D12:** zu frühe, zu starke, zu lange Menstruation mit Krämpfen, Kreuzschmerz, Übelkeit, Drängen des Uterus nach unten, Reizbarkeit, Streitsucht, frische Luft <, warmes Zimmer >
- **Sabina D3, D4, D6:** zu frühe, zu starke Menstruation, hellrote, anfallsweise Blutung, die bei jeder Bewegung schlimmer wird, krampfartiger Kreuzschmerz, Wärme < (!)
- **Secale D3, D4, D6:** sehr starke, dunkle, übelriechende Blutung, Parästhesien der Glieder, große Angst, innerliches Brennen wie feuer, Bewegung, Berührung, Abkühlung >, frische Luft >
- **Ustilago maydis D2, D3, D4:** zu lange, zu starke Menstruation, bes. im Klimakterium, Blutung bei geringster Berührung z.B. bei digitaler Untersuchung.

Dysmenorrhoe (schmerzhafte Regelblutung)
- **Aristolochia D12:** prämenstruelle Krämpfe, Bauchschmerzen und Unterschenkelödeme, verstärkte Regelblutung, gelegentlich auch aussetzend, prä- und postmenstruell verschlechtert Allgemeinbefinden, Eintritt der Periode >, Bewegung >, frische Luft >, lokale Wärme >
- **Belladonna D3, D4, D6:** zu frühe, starke, übelriechende Menstruation, Unterleibskrämpfe mit Drängen nach unten, heißer Kopf, kalte Füße, Überempfindlichkeit der Sinne, Erregung, Beschwerden kommen und gehen plötzlich, Kälte <, Aufregung <
- **Chamomilla D2, D3, D4, D6:** heftiger, kolikartiger Unterleibsschmerz, dunkle klumpige Regelblutung, Nervosität, Ungeduld, abends und nachts <, Wärme <, aber Kolikschmerz besser durch Wärme
- **Cimicifuga D3, D4, D6:** herabdrängender, menstrueller Krampfschmerz, im Rücken hin und her ziehende Schmerzen, unregelmäßige Periode, besonders bei depressiven, hysterischen Frauen (mit Migräneneigung), rheumatoide Symptome während der Menstruation >
- **Crocus D3, D4:** krampfartiges Gefühl, als ob sich etwas Lebendiges im Unterleib bewegt, zähe dunkle Regelblutung, abstoßender Genitalgeruch während der Menstruation, auffälliger Wechsel zwischen depressiver Verstimmung und läppischer Heiterkeit
- **Cuprum metallicum D3, D4, D6:** kolikartiger Krampfschmerz, besonders prämenstruell, nachts <, jede Bewegung <
- **Cyclamen D3, D4:** zu frühe, zu starke Menstruation, Mastodynie, Depression durch Menstruation >, Bewegung >, ähnlich Pulsatilla, aber Verlangen nach Wärme
- **Magnesium phosphoricum D3, D4, D6, D12:** scharfer, kolikartiger Schmerz („wie mit Messer"), hauptsächlich prämenstruell, Berührung <, Kälte < Bewegung <, Wärme >, Zusammenkrümmen >
- **Nux vomica D4, D6, D12:** zu frühe, zu starke, zu lange Menstruation mit Krämpfen, Kreuzschmerz, Übelkeit, Drängen des Uterus nach unten, Reizbarkeit, Streitsucht, frische Luft <, warmes Zimmer >
- **Pulsatilla D3, D4, D6:** zu schwach, zu späte, mitunter auch aussetzend Menstruation, besonders bei jungen Frauen, Krämpfe, alles ist unregelmäßig

viel Frieren und kalte Füße, Depression, Weinerlichkeit, Trost >, Bewegung >, im Freien >, Wärme <, trotz Frieren

- **Sepia D3, D4, D6, D12:** verminderte und verspätete Menstruation, besonders in den Wechseljahren, Drängen des Uterus nach unten, alle körperlichen und seelischen Beschwerden prämenstruell <, heißer Kopf, kalte Füße, morgens ist alles schlimmer, Gleichgültigkeit, Depression, stickiges, warmes Zimmer <, viele Menschen <, Bewegung >, frische Luft >
- **Veratrum D3, D4, D6:** zu frühe, zu starke Menstruation, mit Krämpfen und kaltem Schweiß, Kollapsneigung, Wärme >, Liegen >
- **Viburnum opulus D1, D2, D3:** zu frühe, zu starke Menstruation, heftiger Krampf- und Kopfschmerz, Rückenschmerz zum Unterleib ziehend, große Nervosität und Unruhe, Bewegung >, im Freien >.

Manuelle Medizin: Häufig bedingt durch Iliosakralgelenks-Dysfunktion oder Beckenverwringung (☞ Diagnostik, 4.5.2), jedoch auch Dysfunktion myogen-reflektorischer Genese infolge chron. Infektion oder Mykose. Ther. ☞ 2.13.4.

Neuraltherapie: Quaddeln nach Blase/Becken-Schema (☞ 2.14.8, Abb. 4); gynäkologischer Raum; i.v.-Inj.; Quaddeln und Infiltrieren von Gelosen und Schmerzpunkten im Verlauf der „Generalstreifen".

Ordnungstherapie: Wunsch nach Schwangerschaft oder Kind abklären.

Orthomol. Med.
Prämenstruelles Syndrom: Vit. B6, Omega-6-Fettsäuren.
Amenorrhoe: Zink.
Dysmennorrhoe: Mg^{2+}, Ca^{2+}, Zink, Vit. B $_6$, Vit. C, Vit. E

Physikalische Therapien
Hydro: Ansteigende Fußbäder, prämenstruell ansteigende Sitzbäder, Halb- und Vollbäder mit Melisse, Moor. Stangerbäder. Lokale Kataplasmen-Heublumen, Moor, später Abhärtungsmaßnahmen. Moor- und Sole-Vaginalther. KI bei Endometriose, aber indiziert bei vegetativer und psychogener Dysmenorrhoe.

Bew.ther.: Beckenbewegungen zur Verbesserung der Durchblutung der Beckenorgane, Lockerungsübungen, Sport.
Mass.: Reflexzonenmassage (☞ 2.19.4) im Genitalsegment Th 10-L 1, S 2-4 (nach Head) – Bindegewebsmassage (☞ 2.19.6), Muskelzonenmassage, Periostbehandlung (☞ 2.19.7). Unterwassermassage (☞ 2.19.10).
E'ther.: Kurzwellen-Behandl. Unterleib (☞ 2.20.10), Mikrowelle-Vaginalstrahler.
Balneo: Badeorte mit Peloiden und Sole, radonhaltigen Wässern und Thermen.

Phytotherapie
Amenorrhoe bei Gelbkörperinsuffizienz
- **Mönchspfeffer** (Vitex agnus-castus) in: Agnolyt® Tr., Castufemin® Tr.

Metrorrhagie
- **Mutterkorn** (Secale cornutum) in: Secalysat® Bürger Tr., Methergin® Inj.Lsg./ Drg./ Tr. (*cave:* Übelkeit, periphere Durchblutungsstörungen, Ergotismus)milder wirken:
- **Fuchssches Greiskraut** (senesio fuchsii) in: Senecion® Tr.
- **Hirtentäschelkraut** (Capsella bursa-pastoris) als Tee (Herba Bursae past), Extract. Bursae past. 2x1 TL tägl.

Dysmenorrhoe
- **Gänsefingerkraut** (Potentilla anserina) in: Cefa-dian® Tabl.
- **Wanzenkraut** (Cimicifuga racemosa) in: Remifenin® Tabl./ Lsg., Chimisan® T-Tr.
- **Nachtkerzenöl** in: Epoc 500
- **Komb.Präp.:** Femisana forte® Mixtur.

Progressive Muskelrelaxation nach Jacobson: Kann als adjuvante Ther. bei psychosomatisch bedingten Beschwerden zur Minderung von Anspannung und Unruhe hilfreich sein (☞ 2.30).

Reflexzonenmassage des Fußes
Primäre und sekundäre Amenorrhoe, Dysmenorrhoe
Symptomzonen: Uterus und Ovarien
Hintergrundzonen: Endokrinium, Solarplexus, LWS, Dünndarm, ISG und Lymphsystem, Nasen- Rachenraum.
Dosierung: Nach Verlauf, i.d.R. 2-3x/Wo. 20-25 Min., 6-12 Sitzungen.

Sauerstoff- und Ozontherapien
O_2-Mehrschritt-Ther.: Bes. Erfolge bei Kopfschmerzsyndrom (☞ 2.26.17).

5

5.8.7   Fluor vaginalis (Scheidenausfluß)

Akupunktur: **Akut:** B 31, N3, G 26, 34, M 30, (29), MP 6, 9, KG 4, 6, 7.
Chron.: N 8, 11, KG 4.

Eigenbluttherapie
Eig.blut: EB jeweils mit Zusatz von Pascotox forte Inj. oder Esberitox

1. Tag: 0,3 ml	7. Tag: 2,0 ml
3. Tag: 0,5 ml	9. Tag: 3,0 ml
5. Tag: 1,0 ml	

anschließend 1x/Wo. 0,5 ml EB + Pefrakehl D6 Inj. und Notakehl D5 Inj.

Eig.blut mit Hämoaktivator: Aktiv. EB + Pascotox forte Injektp. später 1x/Wo. aktiv. EB + Pefrakehl D6 Inj. und Notakehl D5 Inj.

Elektroneuraltherapie: Bewährte Ind., zunächst Widerstände messen, danach ggf. Ther. (☞ 2.8).

Homöopathie
- **Cimicifuga D3, D4, D6:** oft rötlicher Fluor, Neigung zu Migräne, Angst, Herzneurose, große Schwäche, Schlaflosigkeit, Depression, häufiger Wechsel zwischen psychischen und physischen Beschwerden
- **Ferrum metallicum D3, D4, D6:** milchiger, wäßriger, wundmachender Fluor, oft verfrühte, blaßrote, verstärkte, verlängerte Menstruation, Gesicht bleich oder vollblütig, große Schwäche
- **Hydrastis D1, D2, D3:** dicker, zäher, gelber Fluor, klimakterischer Fluor, insgesamt Neigung zu dicken, gelben Sekreten aller Schleimhäute
- **Kreosotum D4, D6:** weißlicher oder gelblicher, scharfer, brennender Fluor, dabei wunde, geschwollene und juckende Vulva, brennende Schmerzen beim Urinieren und beim Koitus, bei Diabetikerinnen bewährt

- **Lilium tigrinum D2, D3, D4:** dünner, scharfer, bräunlicher Fluor, wunde, geschwollene Vulva, Prolapsgefühl der Vagina, welches Gegendruck verlangt (Kreuzen der Beine, Binden), oft erhöhter Geschlechtstrieb, sowie funktionelle Herzbeschwerden
- **Pulsatilla D3, D4, D6:** dicker, milder, milchiger Fluor, zu schwache, zu späte, mitunter auch aussetzende Menstruation, besonders bei jungen Frauen, Krämpfe, alles ist unregelmäßig, viel Frieren und kalte Füße, Depression, Weinerlichkeit, Trost >, Bewegung >, im Freien >, Wärme < trotz Frieren
- **Sepia D3, D4, D6, D12:** prämenstruell gelber, meist scharfer Fluor, wunde, brennende Vagina, verminderte und verspätete Menstruation, besonders in den Wechseljahren, Drängen des Uterus nach unten, alle körperlichen und seelischen Beschwerden prämenstruell stärker, heißer Kopf, kalte Füße, morgens ist alles schlimmer, Gleichgültigkeit, Depression, stickiges, warmes Zimmer <, viele Menschen <, Bewegung >, frische Luft >.

Neuraltherapie: Versuch Frankenhäuser-Plexus; Störfeldsuche (☞ 2.14.7).

Ordnungstherapie: Als Reinigungsfunktion vgl. ausleitende Verfahren (☞ 2.4). Folgen für Sexualleben klären. Chemische Reizung durch bestimmte Tampons häufig (z.B. „o.b", günstiger ist oft „tampona"). Manchmal Mykose mit Dysbiose (☞ 5.5.1).

Physikalische Therapien

Hydro: Sitzbäder, Vollbäder mit Kamillenbadeextrakt bei 37 °C, Moorbäder 37-39 °C, 10 Min., 3x/Wo.

Phytotherapie

- **Schafgarbe** (Achillea millefolium) innerlich als Tee (Herba millefolii)
- **Weiße Taubnessel** (Lamicum album) als Tee (Flores Lamii albi) innerlich und für Spülungen
- **Frauenmantel** (Alchemilla vulgaris) als Tee (Herba Alchemillae vulg) innerlich und für Spülungen
- **Malve als Tee** (Folia Malvae) für Spülungen
- **Kamille** (Matricaria chamomillae) und Salbei (Salvia officinalis) für entzündungshemmende Spülungen, Rp. Flor. Chamomillae, Fol.Salviae aa 50,0 2-3 EL auf 1 l Wasser als Aufguß.

Reflexzonenmassage des Fußes

Symptomzonen: Genitale.
Hintergrundzonen: Nasen- Rachenraum, Lymphsystem von Kopf, Hals und Leistenbeuge, Milz, Becken, Darm, Solarplexus.
Dosierung: Nach Verlauf, i.d.R. 2-3x/Wo. 20-25 Min., 6-12 Sitzungen.

Sauerstoff- und Ozontherapien

O3: Insufflation mit 50-100 ml Ozonwasser 10-20 μg/ml (Spritze mit Kunststoffkatheter), ozonisiertes Olivenöl (☞ 2.26.6).

5.8.8   Klimakterische Beschwerden

Akupunktur: LG 20, KS 6, M 36, G 21, B 31.

Atemtherapie: ☞ 5.8.1.

Ausleitende Verfahren: Vorgehen wie bei ☞ 5.8.1 und ☞ 5.8.2 beschrieben. Eine therapeutisch sehr wichtige Zone bei klimakterischen Beschwerden ist die „Hypertonie- und Depressionszone" bei L5, diese nur als Füllegelose blutig schröpfen (☞ 2.4.4) oder mit einem Cantharidenpflaster versehen (☞ 2.4.9). Gallezone blutig schröpfen. Die drastischen Reize der o.a. Aschner-Verfahren haben eine ausgesprochen hyperämisierende Wirk. auf die Genitalorgane. Zusätzlich aber auch die anderen Reflexzonen am Rücken beachten.

Bach-Blütentherapie: Der Gemütslage entsprechend behandeln – häufig Mustard, Scleranthus, Honeysuckle.

Bioresonanz-Therapie: Einzeln oder in Kombination mit anderen naturheilkundlichen Verfahren einsetzbar (☞ 2.6). Das therapeutische Vorgehen richtet sich nach der Grundmessung. Therapiedauer meist 20 Min. 1x/Wo.

Eigenbluttherapie
Eig.blut mit Hämoaktivator: Aktiv. EB + 3 Amp. Cefakliman. Nach der Blutentnahme 1 Amp. Phönix Neurotropan i.v. langsam injizieren.

Elektroneuraltherapie: Bewährte Ind., zunächst Widerstände messen, danach ggf. Ther. (☞ 2.8).

5

Homöopathie
- **Acidum sulfuricum D4, D6, D12:** klimakterische Hitzewallungen, völlige Erschöpfung nach Schweißausbruch, kalter, saurer, klebriger Schweiß, Berührungsempfindlichkeit, oft rheumatoide Beschwerden kleiner Gelenke, Reizbarkeit, Ungeduld, feucht-kaltes Wetter <, Wärme >
- **Aristolochia D12:** Nachtschweiß, allgemeine Frostigkeit, klimakterische Arthropathie mit stechenden, reißenden Schmerzen aller Gelenke, wochenlang gedrückte Stimmung mit Weinerlichkeit, bei wiedereinsetzender Menstruation >, Bewegung >, frische Luft >
- **Belladonna D3, D4, D6:** heißer, dampfender Schweiß, aber Frostigkeit, hochroter Kopf, pulsierender Kopfschmerz, Überempfindlichkeit aller Sinne, Erregung, Beschwerden kommen und gehen plötzlich, Kälte <, Aufregung <
- **Cimicifuga D3, D4, D6:** klimakterische Depression, Hysterie, sogar Psychose, Verzweiflung, Niedergeschlagenheit, Unruhe, häufiger Wechsel zwischen psychischen und physischen Beschwerden, Migräneneigung, Herzneurose, HWS-Syndrom, naßkaltes Wetter <
- **Glonoinum D6:** Blutwallungen zum Kopf, hochrotes Gesicht, pulsierender Kopfschmerz, Zurückbeugen des Kopfes >, jedes Bewegen des Kopfes <, Wärme <, Sonne <, Alkohol <, frische Luft >
- **Lachesis D6, D12:** Hitzewallung mit Schweißausbruch und Beklemmungsgefühl, Globusgefühl, Geschwätzigkeit, Depression, Eifersucht, enge Kleidung wird nicht vertragen, Schlaf <, Wärme <, Bewegung >
- **Pulsatilla D3, D4, D6:** aussetzende, sehr unregelmäßige Periode, Hitzewallungen und Depression bei ausbleibender Menstruation, Frostigkeit, kalte Füße, Angstlichkeit, Verzagtheit, Weinerlichkeit, Trost >, Ruhe <, Wärme < (trotz Frieren), Bewegung >, im Freien >
- **Sanguinaria D3, D4, D6, D12:** Hitzewallung in Brust und Gesicht (Belladonna eher akut, Sang. eher chronisch), Brennen an Händen und Füßen, Speichelfluß, Übelkeit, Kopfschmerz und Schulterschmerz (besonders rechts)
- **Sepia D3, D4, D6, D12:** klimakterische Depression und Hitzewallungen, Drängen des Uterus nach unten, alle körperlichen und seelischen Beschwerden

prämenstruell <, heißer Kopf, kalte Füße, morgens ist alles schlimmer, Gleichgültigkeit, Depression, stickiges, warmes Zimmer <, viele Menschen <, Bewegung >, frische Luft >

- **Sulfur D4, D6, D12:** Hitzewallungen mit trockener Hitze und Durst, erst später starke, übelriechende Schweiße, Brennen der Haut, deckt sich nachts auf oder streckt die Füße aus dem Bett, Schlafstörungen, Depression, Vergeßlichkeit, morgendliche Diarrhoe, flauer Magen um 11h, nachts <, Bettwärme <, Nässe und Kälte <, Wärme >, trockenes Wetter >.

Neuraltherapie: Behandlung Schilddrüse und gynäkologischer Raum.

Orthomol. Med.: Vit. E (400 IE, bei Bedarf bis 1200 IE), Vit. C, Niacin, Multivitamin- und Multimineralpräparate

Physikalische Therapien
Hydro: Wassertreten, kurze lauwarme Halbbäder, Sitzbäder, Bürstenbäder, Solebäder, Moorbäder, Stangerbäder. Unterwassermassage.
Bew.ther.: Entspannungs- und Atemtherapie.
Mass.: Bindegewebsmassage (☞ 2.19.6).
Balneo: Klimawechsel, radioaktive Heilquellen.

Phytotherapie: Wanzenkraut (Cimicifuga racemosa) in: Remifenin® Tabl./ Lsg., Chimisan® T-Tr.

Progressive Muskelrelaxation nach Jacobson: Kann als adjuvante Ther. bei psychosomatisch bedingten Beschwerden zur Minderung von Anspannung und Unruhe hilfreich sein (☞ 2.30).

Reflexzonenmassage des Fußes
Symptomzonen: Hypophyse, Genitale.
Hintergrundzonen: Thyreoidea, Darm, Lymphgebiet kleines Becken, Nasen-Rachenraum, untere Wirbelsäule, ISG, Gesäßmuskulatur.
Dosierung: Nach Verlauf, i.d.R. 2-3x/Wo. 20-25 Min., 6-12 Sitzungen.

Sauerstoff- und Ozontherapien
O2-Mehrschritt-Ther.: Auch bei unspezifischen Beschwerden gelegentlich gute Besserung (☞ 2.26.17).

Zelltherapie/Organotherapie: (☞ 2.32), vgl. ☞ 5.8.4, sexuelle Funktionsstörungen. Präparate aus Frontal-, Temporalhirn und Leber können zusätzlich eingesetzt werden.

5.8.9 Mastodynie und Mastopathie (schmerzhafte Brustvergrößerung)

Akupunktur: (M 15, 17), KG 17, Di 4, KS 6, LG 20.

Atemtherapie: ☞ 5.8.1.

Bioresonanz-Therapie: Einzeln oder in Kombination mit anderen naturheilkundlichen Verfahren hier und auch bei zystischen Veränderungen sinnvoll einsetzbar (☞ 2.6). Das therapeutische Vorgehen richtet sich nach der Grundmessung. Therapiedauer meist 20 Min. 1x/Wo.

Elektroneuraltherapie: Bewährte Ind., zunächst Widerstände messen, danach ggf. Ther. (☞ 2.8).

Enzymtherapie: Wobenzym® N 2x10 + Vit.E 1000 IE (z.B. E-Mulsin® fortissimum 1-2 TL) über 6 Wo. oder Phlogenzym® 3x2 + Vit. E. Wirksam durch die Verringerung von Schwellungsneigung, Spannung und Zystenbildung.

Homöopathie:
- **Aristolochia D12:** Schmerz und Härtegefühl der (linken) Brust, verspätete, schwache, kurze Menstruation, Beschwerden prä- und postmenstruell <, während >, prämenstruell Unterschenkelödeme, Frostigkeit, lokale Wärme >, Bewegung >, frische Luft >
- **Conium D4, D6:** gespannte, schmerzhafte Brüste, Bruststiche, verhärtete Brustdrüsen, adjuvant auch bei Brusttumoren
- **Cyclamen D3, D4:** harte, gespannte, vergrößerte Brüste, Bildung wäßriger Milch >, zu frühe, zu starke Menstruation, Verlangen nach Wärme, Bewegung >
- **Helonias dioica D1, D2, D3:** geschwollene Brüste mit empfindlichen und schmerzhaften Brustwarzen, selbst durch Druck der Kleidung, oft erschöpfte, nervöse Frauen mit ständigen Kreuz- und Unterleibsschmerzen, erträgt keinen Widerspruch, Ablenkung oder Beschäftigung >
- **Phytolacca D2, D3:** geschwollene, harte, schmerzhafte Brüste, bei beginnender Mastitis (auch stillender Frauen) D 12, bei knotigen Brustveränderungen D 12, bei Milchstau D3, D4, zum Abstillen D1, D2, D3
- **Sabal serrulata 0, D1, D2, D3:** vergrößerte, druckschmerzhafte Brüste, stechender Schmerz der Ovarien und des Uterus, sexuelles Verlangen, morgens, nachmittags.

Manuelle Medizin: Mastodynie- oder mastopathieähnliche Beschwerden können durch Dysfunktionen Th 2-5 sowie C 2-5 vorgetäuscht werden. Postpartale Beschwerden, bes. im Sakroiliakalgelenk-Bereich, sind häufig auf Laxität des Bandapparates zurückzuführen (☞ 2.13.8, Prolotherapie).

Neuraltherapie: Brustkranz (Quaddelserie um die Mamille in ca. 2–3 cm Abstand); Schilddrüse mitbehandeln; Interkostalneuralgie und Myalgie abklären.

Ordnungstherapie: Bei Energieüberladung der Brust vorhandene weibl. Energie sinnvoll nutzen lernen. Bei prämenstruell auftretenden Beschwerden (z.B. auch Herpes labialis, Migräne, Stimmungsschwankungen) grundsätzlich genauso – nur sanfter – behandeln, als ob diese Beschwerden dauernd bestehen würden. Daneben das Hormon- und Genitalsystem therapieren. Vor Menstruation („ergotrope Phase") besteht Abwehrschwächung, Schwachzonen werden erkennbar.

Physikalische Therapien
Hydro: Ansteigende Armbäder und Prießnitz-Brustwickel.
Mass.: Bindegewebsmassage.
E'ther.: Kurzwellen im Kondensator- oder Spulenfeld Stufe I-II, 2-8 Min.
Photo: Rotlichtbestrahlung mehrmals tägl., 10-15 Min.

Phytotherapie
- **Mönchspfeffer** (Vitex agnus-castus) in: Agnolyt® Tr., Castufemin® Tr.
- **Komb.Präp.:** Mastodynon® Tr.

5.9   Endokrinum

5.9.1   Naturheilkundliche Behandlungsprinzipien

Die Feinregulation von Stoffwechselvorgängen ist Basis aller Körperfunktionen. Der Austausch der Stoffwechselprodukte findet im „Grundsystem" nach Pischinger (☞ 1.4.2) statt. Die Wirk. vieler Regulationsverfahren beruht auf einer verbesserten Regulation dieses Grundsystems. Ihre Grenzen liegen in fortgeschrittenen Hormondefiziten, die nur noch durch Substitution behandelt werden können. Auch in diesen Fällen kann eine zusätzliche Regulationsther. jedoch wertvoll ein.

Akupunktur: Irreversible Gewebsschäden, zu denen auch der Diab. mell. gehört, stellen in Europa keine Akup.-Ind. dar. In China werden jedoch Therapieversuche unternommen. Das unter ☞ 5.9.2 angegebene Programm ist in diesem Sinne aufzufassen.

Bach-Blütentherapie: Der Gemütsstimmung entsprechend anwenden.

Bioresonanz-Therapie: Einzeln oder in Kombination mit anderen naturheilkundlichen Verfahren bes. bei Diabetes mell. bewährt (☞ 5.9.2, Therapie ☞ 2.6).

Elektroneuraltherapie: Bei zahlreichen endokrinologischen Erkr. einsetzbar. Grundsätzlich zunächst Widerstände messen, danach ggf. Ther. (☞ 2.8).

Heilfasten: Gute Erfolge bei Diabetes mellitus, Hyperurikämie/Gicht und Fettstoffwechselstörungen.

Homöopathie: Die genannten Potenzen dienen nur als Anhalt. Zur Potenzwahl ☞ 2.12.5 und 2.12.11, konstitutionelle Behandlung (☞ 2.12.9) anstreben.

Neuraltherapie: Behandlung funktioneller hormoneller Dysregulation durch Inj. im Bereich der Schilddrüse, des gynäkologischen Raumes, der Prostata und der „Rachendachhypophyse". Zusätzlich Störfeldsuche (☞ 2.14.7).

Ordnungstherapie: Das Endokrinium ist ein langsam arbeitendes rhythmisches System, das durch Überlastungen aller Art in Mitleidenschaft gezogen werden kann. Nach Giftstoffbelastungen (vgl. ☞ 5.11.1), erblicher Belastung und degenerativen Tendenzen forschen.

Physikalische Therapien: Hauptziele sind die Normalisierung der Stoffwechselaktivität (Steigerung bzw. Dämpfung) und der vegetativen Ausgangslage, Erhöhung der Kohlenhydrat-Toleranz durch Muskeltätigkeit und Verbesserung der Haut- und Gefäßfunktion bei Diabetes mellitus und Adipositas.
Schwerpunkte der physikalischen Medizin sind hier die Hydrotherapie (☞ 2.17), Bewegungstherapie (☞ 2.18) und Balneotherapie (☞ 2.23).

Zusätzlich: Bei empfindlichen Pat. und unklaren chron. Beschwerden auch an geopathische Felder (☞ 1.4.4) denken.

5.9.2   Diabetes mellitus

Akupunktur: H 7, B 20, 21, 23, KS 6, 3E4, Le 2, M 36, MP 3, 5, (2), KG 12, (10), (LG 23).

Bach-Blütentherapie: Häufig Honeysuckle.

Bioresonanz-Therapie: Einzeln oder in Kombination mit anderen naturheilkundlichen Verfahren bei Typ I und Typ II erfolgreich (☞ 2.6). Das ther. Vorgehen richtet sich nach der Grundmessung. Therapiedauer meist 20 Min. 1x/Wo.

Eigenbluttherapie
Eig.blut mit Hämoaktivator: Zunächst 3x/Wo., später 2x/Wo. aktiv. EB ohne Medikamentenzusätze. Insges. 15-20 Inj. 1x/Monat Wiederholungs-Inj.

Elektroneuraltherapie: Bewährte Ind., zunächst Widerstände messen, danach ggf. Ther. (☞ 2.8).

Ernährungstherapie:
Verboten: Zucker, Honig, Ahorn- und Rübensirup, Birnen- und Apfeldicksaft sowie alle zuckerhaltigen Fertignahrungsmittel und Getränke. Tierisch eiweißarme Kost, viel Obst und Gemüse, 5-7 kleine Mahlzeiten. Künstliche Süßstoffe reduzieren oder meiden. Sie können in größeren Mengen die azidotische Stoffwechselsituation verstärken.
Typ I: Tagesspeisenplan muß nach dem Kohlenhydratanteil berechnet werden, Einteilung in 3 größere und 3-4 kleinere Mahlzeiten.
Typ II: Ernährungsumstellung nach Schema ☞ 2.10.7. Bei Gewichtsabnahme ist oft eine Umstellung von 5 auf 3 Mahlzeiten sowie eine völlige Normalisierung des Stoffwechsels möglich.

Heilfasten: Sehr gute Verbesserung möglich. Dauerhafter Erfolg nur bei anschließender Änderung der Ernährung ☞ 2.11. *Cave:* Orale Antidiabetika, Insulin bei Fastenbeginn absetzen, sonst Hypoglykämie!

Homöopathie
- **Kreosotum D4, D6:** kein Einfluß auf den Blutzucker, aber bewährt bei Folgezuständen von Diabetes mellitus (Pruritus, Katarakt, feuchte Gangrän, Furunkel)
- **Secale D3, D4, D6:** bei trockener, diabetischer Gangrän
- **Sulfur D12, (D30):** Verlangen nach Süßigkeiten, Heißhunger, ist aber nur wenig auf einmal, morgendliche Diarrhoe, die aus dem Bett treibt, um 11h flaues Gefühl im Magen, Brennen der Haut, muß nachts die Füße aus dem Bett strecken, nachts <, Bettwärme <, naßkaltes Wetter <, besonders bewährt in der D6 bei Furunkulose
- **Syzygium jambolanum:** mehrmals tägl. einige Tr. sollen blutzuckersenkende Wirkung haben, kann zusammen mit diätetischen Maßnahmen bei latentem bzw. mildem Diabetes mellitus versucht werden.

Ordnungstherapie
Typ I: Seelische Auslösefaktoren beobachten. Bei Kindern nicht zu intensiv mit Spritzen und Blutabnahmen vorgehen, da in Pubertät sonst erhebliche Mitarbeitsstörungen. Langfristig – d.h. lebenslang – gute Compliance geht absolut vor straffe Zuckereinstellung während einiger Jahre.

Typ II: Stoffwechselsyndrom bei älteren Menschen und bei Adipositas (☞ 5.9.6). Häufig Störfeld im Oberbauch. Seelisch oft Problematik von Geben und Nehmen. Alkoholkarenz (☞ 5.14.4).

Orthomol. Med.
Verbesserung der Glukosetoleranz: Chrom, Mangan, K$^+$, Niacin, Vit. C, Vit. B-Komplex
Prophylaxe der diabet. Neuropathie: Vit. B 6, B 12, Niacin, Inosit, Cholin
Prophylaxe der diabet. Retinopathie: Mg^{2+}, Zink, Selen, Vit. A, C, E
Diabetische Wundheilungsstörung: Zink, Vit. C.

Physikalische Therapien
Hydro: Hautpflege mit Ganzwaschungen, warme Bürstenbäder, warmes Bad 3x/Wo. (Zusatz Kiefer-Fichtennadel-Extrakt – Blutzuckerspiegel sinkt im warmen Bad). Warme Bäder: Zusatz Heublumen, Weizenkleie, Kamillenblüten, Eichenrinde gut bei Pruritus.
Bew.ther.: Stoffwechselanregende Bewegungstherapie als „Dauergymnastik", Sport (Radfahren, Schwimmen), KG in Abhängigkeit vom Blutzuckerspiegel. *Cave:* Hyperglykämie. Lauftraining tägl. 1 h; Spaziergang, Gartenarbeit. Empfehlenswert sind Sportarten mit mittlerer Intensität (50 % der maximalen Leistungsfähigkeit) und langer aerober Dauer (Joggen, Gehen, Radfahren, Wandern, Schwim- men). Hochintensive und schnellkräftige Belastungsformen (z.B. Sprint) vermeiden. Junge, metabolisch kompensierte Diabetiker können an Mannschaftssportarten teilnehmen, vorausgesetzt sie absolvieren Ausdauersportarten als Parallelprogramm. Bei längerfristigen Ausdauerbelastungen sollten alle 30 Min. eine Kohlenhydratmenge von ca. 10 g in Form von Obst, Fruchtsaft oder anderen Getränken zu sich genommen werden. An den Tagen, wo Sport betrieben wird, sollte die Insulindosis vor Belastung um 20 % vermindert werden. Der Sport sollte nicht zum Zeitpunkt der maximalen Insulinwirkung durchgeführt werden.

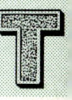

Photo: Sonnenbäder senken BZ und Insulineinstellung.
Mass.: Bindegewebsmassage als wohltuende Maßnahme.
Balneo: Klimakur im Gebirge kann zur Verbesserung der Kohlehydrat-Toleranz führen. Trinkkur mit Glaubersalzquellen (Karlsbad, Marienbad, Franzensbad, Bad Elster), alkalische Quellen-Bad Neuenahr.

Phytotherapie:
Guarmehl als Quellstoff zur Vermeidung schneller Blutzuckeranstiege in: Glucotard® Granulat, GuarVerlan® Granulat.
Sogenannte Blutzuckertees skeptisch betrachten, allenfalls adjuvante Wirkung.

Sauerstoff- und Ozontherapien
O3: Periphere O$_2$-Versorgung wird verbessert. Intravasale Ozontherapie (i.a. ☞ 2.26.5, Große Eigenblut-Ther. ☞ 2.26.4). **Diabetische Gangrän:** 27 μg/ml 10 ml i.a., Begasung ☞ 2.26.9.
HOT: ☞ 2.26.18 Verhinderung bzw. Verzögerung der Folgekrankheiten.

Zelltherapie/Organotherapie:
(☞ 2.32). Insulin ist als Produkt aus tierischen Pankreas eines der ältesten Organotherapeutika. Beim jugendlichen Insulin-Mangel-Diabetes (Typ I) kann eine Verminderung des Insulinbedarfes und ein besseres Stoffwechsel-Gleichgewicht erreicht werden. Verläßlicher spricht der Erwachsenen-Typ (Typ II), speziell der Altersdiabetes an. Folgende Komb. ist zu empfehlen: Zwischenhirn/Plazenta/Magen/Leber/Nebenniere. Zur Verfügung stehen Zell-Lyophilisate, Ultrafiltrate und homöopathische Potenzierungen. Inj. humaner Pankreas-Zellen ins Pfortader-System stehen weltweit im Experimentierstadium.

5.9.3　Blande Struma (Schilddrüsenvergrößerung)

Akupunktur: Evtl. M 10.

Eigenbluttherapie
Eig.blut mit Hämoaktivator: 2x/Wo. aktiv. EB + Thyreo-Injektopas, insges. 15 Inj.
1x/Monat Wiederholungsinj.

Elektroneuraltherapie: Bewährte Ind., zunächst Widerstände messen, danach
ggf. Ther. (☞ 2.8).

Homöopathie
- **Calcium fluoratum D6:** einfache und harte, knotige Struma
- **Calcium jodatum D3, D4, D6:** Struma bei Kindern und Jugendlichen, besonders,
  wenn chron. Otitiden oder Tonsillitiden gleichzeitig vorkommen
- **Flor de Piedra D6:** Struma nodosa, Adoleszentenstruma, Druck- und Span-
  nungsgefühl der Schilddrüse
- **Fucus vesiculosus D1:** 3x3-10 Tr./d bei Jodmangelkropf, Wirk. aufgrund hohen
  Jodgehaltes, *cave:* Hyperthyreose (Gewichtskontrolle, Herzbeschwerden!)
- **Spongia D2, D3:** bei Jodmangelkropf, Wirk. aufgrund des hohen Jodgehaltes,
  cave: Hyperthyreose (Gewichtskontrolle, Herzbeschwerden!), bes. bewährt bei
  strumigenem Reizhusten, Räusperzwang.

Bei Zystenkropf kommen in Frage: Apis D3, Bromum D4

Neuraltherapie: Die blande Struma ist häufig mit Symptomen der Hypo- und
Hyperthyreose vergesellschaftet, wobei beide Richtungen der Dysregulation
gleichzeitig auftreten können – trotz unauffälliger Laborwerte. Mit Quaddeln auf
Höhe der oberen und unteren Schilddrüsenpole behandeln (☞ 2.14.8 Abb. 14),
Inj. an die Kapsel und jeweils 0,5 ml in die Drüsenlappen (*cave:* vorher aspirieren!),
1 ml i.v., bei entsprechender Ind. zusätzlich gynäkologischer Raum und/oder
Störfeldexploration (☞ 2.14.7).

Ordnungstherapie: Thyroxinther. nach 2 J. Dauer meist nicht mehr notwendig.
Pat. wird oft beunruhigt, wenn er den Unterschied zwischen Unterfunktion und
Struma nicht kennt.

Physikalische Therapien
Hydro: Wechselwarme Ganz-, kalte Oberkörperwaschungen, Vollbad 37 °C mit
Baldrianwurzeln, Fichtennadel 2x/Wo. für 10-20 Min., Wassertreten, abends
wechselwarmes-Fußbad, Wadenwickel. Tägl. Heilerde-Halsumschläge, nachts Hei-
lerde- oder Pelose-Packung um den Hals oder kalte Schilddrüsen-Auflage.

5.9.4　Hyper- und Hypothyreose (Über- und
　　　　Unterfunktion der Schilddrüse)

Bach-Blütentherapie: Häufig Scleranthus.

Elektroneuraltherapie: Bewährte Ind., zunächst Widerstände messen, danach
ggf. Ther. (☞ 2.8).

Ernährungstherapie: Keine jodierten Speisesalze bei Hyperthyreose!

Homöopathie

Hyperthyreose

- **Aurum D6, D12, (D30):** große Unruhe, Depression, sogar Suizidneigung, Hypertonie mit rotem, heißem Kopf, kalte Hände und Füße, nachts <, Kälte(!) <
- **Calcium fluoratum D12, (D30):** Anschwellen der Schilddrüse mit Gefühl des Pulsierens, Gereizheit, große innere Unruhe, Konzentrationsunfähigkeit, besser durch Essen, Tremor, Muskelzuckungen, kein Schlaf zwischen 3 und 5h, nächtliches Hitzegefühl, Abmagerung trotz reichlicher Nahrungsaufnahme
- **China arsenicosum D3, D4, D6:** Tachykardie, Unruhe, Angst, Herzklopfen, Schweißausbrüche, Kachexie, indiziert wenn noch weitere Arsen- oder China-Symptome vorliegen
- **Flor de Piedra D12:** Struma nodosa, Adoleszentenstruma mit Hyperthyreose, Druck- und Spannungsgefühl der Schilddrüse, Herzklopfen, migräneartiger Kopfschmerz, Hitzewallungen
- **Jodum D12, 30:** innere Unruhe, Bewegungsdrang, Angst, Tremor, Abmagerung trotz Heißhunger, Herzklopfen, Tachykardie, trockener Reizhusten, ständiges Hitzegefühl, Wärme <, morgens < (nicht unter D12!)
- **Kalium jodatum D6, D12:** ähnlich Jod, mit folgenden Modalitäten: Kälte <, Wärme <, kalte Nässe <, Ruhe <, nachts <, Bewegung >
- **Lycopodium D3, D4, D6:** Schwäche, geistige Ermüdung, Reizbarkeit, Mißtrauen, Menschenscheu, Schreckhaftigkeit, Geräuschempfindlichkeit, Meteorismus, Leberleiden, 16-20h <, Ruhe <, Wärme <, frische Luft >, Bewegung >
- **Lycopus virginicus D1, D2, D3:** bei Hyperthyreose, wenn nervöse Herzbeschwerden im Vordergrund stehen.

Hypothyreose

- **Fucus vesiculosus D1:** 3x3-10 Tr. tägl. bei Jodmangelkropf, Wirk. aufgrund hohen Jodgehaltes; *cave:* Hyperthyreose (Gewichtskontrolle, Herzbeschwerden!)
- **Spongia D2, D3:** bei Jodmangelkropf, Wirkung aufgrund des hohen Jodgehaltes, *cave:* Hyperthyreose (Gewichtskontrolle, Herzbeschwerden beachten !), besonders bewährt bei strumigenem Reizhusten, Räusperzwang.

Neuraltherapie: Wie ☞ 5.9.3.

Ordnungstherapie: Autogenes Training (☞ 2.29) bei Unruhezuständen.

Physikalische Therapien

Hyperthyreose

Hydro: Dämpfung der Aktivität durch lokale Kälteeinwirkung: Heilerde-Halswickel-Lehmwickel bis zur Erwärmung (mehrmals wechseln); Rumpfwickel zum Wärmeentzug 3x tägl. Kühle Oberkörperwaschung, Wassertreten, abends Baldrianbäder 36-38 °C für 20 Min., Wadenwickel. *Cave:* Heiße Anwendungen verschlimmern!

Bew.ther.: Entspannungsgymnastik, Muskellockerung, Wandern.

Photo: Luftbad sehr günstig, aber keine Sonnenbestrahlung. Mittelgebirge oder Hochgebirgskur bis 1200 m.

Balneo: Milde Sole- und Schwefelbäder: Badenweiler, Hersfeld, Homburg, Bad Kissingen. *Cave:* Jodhaltige Luft in Seebädern, jodhaltige Solebäder.

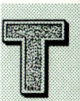

Hypothyreose
Hydro: Kräftige Reize günstig: Kneipp-Güsse (Knie-Vollguß), auch wechselwarme Waschungen, Wassertreten, ansteigende Fuß- und Armbäder, Voll-, Bürstenbäder.
Bew.ther.: „Dauergymnastik" zur Stoffwechselanregung.
Balneo: Seebäder, jodhaltige Solebäder.

Phytotherapie: Wolfstrapp (Lycopus) in: thyreo-loges® N Tabl., in **Komb.Präp.:** Lycovowen® N Tr., Mutellon® Tr., Thyreogutt® Tr./ Tabl.

Zelltherapie/Organotherapie: (☞ 2.32). Isolierte Schilddrüsenhormone haben den Vorteil exakterer Dosierbarkeit. Schilddrüsen-Gesamtpräparate als Thyroidea sicca und in homöopathischen Potenzen haben ein breiteres Wirkungsspektrum. Bes. in Globuliform kommt man bei 2-3 Gaben tägl. dem physiologischen Bedarf am nächsten. An **Zellinjektionen** empfiehlt sich zusätzlich Hypo- thalamus, fetale Schilddrüse und fetales Frontalhirn.

5.9.5   Gicht

5

Akupunktur: Evtl. MP 5, 6 und durchblutungsfördernd B 58, M 36, 31, MP 1, 6, 11, N 7.

Ausleitende Verfahren: Blutegel beim Gichtanfall (☞ 2.4.7), Cantharidenpflaster bei Gichttophi an den Großzehen (☞ 2.4.9). Kleine Aderlässe wegen häufig begleitender Viskositätserhöhung des Blutes und Stoffwechselazidose (☞ 2.4.6).

Eigenbluttherapie
Akuter Anfall
Eig.blut: 1., 2. und 4. Tag Mischinjektion i.m. 2,0 ml EB + 2 Amp. Traumeel® und 1 Amp. Restructa Fides. Weitere Inj. 2x/Wo.
Eig.blut mit Hämoaktivator: 1., 2. und 5. Tag aktiv. EB + 1 Amp. Traumeel® und 1 Amp. Restructa Fides. Weitere Inj. 2x/Wo.

Chronische Beschwerden
Eig.blut mit Hämoaktivator: Aktiv. EB + Harpagophytum D3 DHU oder Ledum Injektionslösung Pflüger + Harpagophytum D2 Injektionslösung Pflüger.

Elektroneuraltherapie: Bewährte Ind., zunächst Widerstände messen, danach ggf. Ther. (☞ 2.8).

Ernährungstherapie: Kein oder nur wenig Fleisch, Fisch, Geflügel und Wurst. Viel Obst. Ausreichend trinken.

Heilfasten: Sehr gute Verbesserung möglich. Dauerhafter Erfolg nur bei anschließender Änderung der Ernährung. *Cave:* Im Fasten Erhöhung der Harnsäure (☞ 2.11). Zur Anfallsprophylaxe reichlich Flüssigkeit, Allopurinol.

Homöopathie
• **Acidum benzoicum D2, D3, D4, D6:** Gelenkschmerz, besonders Knie, Finger, Zehen, Zehenballen, scharfer Uringeruch (wie Pferdeharn)
• **Acidum formicicum D12, 30:** als Inj. (i.v., s.c., i.c., nach neuralther. Gesichtspunkten, in Akup.-Punkte); Umstimmung bei gichtisch-rheumatischer Konstitution, allgemeine Schwäche, plötzliches Auftreten von Gliederschmerzen Empfindlichkeit gegen Nässe und Kälte, Bewegungsdrang, aber Bewegung <

- **Apis D3, D4, D6:** entzündliche, blaßrote, ödematöse, abgegrenzte Gelenkschwellung, heftiger, stechender, brennender Schmerz, starke Berührungsempfindlichkeit, Kälte >
- **Belladonna D3, D4, D6:** plötzlich auftretender Gelenkschmerz mit roter Schwellung, große Ruhelosigkeit, Kälte < (wenn das Verhalten auf Kälte nicht eindeutig ist, kann im akuten Anfall Apis und Bell. D6 stündlich im Wechsel gegeben werden)
- **Bryonia D1, D2:** in häufigen Gaben, *cave:* Überempfindlichkeit, blaßrote, geschwollene Gelenke, typisch ist der Schmerz bei kleinster Bewegung, Schwächegefühl, daß die Glieder kaum tragen, Gelenksteife, großer Durst auf große Mengen kalten Wassers
- **Colchicum D2:** Gelenkschmerzen mit außergewöhnlicher Schwäche und lähmungsartigen Erscheinungen, Berührung <, Bewegung <, Kälte <, Ruhe >, Wärme > (bei Auftreten von Diarrhoe seltenere Gaben bzw. höhere Potenz!)
- **Ledum D2, D3, D4:** Schmerzen insbesondere kleiner Gelenke, typisch ist die Besserung durch kalte Umschläge oder Güsse trotz allgemeiner starker Frostigkeit, Gichtophi, Alkohol <, Bettwärme <, nachts <, Bewegung <
- **Lycopodium D3, D4, D6, (D30):** chron. gichtig-rheumatische Konstitution mit Zerschlagenheit, Schwäche und Kraftlosigkeit der Glieder, oft Leberleiden, Bettwärme <, Ruhe <, 16-20h <, frische Luft >, Bewegung >
- **Sulfur D4, D6, D12:** bei Gicht, wenn Sulf. konstitutionell und die Modalitäten passen: abends, nachts <, Bettwärme <, Nässe und Kälte <, Wärme >, trockenes Wetter >.

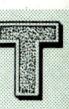

Neuraltherapie: Als Schmerztherapie. Bei entsprechender Anamnese, v.a. auch bei Gichtarthritis mit niedrigen Harnsäurewerten, Störfeldsuche (☞ 2.14.7).

Ordnungstherapie: Weniger bekannte Symptome der Hyperurikämie sind rotes Gesicht, Migräneanfälle, Wadenschmerzen, Nierengrieß, Epikondylitis. Beim Mann v.a. im mittleren Lebensalter, bei Frauen eher nach Menopause. Diuretikaeinnahme fördert Hyperurikämie. Oft bei Alkoholismus, ohne Leidensdruck des Pat. **Anfallssprophylaxe:** Harnsäure auf Werte unter dem Durchschnitt einstellen.

Orthomol. Med.: Folsäure, Vit. C.

Physikalische Therapien
Gichtanfall
Hydro: Kalte Kompressen, Güsse, erkranktes Gelenk direkt unter Wasserstrahl aus Leitung halten, bis Schmerz verschwunden ist. Eiskompressen.

Chronische Gicht
Hydro: Kalte Kneipp-Anwendungen wie Waschungen, Güsse, Teil- und Vollbäder mit Heublumen. Sauna 1x/Wo. Moor- und Schlammpackungen der erkrankten Gelenke, heiße Umschläge mit Heublumen, Kiefernadeln, Birkenblätter.
Bew.ther.: „Dauergymnastik" – Stoffwechselgymnastik, Spaziergänge, Schwimmen, Radfahren, Tennis, Tanzen, Holzhacken, Gartenarbeit.
Mass.: Klassische Massage (☞ 2.19.2).
Photo: UV-Ganzkörperbestrahlung erhöht Harnsäureausscheidung.
Balneo: Trinkkuren mit Kalziumsulfat und Natriumhydrogencarbonatwässern, Kneipp-Kurorte. Radiumbäder Trink- und Badekur, Schwefelbäder.

Phytotherapie: im **Anfall** Colchicin aus der Herbstzeitlosen (Colchicum autumnale); in: Colchicum-Dispert® Drg., Colchysat® Bürger Tr. (*cave:* max. Tagesdosis 8 mg Colchicin, bei Befundbesserung oder eintretender Diarrhoe Dosisreduktion!)

Sauerstoff- und Ozontherapien
HOT: ☞ 2.26.3 normalisiert erhöhte Harnsäurewerte im Serum, steigert renale Harnsäureausscheidung.

Zelltherapie/Organotherapie: (☞ 2.32). Über die medikamentöse Akut- und Basisbehandlung hinaus sind Organotherapeutika der Nieren, Nebennieren, Leber und Plazenta geeignet, kausal die Stoffwechselsituation zu verbessern.

5.9.6   Adipositas, Fettstoffwechselstörungen

Akupunktur: Fettstoffwechselstörung keine Akup.-Ind. Eine Suchtbehandlung wird meist über Ohr-Akup.-Punkte versucht. Ziel ist, dem Pat. die vegetativ-dystonen Begleiterscheinungen eines Entzugs zu mildern sowie die psychische Gesamtverfassung positiv zu beeinflussen, was mit der Akup. gut gelingt. Eine Adipositas kann jedoch nicht einfach „weggenadelt" werden. Suchtprogramm bei Adipositas: Antiaggressionspunkt unterhalb der Incisura intertragica; „Hungerpunkt" auf dem Tragus zwischen der Incisura intertragica und der Tragusvorwölbung; „Sonne" in der Mitte des Antitragus. Die Ohrakupunkturpunkte müssen mit einem Punktsuchgerät aufgefunden werden (vgl. ☞ 5.14.4, Suchtther.).

Ausleitende Verfahren: Mehrmals Aderlaß mit max. 100-150 ml Blut durchführen, weil meist auch eine Füllesituation mit Erhöhung des Hkt über 38 Vol% und Störungen der Mikrozirkulation vorliegen (☞ 2.4.3).

Eigenbluttherapie
Eig.blut mit Hämoaktivator: Aktiv. EB: 1.- 6. Wo. 2x/Wo. , ab 7. Wo. 1x/Wo. Nach der Blutentnahme 1 Amp. Phönix Neurotropan i.v. langsam injizieren.

Elektroneuraltherapie: Bewährte Ind., zunächst Widerstände messen, danach ggf. Ther. (☞ 2.8).

Ernährungstherapie: Langsame Ernährungsumstellung nach Schema ☞ 2.10.7, ohne Kalorien zu zählen. Wichtig: Eßverhalten (☞ 2.10.3), Wiederentdecken des Sättigungsreflexes. Bei zusätzlichen Fettstoffwechselstörungen: Tierische Fette (Fleisch, Wurst, Schmalz, Sahne) reduzieren oder meiden, nicht gehärtete Pflanzenfette und -öle in kleinen Mengen bevorzugen.

Heilfasten: Sehr gute Verbesserung möglich. Dauerhafter Erfolg nur bei anschließender Änderung der Ernährung (☞ 2.11).

Homöopathie: Da Fettstoffwechselstörungen keine homöopathisch verwertbaren Symptome sind, können hier keine entsprechenden Mittel angegeben werden. Möglicherweise kann das richtig gewählte Konstitutionsmittel aber auch den Fettstoffwechsel günstig beeinflussen. Häufigere Mittel:
Adipositas
- **Calcium carbonicum D30:** träge, verlangsamte Pat. mit Lymphknotenschwellungen, Fuß- und Kopfschweißen, saurer Schweiß und Stuhl, als Kind Milchschorf, Obstipation, Essen <, Anstrengung <, Kälte <, Nässe <, im Freien >
- **Fucus vesiculosus D1:** 3x10-20 Tr. tägl., Grundumsatzsteigerung durch Jodgehalt (*cave:* Hyperthyreose)
- **Graphites D30** frostige Pat. mit Neigung zu trockener, rissiger Haut, scharfe, übelriechende Sekrete, Obstipation, Essen >, Bewegung in frischer Luft >.

Neuraltherapie: Schilddrüsenbehandlung als Unterstützung bei Reduktionsdiät und Heilfasten.

Ordnungstherapie: Keine Diät, keine Kalorienreduktion, wenn nicht zugleich Lebensstil und Art der Ernährung massiv umgestellt werden.V.a. für Yang-betonte Menschen (hoher Blutdruck, Plethora, aktiv, eilig) ist fleischfreie Ernährung sinnvoll. Psychol. Diagnostik: Oft Aggressionshemmung. Maßvolle organische Abklärung. Sport (☞ 2.18. Bewegungsther.). Alkoholkarenz (☞ 5.14.4). Bei Gewichtsabnahme und Fastenther. (☞ 2.11) häufig toxische Krisen durch Giftmobilisierung aus dem Fettgewebe, die mit Demaskierung der Persönlichkeitsprobleme einhergehen. Vormittägliche Nahrungsaufnahme fördert den Gewichtsverlust.

Orthomol. Med.
Adipositas: Zink.
Hypercholesterinämie: Chrom, Lecithin, Omega-3-, Omega-6-Fettsäuren.
Hypertriglyzeridämie: Omega-3-, Omega-6-Fettsäuren, Lecithin.

Physikalische Therapien
Adipositas
Hydro: Körpertrockenbürstungen, wechselwarme und kalte Waschungen, Vollgüsse, Wickel und Packungen. Halb- und Vollbäder kühl von 35-28 °C oder ansteigend, Luftperl-Massagebäder, Sauna 2x/Wo. zur Stoffwechselanregung.
Mass.: Klassische Massagen (☞2.29.2), Unterwassermassage (☞ 2.19.10), Kolonbehandlung (bei Meteorismus).

Bew.ther.: Dauergymnastik („Stoffwechselgymnastik") Atemtherapie. Ausdauersport: Dauerlauf, Wandern, Schwimmen, Radfahren, Tennis, Golf. Intensive körperliche Arbeit wie Holzhacken, Gartenarbeit (Vorsicht bei Herzinsuffizienz). Muskuläre Beanspruchung in Form von aerobem dynamischem Ausdauertraining. Da bei Übergewichtigen aber auch die Gefahr einer Überbelastung der Gelenke besteht, empfiehlt es sich, das Sportprogramm mit eiem gezielten Muskelaufbau durch Krafttraining zu beginnen. Begleitend Schwimmtraining, um die Voraussetzungen für ein langfristiges Sportprogramm zu schaffen.
In den ersten 2–3 Mon. Trainingsprogramme von 3x/Wo. jeweils 40–50 Min. (inklusive Aufwärmphase). Ideale Sportarten: Gehen, Bergwandern, Laufen, Schwimmen, Radfahren und Ski-Langlauf.
Photo: Licht- und Luftbäder.
Balneo: Kneippkurorte, Terrainkur in Gebirgslagen. Sulfathaltige Mineralwässer, Glauber-Bittersalzquellen, heiße Kochsalzthermen wirken auch günstig auf Fettstoffwechsel (Baden-Baden, Wiesbaden).

Fettstoffwechselstörungen (Hyperlipoproteinämie)
Hydro: Kneipp'sche Anwendungen wie wechselwarme Waschungen, Teil-Güsse, Teilbäder, Halb- und Vollbäder (mit Zusätzen Latschenkiefer, Heublumen, Kalmus), Leibwickel, Packungen, Sauna 2x/Wo.
Bew.ther.: ☞ Adipositas.
Balneo: ☞ Adipositas. Kneippkurorte.

Phytotherapie
Adipositas: Sogenannte Species reducentes (adipositas-Tees) enthalten hauptsächlich pflanzliche Diuretika und Laxantien, sowie Karminativa zur besseren Verträglichkeit der Laxantien. Eine echte Fettreduktion wird nicht erzielt. Besser Quellstoffe zur Sättigung: Decorpa® Granulat, Glucotard® Granulat, GuarVerlan® Granulat.

Fettstoffwechselstörungen
Knoblauch (Allium sativum) roh verzehren, als Tinctura Allii sativi 3x 20 Tr. tägl., als Knoblauchfrischsaft: Knoblauch Pflanzensaft Kneipp®, als Knoblauch Kps.: Aktiv Kps. ®, Carisano Drg., Sapec Dr., Tegra Drg.
Guarmehl in Guarem® Granulat, Glucotard® Granulat, GuarVerlan® Granulat.

Sauerstoff- und Ozontherapien
HOT: ☞ 2.26.18 senkt Cholesterin- und Triglyzeridspiegel.

5.10 Bewegungsapparat

5.10.1 Naturheilkundliche Behandlungsprinzipien

5

Bewegungsorgane bedingen einen Teil der äußeren Freiheit eine Menschen. Durch sie artikuliert sich der natürliche Drang nach Ausdehnung, Spiel und Dynamik. Erkr. der Bewegungsorgane stellen bewußte oder unbewußte Sperren im „Fortschreiten" dar. Auch gehemmte Aggressionen stehen mit behinderter Bewegungsfähigkeit in Zusammenhang.
Stets stellt sich die Frage, an welchem Fortkommen der Erkrankte gehindert werden sollte und was ihn unbewußt zum Zurückhalten von Aggression und Bewegung veranlaßt. Die naturheilkundliche Behandlung beinhaltet daher sowohl physikalische Maßnahmen als auch ein Eingehen auf die Spannung zwischen Aggression und Bewegungshemmung.

Akupunktur: Bei den meisten funktionellen Schmerz-Syndromen des Bewegungsapparates ist mit sehr guten Erfolgen einer Akup.-Ther. zu rechnen. Selbst chron. Sehnen- und Bändererkr. zeigen erstaunliche Restitutionen. Eine floride rheumatoide Arthritis wird von einigen Autoren als KI angesehen, da ein akuter Schub verschlimmert werden könnte. Bei Arthrosen werden in der Hauptsache lokale Punkte verwendet. Mit Hilfe der Akup. kann bei Erkr. mit Gewebszerstörung, wie z.B. dem M. Bechterew, der Schmerzmittel-Verbrauch gesenkt werden.

Atemtherapie: Störungen des Bewegungssystems, z.B. funktionelle und degenerat. Erkrankungen, rheumatoide Arthritis und M. Bechterew, können sich im Laufe der Atemtherapie nach Middendorf positiv verändern, jedoch sind symptomorientierte Indikationen kein Anlaß für eine Therapie. Voraussetzungen für eine sinnvolle Behandlung sind die Fähigkeit des Pat. zur Selbstreflektion und die Bereitschaft, Verantwortung für seine Krankheit zu übernehmen.

Ausleitende Verfahren: Domäne der meisten ausleitenden Verfahren durch vielseitige therapeutische Wirkung insbesondere auf Bindegewebsstoffwechsel, Mikrozirkulation, Trophik und durch die externe Drainage von Schmerzmediatoren (☞ 2.4.2), deshalb auch bei „weichteilrheumatischen" Beschwerden, Neuralgien und muskulären Verspannungen angezeigt.

Autogenes Training: Die wichtigsten Wirkungen des AT als Therapiebaustein ergeben sich

- Durch seine muskelrelaxierenden und durchblutungsfördernden Wirkungen der Schwere- und Wärmeübung (z. B. in der Behandlung von Schulter-Arm-Syndromen, Zervikalsyndromen)
- Durch seine schmerzlindernden Suggestivwirkungen (z.B. bei Rheumabehandlungen, zur Unterstützung der Gelenkmobilisation oder z. B. zur Erleichterung der krankengymnastischen Rückenschule bei Lumbo-Ischialgien).

Bach-Blütentherapie: Der Gemütsstimmung entsprechend anwenden.

Bioresonanz-Therapie: Einzeln oder in Kombination mit anderen naturheilkundlichen Verfahren bei vielen Erkr. des Bewegungsapparates (auch bei Verletzungen) einsetzbar, bes. bei chron.-degenerativen Leiden und bei rheumatischen Beschwerden (Therapie ☞ 2.6). Das therapeutische Vorgehen richtet sich nach der Grundmessung. Therapiedauer meist 20 Min., 1x/Wo.

Eigenbluttherapie: Hauptindikationen bei chron. und degenerativen Erkr. sowie bei akuten Verletzungen (vgl. ☞ 3.9).

Elektroneuraltherapie: Bei zahlreichen Erkr. des Bewegungsapparates einsetzbar. Grundsätzlich zunächst Widerstände messen, danach ggf. Ther. (☞ 2.8).

Ernährungstherapie: Wichtig insbesondere bei den Erkr. des rheumatischen Formenkreises sowie bei Arthrosen, die häufig mit Übergewicht sowie einer zu hohen Belastung durch tierisches Eiweiß und Fette einhergehen.

Homöopathie: Die genannten Potenzen dienen nur als Anhalt. Zur Potenzwahl ☞ 2.12.5 und 2.12.11; konstitutionelle Behandlung (☞ 2.12.9) anstreben.

Enzymtherapie: Bei zahlreichen Erkr. der Bewegungsorgane gute Erfolge, z.B. Verletzungen, rheumatoiden Erkr. und multipler Sklerose. Wirkung u.a. durch Immunkomplex-Abbau, Durchblutungsförderung, Schwellungsminderung.

Neuraltherapie: Unterstützt durch die Schmerzlinderung andere therapeutische Maßnahmen, wirkt selbst entzündungswidrig und ist im Falle eines positiven Störfeldnachweises eine kausale Ther. (☞ 2.14.7). Mittels der Neuralther. kann die durch Anamnese und Untersuchung gefundene Diagnose überprüft werden.

Ordnungstherapie: Der Mensch ist ein Lauftier. Zur Vorbeugung also viel Bewegung, vor allem in den Alltag eingebaut wie Treppensteigen, zur Arbeit radeln etc. Senkung der Harnsäure auf höchstens Durchschnittswerte auch ohne schon bestehende Gicht. Sport. Bewußtseinsfördernde Techniken: Jacobson (☞ 2.30), Feldenkrais, Bioenergetik, Atemtherapie (☞ 2.28), mit Einschränkung auch Krankengymnastik (☞ 2.19). Massagen werden meist nur passiv konsumiert, es sei denn, der Masseur hält Kontakt zum Arzt und erhält genaue Anweisungen.

Physikalische Therapien: Hauptziele: Bekämpfung der Schmerzen und der Entzündung, Erhaltung der Funktion der Gelenke, Verhinderung von Kontrakturen, Muskelatrophien und Gelenkfehlstellungen. Ferner: Verbesserung der Durchblutung, Abbau des Mißverhältnisses von Belastung und Belastbarkeit, Verbesserung des Muskelgleichgewichtes.
Schwerpunkte sind die Hydro-Thermother. (kleine Hydrotherapie, Pelose, ☞ 2.17), Bewegungsther. (☞ 2.18), Massagen (Reflexzonenmassage, klassische Massage, ☞ 2.19), Elektrother. (Kurzwellen,Ultraschall, diadynamischer Strom, Träbert, ☞ 2.20) und Balneother. (☞ 2.23).

Progressive Muskelrelaxation nach Jacobsen: Besonders bei muskulären Verspannungszuständen von Nutzen (☞ 2.30).

Reflexzonenmassage des Fußes: Besonders bewährt bei einer Vielzahl von Schmerzsyndromen des Bewegungsapparates.

Zusätzlich: Bei empfindlichen Pat. und unklaren chron. Beschwerden auch an geopathische Felder (☞ 1.4.4) denken.

5.10.2 Rheumatoide Arthritis (primär chron. Polyarthritis)

Akupunktur: Rheumatische Geschehen allgemein: G 34, (38), 40, (43), MP 9, B 23, 3E15. Besonders kleine Gelenke befallen: B 23, G 30, 41, 3E5, Di 4.

Atemtherapie: ☞ 5.10.1.

Ausleitende Verfahren: Im schubfreien Intervall umstimmende und immunmodulatorische Ther. mit Schröpfen (☞ 2.4.4 und 2.4.5), Cantharidenpflaster (☞ 2.4.9) und periartikulärer großflächiger Baunscheidtierung (☞ 2.4.8), die auch an befallenen Organen, z.B. an der Schläfe bei rheumatischer Iritis wirksam ist.

Autogenes Training: Wirkungen des autogenen Trainings ergeben sich hier durch seine schmerzlindernden Suggestivwirkungen.

Bach-Blütentherapie: entsprechend Gemütsstimmung – oft Star of Bethlehem.

Bioresonanz-Therapie: Einzeln oder in Kombination mit anderen naturheilkundlichen Verfahren bewährt (☞ 2.6). Das therapeutische Vorgehen richtet sich nach der Grundmessung. Therapiedauer meist 20 Min., 1x/Wo.

Eigenbluttherapie

Eig.blut	**Variante**
Je 3x/Wo mit	Je 3x/Wo. mit
Cefossin und Cefarheumin:	Juv 110 Phönix:
• Inj. 0,2 ml EB + je 1 Amp.	• Inj. 0,2 ml EB + 1 Amp.
• Inj. 0,3 ml EB + je 1 Amp.	• Inj. 0,3 ml EB + 1 Amp.
• Inj. 0,5 ml EB + je 2 Amp.	• Inj. 0,5 ml EB + 2 Amp.
• Inj. 1,0 ml EB + je 2 Amp.	• Inj. 1,0 ml EB + 2 Amp.
• Inj. 1,5 ml Eb + je 2 Amp.	• Inj. 1,5 ml EB + 2 Amp.
• Inj. 2,0 ml EB + je 2 Amp.	• Inj. 2,0 ml EB + 3 Amp.
Weitere Inj. 2x/Wo., später 1x/Wo.	Weitere Inj. 2x/Wo., später 1x/Wo.

Eig.blut mit Hämoaktivator: Aktiv. EB + 3 Amp. Juv 110 Phönix oder 2 Amp. Cefossin und 2 Amp. Cefarheumin.

Elektroneuraltherapie:
Bewährte Ind., zunächst Widerstände messen, danach ggf. Ther. (☞ 2.8).

Enzymtherapie

Enzyme wirken hier als Basistherapie und müssen über mehrere Monate verordnet werden (u.a. wegen der anfänglich hohen Immunkomplexspiegel).

Anfangsdosis: Mulsal® N bis zu 3x8, Wobenzym® N bis zu 3x10.

Bei Besserung: Dosierung auf 3x3 vermindern.

Wegen anfänglich geringer analgetischer Wirkung der Enzyme hohe Dosen Vit. E (800 IE/d) oder Omega-3-Fettsäuren verordnen. *Cave:* Symptomatische Ther. (z.B. Corticosteroide) anfangs weiter nötig, später Reduktion.

Kombination mit anderen Basismedikamenten wie Gold oder Resorchin nicht vorteilhaft, Anwendung der Enzymther. nach Zytostatika-Ther. meist erfolglos.

Ernährungstherapie: Fleisch, Fisch, Geflügel meiden. Viel frisches Obst, hoher Rohkost-Anteil.

Heilfasten: Deutliche Verbesserung möglich (☞ 2.11).

Homöopathie

- **Acidum benzoicum D2, D3, D4:** subakut und chronisch, rheumatoide Schmerzen in verschiedenen Gelenken und Muskeln, besonders Knie, Finger und Zehen, flüchtiger, wandernder Schmerz, auch Einreibungen mit der D1 sind bewährt
- **Acidum formicicum D12 (D30, D200):** zur Inj. i.c., s.c., i.v., segmental oder in Akupunkturpunkte, auffallende Muskelschwäche, akute und chron. rheumatoide Schmerzen in allen Gliedern, Steifigkeit, Bewegungsdrang trotz vermehrter Schmerzen, Kälte und Nässe < (D30 und D200 nur sehr selten anwenden, Reaktion in jedem Fall abwarten)

- **Bryonia D1, D2:** akut, Schwäche, daß die Glieder kaum tragen, Steifigkeit aller Gelenke, blaßrot geschwollene Gelenke, großer Durst auf große Mengen, Reizbarkeit, typisch ist eine extreme Bewegungsabhängigkeit der Schmerzen, jede Anstrengung und Bewegung <, Wärme >
- **Causticum D3, D4, D6, (D30):** chronisch, Zittern, Kraftlosigkeit und lähmungsartige Schwäche der Glieder, brennender Schmerz, Gefühl, als ob die Glieder zu kurz sind, muß oft gähnen und sich ständig bewegen, Ruhe <, Kälte <, Zugluft <, feuchtes Wetter(!) >
- **Colchicum D3, D4, D6:** subakut und chronisch, Gelenkschwellung, wandernder, ziehender, schießender Gelenkschmerz, Berührungsempfindlichkeit, Schwäche, Lähmungsgefühl, Kälte <, Bewegung <, Wärme >, Ruhe >
- **Dulcamara D2, D3, D4:** akut, Steifigkeit in Nacken und Lenden, eiskalte, wie zerschlagene Glieder, Folge von Kälte und Nässe, Bewegung >, Wärme >
- **Ferrum metallicum D3, D4, D6:** akut, rheumatoider Muskel- und Gelenkschmerz, stechende, reißende Schmerzen besonders in den Schultern, muß nachts umhergehen, Ruhe <, mäßige Bewegung >, sowohl Kälte als auch Wärme können verschlechtern
- **Kalmia D2, D3, D4:** akut und chronisch, rheumatoide und neuralgische Schmerzen in Rücken, Wirbelsäule, Lenden, Schulterblättern und anderen Gelenken, oft mit Taubheitsgefühl verbunden, stechender Herzschmerz, deutliche Wetterabhängigkeit aller Beschwerden
- **Ledum D3, D4, D6, D12:** akut und chronisch, rheumatoide Schmerzen mit Steifigkeit des Rückens, Reißen und Zucken der Gelenke, Folge von punktförmigen Stichwunden (Nadelstiche, Insektenstiche), allgemeine Frostigkeit, aber Bettwärme <, kalte Güsse und Umschläge(!) >
- **Mercurius D4, D6, D12:** akut, Reißen und Steifheit in allen Gelenken und Muskeln, starke, übelriechende Schweiße, Schwäche mit Zittern, muß dauernd die Lage wechseln, nachts <, Bettwärme <, Kälte <

- **Rhododendron D1, D2, D3:** alle rheumatoiden Beschwerden, die bei Übergang zu windigem, regnerischem Wetter auftreten, typisch vor Gewitter und Sturm <, Ruhe <
- **Rhus toxicodendron D3, D4, D6, (D30):** akut und chronisch, Müdigkeitsgefühl der Muskeln und Gelenke, wie gelähmt, Gefühl, als ob die Gelenke zu kurz sind, ständiger Bewegungsdrang, Folge von Überanstrengung, Folge von Nässe und Kälte, Folge von Erkältung, Ruhe <, nachts <, Bewegung >, Wärme >
- **Spiraea D1, D2:** akut und chronisch, ziehende und reißende Gelenkschmerzen, die häufig die Lokalisation wechseln, starke Schweißausbrüche, Herzklopfen, Atembeklemmung, Bewegung <, Nässe < (*cave* bei Salicylatüberempfindlichkeit, Ulkusanamnese oder Asthma!)
- **Sulfur D6, D12, (D30):** bei entsprechender Sulfur-Konstitution
- **Thuja occidentalis D3, D4, D6, (D30):** chron., ziehende, reißende, brennende Muskel- und Gelenkschmerzen mit Lähmungsgefühl, plötzliches Auftreten und Verschwinden der Beschwerden, oft Folge von Inf. (besonders nach Gonorrhoe), allgemeine Frostigkeit, auffallender Gesichts- und Halsschweiß, Warzenbildung, nachts <, naß-kaltes Wetter (Nebel) <, Wärme >, Bewegung >.

Manuelle Medizin: Im nichtaktivierten Zustand Mobilisation sinnvoll.

Neuraltherapie: Akutes Stadium: Inj. besonders an die Gelenkkapsel und Bandstrukturen. **Intervall:** Auch über dem Gelenk quaddeln, unbedingt Störfeldabklärung (☞ 2.14.7).

Ordnungstherapie: Antirheumatika morgens geben. Oft Leberbelastung oder endokrine Degeneration, die dann entsprechend zu therapieren ist. Autoimmunkrankheiten gehen oft mit Dysbiose (☞ 5.5.1) und psychol. Auffälligkeiten einher.

Orthomol. Med.: Selen, Zink, Kupfer, Vit. C, E, Niacin, Omega-3-Fettsäuren.

Physikalische Therapien
Akut-entzündliches Stadium
Hydro: Gegen die Entzündung und Schmerzen: Wechselwarme bis kalte Waschungen, kalte Güsse, kalte Prießnitz-Umschläge der befallenen Gelenke. Kalte Fango-Pelose-Lehmpackungen, Kryotherapie (Eiskompressen, Eiswasser-Teilbäder, Ganzkörperkältetherapie), 3/4 Packung.
Bew.ther.: Lagerung zur Verhinderung von Spitzfußstellung und Knie-, Hüft- und Ellenbogengelenkkontrakturen, Dehnlagerungen auf fester Bettenunterlage. *Cave:* Knierolle. Bewegung der Gelenke passiv, assistiert aktiv und isometrische Spannungsübungen der Muskeln im schmerzfreien Raum, mehrmals tägl.
Mass.: *cave:* kontraindiziert.
E'ther.: Hydroelektrische Teilbäder (Zwei- u. Vierzellenbad). Thermotherapie mit Kurzwelle nicht indiziert.
Balneo: Kurbehandl. im akuten Stadium kontraindiziert, eher Krankenhausbehandl.

Inaktives-chronisches Stadium
Hydro: Durchblutungsförderung von Gelenke und Muskulatur. Wärmeanwendungen: Warme Pelose, Fango-, Moor-, Paraffinpackungen, warme Heublumensäckchen, heiße Sandvollbäder, Peloskneten, Dampfstrahlbehandl. der be- fallenen Gelenke, feuchtwarme Gelenkwickel, heiße (40-42 °C) Hand- und Fußbäder mit Bewegungsübungen. Warme (35-38 °C) medizinische Bäder mit Moorextrakten, Schwefel, Heublumen, Fichtennadeln, anschließend Schwitzpackung. Unterwassermassage mit Bewegungsübungen und anschließendem Prießnitzwickel de

befallenen Gelenke oder Packung, Stangerbäder, Sauna. Wechselwarme Teilgüsse, wechselwarme- kalte Waschungen, Bürstenbad und Packung.

Bew.ther.: Systematische Gelenkübungstherapie im schmerzfreien Raum im Trocken- und im Unterwasserbad, Bewegungsbad. Sandsacklagerung zur Verhinderung und Behandlung von Kontrakturen, isometrische Anspannungen. Schwimmen, Wandern, Golf, Tischtennis, Radfahren, Arbeitstherapie. *Cave:* Schmerzen sollen nicht provoziert werden.

Mass.: Klassische Massage (☞ 2.19.2) und Bindegewebsmassage (☞ 2.19.6) Rumpf und Extremitäten verbessert Gelenk- und Hautdurchblutung und Gelenkbeweglichkeit. *Cave:* keine Massagen an Gelenken oder Sehnenansätzen.

E'ther.: Stabile Galvanisation (☞ 2.20.2) der befallenen Gelenke, Iontophorese (☞2.20.2) mit Histamin. Phonophorese: Bevorzugung mit Ultraschall (Gleich- und Impulsschall 0,05-0,2 W/cm²) von Rumpf und Gelenken, diadynamischer Strom in der Mittelphase und Kurzwellen-Therapie (Spulenfeld) in Spätphase, besonders als Vorbereitung der Bewegungstherapie.

Photo: Luft- und Sonnenbäder mit Körper-Trockenbürstungen, UV-Ther.

Balneo: Nur im chron. Stadium, in Spätphase umstritten. Schwefel-, Moor- und Radonbäder bei sekundärarthrotischen Veränderungen, Rheumakurort mit Terrainkur. *Cave:* Überdosierung von ther. Reizen möglich wegen Adaptationsschwierigkeiten.

Phytotherapie: Adjuvant

• **Löwenzahn** (Taraxacum officinale) als Tee (Radix Tarxacicum Herba) 1-2 TL auf 1 Glas Wasser kurz aufkochen
• **Brennessel** (Urtica dioica) als Tee (Herba Urticae)
• **Birke** (Betula pendula) als Tee (Folia Betulae)
• **Teufelskralle** (Harpagophytum procumbens) als Romigal® Rheuma-Tee, in: Defencid Teufelskralle Extrakt-Tabl.®, Doloteffin Tabl.
• **Komb.Präp.:** Arthrosetten® N Drg., Phytodolor® N Tr., Uriginex
• **Fertigtees:** Hevert® Gicht-Rheuma-Tee, Kneipp® Rheuma Tee N,Salus® Rheuma Tee Kräutertee Nr. 12
• **Externa:** Heublumen (Flores Graminis) als Heublumensack, z.B. Kneipp® Heupack Herbatherm (*cave:* nicht im akuten Schub!), Kneipp Rheumasalbe® Capsicum N, Arthrosenex® N Salbe,Discmigon® Salbe, ABC-Wärmepflaster® N, Finalgon® N Schmerzpflaster, Rheuma-plast® N-Pflaster.

Sauerstoff- und Ozontherapien

O₃: Große Eigenblut-Ther. ☞ 2.2642 alle 2 Tage, 60-90 µg/ml, Zusätzlich intraartikuläre Inj. ☞ 2.26.5, Ozondampfbad (☞ 2.26.7), schmerzstillende Wirkung des Ozons.

HOT: ☞ 2.26.18 als Begleitther., schmerzstillende Wirkung, spart Antirheumatika.

Zelltherapie/Organotherapie (☞ 2.32).

Bei den zu den Autoimmunkrankheiten gerechneten mesenchymalen Systemkrankheiten sind Gewebe/Organe der Stützgewebe und des Immunsystems geeignet, kausal den Krankheitsprozeß zu beeinflussen. Zellpräparate, molekularbiologische Zubereitungen und Homöopathika folgender Organe/Gewebe sind erfolgversprechend:

• **Stützgewebe:** Fetaler Knorpel, Osteoblasten, Mesenchym/Bindegewebe
• **Organe:** Plazenta, Leber
• **Immunsystem:** Thymus, Milz, Nebenniere (geschlechtsspezifisch).

Molekularbiologische Dilutionen werden auch intrartikulär verabfolgt.

5.10.3 M. Bechterew (Spondylitis ankylosans)

Akupunktur: Keine Indikation. Zur Schmerz-Linderung können lokal Punkte des LG und des inneren Blasen-Astes gegeben werden.

Atemtherapie: ☞ 5.10.1.

Ausleitende Verfahren: Trockenschröpfen mit stehenden Gläsern oder Schröpfkopfmassage über einen längeren Zeitraum 2x/Wo. (☞ 2.4.5), Cantharidenpflaster von Wirbel zu Wirbel im Abstand von 1-2 Wo. setzen (☞ 2.4.9), intermittierend auch Baunscheidtierungen des ganzen Rückens (☞ 2.4.8).

Bioresonanz-Therapie: Einzeln oder in Kombination mit anderen naturheilkundlichen Verfahren bewährt (☞ 2.6). Das therapeutische Vorgehen richtet sich nach der Grundmessung. Therapiedauer meist 20 Min., 1x/Wo.

Eigenbluttherapie
Eig.blut
2x/Wo. paravertebral: 0,5 ml EB + 2 Amp. Juv 110 Phönix,
Neurotropan M Phönix und 0,5 ml Xyloneural.

2x/Wo. Cefossin und Cefarheumin:

Inj. 0,2 ml EB + 1Amp.	Inj. 1,0 ml EB + 2 Amp.
Inj. 0,3 ml EB + 1Amp.	Inj. 1,5 ml EB + 2 Amp.
Inj. 0,5 ml EB + 2 Amp.	Inj. 2,0 ml EB + 2 Amp.
	Weitere Inj. 2x/Wo., später 1x/Wo.

Eig.blut mit Hämoaktivator: 2x/Wo. aktiv. EB + 3 Amp. Juv 110 Phönix, davon 10 ml i.m. und weitere Inj. paravertebral unter Zugabe von 1 Amp. Neurotropan M und 0,5 ml Xyloneural.

Elektroneuraltherapie: Bewährte Ind., zunächst Widerstände messen, danach ggf. Ther. (☞ 2.8).

Enzymtherapie: Wie ☞ 5.10.2 rheumatoide Arthritis

Heilfasten: Verbesserung möglich (☞ 2.11).

Homöopathie
- **Lachnanthes tinctoria D3, D4, D6** steifes Genick, Brennen in der Wirbelsäule und den Iliosakralgelenken, eiskalter Körper
- **Stannum D3, D4, D6, D12** lähmungsartige Schwäche mit Zittern bei jeder Anstrengung, kann kaum gehen, Schmerzen beginnen und verschwinden langsam, Treppensteigen <.

Manuelle Medizin: Handelt es sich nicht um einen aktiven Schub der Erkrankung, so sollte regelmäßig Mobilisation, bes. der Kostotransversalgelenke, jedoch auch der ges. Wirbelsäule durchgeführt werden (☞ 2.13.4). Der wissenschaftliche Nachweis einer Verbesserung der Beweglichkeitskriterien ist eindeutig erbracht.

Neuraltherapie: Infiltration der Iliosakralgelenke und des lumbosarkalen Bandapparates sowie paravertebral auf Höhe der Affektion. An die Störfeldmöglichkeit Prostata denken.

Ordnungstherapie: Als Hausarzt Familienmitglieder auf HLA-B 27 untersuchen. Autoimmunkrankheiten gehen oft mit Dysbiose (☞ 5.5.1) und psychologischen Auffälligkeiten einher.

Physikalische Therapien

Akutphase: ☞ akute rheumatoide Arthritis (5.10.2)
Bew.ther.: Flachlagerung, Entspannungsübungen, tägl. Atemgymnastik, Bewegungsther. 2x tägl., 10 Min.

Außerhalb akuter Phasen
Hydro: Medizinische Bäder mit Kräuterzusätzen (Fichtennadeln, Heublumen), Sole, Moorschwebstoffen. Rücken-Bürstenbad. Warme Peloidpackungen, Heublumensäcke. Unterwasserdruckstrahlbehandl., anschließend gymnastische Übungen für Wirbelsäule und 3/4 Packung oder Rumpfwickel. Schwimmther., Sauna 1-2x/Wo., anschließend Gymnastik. Überwärmungsbäder (bei guten Herz-Kreislauf-Verhältnissen). Dampfdusche für Rücken-Dunstpackung. 3/4 Packung, heiße Rückenblitzgüsse.
Bew.ther.: Steht im Vordergrund als Einzelbewegungsther. zum Aufhalten der Wirbelsäule-Versteifung. Mobilisation der Wirbelsäule, Hüft- und Schultergürtel. Zunächst im Liegen, dann 4-Füßlerstand, Sitzen und Stehen. Dehnung verkürzter Muskeln in postisometrischer Relaxation und Beübung abgeschwächter Muskeln. Wichtig ist Schwimmther. (besonders Rücken-Schwimmen) gegen die BWS-Kyphose. Unterwasserbewegungsübungen. Atemther.: Brust- und Flankenatmung. Reichlich Wandern, Skiwandern, Tanzen.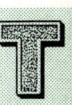
Mass.: Klassische Massagen (☞ 2.19.2), Bindegewebsmassage (☞ 2.19.6). Periostbehandlung (☞ 2.19.7), Thoraxmassagen.
E'ther.: Stabile Galvanisation, Wirbelsäule-Längsdurchflutung u. Iontophorese. Kurzwellen-Durchflutung der Wirbelsäule im Spulenfeld, Wirbelstromelektrode oder Kondensatorfeld, Dosis II-III, 10-15 Min. (☞ 2.20.10).
Ultrareizstrom oder diadynamischer Strom der Wirbelsäule. Ultraschall-Sacrum, Iliosakralgelenk, Beckenkamm, Wirbelsäule: 0,2-0,5 W/cm^2, 5-10 Min., 20 Behandlungen. Stabile Interferenzstrombehandlung.
Photo: UV-Ganzkörperbestrahlung, Licht-Luftbäder u. Sonnenbestrahlungen.
Balneo: Rheumakurorte mit Moor-, Schwefel-Radonbädern, Sole- oder Thermalbädern.

Reflexzonenmassage des Fußes
Symptomzonen: LWS, ISG
Hintergrundzonen: Darm, Nieren, Hüftgelenke, Symphyse, HWS.
Dosierung: Nach Verlauf, i.d.R. 2-3x/Wo. 20-25 Min., 6-12 Sitzungen.

Sauerstoff- und Ozontherapien:
O3: Große Eigenblut-Ther. ☞ 2.26.4, 1000 µg alle 2-3 Tage. Intraartikuläre Inj. ☞ 2.26.5

5.10.4 Arthrosen
(primär degenerative Gelenkveränderung)

Akupunktur
Wichtig: lokale Punkte um die jeweiligen Gelenke. Bei chron: Verläufen Moxa.
Gonarthrose: B 54, M 36, G 34, Le 9, Punkte in den Knieaugen, G 41, MP 6, 3E5.
Chronische Arthrose: M 36, MP 9 Moxa.
Ellbogen: Di 10, 11, (12), 3E10, KS 3, H 3, Dü 3, (8), Di 4, Lu 7, KS 6.
Sprunggelenk: MP 5, B 60, N3, M 41.

Atemtherapie: ☞ 5.10.1.

Ausleitende Verfahren
Wirbelsäule: Je nach Gelose meist an den indizierten Schröpfzonen (blutig) oder
großflächiger und mehrmals (unblutig) schröpfen (☞ 2.4.4 und 2.4.5).
Knie: Besonders bei („trockener") Gonarthrose ist das Cantharidenpflaster am
med. oder lat. Kniegelenksspalt ausgezeichnet wirksam. (☞ 2.4.9). Zusätzlich zur
Entstauung bei Vorhandensein einer (Mikro) Varikose in der Kniekehle Aderlaß
(alternativ auch lokalen oder Mikroaderlaß, ☞ 2.4.6).
Kleine Gelenke: Arthroseschmerzen an Hand- und Fußgelenken sowie am
Kiefergelenk (bei asthen. Pat. auch bei Koxarthrose) und Kreuz-Darmbeinirrita-
tionen mit Minifontanelle (Brennmoxe) behandeln (☞ 2.4.10).

Baunscheidt-Anwendungen sind am ganzen Bewegungsapparat bei degenerat. und
entzündliche Gelenkveränderungen ausgezeichnet wirksam, allerdings nicht während eines entzündlichen Schubes durchführen (☞ 2.4.8). Ultima ratio bei massiven
Schmerzzuständen inoperabler, operationsunwilliger oder highrisk-Patienten mit
Kox- oder Gonarthrosen: Große Fontanellentherapie (☞ 2.4.6).

Eigenbluttherapie
Arthrosen allgemein
- **Eig.blut** mit Juv 110 Phönix oder
  Cefossin und Cefarheumin
  – 1. Wo. 3x/Wo.: 0,5 ml EB + 3 Amp.
  – 2. Wo. 3x/Wo.: 1,0 ml EB + 3 Amp.
  – 3. Wo. 2x/Wo.: 1,5 ml EB + 3 Amp.
  – 4. Wo. 2x/Wo.: 2,0 ml EB + 4 Amp.
  – 5. Wo. 2x/Wo.: 2,0 ml EB + 5 Amp.
  Weitere Inj. in größeren Intervallen

- **Eig.blut mit Hämoaktivator**
  Aktiv. EB + Juv 110 Phönix in
  steigender Dosierung (beginnend
  mit 1 Amp. langsame Steigerung auf
  5. Amp). Insges. 20 Inj., monatlich
  Wiederholungsinjektion ist wichtig.

Koxarthrose (degenerative Hüftgelenkserkrankung)
- **Eig.blut mit Hämoaktivator** mit
  – 1.- 4. Wo. 3x/Wo.: Aktiv. EB + 4 Amp. Juv 110 Phönix
  – Ab 5. Wo. 2x/Wo.: Aktiv. EB + 5 Amp. Juv 110 Phönix
  – Ab 8. Wo. 1x/Wo.: Aktiv. EB + Wala Cartilago articularis coxae D6, D10;
    Wala Articularis coxae D6; Wala Viscum Mali e pl. tota D4;
    Wala Mandragora off. e rad. D3
  Injektionsbehandlung mit Walazusätzen mind. für 3 Mon. durchgeführen.

Periarthritis humeroscapularis (Schultergelenksentzündung)
- **Eig.blut (i.c. Inj.)**
  über dem Schmerzgebiet zur Behandl. chron. Myalgien, Myogelosen

– 2x/Wo.: 0,5 ml EB + Phönix Neurotropan M,
2 Amp. Phönix Juv 110 und 0,5 ml Xyloneural.
– oder i.c. Inj. über dem Schmerzgebiet zur Behandlung
chron. Myalgien, Myogelosen.
– 2x/Wo.: 0,5 ml EB + Vertebra-CPL.-Injektionslösung,
Spasmo Injektopas, Spondylose-Injektopas
● **Eig.blut (i.m. Inj):**
– 1. Wo. 3x/Wo.: 0,5 ml EB + Gnaphalium S-Injektopas,
Ginseng-CPL- Injektionslösung, Juniperus-Komplex-Injektopas.
– Ab 2. Wo. 3x/Wo.: 1,0 ml EB + Gnaphalium S-Injektopas,
Ginseng-CPL- Injektionslösung, Juniperus-Komplex-Injektopas.
– Ab. 3. Wo. 2x/Wo.: 0,5 ml EB + Gnaphalium S-Injektopas,
Ginseng-CPL- Injektionslösung, Juniperus-Komplex-Injektopas.
● **Eig.blut mit Hämoaktivator:** Anfangs 3x/Wo. später
2x/Wo.: Aktiv. EB + Gnaphalium S-Injektopas und Ginseng-CPL-Inj. oder
2 Amp. Juv 110 Phönix oder Berberis olpx und Ranunculus olpx.
Insges. 20 Inj., monatlich eine Wiederholungsinjektion.

Epicondylitis humeri (Tendopathie: Tennisellenbogen und Werferellenbogen)
Akute Beschwerden
● **Eig.blut:** 1.-3. Tag Mischinjektion Traumeel, Graphites Ho., Ferrum Ho,
Cimicifuga Ho von der Mischung die Hälfte i.v. injizieren, die andere Hälfte mit
0,5 ml EB mischen und i.m. verabreichen. Gleichzeitig 2 Amp. Juv 110 Phönix,
Neurotropan M Phönix, 0,5 ml Xyloneural und 0,2 ml EB i.c. um das Gelenk
quaddeln.
● **Eig.blut mit Hämoaktivator:** 3x/Wo.: aktiv. EB + Traumeel, Graphites Ho,
Ferrum Ho und Cimicifuga Ho. Die Hälfte der Heel Mischung bei Blutentnahme
i.v. applizieren, Rest mit akt. EB i.m.

Chronische Beschwerden
● **Eig.blut**
– 1. Wo. 3x/Wo.: i.m. 0,5 ml EB + Esberitox und Pyrogenium Hanosan gleichzeitig
2 Amp. Juv 110 Phönix und 0,5 ml Xyloneural i.c. um das Gelenk injizieren.
– 2.- 4. Wo. 3x/Wo.: i.m. 0,5 ml EB + Ranunculus olpx und Berberis olpx.
● **Eig.blut mit Hämoaktivator**
– 1. Wo. 3x/Wo.: aktiv. EB + Ranunculus olpx und Berberis olpx gleichzeitig 2
Amp. Juv 110 Phönix und 0,5 ml Xyloneural i.c. um das Gelenk injizieren
– ab 2. Wo. 2x/Wo. :aktiv. EB + Ranunculus olpx und Berberis olpx
– gleichzeitig 2 Amp. Juv 110 Phönix und 0,5 ml Xyloneural i.c. um das Gelenk.

Gonarthrose (degenerative Kniegelenkserkrankung)
● **Eig.blut**
– 1. Wo. 2x/Wo.: i.c. Inj. um das Kniegelenk: 0,5 ml EB + 2 Amp. Juv 110 Phönix,
Neurotropan M Phönix und 0,5 ml Xyloneural.
– 2.- 4. Wo. 1x/Wo. die gleiche Kombination
– ab 5. Wo. 14tägig, später 1x monatlich die gleiche Kombination
● **Eig.blut mit Hämoaktivator:** Aktiv. EB + zunächst 3, später 4 bzw. 5 Amp. Juv
110 Phönix.

Elektroneuraltherapie: Bewährte Ind., zunächst Widerstände messen, danach
ggf. Ther. (☞ 2.8).

Enzymtherapie
Arthrosen und Weichteilrheuma
Ziel: Verminderung der Schwellung, Aktivierung des Fibrinabbaus, Verbesserung der Durchblutung. Mulsal® N 3x5 oder Phlogenzym® 3x2 für 4-8 Wo.
Kombination mit physikalischen Methoden und Vit. E vorteilhaft.

Ernährungstherapie: Fleisch, Fisch, Geflügel meiden. Viel frisches Obst.

Heilfasten: Verbesserung möglich (☞ 2.11).

Homöopathie
* **Acidum benzoicum D2, D3, D4:** bevorzugt Knie und Finger befallen, flüchtiger und wandernder Gelenkschmerz typisch, Gelenkeinreibungen mit D1 bewährt
* **Aranea ixobola D8,10,12:** als i.c. oder s.c.-Inj., starkes allgemeines Kältegefühl, sowie an einzelnen Teilen, große innere Unruhe, Gliederschmerz, Gefühl, als ob einzelne Körperteile vergrößert sind, Bewegung >
* **Calcium fluoratum D4, D6, D12:** Gelenkschmerz mit Gereiztheit, innere Unruhe, aber Verlust jeder Initiative, Abmagerung trotz Appetit, 3-5h <, Bewegung > oder <
* **Causticum D3, D4, D6, (D30):** Zittern, Kraftlosigkeit, lähmungsartige Schwäche der Glieder, Gelenkschmerz wie verrenkt, Gefühl, als ob die Glieder zu kurz sind, kann die Beine nicht ruhig halten, Kälte <, Zugluft <, Ruhe <, Bewegung >, feuchtes Wetter(!) >.

Manuelle Medizin: Jede Art von degenerativen Arthrosen ist der Mobilisation zugänglich. Häufig führen jedoch die Arthrosen infolge statischer Veränderungen zu myogen-reflektorischen Dysfunktionen. Dabei auch auf die Vorfußgelenke achten, da sie häufig nicht explizit diagnostiziert werden und das Gangbild des Pat. wesentlich beeinflussen, unter Umständen sogar Arthrosen der großen Gelenke begünstigen können.

Neuraltherapie: Wie ☞ 5.10.2. Ferner Reiztherapie mit Plenosolquaddeln, über dem Gelenk besonders wirksam.

Ordnungstherapie: Bei Übergewicht Gewicht reduzieren (☞ 5.9.6). Antirheumatika tagsüber geben.

Physikalische Therapien
Aktivierte Form (häufig bei Gonarthrose)
Hydro: Kalte Prießnitzumschläge, kalte Auflagen von Moor, Pelose, Heilerde, Lehm. Gelenkgüsse, Kryotherapie.
Bew.ther.: Isometrische Spannungsübungen, Dehnung verkürzter Muskeln in postisometrischer Relaxation und Beübung insuffizienter Muskeln.
E'ther.: Ultraschall sehr gut bewährt (Kurzwellen nicht vertragen wegen Wärme). dd-Strom bringt gute Schmerzlinderung.

Inaktive-chronische Form
Wiederholte Physiotherapie-Serien, langfristiger Physiotherapie-Plan.
Hydro: Lokale Wärmeanwendungen: Fango, Pelose, Moor, Paraffin, Dampfstrahl, Kniewickel und Prießnitz, Unterwasserdruckstrahlbehandlungen. Vollbäder mit Zusätzen (Moor, Heublumen, Schwefel), Sole. Sauna 1-2x/Wo., anschließend Gelenkwickel, Rumpfwickel. Peloskneten bei Fingerarthrose.

Bew.ther.: Krankengymnastische Gelenkübungen nach vorherigen durchblutungs-fördernden Maßnahmen (Hydrotherapie, E'ther., Bad). Schwimmen, Radfahren, Gang- und Gehschulung mit Stock.

Durch Stärkung der Muskelkraft werden die großen Gelenke entlastet. Vorteilhaft ist hier das Training an Kraftmaschinen, mit sehr langsamer Bewegungsgeschwin-digkeit oder isometrische Spannungsübungen unter Berücksichtigung der Druck- und Zugbelastungen in den einzelnen Winkelstellungen der jeweiligen Gelenke.

Mass.: Segmentmassagen, Bindegewebsmassagen.

E'ther.: Zweizellenbad bei Fingerarthrose, hydroelektrisches Vollbad (Stanger-bad), Iontophorese mit Natriumsalicylat, Bienengiftsalbe, Histamin, Gelenk-Quer-durchflutungen. Ultrareizstrom segmental WS und Gelenkquerdurchflutung. Diadynamische Ströme segmental WS und quer (bes. bei Gonarthrose). Stabile Interferenzstrombehandl. Kurzwelle der Gelenke, segmental Wirbelsäule. Mikro-welle.Ultraschall-Behandl. der Gelenke 0,2-0,5 W/cm^2, 5 Min., segmental der Wirbelsäule 0,2 W/cm^2 für HWS und BWS und 0,3 W/cm^2 für LWS. Schwellstrom-gymnastik bei Muskelabschwächung z.B. M. quadriceps bei Gonarthrose.

Phytotherapie
- **Mistel** (Viscum album) in: Plenosol® N Inj.Lsg. nach vom Hersteller angegebe-nem Schema Dosis steigern bis Lokalreaktion eintritt
- **Ext. Reiztherapie:** Kneipp Rheumasalbe® Capsicum N, Arthrosenex® N Salbe, Discmigon® Salbe.

Reflexzonenmassage des Fußes
Die jeweilige Symptomzone behandeln.
Dosierung: Nach Verlauf, i.d.R. 2-3x/Wo. 20-25 Min., 6-12 Sitzungen.

Sauerstoff- und Ozontherapien
HOT: ☞ 2.26.18 verbesserte Mikrozirkulation, Linderung der Schmerzen.

Zelltherapie/Organotherapie: Vgl. Rheumatoide Arthritis ☞ 5.10.2.

5.10.5 Osteoporose

Akupunktur: Osteoporose an sich ist keine Indikation. Es können jedoch zur Schmerz-Linderung lokale Punkte verwendet werden (Behandlungsvorschläge ☞ 5.10.7-5.10.10) sowie die Haupt-Analgesie-Punkte der betroffenen Extremitä-ten. Bei Wirbelsäulenschmerzen Punkte auf LG und Blasen-Meridian, als Fernpunkte B 60, 62, Dü 3.

Ausleitende Verfahren: Häufige Trockenschröpfungen (☞ 2.4.5) und Baun-scheidtierungen des ganzen Rückens (☞ 2.4.8) steigern die Hautdurchblutung und zugleich reflektorisch den Stoffwechsel des Skelettsystems.

Eigenbluttherapie
Eig.blut: 2x/Wo. paravertebral 0,5 ml EB + 2 Amp. Juv 110 Phönix, Neurotropan M Phönix und 0,5 ml Xyloneural oder Disci Pflüger und Chiroplexan Pflüger – später in größeren Intervallen injizieren.
Eig.blut mit Hämoaktivator: Aktiv. EB + Disci Pflüger u. Chiroplexan Pflüger.

Elektroneuraltherapie: Bewährte Ind., zunächst Widerstände messen, danach ggf. Ther. (☞ 2.8).

Ernährungstherapie: Kein Zucker. Ca^{2+}-Substitution über Käse, Nüsse, Mandeln, Sonnenblumenkerne.

Homöopathie
- **Aristolochia clematitis D12:** bei klimakterischer Osteoporose bewährt

Bei älteren Frauen und Männern bietet sich folgende Kur über einige Monate an:
- **Calcium fluoratum D6** tägl. alternierend mit
- **Strontium carbonicum** D6 3x1 Tabl./d
- **Symphytum D12** 1 Tabl./d
- **Silicea** D30 1x/Wo.

Neuraltherapie: Neuralther. bietet keine Möglichkeit, die Grunderkr. wesentlich zu beeinflussen, bringt aber eine oft verblüffende Beschwerdebesserung. Wiederholte Inj. an das Periost des betroffenen Knochens, vorzugsweise mit Lidocain oder einem anderen gut knochengängigen Lokalanästhetikum. Procain nicht gut geeignet.

Ordnungstherapie: Vorbeugung durch allgemeine gesunde Lebensweise, v.a. genügend Bewegung, Risiko durch Rauchen und Untergewicht erhöht.

5

Orthomol. Med.: Ca^{2+}, Mg^{2+}, Vit. D.

Physikalische Therapien
Hydro: Zur Förderung der Durchblutung Wärmemaßnahmen: Heublumensack im Wirbelsäule-Bereich, Rumpfwickel. Vollbäder mit Kräuterextrakten-Heublumen und Fichtennadeln als Bewegungsbad. Packungen mit Pelose, Paraffin auf die Wirbelsäule.
Bew.ther.: Vorsichtige, aber konsequente Bewegungstherapie ohne Schmerzen zu provozieren. Bei Bettruhe: Atem- und Thoraxgymnastik, aktive Bewegungsübungen der Arme und Beine. Rumpfgymnastik zur Kräftigung des M. erector spinae. Klapp'sches Kriechen im 4-Füßlerstand. Allgemeine Bewegungsübungen beim sitzenden Pat. als Stoffwechselgymnastik. Schwimmen.
Mass.: Klassische Massagen der Muskulatur (☞2.19.2) zum Lösen von Verspannungen und Verbesserung der Durchblutung. Bindegewebsmassage (☞ 2.19.6), evtl. milde Unterwasserdruckstrahlmassage (☞ 2.15.10).
E'ther.: Ultraschall-Behandlung (☞ 2.20.12) paravertebral Wirbelsäule 0,2 W/cm² bis 8 Min., 3x/Wo., 12 Behandlungen. Evtl. Stanger-Bäder (☞ 2.20.2).
Photo: Vorsichtige Sonnenbestrahlung oder UV-Ganzkörperbestrahlung.

Sauerstoff- und Ozontherapien
HOT: ☞ 2.26.18 bes. bei Morbus Sudeck gute Erfolge, verbessert Mikrozirkulation.

Zelltherapie/Organotherapie: (☞ 2.32) Der pathogenetischen Kette Nebenschilddrüse-Nieren-Mineralhaushalt-Skelett entsprechend die Organ/Gewebepräparate wählen. Orale Nebenschilddrüsenextrakte (EK Bürger®) erfüllen nur einen Teil der Erfordernisse. Der Mineralhaushalt durch eine Haaranalyse (☞ 2.16.4) gibt Aufschluß über die defizitären Elemente, ohne deren Substitution Organther. nicht greifen können. Organpräparate aus Nebenschilddrüse, Niere, Knorpel, Knochenmark und Bindegewebe/Mesenchym sind Basis einer echten Reparation und Regeneration.

5.10.6 Lumbo-Ischialgien

Akupunktur: Gute Erfolge
Allgemein: B 23, 25, 31, (32), (LG 2, 3), G 27,29, (26, 28, 30) LG 13 (ch: 14), B 60.
Schmerzen in Verbindung mit Kälte: (LG 3), B 23, 31, Moxa.
Schmerzen über Ilio-Sakral-Gelenk: Akutpunkt Dü 3.
Schmerzen bei Drehbewegungen: G 27, (26, 28), Akutpunkt: 3E4.
Schmerzen beim Vorbeugen: LG 4, 13, 25, B 60, Akutpunkte: Dü 3, B 62.
Schmerz-Ausstrahlung in die Leiste: G 30, B 31 (32, 33, 34, 49) G 34.

Atemtherapie: ☞ 5.10.1.

Ausleitende Verfahren: An heißen Lumbalgelosen einseitige (!) blutige oder
flächige trockene Schröpfungen (☞ 2.4.4 und 2.4.5), ein Cantharidenpflaster über
den Dornfortsätzen bei teigig-sulziger Hautkonsistenz (☞ 2.4.9) oder das Baunscheidtverfahren (☞ 2.4.8) besonders bei Asthenikern sind gute Therapiemöglichkeiten und ergänzen die orthopädische Behandlung.

Autogenes Training: Das AT vermag hier durch seine muskelrelaxierenden und
durchblutungsfördernden Wirkungen der Schwere- und Wärmeübung und durch
seine schmerzlindernden Suggestiveinflüsse zu wirken.

Bach-Blütentherapie: Gute Erfolge mit gemütsorientierter Behandlung.

Eigenbluttherapie

Akut
- **Eig.blut:** 0,5 ml EB + Discus cps. Heel, Neuralgo-rheum-Injeel, Traumeel, Zeel
  und 0,5 ml Xyloneural über den Schmerzpunkten infiltrieren. Am 2. und 3. Tag
  wiederholen, oder
  0,5 ml EB + 3 Amp. Juv 110 Phönix, 1 Amp. Neurotropan M und 0,5 ml
  Xyloneural über den Schmerzpunkten infiltrieren.
  Ferner: 2,0 ml EB ohne jegliche Zusätze i.m.
- **Eig.blut mit Hämoaktivator:** Aktiv. EB ohne Medikamentenzusätze gleichzeitig
  0,5 ml EB + 3 Amp. Juv 110 Phönix, 1 Amp. Neurotropan M und 0,5 ml
  Xyloneural über den Schmerzpunkten infiltrieren.

Chronisch
- **Eig.blut:** i.c. Inj. wie bei der akuten Ischialgie. Sonst:
  – 1. Wo. 3x/Wo. 2,0 ml EB + Gnaphalium S-Injektopas
  – ab 2. Wo. 2x/Wo. 2,0 ml EB + Gnaphalium S-Injektopas.
- **Eig.blut mit Hämoaktivator:** i.c. Inj. wie bei der akuten Ischialgie.
  Aktiv. EB + Gnaphalium S-Injektopas.

Elektroneuraltherapie: Bewährte Ind., zunächst Widerstände messen, danach
ggf. Ther. (☞ 2.8).

Homöopathie
- **Acidum formicicum D6, D12**: als i.c.- oder s.c.-Inj., bei hexenschußartigen
  Kreuzschmerzen, Steifheit, auffallende Schwäche, Bewegungsdrang trotz ver-
  mehrter Schmerzen, Kälte und Nässe <, Druck >
- **Aconitum D3, D4, D6**: Lumboischialgie mit neuralgischen Beschwerden,
  ziehender, schießender Beinschmerz, Taubheitsgefühl, Ameisenlaufen, große
  Angst, Unruhe, Durst, plötzlicher Beginn, abends und nachts <, Wärme <

- **Ammonium carbonicum D3, D4, D6:** Zerschlagenheitsgefühl, Rücken wie abgebrochen, große Schwäche (auch des Kreislaufs), kalter Schweiß, nachts (3h) <, Kälte und Nässe <
- **Aranea ixobola D8, 10, 12:** als i.c.- oder s.c.-Inj., heftiger Hexenschuß im Kreuz, Gefühl, als ob das Bein schwerer oder größer wird, große innere Unruhe, Ruhe <, Kälte <, fortgesetzte Bewegung >, frische Luft >
- **Bryonia D3, D4, D6:** Schwäche und Steifheit der Beine, ziehender, reißender Muskelschmerz, Reizbarkeit, großer Durst auf große Mengen, typisch ist Verschlechterung bei kleinster Bewegung
- **Colocynthis D3, D4, D6:** heftiger Hüftschmerz, „wie mit eiserner Klammer festgehalten", ziehender, brennender Schmerz, plötzlich einsetzend, Taubheitsgefühl, ab 16h <, Ruhe >, Wärme >, Druck >, auf befallener Seite liegen >, Stuhlgang oder Blähungsabgang(!) >
- **Dulcamara D2, D3, D4:** Steifheit der Lenden, Kreuzschmerz wie nach langem Bücken, eiskalte, wie zerschlagene Glieder, Folge von Nässe und Kälte, kräftige Bewegung >, Wärme >
- **Gnaphalicum D2, D3:** Lumboischialgie mit heftigen Schmerzen,wichtigstes Mittel bei Taubheitsgefühl und Parästhesien im Bereich des N. ischiadicus, gelegentlich Waden- und Fußkrämpfe
- **Ledum D2, D3, D4:** Rückensteifigkeit wie nach langem Sitzen, starke Frostigkeit, aber Bettwärme <, nachts <, Bewegung <
- **Mandragora e radice D3, D4, D6, D12:** Ischialgie, morgens <, Aufrechtstehen <, Herabhängenlassen der Beine <, Ruhe <, fortgesetzte Bewegung >, Wärme >, Druck >
- **Nux vomica D4, D6, D12:** nächtlicher Kreuzschmerz, muß sich im Bett aufsetzen, um sich umzudrehen, Steifigkeit und Reißen im Rücken, Muskelkrämpfe,gesteigerte Reflexe, Reizbarkeit, Verlangen nach Genußmitteln, sitzende Lebensweise, frische Luft <, Ruhe >, im warmen Zimmer >
- **Rhus toxicodendron D4, D6, D12:** heftiger Rücken- und Lendenschmerz, neuralgische Gliederschmerzen, oft mit Parästhesien, Glieder wie gelähmt, große Unruhe, ständiger Bewegungsdrang, Folge von Durchnässung, Folge von Überanstrengung, nachts <, Kälte <, Bewegung >, Wärme >
- **Sepia D4, D6, D12:** Schwächegefühl der Lenden, Kreuzschmerz bei Erkr. der Geschlechtsorgane klimakterischer Frauen, Sitzen <, Gehen im Freien >
- **Sulfur D3, D4, D6:** plötzlicher Rückenschmerz wie verrenkt, Stehen <, Liegen >.

Manuelle Medizin: Eine Vielzahl dieser Schmerzsymptome ist ausschließlich durch Dysfunktionen bedingt, wobei hier Sakroiliakalgelenk und gesamte LWS zu diagnostizieren sind (☞ 4.5). Man. Ther. erbringt häufigBeschwerdefreiheit.

Neuraltherapie: Bei echter Lumbago (medialer Bandscheibenvorfall nach dorsal) und Lumboischialgie ohne Kaudalsymptomatik ist die epidural-sakrale Inj. nach Barrett mit der Lagerung nach Weber eine einfache und hocheffektive Therapie; zusätzlich Wurzelblockaden nach Reischauer, tiefe paravertebrale Inj., evtl. beide Iliosakralgelenke und Behandlung des lumbosarkalen Überganges. Bei häufigen Rezidiven Störfeldexploration (☞ 2.14.7).

Ordnungstherapie: Nach begleitenden Störungen im Nieren -/Blasenbereich und nach Meteorismus (☞ 5.5.7) oder Dysbiose (☞ 5.5.1und 2.27.2) suchen.

Orthomol. Med.: Vit. E.

Physikalische Therapien

Pseudoradikulärsyndrom (bei Spondyloosteochondrose, akute Blockierung der LWS und Iliosakralgelenk)

- **Hydro:** Wärmebehandlung: heiße Auflagen von Pelose, Fango, Moor, Paraffin, Heusack, Rumpfwickel. Dampfdusche oder heißer Rücken-Blitzguß, warme Vollbäder (38 °C, 30 Min) mit Heublumen, Kalmus, Fichtennadeln, ansteigendes Vollbad, Sauna und Dunst- oder 3/4-Packung oder Rumpfwickel. Unterwasserdruckstrahlbehandlung mit anschließendem Rumpfwickel.
- **Bew.th., Mass., E'ther.:** ☞ Radikulärsyndrom, Rückenschule: WS-gerechtes Verhalten im Alltag.
- **Photo:** Luft-Licht-Sonnenbäder, UV-Erythemfeld.
- **Balneo:** Rheuma-Kurorte, Kneippbäder.

Radikulärsyndrom (z.B. bei Nucleus pulposus-Prolaps)

- **Hydro**
  - **Akut:** Kryotherapie-Eismassage mit Eislolly paravertebral 20 Min. sowie im hyperalgetischen Periostbereich im Segment (☞ 2.17).
  - **Subakut:** Wärmetherapie (Pelose-Packungen) nur bei Verträglichkeit (*cave:* oft schmerzverstärkend).
- **Bew.ther.:** 1-2 Wo. Bettruhe, häufiger am Tag Stufenbettlagerung (bei Schmerzverstärkung abbrechen). Traktionen am Lasègue-positiven Bein, auch an beiden Beinen im Wannenbad. Gewichtsbad-Gürtel mit Gewichten bewirken die Traktion. Bei Verträglichkeit (nach Probezug) Extension im Perl'schen Gerät – nach vorheriger Kurzwellen, Ultraschall oder galvanischer Längsdurchflutung; apparative Extension (Fintrac)- bei Schmerzzunahme sofort beenden.

  Später Wirbelsäulengymnastik in Rücken-, Seit- und Bauchlage, 4-Füßlerstand, Stemmübungen nach Brunkow. Bauchmuskelkräftigungsübungen, Rückenschule-WS-gerechtes Verhalten im Alltag.
- **Mass.:** Beseitigung von Reflexzonen: Bindegewebs- und Segmentmassage, Periostbehandl. Klassische Massagen zur Muskellockerung verspannter Muskeln.
- **E'ther.:** Bei Beinschmerzen anfangs nur galvanische Längsdurchflutungen und anschließend Perl'sches Gerät. Galvanische Querdurchflutung bei Kreuschmerzen. Zweizellenbad, hydroelektrisches Voll-(Stanger-)bad. Ultrareizstrombehandl. (nach Träbert): segmental LWS und Applikation an Schmerzzone. Diadynamischer Strom (nach Bernard) paravertebral LWS oder Schmerzpunktbehandl.

  Interferenzstrombehandl.: paravertebral, TENS-Behandl. Ultraschall-Behandl. LWS paravertebral 0,1-0,2 W/cm2 bis 8 Min., 3x/Wo., 12 Behandlungen, auch als Impulsschall. *Cave:* absolute und relative Operationsindikation beachten!

Phytotherapie: Kneipp Rheumasalbe® Capsicum N, Arthrosenex® N Salbe, Discmigon® Salbe, ABC-Wärmepflaster® N, Finalgon® N Schmerzpflaster, Rheuma-plast® N-Pflaster.

Progressive Muskelrelaxation nach Jacobson: Sinnvoll bei allen Schmerzzuständen aufgrund muskulärer Verspannungen (☞ 2.30).

Reflexzonenmassage des Fußes
Ischialgien
- **Symptomzonen:** LWS, Iliosakralgelenk
- **Hintergrundzonen:** Darm, Nieren, Hüftgelenke, Symphyse, HWS.

Blockaden der Iliosakral- und Wirbelgelenke
- **Symptomzonen:** Wirbelsäule und Iliosakralgelenke
- **Hintergrundzonen:** untere Wirbelsäule, Hüftgelenke, Symphyse, Weisheitszähne, Darm, Nieren, Narben.
- **Dosierung:** Nach Verlauf, i.d.R. 2-3x/Wo. 20-25 Min., 6-12 Sitzungen.

5.10.7 Schulter-Arm-Syndrome

Akupunktur: Oft sehr gute Erfolge.
Allgemein: Di 14, 15, (16), 3E14, 15, Dü 9, (10), LG 13, Lu 2.
Schmerz ventral: Di 15, (13, 16), Lu 2, Akutpunkt hier MP 9, (M 38).
Schmerz dorsal: 3E14, 15, G 21, (Dü 10), 15. Fernpunkt: 3E5, Akutpunkt: G 34.
Chronisch, allgemein: ebenfalls lokale Punkte, zusätzlich Di 4, Dü 3, 3E5, B 23.

Ausleitende Verfahren: Ausgezeichnete Erfolge bei richtiger Indikationsstellung (Fülle oder Leeregelose). Meist sind die Schulterdreieckszone, manchmal auch die Nackenzone oder die oberen BWS-Zonen blutig zu schröpfen (☞ 2.4.4). Cantharidenpflaster über der HWS oder BWS (☞ 2.4.9) und Baunscheidtverfahren im Schulter-Nackenbereich (☞ 2.4.8) sind geeignete Alternativen.

Autogenes Training: Wirkungen des AT ergeben sich durch seine muskelrelaxierenden und durchblutungsfördernden Einflüsse der Schwere- und Wärmeübung (☞ 2.29.3) sowie durch seine schmerzlindernden Suggestivwirkungen.

Bach-Blütentherapie: Gute Erfolge durch gemütsorientierte Behandlung.

Eigenbluttherapie:
Behandlung chron. Myalgien, Myogelosen
- **Eig.blut (i.c. Inj):** i.c. Inj. über dem Schmerzgebiet
  – 2x/Wo.: 0,5 ml EB + Phönix Neurotropan M, 2 Amp. Phönix Juv 110 und 0,5 ml Xyloneural.
  – oder i.c. Inj. 2x/Wo.: 0,5 ml EB + Vertebra-CPL-Injektionslösung, Spasmo Injektopas, Spondylose-Injektopas.
- **Eig.blut (i.m. Inj):** i.m. Inj.:
  – 1. Wo. 3x/Wo.: 0,5 ml EB + Gnaphalium S-Injektopas, Ginseng-CPL- Injektionslösung, Juniperus-Komplex-Injektopas.
  – Ab 2. Wo. 2x/Wo.: 1,0 ml EB + dto.
  – Ab 3. Wo. 2x/Wo.: 2,0 ml EB + dto.
- **Eig.blut mit Hämoaktivator:** Anfangs 3x/Wo. später 2x/Wo. aktiv. EB + Gnaphalium S-Injektopas und Ginseng-CPL-Inj. oder 2 Amp. Juv 110 Phönix oder Berberis olpx und Ranunculus olpx. Insges. 12 Inj. Monatlich eine Wiederholungsinjektion.

Elektroneuraltherapie: Bewährte Ind., zunächst Widerstände messen, danach ggf. Ther. (☞ 2.8).

Homöopathie
- **Causticum D4, D6, D12:** Kraftlosigkeit und Gliederschwäche, Gefühl, als ob die Glieder zu kurz sind, Gelenke wie verrenkt, ständiger Bewegungsdrang, Bedürfnis, sich zu dehnen und zu recken, besonders nachts, Schulter- und Ellbogenschmerzen wie eingeschlafen, 3-5h <, Kälte <, Zugluft <, feuchtes Wetter (!)

- **Hedera helix D3, D4, D6:** heftiger Armschmerz, erwacht um 7h mit Schmerzen und Eingeschlafensein des (linken) Armes, nachts und morgens <, Schütteln des Armes >
- **Magnesium carbonicum D3, D4, D6, D12:** schmerzhaftes Zerschlagenheitsgefühl der Arme, wie Muskelkater, Schmerzen in der (rechten) Schulter, wie verrenkt, kann sich nicht ruhighalten, nachts (3h) <
- **Pulsatilla D3, D4, D6:** reißender, stechender Schulterschmerz, wie verrenkt, starke Frostigkeit, aber Wärme <, Hängenlassen des Armes <, fortgesetzte Bewegung >

Daneben kommen auch alle bei Arthritis (☞ 5.10.2) und Arthrose (☞ 5.10.4) aufgeführten Mittel in Frage, wenn Symptomatik und Arzneimittelbild übereinstimmen.

Manuelle Medizin: Haben häufig ihre Genese in Dysfunktionen der HWS, jedoch auch in den Sternoclavicular-, Akromioclaviculargelenken, zum Teil auch bedingt oder begünstigt durch Hypomobilität des Schultergelenkes. Bei Arthrosen im Schultergelenk Mobilisationstechnik (☞ 2.13.2) versuchen. Bei der Epikondylitis können Dysfunktionen C 5 bis 7 und selten auch Th 6 auslösende Faktoren sein – Beseitigung führt dann zum Abklingen der Beschwerden.

Neuraltherapie
Zur genauen Differenzierung sorgfältig untersuchen.

Diffuse und nicht zuzuordnende Beschwerden: Immer an ein Störfeld (☞ 2.14.7) denken, besonders im hinteren Zahnbereich, retromolar und im Tonsillarbereich. Vertebragene Ursachen ausschließen, sonst dort behandeln.

Kapselarthritis (Schmerzen bei allen aktiven und passiven Bewegungen): Inj. an die Kapsel von dorsal nach ventral.

Arthropathie des AC-(Schultereck-)Gelenkes (Schmerzen bei Hyperadduktion und in Seitlage): Infiltration der Bänder und des Gelenkes und Begleitbehandlung des Sternoclaviculargelenkes.

Supraspinatustendinitis (Schmerz bei isometrischer Abduktion): Mit 6 cm Nadel von lateral-caudal des Acromion Umflutung der Sehne mit Lidocain.

Bursitis subacromialis (painfull arc aktiv und passiv): Inj. in Bursa von seitlich mit der 20er Nadel.

Impingementsyndrom (Rotatorenmanschettenruptur): Neuraltherapie erfolglos. Im Vorfeld bei zufälligem Sonographiebefund einer Vorschädigung der Rotatorenmanschette unbedingt Versuch einer Störfeldelimination.

Ordnungstherapie: Fragenbereich für die psychologische Diagnostik: Übernahme von Verantwortung aktiv (re.) oder passiv (li.) gestört?

Physikalische Therapien
Hydro: Lokale Wärmemaßnahmen wie Pelose, Fango, Heublumensack, Paraffin. Schulter-Arm-Wickel. Schwefelbäder, Sauna.

Bew.ther.: Wirbelsäule-Gymnastik, Dehnung verspannter tonischer Muskeln (Halsstrecker) in postisometrischer Relaxation und Kräftigung abgeschwächter phasischer Muskeln (tiefe Halsbeuger). Rückenschwimmen.

Mass.: Klassische Massage, Bindegewebsmassage, Segmentmassage, Unterwasserdruckstrahlbehandlung.

E'ther.: Galvanische Längsdurchflutung der Arme, Histamin-Iontophorese, 2-Zellenbad, Stangerbad, Kurzwelle, Mikrowelle, Reizstrom (dd-Strom und Träbert),Ultraschall, Interferenzstromtherapie, TENS.
Photo: Blau- und Rotlicht.
Balneo: „Rheumakurorte" mit Thermalbecken, auch Kneipp-Kuren.

Phytotherapie: Kneipp Rheumasalbe® Capsicum N, Arthrosenex® N Salbe, Discmigon® Salbe.

Progressive Muskelrelaxation nach Jacobson: Sinnvoll bei allen Schmerzzuständen aufgrund mskulärer Verspannungen (☞ 2.30).

Reflexzonenmassage des Fußes
Symptomzonen: Schultergürtel bis Ellenbogen, Sternum
Hintergrundzonen: Wirbelsäule, bevorzugt HWS und BWS, Zähne, seitengleich Hüft- und Kniegelenk.
Dosierung: Nach Verlauf, i.d.R. 2-3x/Wo. 20-25 Min., 6-12 Sitzungen.

5.10.8 Zervikalsyndrome

5

Akupunktur
Oft sehr gute Erfolge. Auf Herdgeschehen im Gesichtsschädel achten. LG 13 (ch: 14), 16, B 10, G 20, 3E15, Dü 9, 11, (10, 13), Di 4, Dü 3, 3E5, B 23, G 34, MP 10.
Chronisch: zusätzlich zu lokalen Punkten 3E5, G 41, B 23, G 34, MP 6.
Schmerzen beim Nicken: LG 13, B 10, 60, 62 (11,12), Akutpunkt: Dü 3.
Schmerzen bei der seitlichen Drehung: G 21, 3E15, Dü 15, G 41, 3E5.
Schmerzen über den Mm. rhomboidei: G 20, Dü 9 11, (10), B 36, (37), Dü 3.

Atemtherapie: ☞ 5.10.1.

Ausleitende Verfahren: An einer „heißen" Füllegelose der Nacken- oder Schulterdreickszone blutig schröpfen, sonst flächig mit Schröpfkopfmassagen, jedoch an der HWS nie mit stehenden Gläsern. Cantharidenpflaster können über „sulzigen" und dolenten Dornfortsätzen der HWS (☞ 2.4.9), Baunscheidtierungen vom Okziput bis zur oberen BWS (☞ 2.4.9) therapeutisch sehr erfolgreich sein.

Autogenes Training: Das AT vermag hier durch seine muskelrelaxierenden und durchblutungsfördernden Wirk. der Schwere- und Wärmeübung (z.B. durch Einsetzen der Wärmeübung speziell im Schulter- Nackenfeld-Bereich) und durch seine Suggestiveinflüsse auf Schmerzempfindungen die Beschwerden zu lindern.

Eigenbluttherapie
Eig.blut
• 1. Wo. 3x/Wo.: 0,5 ml EB + Gnaphalium S-Injektopas, Ginseng-CPL-Injektionslösung, Juniperus-Komplex-Injektopas i.m.
• ab 2. Wo. 2x/Wo.: 1,0 ml EB + dto.
• ab 3. Wo. 2x/Wo.: 2,0 ml EB + dto.
Eig.blut mit Hämoaktivator: Aktiv. EB + Gnaphalium S-Injektopas.

Elektroneuraltherapie: Bewährte Ind., zunächst Widerstände messen, danach ggf. Ther. (☞ 2.8).

Homöopathie

- **Cimicifuga D3, D4, D6**: steifer und verkrampfter Nacken und Rücken, Schmerz in den Kopf ziehend, große Schwäche, allgemeines Zerschlagenheitsgefühl, Wechsel zwischen psychischen und physischen Beschwerden, Depression, bes. bei klimakterischen Frauen bewährt, Erregung <, Kälte <, naßkaltes Wetter <
- **Dichapetoleum D6**: vollkommen steifer Nacken, Schmerz im Proc. spinosus des 7. Halswirbels, Schmerzen zwischen den Schulterblättern, Frieren auch im warmen Zimmer, Ruhe >, frische Luft >
- **Lachnanthes tinctoria D3, D4, D6**: steifes Genick, Nacken wie verrenkt, Schmerz über den ganzen Kopf bis zur Nase ziehend
- **Menyanthes D1, D2, D3**: Kopfschmerz bei Zervikalsyndrom mit Gefühl eines Gewichtes auf dem Scheitel, als ob der Schädel bersten will, Treppengehen <.

Bei Torticollis kommen in Frage: Arnica, Belladonna, Bryonia, Dulcamara, Rhus toxicodendron.

Manuelle Medizin: Gehen häufig mit Zephalgien, Migräne, Schwindel, Nacken-schmerzen, Tinnitus einher. Unspezifische Symptome wie Mattigkeit, Abgeschla-genheitsgefühl können ebenfalls in Verbindung mit Dysfunktionen der HWS auftreten oder diese myogen-reflektorisch bedingen. Ther. ☞ 2.13.4.

Neuraltherapie: Einfachste Behandl.: Infiltration der Zuordnungszonen an der Linea nuchae nach Sell, Quaddelung paravertebral, tiefe paravertebrale Infiltra-tionen, Inj. an die kleinen Wirbelgelenke, Begleitther. der Trapezii, Kiefergelenke.

Ordnungstherapie: V.a. der Nacken ist Lymphabflußgebiet der Mandelregion. Fragenbereich für psychol. Diagnostik (☞ 5.14): Aggressionsstau.

Orthomol. Med.: Vit. E.

Physikalische Therapien

Hydro: Schulter-Armwickel, Kryother. über Wurzeldruckpunkten (paravertebral bei Th 2) und an hyperalgetischen Periostbereichen im Segment (☞ 2.19); oder feucht-warme Pelose-Auflagen (bei Verträglichkeit), heißes Bad, Saunaversuch.
Bew.ther.: Ruhigstellung in Schaumgummikrawatte.
Mass.: Manuelle Dehnungen der HWS in Rückenlage u. schmerzärmster Haltung nach galvanischer Längsdurchflutung. *Cave:* Glissonschlinge. Massage der ver-spannten Muskeln – nicht im akuten Stadium.
E'ther.: Galvanische Längsdurchflutung des entsprechenden Armes, Zweizellen-bad, Stangerbad, Iontophorese, dd-Strom, Ultrareizstrom, Kurzwelle, Interferenz-strom, TENS, Ultraschall segmental HWS paravertebral 0,1-0,2 W/cm^2, 2-3 Min.
Photo: Rotlicht auf Nacken-Schulter.

Phytotherapie: Kneipp Rheumasalbe® Capsicum N, Arthrosenex®N Salbe, Discmigon® Salbe.

Progressive Muskelrelaxation nach Jacobson: Sinnvoll bei allen Schmerzzu-ständen aufgrund muskulärer Verspannungen (☞ 2.30).

Reflexzonenmassage des Fußes

Symptomzonen: Nacken und Oxipitalgebiet tonisierend behandeln
Hintergrundzonen: LWS, Leber, Herz.
Dosierung: Nach Verlauf, i.d.R. 2-3x/Wo. 20-25 Min., 6-12 Sitzungen.

5.10.9 Sehnen- und Bändererkrankungen

Akupunktur: Oft sehr gute Erfolge.
Tendovaginitis Unterarm: KS 6, 3E5, H 7, Dü 5; Fernpunkte auf Partner des am meisten betroffenen Meridians nach Oben/ Unten-Regel (☞ 2.2.5) Le bei KS, z.B. Le2, 3; G bei 3E, z.B. G 40, 41.
Peritendinitis der Achillessehne: B 58, 60, N 3, M 36.
Periarthritis humeroscapularis: ☞ Schulter (5.10.7)

Ausleitende Verfahren: Restzustände von Tendovaginitiden, Achillodynien und Periostreizungen können durch Baucheidtierungen gebessert werden (☞ 2.4.8). Auch Versuch mit Cantharidenpflaster lohnend (☞ 2.4.9). Bei der Epikondylopathia radialis und ulnaris ist eine Mikrofontanelle (☞ 2.4.11) mit Akupunktur-Dauernadeln an den max. Schmerzpunkten sinnvoll.

Bach-Blütentherapie: Häufig Hornbeam.

Elektroneuraltherapie: Bewährte Ind., zunächst Widerstände messen, danach ggf. Ther. (☞ 2.8).

Homöopathie
- **Acidum formicicum D6, D12:** als Quaddelung an hyperalgetische Punkte, in chron. Fällen auch höhere Potenzen
- **Bryonia D3, D4, D6:** ziehender, reißender Schmerz, bei kleinster Bewegung oder Anstrengung <
- **Rhus toxicodendron D3, D4, D6:** Glieder wie gelähmt, Schmerzen oft mit Kribbeln verbunden, Folge von Überanstrengung, Folge von Nässe und Kälte, Kälte <, Ruhe <, Bewegung >.

Manuelle Medizin: Häufige Schmerzbilder treten im Zusammenhang mit Ligamentosen unterschiedliche Genese auf, bes. im Bereich des Sakroiliakalgelenks, hier besonders auf Ligg. iliolumbale, sakroiliakale, sakrotuberale und sakrospinale achten. Bei chron. Laxität unbedingt die Prolotherapie (☞ 2.13.8) anwenden.

Neuraltherapie: Inj. an Sehnen- und Bandansätze sowie Druckpunkte.

Ordnungstherapie: Nach wiederkehrenden Mikrotraumen, Bindegewebsschwäche oder Eisenmangel, z.B. aufgrund einer Dysbiose (☞ 5.5.1) suchen.

Physikalische Therapien
Bei **Tendinose, Tendovaginose, Tendoperiostose, Insertionstendinose:**
Hydro
Akut: Kryotherapie zur Schmerzlinderung, feucht-kalte Wickel nach Prießnitz, kalte Packungen (Pelose, Fango, Heilerde).
Chronisch: Wärme zur Detonisierung des Muskel-Bandapparates, feucht-heiße Wickel, heiße Auflagen wie Packungen, Pelose, Parafango. Heiße Rolle, warmheiße Vollbäder mit Zusätzen, Sauna.

Bew.ther.: Assistierte Bewegungen, dann aktive Bewegungen im schmerzfreien Raum – von der Peripherie der Extremität her zum Zentrum der Störung. Komplexbewegungen, PNF-Technik. Behandlung der Muskeldysbalancen: Dehnung der verspannten tonischen Muskeln nach postisometrischer Relaxation und danach Kräftigung der abgeschwächten phasischen Muskeln. Bewegungsbäder (35-36 °C) in Schmetterlingswanne.

Mass.: Lockernde Massagen wie Vibrationen, Schüttelungen, Walkungen und Knetungen, Zirkelungen für verspannte tonische Muskeln. Reizgriffe für abgeschwächte phasische Muskeln. Bindegewebsmassage, Segmentmassage, Unterwasserdruckstrahlmassage.

E'ther.: Stabile Galvanisation: Längs- und Querdurchflutungen, Zellenbäder, Stangerbad, Histamin-Iontophorese, diadynamischer Strom (segmental und örtlich), Schmerzpunktbehandlung. Interferenzstrombehandlung.
Ultrareizstrommassage nach Träbert (☞ 2.20.4). Kurzwelle (☞2.20.10,) besonders Spulenfeldmethode. Dezimeterwelle: Strahlenfeldmethode. Mikrowelle (☞ 2.20.11). Ultraschall (☞ 2.20.12) als Dauer- oder Impulsschall (segmental oder örtlich) 0,1-0,2 W/cm^2 bis 0,5-2 W/cm^2, 5-10 Min. Phonophorese (☞ 2.20.12) mit Dolobenegel.

Photo: Bei chron. Schmerzen Blau- und Rotlicht, 15 Min. tägl. Licht- und Luftbäder, lokale UV-Bestrahlung 3x/Wo.

Balneo: Evtl. bei systemischen Verläufen Rheumabäder-Kuren.

5.10.10 Muskelprellungen und „Muskelkater"

Akupunktur
Muskelprellungen: Die allgemeinen Schmerz-Punkte der jeweiligen Extremität anwenden: Oben Di 10, 11, 4, 15, Dü 4, 9, 3E5, Lu 5. Unten B 31, 60, G 30, 34, M 36, N 8.
Muskelkater: Akup.-Therapie i.d.R. nicht notwendig. Akut kann man M 36 geben bzw. die Schmerz-Punkte der jeweiligen Extremität.

Ausleitende Verfahren:
Zur Verbesserung von Stoffwechsel und Mikrozirkulation flächige Schröpfkopfmassagen (☞2.4.5).

Bach-Blütentherapie:
Gute Erfolge mit Rescue-Cream.

Elektroneuraltherapie:
Bewährte Ind., zunächst Widerstände messen, danach ggf. Ther. (☞ 2.8).

Homöopathie
- **Arnica D3, D4, D6:** Muskeln wie zerschlagen, Bett erscheint zu hart, Angst vor Berührung, Folge von Überanstrengung, Folge von Verletzung mit Blutung, große Schwäche, Berührung <, Bewegung <, Liegen >, Ruhe >
- **Bryonia D3, D4, D6:** Schwächegefühl, daß die Glieder kaum tragen, steife Glieder, ziehender, reißender, spannender Muskelschmerz, typisch ist Schmerz bei kleinster Bewegung
- **Rhus toxicodendron D3, D4, D6:** Lähmungsgefühl der Glieder, ungewöhnliche Müdigkeit und Abgespanntheit, Folge von Überanstrengung, ständiger Bewegungsdrang, Kälte <, Wärme >, Bewegung >.

Neuraltherapie:
Flächige Infiltration der Muskulatur und Inj. in Hämatome.

Ordnungstherapie:
Muskelkater durch Training, Massage und Aufwärmen vermeidbar. Muskuläres Krafttraining erbringt am Abend die besten Erfolge, morgens die geringsten.

Physikalische Therapien
Hydro
Akut: Kryotherapie.
Subakut: Feuchte Wärme, Wickel. Bäder mit Hoemarin oder Tripinol, Rheubalmin, Moorpackungen, Paraffinpackungen, heißes Vollbad, Sauna.
Bew.ther.: Isometrische Spannungsübungen mit anschließender Dehnung, Unterwasser-Bewegungstherapie.
Mass.: Nicht direkt im verletzten Bereich, Unterwassermassage (☞ 2.19.10).
E'ther.: Galvanisation, hydroelektrische Bäder, Iontophorese, diadynamischer Strom oder Ultrareizstrom (Kathode an schmerzende Stelle), Kurzwelle, 69 cm – Welle, Mikrowelle, Interferenzstrom. US 0,2 W/cm^2 segmental, dann örtlich 0,05-0,1 W/cm^2, 3x/Wo., 3-5 Min.
Photo: Blau- und Rotlicht.

Phytotherapie
- **Bergwohlverleih** (Arnica montana) als Arnikatinktur, in: Arnika-Essenz Weleda®, Arnika Gel Dignos®
- **Komb.Präp.:** Arnika Sport Gel® DHU, Franzbranntwein Gel® Klosterfrau.

5

5.11 Nervensystem

5.11.1 Naturheilkundliche Behandlungsprinzipien

Das Nervensystem ist eng mit Psyche, Immunität und vegetativen Funktionen verbunden. Es schlägt eine Brücke zwischen körperlichen und seelischen Vorgängen. Als Vermittler von Tönen, Sicht, Geschmack, Schmerz, Temperatur und Tastgefühl vermittelt es den physikalischen und emotionalen Bezug zur Außenwelt. Die naturheilkundliche Ther. hat das Ziel, gestörte Reizaufnahme und -leitung – wenn möglich – zu regulieren und bei neurologischen Beinträchtigungen auch die psychischen Folgen des Erlebens zu lindern.

Akupunktur: Der (chronische) Migräne-Kopfschmerz gehört zu den klassischen Einsatzgebieten der Akup. Auch bei Paresen können mit der Akup. in Verbindung mit elektr. Stimulation gute Erfolge verzeichnet werden. Eine Behandlung des Tinnitus ist weniger erfolgversprechend, dennoch sollte ein Versuch unternommen werden. *Carve:* Die Punktekombinationen sind nur Vorschläge. Es sollen in einer Sitzung nicht alle Punkte auf einem Meridian und insgesamt nicht mehr als 14 Nadeln verwendet werden.

Atemtherapie: Erkr. des Nervensystems, z.B. chron. Schmerzen, Migräne, können sich im Laufe der Atemther. nach Middendorf positiv verändern, jedoch sind symptomorientierte Indikationen kein Anlaß für eine Ther. Voraussetzungen für eine sinnvolle Behandl. sind die Fähigkeit des Pat. zur Selbstreflektion und die Bereitschaft, Verantwortung für seine Krankheit zu übernehmen.

Ausleitende Verfahren: Sehr wirksam sind die meisten Verfahren bei der Migränetherapie. Dabei hilft die Schröpfreflexzonendiagnostik, die verschiedenen Migräneformen zu differenzieren (z.B. Leber-Galle-Migräne) und latente Herde aufzuspüren (☞ Abb. in 2.4.4).

Autogenes Training: Positive Erfahrungen mit dem AT, insbesondere mit Schwere- und Wärmeübung (☞ 2.29.3) sowie mit den Möglichkeiten des Schmerzabbaus existieren bei der Mitbehandl. von spastischen Lähmungen, von Parästhesien sowie von Phantomschmerzen.

Bach-Blütentherapie: Der Gemütsstimmung entsprechend anwenden.

Bioresonanz-Therapie: Einzeln oder in Kombination mit anderen naturheilkundlichen Verfahren bes. bei Migräne und Schmerzzuständen aller Art erfolgreich (☞ 2.6). Das therapeutische Vorgehen richtet sich nach der Grundmessung. Therapiedauer meist 20 Min., 1x/Wo.

Elektroneuraltherapie: Bei zahlreichen neurologischen Erkr. einsetzbar. Grundsätzlich zunächst Widerstände messen, danach ggf. Ther. (☞ 2.8).

Homöopathie: Die genannten Potenzen dienen nur als Anhalt. Näheres zur Potenzwahl ☞ 2.12.5 und 2.12.1; konstitutionelle Behandl. (☞ 2.12.9) anstreben.

Manuelle Medizin: Zahlreiche neurologische Erkr. können vertebragenen Ursprungs sein, z.B. Tinnitus und Schwindel. In diesen Fällen ist die Manuelle Ther. indiziert.

Neuraltherapie: Bei vielen neurologischen Erkr. indiziert, durchbricht z.B. reflektorische Schmerzkreisläufe. Stets auch an Störfelder (☞ 2.14.7) denken.

Ordnungstherapie: Psychol. Diagnostik (☞ 5.14). Nach chron. Intoxikationen suchen (☞ 2.31), vor allem Lindan, Hexachlorcyclohexanen, Pentachlorphenol im Serum bestimmen. Latenzzeit einer chron. Holzschutzmittelvergiftung (v.a. nach Renovierungen oder Umzug etwa 2 J.). Chron. Schwermetallvergiftungen mit Blei, Cadmium, Quecksilber führen zu erhöhtem Verbrauch der entgiftenden Metalle Se und Zn. Nach deren Substitution Serumspiegel prüfen. Quecksilbermessungen noch umstritten. Alkoholkarenz (☞ 5.14.4), um Potenzierung verschiedener Giftwirkungen zu vermeiden.

Physikalische Therapien: Haupttherapieziele sind Schmerzbekämpfung, Abbau reflektorischer Veränderungen, Behandlung vegetative Störungen, Verbesserung der Motorik, Gangschule. Schwerpunkte sind Hydro-Thermother. (☞ 2.17), Bewegungstherapie (☞ 2.18), Massage (Bindegewebsmassage, Periostbehandl., ☞ 2.19) und Elektrother. (Kurzwelle, dd-Strom, Reizstrom, ☞ 2.20).

Progressive Muskelrelaxation nach Jacobson: Kann als adjuvante Ther. bei psychosomatisch bedingten Beschwerden zur Minderung von Anspannung und Unruhe hilfreich sein, z.B. bei Migräne. Wirksam auch bei Schmerzen aufgrund muskulärer Verspannungen (☞ 2.30).

Zusätzlich: Bei empfindlichen Pat. und unklaren chron. Beschwerden auch an geopathische Felder (☞ 1.4.4) denken.

5.11.2 Migräne

Akupunktur:
Oft sehr gute Erfolge. Ätiologie des Kopfschmerz beachten, d.h. die für die jeweiligen Auslöser bzw. assoziierten Erscheinungen wirksamen Punkte einbeziehen. Z.B. bei vertebragenen Schmerzen die lokalen Punkte auf der Wirbelsäule, bei vasomotorischen Kopfschmerz allgemein durchblutungsfördernde Punkte einsetzen. Im einzelnen sind das für:
Nausea: M 36;
Hypotonie: M 36, MP 6, 9, (12), B 23, PdM, Le 3, 9, (8), KG 4, 6. KS 6
Hypertonie: MP 6, 9, KS 6, Le 3, B 23, 18, N3;
Nervosität: H 7, B 15, H 3, 5, KG 15, LG 20
Schlafstörungen, Müdigkeit: G 24, (23), (M 18), MP 5
Schlafstörungen, Alpträume: H 3, KG 6, B 39, KG 17, M 44
Streß: M 36, KS 6, H 7
Wetterfühligkeit: 3E15, 5, G 41, 37, (39)
Schwindel: 3E23, G 8, 41, KS 6, MP 6;
Hormonelle Beteiligung: MP 6, B 31, LG 16, 4, N 11, KG 4, G 3.

Regelabhängig: prämenstruell – B 58, N3, postmenstruell – MP 6, M 36.

Nach der Schmerz-Lokalisation sticht man bei...
Frontalem Schmerz: B 2, 10, (1), PdM, G 14, 20, LG 20, 19;
Augenbeteiligung: G 14, 41, Le 3; Fernpunkte: M 36, 44, Di 4, Lu 7, Le 3, B 60, 62, Dü 3, 4.
Schläfen-Kopfschmerz: G 3, 8, 14, 17, (M 1, ch.: M 8), B 8, Scheitel: G 14, **Fernpunkte:** G 41, (44, 43), 3E5, B 60, 67, M 41, Le2, 3.
Occipitaler Schmerz: B 10, G 20, LG 13, 16, 20, G 3, 14; Fernpunkte: Dü 3, B 60, 62, 67, 3E5, G 41, Le 3.
Schmerzen im ganzen Kopf: LG 4, Di 4.

Atemtherapie: ☞ 5.11.1.

Ausleitende Verfahren: Blutige Schröpfung der entsprechenden Füllegelosen bei „Organmigränen" (z.B. Gallezone) bringt oft sehr rasche und anhaltende Beschwerdefreiheit (☞ 2.4.4). Bei zervikaler Migräne sind Baunscheidtierungen (☞ 2.4.8) oder Schröpfkopfmassagen (☞ 2.4.5) am Nacken wirkungsvoll, bei Okzipitalneuralgie ein Versuch mit der Mikrofontanelle als Akupunktur-Dauernadel am Okziput (☞ 2.4.11), bei Trigeminusneuralgien Cantharidenpflaster im Nacken (☞ 2.4.9) sinnvoll. Bei plethorischen Pat. mit hypertoniebedingten Kopfschmerzen Ther. mit Aderlaß (☞ 2.4.6) und Blutegeln (☞ 2.4.7).

Autogenes Training: Migräne, vasomotorische Kopfschmerzen und Spannungskopfschmerzen lassen sich durch die lokale Gefäßregulationswirkung der Stirnkühleübung des autogenen Trainings gut beeinflussen (☞ 2.29.3).

Bach-Blütentherapie: Gute Erfolge mit gemütsorientierter Behandlung, oft Vine und Star of Bethlehem.

Eigenbluttherapie
Eig.blut: 2x/Wo. 2,0 ml EB + Cefachol, Cefavenin, Cefadysbasin.
Eig.blut mit Hämoaktivator: Aktiv. EB ohne jegliche Zusätze. Vor Entfernung der Nadel 1 Amp. Phönix Neurotropan i.v. langsam injizieren. Insges. 6-8 Inj.

Elektroneuraltherapie: Bewährte Ind., zunächst Widerstände messen, danach ggf. Ther. (☞ 2.8).

Ernährungstherapie: Evtl. Mg^{2+} substituieren.

Heilfasten: Oft gute Wirkung. *Cave:* häufige Migräneanfälle an den ersten Tagen, die entsprechende Schmerztherapie erforderlich machen können.

Homöopathie

- **Arsenicum album D12, (D30)** im Anfall: heftiger, brennender Schmerz, besonders nachts, Unruhe, Angst, Übelkeit, Erbrechen, großer Durst, trinkt, aber nur kleine Schlucke, Licht <, Geräusche <, Wärme < oder >
konstitutionell (D30, 200): periodisch zur selben Zeit wiederkehrender Kopfschmerz bei geschwächten, abgemagert wirkenden, sehr frostigen, pedantisch-ordentlichen Menschen
- **Belladonna D3, D4, D6** im Anfall: plötzlich kommender und gehender, pulsierender Kopfschmerz mit hochrotem Kopf, Bewegung <, Erschütterung <, Aufstehen <, Niederlegen <, Bücken <, Sonne <, Licht <, Geräusche <, Rückwärtsbeugen >, Druck >
- **Calcium carbonicum D4, D6, D12, (D30):** konstitutionell: Kopfschmerz mit Wallungen, Drehschwindel, heißer Kopf nach Anstrengung, eisige Kälte im Kopfbereich, besonders geeignet bei Kindern mit großem Kopf und dickem Bauch, geistig verlangsamt, reichlich saure Fuß- und Kopfschweiße
- **Calcium phosphoricum D4, D6, D12, (D30):** konstitutionell: Schulkopfschmerz bei abgemagerten, rasch geistig und körperlich erschöpfbaren Kindern, Kopfschmerz nach jeder geistigen oder körperlichen Anstrengung, Bücken <, Bewegung <, Essen > (!)
- **Cimicifuga D3, D4, D6, (D30):** konstitutionell: heftiger Kopfschmerz „der Schädel will zerspringen" an verschiedenen Stellen (besonders Hinterkopf) bei klimakterischen, depressiven, hysterischen Frauen, häufiger Wechsel zwischen psychischen und physischen Beschwerden, oft HWS-Syndrom, Herzneurose, Verzweiflung, Angst, im Freien <, Kälte <
- **Cocculus D4, D6:** Hinterkopf- und Nackenschmerz mit Schwäche der Halsmuskeln, Schwindel mit Übelkeit bei Kopfheben, Liegen auf Hinterkopf, Fahren im Wagen (Schiff, Flugzeug) <, Essen <, Trinken <, Tabak <, Kaffee <, frische Luft <
- **Coffea D12:** Nagelkopfschmerz mit Hitzegefühl im Kopf, lebhafter Gedankenzudrang, Schlaflosigkeit, nervöse Herzstörungen, Überempfindlichkeit gegen Schmerzen und Sinneseindrücke, Lärm <, Geruch <, Kälte <, nachts (oft bei gewohnheitsmäßigen Kaffeetrinkern angezeigt) <
- **Colocynthis D 10, 12:** heftig einschießender neuralgischer Kopfschmerz, brennender Gesichtsschmerz, Bücken <, Bewegung <, Ärger <, frische Luft >, Ruhe >, Wärme >
- **Cyclamen D3,4, (D12, D30):** bei Frauen klopfender, pulsierender Kopfschmerz mit Augenflimmern, oft zu frühe, zu starke Menstruation, (ähnlich Pulsatilla, aber: Verlangen nach Wärme, Bewegung >)
- **Ferrum metallicum D4, D6:** klopfender Kopfschmerz mit Gesichtsröte, heißer Kopf und kalte Füße, große Schwäche, Kältegefühl, Ruhe <, mäßige Bewegung >
- **Gelsemium D3, D4, D6:** dumpfer Kopfschmerz, oft vom Hinterkopf ausgehend, steifer Nacken, Grippekopfschmerz, Schläfrigkeit, Benommenheit, Wärme <, Sonne <, Bewegung <, Schreck <, Erregungb <, reichlicher Urinabgang >(!)

- **Glonoinum D4, D6**: heftig pulsierender Kopfschmerz, mit hochrotem Kopf (wie bei Sonnenstich), Wärme <, Alkohol <, Bewegung <, Zurückbeugen des Kopfes <, frische Luft >
- **Ignatia D3, D4, D6, (D30)** im Anfall: berstender, pulsierender Nagelkopfschmerz, Folge von Aufregung, Gedankenarbeit, Darandenken, Tabak, reichlicher Urinabgang >
  konstitutionell: Folge von (Liebes-)Kummer, erträgt keinen Widerspruch, Launenhaftigkeit, reizbare Schwäche, Depression, häufiges tiefes Seufzen
- **Iris versicolor D3, D4, D6, (D12, D30)**: typisch ist Sonntagsmigräne mit Übelkeit (und saurem Erbrechen), Folge von geistiger Anstrengung, oft mit Leberstörungen verbunden, reichlicher Urinabgang >(!)
- **Natrium muriaticum D30, 300**: konstitutionell: berstender, klopfender Kopfschmerz, morgens beginnend (10h), abends verschwindend (mit Sonne steigend und fallend), nach geistiger Anstrengung, Abmagerung trotz Heißhunger, Durst, Verlangen nach Gesalzenem, Frostigkeit, Depression, Gereiztheit, Wortkargheit, Trost <(!), Bewegung <, Ruhe >, Niederlegen >
- **Nux vomica D4, D6, D12, (D30)** im Anfall: morgendlicher Kopfschmerz mit Übelkeit, besonders nach Alkoholabusus
  konstitutionell (abends geben): lebhafter, reizbarer Mensch mit gehetzter, oft sitzender Lebensweise, Streitsucht, Verlangen nach Genußmitteln (Alkohol, Tabak, Kaffee), die jedoch nicht vertragen werden, Überempfindlichkeit gegen äußere Eindrücke, frische Luft <, warmes Zimmer >, langer Schlaf <, kurzer Schlaf >, Essen <, Ruhe >
- **Pulsatilla D3, D4, D6, (D30)**: Kopfschmerz mit Gefühl, als ob der Schädel zerbirst, besonders vor und nach sowie bei ausbleibender Menstruation, konstitutionell für entschlußschwache, weinerliche, launenhafte, junge Frauen, Frostigkeit, Ruhe <, Wärme <, Bewegung >, im Freien >, Trost >
- **Sanguinaria D6, D12, (D30)**: im Anfall auch D3, D2: Kopfschmerz mit Hitzewallungen zum Kopf und Schwindel, Gefühl, als ob die Augen aus den Höhlen springen, Schmerzen steigen und fallen mit der Sonne, oft Brennen verschiedener Körperteile, Licht <, Lärm <, sonniges Wetter <
- **Sepia D4, D6, D12, (D30)**: halbseitiger Kopfschmerz bei klimakterischen Frauen oder bei Regelstörungen, berstender Schmerz mit Übelkeit, Erbrechen, Schwindel, oft Hitzewallungen, Frostigkeit, heißer Kopf und kalte Füße, „morgens elend, abends munter", Gefühl des Herabhängens im Unterleib, warme, stickige Zimmerluft <, Menschenansammlungen <, Bewegung >, frische Luft >
- **Silicea D12, D30** konstitutionell: drückender Kopfschmerz mit Gefühl, als ob der Kopf platzt, vom Nacken bis zum Auge ziehend, schwächliche, sehr frostige, abgemagerte Menschen mit Neigung zu chron. Eiterungen und Kopfschweißen, Obstipation, Meteorismus, Kälte <, nachts <, geistige Anstrengung <, Lärm <, warmes Einhüllen des Kopfes >
- **Spigelia D3, D4, D6** periodisch wiederkehrender, einschießender, stechender Halbseitenkopfschmerz, Schmerzen steigen und fallen mit der Sonne, Bewegung <, Berührung <, Erschütterung <, Wetterwechsel <.

Manuelle Medizin: HNO ☞ 5.4.1, Zervikalsyndrom 5.10.8

Neuraltherapie: Die echte Migräne ist in der Allgemeinpraxis ein seltenes Krankheitsbild. Häufig werden durch Inj. an die kleinen Wirbelgelenke oder an den N. occipitalis u.a. periphere Nerven ausgelöste Schmerzen mit der Migräne verwechselt. Diese Krankheitsbilder müssen durch Inj. an die kleinen Wirbelgelenke oder an den N. occipitalis behandelt werden. Bei der echten Migräne finden der Dornenkranz, die i.v.-Inj.

und die Ggl. stellatum-Blockade Anwendung (☞ 2.14.8, Injektionstechniken). Bei rezidivierender rechtsseitiger Migräne stets Störfeld Gallenblase überprüfen.

Ordnungstherapie:

Häufige Störfelder im Kopfbereich: Sinusitis, Psyche (entspannende Verfahren wählen), Zähne (☞ 5.4.6), Narben der Kopfhaut.

Fragenbereich für die psychol. Diagnostik (☞ 5.14): Sexuelle Schwierigkeiten, Partnerschaft, ungenügende Ablösung von den Eltern, an Auslösung der Migräneneigung (nicht des Anfalls) durch Kaffeegenuß denken, vierwöchige völlige Koffeinabstinenz (Kaffee, Tee, Cola) versuchen, dabei zu Beginn oft Verschlimmerung, Schmerzmittelabusus fördert Kopfschmerzneigung (nicht nur Abusus von Mutterkornalkaloidpräparaten).

Orthomol. Med.: Eisen, Mg^{2+} (im Anfall versuchsweise i.v.). Dosierung ☞ 2.16.3.

Physikalische Therapien

Im Anfall

* **Hydro:** Auf warme Füße achten. Zu Beginn Testanwendung – warme und kalte, heiß-feuchte Nackenumschläge, heißer Rückenblitzguß, kalte Unterarmtauchbäder 20-30 Sek.
* **Mass.:** Streichmassage von Stirn über Schulter zum Rücken. Periostbehandlung (☞ 2.19.7) im Kopf und Schulterbereich an Maximalpunkten.

Im Intervall

* **Hydro:** Morgens Trockenbürstungen, Kneipp-Kniegüsse, Gesichtsgüsse, wechselwarme bis Kaltwaschungen, Tautreten. Bürstenbäder: 3/4 Packung, Luftbäder (keine Sonnenbäder), Sauna.
* **Bew.ther.:** Atem- und Entspannungstherapie, rhythmische Gymnastik an frischer Luft, leichter Sport wie Spaziergänge, Radfahren.
* **Mass.:** Bindegewebsmassage, Reflexzonenmassage (☞ 2.19.4), auch Fußreflexzonenmassage (☞ 2.25), Periostbehandlung (☞ 2.19.7), Kolonbehandlung (☞ 2.19.9)bei der häufigen Obstipation. „Migränemassage" – Rücken-Thorax-Nacken-Kopf.
* **E'ther.:** Stabile Galvanisation (☞ 2.20.2), Kurzwelle-Durchflutung des Gehirns im Kondensatorfeld (☞ 2.20.10), diadynamische Ströme (☞ 2.20.3).
* **Photo:** Vermeidung von Sonnenexposition.
* **Balneo:** Kuren im Mittelgebirge, Hochgebirge oft ungünstig (Föhn).

Phytotherapie

Alkaloide aus Mutterkorn (secale cornutum) in: Ergo-Kranit mono® Tabl., ergo sanol® SL Tabl., Ergotamin Medihaler® Dosier-Aerosol, Gynergen® Inj.Lsg., Migrexa® Tabl. (im Anfall gut wirksam, aber Wirkungsabschwächung bei häufiger Anwendung, *cave*: Ergotismus, Abhängigkeitsgefahr!). Biläre Migräne ☞ 5.6.3.

Progressive Muskelrelaxation nach Jacobson: Kann zur Minderung von Anspannung und Unruhe hilfreich sein (☞ 2.30).

Symbioselenkung

Kann Migräne und vasomotorischen Kopfschmerz oft positiv beeinflussen.
Mehrstufiges Vorgehen (Einzelheiten ☞ 2.27.6)
* Mikrobielle Diagnostik (v.a. Candida), ggf. antimykotische Ther. (☞ 2.27.7)
* Reduktion der pathologischen Keime (Ozovit®)
* Stimulation der exkretorischen Verdauungsorgane, Stabilisierung des Dünndarmmilieus (Milchzucker)

- Substitution apathogener Bakterien (E. coli, Milchsäurebakterien, z.B. in Symbioflor®).

Begleitend durch alle Phasen auf eine stoffwechselfördernde Diät achten, ggf. auch anti-Pilz-Diät (☞ 2.27.7).

Zelltherapie/Organotherapie: (☞ 2.32); die Organotherapeutika stellen eine echte Alternative zu den symptomatischen Schmerzmedikamenten dar. Mit Organpäparaten aus Zwischenhirn, Großhirn, Temporalhirn, Plazenta und Leber werden oft erstaunliche Heilungen erzielt.

Zusätzlich: Bei empfindlichen Pat. und unklaren chron. Beschwerden auch an geopathische Felder (☞ 1.4.4) denken.

5.11.3 Polyneuropathien und Neuralgien

Ausleitende Verfahren: Versuch mit Baunscheidtierung entlang der Wirbelsäule oder im Verlauf der befallenen Nerven zur Stoffwechselstimulierung von Aschner empfohlen (☞ 2.4.8)

5

Eigenbluttherapie
Eig.blut mit Hämoaktivator: Aktiv. EB ohne Zusätze.

Elektroneuraltherapie: Bewährte Ind., zunächst Widerstände messen, danach ggf. Ther. (☞ 2.8).

Homöopathie
- **Aconitum D3, D4, D6:** neuralgische, stechende, brennende Schmerzen der trockenen, heißen haut, Gefühl von Brennen oder Kälte, Taubheitsgefühl der Haut (Handschuhgefühl), Berührungsempfindlichkeit, Unverträglichkeit des kleinsten Luftzuges, oft große Unruhe, Durst, nachts <, Wärme <
- **Agaricus muscarius D6, D12:** Parästhesien und Kältegefühl der Haut („wie vor Eisnadeln") bei objektiv warmer Haut, Schmerz- und Kälteempfindlichkeit nervöse Überlebendigkeit, Schwatzhaftigkeit, Phantasien, Blasenlähmung, Muskelzuckungen, morgens <, Kälte <, Sonne <, Bewegung im Freien >
- **Aranea diadema D4, D6, D12:** periodische Wiederkehr neuralgischer Schmerzen mit Kälteschmerz, Parästhesien, Gefühl, als ob Körperteile vergrößert sind Feuchtigkeit <, Kälte <, Bewegung in frischer Luft >
- **Arsenicum album D6, D12, (D 30):** neuralgische, brennende Schmerzen mit Taubheitsgefühl, dabei äußerste Schwäche und Erschöpfung, oft (Todes-)Angst Durst auf kleine Mengen, nachts < (um Mitternacht), Kälte <, Wärme >
- **Magnesium phosphoricum D4, D6, D12, (D 30):** scharfer, einschießender neuralgischer Schmerz („wie mit Messer"), plötzlich kommend und gehend typisch ist der intermittierende Charakter des Schmerzes, Kälte in jeder Form < Berührung <, Bewegung <, Wärme >, Druck >
- **Mandragora e radice D12, (D 30):** hypästhetische Hautbezirke (oder Gefüh des Brennens), Körperteile werden nicht als körpereigen empfunden, nervöse Reizzustand, Überempfindlichkeit gegenüber Geräuschen und Gerüchen Blaseninkontinenz, nachts <, fortgesetzte Bewegung >
- **Spigelia D6, D12:** periodisch auftretende, neuralgisch Schmerzen, oft linksseitig Beschwerden steigen und fallen mit der Sonne, Bewegung <, Geräusche < Berührung <, Sturm <, Wetterwechsel <

- **Tarantula D6, D12, (D 30)**: Parästhesien mit Taubheitsgefühl, Ameisenlaufen, Kältegefühl, gefolgt von Schweregefühl der Glieder bis zur Lähmung, zwanghafter Bewegungsdrang, Zittern der Glieder, Konvulsionen, Überempfindlichkeit aller Sinnesorgane, Ruhe <, schnelle Bewegung >
- **Verbascum D1, D2, D3**: neuralgischer Gliederschmerz mit Gefühl der Lähmung, krampfartiger, drückender Fußsohlenschmerz.

Manuelle Medizin: Gesichtsneuralgien ☞ 5.4.1

Neuraltherapie: Bei anamnestischem Hinweis Störfeldsuche (☞ 2.14.7).

Ordnungstherapie: Ernährung, Alkoholkarenz (☞ 5.14.4), Vitaminversorgung prüfen.

Physikalische Therapien
Hydro: Ansteigende Teilbäder, Vollbäder mit Zusatz von Fichtennadeln, Heublumen, Schwefel, Luftbäder.
E'ther.: Bei diabetischer Polyneuropathie Iontophorese mit Vit. B 1, TENS-Behandlung, stabilisierende Galvanisation, Zellen- und Stangerbäder, dd- und Ultrareizstrom (☞ 2.20.4).
Bew.ther.: Übungs- und Atemtherapie, Bewegungsübungen im warmen Wasser, therapeutisches Schwimmen, Bewegung in frischer Luft.
Mass.: Klassische Massage, Körperbürstungen.
Photo: Blaulichtbestrahlung, Luftbäder.
Balneo: Kurorte mit Thermen und schwefelhaltigem Wasser.

Reflexzonenmassage des Fußes: Bei Trigeminus- und Interkostal-Neuralgie mit akuten Schmerzen tonisierende Reize in der Symptomzone vermeiden. Die Stelle wird relativ kräftig, ruhig, ohne Bewegung gehalten bis Pat. angibt, daß Zonenschmerz nachläßt. Bei akutem Schmerz steht die Symptomzone im Vordergrund. **Dosierung:** Nach Verlauf, i.d.R. 2-3x/Wo. 20-25 Min., 6-12 Sitzungen.

Sauerstoff- und Ozontherapien
HOT: ☞ 2.26.18; Differenzierung in primäre und sekundäre Kopfschmerzen wichtig. Bes. erfolgreich bei menstrueller Migräne und klimakterischer Migräne. Auch positive Beeinflussung bei Cluster-Kopfschmerz: Verbesserte Mikrozirkulation, gesenkte Hypoxämie. **Tip:** Nicht gleichzeitig Azetylsalizylsäure verordnen.

5.11.4 M. Parkinson

Eigenbluttherapie
Eig.blut mit Hämoaktivator: Aktiv. EB + Hypothalamus suis-Injeel und Mangan. acetic-Injeel (insges. 15-20 Inj.) monatlich eine Wiederholungsinjektion.

Elektroneuraltherapie: Kann evtl. hilfreich sein, zunächst Widerstände messen, danach ggf. Ther. (☞ 2.8).

Homöopathie
- **Aranea diadema D4, D6, D12, (D30)**: Zucken und Zittern der Oberarmmuskeln, Ameisenlaufen der Arme, Gefühl, als ob Unterarme und Hände vergrößert sind, neuralgische Schmerzen mit Kältegefühl, Kälte <, Bewegung >

- **Conium D6, D12:** Zittern der Glieder, Muskelzucken, Muskelkrämpfe, rasche Erschöpfung nach geistiger Anstrengung, Gangunsicherheit mit Zittern und Schwäche der Beine bis zur Lähmung, Koordinationsstörungen beim Sprechen, Doppeltsehen, nachts <, Schlaf <, Kälte <, Bewegung >
- **Kreosol D6, D12:** spastische Muskelkontraktionen, Einschlafen der Hände, Zittern von Armen und Beinen, Lähmung der Beine, Gangstörung, Abmagerung, bei positivem Ansprechen ist Dauergabe erforderlich
- **Manganum D4, D6:** gestörter Gleichgewichtssinn mit Unfähigkeit, rückwärts zu gehen, ohne zu fallen, spastischer Gang, starre Gliederhaltung, erhöhter Muskeltonus, maskenartiges Gesicht, Speichelfluß, kleines Schriftbild, Berührungsempfindlichkeit des ganzen Körpers, Depression, ungewöhnliche Reizbarkeit und Ängstlichkeit, Kälte <.

Ordnungstherapie: Degenerative Krankheit wie Hypertonie und Arteriosklerose mit entsprechender Behandlung. Durchblutungs- und Entgiftungstherapie.

Orthomol. Med.: Phenylalanin ☞ 2.16

Physikalische Therapien
Hydro: Warme Bäder mit Zusätzen von Baldrian, Melisse, Lavendel, dazu Bewegungsübungen. wechselwarme Waschungen bei Hypotonie und Trockenbürstungen.
Bew.ther.: Tägl. 1h Behandlung mit Lockerungsübungen, Muskeldehnungen, rhythmische Schwungübungen und -gymnastik, Ballspiele.
Übung der Gebrauchsbewegungen. Gehschulung, Brustkorbgymnastik-Atemtherapie, Entspannungsübungen, Gruppengymnastik, Gruppenspiele, psychische Aufmunterung, Singen, Übungen der Mimik.
Mass.: Manuelle Dehnungen HWS mit Muskeldehnungen, Lockerungsmassagen, Bindegewegsmassage.
Balneo: Kurorte mit Thermalquellen und Bewegungsbecken.

Phytotherapie: Bei Parkinson-Tremor Tollkirsche (Atropa belladonna) in: Tremoforat® Tabl.

Sauerstoff- und Ozontherapien:
O3: Große Eigenblut-Ther. ☞ 2.26.4 ca. 100 ml 20 μg/ ml alle 2 Tage, 10 Behandlungen dann alle 3-4 Tage bis 1/Wo.

Zelltherapie/Organotherapie: (☞ 2.32); die zweifelhaften Langzeiterfolge der medikamentösen Ther. einschließlich des Organoderivates L-Dopa ließen nach besseren Methoden suchen. Nach den ersten Kurzzeiterfolgen mit isolierter Substantia nigra (Injektion als Lyophilisat) brachte der erweiterte organotherapeutische Ansatz bessere Erfolge. Zwischenhirn, Basalganglien, Frontalhirn, Kleinhirn in Verbindung mit Leber und Plazenta sind die organotherapeutischen Komponenten in einem integralen Behandlungskonzept.

5.11.5 Hemiplegien (Halbseitenlähmung)

Akupunktur: Allgemein KS 6, (LG 26), MP 6; zusätzlich B 54, Lu 11, H 5.
Obere Extremität: 3E5, Di 15, 11, 4. Untere Extremität: G 30, 31, 34, B 54, Le 3.

Eigenbluttherapie
Eig.blut mit Hämoaktivator: Aktiv. EB ohne Zusätze. Vor Entfernung der Nadel 1 Amp. Mucokehl D6 Sanum langsam i.v. injizieren. Insges. 15-20 Inj.

Elektroneuraltherapie: Bewährte Ind., zunächst Widerstände messen, danach ggf. Ther. (☞ 2.8).

Homöopathie
- **Conium D4, D6, D12, (D30):** Muskelzucken und -krämpfe, später in Lähmung übergehend, Lähmung von unten nach oben aufsteigend, Gangunsicherheit, rasche Erschöpfung nach geistiger Anstrengung, zerebraler Schwindel, Koordinatiosstörungen von Gliedern, Augen, Zunge, Gedächtnisverlust, Ruhe <, Kälte <, nachts <
- **Curare D6, D12:** progressive Lähmungen bei verminderten oder aufgehobenen Reflexen und erhaltener Sensibilität, stechende, brennende Gliederschmerzen
- **Gelsemium D3, D4, D6:** (akut), D12, D30 (chron.) Muskellähmung bei scharf schießenden Schmerzen entlang der Nervenbahnen, Zittern, Schwäche, Wärme <, Sonne <, Bewegung <, Erregung <, Schreck <
- **Lathyrus sativa D4, D6, D12:** plötzlich einsetzende Lähmung bei jüngeren Menschen, Parästhesien, Reflexe gesteigert, untere Extremitäten vermehrt betroffen, feucht-kaltes Wetter <
- **Plumbum metallicum D6, D12, (D30):** Lähmung der Glieder nach vorangegangener Schwäche, Zittern und Parästhesien, typisch ist die Lähmung der Handstrecker, Gliederschwäche, Berührungsempfindlichkeit der Haut, nachts, Kälte <, fester Druck >.

Manuelle Medizin: Zerebr. Insult ☞ 5.2.6

Ordnungstherapie: Die geschwächte Seite im allgemeinen nicht schonen, wie es der Pat. von sich aus tun möchte, sondern zu aktivieren versuchen, z.B. Bett so stellen, daß gelähmte Seite vorn ist.

Physikalische Therapien
Hydro: 3x tägl. UA-Teilbäder – im Wasser Selbstdehnungen der kontrakten Hand. Feucht-heiße Armwickel oder Eisbad der Hand zur Lösung der Spastik (beides Vorbereitung der KG).
Bew.ther.: Lagerungen gegensätzlich des zu erwartenden Beugemusters im Arm und Streckmusters im Bein. Mehrmals tägl., alle 3 h, Umlagerungen und passive Durchbewegung der Gelenke. Passiv-aktive Übungen in Rücken- und Seitlage. Gleichgewichtsübungen im Sitzen und Stehen. Aktive Übungen, Komplexbewegungen (Bobath). Anwendung der propriozeptiven neuromuskulären Fazilitation (PNF) durch die Bewegungsbahnung nach Kabat. Steh- und Gehschulung.
Mass.: Muskellockerungen durch Vibrationen u. Schüttelungen. Eismassage bei Spastik als Vorbereitung der KG.
E'ther.: Stabile Galvanisation wirkt bei spastischer Parese detonisierend und analgesierend im hydroelektrischen Teil- und Vollbad (☞ 2.20.2).

Diadynamische Ströme bei Schmerzen infolge Überlastung (☞ 2.20.4). Schwellstrombehandlung der Hand- und Fußstrecker. Reizstromtherapie nach Hufschmidt (☞ 2.20.6) zur Lockerung der spastischen Muskeln.
Balneo: Mittelgebirgsklima günstig.

5.11.6 Tinnitus (Ohrgeräusche)

Akupunktur: KS 6, MP 6, 3E17; mit Hypertonie: N 1, Le 2, 3E17, (G 2), M 36, B 23; mit Hypotonie: Di 11, (MP 10), M 36, (Dü 19), 3E21.

Ausleitende Verfahren: Hämorheologische Ther. durch Aderlässe bis zu Hkt von ca. 38 Vol.% (☞ 2.4.6), Blutegel an Schläfe, Mastoid oder Nacken setzen (☞ 2.4.7) oder blutiges Schröpfen an der Nacken- oder Schulterdreickszone (☞ 2.4.4), reflektorisch-hyperämisierende Wirk. durch Baunscheidtierung (☞ 2.4.8) und Trockenschröpfung (☞ 2.4.5), externe Lymphdrainage durch Cantharidenpflasterung an Nacken oder Mastoid (☞ 2.4.9).

Elektroneuraltherapie: Bewährte Ind., zunächst Widerstände messen, danach ggf. Ther. (☞ 2.8).

Homöopathie
- **Chenopodium D6, D12:** Ohrgeräusche, hört schlecht die menschliche Stimme, aber überempfindlich gegen andere Geräusche
- **China D3, D4, D6:** Ohrensausen und -klingen, Überempfindlichkeit des Gehörs, nervöse Überempfindlichkeit, Scheißausbrüche, heißer Kopf, kalte Extremitäten, Abmagerung, Meteorismus, Folge von Blutverlust, Folge von Diarrhoe, Folge von schweren Erkr. (z.B nachOP), Berührung <, Essen <, nachts <, Wärme >, Ruhe bessert inde
- **Glonoinum D4, D6:** Ohrensausen und -stiche, heftiger pulsierender Kopfschmerz, hochrotes Gesicht, Alkohol <, Wärme <, Sonne <, Bewegung <, frische Luft >
- **Phosphor D6, D12, (D 30):** Ohrgeräusche, Überempfindlichkeit des Gehörs oder Schwerhörigkeit, eigene Worte wie Echo im Ohr, große Nervosität, Angst bei Alleinsein, Angst bei Gewitter, große Schwäche, Erkältlichkeit, Verlangen nach kalten Getränken, die aber erbrochen werden, Kälte <, frische Luft <, abends und nachts <, Aufregung <, Anstrengung <
- **Secale D3, D4, D6:** Ohrensausen mit Schwindel und Übelkeit, Kopfschmerz, inneres Brennen wie Feuer, Bewegung <, Berührung <, Bettwärme <, Abkühlung >, frische Luft >
- **Tabacum D6, D12:** Ohrensausen mit Schwindel und Erbrechen, Überempfindlichkeit gegen jegliches Geräusch, Speichelfluß, kalter Schweiß, Eiseskälte, Tabakgenuß oder -rauch <, jede Bewegung <, Kälte <, Erbrechen >, frische Luft >.

Manuelle Medizin: vgl. ☞ 5.4.1

Neuraltherapie: Lidocaininfusion, Dornenkranz (☞ 2.14.8), Quaddeln der Ohrpunkte: insgesamt wenig befriedigende Therapieergebnisse. Vertebragene Genese ausschließen.

Ordnungstherapie: Beziehung Ohr-Niere beachten (☞ 5.7). Daneben Durchblutungsförderung. Behandlung der HWS (☞ 5.10.8).

Phytotherapie: Bei Zerebraler und peripherer Durchblutungsstörung, zerebralem Schwindel: Ginkgo biloba in rökan® Lsg., Filmtabl., Tebonin forte® Tr./ Tabl. Gingobil ratio® Drg.

Progressive Muskelrelaxation nach Jacobson: Kann als adjuvante Ther. bei psychosomatisch bedingten Beschwerden zur Minderung von Anspannung und Unruhe hilfreich sein, ebenso bei Störungen aufgrund muskulärer Verspannungen im HWS-Bereich (☞ 2.30).

Reflexzonenmassage des Fußes
Bei Tinnitus und bei Hörsturz
Symptomzonen: Innenohr, Proc. mastoideus, tonisierende Reize in der Symptomzone vermeiden.
Hintergrundzonen: Obere HWS, Nieren, Darm, Endokrinium, Genitale, Solarplexus.
Dosierung: Nach Verlauf, i.d.R. 2-3x/Wo. 20-25 Min., 6-12 Sitzungen.

Zelltherapie/Organotherapie: (☞ 2.32). Die zahlenmäßig geringeren Erfahrungen legen einen Behandlungsversuch mit Hörgemisch oder Mittelhirn, Temporalhirn, Plazenta und Knorpel nahe.

5.11.7 Schwindel

Akupunktur: G 20, KS 6, LG 20, (9), Le 4, G 38, B 18. Meniere: KG 6, Dü 18, G 3, B 2, 10.

Ausleitende Verfahren: Bewährtes Vorgehen wie bei ☞ 5.11.6.

Bach-Blütentherapie: Gute Erfolge mit gemütsorientierter Behandlung.

Eigenbluttherapie
Eig.blut: 1.-3. Tag Tebonin p.i. i.v.
Ferner: 2,0 ml EB + Ginkgokehl D4 Sanum Inj. i.m., weitere Inj. 2x/Wo.

Eig.blut mit Hämoaktivator: 1.-3. Tag Tebonin p.i. i.v.
Ferner: Aktiv. EB + Ginkgokehl D4 Sanum Inj. i.m., weitere Inj. 2x/Wo.

Elektroneuraltherapie: Bewährte Ind., zunächst Widerstände messen, danach ggf. Ther. (☞ 2.8).

Homöopathie
- **Aurum D4, D6, D12:** Schwindel mit Kopfschmerz und Blutandrang zum Kopf, rotes, gedunsenes Gesicht, Habitus apoplecticus, Melancholie, Bücken <, geistige Anstrengung <, nachts <, Abkühlung >, Bewegung >
- **Barium jodatum D3, D4, D6:** Schwindel bei arteriosklerotischer Hypertonie, Blutdruck wird wenig beeinflußt, aber das subjektive Empfinden, wirkt erst nach längerer Anwendung (3 Monate)
- **Cocculus D4, D6, D12:** Schwindel bei Arteriosklerose oder Fahrschwindel, große Übelkeit, Erbrechen, Gefühl der Leere im Kopf, Nervosität, Überempfindlichkeit, Schwäche, Erschöpfung, Hinterkopfschmerz, jede Bewegung < (Kopfheben, Bahnfahrt)
- **Conium D4, D6, D12:** Schwindel bei Kopfdrehung, selbst im Bett, alles dreht sich im Kreise, große Übelkeit, Gedächtnisschwäche, Menschenscheu, Muskelschwäche, -zittern, Koordinationsstörungen der Glieder, der Zunge, der Augen, Schweißneigung, Ruhe <, Kälte <, nachts <
- **Petroleum D6:** Schwindel bei jeder Bewegung (Bücken, Schiffahrt, Autofahrt etc.), dabei Schwäche und Übelkeit

- **Tabacum D4, D6**: anfallsweiser Schwindel mit Elendsgefühl, Übelkeit, kaltem Schweiß, Kältegefühl, Sehstörungen, nervöses Herzklopfen, Tabakgenuß oder -rauch < (dann D 12), Bewegung <, Aufenthalt in warmen Räumen <, Erbrechen >, frische Luft >
- **Viscum album D1, D2**: Schwindelanfälle mit Kopfschmerz, Kopfkongestion, Drehschwindel beim Schauen aus dem Fenster, Aufstehen <, Bewegung <, schnelle Kopfdrehung <, abends und nachts <, im Freien >.

Manuelle Medizin: Ungerichtete Schwindelsymptomatik häufig bedingt durch Dysfunktion im Bereich der Kopfgelenke und/oder C 1, C 2. Bei ausschließlich vertebrogener Dysfunktionsgenese rasches Verschwinden der Symptomatik nach Lösen der Blockierung.

Neuraltherapie: Dornenkranz (☞ 2.14.8), i.v.-Inj. von Lidocain, Ausschluß vertebragener Ursachen, Störfeldsuche (☞ 2.14.7).

Ordnungstherapie: Fragenbereich für die psychol. Diagnostik (☞ 5.14): Unehrliches Verhalten.

Physikalische Therapien
Hydro: Kalte oder heiße Kompresse in den Nacken.
Mass.: Vibration des ventr. Warzenfortsatzbereiches, evtl. Periostbehandlung der Querfortsätze HWS und der Scapula. Massage des Nackens und Hinterhaupt.
E'ther.: Ultraschall-HWS paravertebral 0,1 W/cm^2, 5 Min., 3x/Wo., 6-12 Behandlungen, Kurzwelle des Gehirns im Kondensatorfeld Dosis I – II, 3-5 Min.

Phytotherapie: Bei Kinetose Ingwer (Zingiber officinalis) in: Zintona® Kps.

Progressive Muskelrelaxation nach Jacobson: Kann als adjuvante Ther. bei psychosomatisch bedingten Beschwerden zur Minderung von Anspannung und Unruhe hilfreich sein, ebenso bei Störungen aufgrund muskulärer Verspannungen im HWS-Bereich (☞ 2.30).

Reflexzonenmassage des Fußes
Symptomzonen: Innenohr, Proc. mastoideus, tonisierende Reize in der Symptomzone vermeiden.
Hintergrundzonen: obere HWS, Nieren, Darm, Endokrinium, Genitale, Solarplexus.
Dosierung: Nach Verlauf, i.d.R. 2-3x/Wo. 20-25 Min., 6-12 Sitzungen.

5.11.8 Schluckauf (Singultus)

Akupunktur: B 17, Le 2, KG 12, (22), N 19 (auf Höhe von KG 12, 2 QF lat. der Medianen), M 21, (LG 26), KS 6.

Bach-Blütentherapie: Gute Erfolge mit gemütsorientierter Behandlung.

Elektroneuraltherapie: Bewährte Ind., zunächst Widerstände messen, danach ggf. Ther. (☞ 2.8).

Homöopathie

- **Belladonna D3, D4, D6:** plötzliches Auftreten und Verschwinden, trockene Schleimhaut mit Schluckbeschwerden, Wärme <, Kälte <, Bewegung <, Berührung <, Ruhe >
- **Cicuta virosa D4, D6, D12:** häufig auftretender, sehr harter Singultus
- **Cuprum metallicum D6, D12:** Krampfgefühl im Magen mit Druck und Übelkeit, Kälte <, Bewegung <, Wärme >, Ruhem >, kaltes Trinken >
- **Hyoscyamus niger D6, D12:** plötzliches Auftreten des Singultus, dabei Stuhlinkontinenz, Angst vor Wasser, Kälte <, nachts <, Liegen <, Wärme >, Bewegung >
- **Ignatia D4, D6:** Singultus nach Kummer, Globusgefühl, häufiges Seufzen, Kälte <, Ruhe <, Kaffee <, Nikotin <, Wärme >, Bewegung >
- **Teucrium marum D3, D4, D6:** Singultus der Kinder nach Nahrungsaufnahme, Singultus bei nervösen Säuglingen
- **Zincum metallicum D6, D12:** Singultus nach Zorn, Kälte <, Ruhe <, Bewegung <, Wärme >.

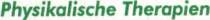

Manuelle Medizin: Therapierefraktärer Singultus ist oft auf Dysfunktion C 3/C 4 zurückzuführen.

Ordnungstherapie: Zwerchfellverkrampfung, die Reduktion des Muskeltonus oder Anregung der Atmung erfordert.

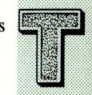

Physikalische Therapien
Hydro: Eiskaltes Getränk schnell trinken, Eisbeutelauflage Oberbauch. Prießnitz-Leibumschlag.
Atemther.: Luftanhalten 30 Sek. und Pressen (Valsalva).

Reflexzonenmassage des Fußes
Symptomzonen: Diaphragma bzw. Kardia.
Hintergrundzonen: Dünndarm, Solarplexus, Nebenniere, Sphinktermuskulatur.
Dosierung: Nach Verlauf, i.d.R. 2-3x/Wo. 20-25 Min., 6-12 Sitzungen.

5.12   Haut und Hautanhangsorgane

5.12.1   Naturheilkundliche Behandlungsprinzipien

Unmittelbarer noch als das Verdauungssystem ist die Haut Kontaktorgan und
Grenzschicht zwischen Selbst und Außen. Als physikalische und psychische
Barriere garantiert sie die Individualität und Unversehrtheit jedes Menschen. Auch
die physische und psychische Ausscheidungswirkung der Haut ist bedeutsam.
Innere Konflikte und somatische Erkr. können über die Haut ein Ventil suchen.
Die naturheilkundliche Therapie berücksichtigt daher neben körperlichen Verbin-
dungen auch die enge Beziehung zu Abgrenzungsfragen und psychischen
Konflikten. Hauterscheinungen sollten in der NHK nicht unterdrückend oder
symptomatisch, sondern ausleitend oder kausal behandelt werden.

Akupunktur: Haut und Haare zählen in der TCM zum Funktionskreis Lunge-
Dickdarm. Außer Karzinomen, der Psoriasis und Infektionskrankheiten wie Tbc
und Lues, sind alle Hautkrankheiten der Akup. gut zugänglich. Es kommen
besonders die sogenannten „Stoffwechselpunkte" zum Einsatz: B 54, 58, N 2, 6,
Le 13, Di 2, 3, 4.

Atemtherapie: Hauterkr., bes. Allergien und psychogen (mit-)bedingte Dermatosen, können sich im Laufe der Atemther. nach Middendorf positiv verändern,
jedoch sind symptomorientierte Ind. kein Anlaß für eine Ther. Voraussetzungen
für eine sinnvolle Behandlung sind die Fähigkeit des Pat. zur Selbstreflektion und
die Bereitschaft, Verantwortung für seine Krankheit zu übernehmen.

Ausleitende Verfahren: Wie alle Naturheilverfahren stellen die ausleitenden
Verfahren ein ganzheitliches Behandlungsprinzip dar, ihre adjuvante Anwendung
bei Hautkrankheiten ist häufig sinnvoll. Hyperämisierung und Verbesserung von
Stoffwechsel und Trophik der Haut durch Trockenschröpfung (☞ 2.4.5), immunstimulierende, lymphdrainierende und toxinausleitende Wirkung durch Baunscheidtverfahren (☞ 2.4.8) und Cantharidenpflaster (☞ 2.4.9).

Autogenes Training: Mit dem AT lassen sich funktionelle Veränderungen an
der Haut herbeiführen, insbesondere durch die Wärmeübung (☞ 2.29.3) eine
Erhöhung der Hauttemperatur um mehrere Grad, durch Schwere- und Wärme-
übung eine Herabsetzung des elektrischen Hautwiderstandes bei psychischer
Erregung erreichen sowie durch Kältesuggestionen, Schmerzempfindungen oder
Juckreize herabsetzen (z.B. bei chron. Ekzemen, Neurodermitis).

Bach-Blütentherapie: Der Gemütsstimmung entsprechend anwenden – besonders bewährt bei vielen funktionellen und psychosomatischen Hauterkrankungen.

Bioresonanz-Therapie: Einzeln oder in Kombination mit anderen naturheilkundlichen Verfahren besonders zur Diagnose und Ther. von Allergien hilfreich
(☞ 2.6). Das therapeutische Vorgehen richtet sich nach der Grundmessung.
Therapiedauer meist 20 Min., 1x/Wo.

Elektroneuraltherapie: Bei zahlreichen Hauterkr. einsetzbar. Grundsätzlich
zunächst Widerstände messen, danach ggf. Ther. (☞ 2.8).

Enzymtherapie: Neben den phlebologischen und lymphologischen Hautproblemen bei Herpes simplex und Herpes zoster bewährt. Sonst bei Hauterkr. wenig eingesetzt. Evtl. in Kombination mit Vit. A und E bei Psoriasis und bei Neurodermitis anwendbar.

Heilfasten: Gute und nachhaltige Ergebnisse bei Akne und anderen seborrhoischen Erkr., z.T. auch bei Neurodermitis.

Homöopathie: Hauterkr. sind eine Domäne der Homöopathie. Unter starker Einbeziehung der Konstitutionsmerkmale (des Konstitutionsmittels) und entsprechender Geduld (Zeit), lassen sich grundlegende Therapieerfolge erzielen. Tritt im Laufe einer homöopathischen Behandlung ein Hautausschlag auf, so ist dies nach Hahnemann/Hering als ein positives Zeichen in Richtung Heilung zu werten, da der Krankheitsprozeß von Innen nach Außen geleitet wird.
Potenzierung: C- und LM-Potenzen haben sich neben den D-Potenzen auch hier sehr bewährt, insbesondere Hochpotenzen (*cave:* Erstverschlimmerung). Potenzen individuell und gemäß den eigenen Fähigkeiten wählen.

Ordnungstherapie: Das Kontaktorgan Haut kann durch zuviel Kontakt überlastet sein oder der Abwehr zu enger Beziehungen dienen. Fragenbereich für die psychol. **Diagnostik** (☞ 5.14): Kontaktaufnahme und Enge der mitmenschlichen, bes. sexuellen Beziehungen.
Behutsamer Beginn der Behandl. mit zunächst distanzierten, nicht zu persönlichen Methoden. Gerade, wenn man eine frühkindliche seelische Traumatisierung vermutet, hat es wenig Sinn, dies dem Pat. mitzuteilen, solange er es nicht selber spürt.

Physikalische Therapien: Hauptziele sind Linderung des Juckreizes, Hautpflege, Verbesserung der Hautdurchblutung und vegetative Umstimmung. Schwerpunkte der physikalischen Ther. sind Hydrother. (Bäder mit Zusätzen, ☞ 2.17), Photother. (Helio- und UV-Therapie ☞ 2.21) und Balneother. (Nord- und Ostsee, Totes Meer ☞ 2.23).

Progressive Muskelrelaxation nach Jacobson: Kann als adjuvante Therapie bei psychosomatisch bedingten Erkr. zur Minderung von Anspannung und Unruhe hilfreich sein, z.B. bei Neurodermitis u.a. pruriginösen Hauterkr. (☞ 2.30).

Reflexzonenmassage des Fußes Bei Urtikaria, Neurodermitis und sonstigen Ekzemen betonte Behandlung der Hintergrundzonen Endokrinium, Solarplexus, Leber, Pankreas, Dünndarm, Milz, Nieren. Dosierung: Nach Verlauf, i.d.R. 2-3x/Wo. 20 25 Min., 6-12 Sitzungen.

Symbioselenkung: Häufig günstige Beeinflussung von allergischen Hauterkr., Pollinosis, Neurodermitis und Akne. Auch bei anderen Hauterkr. ist eine Darmdiagnostik (bes. Ausschluß intestinale Candidose) empfehlenswert (☞ 2.27.6).

5.12.2 Akne und Seborrhoe (gesteigerte und krankhafte Talgproduktion)

Akupunktur: Passende Stoffwechselpunkte (vgl. ☞ 5.12.1). Je nach Lokalisation im Gesicht: Lu 5, M 45, PdM, am Hals: Dü 3, am Rücken: B 62, obere Extremität: Di 11; in Verbindung mit Schmerzen B 13, mit Pruritus: B 13, (16), Di 11, mit Eiterung: (KG 9), 3E5.

Bach-Blütenther.: Gute Erfolge – oft Chestnut Bud.

Eigenbluther:
Eig.blut: EB + Lophakomp-Graphites
- 1. Wo. 3x/Wo.: 2,0 ml
- 2.- 4. Wo. 2x/Wo.: 2,0 ml
- ab 5. Wo. 1x/Wo.: 2,0 ml.

Bei ausgeprägten Prozessen im Gesicht und auf dem Rücken
2,0 ml EB + 2 Amp. Pyrogenium Hanosan:
- 1. Wo. 3x/Wo.
- 2.- 4. Wo. 2x/Wo.
- ab 5. Wo. 1x/Wo.

Eig.blut mit Hämoaktivator: Aktiv. EB + Pascotox forte-Injektopas.

Akne rosacea
- **Eig.blut:** Nativblutther. nicht effizient.
- **Eig.blut mit Hämoaktivator:** Aktiv. EB + Horvi Horvitrigon-Reintoxin zunächst 3x/Wo., später 2x/Wo. und ab 5. Wo. 1x/Wo. Ab 3. Wo. neben der EB Inj. gleichzeitig auf die andere Seite 1 Amp. Horvi Latromactan-Reintoxin i.m.

Elektroneuralther.: Bewährte Ind., zunächst Widerstände messen, danach ggf. Ther. (☞ 2.8).

Ernährungsther.: Bei alle Erkr. aus dem seborrhoischen Formenkreis sind Verbesserungen durch eine konsequente Vollwertkost möglich (☞ 2.10.6). Hierzu zählt der Verzicht auf fettreiche Speisen, Zucker, scharfe Gewürze und Alkohol zugunsten von frischem Obst und Gemüse. *Cave:* Vit. B-haltige Nahrungsmittel wie Multivitaminsäfte und Hefeprodukte können die Akne verstärken, ebenso Jod- und Brom-haltige Nahrungsmittel (z.B. jodiertes Speisesalz).

Heilfasten: Sehr gute Verbesserung möglich. Dauerhafter Erfolg nur bei anschließender Änderung der Ernährung (☞ 2.10).

Homöopathie
- **Antimonium crudum D6, D12, D30:** mit Störung der Verdauungs-, Leber- und Gallefunktion, Blasen und Pusteln, die zu Verhärtung und Krustenbildung neigen bes. um Mund und Nase, schuppig juckend und brennend bes. in Bettwärme, nachts <
- **Arsenicum album D6, D12, D30:** trockene pergamentartige Haut, brennend und juckend, kratzt sich blutig, obwohl es sehr weh tut, durch Kälte wird Juckreiz <
- **Calcium carbonicum D6, D12, D30:** kalte schlaffe, ungesund aussehende Haut, Kopfschweiße, Lymphatismus, Neigung zu Furunkeln, schlechte Wundheilung
- **Graphites D6, D12, D30:** trocken schuppig, aber auch klebrig nässend, Schrunden am Übergang von Haut zu Schleimhaut, übelriechende saure Schweiße, Wärme/nachts/bei und nach Menstruation <
- **Hepar sulfuris D6, D12, D30:** sehr starke Eiterungsneigung bes. in Hautfalten, große Empfindlichkeit gegenüber Berührung und geringste Kälte, heftiger Juckreiz
- **Kalium jodatum D6, D12, D30:** purpurne livide Knoten, Tendenz zur ödematösen Schwellung, nachts <, Bettwärme <, feuchtes Wetter <, Bewegung >, frische Luft >
- **Natrium muriaticum D6, D12, D30:** Haut fettig ölig, aber lokal auch trocken, Lokalisation bes. an Stirn-Haargrenze, Mundwinkelrhagaden

- **Pulsatilla D6, D12, D30:** Beziehung zur Haut über das Hormonsystem – Akne juvenilis/klimakterische Akne, bei venöser Stase, häufig wechselnde Blässe und Röte, Bewegung und frische Luft >
- **Silicea D6, D12, D30:** Akneknoten mit Neigung zur Eiterung und Fistelbildung, sehr frostig, Wärme und Kopfbedeckung >
- **Sulfur D6, D12, D30:** trockene schmutzig aussehende Haut, juckend und brennend, übelriechende Schweiße, Silberschmuck wird schwarz, Wasseranwendung (Leitsymptom!) <, Bettwärme <, kratzen bessert Juckreiz, danach jedoch brennend.
  Anm.: Nicht routinemäßig einsetzen – wenn Sulf. nicht paßt, können Verschlimmerungen hervorgerufen werden!
- **Thuja D6, D12, D30:** Lokalisation vorwiegend an bedeckten Körperstellen, Pat. mager und frostig, leicht erkältlich, Neigung zur Warzenbildung, kratzen >.

Manuelle Medizin: Therapierefraktäre Gesichtsakne heilt häufig rasch nach Lösung der Dysfunktion in Höhe C 1 oder C 2 ab.

Ordnungstherapie: Abwehrsteigerung nötig (☞ 5.13.1). Entgiftende Verfahren aller Art, bes. Funktion von Niere, Darm, Nebenhöhlen, Lunge prüfen. Ernährung und Lebensweise umstellen. Viel Bewegung, frische Luft und Sonne.

Orthomol. Med.: K^+, Zink, Vit. A (hochdosiert bis 50.000 IE, *cave:* Gravidität, Niereninsuffizienz), B 6, E, Omega-6-Fettsäuren. Weitere Dosierungen ☞ 2.16.3.

Physikalische Therapien
Akne
- **Hydro:** Gesichtsdampfbad, Dampfdusche für Brust und Rücken, Vollbäder mit Zusatz von Kleie, Zinnkraut, Schwefelbäder, lokale Heilerdepackungen, regelmäßige Saunabesuche
- **Mass.:** Trockenbürstungen
- **Photo:** UV-Licht zur Schälkur als Erythemdosis. UV-Ganzkörperbestrahlungen zur Verbesserung der Hautdurchblutung und Umstimmung. Licht und Sonnenbäder
- **Bew.ther.:** Bewegung in frischer Luft
- **Balneo:** See- und Hochgebirgsaufenthalte.

Seborrhoe
- **Hydro:** Warme Hautumschläge mit Eichenrinde. Medizinische Bäder mit Eichenrinde, Fichtennadelextrakt, Wassertemperatur 37 °C, Badedauer 15 Min.
- **Photo:** Sonnen- und Luftbäder, Höhensonnenbestrahlung.

Phytotherapie
Extern: Adstringierende, entzündungshemmende Waschungen, z.B. mit Kamillentee. Silvapin® Weizenkleieextrakt, Hametum®-Extrakt zum Abtupfen.
Intern: Stoffwechselwirksame Tees, z.B. Löwenzahn, Brennessel, Schachtelhalm.

Sauerstoff- und Ozontherapien
O3: Kleine Eigenblut-Ther. ☞ 2.26.3, 3-4 Behandlungen 300 μg O3/10ml Blut Stufe II, 0,25 bar bei 10 ml Gasgemisch.

Symbioselenkung
Oft günstige Beeinflussung. Mehrstufiges Vorgehen (Einzelheiten ☞ 2.27.6).
- Mikrobielle Diagnostik (v.a. Candida), ggf. antimykotische Ther. (☞ 2.27.7).
- Reduktion der pathologischen Keime (Ozovit®)

- Stimulation der exkretorischen Verdauungsorgane, Stabilisierung des Dünndarmmilieus (Milchzucker)
- Substitution apathogener Bakterien (E. coli, Milchsäurebakterien, z.B. in Symbioflor®)

Begleitend durch alle Phasen auf eine stoffwechselfördernde Diät achten, ggf. auch anti-Pilz-Diät (☞ 2.27.7)

5.12.3 Psoriasis (Schuppenflechte)

Akupunktur: Gilt oft nicht als Ind. (Bischko). Wenn, dann N 2, B 54, (65), M 36 (Kubiena et al.).

Atemtherapie: ☞ 5.12.1

Autogenes Training: Mit dem AT lassen sich bes. durch die Wärmeübung (☞ 2.29.3) funktionelle Veränderungen an der Haut z.B. eine Erhöhung der Hauttemperatur um mehrere Grad Celsius erreichen, sowie durch Kältesuggestionen Schmerzempfindungen oder Juckreize herabsetzen. Sreßbedingte Exazerbationen können mit AT bes. gut behandelt werden.

Eigenbluttherapie
Eig.blut
1. Wo. 3x/Wo.
0,5 ml EB + Elhapsorin und Formidium D12 oder
+ 3 Amp. Juv 110 Phönix
2. Wo. 2x/Wo.
1,0 ml EB + Elhapsorin und Formidium D12 oder
+ 4 Amp. Juv 110 Phönix
ab 3. Wo. 2x/Wo.:
2,0 ml EB + Elhapsorin und Formidium D12 oder
+ 5 Amp. Juv 110 Phönix

- **Bei zu starker Erstreaktion**
  - 1. Phase: Tägl. ansteigend 0,1 – 0,2 – 0,3 – 0,4 – 0,5 ml EB i.c.
  - 2. Phase: 3tägig ansteigend 0,6 – 0,7 – 0,8 – 0,9 – 1,0 ml EB s.c.
  - 3. Phase: 5tägig ansteigend 1,0 – 1,5 – 2,0 – 2,5 – 3,0 ml EB i.m.
  - Bei guter Verträglichkeit der EB-Inj. nach o.g. Beispiel EB Inj. + Ampullenpräparate beginnen.

Eig.blut mit Hämoaktivator: Aktiv. EB + Elhapsorin und Formidium D12 oder Juv 110 Phönix von 3-5 Amp. ansteigend. Bei Arthritis psoriatica EB Inj. mit zunächst 1, später 2, schießlich 3 Amp. Thym-uvokal Mulli mischen.

Potenziertes EB f. Kinder: Nacheinander
C5 1x/Wo. 5 Tr. insges. 4x
C9 1x/Wo. 5 Tr. insges. 4x
C12 1x/Wo. 5 Tr. insges. 4x
C15 1x/Wo. 5 Tr. für insges. 3-6 Mon.

Elektroneuraltherapie: Bewährte Ind., zunächst Widerstände messen, danach ggf. Ther. (☞ 2.8).

Enzymther.: Wobenzym® N in Kombination mit Vit. A und E als Ther.versuch.

Ernährungstherapie: Eine spezifische Ernährungsther. der Psoriasis gibt es nicht. Empfehlenswert ist eine konsequente Vollwertkost mit hohem Rohkostanteil. Tierisches Eiweiß, bes. Schweinefleisch reduzieren.

Heilfasten: Verbesserung möglich (☞ 2.11).

Homöopathie

Anm.: Klassisch chron. Erkr. (Miasmenlehre). Individuell und konstitutionell behandeln, deshalb hier nur einige Teilaspekte. Potenzen variabel einsetzen.

Mittel mit starkem Bezug zur Psoriasis (Auswahl)

- **Arsenicum album** Haut trocken, blaß, kalt
- **Arsenicum jodatum** Abblättern der Haut in großen Schuppen
- **Berberis aquifolium** lokalisiert, bes. Kopf, Hals, Gesicht
- **Berberis vulgaris** rheumatisch-gichtige Diathese
- **Calcium carbonicum** kleieartige Abschuppung, Kopfschweiße
- **Hyrocotyle asiatica** kreisförmige Herde an Extremitäten und Rumpf mit starkem Juckreiz und massiver Abschuppung
- **Graphites** derbe Abschuppung und/oder klebriges Nässen
- **Lycopodium** übelriechender Schweiß, heftiges Jucken
- **Manganum** lokalisiert, bes. Streckseiten der Gelenke, kratzen verschlechtert Juckreiz
- **Rhus toxicodendron** generalisiert, rote Schwellung um die Herde, bei feuchtkaltem Wetter
- **Sepia** lok. Nägel und Präputium, profuse Schweiße, Risse, Fissuren
- **Silicea** Flächen rauh, derb, rasch, eiternd
- **Sulfur** Konstitution, im Frühjahr, bei naßkaltem Wetter
- **Thuja** Neigung zu Gicht, rheumat. Erkr. und Warzen.

Neuraltherapie:
Je nach Anamnese Störfeldsuche (☞ 2.14.7) erwägen, bes. bei kleinfleckigen Formen.

Ordnungstherapie: Oft mit Abwehrschwäche (☞ 5.13.1) verbunden.

Orthomol. Med.: Alle Formen inkl. psoriatischer Arthritis: Vit. A (☞ 2.16).

Physikalische Therapien

Hydro: Seifenbäder lösen Schuppen, Kleiebäder gegen Juckreiz, Heilerdeauflagen. Kleine hydrotherapeutische Anwendungen: Ansteigende Teilbäder – Wechselwaschungen kalte Waschungen, Güsse, Wickel, Sauna.

Bew.ther.: Sport in frischer Luft.

Photo: Sonnenbestrahlungen (ab März), UV-Ganzkörperbestrahlung mit UV-A-, oder UV-A/B-Licht.

Balneo: Ost- und Nordseeheilbäder, auch Hochgebirge. Ggf. Kuraufenthalt am Toten Meer.

Phytotherapie: Sarsaparilla in: Sarsapsor® Bürger Tabl. Mahonica aquifolium in: Rubisan® Salbe extern 2-3/d leicht einmassieren und/oder als Tinktur intern 2x10 Tr.

Sauerstoff- und Ozontherapien

HOT: ☞ 2.26.18. Verbesserte Mikrozirkulation bewirkt schnellere Wundheilung. Auch Hemmer der Entzündungsneigung.

Zelltherapie/Organotherapie: (☞ 2.32). Betrachtet man die Psoriasis nicht als Haut-, sondern auch als Stoffwechselkrankheit, wird der therapeutische Wert organotherapeutischer Maßnahmen deutlich. Homöopathische Potenzierungen und molekularbiologische Dilutionen sind hier dem Gewebelyophilisaten überlegen. Präparate aus fetaler Leber, Haut, Bindegewebe und Verdauungstrakt gehören in ein integrales Behandlungskonzept.

Zusätzlich: Fumarsäure (z.B. Fumaderm®) hat sich als mehrmonatige Ther. oft bewährt. Z.B. Fumaderm® P 1-0-0 für 6-8 Wo. Handelspräparate sind z.Zt. nur in der Schweiz erhältlich.

5.12.4 Neurodermitis (endogenes Ekzem)

Akupunktur: H 3, 5, B 23, 47, 54, 58, N 2, G 3, 20, Le 13, Lu 5, 7, Di 4, 11, M 21, 23, MP 10, 6. Perioral: Di 4, 11, (2, 3), PdM, Lu 5, (B 7), G 3, 30, B 54.

Atemtherapie: ☞ 5.12.1

5

Ausleitende Verfahren: Cantharidenpflaster (☞ 2.4.9) bei regionalem Befall (z.B. im Nacken und im Bereich der oberen Rippen/Sternum bei kopfbetonten Effloreszenzen) oder Baunscheidt-Verfahren (☞ 2.4.8) zur Immunstimulation

Autogenes Training: Das AT vermag funktionelle Veränderungen an der Haut herbeizuführen sowie durch Kältesuggestion Schmerz- oder Juckreize zu lindern. Insgesamt trägt es zu einer Herabsetzung der inneren Spannung des Pat. bei.

Bach-Blütentherapie: Gute Erfolge mit gemütsorientierter Behandlung.

Eigenbluttherapie
Eig.blut:
1. Phase: Tägl. ansteigend 0,1 – 0,2 – 0,3 – 0,4 – 0,5 ml EB i.c.
2. Phase: 3tägig ansteigend 0,6 – 0,7 – 0,8 – 0,9 – 1,0 ml EB s.c.
3. Phase: 5tägig ansteigend 1,0 – 1,5 – 2,0 – 2,5 – 3,0 ml EB i.m.
4. Phase. Alle 20 Tage 3,0 – 5,0 ml ansteigend i.m.
Cave: Nativblut nicht mit zusätzlichen Präparaten mischen.

Eig.blut mit Hämoaktivator: Aktiv. EB + Synerga Amp. Laves zunächst 3x, später 2x bzw. 1x/Wo.

Potenziertes EB f. Kinder: Nacheinander
C7 1x/Wo. 5 Tr. insges. 6x, dann
C9 1x/Wo. 5 Tr. insges. 6x, dann
C10 1x/Wo. 5 Tr. insges. 6x, dann
C12 1x/Wo. 5 Tr. insges. 6x (u.U. auch 3-6 Mon) oder
C15 1x/Wo. 5 Tr. für 3-6 Monate.

Elektroneuraltherapie: Bewährte Ind., zunächst Widerstände messen, danach ggf. Ther. (☞ 2.8).

Enzymther.: Wobenzym® N in Kombination mit Vit. A und E als Ther.versuch.

Ernährungstherapie: Tiereiweiß-arme Kost. Viele Pat. vertragen keine Milch. Keine Süßigkeiten. *Cave:* Viele Fertigprodukte enthalten Milcheiweiß. Milch, Eiklar und Zitrusfrüchte als Hauptallergene können Erkr. unterhalten. Auch auf

Unverträglichkeit von Nüssen und Mandeln achten. Insgesamt können Unverträglichkeiten gegen viele Allergene bestehen. Ggf. Allergietests veranlassen, bewährt sind hier auch die bioelektronischen Diagnostikverfahren (☞ 4.2.-4.4) und die Thermographie (☞ 4.6). Es ist evtl. sinnvoll, ein Nahrungs-Tagebuch zu führen.

Heilfasten: Verbesserung möglich (☞ 2.11).

Homöopathie

Anm.: Klassisch chron. Erkr. (Miasmenlehre). Individuell und konstitutionell behandeln, deshalb hier nur einige Teilaspekte. Potenzen individuell einsetzen. So früh wie möglich behandeln.

- **Agaricus muscarius C30:** sehr aktiv, morgens gedämpft, Abendhoch, nervlich angespannt, Selbstüberforderung, wenn überfordert – starker Juckreiz mit heftigem Kratzen, Koordinationsschwierigkeiten, bei („geistiger") Anstrengung <, in frischer kalter Luft <
- **Calcium carbonicum C30:** wichtiges Konstitutionsmittel
- **Calcium silicatum C30:** wenn Calc. carb. nicht zufriedenstellend wirkt, allergische Komponente, Nahrungsunverträglichkeiten, bes. von Milch und Eiweiß, fröhliches Temperament trotz der Erkrankung
- **Calcium arsenicosum C30:** Kinder, die nur Suppe essen wollen, nachts, bes. um Mitternacht <
- **Phosphor C30:** spastische Bronchitis bei Neurodermitis, drückende Blähungen, durch abgehende Winde >, im Schlaf <
- **Psorinum C30:** wichtiges Neurodermitismittel, kratzt aus Gewohnheit, heftiger Juckreiz mit blutigkratzen, Wolle und grobe Baumwolle sind unverträglich, introvertiert und kontaktscheu (Haut ist Kontaktorgan!), Kinder verstecken sich gerne, um allein zu sein, unbändiger Appetit, Säuglinge müssen nachts oft und voll gestillt werden, Wärme <, Bettwärme <, zu warm angezogen <, Kontakt mit Wasser <
- **Staphisagria C30:** geistig sehr empfindlich, zornig, wütend, wirft Sachen um sich. Neurodermitis und Psyche zu Hause am schlimmsten, woanders braves zugängliches Kind fast ohne Beschwerden, Vorliebe für kalte Milch.

Ordnungstherapie: Besonderheiten bei Kindern (☞ 6.6). Überwiegend psychologische Ther. mit den Eltern indiziert. Diese sehen das zumeist nicht so, daher behutsame langfristige Kontaktaufnahme.

Orthomol. Med.: Zink, Ca^{2+}, Omega-6-Fettsäuren (☞ 2.16.3).

Physikalische Therapien:

Hydro: Vollbäder mit Milch-Molke gegen Juckreiz und Teebäder zur Hautpflege, Ölbäder mit Soja, Kamillen oder Rosmarinöl zur Hauterweichung. Abhärtung mit wechselwarmen Waschungen, kalte Waschungen, kalte Güsse, Heilerdewickel, Solebäder bei exsudativem Ekzem, Schwefelbäder bei mikrobiellem Ekzem.
Bew.ther.: Sport an frischer Luft (Angeln), am Strand aufhalten (Nord-Ostsee).
Photo: UV-Ganzkörperbestrahlungen, Sonnenbäder.
Balneo: Reizklima – Ost- und Nordseeaufenthalt (1-3 Mon), beginnen mit warmen Seewasserbädern, dann kalte Freibäder in der Brandung. Auch Hochgebirge oder Totes Meer, Mittelmeerkuren.

Phytotherapie

- **Stiefmütterchen** (Viola tricolor) als Tee (Herba Violae tricolor)
- **Walnuß** (Juglans regia) als Tee (Folia Juglandis)
- **Gammalinolensäure** aus der Nachtkerze in: Epos 500®, Efamol 500®.

Nässendes Ekzem
- Eiche (Quercus) als Eichenrindenabkochung (Cortex Quercus) 1-2 EL Rinde mit 1/2 l Wasser 15 Min. kochen, abgekühlte, durchgesiebte Flüssigkeit für Umschläge verwenden
- Schwarztee-Umschläge.

Trockenes, chronisches Ekzem
- Birkenholzteer *(Pix Betulina), in: Teer Linola*® Fett N (*cave:* Nephrotoxizität!).

Progressive Muskelrelaxation nach Jacobson: Kann als adjuvante Ther. bei psychosomatisch bedingten Beschwerden zur Minderung von Anspannung und Unruhe hilfreich sein, so auch bei Neurodermitis (☞ 2.30).

Reflexzonenmassage des Fußes
Betonte Behandlung der Hintergrundzonen Endokrinium, Solarplexus, Leber, Pankreas, Dünndarm, Milz, Nieren. **Dosierung:** Nach Verlauf, i.d.R. 2-3x/Wo. 20-25 Min., 6-12 Sitzungen, ggf. mehrere Zyklen.

Symbioselenkung
Als adjuvante Ther. oft sehr wirksam. Mehrstufiges Vorgehen (☞ 2.27.6)
- Mikrobielle Diagnostik (v.a. Candida), ggf. antimykotische Ther. (☞ 2.27.7)
- Reduktion der pathologischen Keime (Ozovit®)
- Stimulation der exkretorischen Verdauungsorgane, Stabilisierung des Dünndarmmilieus (Milchzucker)
- Substitution apathogener Bakterien (E. coli, Milchsäurebakterien, z.B. in Symbioflor®)
- Begleitend durch alle Phasen auf eine stoffwechselfördernde Diät achten, ggf. auch anti-Pilz-Diät (☞ 2.27.7)

5.12.5 Herpesinfektionen

Akupunktur: Nie in die Effloreszenzen stechen! Hauptpunkt: KS 7; Thorax: G 40, 41, (39,43), Rücken, Bein, Kopf: B 62, G 41. Zusätzlich Soft-Laser.

Ausleitende Verfahren: Cantharidenpflaster (☞ 2.4.9) im Segment bei beginnendem Herpes zoster, ebenso bei Postzosterneuralgien, wo auch Baunscheidtierungen sehr gut wirken (☞ 2.4.8).

Bach-Blütentherapie: Gute Erfolge mit gemütsorientierter Behandlung.

Eigenbluttherapie
Herpes simplex
- **Akut** – Eig.blut: 1. Tag 2,0 ml EB + Pefrakehl D6 Inj. Sanum und Notakehl D5 Inj. Sanum
- **Chron.:** – Eig.blut mit Hämoaktivator: Aktiv. EB + Herpes simplex Nosode D15 und D400 oder D30 und D400. Insges. 15 Inj.

Herpes zoster (Gürtelrose)
- **Eig.blut:** 1., 2., 3. und 5. Tag Traumeel, Engystol, Variolinum, Vaccininum: 2/3 dieser Mischung i.v. injizieren, 1/3 mit 2,0 ml EB i.m. geben.Weitere Inj. 2x/Wo. i.m. oder Anti-Virus-Ther. nach Dr. med. Kastner (☞ 5.13.2, Virusinfektionen)
- **Eig.blut mit Hämoaktivator:** Aktiv. EB + Traumeel, Variolinum, Vaccininum, Engystol wie Schema EB.

Elektroneuraltherapie: Bewährte Ind., zunächst Widerstände messen, danach ggf. Ther. (☞ 2.8).

Enzymtherapie

Durch Enzympräparate Aktivierung von Makrophagen und natürlichen Killerzellen (☞ 2.9.3).

Herpes simplex
Wobe-Mugos® E Tbl. 2-3x1-2 für 2 Tage, ggf. Kombination und Nachbehandlung mit Thymuspräparat (z.B. Thymus Mucos® für 1-2 Wo.

Herpes zoster
Wobe-Mugos® E Tbl. 3x5 für 7-14 Tage
Bei frühzeitigem Einsatz der Enzymther. können postzosterische Neuralgien vermieden werden. Bei bereits bestehender Neuralgie sind Enzyme meist wenig wirksam, zeigen gelegentlich jedoch auch erstaunliche Erfolge.

Homöopathie

Herpes labialis

- **Apis D6, D12, D30:** am Beginn der Erkrankung, Bläschen brennen und stechen, berührungsempfindlich, Umgebung rötlich geschwollen, Hitze in jeder Form <, in geschlossenen beheizten Räumen <, Berührung <
- **Arsenicum album D6, D12, D30:** brennend juckend, bes. nachts, trocken kleinlamellige Abschuppung, Unruhe und Ängstlichkeit, bei häufigen Rezidiven, Kälte <, kratzen <, feucht-kaltes Wetter <
- **Dulcamara D6, D12, D30:** Folge von kalt-feuchter Witterung, rheumatische Diathese, reizidivierender Herpes vor den Menses, Bewegung <, äußere Wärme <
- **Graphites D6, D12, D30:** brennend, juckend, krustig mit honiggelber nässender Absonderung, Schrunden und Rhagaden, morgens verklebte Augenlider
- **Hepar sulfuris D6, D12, D30:** starke Eiterungsneigung, splitterartig stechende Schmerzen, unter Umständen mit zum Ohr ziehenden Schmerzen, leichtester Zug <. Kälteempfindlichkeit
- **Rhus toxicodendron D6, D12, D30:** im Verlaufe fieberhafter Erkrankungen, eiternde Bläschen mit intensivem Juckreiz, Folge von naß-kalter Witterung
- **Psorinum D6, D12, D30:** gelblich durchscheinende Bläschen mit starkem Juckreiz, der in Wärme stärker wird, Pat. kratzt bis es blutet, extrem kälteempfindlicher Patient
- **Sulfur D6, D12, D30:** bei häufig „unterdrücktem" Herpes, juckend mit starkem Brennschmerz, schmutzig aussehende Gesichtshaut, Wasseranwendungen <, Wärme <
- **Thuja D6, D12, D30:** Bläschen meist gleichzeitig im Mund und an der Zunge, Drüsenschwellung, sehr berührungsempfindlich, nachts <, Bettwärme <.

Herpes genitalis
- **Bufo rana D6, D12, D30:** juckende, brennende Bläschen mit starker Entzündungs- und Eiterungsneigung, Leistenlymphknoten geschwollen und/oder Lymphangitis, starke sexuelle Triebhaftigkeit
- **Clematis erecta D6, D12, D30:** mit neuralgischen Schmerzen entlang des Samenstranges oder der Leiste, Leisten-LK schmerzhaft geschwollen, kaltes Wasser <
- **Croton tiglium D6, D12, D30:** rot, juckend, brennend, stechend mit besonderer Lokalisation am Scrotum. Kratzen verschlimmert den Juckreiz, sehr berührungsempfindlich

- **Dulcamara D6, D12, D30:** Folge von Unterkühlung/kaltem Baden, s.o.
- **Natrium muriaticum D6, D12, D3:0** trocken, brennend, wund und entzündet, ansonsten eher seborrhoischer Hauttyp, Neigung zu Rezidiven, Afterrhagaden, trockene Scheidenschleimhaut, sehr frostig, Sonne< , Seeaufenthalt <
- **Petroleum D6, D12, D30:** Bläschen entwickeln sich auf vorher trockenen, schrundigen und rissigen Hautstellen, Juckreiz tags schlimmer als nachts, Neigung zu Furunkeln nach Kratzen, im Winter <
- **Sepia D6, D12, D30:** pustelbildend, nässend, am schlimmsten während den Menses, übelriechende Schweiße, braune Flecken über dem Nasensattel
- **Thuja D6, D12, D30:** rezidivierende hartnäckige Herpesinfektionen, zusammen mit Warzen und Condylomen, übelriechende Genitalschweiße, harte Drüsenschwellung, nachts <

Herpes zoster
- **Apis D6, D12, D30:** frühes Mittel, brennende stechende Schmerzen im Segment mit dezenter Rötung und beginnendem Ödem, Haut glänzig, Kühle in jeder Form >
- **Arsenicum album D6, D12, D30:** starker Brennschmerz bes. nachts mit Unruhe und Ängstlichkeit, Verlangen nach kalten Getränken in kleinen Schlucken, gangränöse dunkle Bläschen, große Schwäche, Wärme >
- **Cantharis D6, D12, D30:** Gefühl wie verbrannt, großflächig konfluierende Blasen, große Ruhelosigkeit, kalter Schweiß, brennende Fußsohlen, kalte Anwendungen >
- **Causticum D6, D12, D30:** langwierig, Bläschen heilen schlecht ab, brechen immer wieder auf, befallenes Gebiet fühlt sich an wie eine Brandwunde, nächtliche Schlaflosigkeit, braucht viel Zuwendung und Trost
- **Croton tiglium D6, D12, D30:** mit bes. Lokalisation der Augenregion, Auge entzündlich rot, lichtscheu und Tränenfluß (!Augenarzt!), sonstiges wie Herpes genitalis
- **Kalium bichromicum D6, D12, D30:** Brennschmerz mit Juckreiz, Haut aphtenartig geschwürig, Eiterungsneigung, Alkohol <, Wärme >
- **Lachesis D6, D12, D30:** Bläschen livide blauschwarz mit Ödemneigung u.U. mit Blut gefüllt, sehr berührungsempfindlich, Beschwerden kommen im Schlaf, warme Anwendungen >
- **Mezereum D6, D12, D30:** Spätneuralgien, brennender reißender Schmerz, Juckreiz bes. in Bettwärme, starke Verkrustung, unter der gelbliches Sekret hervorläuft, Berührung <, Wasseranwendung <, feucht-kaltes Wetter <
- **Prunus spinosa D6, D12, D30:** extrem berührungsempfindlich mit wahnsinnigen Schmerzen, bei Gesichtslokalisation berstender Augapfelschmerz
- **Rhus toxicodendron D6, D12, D30:** bes. bei Neuralgien, die bei feucht-kaltem Wetter schlimmer werden, kribbeln, jucken, Taubheitsgefühl, warme Anwendungen >
- **Staphisagria D6, D12, D30:** Neuralgien, schnell eintrocknende Bläschen, juckend nach kratzen brennend, Nachtschweiß, Pat. sehr reizbar und mürrisch, Nachtruhe >.

Manuelle Medizin: Günstige Beeinflussung von chron. rezid. Herpesinfektionen durch Ther. von Kopfgelenksblockierungen beschrieben.

Ordnungstherapie: Abwehrsteigerung (☞ 5.13.1).

Orthomol. Med.: Lysin (☞ 2.16).

Physikalische Therapien

Hydro: Allgemeine Abhärtungsmaßnahmen zur Verhinderung resistenzvermindernder interkurrenter Infekte. Kühlende feuchte Umschläge, lokale Anwendungen mit Eichenrinde, Kamille oder Schafgarbe.

Phytotherapie: Roter Sonnenhut (Echinacea purpurea) in: Echinacin® Liqu., Echinacea purpurea-forte® Hevert Tr., Echinacea-ratio® Tr., Pascotox 100® Tr. (Bei beginnenden Symptomen innerlich sowie äußerlich auf befallene Stellen).

Sauerstoff- und Ozontherapien

O₃: Kleine Eigenblut-Ther.☞ 2.26.3, 10 ml mit 30 µg/ml.
Große Eigenblut-Ther. ☞ 2.26.4, 100 ml mit 20 µg/ml O₂/O₃,ozonisiertes Olivenöl.
HOT: ☞ 2.26.18; rasches Abklingen der Effloreszenzen, verminderte Schmerzen.

5.12.6 Warzen

Akupunktur

Verrucae vulgares: Nadel bis zur Warzen-Basis einstechen. Bei multiplen Warzen jeweils nur zwei pro Sitzung behandeln.

Bach-Blütenther.: Gute Erfolge mit gemütsorientierter Behandlung – oft Pine.

Eigenbluttherapie

Eig.blut: 2x/Wo. 0,5 ml EB + Antimonium crudum D8
Eig.blut mit Hämoaktivator: Aktiv. EB + Antimonium crudum D8
Potenziertes EB f. Kinder: C7 2x tägl. 5 Tr. auf die Zunge geben, nach einer Wo. C9 2x tägl. 5 Tr. auf die Zunge, über 3-4 Wo.

Fußwarzen
Potenziertes EB f. Kinder: C7 3x/Wo. 5 Tr. auf die Zunge.

Elektroneuraltherapie: Bewährte Ind., zunächst Widerstände messen, danach ggf. Ther. (☞ 2.8).

Homöopathie

Warzen sind grundsätzlich konstitutionelle Erscheinungen und erfordern entsprechende ganzheitliche Behandl. (sykotisches Miasma), *Cave:* Unterdrückung.

Verrucae vulgares
- **Acidum nitricum D6, D12, D30:** große, rissige, feuchte Warzen, die beim Waschen und Berühren leicht bluten, stechende Schmerzen, Lok.: Hände, Lippen, Augenlider, After
- **Antimonium crudum D6, D12, D30:** flache, harte, bröckelige, auch glatte Warzen, die das Hautniveau kaum überragen (Dornwarzen), gleichzeitig Mund- und Nasenwinkelrhagaden, Lok.: Handinnenflächen, Fußsohlen, Nagelränder
- **Calcium carbonicum D6, D12, D30:** bes. an den Fingerseiten bei skrofulösen, blaßen, pastösen Pat., Frauen mit zu früher und zu starker Regel
- **Causticum D6, D12, D30:** harte, gestielte, hornige Warzen, die sich bei mechanischer Beanspruchung leicht entzünden, bluten und eitern, Lok.: Hände, Finger, Nagelränder
- **Dulcamara D6, D12, D30:** glatt, durchscheinend, gruppenweise, bes. Hand- und Fingerrücken, Pat. mit großer Erkältlichkeit bei naß-kaltem Wetter und rheumatischer Diathese

- **Ferrum picrinicum D6, D12, D30:** ganzer Handrücken mit Warzen übersät
- **Thuja D6, D12, D30:** klassisch sykotische „Warzenkonstitution", Neigung zu multipler Warzenbildung bes. an After und Genitalien, weich, eher isoliert stehend, leicht blutend und nässend, stechender Schmerz und Juckreiz, dunkle braungelbe Farbe.

Verrucae seborrhoicae (Alterswarzen)
- **Arsenicum album C6-C30:** trocken, juckend, brennend, auf pergamentartiger Haut, dunkel schwärzlich
- **Causticum D6, D12, D30:** rauh, schmutziggraues Aussehen, leicht blutend, schmerzhaft
- **Sepia D6, D12, D30:** braun-gelblich, gezackter Rand, Juckreiz nicht besser durch Kratzen.

Ordnungstherapie: Möglicherweise energetische Vorstufe zur Tumor-Bildung. Narbenbildung vermeiden.

Physikalische Therapien
Hydro: Behebung der peripheren Durchblutungsstörung, Anregung der peripheren Durchblutung mit ansteigenden Bädern, wechselwarmen Waschungen, Regenbrausen, Sauna. Hände und Füße sonst warm und trocken halten.

Phytotherapie
- **Schöllkraut** (Cheliodonium majus) als frischen, gelben Saft auf die Warzen auftragen, 2x tägl., 4 Wo. lang
- **Knoblauch** (Allium sativum) als Scheiben auflegen
- **Lebensbaum** (Thuja occidentalis) als Tinctura Thujae morgens und abends einige Wo. lang bepinseln
- Immunstimmulation mit **Echinacea purpurea** (Echinacin®, Echinacea-ratio®, Pascotox® 100) oder Kombinationspräparaten (vgl. ☞ 6.4).

5.12.7 Bakterielle Infektionen der Haut

Akupunktur
Follikulitis (Haarbalgentzündung): G 20, Le 2, LG 13, Di 11, B 11, 54, 3E5, MP 10. Furunkulose (zahlreiche eitrig-entzündete Haarbalge): Di 4, (2, 3), Lu 7, 9, B 13, 11, 62, LG 10, 12, (KS 4).
Panaritium (Umlauf, Nagelgeschwür): Lu 11, 9, B 54, 3E5, Di 4, Dü 3,
Erysipel (Rose, Wundrose): B 54, (LG 11,12), MP 9.

Ausleitende Verfahren: Blutegelther. bei infizierten Wunden, Furunkeln und Phlegmonen hervorragend geeignet (☞ 2.4.4).

Eigenbluttherapie
Furunkulose
- **Solitärfurunkel**
  - **Eig.blut:** 1.- 3. Tag 2,0 ml EB + Myristica sebifera D6
  - **Eig.blut mit Hämoaktivator:** Aktiv. EB + Myristica sebifera D6

- **Chron. Furunkulose**
  - **Eig.blut**
    1.-4. Inj.: 3tägig 0,5 – 1,0 – 1,5 – 2,0 ml i.m.,

5

ab 5. Inj.: Intervalle auf 5 Tage erhöhen: 2,5 ml, dann jeweils 3,0 ml i.m. über ca. 5 Inj. Evtl. 2 Amp. Esberitox® und 2 Amp. Pyrogenium Hanosan zusetzen.
- **Eig.blut mit Hämoaktivator:** Aktiv. EB + Dyskrafid pro Injectione Fides und Injectio dermatica Fides
- **Potenziertes EB f. Kinder:** Nacheinander
  C7 1x/Wo. 5 Tr. insges. 6x, dann
  C9 1x/Wo. 5 Tr. insges. 6x, anschließend
  C12 1x/Wo. 5 Tr. insges. 6x.

Abszesse
- Akut
  - **Eig.blut:** 1.- 3. Tag 2,0 ml EB + Myristica sebifera D6
  - **Eig.blut mit Hämoaktivator:** Aktiv. EB + Myristica sebifera D6
- Chronisch
  - **Eig.blut:** 3tägig 0,5-1,0-1,5-2,0 ml i.m., ab 5. Inj. Intervalle auf 5 Tage erhöhen: 2,5 ml, dann jeweils 3,0 ml i.m. über ca. 5 Inj. Evtl. 2 Amp. Esberitox und 2 Amp. Pyrogenium Hanosan zusetzen
  - **Eig.blut mit Hämoaktivator:** Aktiv. EB + Dyskrafid pro Injectione Fides und Injectio dermatica Fides
  - **Potenziertes EB f. Kinder:** C7 1x/Wo. 5 Tr. insges. 6x, dann C9 1x/Wo. 5 Tr. insges. 6x, dann C12 1x/Wo. 5 Tr. insges. 6x.

Karbunkel
Eig.blut: 1.- 3. Tag 2,0 ml EB + Myristica sebifera D6.
Eig.blut mit Hämoaktivator: Aktiv. EB + Myristica sebifera D6.

Erysipel (Wundrose)
Eig.blut mit Hämoaktivator: Aktiv. EB + Traumeel, Rhus tox. Injeel, Strept. haemolyt. Injeel zunächst 3 Inj., später 2 Inj. pro Wo.

Elektroneuraltherapie: Bewährte Ind., zunächst Widerstände messen, danach ggf. Ther. (☞ 2.8).

Homöopathie
Furunkel
- **Belladonna D6, D12, D30:** frühes Mittel bei Röte und klopfender, schmerzhafter Schwellung, Hautbezirk heiß
- **Calcium sulfuricum D6, D12, D30:** keine Erleichterung durch die in Gang gekommene Eiterung, gelbe eitrige Krusten, beim Kratzen blutend, Pat. reizbar und furchtsam
- **Hepar sulfuris D6, D12, D30:** stechende, prickelnde Schmerzen, extrem Kälte- und berührungsempfindlich, übelriechende Schweiße
- **Lachesis D6, D12, D30:** bläulich livide Schwellung, übelriechend, eiternd und blutend, erträgt keine Berührung, z.B. Verband, Sepsisneigung
- **Myristica sebifera D6, D12, D30:** „homöopathisches Messer", bringt Furunkel zur Reifung und Entleerung
- **Silicea D6, D12, D30:** alte Furunkel und Abszesse, langdauernde, dünnflüssige Eiterungen, schmerzlose Drüsenschwellung, Pat. sehr kälteempfindlich, Wärme >
- **Sulfur D6, D12, D30:** beachte Konstitution, schmutzig aussehende Haut, starker Juckreiz bes. in Bettwärme, Wasseranwendungen <.

Impetigo contagiosa

- **Antimonium crudum D6, D12, D30:** oft mit Verdauungsstörungen, dicke harte honigfarbene Borken, allgemein trockene Haut, bes. in Bettwärme juckend, nachts <
- **Dulcamara D6, D12, D30:** sich ausbreitender Befall, starker Juckreiz bes. in Kälte, dicke braungelbe Krusten, blutend beim Kratzen
- **Hepar sulfuris D6, D12, D30:** Krusten eitern, stechende Schmerzen, übelriechende Schweiße und große Frostigkeit
- **Rhus toxicodendron D6, D12, D30:** eiternde, brennende Bläschen auf rotem Grund, intensiver Juckreiz, der durch Kratzen nicht besser wird, feucht-kaltes Wetter <, Ruhe <
- **Viola tricolor D6, D12, D30:** Auflagen mit Stiefmütterchentee, unerträgliches Jucken, dicke Borken, die aufreißen und zähen, gelben Eiter entleeren, Lok.: Bes. Gesicht und Wangen, nachts <.

Ordnungstherapie: Abwehrsteigerung (☞ 5.13.1).

Physikalische Therapien
Hydro: Antibakterielle Bäder mit Kaliumpermanganat – in rosa gefärbtem Badewasser, Schwefelbäder.
Photo: Rotlichtbestrahlung, UV-Bestrahlung: Antibakterielle Wirkung.

Phytotherapie
Externa: Retterspitz äußerlich®, Kamillencreme-ratio® N, Kamillosan® Creme/ Salbe, Befelka® Öl, Echinacea-Salbe DHU®, Calendula Echinacea Salbe Helixor®.

Sauerstoff- und Ozontherapien: **Dekubitus**
O3: Ozon-Unterdruckbehandlung 2-3x/Wo. ☞ 2.26.9 2-30 Min., bei heller Haut ca. 40 μg/ml, sonst 75-100 μg/ml Stufe III, 0,8 bar. **Tip:** Sofern ein Ekzem auftritt (zu hohe Konzentration) 20 μg /ml i.m. geben. **Kleine Eigenblut-Ther.** ☞ 2.26.3; 60 μg/ml täglich , ca. 6 Behandlungen, Stufe III 0,25 bar.

5.12.8 Pilz- und Parasitenerkrankungen der Haut

Akupunktur: Fußpilz: N3, Extra 40 (1/2 Cun hinter den Interdigitalfalten auf dem Fußrücken).

Eigenbluttherapie
Soormykosen (Candidamykosen)
Eig.blut: 3x/Wo. 2,0 ml EB + Nigersan D5 Inj. Sanum im Wechsel mit Notakehl D5 Inj. Sanum.
Eig.blut mit Hämoaktivator: Aktiv. EB + Nigersan D5 Inj. Sanum im Wechsel mit Notakehl D5 Inj. Sanum.

Windeldermatitis
Potenziertes EB f. Kinder: Zunächst C7 1x tägl. 3 Tr. insges. 6x, dann C9 1x/Wo. 5 Tr. insges. 6x.

Ulcus cruris (Unterschenkelgeschwür)
Eig.blut mit Hämoaktivator: Aktiv. EB + 2 Amp. Mucokehl D5 i.m. und das restliche aktivierte EB auf die gesäuberte Wunde auftragen.

Elektroneuraltherapie: Bewährte Ind., zunächst Widerstände messen, danach ggf. Ther. (☞ 2.8).

Homöopathie

Pityriasis versicolor
- **Arsenicum album D3, D4, D6:** unerträglicher Juckreiz, rauh, schuppig, eisige Kälte des Körpers
- **Colchicum D3, D4, D6:** rosa Flecke bes. auf Brust und Rücken, Bewegung und geistige Anstrengung
- **Graphites D3, D4, D6:** ungesunde Haut, allgemein trocken, Eiterungsneigung, Pat. neigen zu Trägheit und Übergewicht, überall Risse und Rhagaden.
- Außerdem kommen u.a. in Frage: Kalium arsenicosum, Mezereum, Sepia, Sulfur

Tinea pedis
- **Acidum fluoricum D3, D4, D6:** Wärme und Sonne <
- **Borax D3, D4, D6:** juckend und stechend, bes. in Bettwärme
- **Graphites D3, D4, D6:** übelriechende Fußschweiße
- **Silicea D6, D12, D30:** Kälte und Winter <
- **Sulfur D6, D12, D30:** Juckreiz bes. abends, heftiges Kratzen, danach Brennschmerz.

Kopfläuse
- **Tuberculinum bovinum C30:** 2x 3 Glob. im Abstand von einer Wo.
- **Staphisagria C30:** 3x 3 Glob. im Abstand von 2 Tagen.

Grasmilben
Ledum C30: 1x 3 Glob., Umschläge mit in Wasser aufgelöstem Ledum C30.

Krätzmilbe (Scabies)
Psorinum C30: nur im Anfangsstadium anwenden, 1x tägl. 3 Glob. in Wasser gelöst ca. 10 Tage lang, bei entsprechender Disposition können Allgemeinsymptome von Psorinum auftreten.

Ordnungstherapie: Oft mit Darmmykose und Dysbiose (☞ 5.5.1) verbunden. Auch andere Grundkrankheiten behandeln, Milieu sanieren.

Physikalische Therapien

Hydro: Ansteigende Arm- und Fußbäder, Rosmarin-Bäder, heiße Rückenblitzgüsse, Fußbäder mit ätherischen Ölen (Campher, Nelken, Lavendel). Hände und Füße sonst trocken halten.

Phytotherapie

Tinea pedis: Mit aufgeschnittener Knoblauchzehe befallene Stellen mehrmals tägl. einreiben, anschließend Ringelblumensalbe auftragen, z.B. Calendula Salbe DHU®, Calendula Salbe® Helixor, Calen-dula Echinacea Salbe Helixor®.

Sauerstoff- und Ozontherapien

Mykosen allgemein
O3: Je nach Lokalisation: Behandlung durch äußere Begasung (☞ 2.24.9) oder auch Spülen mit Ozonwasser (☞ 2.26.6).

Symbioselenkung
Bei Candidose der Mundhöhle und des Intestinums essentiell. Mehrstufiges Vorgehen (Einzelheiten ☞ 2.27.6):
- Mikrobielle Diagnostik (v.a. Candida), ggf. antimykotische Ther. (☞ 2.27.7).
- Reduktion der pathologischen Keime (Ozovit®)
- Stimulation der exkretorischen Verdauungsorgane, Stabilisierung des Dünndarmmilieus (Milchzucker)
- Substitution apathogener Bakterien (E. coli, Milchsäurebakterien, z.B. in Symbioflor®)
- Begleitend durch alle Phasen auf eine stoffwechselfördernde Diät achten, ggf. auch anti-Pilz-Diät (☞ 2.27.8)

Zusätzlich
Pityriasis: Stellen mit Molke oder Essigwasser mehrmals tägl. einpinseln.
Kopfläuse: Haare mit Essig waschen, 1/2 h wirken lassen, nachspülen, gut durchkämmen.

5.12.9 Insektenstiche

5

Akupunktur: Starke Antihistaminwirk. zugesprochen: Di 4, Di 11 (leicht bluten lassen), B 13, 54. Bei Urtikaria aus folgenden Meridianen wählen: Dü 3, B 13, 17, 54, (12), N7, G 20, 30, 31, 34, (43), Le 3, 5, Di 4, 11, M 36, (32), MP 6, (10), LG 13

Bach-Blütentherapie: Rescue als Cream oder Tropfen sehr bewährt.

Homöopathie
Biene: Apis D6, D12 glänzende, rote Schwellung mit blasser Einstichstelle
Wespe: Vespa D6, D12
Mücken, Bremsen: Ledum D2, D4, D6 bei Schwellung, Juckreiz und Entzündung. Ledum-Tinktur für Umschläge.

Neuraltherapie: Direkt nach Stich Stichstelle umspritzen.

Ordnungstherapie: Lokalisation des Insektenstiches stellt mögliche Schwachstelle des Körpers dar.

Physikalische Therapien
Hydro: Eisauflagen, kalte Kompressen und Umschläge mit essigsaurer Tonerde, Auflagen von Zwiebeln.

Phytotherapie
Externa: Venoplant® Gel, mit aufgeschnittener Zwiebel Einstich einreiben.

Zusätzlich: Auflagen mit Heilerde-Luvos 2®.

5.12.10 Haarausfall

Akupunktur: Aussichtsreich nur bei Alopecia areata : Lu 7, 9, M 36, N 3, Le 3, B 39, 23, LG 13.

Eigenbluttherapie
Eig.blut mit Hämoaktivator: Aktiv. EB + 2 Amp. Thym-Uvokal Mulli.
Potenziertes EB f. Kinder: C7 1x/Wo. 5 Tr. insges. 6x, dann C9 1x/Wo. 5 Tr. insges. 6x.

Elektroneuraltherapie: Zunächst Widerstände messen, danach ggf. Ther. (☞ 2.8).

Ernährungstherapie: Mineralarmut bzw. Schwermetallbelastung durch Haarmineralanalyse abklären.

Homöopathie
Alopecia diffusa

- **Acidum phosphoricum D6, D12, D30:** auch mit vorzeitigem Ergrauen, infolge von Kummer und Sorgeereignissen, teilnahmslos, erschöpft, zerstreut
- **Alumina D6, D12, D30:** sehr trockene, schuppende Kopfhaut, starker Juckreiz mit Taubheitsgefühl der Kopfhaut, kälteempfindlich
- **Arsenicum album D6, D12, D30:** empfindliche Kopfhaut, sogar das Kämmen tut weh, juckend und brennend bes. nachts, Schwäche, Unruhe, Ängstlichkeit, sehr verfroren
- **Calcium carbonicum D6, D12, D30:** juckende Kopfhaut, nachts Kopfschweiße, meist kalte Füße, Haarausfall im Wochenbett
- **Graphites D6, D12, D30:** heftiges Jucken, nässend übelriechend, frostig, Neigung zu Übergewicht, viele Schuppen
- **Kalium phosphoricum D6, D12, D30:** nervlich erschöpft, apathisch, reizbar, Wärme >, Ruhe >, Essen >
- **Natrium muriaticum D6, D12, D30:** besonders in hormonellen Umstellungsphasen wie Entbindung, Stillzeit, Klimax, fettige, ölige Haut, evtl. auch trockene Bereiche, männliches Haarausfallmuster: Hohe Stirn, Geheimratsecken, Tonsurglatze
- **Phosphorus D6, D12, D30:** große Erschöpfung, büschelweise händevoller Haarausfall, Pat. mit wenigen, glänzenden, dünnen Haaren
- **Sulfur D6, D12, D30:** fettig schmutzige Haut, diverse Ausschläge und Exkoriationen im Kopfbereich, juckend und brennend, durch Kratzen nicht besser, struppig, glanzloses Haar
- **Thallium metallicum/-sulfuricum/-aceticum D6, D12, D30:** symptomatischer Therapieversuch, Folge von Neuralgien.

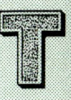

Alopecia areata

Anm.: Sehr schwierig zu behandeln – braucht viel Erfahrung und Geduld.

- **Acidum fluoricum D6, D12, D30** Kopfhaut dünn pergamentartig, saurer übelriechender Schweiß, Druckgefühl in den Schläfen, Wärme <
- **Hepar sulfuris D6, D12, D30** empfindlich auf den leisesten Luftzug, Eiterungsneigung, nässend, juckend, brennend
- **Vinca minor D6, D12, D30** auf den kahlen Stellen wächst weißer Flaum nach.

Neuraltherapie: Dornenkranz (☞ 2.14.8., Abb. 2.14-6), evtl. Schilddrüsenbehandlung, Störfeldsuche (☞ 2.14.7).

Ordnungstherapie: Schulmedizin. Abklärung von Mangelsituationen. Oft Dysbiose (☞ 5.5.1) und Schwäche des Darmes.

Orthomol. Med.: Zink, Kupfer, Pantothensäure, B2, B6, Methionin. Dosierungen ☞ 2.16.3.

Physikalische Therapien
Hydro: Ganzwaschung, Güsse, Wassertreten, Kopfhaut tägl. mit frisch gepreßtem Brennesselsaft einreiben.
Photo: UV-Kopfbestrahlung, Sonnen- und Lichtbäder.
Mass.: Mehrmals tägl. Kopfhaut massieren.

Phytotherapie: Externa: Crinocedin® Haartonikum, Criniton®Lsg.

Zelltherapie/Organotherapie: (☞ 2.32). Primär sollte eine Haaranalyse (☞ 2.16) die Mineraldefizite erfassen und eine entsprechende Substitution veranlassen. Kuren mit fetalem Hautextrakt (Cellcutanea®) unterstützen äußerlich angewendet Präparate aus fetaler Haut, Bindegewebe, Zwischenhirn und Nebenniere, innerlich angewendet die Lokalbehandlung.

5.12.11 Haarschuppen

Akupunktur: Stoffwechselpunkte versuchen (☞ 5.12.1).

Ordnungsther.: An Psoriasis (☞ 5.12.3) denken. Abwehrsteigerung (☞ 5.13.1).

Physikalische Therapien
Mass.: Kopfhaut mehrmals tägl. mit Brennessel-Frischpflanzensaft einreiben und massieren.

5

5.13 Infektionen

5.13.1 Allgemeine naturheilkundliche Behandlungsprinzipien

Infektionen sind durch Überforderung des Organismus bei der Abwehr externer Mikroorganismen oder Viren bedingt. Im Mittelpunkt steht weniger das pathogene Agens als vielmehr der Immunstatus des menschlichen Körpers. Die Naturheilmedizin bietet zur Verbesserung der körpereigenen Abwehrmechanismen eine Vielzahl von Reiztherapien und auch direkt immunstimulierende Mittel.

Akupunktur: Bei Inf. unterstützend zu anderen Therapieformen einsetzen.

Ausleitende Verfahren: Ausgesprochene immunstimulierende Wirk. durch Baunscheidt-Verfahren (☞ 2.4.8) und Cantharidenpflaster (☞ 2.4.9), die vor allem bei chron. Inf. Regulationsblockaden durchbrechen können; immer in Zusammenhang mit einer naturheilkundliche Basisther. (z.B. Ernährung) durchführen.

Bach-Blütentherapie: Der Gemütsstimmung entsprechend anwenden.

Elektroneuraltherapie: Bei allen Infektionserkr. einsetzbar. Grundsätzlich zunächst Widerstände messen, danach ggf. Ther. (☞ 2.8).

Homöopathie: Die genannten Potenzen dienen nur als Anhalt. Näheres zur Potenzwahl ☞ 2.12. Konstitutionelle Behandlung anstreben.

Ordnungstherapie: Der Mensch lebt ständig in einem labilen Gleichgewicht mit anderen Organismen. Ordnung und Stärkung aller Funktionen stärkt Abwehr. Ausreichende Spurenelementversorgung, Nikotin- und Alkoholkarenz sicherstellen. Seelischer Ausgleich (☞ 5.14), Entspannungsverfahren (☞ 2.28, 2.22, 2.30).

Orthomol. Med.
Allg. bei Infektanfälligkeit: Zink, Vit. A, C, Pantothensäure.
Akute Infektionen: Vit. C (1 g/d). Dosierungen ☞ 2.16.3.

Physikalische Therapien: Ziel ist die Verbesserung der Abwehrlage, unspezifische Abhärtung durch Hydrother., Bewegungsther. und Photother. (Heliother. und UV-Bestrahlung ☞ 2.21).

Sauerstoff- und Ozontherapien: Die Ozontherapie wirkt in hohen Dosen antibakteriell und viruzid aber auch immunsuppressiv, in niedrigen Dosen immunstimulierend. Immunstimulation: Kleine Eigenblut-Therapie (☞ 2.26.3), 100 μg/5 ml Blut.

5.13.2 Bakterielle Infektionen

Akupunktur
Allg.: Di 11, 4, G34, B 57, Le 3.
Keuchhusten: 5, Di 4,K 1, 2, M 40, (LG 11, B 2 Moxa).

Ausleitende Verfahren: Blutegel bei allen lokalisierten bakteriellen Infektionen (Otitis media, Cholezysitis, chron. Osteomyelitis Ultraschallwellen) anwenden (☞ 2.4.7), Cantharidenpflaster bei Angina tonsillaris und Mandelabszeß (☞ 2.4.9).

Eigenbluttherapie
Kinderkrankheiten (auch virale)

- **Scharlach**
  Potenziertes EB f. Kinder: C7 jeden 2. Tag 3 Tr. auf die Zunge geben (etwa 5x) anschließend C9 1x/Wo. 5 Tr., insges. 5-6x
- **Meningitis**
  Potenziertes EB f. Kinder: Nacheinander
  C5 1x/Wo. 5 Tr. insges. 5x, dann
  C9 1x/Wo. 5 Tr. insges. 5x, dann
  C15 1x/Wo. 5 Tr. insges. 5x
- **Parotitis epidemica**
  Potenziertes EB f. Kinder
  Nacheinander
  C7 jeden 2. Tag 5 Tr. auf die Zunge geben etwa 5x, dann
  C9 1x/Wo. 5 Tr. insges. 6x, dann
  C12 1x/Wo. 5 Tr. insges. 6x, dann
  C15 1x/Wo. 5 Tr. insges. 6x

- **Allgemein bei Virusinfektionen zur Immunstimulation**
  Potenziertes EB f. Kinder:
  Nacheinander
  C5 1x/Wo. 5 Tr. insges. 4x, dann
  C7 1x/Wo. 5 Tr. insges. 6x, dann
  C9 1x/Wo. 5 Tr. insges. 6x, dann
  C12 1x/Wo. 5 Tr. insges. 6x, dann
  C15 1x/Wo. 5 Tr. insges. 6x
- **Varizellen zur Behebung des Juckreizes**
  Potenziertes EB f. Kinder: C7 2stündl. 2 Tr. auf die Zunge geben. Nach
  Infektionskrankheiten zur Regeneration und Vermeidung von KO
- **Pfeiffersches Drüsenfieber**
  Potenziertes EB f. Kinder: C7 jeden 2. Tag 3 Tr. auf die Zunge geben (insges.
  14d) anschließend C9 1x/Wo. 5 Tr. (insges. 6x) anschließend C12 1x/Wo. 5 Tr.
  (insges. 6x) anschließend C15 1x/Wo. 5 Tr. (insges. 6x).
- **Pertussis**
  Potenziertes EB f. Kinder: C5 jeden 2. Tag 5 Tr. auf die Zunge geben (insges.
  5x) anschließend C7 1x/Wo. 5 Tr. (insges. 5-6x)
- **Masern**
  Potenziertes EB f. Kinder: C7 jeden 2. Tag 3 Tr. auf die Zunge geben (etwa 5x)
  anschließend C9 1x/Wo. 5 Tr. (insges. 5-6x)

5

Elektroneuraltherapie: Bewährte Ind., zunächst Widerstände messen, danach
ggf. Ther. (☞ 2.8).

Homöopathie: vgl. Rhinitis, Sinusitis ☞ 5.3.2 ; Pneumonie ☞ 5.3.3
Allgemein
- **Echinacea ∅, D1, D2** zur Steigerung der Abwehrkräfte. Bei akuten Infektionen
  alle 2h 10-20 Tr., bei chron. Infektionen 3x20 Tr. tägl.
- **Sepsis** (additiv zur üblichen schulmedizinischen Ther.) Versuch mit: Echinacea
  D4 + Lachesis D12 + Pyrogenium D30 als Mischinjektion i.v.

Grippaler Infekt
- **Acidum sarcolacticum D3, D4, D6, D12:** Infekt der oberen Luftwege mit
  trockenem Reizhusten, Schnupfen, Müdigkeit, Zerschlagenheitsgefühl, große
  Schwäche, kalte Glieder, die sich nicht erwärmen, allgemeine Frostigkeit, jede
  Bewegung <
- **Aconitum D4, D6:** stündl. 5 Tr. in der beginnenden, stürmischen, fieberhaften
  Phase, Schüttelfrost, trockenes Fieber, große Angst, große Unruhe, Herzklop-
  fen, harter Puls, heftiger Durst, abends und nachts <, Wärme <
- **Belladonna D3, D4, D6:** stündlich 5 Tr. bei beginnenden, sehr plötzlich
  auftretenden Fieberzuständen, hochroter Kopf, pulsierender Kopfschmerz,
  Schüttelfrost, dampfender Schweiß, trockene Schleimhäute, hochroter Rachen-
  ring und Tonsillen, weite Pupillen, starke Erregung, später Stupor, Kälte <,
  Zugluft <, Aufregung, äußere Sinneseindrücke <
- **Bryonia D3, D4, D6:** heftiger Kopfschmerz, trockener, hohler Reizhusten,
  großer Durst auf große Mengen kalten Wassers, große Reizbarkeit, jede
  Bewegung <, Ruhe >, Wärme >, aber Husten verschlechtert beim Betreten
  warmer Räume
- **Camphora ∅:** stündl. 1-2 Tr. zu Beginn gegeben vermag die Inf. evtl. zu kupieren

- **Dulcamara D2, D3, D4:** charakteristisches Gefühl der Erkältung, starkes Kältegefühl, Schnupfen, kurzer, bellender Husten, typische Folge von Nässe und Kälte, Wärme >
- **Eupatorium perfoliatum D2, D3:** Fieber mit starkem Zerschlagenheitsgefühl in Gliedern und Knochen, trockener Grippehusten, der so stark schmerzt, daß die Brust gehalten werden muß, starker Fließschnupfen, großer Durst
- **Ferrum phosphoricum D3, D4, D6:** stündlich 5 Tr. bei beginnendem Fieber (insbesondere bei Kindern alternierende Gabe von Ferr. ph. mit dem ansonsten passenden Mittel), vollblütiges oder bleiches Gesicht, kalte Füße, große Schwäche, Bedürfnis, sich niederzulegen, Durst, Ruhe <, mäßige Bewegung >
- **Gelsemium D3, D4, D6:** Fieber mit Schüttelfrost, kein Durst, allgemeines Zerschlagenheitsgefühl, Benommenheit und Schläfrigkeit, zittrige Schwäche, heftiger Blutandrang mit dunkelrotem Gesicht und Schmerzen im (Hinter-)Kopf (wie Band um den Kopf), reichlicher Harnabgang bessert Kopfschmerz, Wärme <, Sonne <, Bewegung <, jede Erregung <.

Appendizitis
- **Aconitum D3, D4, D6, (D30):** plötzliches Auftreten, heftige Entzündungszeichen, heißer, gespannter, berührungsempfindlicher Bauch, großer Durst, große Unruhe, große Angst, abends und nachts <, Wärme <
- **Arsenicum album D4, D6, D12, (D30):** stark berührungsempfindlicher bauch, brennender, schneidender Schmerz, Appetitlosigkeit, Ekel vor Essen, Erbrechen (selbst beim Geruch von Speisen), großer Durst auf kleine Mengen kalten Wassers, (Todes)-Angst, Unruhe, pedantische Genauigkeit, Kälte <, um Mitternacht <, Wärme <
- **Bryonia D2, D3, D4, (D30):** brennender, stechender Schmerz, großer Durst auf große Mengen kalten Wassers, große Reizbarkeit, schlechte Laune, Druck <, jede Bewegung (z.B. tiefe Inspiration) <, Berührung <, Ruhe >
- **Colocynthis D4, D6, (D30):** kolikartiger Leibschmerz, der zum Zusammenkrümmen zwingt, Gefühl des Zusammenschnürens wie mit eiserner Klammer, Meteorismus, Aufstoßen, Druck durch Kleidung wird nicht vertragen, aber kräftiger Druck >(!), Diarrhoe nach jedem Essen oder Trinken, Berührung <, Bewegung <, ab 16h <, Druck > (z.B. Liegen auf der rechten Seite), Ruhe >, Wärme >, Aufstoßen >, Stuhlgang >
- **Dioscorea villosa D3, D4:** krampfartiger Schmerz mit oft wechselnder Lokalisation, starker Meteorismus, morgendliche Diarrhoe, kein Durst, Aufrechtstehen >, Rückwärtsneigen >, Druck >
- **Mercurius solubilis D4, D6, D12, (D30):** brennender Schmerz der echten Leistengegend, ständiger Stuhldrang mit vielen kleinen Stühlen, kann nicht auf der rechten Seite liegen, Foetor ex ore, Speichelfluß, dick belegte Zunge mit Zahneindrücken, übelriechender Schweiß, Kälte <, Bettwärme <.

Kinderkrankheiten
Das bewährte Mittel der Wahl wird ohne Symptomatik angegeben. Einnahme: 5 Globuli in 1 Glas Wasser auflösen, 3x1 EL tägl., 2-3 Tage lang
- **Diphtherie:** Mercurius cyanatus
- **Keuchhusten:** Belladonna
- **Masern:** Pulsatilla
- **Mumps:** Belladonna
- **Röteln:** Aconitum
- **Scharlach:** Belladonna
- **Windpocken:** Antimonium tartaricum.

Kinderlähmung: Lathyrus sativus (bei Paresen kommen in Frage: Calcium carbonicum, Causticum, Plumbum, Sulfur)
Impfschäden: Hepar sulfuris, Mercurius solubilis, Silicea, Sulfur bei passender Symptomatik; Hauptmittel bzw. bei nicht eindeutiger Symptomatik: Thuja occidentalis
Antibiotikagabe (Folgeschäden hierdurch): Sulfur C30 (*cave:* Erstreaktion, evtl. LM VI 5 Glob. tägl. und bei Bedarf Steigerung auf LM XII, LM XVIII, LM VI)

Ordnungstherapie: Abwehrsteigerung (☞ 5.13.1).

Physikalische Therapien: Schleimhautregie und Abhärtungsmaßnahmen wie bei ☞ 5.3.2.

Phytotherapie
Als „pflanzliches Antibiotikum" (bakterizide Wirkung der ätherischen Öle): Angocin® Drg.
Sonnenhut (Echinacea purpurea oder angustifolia) als Tee (Hevert-Echinacea® Tee), in: Echinacin® Liqu./ Amp./ Capsetten,Echinacea-ratio® Tabl., Pascotox 100® Tabl./ Tr./ forte InjektopasKomb.Präp.: Esberitox® N Tr., Lymphozil K/ forte E® Tabl.,Tonsilgon® Tr./ N Drg.

5

5.13.3 Virusinfektionen

Akupunktur
Grippe: LG 13, Di 4, (11).
Masern: LG 13, KS 6,
Mumps: Lu 11, M 6 (ch.: M 3), 3E15, 17, Di 4.

Ausleitende Verfahren: Therapieprinzip wie ☞ 5.13.1. Besonders Urogenital- und HNO-Infekte sprechen sehr gut auf Baunscheidtierungen an. Bei Kindern die Baunscheidtsalbe nur einreiben (☞ 2.4.8). Das Cantharidenpflaster wird meist an das Mastoid, den Kieferwinkel oder in den Nacken gesetzt (☞ 2.4.9).

Bach-Blütentherapie: Häufig Walnut und Crab apple.

Eigenbluttherapie

Anti-Virus-Therapie nach Kastner										
Präparate	**Tage**									
	1	2	3	4	5	6	7	8	9	10
I. Engystol	x	x	x	x	x	x	x	x	x	x
Gripp Heel	x	x	x	x	x	x	x	x	x	x
Galium Heel	x	x	x	x	x	x	x	x	x	x
Phosphor-Injeel	x	x	x	x	x	x	x	x	x	x
Lac-caninum-Injeel	x	x	x	x	**x**	x	x	x	x	x
Conium-Injeel	x	x	x	x	x	x	x	x	x	x
Mg.Manganum-phosph.-Injeel	x							x		
Natrium pyruvicum-Injeel	x							x		

Anti-Virus-Therapie nach Kastner										
Präparate	**Tage**									
	1	2	3	4	5	6	7	8	9	10
Natr.oxalaceticum-Injeel	x							x		
Acid.citricum-Injeel		x						x		
Acid.cis-aconiticum-Injeel		x						x		
Baryum oxalsuccinicum Injeel			x					x		
Acid.a-ketoglutaricum Injeel			x					x		
Acid-succinicum-Injeel				x						x
Acid.fumaricum-Injeel				x						x
Acid.DL-malicum-Injeel				x						x
Hydrochinon Injeel	x					x				
Anthrachinon-Injeel		x							x	
Glyoxal-Injeelx			x							x
Trichinoyl-Injeel				x					x	
Para-Benzochinon-Injeel					x					x
II. Funiculus umb. suis Injeel	x	x	x	x	x	x	x	x	x	x

Vorgehen: Ampullen der Ziffer I in einer 10 ml Spritze aufziehen, zur Hälfte langsam i.v. injizieren. Den übrigen Teil mit 3-5 Tr. Blut vermischen und i.m. applizieren. Durch die noch liegende Kanüle anschließend 1 Amp. der Ziffer II (getrennt v.d. übrigen Inj) injizieren.

Kinderkrankheiten: ☞ 5.13.2

Elektroneuraltherapie: Bewährte Ind., zunächst Widerstände messen, danach ggf. Ther. (☞ 2.8).

Homöopathie: ☞ 5.13.2.

Ordnungstherapie: Abwehrsteigerung (☞ 5.13.1).

Physikalische Therapien: Schleimhautregie und Abhärtungsmaßnahmen wie bei ☞ 5.3.2.

Phytotherapie: Bei grippalen Infekten schweißtreibende Mittel!
Holunder (Sambucus nigra) als Tee (Flores Sambuci) oder heißer Beerensaft
Linde (Tilia) als Tee (Flores Tiliae)
Jaborandiblätter als Tee (Folia Jaborandi) – sehr schweißtreibend
Sonnenhut (Echinacea purpurea oder angustifolia) als Tee (Hevert-Echinacea® Tee), in: Echinacin® Liqu./ Amp./ Capsetten,Echinacea-ratio® Tabl., Pascotox 100® Tabl./ Tr./ forte Injektopas.
Komb.Präp.: Esberitox® N Tr., Lymphozil K/ forte E® Tabl.,Tonsilgon® Tr./ N Drg.

5.13.4 Wurmerkrankungen

Bach-Blütentherapie: Häufig Centaury und Crab Apple.

Elektroneuraltherapie: Bewährte Ind., zunächst Widerstände messen, danach ggf. Ther. (☞ 2.8).

Homöopathie
- **Abrotanum D1, D2** schlechter Appetit oder Abmagerung bei Heißhunger (besonders Abnahme an den Beinen), bleiches, runzliges, hohläugiges Gesicht, kann den Kopf nicht vom Kissen heben, ständiger Wechsel von Diarrhoe und Obstipation, kann vor Meteorismus kaum gehen
- **Cina D2** bei Askariden über längere Zeit anzuwenden
- **Cuprum oxyd. nigr. D12** bewährt u.a. bei Oxyuriasis.

Ordnungstherapie: Hygieneverhalten auch der Angehörigen prüfen, Haustiere und Mitbewohner untersuchen lassen.

Physikalische Therapien: Die oft herabgesetzte Resistenz durch Maßnahmen wie bei ☞ 5.3.2 verbessern.

5

Phytotherapie
Bandwurm
- **Wurmfarn** (Aspidium filix-mas) als Extrakt: Rp. Extract.Filicis mas. recent. 8,0, Sir. simplex 20,0 D.S. Morgens nüchtern in 2 Port. einnehmen
- **Kürbis** (Cucurbita) als Samen Rp. Sem. Cucurbitae non decort., conc., Electuar Sennae aa 150 D.S. morgens in zwei Portionen einnehmen.

Madenwürmer
- **Knoblauch** (Allium sativum), eine Zehe zerkleinern, mit 1/4 l Wasser 10 Min. kochen, abkühlen lassen, als Bleibeklistier in den Darm, 1x/Wo., dazu tägl. Wurmtee (Rainfarn)
- **Bärenlauch** (Allium ursinum) als Tee (Herba Allii ursini)
- **Rainfarn** (Tanacetum vulgare) als Teegemisch: Rp. Herba Absinthii, Herba Tanaceti, Flor. Chamomillae, Fol. Sennae aa ad 100,0, tägl. abends 1 Tasse (bei Kindern oder darmempfindlichen Pat. die Dosis des abführenden Senna reduzieren!)
- **Zusätzlich** bei Kindern bewährt: Mohrrübe (Daucus carota) morgens 1 Glas Saft oder 1-2 große Möhren.

Afterjucken: Rp. Ol. Tanceti 0,1, Ungt. moll. ad 30,0 M.f.ungt.S. Aftersalbe.

Spulwürmer
Oleum Chenopodii anthelminthice (*cave:* Toxizität!, nur bei kräftigen Kindern): Morgens nüchtern 1 Tr. des Öls pro Lebensjahr auf Zucker, 1 h später die gleiche Dosis, 2 h danach 1-2 EL Rizinusöl, wenn nach 3 h keine Entleerung erfolgt, erneut Rizinusöl, das Procedere frühestens nach 1 Wo. wiederholen.

5.14 Psychische und psychosomatische Erkrankungen

Allgemeine naturheilkundliche Behandlungsprinzipien

Die ganzheitliche Ther. von psychischen und psychosomatischen Erkr. berücksichtigt neben psychotherapeutischen Verfahren und medikamentösen Eingriffen auch körperorientierte Ther., die über eine Senkung körperlicher Spannung zu seelischem Wohl- befinden und Balance führen.

Atemtherapie: Viele psychische und psychosomatische Erkr. können sich im Laufe der Atemther. nach Middendorf positiv verändern, jedoch sind symptomorientierte Ind. kein Anlaß für eine Ther. Voraussetzungen für eine sinnvolle Behandlung sind die Fähigkeit des Pat. zur Selbstreflektion und die Bereitschaft, Verantwortung für seine Krankheit zu übernehmen. Beispiele guter Therapieerfolge sind psychovegetatove Erschöpfungs- und Spannungszustände, Zwänge, Phobien, depressive und hysterische Fehlhaltungen, Trauerreaktionen, Eß- und Schlafstörungen sowie Rehabilitationsmaßnahmen nach psychiatrischer Behandlung.

Autogenes Training: Die Bedeutung des AT und seiner allgemeinen Entspannungswirkungen reicht, oft in Begleitung anderer psychotherapeutischer Verfahren, von der Symptombehandlung psychovegetativer Erschöpfungssyndrome, von Schlaf- und konzentrativen Störungen, bis hin zur Mitbehandlung von Angstzuständen und funktionellen Beschwerden (z.B. funktionellen Herzbeschwerden). In der Ther. von Abhängigkeiten (z.B. des Rauchens) kann das AT durch die beteiligten Körpererfahrungen wie durch zunehmende „Selbstbestimmung" (z.B. Vorsatzbildung) die Basisbehandlung unterstützen.

Bach-Blütentherapie: Der Gemütsstimmung entsprechend anwenden.

Homöopathie: Ein komplexer Bereich, der einer differenzierten Betrachtung bedarf; deshalb können hier auch nur richtungsweisende Vorschläge gemacht werden. So dienen die genannten Potenzen nur als Anhalt. Näheres zur Potenzwahl ☞ 2.12. Konstitutionelle Behandlung anstreben. Insgesamt kann die Homöopathie bei psychischen und psychiatrischen Erkr. sehr hilfreich sein.

Neuraltherapie: Psychische und psychosomatische Erkr. sind nicht primär Einsatzgebiet der Neuralther. Allerdings sind somatisch nicht klar einzuordnende Beschwerdebilder, die dann leicht als „psychosomatisch" eingestuft werden, nicht selten störfeldbedingt. Bei leichten Depressionen, auch den agitierten Formen, sollte unbedingt die Schilddrüsenther. unter Einbeziehung des gynäkologischen Raumes/der Prostata versucht werden.

Ordnungstherapie

Psychologische Diagnostik: Der erste Satz des Pat. bei Kontaktaufnahme und der letzte Satz des Gesprächs sind oft besonders bedeutsam. Daher auch vorher feststehende Zeitbegrenzung nicht nur bei psycholischen Gesprächen nötig. Positiven Nachweis einer seelischen Konfliktkonstellation anstreben. Dieser Nachweis beweist noch nicht die Psychogenese der Beschwerden.

Genauso wie in der organischen Diagnostik auch einen Ausschluß seelischer Störungen versuchen.

Mögliche Kriterien für seelische Gesundheit: Klares Verhalten, klare Wünsche an den Behandler, weder Symbiosewünsche noch Kontaktabwehr, gute – aber nicht auffällig gute (!) Mitarbeit.

Wichtige Punkte
- Freude am Leben, an der beruflichen Tätigkeit
- Beziehungen zur Umwelt, Freunde, Nachbarn
- Jahresrhythmus mit Urlaub und Entspannung
- Liebesleben, Selbstbefriedigung, sexuelle Erfahrungen
- Sinn des Lebens, Pläne für die Zukunft
- Alle Bereiche, zu denen der Pat. sich gar nicht äußert, sind bedeutungsvoll. Das Gespür für psychol. Auffälligkeiten ist nur durch Selbsterfahrung zu erwerben. Für die Ther. regelmäßige Selbstüberprüfung des Arztes mit Supervision nötig
- Besondere Aufmerksamkeit verdient die Behandlung von Ärzten, Zahnärzten, Mitarbeitern im Gesundheitswesen und deren Angehörigen. Diesen fällt es oft schwer, einen Hausarzt zu finden, werden oft in Klinikambulanzen „zwischendrin" behandelt.

Regeln für die Behandlung von Gesundheitsarbeitern
- Noch exaktere Anamnese
- Besonders auf genaue Verständigung und exakte Durchführung von Therapieanweisungen achten
- Nach Simulationsmöglichkeiten forschen
- Psychol. Diagnostik gerade bei auffallend guter Kooperation intensivieren
- Nach Drogen forschen, bes. nach Medikamentenabusus
- Einsichtnahme in Unterlagen klären. Empfehlung: Vereinbaren, daß der Pat. nur nach Rücksprache Unterlagen erhält und zusätzliche Behandlung durch Kollegen oder sich selbst sofort mitteilt.

Regeln für die Behandlung von Freunden und Bekannten
- Aufklärung über generell erhöhtes Komplikationsrisiko
- Keine Sonderbehandlung, z.B. bei Termingestaltung, Wartezeiten, Honorar
- Klar aussprechen, daß Freundschaft wichtiger als Behandlung ist. Lieber einen Pat. weniger als einen Freund weniger. Beim ersten Zweifelsfall auf den Pat. verzichten und großzügig, aber gezielt überweisen
- Um Bekannte als Pat. noch weniger werben als um Fremde
- Behandlung beenden, sobald psychol. Inhalte in den Vordergrund treten
- Anamnese so erheben, als wäre der Pat. fremd. Nicht von vielleicht gesichertem Wissen ausgehen, das der Pat. einem fremden Arzt so nicht preisgeben würde
- Neurotiker versuchen, sich den Arzt zum Freund zu machen und ihn so zu „entschärfen".

Physikalische Therapie:
Hauptziele sind Eutonisierung des Vegetativums durch vegetative Umstimmung, psychische Aktivierung und Roborierung. Beseitigung muskulärer Verspannungen durch Hydrother., Bewegungsther., Massage und Balneother. (Wald- und Gebirgsklima ☞ 2.23).

Progressive Muskelrelaxation nach Jacobson:
Kann als adjuvante Ther. bei psychosomatisch/psychovegetativ bedingten Beschwerden zur Minderung von Anspannung und Unruhe hilfreich sein (☞ 2.30), z.B. bei Schlafstörungen, vegetat. Dystonie, Raucherentwöhnung.

Reflexzonenmassage des Fußes: Durch ihre Wirkung auf psycho-vegetative Reflexkreise führt die RZF bei vielen psychosomatischen Erkr. zu einem Spannungsabbau und verbessert das körperliche und geistige Wohlbefinden.

Zusätzlich: Bei empfindlichen Pat. und unklaren chron. Beschwerden auch an geopathische Felder (☞ 1.4.4) denken.

5.14.1 Depression und Suizidalität

Akupunktur: Dieser Kreis von Erkr. wird von den meisten Autoren als kontraindiziert für die Akup. angesehen. Die depressive Verstimmung ist allerdings im Gegensatz zur endogenen Depression einer Akup.-Behandlung zugänglich. Als „psychisch ausgleichend" gelten: H 3, 5, 7, Dü 3, B 13, 15, 17, 18, 20, 31, N 6, 27, KS 6, 7, 8, G 20, Le 2 , B 10, Le 2, 3, Lu 11, Di 4, M 36, 44, 45, MP 1, 6, LG 11, 15, 16, 18, 19, 20, KG 6, 12, 14, 15, 17; Besonders beruhigend: KG 15, LG 20 (nach Bachmann und Bischko).

Atemtherapie ☞ 5.14

Ausleitende Verfahren: Blutiges Schröpfen über der Gallenzone oder der Depressionszone bei L5 (☞ 2.4.4) und mehrmalige Baunscheidtierungen des ganzen Rückens (☞ 2.4.8) sind bei leichteren Depressionsformen sehr hilfreich.

Bach-Blütentherapie: Gute Erfolge bei gemütsorientierter Behandlung von Depressionen.

Eigenbluttherapie
Eig.blut mit Hämoaktivator: 1-2x/Wo. aktiv. EB + Nervoregin Pflüger. Vor Entfernung der Nadel 1 Amp. Phönix Neurotropan i.v. langsam injizieren.

Elektroneuraltherapie: Bewährte Ind., zunächst Widerstände messen, danach ggf. Ther. (☞ 2.8).

Heilfasten: Kontraindiziert, nur bei leichten Formen der Depression erlaubt, auch dann nur unter besonderer Beobachtung. *Cave:* Fastenkrisen.

Homöopathie
- **Acidum phosphoricum D6, D12, D30:** neurasthenische Persönlichkeit, nervöse Erschöpftheit und Reizbarkeit, große körperliche und geistige Schwäche, nach übermäßiger geistig-seelischer Anstrengung, nachts, in Kälte <, Schlaf, Wärme und Ruhe >
- **Arsenicum album D6, D12, D30:** melancholische Traurigkeit besonders beim Alleinsein, grübeln, macht sich große Sorgen um andere, qualvolle Angst und Ruhelosigkeit, glaubt nicht an seine Genesung, Angst vor dem Tod, dennoch Selbstmordgedanken, pavor nocturnus, freundliche tröstende Worte <, nachts <, Kälte <, warme Getränke und Wärme allgemein >
- **Aurum metallicum D6, D12, D30:** wehmütige Niedergeschlagenheit, tadelt sich selbst wegen verpaßter Chancen und eigener Fehler, zieht sich zurück, glaubt daß ihn keiner mehr liebt, hastige Überaktivität, mürrische Verschlossenheit im Wechsel mit zorniger Heftigkeit, Todessehnsucht, da er glaubt, nicht mehr in diese Welt zu gehören, religiöse Wahnideen

- **Calcium carbonicum D6, D12, D30:** niedergeschlagen, ängstlich besonders gegen Abend, weinerlich, befürchtet die schrecklichsten Dinge, bes. beim Augenschließen, verzweifelt über den eigenen Gesundheitszustand, Furcht vor Geisteskrankheit, pavor nocturnus, sehr verfroren
- **Causticum D6, D12, D30:** Stille in sich gekehrte Schwermut mit vielen kummervollen Gedanken und Weinen, unzufrieden mit sich selbst, Zukunftsangst, Todesgedanken, rechthaberisch reizbar, nimmt sehr schnell Dinge übel, dann aufgebrachte Heftigkeit, Angst vor Hunden, sehr zugempfindlich u.U. mit Gesichtsneuralgien und -lähmungen
- **Ignatia D6, D12, D30:** stille Melancholie, Folgen von nicht erwiderter Liebe oder Enttäuschungen, sehr eifersüchtig, Folgen von Heimweh, unwillkürliches heftiges Seufzen, Abneigung gegen Gesellschaft, verträgt keinen Widerspruch, krampfhaftes unnatürliches Lachen, welches in Weinen endet
- **Lachesis D6, D12, D30:** sieht alles in den schwärzesten Farben, glaubt es stehen die fruchtbarsten Dinge bevor, Mißtrauen und Argwohn gegenüber der Umgebung, sucht ständig nach Fehlern bei anderen, vorwurfsvoll, großer Gedankenzudrang mit fast krankhafter Redelust und Mitteilsamkeit, Gedächtnisschwäche, nahezu unfähig zu geistigen Arbeiten, Tagesschläfrigkeit, Herzrasen
- **Natrium muriaticum D6, D12, D30:** Folgen von Kummer, Kränkung, Demütigung, schlechten Nachrichten, enttäuschter Liebe, unterdrücktem Zorn, Abneigung gegen Gesellschaft, selbst wenn der/diejenige schweigt, möchte keinen Trost, verliebt sich oft in „Unerreichbare", kann trotz großer Traurigkeit nicht weinen, zerstreut, vergeßlich, gedankenlos, Alpträume
- **Nux vomica D6, D12, D30:** große Empfindlichkeit gegenüber Sinneseindrücken, Folgen von geistiger Überanstrengung, leicht beleidigt, zweifelt an seiner Genesung, redet ständig von Selbstmord, aber begeht ihn nicht, Neigung zur Brutalität
- **Sepia D6, D12, D30:** Folgen von Schreck, Erregung, sexuellen Exzessen, trübe, kummervolle Gedanken mit viel Weinen, verträgt keinen Trost, wendet sich insbesondere von den eigenen Familienmitgliedern ab, weint beim Erzählen ihrer Krankheit, empfindlich gegenüber Sinneseindrücken bes. Gerüchen, Beschwerden oft während oder um die Menses
- **Staphisagria D6, D12, D30:** Folgen von verletztem Ehrgefühl, enttäuschter Liebe, Entrüstung, schreckliche Dinge werden sich sehr zu Herzen genommen, weint wenn angesprochen, ärgerlich und reizbar, wirft mit Gegenständen um sich, bei Zornesausbrüchen blasses, bläuliches Gesicht, Selbstmordneigung mit Todesfurcht

Depressionen in der Schwangerschaft ☞ 6.5.2

Ordnungstherapie: Ther. darf kurzfristig schulmedizinisch symptomunterdrückend sein. Nach Suizidalität fragen, Vertrag mit dem Pat. darüber schließen, daß er sich sofort meldet, wenn es ihm schlechter geht. Mehrfach wiedereinbestellen. Regeln der Erreichbarkeit des Arztes besprechen. Bei Depression im Winter an genügend Licht denken. Wenn die Depression sich bessert, mit Aggressivität rechnen.

Orthomol. Med.:
Allgemein: Mg^{2+}, Vit. B_1, B_2, B_6, B_{12}, C, Niacin, Pantothensäure, Phenylalanin. Dosierungen ☞ 2.16.3.
Depression post partum: Zink.

Physikalische Therapien

Hydro: Zur Aktivierung und Roborierung wechselwarme Fußbäder, Bürstenbäder mit Zusätzen von Fichtennadeln oder Rosmarin, Kneipp'sche Güsse, Sauna, Schwimmen, Trockenbürstungen.

Bew.ther.: Gruppengymnastik mit Musik, Atemther. mit Lockerungsgymnastik in der Gruppe zur psychischen und physischen Aktivierung und Verbesserung der Kontaktbereitschaft, Wandern, Radfahren.

Mass.: Tägl. morgens Körperbürstungen (selbst).

Photo: Sonnenbäder, Lichtther. bei saisonabhängiger Depression.

Balneo: Kneippkurorte.

Phytotherapie

- **Johanniskraut** (Hypericum perforatum) als Tee (Herba Heperici perf), als Extract. Hyperici fluid. 3x 5-10 Tr., als Oleum Hyperici 2-3x 1TL tägl., in: Cesradyston 200® Kps./ Tabl., Esbericum® Kps., Hyperforat® Drg./ Tr./ Inj.Lsg., Kneipp® Johanniskraut-Pflanzensaft N/ Pflanzendrg. N. *Cave:* Photosensibilisierung bei Johanniskraut
- **Kava-Kava, Rauschpfeffer** (Piper methysticum) in: Antares® Tabl., Kavasedon® Kps./ Tr., Kavosporal® forte Kps.Komb.Präp.: Hewepsychon Duo® Tr., Hyperforat-forte® Tr., Nerviguttum® Tr., Sedariston® Tr.

Wirkungseintritt der Phyto-Antidepressiva oft erst nach 2-3 Wo.!

Schwere Fälle, z.B. endogene Depression
Rp. Tinctura Opii, 1.Tag 3x 5 Tr., 2.Tag 3x 10, 3. 3x 15, 4. 3x 20, dabei einige Tage bleiben, dann schrittweise genauso Dosisreduktion, Suchtgefahr bei Depression relativ gering (*cave:* BTM-Rezept, Reaktionsfähigkeit, Obstipation!)

Zelltherapie/Organotherapie: (☞ 2.32). Bei Involutionserscheinungen im Klimakterium und beim Altersabbau können Organotherapeutika Erfolge bringen, die mit anderen Mitteln nicht erreichbar sind. Im Vordergrund stehen dabei Gehirnpräparate (Hypothalamus, Zwischenhirn, Frontal/ Temporalhirn) und in Abhängigkeit von den Organempfindungen Organpräparate: Nebenniere, Leber, Testis, Ovar, Herz liefern die Ausgangsgewebe für die Zubereitung der Lyophilisate, molekularbiologischen Verdünnungen und Potenzierungen.

5.14.2 Schlafstörungen

Akupunktur
Der Schlaf wird in der TCM dem Organ Herz zugeordnet: Punkte: H 7, B 15, LG 20, MP 6 oder M 36, nach Bischko: N 6, LG 20, B 62.
Kombiniert mit Hypotonie: M 36, B 10, G 20, N3, KS 6, KG 6.
Mit Antriebslosigkeit: M 36, (B 38 , ch.: B 43), KG 6, KS 6.
Schlafsucht: (MP 10), N 6, Di 4, LG 13, Di 11, M 36.

Atemtherapie: ☞ 5.14.

Ausleitende Verfahren: Funktionelle Schlafstörungen und Angstzustände lassen sich im allgemeinen durch eine konstitutionsbezogene Ther. bessern (☞ 2.4.1), bei Plethorikern z.B. durch Normalisierung von Hämatokrit und Blutdruck mittels Aderlässen (☞ 2.4.6), bei Asthenikern durch tonisierende Maßnahmen wie Trockenschröpfen (☞ 2.4.5) und Baunscheidtierungen (☞ 2.4.8).

Autogenes Training: Aufgrund seiner Entspannungswirkungen eignet sich das AT hervorragend zur Symptombehandlung von Ein- und Durchschlafstörungen.

Bach-Blütentherapie: Gute Erfolge – oft White Chestnut.

Bioresonanz-Therapie: Einzeln oder in Kombination mit anderen naturheil-kundlichen Verfahren bei Schlafstörungen aller Art hilfreich (☞ 2.6). Das therapeutische Vorgehen richtet sich nach der Grundmessung. Therapiedauer meist 20 Min., 1x/Wo.

Eigenbluttherapie
Eig.blut mit Hämoaktivator: Aktiv. EB + Ginseng-CPL-Injektionslösung Vor Entfernung der Nadel aus der Vene 1 Amp. Phönix Neurotropan i.v. langsam injizieren. Insges. 6-8 Inj.

Elektroneuraltherapie: Bewährte Ind., zunächst Widerstände messen, danach ggf. Ther. (☞ 2.8).

Ernährungstherapie: Letzte Mahlzeit um 18 Uhr. Abends nichts schwerverdau-liches, fettreiches verzehren.

Homöopathie
5
- **Aconitum D6, D12, D30:** schlaflos nach einschneidenden Erlebnissen, Schreck, in Akutphasen von Krankheiten, Aufschrecken aus dem Schlaf
- **Apis D6, D12, D30:** große Schläfrigkeit und Schlummersucht, sehr unruhiger Schlaf mit plötzlichem Hochfahren und Schreien, unaufhörliches Träumen, viel von Luft und vom Fliegen
- **Arsenicum album D6, D12, D30:** fast schon schlafkrank, Schlaf ängstlich, unruhig mit angstvollen Träumen, erwacht meist zwischen 0-3 Uhr und wirft sich ständig hin und her, muß mit erhöhtem Kopf schlafen, nach dem Erwachen übelgelaunt und mißmutig
- **Belladonna D6, D12, D30:** Schlaf sehr unruhig, auffahrend mit Schreien, kann wegen Pulsieren im Kopf nicht einschlafen, Zähneknirschen, Kopfrollen, Krämpfe, schläfrig, kann aber nicht einschlafen, Kopf tief in die Kissen gebohrt
- **Cocculus D6, D12, D30:** Folgen von Schlafmangel, z.B. nach Nachtwachen, die Verkürzung des normalen Schlafquantums macht sich sofort bemerkbar, schläft bis weit in den Tag hinein, ist aber trotzdem unausgeschlafen, Gedanken an Tagesbegebenheiten verhindern das Einschlafen
- **Coffea D6, D12, D30:** ideenfülle mit nervöser Reizbarkeit, Folgen von geistiger Anstrengung, Erregung übermäßiger Freude, Gedankenzudrang, Kaffeeabusus; schläft flach bis 3 Uhr, danach nur noch dösend. Anm.: Wird zu Unrecht oft routinemäßig eingesetzt (!)
- **Graphites D6, D12, D30:** liegt stundenlang wach, sorgenvolle Gedanken hindern am Einschlafen, unruhige angstvolle Träume, Musik bringt sie/ihn zum Weinen, verlangsamter, unentschlossener Habitus
- **Nux vomica D6, D12, D30:** unruhiger oft unterbrochener Schlaf, träumt von Geschäften bzw. unangenehmen Dingen des Vortages, wacht um 3 Uhr auf und kann nicht mehr einschlafen, am Morgen mißmutig und verkatert, u.U. Übelkeit, kurzer, nicht unterbrochener Schlaf <
- **Pulsatilla D6, D12, D30:** imperatives Schlafbedürfnis am Nachmittag, abends hellwach, liegt lange wegen Gedankenzudrang wach, erster Schlaf unruhig mit vielen Träumen, wacht morgens trotz ausgiebigen Schlafes unerfrischt auf, ängstliche Hitze und Unruhe, wirft die Bettdecke weg, obwohl eher verfroren, ständig kalte Füße, „Bauchschläfer" mit den Händen über dem Kopf

- **Silicea D6, D12, D30:** tagesschläfrig, schlaflos wegen Blutandrang und brennendem Hitzegefühl im Kopf, Neigung zum Schlafwandeln, häufiges Hochfahren und Alpträume
- **Sulfur D6, D12, D30:** „Katzenschlaf" schlaflos und hellwach bei Nacht, schläft spät ein und wacht nahezu stündlich auf, Rucken und Zucken beim Einschlafen, erwacht häufig mit heißen Füßen, Herzklopfen und Schweißausbruch, streckt selbst im Winter die Füße aus dem Bett, kommt morgens nur mit größter Anstrengung aus dem Bett, tagesschläfrig schläft häufig im Sitzen unter der Arbeit ein.

Ordnungstherapie Nicht immer therapiebedürftig. Morgentyp braucht Schlaf vor Mitternacht. Abendtyp kann sich auch noch beim Schlaf morgens erholen. Psychol. Diagnostik: Einschlafstörung – Tagesereignisse, Durchschlafstörung - Persönlichkeitstörung.

Orthomol. Med.: K^+, Ca^{2+}, Mg^{2+}, Vit. D, Pantothensäure. Dosierungen ☞ 2.16.3.

Physikalische Therapien
Hydro: Ansteigende Fußbäder oder Armbäder morgens, abends absteigende Vollbäder mit Zusatz von Melisse, Baldrian, Fichtennadeln, Lavendel, anschließend Leibwickel. Kalte Ganzkörperwaschungen nachts, danach ohne Abtrocknen ins Bett. Kalte Prießnitz-Wadenwickel oder Wassertreten bei nächtlichem Grübelzwang oder abendlich kaltes Sitzbad von 1-2 Min., Arm- oder Knieguß, Sauna.
Bew.ther.: Wandern, Tanzen, Radfahren, Schwimmen und jede sportliche Betätigung an frischer Luft.
Mass.: Bindegewebsmassage (☞ 2.19.6) nur zu Beginn der Ther., sonst Gefahr der passiven Haltung.

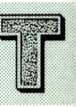

Phytotherapie
- **Baldrian** (Valeriana officinalis) als Tee (Radix Valerianae, 2 TL auf 1 Tasse!), als Tinctura Valerianae 1-2 TL in Kräutertee, in: Baldrian Phyton® Drg., Kneipp® Baldrian-Pflanzensaft Nerventrost/ Pflanzendrg. Baldrian, Nervipan® Kps., Valdispert® Drg.
- **Zitronenmelisse** (Melissa officinalis) als Tee (Folia Melissa), Aqua Melissae 3-4 EL tägl., Spiritus melissae 1-2 TL abends, Kneipp® Melissen-Pflanzensaft
- **Passionsblume** (Passiflora incarnata) in: Passiflora® CurarinaTr.
- **Komb.Präp.:** In vielen Hafer (Avena sativa), Hopfen (Humuluslupulus) und Kalifornischer Mohn (Echscholtzia californica) enthalten: Ardeysedon® Drg., Euvegal® Drg N/ Saft, KyttaSedativem® Drg./ N Tr., SedaPasc® N Tabl., Biral® NDrg., Requiesan® Tr.
- **Fertigtee:** Beruhigungstee Tenerval® N, Kneipp® Nerven und Schlaf-Tee N, Salus Nerven-Schlaf-Tee Nr.22®.

Progressive Muskelrelaxation nach Jacobson: Kann als adjuvante Therapie zur Minderung von Anspannung und Unruhe hilfreich sein (☞ 2.30).

Reflexzonenmassage des Fußes: Mögliche Hintergrundzonen Wirbelsäule, Endokrinium, Dünndarm, Kopf. Dosierung: Nach Verlauf, i.d.R. 2-3x/Wo. 20-25 Min., 6-12 Sitzungen.

5.14.3 Angstsyndrome

Akupunktur: H 3, 5, 7, B 15, N 8, 27, KS 6, 9, M 36, 44, LG 20, KG 14, 15. Angst nachts: M 44, 45, KS 6, 9, N 6, B 62, LG 20.

Atemtherapie: ☞ 5.14.

Ausleitende Verfahren: Gute Ther.-Möglichkeiten wie ☞ 5.14.2

Autogenes Training: Das AT wird aufgrund seiner allgemeinen Entspannungs-wirkungen, oft andere psychotherapeutische Verfahren begleitend, sehr effektiv zur symptomatischen Mitbehandlung der nervösen Erregungszustände eingesetzt, die in der Regel bei Angstzuständen, Phobien, dem Panik-Syndrom sowie weiteren mit Ängsten verbundenen funktionellen Beschwerden auftreten.

Bach-Blütentherapie: Gute Erfolge bei gemütsorientierter Behandlung – häufig Aspen, Cherry Plum.

Elektroneuraltherapie: Bewährte Ind., zunächst Widerstände messen, danach ggf. Ther. (☞ 2.8).

5

Homöopathie
Angst/Furcht

- **Acidum nitricum D6, D12, D30:** durch daran denken, um seine eigene Gesundheit, mit Zusammenschnüren der Herzgegend, nach Schlafmangel und Übernächtigung, vor der Menses, vor dem Steigen (Berg, Lift, Flugzeug), vor dem Tod
- **Aconitum D6, D12, D30:** mit Zittern und Herzklopfen, bei Kindern während des Fieberfrostes, in großen Menschenansammlungen, bei akuter Herzsymptomatik, zu ersticken, vor dem Tod glaubt, sein Sterbedatum zu wissen, vor Gespenstern
- **Argentum nitricum D6, D12, D30:** Erwartungsangst vor wichtigen Terminen und Prüfungen, vor dem Alleinsein, vor Einbrechern, vor dem Tod, Agoraphobie (große freie Plätze), wird dadurch immer schneller beim Gehen aber auch Klaustrophobie (in zu engen Räumen)
- **Arsenicum album D6, D12, D30:** morgens beim Erwachen, nachts gegen 3 Uhr mit unruhigem Hin- und Herwerfen, die Angst treibt sie/ihn aus dem Bett, während dem Schüttelfrost, daß sie/er ihre/seine Pflicht vernachlässigt, wenn etwas von ihr/ihm verlangt wird, daß nahestehende Personen einen Unfall haben könnten, vor Gespenstern Räubern und Einbrechern, vor dem Tod
- **Aurum metallicum D6, D12, D30:** Gewissensangst als ob eines Verbrechens schuldig, mit Suizidgedanken, mit hastiger Geschäftigkeit, vor Herzkrankheit, vergiftet zu werden
- **Belladonna D6, D12, D30:** vor Tieren, bes. vor Hunden, bildet sich beängstigen-de Dinge ein, vor Wasser, befürchtet bald zu sterben, vergiftet zu werden
- **Borax D6, D12, D30:** vor allen Abwärtsbewegungen (Treppe, Lift, Flugzeug), bei Kindern beim gewiegt und geschaukelt werden, vorm Fahren in schnellen Fahrzeugen, pavor nocturnus
- **Calcium carbonicum D6, D12, D30:** konstitutionell (psorisches Miasma), bei jeder Kleinigkeit, durch daran denken, beim Hören von schrecklichen Dingen, beobachtet zu werden, abends, in der Dunkelheit, pavor nocturnus, vor Geisteskrankheit, vor dem Zahnarzt, vor dem Tod, Angstschweiß mit Übelkeit
- **Gelsemium D6, D12, D30:** vor öffentlichen Auftritten, Prüfungen, beim Sehen von Wunden und Verletzungen, vor Tod, Agoraphobie, erschauert vor Angst

- **Kalium carbonicum D6, D12, D30**: besonders abends, durch Alleinsein, vor drohender Krankheit, Zukunftsangst, erschrickt oft mit lautem Aufschrei
- **Lachesis D6, D12, D30** morgens beim Erwachen, nach Alpträumen, vor Schlangen, vor Einbrechern, vergiftet zu werden, um das eigene Seelenheil
- **Phosphor D6, D12, D30:** morgens, vor dem Alleinsein, Zukunftsangst, vor drohender Krankheit, um Andere, vor Einbrechern, vor dem Tod, vor Sturm und Gewitter, durch Geräusche, sieht in der Dämmerung Fratzen und Gespenster, Hitzegefühl im Kopf mit Stirnschweiß
- **Psorinum D6, D12, D30:** Erwartungsangst, Gewissensangst als ob sie/er etwas Schlimmes verbrochen hätte, vor Unheil, vor Krebs, vor geschäftlichen Mißerfolgen, vorm Fahren oder Reiten, denkt ständig ans Sterben
- **Pulsatilla D6, D12, D30:** abends, nachts, in der Dunkelheit, im Bett mit unruhiger Hitze muß trotz Verfrorensein die Decke wegtun, mit Herzklopfen und Zittrigkeit, vorm Alleinsein, vor Männern, vor Gespenstern, vor Geisteskrankheiten, Klaustrophobie, Suizidgedanken, frische Luft >
- **Stramonium D6, D12, D30:** in der Dunkelheit, nachts, vor dem Alleinesein, vor dunklen Räumen bes. vor Tunneln, vor allem, was schwarz ist, zu fallen (häufig Trauminhalt), verrückt zu werden, ermordet zu werden, vor rauschendem Wasser, vor dem Arzt
- **Sulfur D6, D12, D30:** abends im Bett macht schlaflos, nachts beim Erwachen, mit Hitze, Herzklopfen und Beklemmungsgefühl, Gewissensangst, Angst um Andere, sich zu erkälten, vor Gespenstern, um das eigene Seelenheil, ruhelos, zerstreut, sehr schreckhaft, selbst wenn sie/er nur beim Namen gerufen wird.

Ordnungstherapie: Im Vordergrund Autogenes Training (☞ 2.29) und Psychol. Diagnostik (☞ 5.14).

Physikalische Therapien
Hydro: Kneipp-Anwendungen, Ganzwaschungen, Arm- und Beingüsse, Vollbäder mit Fichtennadelextrakt 37 °C, 15 Min., 3 x/Wo., 1 Std. Nachruhe. *Cave:* Sauna und heiße Bäder, können Angstreaktionen auslösen oder verstärken.
Bew.ther.: Spaziergänge an frischer Luft (Begleitung).
Balneo: Klimawechsel, Kur in *mittleren* Gebirgslagen, Kneipp- Kur.

Phytotherapie: Depressive Angst ☞ 5.14.1 (Kava-Kava-Mittel wegen anxiolytischerWirkung bevorzugen), ansonsten Sedierung ☞ 5.14.2.

Progressive Muskelrelaxation nach Jacobson: Kann als adjuvante Ther. bei psychosomatisch/psychovegetativ bedingten Beschwerden zur Minderung von Anspannung und Unruhe hilfreich sein (☞ 2.30).

5.14.4 Raucherentwöhnung und Suchttherapie

Akupunktur: Zur Raucherentwöhnung eignet sich die Ohr-Akup. sehr gut. Die als „Sonne", „Hungerpunkt" und „Antiaggressionspunkt" bekannten Punkte mit Dauernadeln (oder kleinen harten Kügelchen) stimulieren. Evtl. Körper-Akup.-Punkte dazunehmen, z.B. Di 4, M 36, oder einige der psychisch ausgleichenden Punkte (☞ 5.14.1).
Suchtprogramm: „Antiaggressionspunkt" unterhalb der Incisura intertragica; „Hungerpunkt" auf dem Tragus zwischen der Incisura intertragica und der Tragusvorwölbung; „Sonne" in der Mitte des Antitragus. Die Behandlung aller

Suchtkrankheiten ist gleich, lediglich sind die Erfolge bei Adipositas seltener. Alkohol- und Drogensüchtige nur in spezialisierten Zentren unterstützend mit Akup. behandeln (vgl. ☞ 5.9.6).

Autogenes Training: Das AT unterstützt in der Ther. von Abhängigkeiten (z. B. des Rauchens) durch die beteiligten Körpererfahrungen wie durch die Fähigkeit zunehmender „Selbstbestimmung" (durch die sogenannte ☞ Vorsatzbildung) die gesamte Behandlung.

Elektroneuraltherapie: Bewährte Ind., zunächst Widerstände messen, danach ggf. Ther. (☞ 2.8).

Homöopathie
Anm.: Gehört in die Hände eines erfahrenen Homöopathen. Der selbstgefaßte Beschluß des Pat. zum Aufhören und die dazugehörende Compliance sind natürlich Grundvoraussetzung. Eine Konstitutionsbehandlung ist hier wohl das Sinnvollste, zusätzlich muß dann das passende Mittel für die auftretenden Entzugssymptome gesucht werden. Als Anhalt:

Ruft Abneigung gegen Tabak hervor
• Staphisagria, Causticum, Nux vomica, Tabacum (alle D6, D12, D30)

Begleitmittel zur Rauchentwöhnung
• Nux vomica D6, Ignatia D6
• Mischung aus Tabacum D4, Lobella D4 und Lycopodium D4 aa 10.0, 3x tägl. 5 Tr.

Ordnungstherapie: Nach dem praktisch immer vorhandenen Coalcoholic in der Umgebung des Pat. suchen. Prakt. Kriterien zur Alkoholismusdiagnose: Heimliches Trinken, schlechtes Gewissen dabei, Versuche den Konsum zu reduzieren, Alkoholnachweis im Serum morgens, tägl. Konsum.

Orthomol. Med.
Allg. bei Entzugssymptomatik: Multivitamin- und Multimineralpräparate, Niacin, Glutamin, Vit. B6, Pantothensäure, Vit. C (1 g/d, bei starker Symptomatik auch 10 g/d). Weitere Dosierungen ☞ 2.16.3.
Alkohol: Mg^{2+}, Zink, Omega-6-Fettsäuren

Physikalische Therapien: Ablenkung durch festes hydrotherapeutisches Bewegungs- und Sportprogramm.

Phytotherapie: Leichte Sedierung bei Erregungszuständen (☞ 5.14.2), bei Alkoholikern keine Tr. verordnen (Alkoholgehalt), am besten Tees zubereiten lassen (Pat. hat Beschäftigung und orale Befriedigung).

Progressive Muskelrelaxation nach Jacobson: Kann als adjuvante Ther. zur Minderung von Anspannung und Unruhe hilfreich sein (☞ 2.30).

5.14.5 Konzentrationsstörungen

Akupunktur: LG 20, PdM, KS 6, 9, M 36, H 3, 5, B 15.

Ausleitende Verfahren: Gute Verbesserung der zerebralen Hämorheologie durch die Normalisierung des Hkt auf 38 Vol.% mittels kleiner Aderlässe von

100-150 ml (☞ 2.4.6). Sehr günstig auf die zerebrale Durchblutung wirken sich auch die blutige Schröpfungen (☞ 2.4.4) an einer „heißen" Nackenzone oder die unblutige am Nacken und Schultern aus. Durch die allgemeine Tonisierung mit Baunscheidtierungen (☞ 2.4.8) bei Asthenikern läßt sich deren Konzentration und Vitalität ebenfalls enorm steigern.

Autogenes Training: Das AT vermag einen wichtigen Beitrag zur Mitbehandlung von Konzentrationsstörungen durch seine allgemeinen Entspannungswirkungen (☞ „konzentrative Selbstentspannung") sowie durch seine Übungen zur Verbesserung der Fähigkeit fokussierender Wahrnehmungen zu leisten.

Bach-Blütentherapie: Gute Erfolge – häufig Clematis.

Elektroneuraltherapie: Bewährte Ind., zunächst Widerstände messen, danach ggf. Ther. (☞ 2.8).

Homöopathie
Anm.: Nur im Gesamtzusammenhang behandeln (Konstitution).

- **Acidum phosphoricum D6, D12, D30:** durch geistige und/oder physische Überforderung, bes. bei Jugendlichen, neurasthenische Erschöpfung, teilnahmslos, Gedächtnisschwäche, schweres Begriffsvermögen, Wortfindungsstörungen
- **Aethusa D6, D12, D30:** Unfähigkeit zu denken, sich auf etwas zu konzentrieren, Neigung zu Wutanfällen und Reizbarkeit
- **Anacardium D6, D12, D30**: Gedankenflucht beim Lesen und Schreiben, kann sich nicht mehr an Namen und Wörter erinnern (Paraphasie), argwöhnisch, leicht beleidigt, Schwäche von Sinneswahrnehmungen
- **Calcium carbonicum D6, D12, D30:** Folge von physischer und/oder geistiger Überarbeitung, Hitze, Schweregefühl und Kopfschmerz vom geistigen Arbeiten, sehr vergeßlich
- **Conium maculatum D6, D12, D30:** Schwäche, Müdigkeit, Zittern, Unfähigkeit zu geistiger Anstrengung, Schwindel beim Drehen und Senken des Kopfes
- **Gelsemium D6, D12, D30:** Apathie, Benommenheit, Schwindel, Unfähigkeit zu denken, nervöse Erwartungsspannung z.B. vor Prüfungen
- **Lycopodium D6, D12, D30:** schwaches Gedächtnis, wirre Gedanken, buchstabiert und schreibt Wörter und Silben falsch, kann nicht richtig lesen, was sie/er schreibt, Angst, unter der physischen und/oder geistigen Belastung zusammenzubrechen
- **Nux vomica D6, D12, D30:** sehr angespannt, nervös und reizbar, bes. nach langem Sitzen und geistigem Arbeiten, Stimulantienabusus, sehr empfindlich gegenüber Sinneswahrnehmungen (Licht, Gerüche, Geräusche), Schwindel mit kurzen Bewußtseinstrübungen, Kopfschmerz bes. in der Sonne
- **Picricum Acidum D6, D12, D30:** still, teilnahmslos, zu keiner Anstrengung zu bewegen, Abneigung gegenüber jeglicher Art von Arbeit, Demenz mit Erschöpfung, fahle Gesichtshaut, Ameisenlaufen
- **Sulfur D6, D12, D30:** sehr vergeßlich (bes. Namen) und zerstreut, kommt vom „hundertsten ins tausendste", trödelig, unentschlossen, reizbar und hochfahrend, Kopfschmerz von geistiger Arbeit
- **Zincum metallicum D6, D12, D30:** Geist und Körper durch vorherige Erkr. geschwächt, blasses Gesicht, sehr schweigsam, müde, benommen, erschwertes Auffassungsvermögen, schreckhaft, Schwindel beim Sitzen und Stehen mit Übelkeit.

Neuraltherapie: Dornenkranz (☞ 2.14.8, Abb. 2.14-6)

Ordnungstherapie: Organ. Abklärung erstreckt sich auch auf toxische Belastungen (☞ 5.11.1), psychol. Diagnostik (☞ 5.14) immer indiziert.

Orthomol. Med.: Eisenmangel ausschließen, ggf. Substituieren (☞ 2.16.3).

Physikalische Therapien
Hydro: Morgendliche wechselwarme-kalte Waschungen, Körpertrockenbürstungen, Kneipp'sche Güsse.
Bew.ther.: Mehrmals tägl. Spaziergang in frischer Luft, Ausgleichssport.

Zusätzlich: Bei empfindlichen Pat. und unklaren chron. Beschwerden auch an geopathische Felder (☞ 1.4.4) denken.

5.14.6 Vegetative Dystonie

Akupunktur: H 3, 5, 7, KG 6, 15, (LG9), KS 6 + M 36, KS 9, Di 4, MP 6.

Atemtherapie: ☞ 5.14

Ausleitende Verfahren: Prinzipiell eine konstitutionsbezogene Ther. durchführen (☞ 2.4.1 und 5.14.2). Hervorzuheben ist die bes. vegetativ stabilisierende Wirk. des Baunscheidtverfahrens bei Behandlungen des ganzen Rückens (☞ 2.4.8).

Autogenes Training: Das AT kann aufgrund seiner allgemeinen Erholungs- und Entspannungswirkungen sehr gut zur Symptombehandlung psychovegetativer Erschöpfungssyndrome eingesetzt werden, dabei erlauben die „autogenen Organübungen" auch die Mitbehandlung vegetativer Störungen verschiedener Organsysteme z.B. durch die „Sonnengeflechtsübung" bei vegetativ bedingten Magenbeschwerden (☞ 2.29.3).

Bach-Blütentherapie: Gute Erfolge bei gemütsorientierter Behandlung – häufig Wild Rose, Wild Oat, Centaury.

Eigenbluttherapie
Eig.blut
1. und 2. Wo.: 3x/Wo. 0,5 ml EB + dysto-L 90 N,
ab 3. Wo.: 2x/Wo. 1,0 ml EB + 2 Amp. dystoL 90 N.
Vor Entfernung der Nadel 1 Amp. Phönix Neurotropan i.v. langsam injizieren.

Eig.blut mit Hämoaktivator: Aktiv. EB + 2 Amp. dystoL 90 N.

Potenziertes EB f. Kinder:
Nacheinander
C7 1x/Wo. 5 Tr. insges. 46x,
C9 1x/Wo. 5 Tr. insges. 46x,
C12 14tägig 5 Tr. insges. 4-6x.

Elektroneuraltherapie: Bewährte Ind., zunächst Widerstände messen, danach ggf. Ther. (☞ 2.8).

Manuelle Medizin: Bei therapierefraktärem Verhalten auf Dysfunktion Th 11 achten. Weist die klin. Symptomatik auf eine Dünndarmerkr. hin, dann häufig Dysfunktion Ebene L 2.

Neuraltherapie: Schilddrüsenbehandl., i.v.-Inj. von Lidocain, „Dornenkranz" (☞ 2.14.8).

Ordnungstherapie: Organ. Abklärung erstreckt sich auch auf toxische Belastungen (☞ 5.11.1), Psychol. Diagnostik (☞ 5.14) immer indiziert.

Orthomol. Med.: Eisen, K^+, Ca^{2+}, Kupfer, Mg^{2+}, Vit. A, B_1, B_{12}, C. Dosierungen ☞ 2.16.3.

Physikalische Therapien
Hydro: Erst warme, dann wechselwarme und kalte Waschungen.

Erhöhter Sympathikustonus
Hydro: Anregung des Vagus durch ansteigende Teilbäder und Prießnitz-Leib-Wickel, CO_2-Bäder, medizinische Bäder mit sedierenden Zusätzen: Baldrian, Melisse. Sauna mit Packung.
Bew.ther.: Atem- und Entspannungsübungen, Spaziergänge, Gartenarbeit bis zur Ermüdung.
Mass.: Bindegewebsmassage.

Erhöhter Vagotonus
Hydro: Anregung des Sympathikus mit medizinischen Bädern – mit Zusatz Fichtennadeln, Luftperlbad, Bürstenbad, wechselwarme Waschungen, Kneipp'sche Güsse, Wassertreten, Tautreten. Sauna.
Bew.ther.: Schwimmen, Gruppengymnastik, Sport.
Mass.: Körperbürstungen.
Balneo: Gebirge und Wald.
Photo: Licht- und Sonnenbäder.

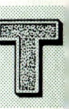

Phytotherapie
- **Zitronenmelisse** (Melissa officinalis) als Tee (Folia Melissa), Aqua melissae 3-4 EL tägl., Spiritus melissae 1-2 TL abds., Kneipp® Melissen Pflanzensaft, günstig auch Melissen-Badezusätze
- **Lavendel** (Lavendula officinalis) als Badezusatz
- **Komb.Präp.:** Echtronervin® Tr.
- **Fertigtee:** Beruhigungs-Tee Nervoflux®, Salus Nerven-Schlaf-Tee Nr.22®.

Progressive Muskelrelaxation nach Jacobson: Kann als adjuvante Ther. bei psychosomatisch/psychovegetativ bedingten Beschwerden zur Minderung von Anspannung und Unruhe hilfreich sein (☞ 2.30).

Reflexzonenmassage des Fußes: Als begleitende allg. Therapie bewährt. Zonen je nach Diagnostik (☞ 2.25.4).

Zusätzlich:
Bei empfindlichen Pat. und unklaren chron. Beschwerden auch an geopathische Felder (☞ 2.14.4) denken.

6. Therapie von Syndromen und besondere Therapiebereiche

Cave: Immer versuchen, den ganzen Menschen zu behandeln, auch wenn nur in einzelnen Bereichen Beschwerden angegeben werden.

6.1 Schmerz

Schmerz ist ein zentrales Signal für körperliche und seelisch-geistige Störungen. Vor seiner Hemmung sollte die Forschung nach den Ursachen stehen. Zum Durchbrechen des sich selbst erhaltenden Schmerz-Kreislaufes kann dann aber auch eine analgetische Therapie, z.B. mit Reflexverfahren oder natürlichen Medikamenten, angezeigt sein.

Akupunktur: Die verschiedenen Schmerz-Syndrome werden in den einzelnen Unterkapiteln abgehandelt.

Ausleitende Verfahren: Bei vertebragenen, viszerogenen und funktionellen Schmerzen (inklusive Kopfschmerzen) guter analgetischer Effekt der blutigen Schröpfung an Füllegelosen (☞ 2.4.4) sowie der trockenen Schröpfung (durch Schröpfkopfmassagen ☞ 2.4.5) bei Leeregelosen und Schwächezuständen. Das Baun- scheidtverfahren (☞ 2.4.8) wirkt besonders bei flächigen, das Cantharidenpflaster (☞ 2.4.9) bei umschriebenen Schmerzzuständen im Bereich des Bewegungsapparates, aber auch innerer Organe (Drainage von Schmerzmediatoren) und wird sogar zur Schmerztherapie bei isolierten Knochenmetastasen eingesetzt. Mini- und Mikrofontanelle bei lokalisierten Beschwerden im Bereich der Gelenke. Große Fontanelle nur als ultima ratio Therapie (☞ 2.4.10).

Autogenes Training
Das AT vermag Schmerzen zu beeinflußen und zu beseitigen:
- Beeinflußt den Schmerz örtlich durch Kühle- oder Kältevorstellungen, die zu einer peripheren Blutgefäßverengung und Schmerzherabsetzung führen
- Schmerzbeeinflussung durch die zum AT gehörende Bewußtseinscinengung, die sich mit der Lenkung der Aufmerksamkeit nach innen (Introspektion) verbindet
- Beeinflußt und dämpft Schmerz über die Modulierung der mit jedem Schmerz einhergehenden vegetativen Veränderungen, bes. durch eine Senkung der sympathikotonen Erregung, also einer Dämpfung der „Alarm-Reaktion" des Organismus
- Schmerzbeeinflussung und -dämpfung durch Einflußnahme auf die „Gefühlsempfindungen" des Menschen, die in der Regel eng mit der Schmerzempfindung einhergehen („Resonanzdämpfung der Affekte"), bes. über die Reduzierung von Ängsten. In diesem Sinne vermag das AT auch einen wichtigen Beitrag zur Verarbeitung der Schmerzempfindung wie der gesamten Krankheitserfahrung zu leisten.

Bach-Blütentherapie: Der Gemütsstimmung entsprechend anwenden – häufig mildert Rescue als Cream oder Tropfen.

Bioresonanz-Therapie: Einzeln oder in Komb. mit anderen naturheilkundlichen Verfahren bei Schmerzzuständen aller Art hilfreich (☞ 2.6). Das ther. Vor- gehen richtet sich nach der Grundmessung. Therapiedauer meist 20 Min., 1x/Wo.

Elektroneuraltherapie: Bewährte Ind. bei vielen Schmerzformen, zunächst Widerstände messen, danach ggf. Ther. (☞ 2.8).

Homöopathie
Gute Wirk. auf Schmerzen bei Gelenkerkr. (z.B. Arthrose, Arthritis) möglich. Unabhängig davon kann bei chron. Schmerzen die Gabe des entsprechenden Konstitutionsmittel hilfreich sein. „Das" oder „die" homöopatischen Schmerzmit- tel sowie „die" homöopatische Schmerzkonstitution gibt es nicht.
Stattdessen jeweils nach den Vorschlägen zu den Grunderkrankungen vorgehen.

Hinweise zu Mittelgaben und Reaktionen
- Fehlende Reaktion: Mittelwahl war falsch
- Hat ein Mittel schnell geholfen, Gabe nicht wiederholen
- Kehren die Schmerzen wieder zurück, Gabe wiederholen
- Am besten 5 Glob. in Wasser auflösen (nicht mit Metallöffel umrühren) und nach Bedarf schluckweise einnehmen.

Zahnschmerzen: ☞ 5.4.6

Ohrenschmerzen
- **Aconitum C30:** heftigst, zum verrückt werden, Kinder brüllen vor Schmerz, Pat. sind so beeinträchtigt, daß keine vernünftige Anamnese möglich ist, plötzlich aufgetreten, Folge von kaltem Wind oder Unterkühlung, häufig mit Fieber
- **Belladonna C30:** unruhig, überaktiv, roter Kopf und/oder Ohr, kurze anfallswei- se Attacken, meist durch Sinnesreize ausgelöst, extrem berührungsempfindlich (Untersuchung sehr schwierig), gestörter Schlaf, wälzt sich hin und her
- **Chamomilla C30:** sehr reizbar und empfindlich, bes. auf Geräusche, stechende, einschießende Schmerzen, eine Wange rot, die andere weiß, Kinder wollen ständig getragen werden
- **Dulcamara C30:** Folgen von Naßwerden und/oder feuchtkalter Witterung, ziehend stechend, evtl. mit Ohrgeräuschen, Wärme/Bewegung >
- **Hepar sulfuris C30:** große Empfindlichkeit gegenüber äußeren Eindrücken, stechend schießend oft auch zum gesunden Ohr, Folge von trockenem, kaltem Wind, häufig im Verlaufe einer Angina, Neigung zur Eiterung
- **Lachesis C30:** Wellenförmiger, reißender Schmerz vom Jochbein in das Ohr ziehend, eher rechtes Ohr, Ohrschmalz hart und trocken, Beschwerden bes. nach dem Aufwachen, schläft sich in die Verschlimmerung hinein, warme Anwendun- gen >
- **Mercurius vivus C30:** Brennen, Ziehen, bes. nachts in Bettwärme, evtl. gelbe, blutige, stinkende Absonderungen
- **Pulsatilla C30:** Folgen von Kälte, sanftmütig, weinerlich, braucht Trost, Wärme, kühle Luft >.

Gesichtsneuralgien
- **Aconitum C30:** hochakute, ganz plötzlich einsetzende Schmerzzustände, qual- voll den Nerven entlangschießend, Pat. sehr unruhig, schreit vor Schmerz, hat Angst bis hin zur Todesangst, Folge von kaltem Wind

- **Belladonna C30:** plötzlich auftretend, kurze Schmerzattacken ,dann wieder schmerzfrei, roter plusierender Kopf, zuckende Gesichtsmuskulatur
- **Causticum C30:** reißende Schmerzen, Gesicht fühlt sich bisweilen taub und gelähmt an, Folgen von Kälteexposition, jedoch kühlfeuchte Anwendungen >
- **Colocynthis C30:** Folgen von Ärger oder Kränkung, Schmerz entsteht langsam, wird dann vehement und schneidend oder schießend, Ruhe >, Druck >, Liegen auf der betroffenen Seite >, Wärme >
- **Hypericum C30:** Folgen von Nervenverletzung, reißend, ziehend, Pat. depressiv, Schmerzausstrahlung in Auge und Ohr, geringste Kälteeinwirkung <, Kopf nach hinten beugen >
- **Magnesium phosphoricum C30:** Gesicht im betroffenen Gebiet geschwollen, scharfe, blitzartig schießende Schmerzen entlang des Nerven, jede Bewegung und jede Berührung der Gesichtsmuskulatur löst den Schmerz aus, extrem kälteempfindlich, warm einwickeln >
- **Spigelia C30:** Schmerz fühlt sich an als, ob glühende Nadeln eingestochen würden, kommt und geht plötzlich, mittags schlimmste Zeit, jede Berührung und Bewegung <.

Ischiasschmerz: ☞ 5.10.6

Koliken

- **Aconitum C30:** Nierenkolik als Folge von kaltem Wind oder Unterkühlung nach Schwitzen; subfebril, schneidender, heftigster Schmerz, der auch starke Krämpfe in der Blase auslöst, Pat. macht sich große Sorgen um seine Gesundheit, ängstlich und unruhig, sehr schmerzhafter, unergiebiger Harndrang, Makrohämaturie, Gallenkolik nach Unterkühlung bzw. kaltem Wind, hier hohes Fieber
- **Arsenicum album C30:** massiver Brennschmerz mit Krämpfen im ganzen Bauch, Pat. frostig, aber Verlangen nach großen Mengen kalter Getränke, die sofort wieder erbrochen werden, Unruhe mit Todesangst, nachts <
- **Belladonna C30:** Kolik kommt und geht urplötzlich, dabei roter Kopf, Druck >, Zusammenkrümmen >, Schonhaltung >

- **Berberis C30:** bes. bei Nierenkolik, Schmerz punktuell schneidend (als ob ein Messer steckte), ausstrahlend in harnableitende Wege, u.U. bis in die Beine und Waden, sehr druckempfindlich, Gefühl von Resturin nach dem Urinieren, Blut- und Schleimbeimengungen des Urines
- **Chelidonium C30:** bes. Gallenkolik, Schmerz von der Leber ausgehend in die rechte Schulter ziehend, außer heißen Getränken wird nahezu alles erbrochen, sehr heiße Anwendungen >
- **Coffea C30:** Pat. außer sich und weint vor Schmerz, wirft sich hin und her, Luftnot, Todesangst, starkes Sodbrennen, ganzer Körper fühlt sich eiskalt an
- **Colocynthis C30:** schneidender, schießender Schmerz, Pat. krümmt sich und preßt sich etwas gegen den Bauch, was Erleichterung verschafft, Folge von Ärger und Kränkung, warme Anwendungen >
- **Lycopodium C30** Konstitution (!) Folge von „Überfressen", Bauch massiv gebläht, weder nach oben noch nach unten können Winde entweichen, erträgt keinen Druck (Kleider) am Bauch
- **Nux vomica C30** Völlegefühl im Oberbauch, Bauchdecke bretthart, schneidender Schmerz, Übelkeit ohne Erbrechen, was Erleichterung bringen könnte, in den frühen Morgenstunden <
- **Tabacum C30** während des Anfalles sterbendselende Übelkeit, kalter Schweiß, schockähnlich, kann nur noch mit geschlossenen Augen daliegen, Schmerzen in die Harnleiter ausstrahlend.

Manuelle Medizin: Prinzipiell ist jede Art von Schmerz in der Lage, primär oder sekundär auf das muskuloskelettale System pathologisch Einfluß zu nehmen, was bei chron. Fortbestehen zu Dysfunktionen führen kann. Deshalb ist die man. Ther. ein wesentlicher Faktor im Gesamtkonzept der Schmerztherapie.

Neuraltherapie: Hervorragend zur Schmerzther. geeignet. Techniken ☞ 2.14.8

Ordnungstherapie: Schmerzen erfordern immer innere Ruhe. Entspannungs-verfahren und psychol. Diagnostik (☞ 5.14).

Orthomol. Med.: Phenylalanin bewirkt einen verzögerten Abbau körpereigener Endorphine, daher bei chron. Schmerzen als Adjuvans. Vit. B1 (Mangel erhöht Schmerzempfindlichkeit). Dosierungen ☞ 2.16.3.

Physikalische Therapien: Sehr wirksam gegen Schmerzen ist Hydro-Thermo-therapie (☞ 2.17.4). In. von Wärme bzw. Kälte und Wirkung der Thermotherapie auf die verschiedenen Schmerzformen (☞ 2.17.8 und 2.17.9).

Phytotherapie
Weidenrindenabkochungen (Cortex salicis) wirken analgetisch (Salicyl-Gehalt), wegen fehlender Standaridsierbarkeit des Gehaltes und der NW sollte aber auf ASS-Präparate zurückgegriffen werden.

Starke Schmerzen
Schlafmohn (Papaver somniferum) in Tinct. Opii bzw. Morphin und dessen Derivate in z.B. MST 10/-30/-60/-100 Mundipharma® (*cave:* BTM-Rezept, Sucht-gefahr, Nebenwirkungen!).

6

Trigeminusneuralgie
Eisenhut (Aconitum napellus) in Aconitysat® Bürger Tr. (*cave:* Toxizität!).

Progressive Muskelrelaxation nach Jacobson: Kann bei muskulär bedingten Schmerzen zum Abbau von Verspannungen beitragen (☞ 2.30).

Reflexzonenmassage des Fußes
Bei zahlreichen Schmerzsyndromen kann eine zusätzliche Behandlung mit der RZF sinnvoll sein. Die entsprechenden Zonen bei akuten Schmerzen sedierend behandeln, bei chron. tonisierend.
Dosierung: Nach Verlauf, i.d.R. 2-3x/Wo. 20-25 Min., 6-12 Sitzungen.

Zusätzlich: Bei empfindlichen Patienten und unklaren chron. Beschwerden auch an geopathische (☞ 1.4.4) Felder denken.

6.2   Fieber

Neben seiner Warnfunktion hat Fieber die physiologische Aufgabe, Immunprozes-se zu begünstigen. Seine Unterdrückung ist nur gerechtfertigt, wenn es das Allgemeinbefinden sehr stark beeinträchtigt oder sehr hohes Fieber den Organis-mus selbst zu schädigen droht.

Akupunktur: Punkte meist wie bei ☞ 5.13.2

Bach-Blütentherapie: Häufig hilft Rescue oder Rock Rose.

Eigenbluttherapie
Eig.blut: Anfangs 3,0-5,0 EB i.m., evtl. Wiederholung nach 24 h.
Eig.blut mit Hämoaktivator: 1. und 2. Tag aktiv. EB + Engystol, Grippe Heel und Traumeel.
Potenziertes EB f. Kinder: C5 1. und 2. Tag 3x tägl. 5 Tr. anschließend C7 in 2tägigen Abständen 1x tägl. 5 Tr.

Ernährungsther.: Flüssigkeitszufuhr erhöhen. Appetitlosigkeit respektieren.

Heilfasten: Bei einer Infektion mit Fieber fastet der Körper nicht selten „physiologischerweise". Dieser Fastenwille des Körpers sollte nicht durch erzwungene Nahrungszufuhr unterdrückt werden, sondern durch geeignete Maßnahmen (Flüssigkeitszufuhr, ggf. Einläufe, die leicht antipyretisch wirken) unterstützt werden, bis der Körper wieder spontan Nahrung verlangt.

Homöopathie
Bewährte Fiebermittel

- **Aconitum C30:** stürmischer plötzlicher Beginn, Folge von kaltem, trockenen Wetter oder Unterkühlung nach Schwitzen, Symptome können sich innerhalb von Minuten entwickeln, großer Durst auf Kaltes, Haut heiß und trocken, hohes Fieber, ängstlich und sehr unruhig, Gesicht im Liegen rot, im Sitzen blaß, Schwindel beim Aufsitzen

- **Belladonna C30:** genauso plötzliche Entwicklung wie Aconitum, hochroter Kopf, Blutandrang zum Kopf, alles pulsiert, z.T. nach außen sichtbar, Haut feucht, dampfender Schweiß, rotfleckig an Rumpf und Hals, Pat. will gut zugedeckt sein, trockene Schleimhäute, großer Durst auf kaltes Wasser, hämmernder Kopfschmerz, bei Erschütterung und Bücken <, sehr schreckhaft, das kleinste Geräusch läßt die Pat. wie elektrisiert auffahren. Neigung zu Fieberdelirien, bei Kleinkindern mit hohem Fieber evtl. Fieberkrämpfe!

- **Bryonia C30:** Fieber entwickelt sich in der Regel langsam, Pat. überfordern sich, indem sie sich keine Ruhe gönnen und trotz Fieber arbeiten, am Abend gegen 21 h wird alles schlimmer, Fieberanstieg nachts, großer Durst, Pat. möchte absolut bewegungslos daliegen, sehr berührungsempfindlich, appetitlos außer Verlangen nach Suppen

- **Ferrum phosphoricum C30**: im Zusammenhang mit katarrhalischen Infekten, bei schnell erschöpflichen Pat., trockene kitzelnde Schleimhäute, rotes Gesicht ohne Schweiß, Durst auf Kaltes, Neigung zu Nasenbluten, alles nicht so dramatisch bzw. plötzlich wie Aconitum

- **Echinacea angustifolia C30:** Pat. matt und müde, appetitlos, Gärungsdyspepsie und saures Aufstoßen, Zunge weiß belegt mit roten Rändern, Übelkeit, durch Hinlegen, frösteln und Schüttelfrost, bes. im Rücken, sehr mürrisch und unwirsch, bes. über seine Krankheit, ungeduldig will sofort wieder gesund sein

- **Eupatorium perfoliatum C30:** der ganze Körper tut weh, alles wie zerschlagen oder verrenkt, berstende Kopfschmerzen, Fieber in den Morgenstunden am höchsten, nachts frostig, alles wird besser durch einen kräftigen Schweißausbruch, Galle-Erbrechen und druckempfindliche Lebergegend

- **Gelsemium C30:** zittrige Schwäche und Benommenheit, Kälteschauer ziehen den Rücken herauf und herunter mit heftigem Zittern und Zähneklappern, wässriger brennender Fließschnupfen nach 1-2 Tagen, schwere matte Glieder, völlig kraftlos, Pat. kann kaum die Augen aufhalten, Gesicht dunkel bis purpurfarben, heißer Kopf, kalte Glieder, relativ durstlos

- **Pulsatilla C30:** meist im Frühjahr oder Herbst, Pat. friert leicht trotzdem Abneigung gegenüber beheizten Räumen, Verlangen nach frischer Luft, glühend heiße Haut, Durst auf kleine Mengen kalten Wassers, weinerlich, abends körperlich und geistig erschöpft, beim Betreten eines warmen Raumes aus frischer Luft
- **Rhus toxicodendron C30:** rheumatische Diathese, reißende Gliederschmerzen, jede Bewegung ist schmerzhaft, Pat. muß sich trotzdem bewegen, Folge von feucht- kaltem Wetter, große Unruhe, muß ständig seine Position verändern.

Ordnungstherapie
Manche Schulmediziner versetzen den Patienten bei geringfügigen Temperaturerhöhungen in Panik mit folgender Überdosierung von Fieberzäpfchen. Manche Naturheilkundler schießen in die entgegengesetzte Richtung über das Ziel hinaus und verkünden, Fieber sei immer gut und könne niemals gefährlich sein. Bekanntlich kann der Mensch an extremer Überhitzung genauso sterben wie an Unterkühlung. Für die Bewertung eines Fieber-Meßwertes drei Fragen stellen:
- Wie lange schon, in welchem Stadium des Krankheitsprozesses?
- Wie gut verträgt der Mensch das Fieber, wie krank fühlt er sich?
- Wie reagiert die Temperatur auf Behandlungsversuche?

Anhaltspunkte
- Niedriges Fieber ist meist erst dann gefährlich, wenn es über sehr lange Zeit anhält. Manchmal muß das Fieber noch für einige Tage ansteigen, damit die Temperatur dann auf normale Werte abfallen kann
- Im Frühstadium einer Infektionskrankheit (erste 1-4 Tage) kann Temperaturerhöhung Ausheilung und Überwinden der Krankheit beschleunigen. Sehr heißes Baden oder warm zugedeckt im Bett zu schwitzen in dieser Phase günstig
- Bei beginnendem Infekt sportlich nicht belasten, um ins Schwitzen zu kommen
- Wenn eine fieberhafte Krankheit sich dem Höhepunkt nähert oder schon einige Tage andauert, den Körper von außen kühlen. In diesem Krankheitsstadium fühlt sich der Pat. sehr wahrscheinlich auch wohler, wenn er kalt abgewaschen wird, wenn er sich im Bett nur minimal anzieht. Wenn dies nicht beachtet wird, kann das Fieber tagelang erstaunlich hoch gehalten werden
- Wenn ein Kranker sich mit Fieber sehr schlecht fühlt, kommt als erste Maßnahme die äußere physikalische Kühlung in Frage. Sobald die Kühlung durch Kälteanwendung keinen weiteren Effekt mehr bringt, nicht aufhören, sondern noch die zweite und notfalls die dritte Stufe addieren: Zunächst z.B. Homöopathika, dann erst schulmedizinische Antipyretika
- Nicht vergessen: Tropenanamnese.

Physikalische Therapien
Ziel: Kontrollierte Senkung bei kritischer Überhöhung: laue bis kalte Teil- oder Ganzwaschungen regen Atmung und peripheren Kreislauf bei Kollapsneigung an

Hydro
- Kalte Prießnitz-Wadenwickel, alle 5-10 Min. erneuert, senken Fieber um 1-2° C
- Brust-Leib-Rumpfwickel, bis der Wickel die Hauttemperatur hat
- Warme Vollbäder mit absteigender Temperatur: Mit Wassertemperatur vor 2 °C unter Körpertemperatur beginnen, in 10 Min. um 5 °C senken.

Phytotherapie:
Weidenrindenabkochungen (Cortex salicis) wirken antipyretisch (Salicyl-Gehalt), wegen fehlender Standardsierbarkeit des Gehaltes und der Nebenwirkungen sollte aber auf ASS-Präparate zurückgegriffen werden.
Fieber bei z.B. grippalem Infekt: Schweißtreibende Mittel ☞ 5.13.2.

6.3 Malignomtherapie

Die Entartung körpereigener Zellen ist das Ergebnis einer komplexen Kette von Ereignissen. Sie umfassen u.a. exogene Schädigungen und eine Überforderung der Abwehr- und Reparaturmechanismen, beides begünstigt oder herausgefordert durch die besondere Lebenssituation des Menschen.

In keinem Erkrankungsbereich ist eine **ganzheitliche, umfassende Behandlung** wichtiger als bei der Malignom-Therapie. Hierzu gehört – unter Abwägung aller Risiken – die operative Entfernung von Tumorgewebe, im gleichen Maße aber auch die prä- und postoperative Entlastung des Körpers von Störfeldern und toxischen Belastungen sowie eine aktive Immunstimulation. Auf seelisch-geistiger Ebene können zahlreiche naturheilkundliche Verfahren dem Patienten helfen, sein Verhältnis zu sich und seiner Umwelt neu zu ordnen. Der kombinierte Einsatz mehrerer Verfahren sollte hier nicht als falsche Polypragmasie verstanden werden, er wird vielmehr den komplexen Entstehungsmechanismen von Tumoren gerecht.

Akupunktur: Als Basisther. bei bösartigen Tumoren relative **KI**, da diese nicht kausal behandelbar sind. Allerdings können bei noch nicht vollständig ausgeprägter Reaktionsstarre auch Malignomschmerzen auf eine Akup.-Ther. ansprechen; in solchen Fällen einen Versuch mit den allgemeinen Schmerz-Punkten unternehmen (☞ 5.10.10).

Atemtherapie: Einstellungen zur Tumorkrankheit und auch körperliche Funktionen können sich im Laufe der Atemther. nach Middendorf positiv verändern, jedoch sind symptomorientierte Ind. kein Anlaß für eine Ther.. Voraussetzungen für eine sinnvolle Behandl. sind die Fähigkeit des Pat. zur Selbstreflektion und die Bereitschaft, Verantwortung für seine Krankheit zu übernehmen. Einsatzbeispiele bei gegebenen Grundvoraussetzungen: Begleitend und nach schweren Interventionen (Operation, Chemother., Radiatio), als Krebsnachsorge.

Ausleitende Verfahren: Adjuvant wie bei ☞ 6.4 beschrieben.

Autogenes Training: Wird mit Erfolg u.a. im Rahmen einer psychother. Behandl. zum Abbau von Spannungen und Ängsten eingesetzt.

Bach-Blütentherapie: Kann adjuvant bei der Nachbehandl. von Operation, Chemo- oder Strahlenther. empfohlen werden.

Bioresonanz-Therapie: Einzeln oder in Komb. mit anderen naturheilkundlichen Verfahren adjuvant einsetzbar (☞ 2.6). Hilfreich zur Toxinentgiftung, Ausschaltung von Narbenstörfeldern, Immunstimulation und bei der Behandl. von Tumorschmerzen. Das ther. Vorgehen richtet sich nach der Grundmessung. Therapiedauer meist 20 Min., 1x/Wo.

Eigenbluttherapie
Allgemeine Abwehrsteigerung
ET mit Hämoaktivator: Aktiv. EB + Juv 110 Amp. Phönix in ansteigender Dosierung zunächst 2, später 3-5 Amp. oder Thym-Uvokal 1-2 Amp.

Elektroneuraltherapie: Bewährte Ind., zunächst Widerstände messen, danach ggf. Ther. (☞ 2.8).

Enzymtherapie

Enzympräparate aktivieren unter anderem das Makrophagensystem und induzieren die TNF-Bildung (☞ 2.9.3).

Patienten mit gesicherten Metatstasen: Wobe-Mugos® E 3x4 Tbl. tägl., ggf. mit Thymus kombinieren (z.B. Thymus Mucos® 2x1 Tbl).

Metastasenprophylaxe: Intervalltherapie mit Wobe-Mugos® E . 1x1 Tbl. tägl. für eine Wo., dann 3 Wo. Pause.

Kombination mit Mistelpräparaten: Wobe-Mugos® E 3x2 Tbl. tägl.

Während Radiatio oder Chemotherapie: Wobe-Mugos® 3x1-2 Tbl. tägl.

Ernährungstherapie:
Antioxidativ wirksame Vit. und Mineralien hochdosiert verabreichen (Vit. A, E, C sowie Selen). Evtl. Mangan und Molybdän substituieren. Ggf. tierisches Eiweiß reduzieren, nach manchen Quellen bes. Schweinefleisch.

Heilfasten:
Cave: Bei Malignomen kontraindiziert!

Homöopathie
Kasuistiken berichten Remissionen unter homöopathischer Ther. Begreift man den Tumor nicht als Krankheit, sondern nur als Krankheitssymptom, ist durch geeignete konstitutionelle Ther. eine erfolgreiche Tumorther. („Löschung der Krebsdisposition") zumindest denkbar. Oft werden in der homöopathischen Krebsther. auch Nosoden eingesetzt. Malignome homöopathisch behandeln zu wollen, erfordert große Erfahrung. Die angegebenen Mittel können auch vom Anfänger bei passender Symptomatik adjuvant zu anderen Ther. eingesetzt werden.

- **Argentum nitricum D12, D30:** adjuvant bei Magenkrebs
- **Arsenicum album D6, D12, D30:** Kachexie, Kräfteverlust, Ruhelosigkeit, (Todes-) Angst, brennende, unerträgliche Schmerzen, Appetitlosigkeit, Ekel vor dem Essen, schon beim Geruch der Speisen, periodische Wiederkehr der Beschwerden, pedantische Genauigkeit, nachts < (um Mitternacht), Wärme > (auch als terminales Palliativmittel (!)
- **Carbo vegetabilis D6, D12, D30:** große Schwäche, Mattigkeit, Verlangen nach frischer Luft trotz Frieren und eiskalten Gliedern, kalter Schweiß, Kollapsneigung, starker Meteorismus, Aufstoßen und Abgang der Blähungen >, Abneigung gegen Fett und Milch (auch als terminales Palliativmittel (!) besondere Beziehung zu Magen- und Rektumkarzinomen, bei Uteruskarzinomen und Drüsentumoren Carbo animalis
- **Colocynthis D3, D4, D6:** versuchsweise bei Tumorschmerzen, periodisch und anfallsweise wiederkehrender Schmerz, ab 16h und nachts <, Zusammenkrümmen >, Ruhe >, Wärme >, Druck >, Liegen auf der erkrankten Seite >
- **Conium D4, D6, D30:** additiv und palliativ bei Tumoren (insbesondere der Mamma), starker Schwindel, Mattigkeit, Zittern, Koordinationsstörungen der Glieder, der Augen, der Zunge, Ruhe <, Kälte <, nachts <
- **Echinacea D4, D6:** längere Zeit bei Leukopenie infolge Chemother. geben
- **Kreosotum D4, D6:** Kachexie, Appetitlosigkeit bei Tumoren, insbesondere bei Blutungsneigung und Gewebszerfall, scharfe, übelriechende Sekrete, Kälte <, Ruhe <
- **Tuhja occidentalis D12, D30:** Neigung zu proliferativen Prozessen (Warzen, Kondylome, Polypen), allgemeine Frostigkeit, starker Schweiß (besonders Kopf, Hals), Kälte <, Nässe < (feuchtes Wetter).

Neuraltherapie:
Nur als adjuvante Schmerzther., aber unbedingt Störfeldsanierung (☞ 2.14.7) und Nachbehandlung.

Ordnungstherapie: Der Malignomkranke leidet zumeist an einer Starre seiner Lebensfunktionen. Diese zu beheben steht an erster Stelle. Psychol. Diagnostik (☞ 5.14): Schockereignisse, Verluste, Verleugnungstendenz, Angepaßtheit, Lebensziele und Pläne für die Zukunft. Rechtzeitige Nachlaßregelung ansprechen.

Orthomol. Med.
Allgemein bei Malignomen: Selen, Vit. A, C, E als Antioxidantien und Radikalfänger, Zink außerdem als Immunstimulans. Dosierungen ☞ 2.16.3.
Strahlentherapie: Eine Wo. vorher mit 3x1 EL Bierhefe beginnen (bessere Verträglichkeit der Radiatio).

Physikalische Therapien
Unspezifische Allgemeinbehandl. zur Konditionierung und Verbesserung der Abwehrlage ☞ 6.4.
Hydro: Körperbürstungen, Kneippanwendungen.
Bew.ther.: Spaziergänge und Sport an frischer Luft, Atemther., evtl. Sauerstoff-Mehrschritt-Ther.

Phytotherapie
Mistel (Viscum album) als Krebsmittel (nur parenterale Anwendung) in: Helixor® A/ -M/ -P, Iscador® M/ -P/ -Qu, Plenosol N®, Vysorel® A/ -M/ -P, ☞ Fachinformationen der Hersteller.

Adjuvante immunstimulierende Wirkung
Sonnenhut (Echinacea purpurea oder angustifolia) als Tee (Hevert-Echinacea® Tee), in: Echinacin® Liqu./ Amp./ Capsetten, Echinacea-ratio® Tbl., Pascotox 100® Tbl./ Tr./ forte Injektopas
Komb.Präp.: Esberitox® N Tr., Lymphozil K/ forte E® Tbl., Tonsilgon® Tr./ N Drg.
Rote Beete (Beta vulgaris) ist umstritten, Zytostatika und Radiatio sollen besser vertragen werden, 1 l Saft tägl., 2-3 Mo. lang

Sauerstoff- und Ozontherapien
O3: (begleitend zu herkömmlichen Therapien) Kleine Eigenblut-Ther. ☞ 2.26.3, Bestrahlungspat. auch über 1000 µg/d. *Vor* Bestrahlung: pro Tag max. 350 µg O3/O2. *Nach* Bestrahlung: 500 µg/d verringern nach 6 Wo. auf max. 350 µg/d z.B. 25 µg/ml, St. III, 0,5 bar i.m. (gluteal).
HOT: ☞ 2.26.18 als Zusatzther., stabilisiert körpereigene Abwehr, verbessert Verträglichkeit der Chemother. und Hochvoltstrahlen, vermindert NW.

Zelltherapie/Organotherapie: (☞ 2.32).
Die biologische Behandl. „bösartiger" Malignome geht nicht vom Grundsatz der „Bösartigkeit" aus. Bösartig wird ein Biosystem dann, wenn es an seiner biologischen Entfaltung gehindert wird. Biologische Krebsbehandl. heißt demnach Ausreifungsförderung embryonaler Strukturen – und nicht deren agressive Zerstörung.
Innerhalb eines integralen Behandl.-Konzeptes – Ernährungslenkung, Lebensstilberatung, O2-Utilisation, Mineralsubstitution – sind Ausreifungs- und Differenzierungs-Vorgänge durch fetale Zellen/Gewebe experimentell und klinisch gut fundiert. Die Basis bildet dabei das fetale Mesenchym (Restitocell®), das aber durch eine Kombination mit den betroffenen Organen ergänzt werden muß. Der Effekt ist hoch organspezifisch und streng dosisabhängig (☞ Lehrbücher).

Zusätzlich: Bei allen malignen Erkr. auch an das Vorliegen von geopathischen Feldern (☞ 1.4.4) denken, die in der Erfahrungsheilkunde bei chron. Belastung als immunschwächende und tumorfördernde Faktoren diskutiert werden.

6.4   Umstimmung und Immunstimulation

Akupunktur: Viele der wichtigen Akup.-Punkte wirken allgemein immunstimulierend. Besondere Wirk. auf das weiße Blutbild: LG 21 (1 1/2 cm vor LG 20), Lg 14, G 39 und B 10.

Ausleitende Verfahren: Hervorragende umstimmende und immunstimulierende Wirkung des Baunscheidtverfahrens (☞ 2.4.8) und Cantharidenpflasters (☞ 2.4.9) bei verschiedenen Formen der Abwehrschwäche.

Autogenes Training: Regelmäßige Entspannungserfahrungen, z.B. mit dem AT, scheinen nach jüngsten Untersuchungen das Netzwerk der WW von Nerven-, Hormon- und Immunsystem in vielfältiger Form positiv zu beeinflussen, umgekehrt hemmen z.B. die unter „Streß" vermehrt ausgeschütteten Hormone der Nebennierenrinde die Immunreaktionen (z.B. die Funktion der T-Helfer-Zellen).

Bioresonanz-Therapie: Einzeln oder in Komb. mit anderen naturheilkundlichen Verfahren einsetzbar (☞ 2.6). Hilfreich prä- und postop. zur Immunstärkung, bei Infektneigung (bes. Kinder), zur Toxinentgiftung und Beseitigung von Narbenstörfeldern. Das ther. Vorgehen richtet sich nach der Grundmessung. Therapiedauer meist 20 Min., 1x/Wo.

Eigenbluttherapie
Eig.blut: Therapie zur allgemeinen Immunstimulation:

1. Wo. 2x/Wo. 0,5 ml EB s.c.
2. Wo. 2x/Wo. 1,0 ml EB i.m.
3. Wo. 2x/Wo. 2,0 ml EB i.m.
4. Wo. 2x/Wo. 3,0 ml EB i.m. oder

Phase 1: Tägl. ansteigende EB i.c. 0,1 – 0,2 – 0,3 – 0,4 – 0,5 ml
Phase 2: 3tägig ansteigend s.c. 0,6 – 0,7 – 0,8 – 0,9 – 1,0 ml
Phase 3: Alle 5 Tage ansteigend i.m. 1,0 – 1,5 – 2,0 – 2,5 – 3,0 ml.

Eig.blut mit Hämoaktivator: 3x/Wo. aktiv. EB insges. 12-15 Inj.

Potenziertes EB f. Kinder
Nacheinander
C5 1x/Wo. 5 Tr. insges. 6x, dann
C7 1x/Wo. 5 Tr. insges. 6x, dann
C9 1x/Wo. 5 Tr. insges. 6x, dann
C12 1x/Wo. 5 Tr. insges. 6x, dann
C15 1x/Wo. 5 Tr. insges. 6x

Elektroneuraltherapie: Bewährte Ind., zunächst Widerstände messen, danach ggf. Ther. (☞ 2.8).

Homöopathie: **Echinacea D 4, 16** oral, **D 4** als Inj. i.m., i.v.

Neuraltherapie: Umstimmung bei mangelnder Reizantwort durch Plenosol quaddeln, ansonsten nach ☞ Abb. 2.14-1, 2.14.7

Ordnungstherapie: Auch an die Möglichkeit einer Überstimulation denken Diese kann gefährlich sein beim stark geschwächten Menschen, bei Autoimmun geschehen und bei Multipler Sklerose. Meßmöglichkeit: T4/T8-Quotient steigt bei den meisten Maßnahmen der Abwehrsteigerung an.

Orthomol. Med.: Zink, Vit. A, C, Pantothensäure. Dosierungen ☞ 2.16.3.

Physikalische Therapien
Unspezifische Änderung der Reaktionsweise, um eine Krankheit besser zu überwinden und die unspezifische Infekt-Abwehrlage des Körpers zu verbessern.
Hydro: Hydrotherapeutische Reizserien: Kneippkur, Sauna.
Balneo: Badekur, Reizklima (Meer- und Seebäder), radioaktive Heilquellen, feuchte 3/4 Packung.
Bew.ther.: Sportther., Atemther., Spaziergänge, Radfahren an frischer Luft, Schwimmen.
Mass.: Körpertrockenbürstungen, Bindegewebsmassage, Reflexzonenther. Ziel ist Abhärtung, Erreichen einer normalen Spannungslage (Eutonie) des Vegetativums, Abkehr von hyperergischer zu normergischer Reaktionslage.
Photo: Mäßiges Sonnenbaden, zuviel wirkt immunschwächend.

Phytotherapie
- **Sonnenhut** (Echinacea purpurea oder angustifolia) als Tee (Hevert-Echinacea® Tee), in: Echinacin® Liqu./ Amp./ Capsetten, Echinacea-ratio® Tabl., Pascotox 100® Tabl./ Tr./ forte Injektopas
- **Komb.Präparate:** Esberitox® N Tr., Lymphozil K/ forte E® Tbl., Tonsilgon® Tr./ N Drg.

6.5   *Schwangerschaft und Geburt*

6.1.1   Naturheilkundliche Behandlungsprinzipien

Akupunktur: In der Schwangerschaft sind die hormonell wirksamen Punkte (im engeren Sinne: B 23, 27, 31, 47, G 3, 4, 21, und KG5, B 60) **kontraindiziert**.

Bach-Blütentherapie: Als gemütsorientierte Behandl. in der Schwangerschaft ausgezeichnet bewährt.

Heilfasten: In Schwangerschaft und Stillzeit u.a. wegen Mobilisierung mütterlicher Giftstoffe aus den Depots (bes. Fett) kontraindiziert.

Homöopathie: Ein sehr dankbares Gebiet der Homöopathie – sehr gut verträgliche Behandlungsmöglichkeiten. Primär wichtig ist die richtige Mittelwahl, Potenzen können modifiziert werden.

Manuelle Medizin: Kreuzschmerzen und Coxalgien sind während der Schwangerschaft bei regelrechtem Verlauf nahezu ausschließlich auf Dysfunktionen im Iliasakralgelenk oder unteren LWS-Bereich zurückzuführen. Hier ist die Chirotherapie in jedem Fall vorsichtig anzuwenden.

Ordnungstherapie: Oft depressive Reaktion des Ehemannes und der ersten Kinder nach Geburt: Schon vorher beobachten und evtl. therapieren.

Orthomol. Med.: Allg. erhöhter Bedarf an allen Nährstoffen, häufige Defizite bei: Eisen, Jod (Strumaprophylaxe), Ca^{2+}, Mg^{2+} (Frühgeburts-, Eklampsieprophylaxe), Folsäure. Dosierungen ☞ 2.16.3.

6.5.2 Schwangerschaftserbrechen

Bach-Blütentherapie: Häufig Scleranthus.

Bioresonanz-Therapie: Einzeln oder in Kombination mit anderen naturheilkundlichen Verfahren einsetzbar (☞ 2.6). Das therapeutische Vorgehen richtet sich nach der Grundmessung. Therapiedauer meist 20 Min., 1x/Wo.

Ernährungstherapie: In leichten Fällen versuchsweise erste Flüssigkeitszufuhr (Tee) morgens im Bett. Langsam aufstehen.

Homöopathie
- **Arsenicum album C3, D4, D6:** appetlos, Übelkeit beim Sehen oder Riechen von Speisen, alles was getrunken oder gegessen wird, führt zum Erbrechen, auf das Erbrechen erfolgt extreme Erschöpfung und Schwäche, große Ängstlichkeit, besonders um das Wohlergehen des Kindes, großer Durst
- **Asarum D3, D4, D6:** extreme Empfindlichkeit gegenüber Geräuschen und Gerüchen, Übelkeit mit Krämpfen, nach Erbrechen <, Verlangen nach Wein
- **Ipecacuana D3, D4, D6:** unstillbares Erbrechen, ständige Übelkeit, nach dem Erbrechen nicht besser, Schleimerbrechen, Durchfall, abends und nachts <, reizbar und erschöpft
- **Natrium muriaticum D3, D4, D6:** völlig appetlos, beständiges Zusammenfließen von Wasser im Munde, Sodbrennen und Schmerzen in der Magengrube, Verlangen nach Salz, Durst
- **Nux vomica D3, D4, D6:** bes. im ersten Trimenon, Übelkeit bes. morgens, u.U. bis zur Ohnmacht, Erbrechen während oder kurz nach Essen, saurer Mundgeschmack, Magenschmerzen, hartnäckige Verstopfung, extreme Reizbarkeit
- **Phosphor D3, D4, D6:** Magenbrennen mit Wundheitsgefühl, Verlangen nach kalten Getränken, die kurz darauf wieder erbrochen werden, Sodbrennen.
- **Pulsatilla D3, D4, D6:** schleimig-galliges Erbrechen bes. abends und nachts, weißbelegte Zunge, grünlich schleimige Durchfälle, durstlos, Abneigung gegen Fett und Fleisch, Verlangen nach Süßem, jedoch unverträglich, weinerlich
- **Sepia D3, D4, D6:** Meist beständige Übelkeit bes. am frühen Morgen, wenn sie sich im Bett umdreht, Aufstoßen und Erbrechen von Milchigem, extrem empfindlich gegenüber Speisegerüchen, Essen <
- **Sulfur D3, D4, D6:** Übelkeit über das erste Trimenon hinaus, morgendliches Erbrechen, flaues Gefühl gegen 11 Uhr, Verlangen nach Süßem, jedoch unverträglich, übler Mundgeruch
- **Symphoricarpus racemosus C30:** alle Symptome sehr heftig, nahezu „trockenes" Erbrechen, nur Schleim u.U. mit Blutbeimengungen, durch Sehen, Riechen, Denken an Speisen <, durch Rückenlage > (Leitsymptom!), jede Bewegung löst Übelkeit aus
- **Tabacum D3, D4, D6:** sterbendselende Übelkeit mit kalten Schweißen, Schwindel, vermehrter Speichelfluß, durch Erbrechen >, danach Verlangen zu essen.

Ordnungstherapie: Mögliche Hinweis auf nicht geplante oder in der Beziehung belastete Schwangerschaft.

Physikalische Therapien
Hydro: Warme bis heiße Anwendungen am Abdomen (Fango, Wickel, Heusäcke).

6.5.3   Geburtserleichternde Maßnahmen

Akupunktur
Hauptpunkt: KS 6. Le 13, 14, N 21, B 21, M 21. Mit der Behandlung schon 4 Wo. vor dem Termin beginnen. Hauptpunkt: B 67 (evtl. Moxa). B 60, N 6, Le 1, MP 1, 5, N 6, 8.
Abnorme Fötuslage: Moxa auf B 67.
Eröffnung: Le 3.
Austreibung: G 34.
Beschleunigung: N 6, B 60, 67, Di 4, MP 6, (LG 3).

Atemtherapie: Schwangerschaftsbeschwerden können sich im Laufe der Atemther. nach Middendorf positiv verändern, jedoch sind symptomorientierte Ind. kein Anlaß für eine Ther. Voraussetzungen für eine sinnvolle Behandlung sind die Fähigkeit der Pat. zur Selbstreflektion und die Bereitschaft, Verantwortung für ihre Situation zu übernehmen. Bei gegebenen Voraussetzungen und entsprechender Motivation der Pat. bewährt u.a. in der Geburtsvorbereitung (☞ 2.28).

Autogenes Training: Mit Hilfe des AT lassen sich sowohl funktionelle Schwangerschaftsbeschwerden wie über spezielle geburtserleichternde Übungen Muskelspannung, Furcht und Schmerz wesentlich reduzieren oder sogar ganz abbauen.

Homöopathie
Zur allgemeinen Geburtsvorbereitung
- **Pulsatilla D4 und Caulophyllum D3, D4:** je 2x tägl. im Wechsel ab ca. 6 Wo. vor dem Geburtstermin, jede Wo. 2 Tage Pause
- **Calcium phosphoricum D6 und Calcium fluor D12:** je 2x tägl. im Wechsel bei Disposition für Schäden an Zähnen und Knochen der Mutter
- **Calcium fluor-Salbe (DHU) und/oder Johanniskrautöl:** als Einreibung des Dammbereiches zur Stärkung des Gewebes.

Abortneigung (hier unter Umständen höhere Potenzen)
- **Caulophyllum D3, D4, D6:** Uterusschwäche, intermittierende Schmerzen nadelartig in der Zervix
- **Sabina D3, D4, D6:** 1. Trimenon, stechend schießende Schmerzen vom Kreuzbein beginnend, zum Schambein wandern, rote, flüssige aber auch klumpige Hämorrhagie, großer Durst, frostig, große Angst, das Kind zu verlieren, in Wärme <, bei Bewegung <, frische Luft >
- **Secale D3, D4, D6:** 1. Trimenon, dunkle, u.U. stinkende Sickerblutung, kalte, blasse, brennende Haut, besonders der Extremitäten, Ameisenlaufen, ziehende Wadenkrämpfe mit Schwäche, Todesangst, Mißtrauen, kalte Luft, will unbedeckt sein trotz Frieren, Massagen besonders der Beine >, im Warmen <, bei Anstrengung <, nach dem Essen <
- **Sepia D3, D4, D6:** 2. Trimenon, herabdrängende Schmerzen, Pat. überkreuzt die Beine, dunkle Sickerblutung bes. bei Bewegung, niedergeschlagen traurig,

sondert sich von der Familie ab, Abneigung gegen Sex, Verlangen nach sauren Speisen
- **Viburnum opulus D3, D4, D6** krampfartige Schmerzen, die in die Beine ziehen, milchige Blutung, Pat. sehr gereizt und indifferent, linksseitiges Liegen/abends/ nachts/warmer geschlossener Raum <, frische Luft/Ruhe niederliegen >.

Psyche
- **Angst vor der Geburt**
  - **Aconitum C30:** panische Angst, Pat. glaubt, sie müsse bei der Geburt sterben
  - **Cimicifuga C30:** verzweifelte Stimmung, glaubt nach der Geburt nicht mehr „gesund" zu werden, körperlich und geistig unruhig und sprunghaft
  - **Gelsemium C30:** erschöpft und niedergeschlagen, glaubt, nicht genügend Kraft für die Geburt zu haben, nach geistiger Erregung folgt benommene Stumpfheit aller Sinne
  - **Platina C30:** starke Stimmungswechsel zwischen hochmütig aufbrausend und einsilbig trübsinnig, verschlossen, weinerlich
  - **Veratrum album C30:** Angst, sterben zu müssen (nicht so stark wie Aconitum), streitlustig, „heitere Delirien".

- **Depression**
  - **Ignatia C30:** feinfühliges, zartes Gemüt, kann aber bei Kleinigkeiten aufbrausend und heftig reagieren, stumm in sich gekehrt und unzugänglich, Stimmungswechsel, Globusgefühl
  - **Natrium muriaticum C30:** nervöse Reizbarkeit, will nicht angesprochen werden, verträgt keinen Zuspruch und Trost, kann Kummer und Ärger nicht vergessen, muß unwillkürlich und viel weinen
  - **Pulsatilla C30:** normalerweise mildes, nachgiebiges Gemüt, sehr weinerlich, neigt zu stillem Kummer, nimmt aber Trost dankbar an, rasch wechselnde Wünsche, sprunghaft.

Wehen
Ca. 5 Glob. in Wasser auflösen und in den Wehenpausen bis zur Besserung einnehmen.

- **Eröffnungsphase**
  - **Aconitum C30:** sehr schmerzhafte, fast pausenlose Wehen mit großer Unruhe bis hin zur Todesangst
  - **Belladonna C30:** lang erschöpfende Eröffnungsphase mit rotem Kopf, Bindehaut- und petechialen Gesichtsblutungen, Wehen kommen und gehen plötzlich
  - **Caulophyllum C30:** rigider Muttermund bei guten Wehen, unregelmäßige stürmische Wehen prallen gegen den geschlossenen Muttermund
  - **Chamomilla C30:** extrem schmerzhafte Wehen, Pat. äußerst gereizt und ungeduldig, schimpft und schlägt um sich, will Geburt abbrechen
  - **Cimicifuga C30:** rigider Muttermund bei schwachen Wehen, Schwäche mit Ängstlichkeit, alles verkrampft
  - **Gelsemium C30:** rigider Muttermund, Wehen sind ineffektiv und laufen in den Rücken, rotes gestautes Gesicht, apathisch.

- **Austreibungsphase**
  - **Belladonna C30:** sich zu lang hinziehende Preßwehe, sonst s.o.
  - **Caulophyllum C30:** zu schwache fehlende Preßwehen nach erschöpfender Eröffnungsphase
  - **Cuprum, Nux vomica C30:** Waden- und Zehenkrämpfe.

Ordnungstherapie: Übende/Entspannungsverfahren stehen im Vordergrund (☞ 2.28, 2.29, 2.30)

Orthomol. Med.: Bei drohender Frühgeburt, Uterusspasmen unter der Geburt, Eklampsie Mg^{2+} substituieren, evtl. i.v.

Physikalische Therapien
Bew.ther.: Schwangerschaftsgymnastik (Beckenboden und Bauchmuskelübungen, Atemther., Entspannungs- und Stoffwechselgymnastik) im Wechsel mit Schwangerschaftsschwimmen. Wassertreten.

6.5.4 Laktationsstörungen (Milchbildungsstörungen)

Akupunktur: Mangelhafte Laktation: G 21, 37, 41, KG 17, N 1, (MP 12, 18, M 18).

Elektroneuraltherapie: Bewährte Ind., zunächst Widerstände messen, danach ggf. Ther. (☞ 2.8).

Heilfasten: Während des Stillens **kontraindiziert** wegen Mobilisierung tox. Substanzen (Pestizide, Schwermetalle etc.) aus den Körperdepots und nachfolgende Kontamination der Muttermilch.

Homöopathie
Verminderter Milchfluß

- **Lac defloratum D3, D4, D6:** sehr fröstelig, schmerzhafte schrumpfende Brüste, großer Durst
- **Agnus castus D3, D4, D6:** wird aufgrund klinischer Erfahrung gegeben, traurig verzagt
- **Pulsatilla D3, D4, D6:** Milchstau, Konstitution!
- **Silicea D3, D4, D6:** Gleichzeitig entzündete Brustwarzen
- **Sulfur D3, D4, D6:** nach „Unterdrückungen" von Grippe, Hautausschlägen
- **Urtica D1, D2, D3:** oder Brennesseltee.

Vermehrter Milchfluß
- **Calcium carbonicum D3, D4, D6:** heiße geschwollene Brüste, wäßrige Milch
- **Lac caninum D3, D4, D6:** steinharte Brüste, extrem empfindliche Brustwarzen.

Milcheinschuß
- **Secale D3, D4, D6:** bleibt aus
- **Phytolacca D3, D4, D6:** Brüste hart, empfindlich, gestaut.

Entzündete Brustwarzen
- **Acidum nitricum D3, D4, D6:** extrem empfindlich, stechende splitterartige Schmerzen, Verlangen nach Fettigem und Salzigem
- **Chamomilla D3, D4, D6:** stark entzündet, kann vor Schmerzen fast nicht stillen, sehr reizbar
- **Lycopodium D3, D4, D6:** Fissuren, Schrunden, Schorf, aus dem Milchgang blutend.
- **Petroleum D3, D4, D6:** Stark juckend
- **Pulsatilla D3, D4, D6:** Pat. weint, wenn sie stillen muß, wandernde, ausstrahlende Schmerzen in Nacken, Brust und Rücken

- **Staphisagria D3, D4, D6**: stillen praktisch unmöglich, Pat. verzweifelt, sehr empfindsam und verletzlich
- **Sulfur D3, D4, D6**: Brustwarzen schmerzen und brennen nach dem Stillen, schmutziges Aussehen.

Neuraltherapie: Brustkranz (☞ 2.14.8), Schilddrüsenbehandl. und gynäkologischer Raum.

Ordnungstherapie: ☞ 6.5.4

Physikalische Therapien
Mass.: Bei Milchstauung Bindegewebsmassage zur Behandlung des Kreuzbeines und sogenannten „Milchstrich" vom 6./7. ICR (Höhe ventr. Axillarlinie) um unteren Schulterblattwinkel zum 7. Halswirbel.
E'ther.: Kurzwellen-Durchströmung (☞ 2.20.10) im Kondensator- oder Spulenfeld, Rotlichtbestrahlung.

Phytotherapie: Mönchspfeffer (Vitex agnus-castus) in: Agnolyt® Tr., Castufemin Tr.

6.5.5 Mastitis puerperalis (Brustdrüsenentzündung durch Staphylococcus aurens)

6

Akupunktur: KS 6, KG 17, (Dü1), 3, 11, G 21, Le 14, M 36.

Elektroneuraltherapie: Bewährte Ind., zunächst Widerstände messen, danach ggf. Ther. (☞ 2.8). *Cave:* Bei akutem, fieberhaftem Verlauf kontraindiziert!

Ernährungstherapie: Viel trinken.

Heilfasten: Während des Stillens **kontraindiziert** wegen Mobilisierung tox. Substanzen (Pestizide, Schwermetalle etc) aus den Körperdepots und nachfolgende Kontamination der Muttermilch.

Homöopathie
Cave: Gehört in die Hand eines erfahrenen Homöopathen !
So früh wie möglich behandeln, Kinder können während der homöopathischen Behandlung weitergestillt werden.
- **Belladonna C30:** extreme Stauung, Brüste heiß und rot, vom Zentrum ausgehende Streifen, oft mit hohem Fieber
- **Bryonia D3, D4,D6:** Brüste hart und schwer, extrem berührungsempfindlich, stechende, scharfe Schmerzen, Pat. möchte alleine sein, reizbar, wünscht keinen Trost, heftiger linksseitiger Kopfschmerz, abends <
- **Castor equi D3, D4, D6**: mit entzündeten Brustwarzen, Pat. erträgt praktisch keine Berührung (Kleider), innerer und äußerer Juckreiz, linke Brust meist schmerzhafter
- **Hepar sulfuris D3, D4, D6:** Hauptmittel bei beginnender Abszeßbildung, sehr verfroren, der Körper muß gut zugedeckt sein, Wärme >
- **Lac caninum D3, D4, D6:** Stark erschütterungs- und kälteempfindlich
- **Phytolacca D3, D4, D6:** sehr schmerzhaftes Stillen, Tendenz zur Ulzeration, Lymphknotenschwellung, Mastitis häufig parallel zu einer Erkältung oder Grippe, Folge von Besorgnis und Angst, durch Bewegung <, Kälte <, Fieber <.

Manuelle Medizin: Mastodynie- oder mastopathieähnliche Beschwerden können durch Dysfunktionen Th 2-5 sowie CT 2-5 vorgetäuscht werden. Postpartale Beschwerden, bes. im Bereich des Iliosakralgelenks, sind häufig auf Laxität des Bandapparates zurückzuführen (☞ 2.13.8, Prolotherapie).

Neuraltherapie: Brustkranz ☞ 2.14.8

Ordnungstherapie: Interessenkonflikt zwischen Mutter und Kind. Antibiotikagabe meist vermeidbar, da oft mit Kühlung und Stillberatung therapierbare Abortivformen, bei denen entgegen schulmedizinischer Forderung auf Abstillen verzichtet werden kann. Prüfen, ob die Mutter gerne stillt. Pflege der Mamille. Auf Erschöpfung der Mutter, z.B. durch Eisenmangel, achten: Im Mangelfall muß die Mutter „gefüttert" werden. Dem „Füttern" dient auch die überwiegend orale Medikamentengabe an die Mutter.

Physikalische Therapien
Hydro
• Bei akuter Entzündung Kälte: Kalte Kompressen, Heilerde, Eisblase zur Rückbildung
• Zur Förderung der Einschmelzung Wärme: Rotlicht, heiße Auflagen.
E'ther.: Kurzwellen-Durchflutung im Kondensatorfeld- oder Spulenfeld (☞ 2.20.10), Dezimeterwellenbestrahlung (Rundfeldstrahler oder Muldenapplikator), Mikrowellenbestrahlung bei oberflächlichen Prozessen (☞ 2.20.11).

Phytotherapie
Externa: Kamillosan® Salbe, Unguentum Truw® Salbe.

6.6   *Besonderheiten kindlicher Erkrankungen*

6.6.1   *Naturheilkundliche Behandlungsprinzipien*

Akupunktur: Bei Erkr. im Kindesalter werden entweder dünnere „Gesichts"-Nadeln verwendet, akupressiert oder Behandl. mit Laser durchgeführt (☞ 2.2.6).

Autogenes Training: Durch seine spannungsreduzierende Wirkung und teilweise durch die formelhafte Vorsatzbildung (☞ 2.29.1) ist das AT bei einer Vielzahl kindlicher Verhaltensstörungen erfolgreich eingesetzt worden, so bei der Mitbehandlung des Nägelkauens, der Enuresis, von Schlafstörungen und von Lernschwierigkeiten.

Bach-Blütentherapie: Der Gemütsstimmung entsprechend anwenden – hat sich bei Erkrankungen im Kindesalter ausgezeichnet bewährt.

Homöopathie: Kinder sprechen oft besonders gut auf Homöopathika an!

Heilfasten: Vor Abschluß des Körperwachstums **kontraindiziert**.

Manuelle Therapie: Pädiatrisch ausgerichtete Manualtherapeuten beobachteten, daß durch Dysfunktionen im Bereich der Kopfgelenke Wachstumshemmungen, Sprachentwicklungsverzögerungen und generelle Blässe ohne nachweisbare pathol. Laborparameter auftreten können. Bei Hüftdysplasien auf Iliasakralgelenks-Dysfunktionen achten, ihr Verlauf ist durch Korrektur der Dysfunktion günstig beeinflußbar. Ebenso beruhen in seltenen Fällen Haltungsfehler bis zur Entwicklung der jugendlichen Skoliose auf Dysfunktionen, überwiegend im Bereich L 5 und S 1.

Ordnungstherapie: Kinder leiden infolge der Umweltverschmutzung in den letzten Jahren gehäuft unter Allergien.

Umgang mit Kindern
- Unbedingt das Vertrauen des Kindes erhalten
- Unangenehme Prozeduren an das Ende des Kontaktes legen, z.B. Injektionen nach Untersuchung, Rachen- oder Ohrinspektion nach Auskultation
- Nicht behaupten, eine Spritze würde nicht wehtun, sondern dies ehrlich zugeben
- Mit allen Maßnahmen aufhören, wenn sie dem Kind unangenehm werden
- Kind vorher informieren, was passiert: „Ich schaue jetzt in dein Ohr hinein. Es kann etwas wehtun. Wenn es zu sehr wehtut, sagst du „Aufhören" und dann höre ich auf"
- Wenn ernsthafte Gefährdung des Kindes durch Abwarten besteht (selten!): Entschlossenes, zügiges Vorgehen gegen den Willen des Kindes, evtl. mit Festhalten zu mehreren und Einsatz von Diazepam rectal Tube 10 mg.

Umgang mit Eltern
Kindliche Erkrankungen spiegeln immer auch den seelischen Zustand der Mutter, den Zustand der Partnerbeziehung der Eltern und des Familienlebens wider.
- Keine Überdiagnostik oder Übertherapie den Eltern zuliebe
- Vermehrte Aufmerksamkeit kann Symptome verstärken
- Stolz der Eltern auf Widerstand und Kraft des Kindes erschwert Kooperation
- Wunsch, das Kind los zu sein, führt eher zu Hospitalisierung und zu KO.

Bedeutung kindlicher Krankheiten für die Eltern
- Gekränkt sein durch Symptome des Kindes kann zur Vernachlässigung der Therapie führen
- Kind kann Partnerschaft zusammenhalten
- Kind kann geschwächte Persönlichkeit eines Elternteiles durch Ausleben unterdrückter Anteile oder durch Erfüllung narzißtischer Wünsche stabilisieren
- Kind verschafft Anerkennung von außen, z.B. bei Arzt oder dessen Mitarbeitern. Reaktion hierauf nicht: Entziehen dieser Anerkennung, sondern Registrieren des Bedarfes.

Diagnostisch ist bedeutsam, welches Gefühl das Kind beim Arzt auslöst. Einem Ärger sollte der Arzt nicht nachgeben, sondern die Funktion des Ärgers in der kindlichen Familie überprüfen.
Zu beachten ist auch der Wunsch, das Kind zu bestrafen. Eine freundliche Distanz zum Kind ist günstig. Wenn das Kind sich sehr „verrückt" gebärdet, können durchaus die Eltern „verrückt" sein. Die Gefühle, die die Eltern beim Arzt auslösen (mit und ohne Kind, jeder einzeln und die Interaktionen der Eltern untereinander) sollten analysiert werden (☞ 5.14 psychol. Diagnostik).

Zusätzlich: Bei empfindlichen Kindern und unklaren chronischen Beschwerden auch an geopathische Felder (☞ 1.4.4) denken.

6.6.2   Milchschorf

Akupunktur
Basiskombination: Di 4, 11; Lu 9, B 13, 23, 47, LG 4, Lu 5, B 54, 58.
Psychische Komponente: M 36, H 3.

Ernährungstherapie: (vgl. ☞ 5.12.4). Milchschorf bei voll gestillten Säuglingen ist kein Grund zum Abstillen. In schweren Fällen Ernährungsther. wie 5.12.4.

Homöopathie
- **Calcium carbonicum D4, D6, D12, (D30):** Milchschorf, seborrhoisches Ekzem, Nässe hinter den Ohren, Bläschen mit Jucken und Brennen, allgemeine Mattigkeit, keine Initiative, rasche Ermüdbarkeit bei jeder physischen oder psychischen Belastung, geistige Schwerfälligkeit, Mutlosigkeit, Ängstlichkeit, typisches Schwitzen an einzelnen Körperteilen (Kopf, Füße, Hände), oft nasses Kissen vom Kopfschweiß, alles ist sauer (Schweiß, Stuhl, Erbrochenes, Hautgeruch), Abneigung oder Unverträglichkeit von Milch, Neigung zu Fettleibigkeit, Neigung zu Obstipation, die aber nicht stört, oft großer Kopf mit verzögertem Fontanellenschluß, auchgeistige Entwicklung (z.B. Laufenlernen) oft verzögert, Kälte <, Nässe <, Essen, Anstrengung <, Vollmond <, im Freien >, trockenes, warmes Wetter >. (Mittel der Wahl! Bes. bei konstitutioneller Behandl.)
- **Sarsaparilla D2, D3:** heftig juckender Hautausschlag mit Pusteln und Quaddeln, nässende, eitrige Bläschen, besonders an Kopf, Fingern und Genitale, Traurigkeit, Ängstlichkeit, Verdrießlichkeit, unruhiger Schlaf, häufige Kopfschmerzen
- **Silicea D3, D4, D6, D12, (D30):** nässende Ekzeme, bes. an Händen und Füßen, starke Neigung zu Eiterbildung bei allen Hautentzündungen, schlecht heilende Wunden, Hautjucken, Pusteln, Furunkel, Abmagerung, Frostigkeit, Erkältlichkeit, Schweißneigung, übler Schweißgeruch, Überempfindlichkeit gegen Berührung und gegen alle Sinneseindrücke, Obstipation, große Verletzlichkeit, Weinerlichkeit, Mangel an Selbstvertrauen, Mangel an Lebenswärme, Zorn, Unerträglichkeit von Widerspruch, Kälte <, abends und nachts <, Wärme >
- **Sulfur D4, D6, D12, (D30):** rauhe, trockene, juckende Haut, Abneigung gegen Waschen und Baden, Brennen und Jucken der Haut durch Bettwärme, übler Hautgeruch, übler Schweißgeruch, Traurigkeit, Unruhe, Zerstreutheit, Gereiztheit, Vergeßlichkeit, großes Hitzegefühl (muß sich nachts aufdecken oder Füße aus dem Bett strecken), Diarrhoe, 11h <, Nässe <, Kälte <, Stehen <, Ruhe <, Bewegung >, trockenes Wetter >, Wärme >. *Cave:* Erstverschlimmerung durch Hochpotenzen! Evtl. mit LM VI beginnen, langsam zu höheren Potenzen gehen
- **Viola tricolor Ø, D1, D2, D3** trockenes oder nasses Ekzem im Gesicht und an den Ohren, Frieselausschlag des ganzen Körpers, Pusteln mit Krustenbildung, starkes Jucken, Traurigkeit, Verdrießlichkeit.

Ordnungstherapie: Meist harmlos. Seltener, wenn Mutter vor Schwangerschaft biologisch behandelt wurde.

Physikalische Therapien
Hydro: Auflagen, Waschungen, Teilbäder und niedrigtemperierte Bäder mit Zusätzen von Kleie, Kamille, Zinnkraut oder Eichenrinde.

Phytotherapie
Stiefmütterchen (Viola tricolor) als Tee (Herba Violae tricolor)
Externa: Befelka® Öl.

6.6.3   Nägelkauen

Akupunktur: Wie andere Suchtbehandlungen ☞ 5.9.6 und 5.14.4.

Autogenes Training: Läßt sich bei Behandl. des Nägelkauens durch seine spannungsreduzierende, gleichzeitig die Aufmerksamkeit lenkende Wirk. sowie durch die „formelhafte Vorsatzbildung" (☞ 2.29.1) mit gutem Erfolg einsetzen.

Bach-Blütentherapie: Gute Erfolge. Häufig Pine und Vine.

Elektroneuraltherapie: Bewährte Ind., zunächst Widerstände messen, danach ggf. Ther. (☞ 2.8).

Homöopathie: Konstitutionsmittel finden.

Ordnungstherapie: Als autoaggressives Symptom wie auch andere kindliche Aggressionsäußerungen keinesfalls unterdrücken, sonst andere, evtl. sogar stärker somatisch ausgeprägte aggressive Äußerungen möglich. Nach dem Umgang mit Aggression in der Familie forschen. Nach aggressiven oder gehemmten Vorbildern fragen. Ther. der Wahl ist eine psychol. Ther. mit den Bezugspersonen. Da dies oft auf Abwehr stößt, zunächst andere Therapieformen anwenden. Dabei die Eltern darauf hinweisen, daß verstärkte Aggressivität des Kindes auftreten kann. Dadurch spätere psychol. Arbeit vorgebahnt.

6.6.4   Schluckauf (Singultus)

6

Akupunktur: B 17 und M 12, 21 als Hauptpunkte, vgl. ☞ 5.11.8.

Bach-Blütentherapie: Gabe von Rescue sehr bewährt.

Elektroneuraltherapie: Bewährte Ind., zunächst Widerstände messen, danach ggf. Ther. (☞ 2.8).

Homöopathie: ☞ 5.11.8

Ordnungstherapie: Mögliche Deutung als aggressives Symptom (☞ 6.6.2). Vitaminmangel (B_{12}) möglich.

6.6.5   Enuresis (Bettnässen)

Akupunktur: Le 1, 9, M 36, 44, H 3, MP 6, KG 3, B 67.

Autogenes Training: Das AT kann der Enuresis sowohl durch seine Entspannungswirkungen wie auch die Möglichkeiten der „formelhaften Vorsatzbildung" hilfreich eingesetzt werden.

Bach-Blütentherapie: Gute Erfolge bei gemütsorientierter Behandlung.

Eigenbluttherapie
Potenziertes EB f. Kinder: Nacheinander
C5 1x/Wo. 5 gtt. insges. 4x anschließend
C7 1x/Wo. 5 gtt. insges. 6x anschließend
C9 1x/Wo. 5 gtt. insges. 6x

Elektroneuraltherapie: Bewährte Ind., zunächst Widerstände messen, danach ggf. Ther. (☞ 2.8).

Ernährungsther.: Keine Flüssigkeit nach 18h. Blase vor Zubettgehen entleeren

Homöopathie
- **Belladonna D3, D4, D6, (D12, D30):** ständiger Harndrang mit reichlich hellem Harn, heißer Kopf, kalte Füße, klopfender Kopfschmerz, Überempfindlichkeit gegen alle Sinnesreize (Licht, Lärm, Erschütterung, Berührung), großer Durst, Kälte <, Zugluft <, Aufregung <
- **Causticum D4, D6, D12, D30:** Enuresis im ersten Schlafe, Urinabgang bei Husten, Niesen, Lachen etc., Urinabgang tagsüber wird oft nicht bemerkt, Neigung zu trockener Haut, Husten, Heiserkeit, Ängstlichkeit, Reizbarkeit, Kälte <, trockenes Sommerwetter <, feuchtes Wetter >
- **Equisetum hiemale D2, D3:** Enuresis im ersten Schlafe
- **Ferrum metallicum D3, D4, D6:** Enuresis nocturna, auch tagsüber unwillkürlicher Urinabgang, blühendes, vollblütiges oder aschfahles, bleiches Gesicht, plötzliches Erröten, große Schwäche, Ruhe <, mäßige Bewegung >
- **Plantago major Ø, D1, D2:** häufiger, reichlicher Urinabgang, Speichelfluß, Neigung zu Kopf- und Zahnschmerzen
- **Platinum D6, D12, (D30):** Enuresis nocturna, große Traurigkeit, Introversion, rascher Stimmungswechsel, Überheblichkeit, Obstipation, im Freien >
- **Pulsatilla D12, (D30):** häufiger Harndrang, unwillkürlicher Urinabgang nachts, beim Gehen und beim Husten, Traurigkeit, aber Trost >, Schüchternheit, Depression, Weinerlichkeit, Frostigkeit, aber Wärme <(!), Erkältlichkeit, Abneigung gegen Fett, Durstlosigkeit, Bettwärme <, Ruhe <, Bewegung im Freien >.

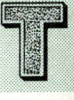

Ordnungstherapie: Führt nachts oft zu verstärkter elterlicher Beschäftigung mit dem Kind. V.a. Ehestörung (☞ 6.6.1), Ausschluß eines Harnwegsinfektes.

Physikalische Therapien
Hydro: Abends ansteigendes Fußbad, Sitzbad mit Eichenrinde, morgens kalte Waschungen des Rückens und Frottierungen.
Bew.ther.: Viel körperliche Betätigung, Sport.
Mass.: Bindegewebsmassage (☞ 2.19.6) in Blasenzone Th_{11}-L_2 und S_{2-4} (Head).
E'ther.: Kurzwelle (☞ 2.20.10) für Blasengegend.

Phytotherapie
- **Johanniskraut** (Hypericum perforatum) als Tee (Herba Hepericiperf), als Extract. Hyperici fluid. 3x5-10 Tr., als Oleum Hyperici 2-3x1 TL tägl., in: Cesradyston 200® Kps./ Tabl., Esbericum® Kps., Hyperforat® Drg./ Tr./ Inj.Lsg., Kneipp® Johanniskraut-Pflanzensaft N/ Pflanzendrg. N
- **Enzian** (Gentiana lutea) in Tinct. Gentianae 20 Tr. mittags und abds. (*cave:* bitterer Geschmack!)
- **Gewürzsumach** (Rhus aromatica) in Tinct. Rhuis aromaticae 3x20 Tr.

6.6.6 *Schlafstörungen und Alpträume*

Akupunktur: Bei Alpträumen H 3, KG 6, B 39, KG 17, M 44.

Autogenes Training: Das AT vermag durch seine allgemein-entspannenden Wirkungen, der mit dem AT einhergehenden Einengung des Bewußtseins sowie der Lenkbarkeit von Bildern und Vorstellungen die Behandlung von kindlichen Schlafstörungen und Alpträumen wesentlich zu erleichtern.

Bach-Blütentherapie: Besserung oft durch Aspen. Alpträume können initial auch durch Behandl. mit Bach-Blüten ausgelöst werden. Dieses Erstsymptom verschwindet i.d.R. bald.

Elektroneuraltherapie: Bewährte Ind., zunächst Widerstände messen, danach ggf. Ther. (☞ 2.8).

Homöopathie

- **Ambra D2, D3, D4:** unruhiger Schlaf infolge lebhafter Träume mit aufgeregten Phantasien, Menschenscheu, reizbare Schwäche, alle äußeren Eindrücke, Musik, Erregung
- **Avena sativa Ø**, abends 10-15 Tr., besonders bei Schlaflosigkeit mit Appetitlosigkeit und allgemeiner seelischer Erschöpfung
- **Borax D3, D4, D6:** erschwertes Einschlafen, Kind läßt sich nicht hinlegen, sondern möchte auf den Arm genommen werden, jede Abwärtsbewegung (Liftfahren abwärts oder beim Wiegen in den Armen, wenn es herab geht), Überempfindlichkeit gegen unerwartete Geräusche
- **Chamomilla D6, D12:** unruhiger Schlaf, nervöse Schlaflosigkeit, Ungeduld, Reizbarkeit, Überempfindlichkeit gegen Sinneseindrücke, Kind will getragen werden, Blutandrang zum Kopf, heißer Kopfschweiß, Röte einer(!) Wange, abends und nachts <, Wärme <, Ärger <
- **Coffea D12, D30:** lebhafte Erregung von Geist und Körper, Schlaflosigkeit infolge gedankenzufluß, Herzklopfen, Folge von freudiger Erregung, von Schreck, von Kaffeegenuß, Überempfindlichkeit gegen Schmerzen, Sinneseindrücke <, Kälte <
- **Cypripedium D3, D4:** coffeinartige Wirkung auf Geist und Gemüt, Kind lacht, schwatzt und will spielen wie am Tage, überhaupt kein Schlafbedürfnis, völlige Wachheit
- **Hyoscyamus D4, D6, D12, (D30):** pavor nocturnus, große Ruhelosigkeit, Schwatzhaftigketi, unanständiges Reden, schwere Träume (von wilden, angreifenden Tieren), Schreien im Schlafe, Gewalttätigkeit, krampfartiger, nächtlicher Husten, Urin- und Stuhlinkontinenz
- **Lachesis D8, D12, (D30):** Schlaflosigkeit durch innere Unruhe, nächtliches, schreckhaftes Erwachen, angstvolle Träume (von Schlangen), langer Schlaf, große Berührungsempfindlichkeit, Unerträglichkeit des Druckes der Kleidung (besonders am Hals), Geschwätzigkeit, morgens <, Wärme <, Ruhe <, Bewegung >
- **Magnesium carbonicum D12, (D30):** große nervöse Unruhe, große Gereiztheit, Ängstlichkeit, große Schläfrigkeit, auch tagsüber, Schlaf erfrischt aber nicht, Schlaflosigkeit ab 3h, alles ist sauer (Stuhl, Aufstoßen, Hautgeruch), Unverträglichkeit von Milch, frische Luft verschlechtert alles
- **Passiflora** abends 5-15 Tr. bei Schlaflosigkeit infolge nervöser Unruhe
- **Phosphorus D6, D12, (D30):** oft bei hochaufgeschossenen, nervösen Kindern, tagsüber schläfrig, nachts schlaflos durch ständige Unruhe, lebhafte, quälende Träume, Furcht vor Alleinsein, Furcht vor Gewitter, kann nicht links liegen, Überempfindlichkeit gegen äußere Eindrücke, abends und nachts <, Kälte <, frische Luft <, Ruhe >, Schlaf >
- **Sulfur D6, D12, (D30):** verspätetes Einschlafen, häufiges Erwachen nach kurzer Zeit, ruheloses Umherwerfen im Schlafe, Erwachen durch angstvolle, lebhafte Träume, Schlaflosigkeit durch Hitzegefühl, besonders an den Füßen, die aus

dem Bett gestreckt werden, Erwachen um 3h, morgens erschwertes Wachwerden, Tagesschläfrigkeit, abends <, Bettwärme <, Wetterwechsel <, naß-kaltes Wetter <

- **Valeriana D2, D3**: große Schlafsucht, kann erst gegen Morgen einschlafen, allgemeine Unruhe, Gedankenflucht, Überempfindlichkeit aller Sinne, abends und nachts <, Ruhe <, nach Anstrengungen <, Beschäftigung >, Bewegung >
- **Zincum metallicum D4, D6, D12**: Tagesschläfrigkeit, nächtliche Schlaflosigkeit mit Zuckungen der Glieder, typisch ist die Unruhe der Beine („restless legs"), unruhige Träume, Zähneknirschen im Schlaf, geistige Anstrengung <, Essen <, Bewegung >.

Ordnungstherapie: Überprüfung des Schlafplatzes. Inhalt der Träume beachten. Deutung muß nicht mit den Eltern besprochen werden. V.a. Ehestörung (☞ 6.6), v.a. wenn Kind nachts zu Eltern kommt.

Physikalische Therapien
Hydro: 3x/Wo. abends warmes Vollbad mit Baldrian, danach kühle-kalte Abwaschung, an den anderen Abenden Wadenwickel.
Bew.ther.: Abendspaziergänge (in Begleitung).

Phytotherapie: ☞ 5.14.2

6.6.7   Unruhe und Aggressivität

Akupunktur: B 38 (ch.: B 43), Le2, 3, LG 20, G 20; N3, B 23, MP 27, 28, oder MP 1, 6, (2), M 36, Le 2, (LG 1).

Autogenes Training: Das AT bietet durch seine allgemein-entspannenden Wirkungen sowie der Resonanzdämpfung der Affekte (☞ 2.29.1) in Begleitung weiterer psychother. Ansätze eine symptomatische Mitbehandlung von Unruhe und Aggressivität an.

Bach-Blütentherapie: Gute Erfolge bei gemütsorientierter Behandlung.

Elektroneuraltherapie Bewährte Ind., zunächst Widerstände messen, danach ggf. Ther. (☞ 2.8).

Ernährungstherapie: Hyperaktivität bei phosphatreicher Ernährung möglich, jedoch nicht bewiesen.

Homöopathie
- **Acidum nitricum D4, D6, D12, D30, LM VI:** Ärgerlichkeit über die geringste Kleinigkeit, Ärger über sich selbst, Wutanfälle, Fluchen, Rachsucht, Bösartigkeit, aber auch Schwermut, Ängstlichkeit, Weinerlichkeit, Verzweiflung, allgemeine Schwäche, Neigung zu Entzündungen der Schleimhäute mit typischem Splitterschmerz (Übergang von Haut zu Schleimhaut bevorzugt), übelriechender Schweiß, übelriechender Urin, Kälte <, Schlaf <, Wetterwechsel <, nachts <, Wärme >, Essen >, Bewegung >
- **Arsenicum album D4, D6, D12, D30:** große Angst, Todesangst, Angst vor Gespenstern, Einbrechern etc., innere Unruhe, ständige Rastlosigkeit, Schwermut, Ärgerlichkeit, Unzufriedenheit mit allem, zwanghafte Ordnungsliebe und pedantische Pünktlichkeit, Periodizität der Beschwerden (jeden Tag nach

Mitternacht, alle 14 Tage, jährlich), fortschreitende Schwäche und Abmagerung, Eiseskälte, Appetitlosigkeit, unstillbarer Durst auf kleine Mengen kalten Wassers, Schmerzen haben brennenden Charakter, Kälte <, Wärme >

- **Chamomilla D6, D12, D30:** große Reizbarkeit, Ungeduld, Zorn, Überempfindlichkeit auf Schmerz, Unerträglichkeit von Schmerz, möchte nicht angesprochen oder angesehen werden, wirft angebotenes Spielzeug wütend von sich, möchte ständig umhergetragen werden, unruhiger Schlaf, Überempfindlichkeit gegen alle Sinneseindrücke, Erkältlichkeit, Blutandrang zum Kopf, heißer Kopfschweiß, Röte einer (!) Wange, wichtiges Mittel bei Dentitio difficilis und Otitis media, Ärger <, abends und nachts <, Wärme < (bei Kolikschmerz Wärme >), passive Bewegung >

- **Ignatia D4, D6, D12, D30:** Melancholie, übergroße Empfindlichkeit, Launenhaftigkeit, Unerträglichkeit des geringsten Widerspruchs, Lach- oder Weinkrämpfe, Mittel der Wahl (C30) bei Affektkrämpfen der Kinder mit Heulen, Schreien, Außersichsein, Globusgefühl im Hals (Globus hystericus), typisch ist das Widersprüchliche: Kopfweh besser durch Bücken, Brechreiz besser durch Essen, leicht bekömmliches wird nicht, fettes Essen gut vertragen etc., Folge von Schreck, Enttäuschung oder Kummer, Mittel der Wahl bei Liebes- oder Trennungskummer (Scheidung der Eltern), jede körperliche oder geistige Anstrengung <, Aufregung <, morgens <, kalte Luft <

- **Magnesium carbonicum D4, D6, D12, D30:** große Gereiztheit, Arbeitsunlust, Ängstlichkeit, Impulsivität, Aggressivität, Schreckhaftigkeit, Berührungsangst, Kind läßt sich nicht untersuchen, Tagesschläfrigkeit, alles ist sauer (Laune, Stuhl, Schweiß, Aufstoßen, Hautgeruch), Abneigung gegen oder Unverträglichkeit von Milch, nachts <, Berührung <, Milch <, Bewegung in frischer Luft >

- **Nux vomica D6, D12, D30:** große Reizbarkeit, Jähzorn, Streitsucht, Ärger über Kleinigkeiten, Überempfindlichkeit gegen äußere Eindrücke (Licht, Geräusche, Musik, Gerüche), morgens unausgeschlafen, Neigung zu Magenbeschwerden, Sodbrennen, Übelkeit, Obstipation, morgens <, langer Schlaf <, geistige Anstrengung <, Essen <, trockenes Wetter <, frische Luft <, kurzer Schlaf >, Aufenthalt in warmem Zimmer >

- **Stramonium D6, D12, D30** höchstgradige Erregung, Verwirrtheitszustände, Tobsucht, dabei erhitztes, rotes Gesicht, große Schreckhaftigkeit, Angstzustände, ununterbrochene Geschwätzigkeit (lacht, singt, schreit unaufhörlich), will immer Licht haben (kann im Dunkeln nicht einschlafen), aber grelles Licht oder glänzende Gegenstände < (z.B. Spiegel), Verlangen nach Gesellschaft, Folge von unterdrückten Ausschlägen.

Ordnungstherapie: Aggressivität nicht grundsätzlich dämpfen (☞ 6.6.2) Wenn Dämpfung im Interesse des Kindes erforderlich, Maß halten. Optimale Spurenelement- und Vitaminversorgung anstreben: Zucker meiden, Haushalt von Mg, Eisen, Vit. B 12 beachten. Hoher Milchkonsum verringert Eisenresorption.

Orthomol. Med.: Ca^{2+}, Mg^{2+}, Zink, Vit. B_6, Omega-6-Fettsäure, Vit. C, Pantothensäure. Dosierungen ☞ 2.16.3.

Physikalische Therapien
Hydro: Abhärtungsmaßnahmen wie viel Warmanwendungen, Bäder mit Fichtennadelzusatz, mit Angießungen, Wechselbäder, Wechselgüsse. Kaltanwendungen erst später.
Bew.ther.: Spaziergänge, Spiele im Freien, leichter Sport, rhythmische Gymnastik, Atemtherapie-Verbesserung der Bauchatmung.
Mass.: Reflexzonenmassage.

Photo: Vorsichtige Luft- und Sonnenbäder.
Balneo: Orte mit mildem Klima, bei Vagotonikern Reizklima an der See.

Phytotherapie: ☞ 5.14.2
Komb.Präp.: Sedinfant® Liqu., Visinal® Drg., EsberiNervin®, Euvegal® N Tr.,
Plantival® N Tr., Valomenth® Drg./Tr., Avedorm® N Tr.

Bei Hyperaktivität versuchsweise über 3 Monate Gamma-Linolensäure aus Nachtkerzenöl, z.B. Epoc 500®.

6.6.8   Eßunlust

Akupunktur: Le 2 als Hauptpunkt, sonst je nach Begleitsymptomen.

Bach-Blütentherapie: Gute Erfolge mit gemütsorientierter Behandlung.

Elektroneuraltherapie: Bewährte Ind., zunächst Widerstände messen, danach
ggf. Ther. (☞ 2.8).

Ernährungstherapie: Kein Eßzwang, keine festen Mahlzeiten, keine Süßigkeiten. Frisches Obst, geschnitten zur Selbstbedienung anbieten. Bei ausreichendem
Nahrungsangebot für gesundes Kind keine Gefahr der Unterernährung.

Homöopathie
- **Abrotanum** Ø, **D1, D2:** schlechter Appetit oder Abmagerung bei Heißhunger
  (besonders Abnahme an den Beinen), bleiches, runzliges, hohläugiges Gesicht,
  kann den Kopf nicht vom Kissen heben, ständiger Wechsel von Diarrhoe und
  Obstipation, kann vor Meteorismus kaum gehen
- **Calcium phosphoricum D6, D12, D30:** Appetitlosigkeit bei abgemagerten,
  körperlich und geistig rasch erschöpften Kindern, Verlangen nach Salzigem,
  Abneigung gegen oder Unverträglichkeit von Milch, Meteorismus, chronische
  Diarrhoe mit grünlichen Stühlen (auch Unverdautes), schmerzhafte Knochen
  und Gelenke, Schulkopfschmerz, Nässe <, Kälte <, Zugluft <, jede Anstren-
  gung <, Essen >
- **China D2, D3:** Appetitlosigkeit, bitterer Mundgeschmack, Völlegefühl, Meteo-
  rismus, Aufstoßen verbessert nicht, Diarrhoe nach dem Essen, Durst, große
  allgemeine Schwäche, Erschöpfung und Schläfrigkeit, heißes Gesicht, kalte
  Extremitäten, große Empfindlichkeit gegen alle äußeren Eindrücke, besonders
  gegen Berührung, Mittel der Wahl bei Z.n. Blutverlust, schwerer Krankheit und
  Operation, Kälte <, Luftzug <, Nässe <, Essen <, nachts <, Wärme >
- **Colchicum D3, D4, D6:** Appetitlosigkeit, Appetit auf bestimmte Speisen, aber
  Ekel beim Anblick oder Geruch dieser Speisen, Ekel vor Fisch, Eiern, fettem
  Fleisch; heftiges Brennen oder Gefühl der Eiseskälte im Magen, Erbrechen von
  Galle und Wasser, meteoristisch aufgetriebener Leib, Unerträglichkeit der
  geringsten Berührung, Diarrhoe, Durst, große Erschöpfung, Kraftlosigkeit,
  Kollapsneigung, Kälte <, Bewegung <, nachts <, Wärme >, Ruhe >.

Ordnungstherapie: Nicht direkt zum Essen anregen, sondern Ganzkörperstatus
und organ. Abklärung, v.a. auf chron. Infekte. Überprüfen des Nahrungsangebots
an das Kind. Überprüfen, wie die Eltern mit Ernährung, Füttern und ihrem eigenen
Körpergewicht umgehen. Essen am Nachmittag steigert Gewichtsansatz.

Orthomol. Med.: Bei Gedächtnisschwäche Mg^{2+}, Zink, Mangan, Selen 50 μg/d, Molybdän, Vit. C 2x1 g/d, Vit. B₆, Vit. E 400 IE/d, beta-Karotin, Niacin, Vit. B₁₂ 1 mg/Wo. i.m. Weitere Dosierungen ☞ 2.16.3.

Physikalische Therapien: Maßnahmen wie bei ☞ 6.6.7

Phytotherapie
Guter Effekt aller Amara
- **Tausendgüldenkraut** (Centaurium minus) als Tee (Herba Centaurii) vor jeder Mahlzeit 1 Tasse, Rp. Infus. Herba Centaurii minus 5,0/150,0 S. tägl. 1 Likörglas vor der Hauptmahlzeit
- **Engelwurz** (Angelica archangelika) als Tee (Radix Angelica) vor jeder Mahlzeit 1 Tasse
- **Komb.Präp.:** Amara-Tr. Pascoe® S, Amara-Tr. Weleda®, Kneipp Magentrost® Liqu., Digestivum Hetterich® N Tr., Sedovent® Tr., ventri-loges® Tr.

6.6.9   Wachstumsstörungen

Cave: Zunächst Ursachen klären.

Bach-Blütentherapie: Häufig Chestnut Bud, Walnut.

Elektroneuraltherapie: Bewährte Ind., zunächst Widerstände messen, danach ggf. Ther. (☞ 2.8).

Homöopathie
- **Calcium carbonicum D4, D6, D12, D30:** Kinder mit großem Kopf und dickem Bauch, langsames Laufenlernen, verzögerter Fontanellenschluß, verspätetes Zahnen, allgemeine Mattigkeit, Mangel an Initiative, rasche Ermüdbarkeit bei körperlichen und geistigen Anstrengungen, Lymphknotenschwellungen, nächtlicher Kopfschweiß (auch häufige Fußschweiße), saurer Stuhl, saurer Schweiß, Neigung zu Obstipation, die aber nicht stört, Kälte und Nässe <, Essen <, jede Anstrengung <, im Freien <
- **Calcium phosphoricum D4, D6, D12, D30:** schlanke, hochaufgeschossene Kinder (oft in der Pubertät indiziert), rasche körperliche und geistige Erschöpfbarkeit, Kopfschmerzneigung (Schulkopfschmerz), Verlangen nach Salzigem und Geräuchertem, Mittel der Wahl bei Knochenschmerzen („Wachstumsschmerz"), Kälte <, Nässe <, Zugluft <, Wetterwechsel, Kopfschmerz besser durch Essen, warmes, trockenes Wetter >
- **Silicea D4, D6, D12, D30:** Abmagerung, große Frostigkeit, Erkältlichkeit, Mangel an Lebenswärme, übler Geruch aller Absonderungen (Schweiß, Eiter, Stuhl), große Schweißneigung (besonders Kopf), meteoristisch aufgetriebener Leib, Obstipation, große Empfindlichkeit, Unerträglichkeit von Widerspruch, mangelndes Selbstvertrauen, Zorn, Eigensinnigkeit, Vergeßlichkeit, Kälte <, abends und nachts <, Wärme >, warmes Einhüllen >.

Ordnungstherapie: Maßvolle schulmedizinische Diagnostik, dabei Strahlenbelastung und Anzahl der Blutabnahmen reduzieren.

6.6.10   Lernschwierigkeiten und Legasthenie

Akupunktur: „Weisheit der 4 Götter": 4 Punkte, die rautenförmig in sagittaler und parietaler Richtung um LG 20 angeordnet sind. Bei Hypotonie: KS 6, 9. M 36, H 3, 5, B 15.

Autogenes Training: AT kann bei Konzentrationsstörungen auch für Kinder hilfreich sein.

Bach-Blütentherapie: Häufig Chestnut Bud, Walnut.

Elektroneuraltherapie: Bewährte Ind., zunächst Widerstände messen, danach ggf. Ther. (☞ 2.8).

Homöopathie
- **Bufo D6, D12, D30:** unverständliches Sprechen, mangelhafte Wortbildung, Gedächtnisschwäche, Kopfschmerz (schlechter durch Bewegung, helles Licht, Geräusche), Neigung zu Nasenbluten, warmes Zimmer <, frische Luft >, Nasenbluten >
- **Carbonicum sulfuratum D12, D30:** gesteigerte geistige Tätigkeit, aber Unfähigkeit, die Gedanken auf das Gelesene zu konzentrieren, Zerstreutheit, findet beim Sprechen nicht die richtigen Worte, Gedächtnisschwäche, Neigung zu Schwindel, warmes Zimmer <, feuchtwarmes Wetter <, heiße Bäder <, frische Luft >, Abkühlung >
- **Helleborus D30:** Abstumpfung des Geistes, vergißt, was er gerade gelesen hat, vergißt, was er sagen wollte, Betäubung des Kopfes wie bei Trunkenheit, Gleichgültigkeit, Melancholie, Reizbarkeit, will nicht angesprochen werden, pulsierender Kopfschmerz, Muskelkrämpfe, allgemeine Schwäche, Kollapsneigung, abends und nachts <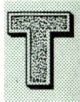
- **Silicea D6, D12, D30:** erschwertes Denken, rasche Erschöpfung bei geistiger Anstrengung, selbst bei einer Unterhaltung, Vergeßlichkeit, Abmagerung, große Frostigkeit, Erkältlichkeit, Mangel an Lebenswärme, übler Geruch aller Absonderungen (Schweiß, Eiter, Stuhl), große Schweißneigung (besonders Kopf), meteoristisch aufgetriebener Leib, Obstipation, große Empfindlichkeit, Unverträglichkeit von Widerspruch, mangelndes Selbstvertrauen, Zorn, Eigensinnigkeit, Kälte <, abends und nachts, Wärme >, warmes Einhüllen >
- **Sulfur D6, D12, D30:** Zerstreutheit, kann die Aufmerksamkeit nicht auf eine Sache konzentrieren, große Hast und Unruhe, Widerwille gegen jede Beschäftigung, Reizbarkeit, Unordentlichketi, Vergeßlichkeit („vergißt das Wort im Munde"), Neigung zu philosophischen und religiösen Schwärmereien, Flauigkeitsgefühl gegen 11h, Abneigung gegen Waschen, Neigung zu trockenem Ekzem, Hitzewallungen mit Bedürfnis nach frischer Luft, steckt nachts die Füße aus dem Bett oder deckt sich auf, abends und nachts <, Bettwärme <, Nässe und Kälte <, Ruhe <, Wärme >, trockenes Wetter >

Bei Schulkopfschmerz kommen in Frage: Calcium phosphoricum, Magnesium phosphoricum, Natrium muriaticum, Phosphor.

Ordnungstherapie: Seelische Abklärung (☞ 5.14). Vgl. ☞ 6.6.7 und 6.6.6.

6.7 Besonderheiten geriatrischer Erkrankungen

Im Gegensatz zu jungen Menschen haben ältere Pat. oft weniger Motivation zur Gesundung. Sie sind häufiger resigniert und perspektivlos. Neben der Behandl. tatsächlicher körperlicher Leiden, zielt die naturheilkundliche Ther. daher auch auf eine Belebung der geistigen Vitalität und des Lebensmutes ab.
Vgl. Arteriosklerose (☞ 5.2.4), Prostata-Adenom (5.8.2), Prostatitis (5.8.3), rheumatoide Arthritis (5.10.2), Arthrose (5.10.4), Osteoporose (5.10.5), M. Parkinson (5.11.4), Depression und Suizidalität (5.14.1), Schlafstörungen (5.14.2).

Atemtherapie: Gesundheitsstörungen auch des alternden Menschen können sich im Laufe der Atemther. nach Middendorf positiv verändern (Mobilisation, Vitalisierung), jedoch sind symptomorientierte Ind. kein Anlaß für eine Ther. Voraussetzungen für eine sinnvolle Behandl. sind die Fähigkeit des Pat. zur Selbstreflektion und Bereitschaft, Verantwortung für seine Krankheit zu übernehmen.

Autogenes Training: Kann älteren Menschen bei vielen funktionellen Beschwerden helfen (☞ entsprechende Indikationen).

Bach-Blütentherapie: Der Gemütsstimmung entsprechend anwenden – Rescue vielfältig auch für längere Einnahme bewährt.

Bioresonanz-Therapie: Einzeln oder in Kombination mit anderen naturheilkundlichen Verfahren besonders bei der Behandl. von Schlafstörungen sowie zur Immunstärkung indiziert (☞ 2.6). Das ther. Vorgehen richtet sich nach der Grundmessung. Therapiedauer meist 20 Min., 1x/Wo.

Eigenbluttherapie
Appetitlosigkeit
Eig.blut mit Hämoaktivator: Aktiv. EB + Thym-Uvokal oder Cefaktivon novum oder Geriatrie-Injektopas

Dekubitusbehandlung
Eig.blut: 2,0 ml EB + 1 Amp. Mucokehl D5 auf die Wunde aufbringen, Verband anlegen.

Herz- und Kreislauf
Eig.blut mit Hämoaktivator: Aktiv. EB + Crataegutt oder Cefaktivon novum oder Angio 2 Injektopas oder Geriaplasma Injektionslösung.

Gefäßstörungen
Eig.blut mit Hämoaktivator: Aktiv. EB + Actovegin pro injectione oder Ginkgokehl D4 Inj. Sanum oder Ginkgo biloba Hevert.

Allg. Abwehrsteigerung
Eig.blut mit Hämoaktivator: Aktiv. EB + Thym-Uvokal oder Esberitox oder Juv 110 Amp. Phönix oder Pascotox forte-Injektopas.

Rheumatische Beschwerden
Eig.blut mit Hämoaktivator: Aktiv. EB + Cefossin und Cefarheumin o. Thym-Uvokal oder Juv 110 Phönix.

Katarakt
Eig.blut: 2,0 ml EB + Ginkgokehl D4 Sanum. Vor Entfernung der Nadel aus der Vene 1 Amp. Mucokehl D5 Sanum langsam i.v. injizieren.
Eig.blut mit Hämoaktivator: Aktiv. EB + Ginkgokehl D4 Sanum. Vor Entfernung der Nadel aus der Vene 1 Amp. Mucokehl D5 Sanum langsam i.v. injizieren.

Pruritus senilis
Eig.blut
1. Wo. 2x/Wo. 0,5 ml EB s.c.
2. Wo. 2x/Wo. 1,0 ml EB i.m.
3. Wo. 2x/Wo. 2,0 ml EB i.m.
4. Wo. 2x/Wo. 3,0 ml EB i.m. oder

Phase 1: Tägl. ansteigend EB i.c. 0,1 – 0,2 – 0,3 – 0,4 – 0,5 ml, danach
Phase 2: 3tägig ansteigend s.c. 0,6 – 0,7 – 0,8 – 0,9 – 1,0 ml, danach
Phase 3: Alle 5 Tage ansteigend i.m. 1,0 – 1,5 – 2,0 – 2,5 – 3,0 ml.

Eig.blut mit Hämoaktivator: Aktiv. EB zunächst 3x/Wo., später 2x/Wo. Bei ausgeprägtem Pruritus Acidum formicicum D6 oder Dolichos pruriens D4 oder Acirufan hinzufügen.

Enuresis
Eig.blut mit Hämoaktivator: Aktiv. EB + Nervoregin Pflüger. Vor Entfernung der Nadel aus der Vene wird 1 Amp. Nervoregin langsam i.v. injiziert.

Eig.blut mit Hämoaktivator: 2x/Wo. aktiv. EB ohne jegliche Ampullenzusätze. Insges. 12 Inj.

Enzymtherapie: Besonderheiten bei älteren Menschen sind Veränderungen des Gerinnungssystems (Fibrinkonz. ⇑, Thrombozytenadhäsion ⇑), des Gefäßsystems (Elastizität ⇓) und des Immunsystems (Autoantikörperbildung ⇑, T-Helferzellaktivität ⇓, Fieberreaktionen ⇓). Die Aktivität von Enzymen und Enzym- komplexen ist natürlicherweise und durch Schwermetallbelastung vermindert. Verordnet werden deswegen kurmäßige Anwendungen von Enzymen, z.B. Wobenzym® N 3x2 Tbl. tägl. über 2-3 Mon., darin ein Monat Pause.
Alternativ: Wobe-Mugos® E 1x1 Tbl. in gleicher Weise, parallel dazu Geriartriemulsin® 1 TL tägl.

Heilfasten: Hohes Lebensalter ist keine KI. Gerade bei den im Alter gehäuft vorkommenden Erkr., z.B. Bluthochdruck, Altersdiabetes und Fettstoffwechselstörungen, ist das Heilfasten eine wirksame Maßnahme. Voraussetzung ist eine ausreichende zerebrale Leistungsfähigkeit und die erforderliche Compliance. Grundsätzlich gelten die gleichen KI wie bei anderen Altersgruppen (☞ 2.11).
Cave: Wirk. vieler Medikamente ist während der Fastentherapie verstärkt. Rechtzeitig Dosierungen drosseln, z.B. bei Diuretika und Antidiabetika. Bei Digitalis-Ther. bes. vorsichtig behandeln, da die ther. Breite im Alter vermindert ist und unter Fasten zusätzlich stärkere K^+- und Mg^{2+}-Verluste auftreten.

Homöopathie
Altersherz
- **Aurum D4, D6:** Herzklopfen, -beklemmung, Angst, Depression, Pykniker mit Blutandrang zum Kopf, rotes Gesicht, nachts <
- **Barium carbonicum D3, D4, D6:** Herzschwäche, Bradykardie, Schwindel, Gedächtnisschwäche, Schlaflosigkeit, Angst, Depression, Zorn über Kleinigkeiten, Erkältlichkeit, naßkaltes Wetter <

- **Crataegus ∅, D1, D2:** Herzklopfen, -unruhe, beginnende Herzinsuffizienz alter, arteriosklerotischer Pat., Hyper- und Hypotonie, Schlaflosigkeit.

Alterspruritus: Dolichos pruriens D2, D3 Bettwärme <, Kratzen <.
Diabetische Pruritus: Kreosotum D6.
Wenn konstitutionell passend: Sulfur D4, D6, D12.
Als Umstimmungsmittel: Acidum formicicum D4, D6, D12, D30, D200 zur Inj.

Inkontinenz
- **Causticum D4, D6, D12:** Harninkontinenz bei Husten oder Niesen, auch im Schlaf, trockene, kalte Luft <, auch trockenes Sommerwetter <, feuchtes Wetter > (Mittel der Wahl)
- **Hyoscyamus niger D6, D12, D30:** Harn- und Stuhlinkontinenz, Erregung bis zum Delir, Halluzinationen, Schwatzhaftigkeit, krampfartiger, nächtlicher Husten, Muskelkrämpfe, Flockenlesen
- **Plantago major ∅, D1, D2:** versuchsweise bei Enuresis nocturna
- **Pulsatilla D6, D12, D30:** häufiger Harndrang, unwillkürlicher Abgang nachts, beim Gehen, beim Husten; friert, aber äußere Wärme <, fortgesetzte Bewegung >.

Katarakt (grauer Star)
- Operative Maßnahmen nicht zu lange hinauszögern!
- Versuchsweise Secale cornutum D3, D4, D6.

Psychische Auffälligkeiten im Alter
- **Arsenicum album D12, D30** Rastlosigkeit, Todesangst, Depression, Ärgerlichkeit, pedantische Genauigkeit, Kachexie, Durst auf kleine Mengen kalten Wassers, Appetitlosigkeit, nachts (nach Mitternacht) <, Wärme >
- **Aurum metallicum D12, D30** Angst, mangelndes Selbstvertrauen, Melancholie bis zum Suizid, ärgerliche Gereiztheit, innere Unruhe, Pykniker mit rotem Gesicht, nachts <, geistige Anstrengung <, Kälte <
- **Hyoscyamus niger D12, D30** Ruhelosigkeit, Schwatzhaftigkeit, unzüchtige reden, Schamlosigkeit, Exhibitionismus, Eifersucht, Flockenlesen in der Luft und auf der Bettdecke(!), Muskelkrämpfe, nächtlicher Krampfhusten, Harn- und Stuhlinkontinenz
- **Stramonium D12, D30** lebhafte Phantasie, Halluzinationen, Geschwätzigkeit, hochgradige Erregung, wütendes Delir, Gegenstände erscheinen zu klein, Träume von großen Hunden, Katzen, Angst vor Alleinsein oder Dunkelheit, aber grelles Licht <, Schlaf <, Kälte <
- **Veratrum album D6, D12, D30** geschäftige Unruhe, ärgerliche Gereiztheit, Melancholie, religiöse Manie, Gedächtnisschwäche.

Neuraltherapie: Geriatrieprogramm nach Hopfer (☞ 2.14.8): Dornenkranz, i.v., gyn. Raum/Prostata, Schilddrüsenbehandl., alle zusätzlich indizierten Inj. je nach Symptomatik.

Ordnungstherapie:
Dauermedikamente nur selten erforderlich. Ausnahme: Fortschreitende, nicht beeinflußbare degenerative oder arterioslerot. Prozesse, TU-Schmerzen. Alter Organismus reagiert manchmal langsamer auf Ther.reize.
Pharmakotherapie des alten Menschen
- Geringerer Verteilungsraum, oft erhöhter Kreatininwert, langsamere Elimination von Pharmaka, höhere Kumulations- und Überdosierungsgefahr

- Im allgemeinen bei synthetischen Pharmaka niedrigere Dosierung, bei ungiftigen pflanzlichen höhere Dosierung
- Vergeßlichkeit beachten, Einmaldosierungen günstig
- Oft spät erkannte Krankheiten mit im Alter unspezifischen Symptomen: Überlaufblase, Hypothyreose, Hyperthyreose, Ileus, Laxantienabusus.

Funktionelle Besonderheiten des alten Menschen
- Braucht weniger Schlaf
- Sieht und hört oft schlechter, entsprechende Untersuchungen routinemäßig – bes., wenn Patient noch Auto fährt
- Zustand von Gebiß oder Prothese prüfen, v.a. wenn Vollwertkost empfohlen
- Vorsorglich an Hausnotruf – z.B. vom Roten Kreuz – denken. Evtl. Wohnungsschlüssel in der Praxis deponieren.

Psychotherapie: Die Schulmedizin sieht alte Menschen oft als nicht mehr lernfähig an und verhindert so das Erlernen von Neuem. Ungünstig ist dies gerade dann, wenn sich der Arzt mit pflegenden Angehörigen verbündet, die für ihr alterndes Familienmitglied medizinisch nicht indizierte Hausbesuche anfordern. Zumeist suchen diese Angehörigen für sich selbst keinen Arzt auf, weil ihnen der regelmäßige – indirekte – Kontakt zum Arzt bestätigt, daß sie selber gesund sind, daß ihre Lebenseinstellung richtig ist, und der alte Mensch wegen seines Alters der Störenfried der Familie ist.

Alter darf nicht als mehr oder weniger neurotischer Vorwand dafür herhalten, daß mögliche Leistungen nicht erbracht werden. Für den Philosophen ist das Alter die Phase des Lebens, in der trotz möglicher körperlicher Schwäche besondere, andere Leistungen möglich werden. Alte Menschen könnten in mancher Hinsicht ein Vorbild für die nachfolgende Generation sein.

Mit der Angst vor dem Tod neu umgehen zu lernen, ist eine historische Aufgabe unserer Kultur: Als Hausarzt mit dem älteren Pat. dessen voraussichtliche Art zu sterben besprechen, solange noch keine Dringlichkeit besteht. Bei entsprechender Vorbereitung muß der alte Mensch nicht im Krankenhaus sterben.

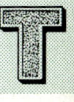

Hausbesuche durch die Arzthelferin sind in der Praxis eine große zeitliche Erleichterung für den Arzt, der mehrere ältere bettlägerige Menschen betreut. Die Angehörigen vorbereiten und möglichst auch behandeln (günstig: Bach-Blütenther.).

Orthomol. Med.: Ältere Menschen entwickeln häufig aufgrund geringerer Nahrungszufuhr bei gleichbleibendem Bedarf an essentiellen Nährstoffen daher entstehen Defizite nahezu aller wichtiger Minerale und Vitamine. Medikamentöse Ther. kann den Bedarf zusätzlich steigern (☞ 2.16). Daher großzügige Zufuhr von Vit.- und Mineralkomplexen bei V.a. Nährstoffdefizite. Dosierungen ☞ 2.16.3.

Komb.Präparate: Echtrovit® K-Kps., Geriatron Pharmakon® Kps., Glutergen® + H3 Kps., Vigodana® Kps.,Vita-Gerin-Geistlich® Kps., Geriakneipp® N Kps., Pasgensin® Drg., Geriatrie-Mulsin® Emulsion.

Physikalische Therapien
Zerebralsklerose
Ziel: Verbesserung der Hirndurchblutung.
Hydro: Lauwarme Ganzwaschungen, warme Fußbäder, abends ansteigende Fußbäder. Bürstenbäder, CO_2-Bäder (nicht bei Neigung zu Apoplexie und Angina pectoris). Jodbäder, Luftperlbäder, Tautreten.
Bew.ther.: Unterwasserbewegungsther., Schwimmen, Gruppengymnastik. Beschäftigungstherapie und Gartenarbeit an frischer Luft.

E'ther.: Zwei- und Vierzellenbad.
Balneo: Kohlensäurebäder, Jodquellen, Radiumquellen.

Phytotherapie
Leichte Herzinsuffizienz, leichte Koronarinsuffizienz
- **Weißdorn** (Crataegus oxyacantha) als Tee (Flores et Fol. Crataegi), Tinctura Crataegi, in: Crataegutt novo® Filmtabl./forte-Kps./ forte-Lsg, Kytta-Cor® Tabl., Regulacor® Filmtabl.
- **Komb.Präp.:** Miroton® forte Drg., cor-loges® Drg., Carda-lept® Herztr.

Arteriosklerose
- **Knoblauch** (Allium sativum) roh verzehrt, als Tinctura Allii sativi 3x 20 Tr. tägl., als Knoblauchfrischsaft: Knoblauch Pflanzensaft Kneipp®, als Knoblauch Kps.: AktivKps.®, Carisano Drg. (Senkung der Serumlipide, antimikrobieller Effekt, leicht tonisierender Effekt)
- **Taigawurzel** (Eleutherococcus senticosus) in: Vital-Kps.-ratio®, Kaubafin® Drg. (tonisierender Effekt)
- **Ginseng** (Panax ginseng) in: Ginsana® Ginseng Kps./ Tonic Liqu., Ginseng Kneipp® Drg., Kneipp Ginseng Tonic® (tonisierender Effekt)
- **Komb.Präp.:** Arterosan® Kps., Ilja Rogoff Knoblauchpillen mit Rutin®, Klosterfrau Aktiv® Kps., Seniovita Aktiv® Tbl.

Progressive Muskelrelaxation nach Jacobson: Kann als adjuvante Ther. bei psychosomatisch/psychovegetativ bedingten Beschwerden zur Minderung von Anspannung und Unruhe hilfreich sein (☞ 2.30), z.B. bei Schlafstörungen und vegetat. Dystonie im höheren Alter.

Sauerstoff- und Ozontherapien: **Zerebralsklerose**
O3: Große Eigenblut-Ther. ☞ 2.26.4 1500 μg auf ca. 100 ml Blut. Kleine Eigenblut-Ther. ☞ 2.26.3 ca. 270 μg O_2/O_3.
HOT: Als Anregungs- und Stimulationsther., verbesserte O_2-Zufuhr in Geweben (z.B. Gehirn) durch verbesserte Mikrozirkulation.

Symbioselenkung: Alternde Menschen leiden häufig unter dysbiotischen Beschwerden (☞ 2.27). Häufig Besserung durch Symbioselenkung.

Zelltherapie: **Alzheimersche Erkrankung**
Organotherapie: (☞ 2.32) Organother. Maßnahmen haben nur im Früh- und Intermediärstadium der Erkr. einen (mitunter langjährigen) Erfolg. Unter Ausschaltung bekannter Risikofaktoren wie Aluminium und Silizium sind Präparationen folgender Provenienz erfolgversprechend: Thalamus, Zwischenhirn, Frontalhirn, Cerebellum; Nebennierenmark, Plazenta, Leber.
Bei Frauen sollte in mittleren Lebensabschnitten Ovar, bei Männern Testis hinzugefügt werden. Je weiter die Erkr. fortgeschritten ist, um so höher ist die erforderliche Dosis, und um so kürzer sollten die Inj.-Intervalle angesetzt werden. Intervallbehandlungen mit Ultrafiltraten (ZNS, Revitalisierungskombinationen), Hydrolysaten (Cerebrolysin®), molekularbiologischen und homöopathisierten Extrakten der Gewebe wirken unterstützend.

Zusätzlich: Bei empfindlichen Patienten und unklaren chron. Beschwerden auch an geopathische Felder (☞ 1.4.4) denken.

7. Kurzportraits häufig verwendeter Heilpflanzen

Christoph Nonnenbroich

Nach den Veröffentlichungen der Aufbereitungskommision E des BGA, veröffentlicht im Bundesanzeiger und nach den Standardzulassungen.

7.1 Vorbemerkungen

Teezubereitung
Als Aufguß: angegebene Menge mit 150 ml kochendem Wasser übergießen und nach 10-15 Min. durch ein Teesieb geben.

Bundesanzeiger (BA)
Wird in der Tabelle auf diesen verwiesen, so gilt für die betreffende Droge: Da die Wirksamkeit der Droge und ihre Zubereitungen bei den beanspruchten Anwendungsgebieten nicht ausreichend belegt ist, kann angesichts der Risiken die ther. **Anwendung** nicht befürwortet werden.

Hinweise zur Lagerung von Drogen und
Hinweise für Pflanzen/Drogen, die ätherische Öle enthalten
- Drogen vor Licht und Feuchtigkeit geschützt aufbewahren
- Drogen, die ätherische Öle enthalten, keinesfalls in Kunststoffbehältern aufbewahren
- Ätherische Öle sind flüchtige Substanzen. Deswegen nimmt ihr Gehalt in der Droge im Laufe der Zeit ab.
- Weitere Hinweise ☞ 2.24.5

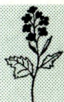

7.2 Kurzportraits der Heilpflanzen

7.2.1 Adoniskraut (Herba Adonidis)

St.: Adonis vernalis, Adonisröschen
Inh.: Herzwirksame Glykoside und Flavonoide, positiv inotrop, im Tierversuch venentonisierend.
Ind.: Leicht eingeschränkte Herzleistung, bes. bei nervöser Begleitsymptomatik.
KI: Ther. mit Digitalisglykosiden, Kalium-Mangelzustände.
NW: Bei Überdosierung Übelkeit, Erbrechen, Herzrhythmusstörungen.
WW: Wirkungs- und damit auch NW-Steigerung bei gleichzeitiger Gabe von Chinidin, Ca^{2+}, Saluretika, Laxantien und bei Langzeitther. mit Glukokortikoiden.
Anw.: Nicht zur Teezubereitung geeignet!
MTD: 0,8 g eingestelltes Adonispulver.

7.2.2   Aloe (Aloe barbadensis)

Droge: Aloe barbadensis (Curacao-Aloe), Aloe capensis, (Kap-Aloe)
Inh.: Hydroxyanthracen-Derivate.
Wirk.: Die Substanzen induzieren eine aktive Sekretion von Elektrolyten und Wasser in das Darmlumen und hemmen ihre Resorption aus dem Dickdarm. So wird über eine Volumenzunahme des Darminhaltes der Füllungsdruck im Darm verstärkt und die Darmperistaltik angeregt. Die Aloe-Harze werden im wesentlichen für die unerwünschten Wirkungen verantwortlich gemacht.
Ind.: Erkr. bei denen leichte Defäkation mit weichem Stuhl erwünscht ist, z.B. Analfissuren, Hämorrhoiden, nach rektal-analen Eingriffen, Obstipation.
KI: Ileus jeder Genese, während der Stillzeit nur nach Rücksprache mit einem Arzt anwenden. Schwangerschaft!
NW: Bei chron. Gebrauch: Elektrolytverluste, insbesondere K^+-Verluste, gutartige Pigmenteinlagerungen in die Darmschleimhaut. Wirkt abortiv!
WW: Bei chronischem Gebrauch durch K^+-Mangel verstärkte Herzglykosidwirkung möglich.
Anw.: Nicht zur Teezubereitung geeignet!
MTD: 0,05 bis 0,2 g Aloe Pulver oder Aloe Trockenextrakt.
Beachten: Antrachinonhaltige Abführmittel nicht über einen längeren Zeitraum einnehmen. Auf ballaststoffreiche Ernährung, ausreichende Flüssigkeitszufuhr sowie möglichst viel Bewegung achten.

7.2.3   Ammi-visnaga-Früchte (Fructus Ammi visnagae)

St.: Ammi visnagae (Zahnstocher-Ammei)
Inh.: Furanochromone (Khellin, Visnagin, Samidin, Dihydrosamidin).
Ind.: Leichte stenokardische Beschwerden. Zur unterstützenden Behandl. leichter Formen obstruktiv bedingter Atemwegsbeschwerden. Unterstützt die postop. Behandl. von Harnsteinerkr.
Wirk.: Steigerung der Koronar- und Myokarddurchblutung; wirkt leicht positivinotrop, krampflösend auf die glatte Muskulatur.
VM: Keuchhusten, Spasmen des Magen-Darm-Kanals, Gallenkoliken, Dysmenorrhoe, Entfernung kleiner Blasen- und Nierensteine, Angina pectoris und Asthma bronchiale.
NW: Übelkeit, Schwindel, Obstipation, Appetitlosigkeit, Kopfschmerzen, allergische Erscheinungen (Juckreiz) und Schlafstörungen bei Überdosierung oder längerer Anwendung.
Anw.: Als Teeaufguß, Menge: 0,5 g.

7.2.4   Angelikawurzel (Radix Angelicae)

St.: Angelica archangelica (Engelwurz)
Inh.: Ätherisches Öl, Cumarin und Cumarinderivate.
Wirk.: Spasmolytisch, cholagog, Förderung der Magensaftsektretion.
Ind.: Appetitlosigkeit, dyspeptische Beschwerden wie leichte Magen-Darm-Krämpfe, Völlegefühl, Blähungen.
VM: Als antiseptisch wirkendes Expektorans, Diuretikum und Emenagogum
KI: Magen-Darm-Geschwüre.

NW: Enthaltene Furocumarine machen die Haut lichtempfindlicher und können in Zusammenhang mit UV-Bestrahlung zu Hautentzündungen führen. Während Anw. auf längere Sonnenbäder und intensive UVB-Bestrahlung verzichten.

Anw.: Als Teeaufguß ☞ 7.1; Menge: 2-4 g. Mehrmals tägl. eine Tasse Teeaufguß mäßig warm eine 1/2 h vor den Mahlzeiten trinken.

TD: 4,5 g Droge.

7.2.5 Anis (Pimpinella anisum L.)

Droge: Fructus Anisi

Inh.: Ätherische Öl, Sesquiterpenkohlenwasserstoffe und Monoterpenkohlenwasserstoffe.

Wirk.: Expektorierend, schwach spasmolytisch, antibakteriell.

Ind.: Förderung der Schleimlösung bei Katarrhen der Atemwege, Blähungen, und krampfartigen Beschw. im Magen-Darm-Bereich, bes. bei Säuglingen und Kleinkindern.

VM: Zusätzlich als Emenagogum, Laktagogum, Aphrodisiakum.

KI: Allergie gegen Anis und Anethol.

NW: Gelegentlich allergische Reaktionen der Haut, der Atemwege und des Gastrointestinaltraktes.

Anw.: Als Teeaufguß ☞ 7.1; Menge: 1-2 TL voll gequetschten Anis. Zur Förderung der Schleimlösung morgens und/oder abends vor dem Schlafengehen eine Tasse frisch bereiteten Tee trinken. Bei Magen- und Darmbeschwerden mehrmals tägl. 1 EL voll Tee. Säuglinge und Kleinkinder erhalten in der Flasche 1 TL voll.

7.2.6 Arnikablüten (Flores Arnicae)

St.: Arnica montana (Arnika)

Inh.: Sesquiterpenlactone (Bitterstoffe), ätherisches Öl (mit Thymol und Thymolderivaten), Phenolcarbonsäuren (Chlorogensäure, Cynarin, Kaffeesäure) und Cumarine.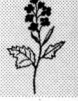

Wirk.: Zubereitungen aus Arnika wirken antiphlogistisch, konsekutiv analgetisch, bei Entzündungen antiseptisch.

Ind.: Zur Unterstützung bei der Ther. von Zerrungen, Prellungen, Verstauchungen, Muskel- und Gelenkschmerzen, Schwellungen infolge von Quetschungen und stumpfen Verletzungen; fördert die Resorption von Blutergüssen und der Wundheilung. *Cave:* Nicht zur inneren Anwendung.

KI: Bekannte Überempfindlichkeit gegenüber Korbblütlern, wie z.B. Arnika, Kamillenblüten, Ringelblume oder Schafgarbe.

NW: Überempfindlichkeiten (Allergien) in Form von schmerzhaften, juckenden und entzündlichen Hautveränderungen.

Anw.: Zur Bereitung von Umschlägen und Kompressen; *nicht zum Einnehmen!* Als Aufguß ☞ 7.1; Menge: 1 bis 2 TL (2-3 g). Mit dem Aufguß Leinen, Zellstoff oder ein ähnliches Material durchtränken und auf die entsprechenden Körperpartien auflegen. Die Umschläge mehrmals tägl. wechseln.

7.2.7 Artischockenkraut (Herba Cynarae)

St.: Cynara scolymus L. (Artischocke)

Inh.: Kaffeoylchinasäurederivate (Cynarin), Bitterstoffe.

Wirk.: Choleretisch.

Ind.: Dyspeptische Beschwerden.
VM: Choleretikum bei Leberinsuff., Ikterus catarrhalis, Diuretikum, Antidiabetikum.
KI: Bekannte Allergien gegen Artischocken und andere Korkblütler, Verschluß der Gallenwege, Gallensteine.
Anw.: Als Teeaufguß (☞ 7.1) 1-2 TL
MTD: 6 g Droge.

7.2.8   Baldrianwurzel (Radix Valerianae)

St.: Valeriana officinalis L. (Echter Baldrian)
Inh.: Ätherisches Öl, Alkaloide.
Wirk.: Beruhigend, die Schlafbereitschaft fördernd.
Ind.: Nervöse Erregungszustände, Einschlafstörungen; nervös bedingte, krampfartige Schmerzen im Magen- und Darmbereich.
VM: Linderung klimakterischer Beschwerden, Kopfschmerzen.
Anw.: Als Teeaufguß ☞ 7.1; Menge: 1 TL (3-5 g), 2-3x tägl. und vor dem Schlafengehen eine Tasse frisch bereiteten Teeaufguß trinken.

7.2.9   Bärentraubenblätter (Folia Uvae ursi)

St.: Arctostaphylos uva-ursi (**Bärentraube**)
Inh.: Hydrochinonderivate, Methylarbutin, Gerbstoffe, Flavonoide, Triterpene, Monotropien.
Wirk.: Bakteriostatisch in alkalisch (pH 8) reagierenden Harnproben durch im Organismus aus Arbutin entstehende Hydrochinon-Glukuronide und Hydrochinon-Schwefelsäureester. Maximum der antibakteriellen Wirkung etwa nach 3-4 h.
Ind.: Unterstützung der Ther. von Blasen- und Nierenbeckenkatarrhen.
VM: Husten und chron. Durchfälle.
NW: Bei Magenempfindlichkeit und bei Kindern können Übelkeit und Erbrechen auftreten (Gerbstoffe). Durch Überdosierung und längere Anwendung kann es zu Leberschäden durch Hydrochinonvergiftung kommen.
WW: Nicht zusammen mit Mitteln, die zur Bildung eines sauren Harns führen.
Anw.: Als Teeaufguß ☞ 7.1; Menge: 1 knapper TL (ca. 2 g) Bärentraubenblätterpulver. 3-4x tägl. eine Tasse trinken.
Beachten: Alkalischer Harn wird durch vorwiegend pflanzliche Nahrung gebildet. Zusätzlich ist die Einnahme von Natriumhydrogencarbonat möglich.

7.2.10   Beinwellkraut/ -blätter (Herba /Folia Symphyti)

St.: Symphytum officinale (Beinwell)
Inh.: Allantoin und Rosmarinsäure.
Wirk.: Entzündungshemmend.
Ind.: Äußere Anwendung bei Prellungen, Zerrungen, Verstauchungen.
Beachten: Nur auf intakter Haut anwenden, nicht in der Schwangeschaft einsetzen: Trotz äußerst geringer Resorption ist wegen mutagener Wirkung im Tierversuch (☞ 7.2.11) Zurückhaltung geboten.
Anw.: Dauer der Anwendung **nicht länger als 4-6 Wo. pro Jahr.** Zur äußeren Anwendung als Salbe oder als andere Zubereitung mit 5-20% getrockneter Droge.
HTD: 100 g Pyrrolizidinalkaloide.

7.2.11 Beinwellwurzel (Radix Symphyti)

St.: Symphytum officinalis (Beinwell)
Inh.: Allantoin, Schleim-Polysaccarid, Pyrrolizidinalkaloide mit einem 1,2-ungesättigtem Necingrundgerüst und N-Oxide.
Wirk.: Entzündungshemmend, Förderung der Kallus-Bildung, antimitotisch.
Ind.: Äußere Anwendung: Prellungen, Zerrungen, Verstauchungen.
VM: Zusätzlich Rheuma, Bronchitis, Pleuritis und als Antidiarrhoikum.
KI: Nur auf intakter Haut anwenden, in der Schwangerschaft nur nach Rücksprache mit dem Gynäkologen einsetzen.
NW: In Langzeitversuchen an Ratten haben sich die enthaltenen Pyrrolizidinalkaloide als hepatotoxisch, kanzerogen und mutagen erwiesen. Deshalb ist die Droge für den Menschen als *potentiell genotoxisches Kanzerogen* zu bewerten. (→ von längerer Anwendung ist abzuraten, äußerlich nur geringe Resorbtion).
Anw.: *Äußerlich:* Salbe oder andere Zubereitung mit 5-20% getrockneter Droge.
HTD: 100 g Pyrrolizidinalkaloid. Dauer: *nicht länger als 4-6 Wo. pro Jahr.*

7.2.12 Birkenblätter (Folia Betulae)

St.: Betula pendula (Hänge-Birke)
Inh.: Flavonoide, Saponine, Gerbstoffe und ätherisches Öl.
Wirk.: Diuretisch, saluretisch, reizt Nierenparenchym. Bei Durchspülungsther. auf genügend Flüssigkeitszufuhr achten.
Ind.: Zur Erhöhung der Harnmenge sowie der Ther. von Erkr. bei denen eine erhöhte Harnbildung erwünscht ist (Vorbeugung von Harnsteinen).
VM: Gicht, Rheuma, zur „Blutreinigung", Haarausfall und Hautausschlag.
KI: Keine Durchspülungsther. bei Ödemen infolge Herz- oder Niereninsuffizienz.
Anw.: Als Teeaufguß ☞ 7.1; Menge: 1-2 EL (5-10 g), 3-4x tägl. 1 Tasse frisch bereiteten Tee zwischen den Mahlzeiten trinken.

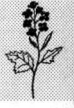

7.2.13 Bohnenhülsen (Fructus Phaseoli sine Semine)

St.: Phaseolus vulgaris (Gartenbohne)
Inh.: Schleimstoffe, Hemicellulosen, Proteine und freie Aminosäuren sowie etwas Trigonellin.
Wirk.: Schwach diuretisch.
Ind.: Harnmenge ⇑; zur Vorbeugung von Harngrieß- und Harnsteinenbildung.
VM: Antidiabetikum.
Anw.: Als Teeaufguß ☞ 7.1; Menge: 1 EL (ca. 5 g) . 2-3x tägl. 1 Tasse frisch bereiteten Teeaufguß zwischen den Mahlzeiten trinken.
TD: 5-15 g Droge.

7.2.14 Brennesselkraut (Herba Urticae)

St.: Urtica dioica (Große Brennessel), Urtica urens (kleine Brennessel)
Inh.: Mineralsalze, v.a. Kalzium und *Kalziumsalze* sowie Kieselsäure
Wirk.: Leicht diuretisch.
Hinweis: Bei Durchspülungsther. auf reichliche Flüssigkeitszufuhr achten!
Ind.: Zur Erhöhung der Harnmenge, unterstützend zur Behandl. von Dysurien
VM: „Blutbildendes Mittel", Diuretikum, Gallenwegserkr., zur Pflege der Kopfhaut und Haare gegen Kopfschuppen, Antidiabetikum.

KI: Ödeme infolge Herz- und Niereninsuffizienz.
NW: Selten Allergien.
Anw.: Als Teeaufguß ☞ 7.1; Menge: 3-4 TL (ca. 4 g). 3-4x tägl. eine Tasse frisch zubereiteten Tee trinken.

7.2.15 Brombeerblätter (Folia Rubi fruticosi)

St.: Rubus fruticosus (Brombeere)
Inh.: Gerbstoffe vom Gallotannintyp, Pflanzensäuren, kleine Mengen Flavonoide, Sterole, Triterpene.
Wirk.: Adstringierend.
Ind.: Unspezifische Durchfallerkr.; leichte Entzündungen im Bereich der Mund- und Rachenschleimhaut.
Anw.: Als Teeaufguß ☞ 7.1; Menge: 2 TL (3-4 g), mehrmals tägl. 1 Tasse frisch bereiteten Tee zwischen den Mahlzeiten trinken. Sollten Durchfälle länger als 3-4 Tage anhalten, erst weitere Darmabklärung.

7.2.16 Bruchkraut (Herba Herniariae)

St.: Herniaria glabra (Kahles Bruchkraut), Herniaria hirsuta (Behaartes Bruch-kraut)
Inh.: Saponine, Flavonoide, Cumarine, Gerbstoff.
Wirk.: Schwach spasmolytisch.
Ind.: nicht empfehlenswert (BA Nr. 173 v. 18. 9. 86)
VM: Erkr. der Nieren, ableitenden Harnwege sowie der Atemwege, Nervenent-zündungen und Nervenkatarrh, Gicht und Rheumatismus, „Blutreinigung".
Anw.: Als Teeaufguß 1 TL mit kaltem Wasser ansetzen, kurz kochen, nach 5 Min. abseihen. Als Diuretikum 2-3x tägl. 1 Tasse trinken.

7

7.2.17 Cascararinde (Cortex Rhamni pushiani)

St.: Rhamnus purshianus (Amerikanischer Faulbaum)
Inh.: Hydroxyanthracen-Glykoside, Hetero- und Dianthrone, Bitterstoffe, Lipide Methylhydrocotoin.
Wirk.: Indiziert aktive Sekretion von Elektrolyten und Wasser in das Darmlumen und hemmt ihre Resorption aus dem Dickdarm. Volumenzunahme des Darminhaltes verändert den Füllungsdruck und regt die Darmperistaltik an.
Ind.: Verstopfung; Erkr., bei denen leichte Darmentleerung mit weichem Stuhl erwünscht ist, z.B. Analfissuren, Hämorrhoiden, nach rektal-analen operativen Eingriffen.
KI: Darmverschluß, Schwangerschaft und Stillzeit.
NW: Bei bestimmungsgemäßem Gebrauch nicht bekannt. Bei häufiger und langdauernder Anwendung oder bei Überdosierung erhöhter Verlust von Wasser und Salzen, insbesondere von Kaliumsalzen möglich. Pigmenteinlagerungen in der Darmschleimhaut (Melanosis coli) möglich.
WW: Wirkung von Herzglykosiden kann verstärkt werden.
Anw.: Als Teeaufguß ☞ 7.1; Menge: Halber TL, morgens und/oder abends vor dem Schlafengehen. Bei längerer Anwendung Arzt befragen.
Beachten: Um den Darm zu normaler Funktion zu erziehen, auf ballaststoffreiche Ernährung, ausreichende Flüssigkeitszufuhr und viel Bewegung achten.

7.2.18   Cayennepfeffer (Capsium frutescens)

Droge: Fructus Capsici frutescentis
Inh.: Capsaicinoide (Capsaicin), Flavonoide, Vit. C.
Wirk.: Lokal hyperämisierend
Ind.: Schmerzhafter Muskelhartspann im Schulter-Arm-Bereich sowie im Bereich der Wirbelsäule bei Erwachsenen und Schulkindern.
KI: Überempfindlichkeit gegen Paprika-Zubereitungen.
NW: In seltenen Fällen Überempfindlichkeitsreaktionen (urtikarielles Exanthem). Bei längerer Anwendung Schädigung sensibler Nerven.
WW: Keine zusätzliche Wärmeanwendung.
Anw.: Nicht zur Teezubereitung geeignet! Ausschließlich zur äußeren Anwendung als Pflaster oder in flüssigen Zubereitungen. Nicht länger als 2 Tage am gleichen Applikationsort anwenden, dann 14 Tage Pause.
Cave: Paprikazubereitungen reizen selbst in geringen Mengen die Schleimhäute sehr stark. Kontakt mit Schleimhäuten und besonders den Augen vermeiden.

7.2.19   Chinarinde (Cortex Chinae)

St.: Cinchona pubescens (Chinarindenbaum)
Inh.: Gesamtalkaloide (Chinin).
Wirk.: Förderung der Magensaft- und Speichelsekretion.
Ind.: Appetitlosigkeit, dyspeptische Beschwerden wie Blähungen und Völlegefühl.
VM: Zur allgemeinen Stärkung, Asthma, Keuchhusten und Neuralgien.
KI: Schwangerschaft, Chininüberempfindlichkeit, Magen- oder Darmgeschwüre.
NW: Gelegentlich Überempfindlichkeitsreaktionen wie Hautallergien oder Fieber, selten erhöhte Blutungsneigung durch Thrombozytopenie. Bei Überdosierung oder längerer Anwendung Übelkeit und Brechdurchfall sowie Hör- und Sehstörungen möglich.
WW: Bei gleichzeitiger Gabe Wirkungsverstärkung von Antikoagulantien.
Anw.: Als Teeaufguß ☞ 7.1; Menge: 1/2 TL (0,5-1 g); mehrmals tägl. eine Tasse frisch bereiteten Tee eine 1/2 h vor dem Essen trinken.
TD: 1-3 g Droge.

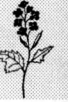

7.2.20   Cimicifugawurzelstock (Rhizoma Cimicifugae)

St.: Cimicifuga racemosa
Inh.: Harze, Bitterstoffe, Stärke und Fett. Triterpenglycoside (Actin und Cimicifugosid).
Wirk.: Östrogenartig, LH-Suppression, Bindung an Östrogenrezeptoren.
Ind.: Prämenstruelle und dysmenorrhoische sowie klimakterisch bedingte neurovegetative Beschwerden.
VM: Rheuma, Ohrensausen, Schwindel, zur Erleichterung der Geburt.
Anw.: Nicht zu Teezubereitung ! Auszüge mit Ethanol. Anw.-Dauer 2 Wo., Beginn der Einnahme am besten 6 Tage vor dem Zyklus.

7.2.21   Curcuma (Curcuma longa)

Droge: Rhizoma Curcumae longae
Inh.: Dicinnamoylmethan-Derivate (Curcumin) ätherisches Öl.

Wirk.: Choleretisch, Hinweise für cholecystokinetische und deutlich antiphlogistische Wirkung.
Ind.: Dyspeptische Beschwerden.
KI: Verschluß der Gallenwege, Gallensteine.
Anw.: Teezubereitung kaum gebräuchlich. Drogenpulver oder andere galenische Zubereitungen (Tabl. zur oralen Ther.).
MTD: 1,5-3 g Droge.

7.2.2   Damianablätter und -kraut (Folium Turnerae, Herba Turnerae)

St.: Turnera diffusa
Inh.: Arbutin, Bitterstoffe, Harze und ätherische Öle.
Ind.: nicht empfehlenswert (BA Nr. 43 v. 2. 3. 89).
VM: Als Aphhrodisiakum, zur Vorbeugung und Behandl. von Sexualstörungen, bei Überarbeitung, geistiger Überforderung, Steigerung und Erhaltung der geistigen und körperlichen Leistungsfähigkeit.
Anw.: Als Teeaufguß ☞ 7.1; Menge: 1-2 TL. Gebräuchlicher ist die Anwendung von Fertigarzneimitteln.

7.2.23   Dostenkraut (Herba Origani)

St.: Origanum vulgare
Inh.: Ätherisches Öl, (Thymol, Carvacol, Cymol, Thujon und anderen Terpene). Gerb- und Bitterstoffe, Pflanzensäuren.
Wirk.: Geringe expectorierende und choleretische Wirkung.
Ind.: nicht empfehlenswert (BA Nr. 122 vom 6.7.88)
VM: Erkr. im Bereich der Atemwege, Husten, Bronchialkatarrh, als Expektorans und krampflösendes Mittel, Blähungen, appetitanregend, Beschwerden im Bereich der Harnwege, Urlaubserkr., als harntreibendes Mittel, bei Rheuma, Skrofulose und als beruhigendes und schweißtreibendes Mittel. In Gurgelwässern und Bädern enthalten.
Anw.: Als Teeaufguß, zum Spülen oder Gurgeln ☞ 7.1; Menge: 1 TL. Den Tee mit Honig süßen, gut warm schluckweise trinken. Zum Gurgeln und Mundspülen ungesüßt verwenden.

7.2.24   Efeublätter (Folia hederae helicis)

St.: Hedera helix
Inh.: Saponine, (Hederacosid C und α-Hederin = Helixin), Alkaloid Emetin, u.a. Scopolin, Chlorogensäure, Kaffeesäure, Sesquiterpen-Kohlenwasserstoffe.
Wirk.: Expektorierend, spasmolytisch, haut- und schleimhautreizend.
Ind.: Katarrhe der Luftwege, symptomatische Behandl. chron.-entzündlicher Bronchialerkr.
Anw.: Nicht zur Bereitung eines Teeaufgusses geeignet! Alkoholische Auszüge.
MTD: 0,3 g Droge.

7.2.25   Eibischblätter (Folia Althaeae)

St.: Althaea officinalis (Echter Eibisch)
Inh.: Schleimstoffe.
Wirk.: Reizlindernd.
Ind.: Schleimhautentzündungen im Mund- und Rachenraum sowie im Magen-Darm-Bereich, Milderung eines Hustenreizes bei Bronchialkatarrh.
VM: Bei Insektenstichen als Umschläge, Tee bei Halsschmerzen.
Anw.: Als Teeaufguß ☞ 7.1; Menge: 1 TL (1-2 g); mehrmals tägl. eine Tasse frisch bereiteten Tee trinken.
MTD: 5 g Droge.

7.2.26   Eibischwurzel (Radix Althaeae)

St.: Althaea officinalis (Echter Eibisch)
Inh.: Schleimstoffe.
Wirk.: Reizlindernd, hemmt die mukoziliare Aktivität, steigert die Phagozytose.
Ind.: Reizlinderung bei Schleimhautentzündungen im Mund- und Rachenraum, der oberen Luftwege sowie im Magen-Darm-Kanal.
VM: Diarrhoe, Zystitis und Fluor albus.
Anw.: Bereitung eines Kaltauszuges: 1 EL (15 g) Eibischwurzel mit kaltem Wasser ansetzen (ca. 150 ml), unter häufigem Umrühren 1,5 h stehen lassen und durch ein Teesieb geben. Wenn nicht anders verordnet, mehrmals tägl. 1 Tasse Tee trinken. Der Tee kann vor dem Trinken erwärmt werden. Stets frisch zubereiten.

7.2.27   Eichenrinde (Cortex Quercus)

St.: Quercus robur (Sommereiche)
Inh.: Gerbstoffe vom Catechintyp, Catechin, Gallocatechin, Epicatechin, Leukoanthocyanidine, Sterole und Triterpene.
Wirk.: Adstringierend, virustatisch.
Ind.: Entzündungen von Zahnfleisch und Mundschleimhaut; vermehrte Fußschweißsekretion; ergänzende Behandl. bei Frostbeulen und Analfissuren. Innere Anwendung: Akute Durchfallerkr.
VM: Fluor albus.
KI: *Äußere Anwendung:* Großflächige Hautschäden. Vollbäder nicht anwenden bei nässenden, großflächigen Ekzemen und Hautverletzungen, fieberhaften und infektiösen Erkrankungen, Herzinsuff. Stadium III und IV (NYHA), Hypertonie Stadium IV (WHO).
WW: *Innere Anwendung:* Verringerte oder aufgehobene Resorption von Alkaloiden und anderen basischen Arzneistoffen.
Anw.: Für *Gurgel- und Spüllösungen* 2 EL Eichenrinde in 500 ml Wasser, für *Teilbäder* 500 g in 4-5 l Wasser 15 bis 20 Min. kochen und anschließend abgießen. Bei Entzündungen im Mund- und Rachenraum mehrmals tägl. mit der unverdünnten Abkochung gurgeln. *Sitz- oder Fußbad* bei 37° 15-20 Min. 2x tägl.
Fertige Droge: *Innerlich* 3 g Droge. Für Spülungen, Umschläge und Gurgellösungen: 20 g Droge auf 1 l Wasser. Für Voll- und Teilbäder 5 g Droge auf 1 l Wasser.

7.2.28   Enzianwurzel (Radix Gentianae)

St.: Gentiana lutea (Gelber Enzian)
Inh.: Bitterstoffe (Amarogentin, Gentiopicrosid), bitter schmeckende Gentiobiose
Wirk.: Bitterstoffe führen über eine Reizung der Geschmacksrezeptoren reflektorisch zu einer Anregung der Speichel- und Magensaftsekretion. Enzianwurzel gilt deshalb nicht nur als Amarum (purum), sondern auch als Roborans und Tonikum.
Ind.: Verdauungsbeschwerden wie Appetitlosigkeit, Völlegefühl, Blähungen.
KI: Magen- und Darmgeschwüre.
NW: Kopfschmerzen.
Anw.: Als Teeaufguß ☞ 7.1; Menge: 1/2 TL (1-2 g). Der Tee kann auch durch Ansetzen mit kaltem Wasser und mehrstündiges Ziehen bereitet werden. Mehrmals tägl. 1 Tasse kalt oder mäßig warm 1/2 h vor den Mahlzeiten trinken.

7.2.29   Erdrauchkraut (Herba Fumariae)

St.: Fumaria officinalis (Erdrauch)
Inh.: Isochinolinalkaloide, Flavonglykoside.
Wirk.: Leichte spasmolytische Wirkung am oberen Verdauungstrakt.
Ind.: Spastisch bedingte Gallenbeschwerden und Verstopfung.
VM: chron. Verstopfung, Wassersucht, Leber- und Gallenwegserkr., Gicht, Hauterkr. und als „Blutreinigungsmittel".
Anw.: Als Teeaufguß ☞ 7.1; Menge: 1-2 TL (2-4 g). Frisch bereiteten Teeaufguß eine halbe Stunde vor den Mahlzeiten trinken. Ggf. über einen Zeitraum von mehreren Wo. anwenden.

7.2.30   Eucalyptusblätter (Folia Eucalypti)

7

St.: Eucalyptus globulus (Eucalyptus)
Inh.: Ätherisches Öl (Cineol), Gerbstoffe.
Wirk.: Sekretomotorisch, expektorierend, schwach spasmolytisch.
Ind.: Erkältungskrankheiten der oberen Luftwege, Bronchitis.
VM: Magen-Darm-Mittel, Blasenerkr.
KI: Erkr. im Magen-Darm-Bereich, der Gallenwege und schwere Lebererkr. Bei Säuglingen und Kleinkindern Eucalyptus-Zubereitungen nicht im Bereich des Gesichts, speziell der Nase auftragen.
NW: Selten Übelkeit, Erbrechen und Durchfall.
WW: Enzyminduktion. Die Wirkung anderer Arzneimittel kann deshalb abgeschwächt und/oder verkürzt werden.
Anw.: Als Teeaufguß oder Inhalationslösung (☞ 7.1). Mit 1/2 TL (2-3 g). 3x tägl. 1 Tasse frischen Tee trinken. Zur Inhalation die Dämpfe des noch heißen Aufgusses tief einatmen. Nicht bei Kindern unter 2 J.
MTD: 4-6 g Droge.

7.2.31   Faulbaumrinde (Cortex Frangulae)

St.: Frangula alnus (Faulbaum)
Inh.: Hydroxyanthracenderivate (Glucofrangulin A und B), Aglykone (Frangula-Emodin, Chrysophanol, Physcion).
Wirk.: Induziert aktive Sekretion von Elektrolyten und Wasser in das Darmlumen und hemmt ihre Resorption aus dem Dickdarm. Volumenzunahme des Darmin-

haltes verändert den Füllungdruck im Darm und regt die Peristaltik an. Wirkungsbeginn 6-8 h nach Einnahme.

Ind.: Verstopfung, Erkr. bei denen eine leichte Darmentleerung mit weichem Stuhl erwünscht ist, z.B. bei Analfissuren, Hämorrhoiden.

VM: Bei Gallenwegs- und Leberleiden, Grind, Fieber, Hämorrhoiden.

KI: Ileus, Schwangerschaft, Stillzeit.

NW: Bei häufiger und langdauernder Anwendung oder Überdosierung wie bei Laxantien Kaliumverlust.

WW: Verstärkt aufgrund erhöhter K^+-Verluste die Wirkung von Herzglykosiden.

Anw.: Als Teeaufguß ☞ 7.1; Menge: 1/2 TL. Morgens und/oder abends vor dem Schlafengehen eine Tasse frisch bereiteten Tee trinken. Anwendung nur wenige Tage. Auf eine ballaststoffreiche Ernährung, ausreichende Flüssigkeitszufuhr sowie möglichst viel Bewegung achten.

7.2.32   Feigen (Ficus carica)

Droge: Caricae

Inh.: Invertzucker, Pektine, div. Vitamine, Fruchtsäuren, Schleime, Fermente.

Ind.: Keine vom BGA anerkannte Ind. Gegen die Verwendung von Feigenzubereitungen als Korrigens und Konstituens bestehen keine Bedenken.

VM: Als Abführmittel.

Anw.: Die ganzen getrockneten Früchte oder eine andere galenische Zubereitung (z. B. Sirup oder Früchtewürfel).

7.2.33   Fenchel (Foeniculum vulgare)

Droge: Fructus Foeniculi

Inh.: Ätherische Öle (süßlichen trans-Anethol und bitter, kampferartig schmekkendes (+)-Fenchon) Methylchavicol, Anisaldehyd, einige Terpenkohlenwasserstoffe, fettes Öl, Proteine, organische Säuren, Flavonoide.

Wirk.: Sekretomotrisch, sekretolytisch, antiseptisch, spasmolytisch, karminativ.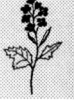

Ind.: Blähungen und krampfartige Beschwerden im Magen-Darm-Bereich, besonders bei Säuglingen und Kleinkindern zur Schleimlösung in den Atemwegen.

VM: Galaktagogum bei stillenden Frauen, äußerlich als Augenwasser bei Ermüdungserscheinungen des Auges und funktionellen Sehstörungen.

Anw.: Als Teeaufguß ☞ 7.1; Menge: 1-3 TL. 2-4x tägl. eine Tasse frisch bereiteten Teeaufguß warm zwischen den Mahlzeiten trinken. Bei Säuglingen und Kleinkindern kann der Teeaufguß auch zum Verdünnen von Milch oder Breinahrung verwendet werden. 1 TL = 2,5 g

7.2.34 Flohsamen (Semen Psylli)

St.: Plantago psyllium

Inh.: Schleimstoffe.

Wirk.: Darmperistaltik-regulierend.

Ind.: Verstopfung; alle Erkr. bei denen eine leichte Darmentleerung mit weichem Stuhl erwünscht ist, z.B. Analfissuren, Hämorrhoiden, habituelle Obstipation, Colon irritabile.

VM: Dysenterie, Umschläge gegen rheumatische Entzündungen.

KI: Ileus.

NW: In seltenen Fällen allergische Reaktionen, speziell bei pulverisierter Droge und flüssigen Zubereitungen.
Anw.: Zum Einnehmen: 1-3 TL (5-15 g) Flohsamen mit wenig Wasser leicht vorquellen, morgens und abends mit reichlich (1-2 Glas) Flüssigkeit einnehmen.
TD: 10 bis 30 g Droge.

7.2.35   Frauenmantelkraut (Herba Alchemillae)

St.: Alchemilla vulgaris (Gemeiner Frauenmantel)
Inh.: Gerbstoffe (Gallotannine), Flavonoide.
Wirk.: Adstringierend.
Ind.: Zur Unterstützung der Ther. akuter unspezifischer Durchfallerkr. und Magen-Darm-Störungen bei Erwachsenen und Schulkindern.
VM: Menorrhagie, „Erschlaffungszustände des Unterleibs"
Anw.: Als Teeaufguß ☞ 7.1; Menge: 3-4 TL (2-4 g). Tägl. bis zu 3 Tassen frisch bereiteten Tee warm zwischen den Mahlzeiten trinken.

7.2.36   Frische Fichtenspitzen (Piceae turiones recentes)

St.: Picea abies (Fichte) oder Abies alba (Tanne)
Inh.: Ätherisches Öl.
Wirk.: Sekretolytisch, schwach antiseptisch, durchblutungsfördernd.
Indikation
• *Innerlich:* Katarrhe der Luftwege.
• *Äußerlich:* Leichte Muskel und Nervenschmerzen.
Anwendung
• *Innerlich:* MTD, Zubereitungen entspr. 5-6 g Droge.
• *Äußerlich:* 200 bis 300 g Droge für ein Vollbad.

7.2.37   Fuchskreuzkraut, Syn. Kreuzkraut (Herba Senecionis)

St.: Senecio nemorensis L. subsp. fuchsii
Inh.: Fuchsisenecionin, Senecionin, Pyrrolizidin-Alkaloide, Flavonoide.
Wirk.: Verkürzung der Blutungszeit.
Ind.: nicht empfehlenswert ☞ 7.1 (BA Nr. 138 vom 27. 7. 90).
VM: Diabetes mellitus, Blutungen, hoher Blutdruck Krämpfe, als „uteruswirksames Mittel", diffuser Schleimhautblutungen.
NW: Risiken: Fuchskreuzkraut enthält wechselnde Mengen toxischer Pyrrolizidinalkaloide (PA), von denen organotoxische, insbesondere hepatotoxische Wirkungen bekannt sind. Tierexperimentell kanzerogene und genotoxische Wirkungen. Die Anwendung eines unwirksamen Mittels bei Diabetes mellitus stellt darüberhinaus ein erhebliches gesundheitliches Risiko dar.

7.2.38   Gänsefingerkraut (Herba Anserianae)

St.: Potentilla Anserina
Inh.: Gerbstoffe, Tormentosid, Phytosterole, Flavonoide, Anthocyane.
Wirk.: Adstringierend, entsprechender Gerbstoffgehalt; ausgeprägte Tonussteigerung und Kontraktionsfrequenzsteigerung beim isolierten Tieruterus.

Ind.: Leichte dysmenorrhoische Beschwerden; zur Unterstützung der Ther. leichter, unspezifischer akuter Durchfallerkrankungen. Leichte Entzündungen im Bereich der Mund- und Rachenschleimhaut.
VM: Unterleibskrämpfe der Frau, Menstruationsbeschwerden, Muskel- und Wadenkrämpfen, Magenleiden.
NW: Beschwerden bei Reizmagen können verstärkt werden.
Anw.: Als Teeaufguß ☞ 7.1; Menge: 1-2 TL (2-4 g). Mehrmals tägl. 1 Tasse frisch bereiteten Tee zwischen den Mahlzeiten trinken.

7.2.39 Galgantwurzelstock (Rhizoma Galangae)

St.: Zingiberaceae
Inh.: Ätherisches Öl, Scharfstoffe, Flavonoide.
Wirk.: Spasmolytisch, antiphlogistisch (Hemmung der Prostaglandinsynthese), antibakteriell.
Ind.: Dyspeptische Beschwerden, Appetitlosigkeit.
Anw.: Als Teeaufguß ☞ 7.1; Menge: 0,5-1 g. Jeweils 1/2 h vor den Mahlzeiten 1 Tasse trinken.

7.2.40 Gewürznelken (Syzygium aromaticum)

Droge: Flores Caryophylli
Inh.: Ätherisches Öl.
Wirk.: Antiseptisch, antibakteriell, antimykotisch, antiviral, lokalanästhetisch, spasmolytisch.
Ind.: Entzündliche Veränderungen der Mund- und Rachenschleimhaut. In der Zahnheilkunde: Zur lokalen Schmerzstillung.
NW: In konzentrierter Form wirkt Nelkenöl gewebereizend.
Anw.: In Mundwässern entsprechend 1-5% ätherisches Öl; Zahnheilkunde: Unverdünntes ätherisches Öl bzw. ganze Nelken zerbeißen.

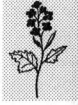

7.2.41 Glockenbilsenkrautwurzelstock (Rhizoma Scopoliae)

St.: Scopolia carniolica
Inh.: Alkaloide (Hyoscyamin, Scopolamin).
Wirk.: Als Parasympathikolytikum/Anticholinergicum kompetitive Antagonisierung des neuromuskulären Transmitters Acetylcholin (betrifft vorwiegend die muskarinähnliche Wirk.). Periphere und zentralnervöse Wirk. Dadurch Erschlaffung glattmuskulärer Organe und Aufhebung spastischer Zustände, v.a. im Bereich des Gastrointestinaltraktes und der Gallenwege. Lösung zentralnervös bedingten muskulären Tremors sowie muskulärer Rigidität. Am Herzen positiv chronotrop und dromotrop. Verwendung der Droge heute weitgehend obsolet.
Früher Verwendung bei Spasmen des Magen-Darm-Kanals, der Gallengänge und der ableitenden Harnwege.
KI: Engwinkelglaukom, Prostata-Adenom mit Restharn, Tachykardien, mechanische Stenosen im Bereich des Magen-Darm-Kanals, Megacolon.
NW: Mundtrockenheit, Schweißverminderung, Hautrötung, Akkomodationsstörungen, Wärmestau, Tachykardie, Miktionsbeschwerden, Glaukom-Anfall kann ausgelöst werde.
WW: Wirkungsverstärkung bei gleichzeitiger Einnahme von trizyklischen Antidepressiva, Amantadin, Chinidin.

Anw.: Nicht zur Teebereitung! *Heute weitgehend obsolet.*
MTD: 0,25 mg Gesamtalkaloide. Max. Einzeldosis entspr. 1,0 mg Gesamtalkaloide.
Max. Tagesdosis 3,0 mg Gesamtalkaloide, jeweils berechnet als Hyoscyamin.

7.2.42   Goldrutenkraut (Herba Solidaginis)

St.: Solidago virgaurea
Inh.: Saponine, Derivate der Oleanolsäure und Polygalasäure, Flavonoide (bes.
Rutin, Quercitrin, Isoquercitrin, Astragalin) Kaffeesäure, Chlorogensäure, Iso-
chlorogensäure und einige Phenolglucoside, ätherisches Öl, Sesquiterpene und
Diterpene.
Wirk.: Diuretisch, schwach spasmolytisch, antiphlogistisch.
Ind.: Zur Erhöhung der Harnmenge bei Entzündungen im Bereich von Niere und
Blase. Zur Durchspülungsther.
VM: „Blutreinigungsmittel" bei Gicht, Rheuma, Arthritis, Ekzemen und anderen
Hauterkr. *Äußerlich:* Adstringens (Gerbstoffe) für Mund- und Rachenhöhle
(Spülungen), bei schlecht heilenden Wunden.
KI: Vorsicht bei chron. Nierenerkr. Keine Durchspülungsther. bei Ödemen
infolge Herz- oder Niereninsuffizienz
Anw.: Als Teeaufguß ☞ 7.1; Menge: 1-2 TL (3-5 g). 2-4x tägl. 1 Tasse Teeaufguß
zwischen den Mahlzeiten trinken.
TD: 6-12 g Droge. Auf reichliche Flüssigkeitszufuhr achten.

7.2.43   Haferstroh (Stramentum Avenae)

Inh.: Kieselsäure, B-Vitamine, Mineralstoffe und das Alkaloid Avenin.
Ind.: Äußerlich zum Baden bei entzündlichen und seborrhoischen Hauterkr.,
speziell bei Juckreiz.
VM: Rheuma, Gicht und andere Stoffwechselstörungen. Sitz- und Teilbäder bei
Frostbeulen, Grind und Frauenbeschwerden.
Anw.: *Nicht als Teeaufguß geeignet,* nur zur Bereitung von Bädern. Als Vollbad:
100 g Droge mit 3 l Wasser 20 Min. kochen, dann abseihen und dem Vollbad
zusetzen.

7.2.44   Hamamelisblätter (Folia Hamamelidis)

St.: Hamamelis virginiana
Inh.: Gerbstoffe (Gallotannine), Flavonoide und ätherisches Öl.
Wirk.: Adstringierend, entzündungshemmend, lokal hämostyptisch.
Ind.: Unterstützend zur Ther. akuter, unspezifischer Durchfallerkr. bei Schulkin-
dern und Erwachsenen. Entzündungen von Zahnfleisch und Mundschleimhaut.
Leichter Hautverletzungen, lokale Entzündungen der Haut- und Schleimhäute,
Hämorrhoiden, Krampfaderbeschwerden.
NW: Bei empfindlichen Pat. können gelegentlich Magenreizungen auftreten.
Hamamelisblätter enthalten Tanningerbstoffe, die in seltenen Fällen Leberschä-
den erzeugen können. Gelegentlich Allergien.
Anw.: Zur Bereitung als Teeaufguß (☞ 7.1) zum Trinken oder Spülen. Menge:
1 TL (2-3 g). 2-3x tägl. 1 Tasse frisch bereiteten Aufguß zwischen den Mahlzeiten
trinken. Zahnfleisch und Mundschleimhautentzündungen mehrmals tägl. mit dem
Aufguß spülen.

7

- *Äußerlich:* Wasserdampfdestillat (Hamameliswasser) zu Umschlägen. Extraktzubereitungen zu Umschlägen und Spülungen.
- *Innerlich:* (auf Schleimhäuten): Zäpfchen und andere Darreichungsformen.

7.2.45   Hamamelisrinde (Cortex Hamamelidis)

St.: Hamamelis virginiana
Inh.: Gerbstoffe (deutlich weniger als Hamamelisblätter), ätherisches Öl.
Wirk.: Adstringierend, entzündungshemmend, lokal hämostyptisch.
Ind.: Unterstützend zur Ther. akuter, unspezifischer Durchfallerkrankungen, Entzündungen von Zahnfleisch und Mundschleimhaut. Leichte Hautverletzungen, lokale Entzündungen der Haut- und Schleimhäute, Hämorrhoiden, Krampfaderbeschwerden.
NW: Bei empfindlichen Pat. gelegentlich Magenreizungen. Tanningerbstoffe der Hamamelisrinde können, die in seltenen Fällen Leberschäden erzeugen.
Anw.: Als Teeaufguß, zum Trinken oder Spülen ☞ 7.1; Menge: 1 TL (2-3 g). 2-3x tägl. 1 Tasse frischen Aufguß zwischen den Mahlzeiten trinken. Zahnfleisch- und Mundschleimhautentzündungen mehrmals tägl. spülen. Sollten die Durchfälle länger als 3-4 Tage anhalten, den Arzt aufsuchen.
- *Äußerlich:* Wasserdampfdestillat (Hamameliswasser) zu Umschlägen. Extraktzubereitungen zu Umschlägen und Spülungen.
- *Innerlich* auf Schleimhäuten: Zäpfchen und andere Darreichungsformen.

7.2.46   Hauhechelwurzel (Radix Ononidis)

St.: Ononis spinosa
Inh.: Triterpene, ätherisches Öl (trans-Anethol, Carvon, Menthol und aromatische Kohlenwasserstoffe), Sterole, Pterocarpanderivate.
Wirk.: Diuretisch.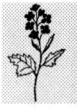
Ind.: Erhöhung der Harnmenge bei Nierenbecken- und Blasenkatarrhen, Harngrieß, zur Vorbeugung von Harnsteinen. Durchspülungsther.
VM: Gicht und rheumatische Beschwerden. Adjuvans in „Blutreinigungstees".
KI: Ödeme infolge eingeschränkter Herz oder Nierentätigkeit.
Anw.: Als Teeaufguß (☞ 10.1.2 Menge: 2 TL (3-4 g), nach etwa 30 Min. abseihen. 2-3x tägl. 1 Tasse Tee zwischen den Mahlzeiten trinken. Tee aus Hauhechelwurzel nur wenige Tage anwenden, da die Wirksamkeit nachläßt. Nach einer Pause von jeweils mehreren Tagen kann die Anwendung fortgesetzt werden.
TD: 6-12 g Droge.

7.2.47   Heidelbeerblätter (Folia Myrtilli)

St.: Vaccinium myrtillus
Inh.: Catechingerbstoffe, Leucoanthocyane, Flvonoide, Phenolcarbonsäuren, Iridoide, Mangan.
Ind.: ☞ 7.1 (BA Nr. 76 v. 23. 4. 87).
VM: Diabetes mellitus zur Vorbeugung und Ther. von Erkr. und Beschwerden im Bereich des Magen-Darm-Traktes der Niere, der ableitenden Harnwege und der Atemwege, bei Rheuma, Gicht, Hauterkrankungen, Hämorrhoidalerkr., Durchblutungsstörungen, funktionellen Herzbeschwerden, zur Anregung des Stoffwechsels und zur Blutreinigung.

NW: Bei höherer Dosierung oder längerem Gebrauch können chron. Vergiftungen auftreten, die sich im Tierversuch zunächst in Kachexie, Anämie, Ikterus, akuten Erregungszuständen und Tonusstörungen äußern und schließlich nach chron. Gaben von 1,5 g/kg/Tag zum Tode führen können.
Anw.: Als Teeaufguß ☞ 7.1; Menge: 1 g; 1 TL = ca. 0,6 g. Nicht über längere Zeit anwenden!

7.2.48 Heidelbeeren (Fructus Myrtilli)

St.: Vaccinium myrtillus
Inh.: Catechingerbstoffe, Fruchtsäuren, Invertzucker, kleine Menge Flavonoide, Anthocyane, Glykoside des Malvidins, Cyanidins, Delphinidins.
Wirk.: Adstringierend.
Ind.: Unspezifische, akute Durchfallerkr. Lokale Ther. leichter Entzündungen der Mund und Rachenschleimhaut.
VM: Magenbeschwerden, Hämorrhoidenbehandlung .
Anw.: Als Teeaufguß ☞ 7.1; Menge: 1-2 EL. Der Tee kann auch durch 2-stündiges Ansetzen und Quellen in kaltem Wasser bereitet werden. Auch Einnahme von 1-2 TL der getrockneten Früchte mit etwas Flüssigkeit möglich. Mehrmals tägl. bis zum Abklingen des Durchfalls 1 Tasse frisch bereiteten Aufguß kalt trinken.
TD: 20-60 g Droge, zur lokalen Anwendung als 10% Dekokt (☞ Phytotherapie, 2.24).

7.2.49 Herbstzeitlose (Colchicum autumnale)

Droge: Semen Colchici, Tubera Colchici, Flores Colchici.
Inh.: Colchicin, Alkaloide.
Wirk.: Antichemotaktisch, antiphlogistisch, mitosehemmend.
Ind.: Akuter Gichtanfall, familiäres Mittelmeerfieber.
KI: Schwangerschaft. Vorsicht bei alten und geschwächten Pat. und solchen mit Herz-, Nieren oder gastrointestinalen Erkr.
NW: Durchfall, Übelkeit, Erbrechen, Bauchschmerzen, Leukopenie; bei längerem Gebrauch Hautveränderungen, Agranulozytose, aplastische Anämie, Myopathie und Alopezie.
Anw.: *Nicht zur Teebereitung!* Nur als standatisiertes Fertigarzneimittel. Dosierung: Im akuten Anfall oral als Initialdosis entsprechend 1 mg Colchicin, gefolgt von 0,5-1,5 mg alle 1-2 h bis zum Abklingen der Schmerzen. Die Tagesgesamtdosis von 8 mg Colchicin nicht überschreiten. Zur Anfallsprophylaxe und Ther. des familiären Mittelmeerfiebers oral tägl. entsprechend 0,5-1,5 mg Colchicin. Keine Wiederholung der Behandl. des Gichtanfalls innerhalb von 3 Tagen.
Beachten: Colchici-Semen, Tubera, Flores und deren Zubereitungen sind verschreibungspflichtig! Bei der Dauerther. des familiären Mittelmeerfiebers mit Colchicum-Zubereitungen laufende Kontrolle des Blutbildes sowie der Leber und Nierenfunktion erforderlich.

10.2.50 Hirtentäschelkraut (Herba Bursae pastoris)

St.: Capsella bursa-pastoris
Inh.: Charakteristisch ist das Vorkommen von Aminosäuren (v.a. Prolin) und Proteinen. Nachgewiesen wuren kleine Mengen an Flavonoiden, Vit. C, Sitosterin, Glucosinolaten und Triterpenen.

Wirk.: *Nur bei parenteraler Anwendung:* Muskarinartige Wirkungen mit dosisabhängiger Blutdrucksenkung und Blutdrucksteigerung, positiv inotrope und chronotrope Herzwirkung. Steigerung der Uteruskontraktion.
Ind.: *Innerlich:* Symptomatisch bei leichteren Menorrhagien und Metrorrhagien; lokal bei Nasenbluten. *Äußerlich:* Oberflächliche, blutende Hautverletzungen.
VM: Als blutstillendes Mittel, bei Dysmenorrhoen.
Anw.: Als Teeaufguß ☞ 7.1; Menge: 1-2 TL (2-4 g): 2-4x tägl. 1 Tasse frisch bereiteten Tee warm zwischen den Mahlzeiten trinken. Bei anhaltenden Blutungen weitergehende Maßnahmen.
MTD: 10-15 g Droge. Lokale Anwendung: 3-5 g Droge. Fluidextrakt TD 5-8 g.

7.2.51   Holunderblüten (Flores Sambuci)

St.: Sambucus nigra
Inh.: Flavonoide, Hydroxyphenylcarbonsäuren, Ester, Steroide, Triterpene.
Wirk.: Schweißtreibend, vermehrt die Bronchialsekretion.
Ind.: Schweißtreibendes Mittel bei fieberhaften Erkältungskrankheiten.
VM: Als Gurgelwasser.
Anw.: Als Teeaufguß ☞ 7.1; Menge: 2 TL (3-4 g). Mehrmals tägl., bes. in der 2. Tageshälfte 1-2 Tassen frisch bereiteten Tee so heiß wie möglich trinken.

7.2.52   Hopfen (Strobuli lupuli)

St.: Humulus lupulus
Inh.: Bitterstoffe („Bitterharz"), ätherisches Öl (Mono- und Sesquiterpenen), Gerbstoffe, Flavonoide.
Wirk.: Beruhigend, schlaffördernd.
Ind.: Befindungsstörungen wir Unruhe und Angstzustände, Schlafstörungen.
VM: Als Amarum und Stomachikum zur Appetitanregung und Steigerung der Magensaftsekretion, in Form von Infusen *äußerlich* zur Behandl. von Geschwüren und Hautverletzungen, *innerlich* bei Blasenentzündungen.
Anw.: Als Teeaufguß ☞ 7.1; Menge: zwei TL 2-3x tägl. und vor dem Schlafengehen eine Tasse frisch bereiteten Tee trinken. Kombinationen mit anderen sedativ wirkenden Drogen können sinnvoll sein.

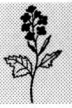

7.2.53   Huflattichblätter (Fllia Farfarae)

St.: Tussilago farfara
Inh.: Schleim- und Gerbstoffe, wechselnde Mengen von Pyrrolizidinalkaloiden
Wirk.: Schleimstoffe überziehen die Schleimhäute mit einer Schicht, die chem. und physikalische Reize mindert und so den Hustenreiz mildert.
Ind.: Zur Reizlinderung bei Schleimhautentzündungen im Mund- und Rachenraum; zur Milderung eines trockenen Hustenreizes bei Bronchialkatarrh; akute, leichte Entzündungen der Mund- und Rachenschleimhaut.
KI: Schwangerschaft, Stillzeit.
NW: ☞ 7.2.11
Anw.: Als Teeaufguß (☞ 7.1) Menge: 1 EL (ca. 2 g). Mehrmals tägl., bes. morgens nach dem Aufwachen und abends vor dem Schlafengehen 1 Tasse Tee trinken.
TD: 4,5 bis 6 g Droge. Die TD von Huflattichtee und von Teemischungen soll nicht mehr als 10 g sein. *Nicht länger als 4-6 Wo. pro Jahr anwenden.*

7.2.54 Huflattichblüten/-kraut/-wurzel (Flores/Herba/Radix Farfarae)

St.: Tussilago farfara
Inh.: Blüten und Kraut: Schleimstoffe, Gerbstoffe , Wurzel: Inulin, Gerbstoffe.
Ind.: nicht empfehlenswert ☞ 7.1
VM: Husten, Heiserkeit, akute und chron. Bronchitis, Asthma, Grippe, Entzündungen und Reizzuständen im Bereich der Mund- und Rachenschleimhaut, Mandelentzündung, Rachitis, Drüsenanschwellungen, Skrofulose, Magen-Darm-Katarrh, Durchfall, zur Anregung des Stoffwechsels, zur „Blutreinigung", als harntreibendes und schweißtreibendes Mittel, äußerlich zur Wundbehandlung.
NW: Risiken: Huflattich enthält in allen Pflanzenteilen stark wechselnde Mengen toxischer Pyrrolizidinalkaloide (PA), von denen organotoxische, bes. hepatotoxische Wirkungen bekannt sind. Tierexperimentell wurde für PA kanzerogene Wirkungen mit einem genotoxischen Wirkungsmechanismus nachgewiesen.
Anw.: *Nicht zur Teebereitung geeignet!*

7.2.55 Hyoscyamusblätter (Folia Hyoscyami)

St.: Hyoscyamus niger
Inh.: Alkaloide Hyoscyamin und Scopolamin.
Wirk.: Als Parasympathicolyticum/Anticholinergicum kompetitive Antagonisierung von Acetylcholin (betr. die muskarinähnliche Wirkung des Acetylcholins), periphere und zentralnervöse Wirk.; Erschlaffung glattmuskulärer Organe, v.a. im Bereich des Gastrointestinaltraktes. Lösung zentralnervös bedingten Muskeltremors. Zusätzlich sedierend.
Ind.: Spasmen im Bereich des Gastrointestinaltraktes.
VM: Ölige Extrakte äußerlich als Einreibung bei Rheuma.
KI: Tachykarde Arrhythmien, Prostataadenom mit Restharnbildung, Engwinkelglaukom, akutes Lungenödem, mechanische Stenosen im Bereich des Magen-Darm-Traktes, Megakolon.
NW: Mundtrockenheit, Akkomodations- und Miktionsstörungen, Tachykardie.
WW: Verstärkung der anticholinergen Wirkung durch trizyklische Antidepressiva, Amantadin, Antihistaminika, Phenothiazine, Procainamid, Chinidin.
Anw.: *Nicht als Teebaufguß!* Droge wird als eingestelltes Pulver eingenommen.
MED: 0,5 g eingestelltes Hyocyamuspulver entspr. 0,25-0,35 mg Gesamtalkaloide.
GED: 1,0 g eingestelltes Hyoscyamuspulver entspr. 0,5-0,7 mg Gesamtalkaloide.
GTD: 3,0 g eingestelltes Hyoscyamuspulver entspr. 1,5-2,1 mg Gesamtalkaloide, berechnet als Hyoscyamin.

7.2.56 Indische Flohsamen (Semen Plantaginis ovatae)

St.: Plantago ovata
Inh.: Schleimstoffe, die ausschließlich in der Epidermis der Samenschale lokalisiert sind, daneben etwa 5% fettes Öl und Proteine.
Wirk.: Bei Diarrhoe durch Wasserbindung Verlängerung der Transitzeit des verflüssigten Darminhaltes. **Bei Obstipation** durch Zunahme des Stuhlvolumens Verkürzung der Transitzeit. Senkung des Serum-Cholesterin-Spiegels.

Ind.: Zur Behandl. von Verstopfung; alle Erkr. bei denen eine leichte Darment-
leerung mit weichem Stuhl erwünscht ist, z.B. bei Analfissuren, Hämorrhoiden und
nach rektal-analen operativen Eingriffen.
KI: Krankhafte Verengungen im Magen-Darm-Trakt, Darmverschluß (Ileus),
Schwer einstellbarer Diabets mellitus.
NW: In Einzelfällen Überempfindlichkeitsreaktionen.
WW: Resorption gleichzeitig eingenommener Medikamente evtl. verzögert. Bei
insulinpflichtigen Diabetikern evtl. Reduzierung der Insulindosis erforderlich.
Anw.: *Nicht zu Teezubereitung geeignet!* Zum Einnehmen:
TD: 12-40 g Droge; Art der Anw.: Ganzdroge oder grob zerkleinert sowie andere
galenische Zubereitungen zum Einnehmen. Bei der Einnahme auf reichliche
Flüssigkeitszufuhr, z.B. 150 ml Wasser auf 5 g Droge achten. Auch Abstand von
1/2 -1 h nach Mahlzeiten oder nach der Einnahme von Arzneimitteln einhalten.
1-3 TL voll (5-15 g) indische Flohsamen mit wenig Wasser leicht vorgequollen,
morgens und abends mit reichlich (1-2 Gläser) Flüssigkeit einnehmen.

7.2.57   Ingwer (Zingiber officinalis)

Droge: Rhizoma Zingiberis
Inh.: Ätherisches Öl (Sequiterpenen, Zingiberen, Scharstoffe wie Gingerol,
Shogaol, Zingeron.
Wirk.: Antiemetisch, positiv inotrop, Förderung der Speichel- und Magensaftse-
kretion, cholagog; Steigerung von Tonus und Peristaltik des Darms.
Ind.: Als Gewürz, als Stomachikum, Tonikum, Digestivum. Ingwerpulver ist in
einer Dosierung ab 2 g ein stark wirksames Antiemetikum.
VM: Karminativum, Expektorans, Adstringens.
KI: Schwangerschaftserbrechen.
Anw.: *Nicht als Teeaufguß!* Als Antiemetikum 2 g frisch gepulverte Droge mit etwas
Flüssigkeit einnehmen. (☞ Antiemetikum 5.5.6.2.)
MTD: 2 g Droge.

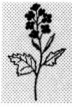

7.2.58   Isländisch Moos (Ceteraria islandica)

Droge: Lichen islandicus
Inh.: Schleim- und Bitterstoffe.
Wirk.: Reizlindernd, schwach antimikrobiell.
Ind.: Zur Reizlinderung bei Katarrhen der oberen Luftwege, Appetitlosigkeit.
VM: Lungenleiden, Galaktagogum,Roborans, Nieren- und Blasenleiden. Äußer-
lich bei schlecht heilenden Wunden (antibiotischer Effekt Flechtensäuren!)
WW: Evtl verzögerte Resorption gleichzeitig eingenommener Arzneimittel.
Anw.: Als Teeaufguß ☞ 7.1; Menge: 1- 2 TL (2-4 g). Mehrmals tägl. 1 Tasse frisch
zubereiteten Tee trinken. Um bei Appetitlosigkeit möglichst viele der wirksamen
Bitterstoffe im Teeaufguß zu erhalten, den Tee als Kaltmazerat zubereiten. 1- 2
TL mit ca. 150 ml kaltem Wasser ansetzen, 30 Min. unter öfterem Umrühren
ziehen lassen und danach durch ein Teesieb geben. 1 Tasse vor dem Essen.

7.2.59 Javanische Gelbwurzel
(Rhizoma Curcumae xanthorrhizae)

St.: Curcuma xanthorrhizae
Inh.: Ätherisches Öl und Dicinnamoylmethan-Derivate (Curcumin).
Wirk.: Choleretisch.
Ind.: Dyspeptische Beschwerden.
KI: Verschluß der Gallenwege, Gallensteine.
NW: Bei längerem Gebrauch Magenbeschwerden.
Anw.: Als Teeaufguß ☞ 7.1; Menge: 0,5-1 g grob gepulverte Droge (1 TL = 2,5 g).
Als Choleretikum 2-3x1 Tasse über den Tag verteilt, als Stomachikum und
Karminativum vor oder zu den Mahlzeiten je 1 Tasse trinken. Als Monodroge
kaum gebräuchlich.

7.2.60 Johanniskraut (Herba Hyperici)

St.: Hypericum perforatum
Inh.: Naphthodianthrone (Hypericin, Pseudohypericin), ätherische Öle, Flavonoi-
de, Gerbstoffe, antibiotisch wirksame Substanzen wie Hyperforin.
Wirk.: Milde antidepressive Wirkung. Nach experimentellen Befunden ist Hype-
ricin den Monoaminooxydasehemmern zuzurechnen. Ölige Hypericum-Zuberei-
tungen wirken antiphlogistisch.
Indikation
Innerlich: Psychovegetative Störungen, depressive Verstimmungszustände, Angst,
nervöse Unruhe. Ölige Hypericumzubereitungen bei dyspeptischen Beschwerden.
Äußerlich: Ölige Hypericumzubereitungen zur Behandl. und Nachbehandlung von
scharfen und stumpfen Verletzungen, Myalgien und Verbrennungen 1. Grades.
VM: Als Antidiarrhoikum, Diuretikum, bei Bettnässern, Rheumatismus und Gicht.
KI: Lichtüberempfindlichkeit. Höhensonne oder Solarium während der Anw.
meiden.
NW: Gelegentlich (besonders bei hellhäutigen Personen) Lichtüberempfindlichkeit (sonnenbrandähnliche Entzündungen der Hautpartien, die stärkerer Sonnen-
bestrahlung ausgesetzt waren). Reversible Hyperpigmentierungen möglich.
Anw.: Als Teeaufguß ☞ 7.1; Menge: 1-2 TL. Regelmäßig morgens und abends 1-2
Tassen frisch bereiteten Tee trinken. Für nachhaltige Wirkung über mehrere Wo.
oder Mon. anwenden.

7.2.61 Kamillenblüten (Flores Chamomillae)

St.: Chamomilla recutita
Inh.: Ätherische Öle ((-)α-Bisabolol oder Bisabololoxide A und B), Matricin,
Flavonderivate wie Apigenin und Apigenin-7-glucosid.
Wirk.: Antiphlogistisch, muskulotrop, spasmolytisch, wundheilungsfördernd, deso-
dorierend, antibakteriell und bakterientoxinhemmend, Anregung des Hautstoff-
wechsels.
Indikation
Äußerlich: Haut und Schleimhautentzündungen sowie bakterielle Hauterkr.
einschließlich der Mundhöhle und des Zahnfleisches. Entzündliche Erkr. und
Reizzustände der Luftwege (Inhalationen). Erkr. im Anal- und Genitalbereich
(Bäder und Spülungen).

Innerlich: Gastrointestinale Spasmen und entzündliche Erkr. des Gastro-Intestinal-Traktes.

Anw.: Als Teeaufguß ☞ 7.1; Menge: 1 EL. Zur Bereitung eines Dampfbades 1-2 EL Kamillenblüten mit heißem Wasser übergießen. Bei Erkr. im Magen-Darm-Bereich 3-4x tägl. 1 Tasse frisch bereiteten Tee warm zwischen den Mahlzeiten trinken. Bei Entzündungen der Schleimhaut im Mund- und Rachenbereich mit dem frisch bereiteten Teeaufguß mehrmals tägl. spülen oder gurgeln. Bei Entzündungen der oberen Atemwege die Dämpfe des frisch bereiteten Teeaufgusses einatmen. Den Teeaufguß nicht im Bereich des Auges anwenden.

Beachten: Für Dampfbäder (Kamillendampf) ist die Verwendung von fertigen Kamillenextrakten eine sehr wirksame und sichere Alternative.

7.2.62   Kava-Kava Wurzelstock (Rhizoma Piperis methystici)

St.: Piper methysticum
Inh.: Kave-Pyrone.
Wirk.: Anxiolytisch. Tierexperimentell narkosepotenzierende (sedierende), antikonvulsive, spasmolytische und zentral muskelrelaxierende Wirkung beschrieben.
Ind.: Nervöse Angst-, Spannungs- und Unruhezustände.
VM: Synonymbezeichnung „Rauschpfeffer". Zeigt bei mäßigem Genuß eine entspannende und euphorisierende Wirkung.
KI: Schwangerschaft, Stillzeit, endogene Depressionen.
NW: Bei länger dauernder Einnahme vorübergehende Gelbfärbung der Haut und Hautanhangsgebilde möglich. In seltenen Fällen allergische Hautreaktionen (in beiden Fällen absetzen). Akkomodationsstörungen, Pupillenerweiterungen sowie Störungen des okulomotorischen Gleichgewichts. Auch bei bestimmungsgemäßem Gebrauch Beeinflussung der Sehleistung und des Reaktionsvermögens im Straßenverkehr möglich. *Cave:* Suchtgefahr bei häufigem Genuß
WW: Wirkungsverstärkung zentral wirksamer Substanzen wie Alkohol, Barbiturate und Psychopharmaka möglich.
Anw.: *Nicht zur Teezubereitung geeignet!*
TD: 60-120 mg Kava-Pyronen. Zerkleinerte Droge sowie andere galenische Zubereitungen zum Einnehmen. Ohne ärztlichen Rat nicht länger als 3 Mon. einnehmen.

7.2.63   Keuschlammfrüchte (Fructus Agni casti)

St.: Vitex Agnus castus
Inh.: Iridoide (Aucubin und Agnusid), Flavonoide, ätherische Öl, Bitterstoff Castin.
Wirk.: Tierexperimentell schwache Corpus- luteum- ähnliche Wirkung.
Ind.: Menstruationsstörungen infolge primärer und sekundärer Gelbkörperinsuffizienz. Prämenstruelles Syndrom, Mastodynie, klimakterische Beschwerden, mangelhafte Stilleistung.
NW: In seltenen Fällen zu frühe Wiederkehr der Periode nach der Geburt (Hypohphysenaktivierung), gelegentliches Auftreten von juckenden, urtikariellen Exanthemen.
Anw.: *Nicht zur Teezubereitung!* Anwendung von alkoholischen Auszügen.
MTD: 20 mg Droge.

7.2.64   Kiefernsprossen (Turiones Pini)

St.: Pinus silvestris
Inh.: Harze, Bitterstoffe, ätherisches Öl.
Wirk.: Sekretolytisch, schwach antiseptisch, durchblutungsfördernd.
Indikation
• *Innerlich:* Katarrhalische Erkr. der oberen und unteren Luftwege.
• *Äußerlich:* Leichte Muskel- und Nervenschmerzen.
VM: Bronchitis, Gicht, Rheuma, Magenbeschwerden, als „Blutreinigunsmittel",
bei Hautleiden.
Anwendung
• Einreibung: Flüssige oder halbfeste Zubereitungen mit Extrakten entspr. 20 bis
50% Droge.
• Als Teeaufguß ☞ 7.1; Menge: 1-2 TL ; mehrmals tägl. 1 Tasse, evtl. mit Honig
gesüßt trinken.

7.2.65   Knoblauch (Allium sativum)

Droge: Bulbus Allii sativi
Inh.: Alliin, ätherisches Öl.
Wirk.: Antibakteriell, antimykotisch, lipidsenkend, Hemmung der Thrombozyten-
aggregation, Verlängerung der Blutungs- und Gerinnungszeit, Steigerung der
fibrinolytischen Aktivität.
Ind.: Zur Unterstützung diätetischer Maßnahmen bei Erhöhung der Blutfettwerte.
Zur Vorbeugung altersbedingter Gefäßerweiterungen.
VM: Kräfigendes Mittel, Atembeschwerden, Husten, Bronchitis, Verdauungsbe-
schwerden.
NW: Selten Magen-Darmbeschwerden, allergische Reaktionen. Veränderung des
Geruchs von Haut und Atemluft.
Anw.: Zum Einnehmen; Knoblauch am besten frisch essen. Soweit nicht anders
verordnet, liegt die **MTD** bei 4 g frischer Knoblauchzwiebel.

7.2.66   Koriander (Coriandrum sativum)

Droge: Fructus Coriandri
Inh.: Ätherisches Öl.
Wirk.: Spasmolytisch, karminativ, bakterizid, fungizid.
Ind.: unterstützend zur Behandl. von Oberbauchbeschwerden wie Völlegefühl,
Blähungen und leichten, krampfartigen Magen-Darm- Störungen.
VM: Gegen Würmer, Rheuma und Gelenkschmerzen.
Anw.: Als Teeaufguß ☞ 7.1; Menge: 2 TL; mehrmals tägl. 1 Tasse frisch bereiteten
Tee warm zwischen den Mahlzeiten trinken.

7.2.67   Kreuzdornbeeren (Fructus Rhamni cathartici)

St.: Rhamnus cathraticus
Inh.: Hydorxyanthrocenderivate, Gerbstoffe, Flavonoide, Pektin, verschiedene
Oligosaccharide.
Wirk.: Laxierend.

Ind.: Verstopfung, alle Erkr., bei denen eine leichte Darmentleerung mit weichem Stuhl erwünscht ist, wie z.B. bei Analfissuren, Hämorrhoiden, und nach rektal-analen operativen Eingriffen.

VM: Als Diuretikum, „Blutreinigungsmittel".

KI: Darmverschluß, während der Schwangerschaft und Stillzeit zurückhaltend anwenden.

NW: Bei höherer Dosierung krampfartige Magen-Darm-Beschwerden möglich. Die Dosis in diesen Fällen verringern. Bei chron. Gebrauch/Mißbrauch Elektrolytverluste, insbesondere K^+-Verluste möglich. In die Darmmukosa werden Pigmente eingelagert (Melanosis coli).

WW: Bei chron. Gebrauch Verstärkung der Wirkung von Herzglykosiden möglich.

Anw.: Als Teeaufguß ☞ 7.1; Menge: 2 TL (3-5 g); morgens und/oder abends vor dem Schlafengehen eine Tasse frisch bereiteten Tee trinken. Nur wenige Tage einnehmen. Möglichst keine Langzeit-Einnahme. Um den Darm zu normaler Funktion zu erziehen, auf ballaststoffreiche Ernährung, ausreichende Flüssigkeitszufuhr sowie möglichst viel Bewegung achten.

7.2.68   Küchenschellenkraut (Herba Pulsatilla)

St.: Pulsatilla vulgaris (in Deutschland unter Naturschutz!)

Inh.: Protoanemonin, Ranunculin.

Wirk.: Im Tierversuch führt Protoanemonin nach Resorption zuerst zu Erregung, dann zur Lähmung des ZNS. An Niere und ableitenden Harnwegen treten Reizerscheinungen auf, diese dürften auf die alkylierende Wirk. von Protoanemonin zurückzuführen sein. Mit dieser Wirk. steht die beobachtete Hemmung der Karyokinese und der Mitose in engem Zusammenhang. Bei der Aufnahme von protoanemoninhaltigen Pflanzen durch Weidetiere wurden Aborte und teratogene Wirk. beobachtet. Eine antiinfektiöse Wirk. ist an Protoanemonin gebunden.

Ind.: Aufgrund des vorhandenen Erkenntnismaterials sind die beanspruchten Anwendungsgebiete aus phytotherapeutischer Sicht nicht belegt: Erkr. und funktionelle Störungen der Genitalorgane, entzündliche und infektiöse Erkr. der Haut und Schleimhäute, Erkr. und Funktionsstörungen des Magen-Darm-Traktes und der ableitenden Harnwege, Neuralgien, Migräne und Unruhezustände.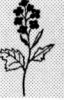

KI: *Bei Schwangeren absolut kontraindiziert.*

NW: Bei Anwendung von Zubereitungen aus frischen Pflanzen sowie von Protoanemonin treten heftige Reizerscheinungen an Haut und Schleimhäuten mit Jucken, Rötungen und Blasenbildung (Hahnenfußdermatitis) auf. Bei innerer Anwendung in höherer Dosierung Reizungen der Niere und der ableitenden Harnwege möglich.

Anw.: *Nicht zur Teebereitung geeignet!* Küchenschellenkraut ist verschreibungspflichtig. Da die phytotherapeutische Wirkung nicht belegt ist, beschränkt sich die Anwendung auf homöopathische Zubereitungen.

7.2.69   Kümmel (Carum carvi)

Droge: Fructus Carvi

Inh.: Ätherisches Öl, Limonen und andere Terpene, fettes Öl, Proteine, Kohlenhydrate, Flavonoide.

Wirk.: Spasmolytisch, antimikrobiell.

Ind.: Völlegefühl, Blähungen, leichte krampfartige Magen-Darmstörungen, nervöse Herz- und Magenbeschwerden, Verdauungsbeschwerden bei Säuglingen.

VM: Als Galaktagogum. Stillende Mütter, deren Kinder trotz Muttermilch unter Blähungen leiden, sollen tägl. 2-3 Tassen Kümmeltee trinken. Das Kauen von Kümmelfrüchten ist auch zu empfehlen.
Anw.: Als Teeaufguß ☞ 7.1; Menge: 1-2 TL; 2-4x tägl. eine Tasse frisch bereiteten Tee warm zwischen den Mahlzeiten trinken. Säuglinge und Kleinkinder erhalten 1 TL Tee in der Flasche.

7.2.70 Kürbissamen (Semen Cucurbitae)

St.: Cucurbita pepo
Inh.: Cucurbitin, Phytosterine, β- und γ-Tocopherol, Mineralstoffe, darunter Selen
Wirk.: Für die klinisch-empirisch gefundene Wirksamkeit fehlen mangels geeigneter Modelle entsprechende pharmakologische Untersuchungen.
Ind.: Zur unterstützenden Ther. von Funktionsstörungen im Bereich der Blase und von Beschwerden beim Wasserlassen.
VM: Früher häufig als Wurmmittel.
Anw.: Zum Einnehmen: Morgens und abends 1-2 geh. EL (15-30 g) Kürbissamen gemahlen oder zerkaut mit Flüssigkeit einnehmen. Bei Samen mit harter Schale diese vorher entfernen. Erfahrungsgemäß oft eine Anwendung über Wo. oder Mo. erforderlich.

7.2.71 Lavendelblüten (Flores Lavandulae)

St.: Lavandula angustifolia
Inh.: Ätherisches Öl (Linalylacetat), weitere Monoterpene, Gerbstoffe (Rosmarinsäure und deren Derivate) Flavonoide, Cumarine und Sterole.
Wirk.: Innerlich: Beruhigend, entblähend.
Indikation
- *Innerlich:* Befindungsstörungen wie Unruhezustände, Einschlafstörungen, funktionelle Oberbauchbeschwerden (nervöser Reizmagen, Roemheld-Syndrom, Meteorismus, nervöse Darmbeschwerden).
- Balneother.: Zur Behandl. von funktionellen Kreislaufstörungen.

VM: als Spasmolytikum, Karminativum, Stomachikum und Diuretikum, als Kräuterkissen (Einschlafmittel).
Anw.: Als Teeaufguß ☞ 7.1; Menge: 1-2 TL; mehrmals tägl., besonders abends vor dem Schlafengehen eine Tasse frisch bereiteten Tee trinken. *Äußere* Anwendung als Badezusatz: 20-100 g Droge auf 20 l Wasser. Kombinationen mit anderen beruhigend und/oder karminativ wirksamen Drogen können sinnvoll sein.

7.2.72 Leinsamen (Semen Lini)

St.: Linum usitatissimum
Inh.: Ballaststoffe (Hemizellulose, Zellulose und Lignin), fettes Öl, Eiweiß, Linustatin bzw. Linamarin.
Wirk.: Abführende Wirkung infolge Aktivierung der Darmperistaltik durch Dehnungsreflex. Schleimhautschützend durch abdeckende Wirkung. 100 g Leinsamen entsprechen einem Nährwert von ca. 1960 KJ (470 kcal).
Ind.: *Innerlich:* Habituelle Obstipation, durch Abführmittelabusus geschädigtes Kolon, Colon irritabile, Divertikulitis, als Schleimzubereitung bei Gastritis und Enteritis. *Äußerlich:* Als Kataplasma bei lokalen Entzündungen.

7

KI: Darmverschluß. Bei entzündlichen Darmerkr. nur in vorgequollenem Zustand anwenden.
NW: Bei Beachtung der Dosierungsanleitung, d.h. v.a. bei Beachtung einer genügenden Flüssigkeitszufuhr (Verhältnis1:10) nicht bekannt. Bei ungenügender Flüssigkeitszufuhr Blähungen möglich. Bei mißbräuchlicher Anwendung von zu hohen Dosen kann es zu Störungen des Wasser- und Elektrolythaushaltes mit Verlust von K^+ kommen.
WW: Negative Beeinflussung der Resorptionsverhältnisse anderer Arzneistoffe.
Anw.: *Innerlich:* 2-3x tägl. 1 EL unzerkleinerten oder „aufgeschlossenen" (nicht geschroteten) Leinsamen zusammen mit jeweils ca. 150 ml Flüssigkeit einnehmen. 3 EL eines geschroteten bzw. zerkleinerten Leinsamens zur Zubereitung eines Leinsamenschleimes. Wirkungseintritt nach 12-24 h. *Äußerlich:* 30-50 g Leinsamen als feucht-heißes Kataplasma bzw. als feuchtheiße Kompresse.
Beachten: Nach DAB 9 darf zerkleinerter Leinsamen nicht länger als 24 h gelagert werden.

7.2.73 Liebstöckelwurzel (Radix Levistici)

St.: Levisticum officinale
Inh.: Ätherische Öle (Alkylphthaliden, β-Phelladren, α- und β-Pinen und andere Terpene), Cumarin.
Wirk.: Das ätherische Öl mit Ligustilid wirkt spasmolytisch.
Ind.: Zur Durchspülung bei entzündlichen Erkr. der ableitenden Harnwege, Durchspülungsther. zur Vorbeugung von Nierengrieß. Verdauungsbeschwerden wie Aufstoßen, Sodbrenen und Völlegefühl.
VM: Stomachikum, Karminativum, Emmenagogum, schleimlösendes Mittel bei Katarrhen der Luftwege.
KI: Zubereitungen aus Liebstöckelwurzeln nicht bei akuten entzündlichen Erkr. des Nierenparenchyms sowie beim eingeschränkter Nierenfunktion anwenden. Keine Durchspülungsther. bei Ödemen infolge Herz- und Niereninsuffizienz.
Anw.: Als Teeaufguß ☞ 7.1; Menge: 1-2 TL (2-4 g); mehrmals tägl. 1 Tasse frisch bereiteten Tee zwischen den Mahlzeiten trinken. TD 4-8 g Droge. Durchspülungsther.: Auf reichliche Flüssigkeitszufuhr achten.
Beachten: Bei längerer Anwendung von Liebstöckelwurzel auf UV-Bestrahlung sowie intensives Sonnenbaden verzichten.

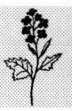

7.3.74 Lindenblüten (Flores Tiliae)

St.: Tilia cordata und Tilia platyphllos SCOP
Inh.: Flavonoide, Schleim, Gerbstoff, Leukoanthocyanid, Kaffee-, p-Cumar-, und Chlorogensäure, ätherisches Öl, Eugenol.
Wirk.: Diaphoretisch.
Ind.: Milderung des Hustenreizes bei Katarrhen der Atemwege; fieberhafte Erkältungskrankheiten, bei denen eine Schwitzkur erwünscht ist.
VM: Diuretikum, Stomachikum, Antispasmodikum, Sedativum.
Anw.: Als Teeaufguß ☞ 7.1; Menge: 1-2 TL (2-4 g); mehrmals tägl., besonders in der 2. Tageshälfte, 1-2 Tassen frisch bereiteten Tee so heiß wie möglich trinken.
Beachten: Lindenblütentee als Schwitzkur ist nicht allen Pat. zu empfehlen. *Cave:* Starkes Schwitzen kann belastend für Herz und Kreislauf sein.

7.2.75   Löwenzahn (Taraxacum officinalis)

Droge: Radix Taraxaci cum Herba
Inh.: Sesquiterpenlactone, Triterpene, Flavonoide, Butyrolactonglucosid, (Taraxacpsod), K^+-Salze und beachtliche Mengen an Fructose (im Frühjahr bis 15%) Inulin.
Wirk.: Choleretisch und diuretisch , appetitanregend.
Ind.: Störungen im Bereich des Galleabflusses, Magen-/Darmbeschwerden wie Völlegefühl, Blähungen und Verdauungsbeschwerden; zur Anregung der Diurese.
VM: „Blutreinigungsmittel", mildes Laxans, Gicht, rheumatische Erkr., Ekzemen und anderen Hauterkr.
KI: Entzündungen oder Verschluß der Gallenwege; Darmverschluß.
NW: Wie bei allen bitterstoffhaltigen Drogen können superazide Magenbeschwerden auftreten.
Anw.: Als Teeaufguß ☞ 7.1; Menge: 1-2 TL; morgens und abends 1 Tasse frisch bereiteten Tee warm trinken. Zubereitungen aus Löwenzahn kurmäßig 4-6 Wo. lang anwenden.

7.2.76   Lycopus virginicus/Wolfstrappkraut (Herba Lycopi)

St.: Lycopus europaeus und/oder Lycopus virginicus
Inh.: Hydroxyzimt- und Kaffeesäurederivate, Lithospermsäure, Flavonoide.
Wirk.: Antigonadotrop, antihyreotrop, Hemmung der peripheren Dejodierung von T4, Senkung des Prolaktinspiegels.
Ind.: Leichte Schilddrüsenüberfunktion mit vegetativ- nervösen Störungen. Spannungsgefühl und Schmerzen in der Brustdrüse (Mastodynie).
VM: Leichtes Herzmittel, bei Nervosität.
KI: Unterfunktion der Schilddrüse, Schilddrüsenvergrößerungen ohne Funktionsstörungen.
NW: Bei Langzeitther. und sehr hoch dosierter Medikation in seltenen Fällen Vergrößerungen der Schilddrüse möglich. Plötzliches Absetzen kann zu einer Verstärkung des Beschwerdenkomplexes führen.
WW: Nicht bekannt; keine gleichzeitige Gabe von Schilddrüsenhormon-Präparaten. Eine Anwendung von Lycopus-Zubereitungen stört die Durchführung der Schilddrüsendiagnostik mit Radio-Isotopen.
Anw.: Die Dosierung liegt zwischen einer Tagesdosis von 1-2 g Droge für Teeaufgüsse und wäßrig-ethanolischem Extrakt entsprechend 20 mg Droge. Jeder Pat. besitzt seinen eigenen optimalen Schilddrüsenhormonspiegel. Allenfalls grobe Anhaltspunkte für die Dosierung bei Schilddrüsenerkr. möglich, dabei Lebensalter und Körpergewicht berücksichtigen. Zerkleinerte Droge, Frischpflanzenpreßsaft sowie andere galenische Zubereitungen zum Einnehmen. Als Teeaufguß ☞ 7.1; Menge: 1-2 TL.

7.2.77   Mädesüßblüten (Flores Spiraeae ulmaria)

St.: Filipendula ulmaria
Inh.: Ätherisches Öl mit Salicylsäureverbindungen, Gerbstoff.
Wirk.: Adstringierend, gering salicylartig.
Ind.: Zur unterstützenden Behandl. von Erkältungskrankheiten.
VM: Krampfstillendes, schweißtreibendes, harntreibendes Mittel gegen Muskel- und Gelenkrheumatismus.

KI: Salicylatüberempfindlichkeit.
Anw.: Als Teeaufguß ☞ 7.1; Menge: 2 TL; mehrmals tägl. 1 Tasse frisch bereiteten Tee möglichst heiß trinken.
MTD: 2,5-3 g Droge.

7.2.78   Mädesüßkraut (Herba Spiraeae ulmariae)

St.: Filipendula ulmaria
Inh.: Flavonoide wie Hyperosid, Avicularin, reichlich Gerbstoffe, Salicylsäureverbindungen.
Wirk.: Gering salicylartig.
Ind.: Zur unterstützenden Behandl. von Erkältungskrankheiten.
VM: Diuretikum bei Ödemen und Ascites, bei Erkr. des rheumatischen Formenkreises.
KI: Salicylat-Überempfindlichkeit.
Anw.: Als Teeaufguß ☞ 7.1; Menge: 2-3 TL; mehrmals tägl. eine Tasse frisch bereiteten Tee möglichst heiß trinken.
MTD: 4-5 g Droge.

7.2.79   Maiglöckchenkraut (Herba Convallariae)

St.: Convallaria majalis
Inh.: Herzwirksame Glykoside mit dem Hauptglykosid Convallatoxin.
Wirk.: Positiv inotrop auf das Arbeitsmyokard, „ökonomisiert" die Herzarbeit, senkt den gesteigerten linksventrikulären enddiastolischen Druck sowie den pathologisch erhöhten Venendruck. Venentonisierend, diuretisch, natriuretisch, kaliuretisch.
Ind.: Leichte Belastungsinsuffizienz, Altersherz, chron. Cor pulmonale.
KI: Ther. mit Digitalis-Glykosiden; Kalium-Mangelzustände.
NW: Übelkeit, Erbrechen, Herzrhythmusstörungen.
WW: Wirkungs- und damit NW-Steigerung bei gleichzeitiger Gabe von Chinidin, Ca^{2+}, Saluretika, Laxantien und bei Langzeither. mit Glukokortikoiden.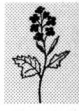
Anw.: *Nicht zur Bereitung eines Teeaufgußes geeignet!*
MTD: 0,6 g eingestelltes Maiglöckchenpulver.
Beachten: Für andere Personen, bes. Kindern unzugänglich lagern!

7.2.80   Malvenblätter (Folia Malvae)

St.: Malva silvestris, Malva neglecta.
Inh.: Schleim (aus Arabinose, Glucose, Rhamnose, Galaktose und Galakturonsäure), etwas Gerbstoff, Phenolcarbonsäuren, z.B. Kaffeesäure, Proteine, Cholin.
Wirk.: Reizlindernd.
Ind.: Reizlinderung bei Schleimhautentzündungen im Mund- und Rachenraum sowie im Magen-Darm-Bereich; Katarrhe der oberen Luftwege.
VM: Äußerlich zur Wundbehandlung als Umschläge.
WW: Verzögerte Resorption anderer verabreichter Arzneimittel möglich.
Anw.: Als Teeaufguß ☞ 7.1; Menge: 2 TL (3-5 g). Der Tee kann auch durch Ansetzen mit kaltem Wasser und zwei- bis dreistündigem Ziehen unter gelegentlichem Umrühren bereitet werden. Mehrmals tägl. und abends vor dem Schlafengehen 1 Tasse Teeaufguß langsam trinken.

7.2.81   Malvenblüten (Flores Malvae)

St.: Malva silvestris
Inh.: Schleim, Gerbstoff, Anthocyane.
Wirk.: Reizlindernd.
Ind.: Katarrhe, Entzündungen im Mund- und Rachenraum, als mildes Adstringens
bei Gastroenteritis.
VM: Bei Blasenleiden, äußerlich zu Umschlägen in der Wundbehandlung.
Anw.: Als Teeaufguß , Menge: 3-4 TL (1,5-2 g) feingeschnittene Droge mit kaltem
Wasser ansetzen, sieden und nach 10 Min. durch ein Teesieb geben.

7.2.82   Manna (Manna cannelata)

St.: Fraxinus ornus
Inh.: Mannit.
Wirk.: Laxierend.
Ind.: Verstopfung, Erkr., bei denen eine erleichterte Darmentleerung mit weichem
Stuhl erwünscht ist, z.B. bei Analfissuren, Hämorrhoiden und nach rektal-analen
operativen Eingriffen. Eignet sich gut für Kinder.
VM: Mannit als osmotisches Diuretikum.
KI: Darmverschluß.
NW: Bei empfindlichen Pat. Übelkeit und Blähungen möglich.
Anw.: Nicht zur Teezubereitung geeignet! Zerkleinerte Droge sowie andere
galenische Zubereitungen zum Einnehmen; z.B. Manna-Sirup für Kinder oder
Manna in Milch, Wasser oder Tee aufgelöst.
TD: Erw. 20-30 g Droge, Kinder 2-16 g Droge. Abführmittel möglichst nicht über
einen längeren Zeitraum einnehmen.

7

7.2.83   Mariendistelfrüchte (Fructus Cadui mariae)

St.: Silybum marianum
Inh.: Silymarin, fettes Öl (Linolsäure), Ölsäure, Palmitinsäure, Triglyceride,Toco-
pherol, Sterole, Cholesterol, Stigmasterol, Sitosterol, Eiweiß, Schleim.
Wirk.: Silymarin wirkt antagonistisch gegenüber zahlreichen Leberschädigungsmo-
dellen: Gifte des grünen Knollenblätterpilzes, Phalloidin und Amanitin, Lanthan-
iden, Tetrachlorkohlenstoff, Galactosamin und Thioacetamid. Silymarin verändert
die Struktur der äußeren Zellmembran der Hepatozyten derart, daß Lebergifte
nicht in das Zellinnere eindringen können. Silymarin stimuliert die Aktivität der
nukleolären Polymerase A mit der Konsequenz einer gesteigerten ribosomalen
Proteinsynthese. Damit wird die Regenerationsfähigkeit der Leber angeregt und
die Neubildung von Hepatoyzten stimuliert.
Ind.: Leichte Verdauungsbeschwerden bei toxischen Leberschäden, unterstützenden Behandl. bei chron.-entzündlichen Lebererkr. und Leberzirrhose.
Anw.: Als Teeaufguß ☞ 7.1; Menge: 1 gehäufter TL (3-5 g) zerstoßene Mariendi-
stelfrüchte; 3-4x tägl. 1 Tasse frisch zubereiteten Tee 1/2 h vor den Mahlzeiten
trinken. Zubereitungen aus Mariendistelfrüchten kurmäßig über längere Zeit bis
zum Abklingen der Beschwerden einnehmen. Silymarin ist schlecht wasserlöslich,
deswegen andere Darreichungsformen der Teezubereitung vorziehen.

7.2.84   Meerrettich (Cochlearia aromatica)

Droge: Radix Armoraciae
Inh.: Senföl und Senfölglycoside (Allylsenföl und Sinigrin).
Wirk.: Antimikrobiell, hyperämisierend.
Ind.: *Innerlich:* Katarrhe der Luftwege, unterstützende Ther. bei Infekten der ableitenden Harnwege. *Äußerlich:* Katarrhe der Luftwege, hyperämisierende Behandl. bei leichten Muskelschmerzen.
VM: Als Umschlag gegen Kopf- und Zahnschmerzen.
KI: Magen- und Darmulzera, Nephritiden, keine Anw. bei Kindern unter 4 J.
NW: Innerlich: Magen-Darm-Beschwerden.
Anw.: *Innerlich:* Frischer, geriebener Meerrettich, vermischt mit Zucker oder Honig. Bei Husten oder Infektionen der Harnwege 3xtägl. 1 TL. *Äußerlich:* Geriebenen Meerrettich auf ein Tuch streichen. Als Umschlag dann max. 10 Min. auf der Haut lassen.
MTD: 20 g frische Wurzel.

7.2.85   Meerzwiebel (Bulbus Scillae)

St.: Urginea maritima
Inh.: Glykoside, Flavonoide, Anthocyane.
Wirk.: Positiv-inotrop auf das Arbeitsmyokard, negativ chronotrop, „ökonomisiert" die Herzarbeit, senkt den gesteigerten, linksventrikulären enddiastolischen sowie den pathologisch erhöhten Venendruck.
Ind.: Leichtere Formen der Herzinsuff. auch bei verminderter Nierenleistung.
KI: Ther. mit Digitalisglykosiden, K^+-Mangelzustände.
NW: Übelkeit, Erbrechen, Magenbeschwerden, Durchfälle, unregelmäßiger Puls.
WW: Wirkungs- und damit auch NW-Steigerungen bei gleichzeitiger Gabe von Chinidin, Ca^{2+}, Saluretika, Laxantien und bei Langzeitther. mit Glukokortikoiden.
Anw.: *Nicht zur Bereitung eines Teeaufgusses geeignet!*
MTD: 0,1-0,5 g eingestelltes Meerzwiebelpulver.

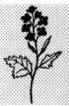

7.2.86   Melissenblätter (Folia Melissae)

St.: Melissa officinalis
Inh.: Ätherisches Öl (Citronellal, Citral a, Citral b sowie weitere Mono- und Sesquiterpene), Lamiaceen-Gerbstoffe, Triterpensäuren, Bitterstoffe, Flavonoid.
Wirk.: Beruhigend, karminativ.
Ind.: Nervös bedingte Einschlafstörungen und nervöse Magen-Darm-Beschwerden; zur Appetitanregung.
VM: Erkältungskrankheiten und funktionelle Kreislaufschwäche.
Anw.: Als Teeaufguß ☞ 7.1; Menge: 1-3 TL; mehrmals tägl. eine Tasse frisch bereiteten Tee trinken. Kombinationen mit anderen beruhigend und /oder karminativ wirksamen Drogen können sinnvoll sein.

7.2.87   Mistelkraut (Herba visci)

St.: Viscum album
Inh.: U.a. Viscotoxine, Leukine, Flavonoide und biogene Amine.
Wirk.: Bei intrakutaner Inj. entstehen lokale Entzündungen, die bis zur Nekrose fortschreiten können. Im Tierversuch zytostatisch, unspezifisch immunstimulie-

rend. Blutdrucksenkende Wirkung und ther. Wirksamkeit bei milden Formen der Hypertonie (Grenzwerthypertonie): Misteltee ist kein Mittel gegen Krebs oder zur Vorbeugung von Krebs. Anwendung der Droge für den oralen Gebrauch nicht empfohlen, da Wirkungsverhältnisse ungeklärt.

Ind.: Zur Segmentther. bei degenerativ entzündlichen Gelenkerkr. durch Auslösung cuti-visceraler Reflexe nach Setzen lokaler Entzündungen durch intrauktane Injektion. Zur unspezifischen Reizther. bei malignen Tumoren (☞ 2.24.6).

VM: Adjuvans in der Ther. des Bluthochdrucks, bei Schwindelgefühl und Blutandrang im Kopf. Zur kontinuierlichen Kontrolle des Blutdrucks wird geraten.

KI: Eiweiß-Überempfindlichkeit, chron.-progrediente Infektion (z.B. Tbc) bei parenteraler Anwendung.

NW: Bei parenteraler Anwendung: Schüttelfrost, hohes Fieber, Kopfschmerzen, pektanginöse Beschwerden, orthostatische Kreislaufstörungen und allergische Reaktionen.

Anw.: Zur Herstellung von Injektionspräparaten werden Frischpflanzen, Schnitt- und Pulverdrogen verwendet (☞ 2.24.6).

7.2.88   Myrrhe (Myrrha)

St.: Commiphora molmol
Inh.: Ätherisches Öl, Harz und Gummi.
Wirk.: Adstringierend.
Ind.: Entzündungen von Zahnfleisch und Mundschleimhaut (Gingivitiden, Stomatitiden), Prothesendruckstellen.
Anw.: *Nicht als Teeaufguß geeignet!* Myrrhe als Tinktur unverdünnt zum Einpinseln der Mundschleimhaut und des Zahnfleisches, verdünnt zum Spülen und Gurgeln verwenden. Betroffene Stellen 2-3x tägl. mit der unverdünnten Myrrhentinktur einpinseln.
Beachten: Myrrhentinktur vor Feuer schützen, dicht verschlossen aufbewahren.

7

7.2.89   Oleanderblätter (Folia Oleandri)

St.: Nerium oleander
Inh.: Cardenolidglycoside mit Oleandrin als Hauptglycosid, nicht herzwirksame Glycoside, Harze und Gerbstoffe.
Wirk.: positiv-inotrop, negativ-chronotrop.
Ind.: nicht empfehlenswert (☞ 7.1).
VM: Erkr. und funktionelle Störungen des Herzens, bei Hauterkr.
NW: Bei der akzidentellen Einnahme von festen Teilen oder eines Teeaufgusses aus Oleanderblättern sind Vergiftungen mit z.T. letalem Ausgang aufgetreten.
Anw.: *Nicht zur Bereitung eines Teeaufgusses und nicht zur Selbstmedikation geeignet.*

7.2.90   Orangenblüten (Flores Aurantii)

St.: Citrus aurantium (Pomeranzenbaum)
Inh.: Ätherisches Öl, Bitterstoffe und Hesperidin.
Wirk.: Magensaftsekretion ⇑, leichte spasmolytische und sedative Wirkung.
Ind.: Als Nervenberuhigungsmittel und unschädliches Schlafmittel.
Anw.: Als Teeaufguß ☞ 7.1; Menge: 1-2 geh. TL; 3-5x tägl. eine oder abends 2 Tassen Tee trinken.

7.2.91   Passionsblumenkraut (Herba Passiflorae)

St.: Passiflora incarnata (Passionsblume)
Inh.: Flavonoide, Spuren ätherischen Öls und an Harmanalkaloiden.
Wirk.: Im Tierversuch: Dem Papaverin vergleichbar spasmolytisch, zentraldämpfender Effekt, motilitätshemmend.
Ind.: Nervöse Unruhe, leichte Einschlafstörungen; nervös bedingte Beschwerden im Magen- und Darmbereich.
VM: Spasmolytikum und Sedativum.
Anw.: Als Teeaufguß ☞ 7.1; Menge: 1 TL (2-3 g); 2-3x tägl. und 1/2 h vor dem Schlafengehen eine Tasse frisch bereiteten Tee trinken.
TD: 4-8 g Droge.

7.2.92   Pestwurz/Pestwurzblätter (Folia petasitidis)

St.: Petasites officinalis (Rote Pestwurz)
Inh.: Petasin, Isopetasin u.a. Ester, ätherisches Öl, Flavonoide, Gerbstoffe.
VM: nervöse Krampfzustände, Schmerzen und Krämpfe im Magen- Darm-Bereich, Erkr. der Atemwege, Erkältungskrankheiten, Leber-, Galle- und Pankreaserkr.
KI: ☞ NW
NW: Pestwurz enthält in allen Pflanzenteilen stark wechselnde Mengen toxischer Pyrrolizidinalkaloide (PA), von denen organotoxische, insbesondere hepatotoxische Wirk. bekannt sind. Tierexperimentell wurden für PA kanzerogene Wirk. mit einem genotoxischen Wirkungsmechanismus nachgewiesen (☞ 7.2.11).
Anw.: *Zur Teebereitung nicht geeignet!*

7.2.93   Pestwurzelstock (Rhizoma Petasitidis)

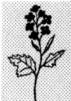

St.: Petasites officinalis (Rote Pestwurz)
Inh.: Sesquiterpene, Pyrrolizidinalkaloide.
Wirk.: Spasmolytisch.
Ind.: Unterstützende Behandl. akuter krampfartiger Schmerzen im Bereich der ableitenden Harnwege, besonders bei Steinleiden.
VM: Expectorans, Diaphoreticum, bei Dysmenorrhoe.
KI: Schwangerschaft, Stillzeit.
Anw.: TD 4,5 bis 7 g Droge. Die TD darf nicht mehr als 1g Pyrrolizidinalkaloide mit 1,2 ungesättigtem Necingerüst einschließlich ihrer N-Oxide enthalten. Art der Anwendung: Mit Ethanol oder lipophilen Lösungsmitteln gewonnene Extrakte sowie deren galenische Zubereitungen zum Einnehmen. Die Bereitung eines Teeaufgußes ist nicht zu empfehlen.

7.2.94   Pfefferminzblätter (Folia Menthae piperitae)

St.: Mentha piperita
Inh.: Ätherisches Öl (Menthol, Mentholester, Menthon, Menthofuran), Gerbstoffe, Flavonoide, Triterpene.
Wirk.: Direkte spasmolytische Wirkung an der glatter Muskulatur des Verdauungstraktes; choleretisch und carminativ.
Ind.: Krampfartige Beschwerden im Magen-Darm-Bereich, sowie der Gallenblase und -wege.

VM: Sedativum.
Anw.: Als Teeaufguß ☞ 7.1; Menge: 1 EL; 3-4x tägl. eine Tasse frisch bereiteten Tee warm zwischen den Mahlzeiten trinken.

7.2.95 Pomeranzenschale (Pericarpium (Cortes) Aurantii)

St.: Citrus aurantium (Bitterorange)
Inh.: Flavonoidglykoside, Flavonoide, ätherisches Öl, Pektin.
Wirk.: Magensaftsektretionsfördernd, appetitsteigernd.
Ind.: Magenbeschwerden, z.B. durch mangelnde Magensaftbildung; zur Appetitanregung, dyspeptische Beschwerden.
KI: Magen- und Darmgeschwüre.
NW: Photosensibilisierung möglich, bes. bei hellhäutigen Patienten.
Anw.: Als Teeaufguß ☞ 7.1; Menge: 1 TL (2-3 g); mehrmals tägl. eine Tasse Tee kalt oder mäßig warm eine 1/2 h vor den Mahlzeiten trinken.

7.2.96 Primelwurzel (Radix Primulae)

St.: Primula veris und Primula elatior
Inh.: Triterpensaponine, Phenolglykoside.
Wirk.: Sekretolytisch, expektorierend.
Ind.: Katarrhe der Luftwege.
VM: Keuchhusten, Asthma, Gicht und neuralgische Beschwerden.
NW: Magenbeschwerden und Übelkeit vereinzelt möglich.
Anw.: Als Teeaufguß : 0,2-0,5 g fein zerschnittene Droge mit kaltem Wasser ansetzen, zum Sieden erhitzen, 5 Min. lang stehen lassen, abseihen. Als Expektorans alle 2-3 h 1 Tasse Tee trinken.

7

7.2.97 Purpureasonnenhutkraut (Herba Echinacea purpureae)

St.: Echinacea purpurea (purpurfarbener Sonnenhut)
Inh.: Ungesättigte Verbindungen, ätherisches Öl.
Wirk.: Bei parenteraler oder oraler Gabe immun-stimmulierende Wirkung. V.a. Steigerung der Zahl weißer Blutkörperchen und Milzzellen, Aktivierung der Phagozytoseleistung menschlicher Granulozyten, fiebererzeugend.
Ind.: *Innerlich:* Unterstützende Behandl. rezidivierender Infekte im Bereich der Atemwege und der ableitenden Harnwege. *Äußerlich:* Schlecht heilende, oberflächliche Wunden.
VM: Bei Insektenstichen und Schlangenbissen.
KI: *Innerlich:* Progrediente Systemerkr. wie Tuberkulose, Leukosen, Kollagenosen, multiple Sklerose. Bei Neigung zu Allergien, besonders gegen Korbblütler, sowie in der Schwangerschaft keine parenterale Applikation. Bei Diabetes Verschlechterung der Stoffwechsellage möglich.
NW: Bei parenteraler Anwendung dosisabhängig Schüttelfrost, kurzfristige Fieberreaktionen, Übelkeit und Erbrechen sowie in Einzelfällen allergische Reaktionen vom Soforttyp.

Anw.: Nur als Fertigarzneimittel (Preßsaft oder alkoholische Auszüge).
TD: 6-9 ml Preßsaft. Parenteral nicht länger als 3 Wo., sonst nicht länger als 8 Wo. anwenden.

7.2.98   Quendelkraut (Herba Serpylli)

St.: Thymus serpyllum (Feldthymian)
Inh.: Ätherische Öl (Thymol, Carvacrol, p-Cymol), Gerb- und Bitterstoffe.
Wirk.: Antimikrobiell, spasmolytisch.
Ind.: Katarrhe der oberen Luftwege.
VM: Stomachikum, Karminativum, Expektorans, bei Blasen- und Nierenerkr., Aromatikum.
Anw.: Als Teeaufguß ☞ 7.1; Menge: 1,5-2 g zerschnittene Droge; als Expektorans mehrmals tägl. eine Tasse, als Stomachikum je eine Tasse vor den Mahlzeiten.
TD: 4-6 g Droge.

7.2.99   Ratanhiawurzel (Radix Ratanhiae)

St.: Krameria triandra
Inh.: Gerbstoffe.
Wirk.: Adstringierend.
Ind.: Entzündungen von Zahnfleisch und Mundschleimhaut.
VM: Innerlich bei Durchfällen, Gastritis, äußerlich bei Frostbeulen und Hämorrhoiden.
NW: Sehr selten allergische Schleimhautreaktionen.
Anw.: Zur Bereitung eines Teeaufgußes, zum Spülen oder Gurgeln: 1 TL (1-1,5 g Ratanhiawurzel mit kochendem Wasser übergießen,15 Min. im Sieden halten und dann durch ein Teesieb geben. 2-3x tägl. mit dem frisch bereiteten Teeaufguß spülen oder gurgeln. Möglichst nicht länger als 2 Wo. anwenden.

7.2.100   Raute (Ruta graveolens) (Raute, Weinraute)

Droge: Folia/Herba Rutae graveolens
Inh.: Ätherisches Öl, Rutin, Cumarine.
Ind.: nicht empfehlenswert ☞ 7.1
VM: Bei Menstruationsstörungen und -beschwerden als „uteruswirksames" Mittel und Abortivum, als krampflösendes, harntreibendes und entzündungshemmendes Mittel.
NW: Rautenöl kann zu Kontaktdermatitis führen. Weiterhin sind phototox. Reaktionen und schwere Leber- und Nierenschäden beschrieben. Enthaltene Furanocumarine wirken phototoxisch und mutagen. Bei Anw. als Abortivum wird über **Todesfälle bei Schwangeren** berichtet. Auch bei ther. Dosierung kann es zum Auftreten unerwünschter Wirk. kommen: Melancholische Stimmung, Schlafstörungen, Müdigkeit, Schwindelgefühl und Krampfzustände. Der Saft der frischen Blätter kann zu schmerzhaften Magen-Darm-Reizungen, Ohnmacht, Schläfrigkeit, Pulsschwäche, Abort, Schwellungen der Zunge sowie kalter Haut führen.
Anw.: Von der Monoanwendung ist abzuraten.

7.2.101 Rhabarberwurzel (Radix Rhei)

St.: Rheum palmatum, Rheum officinalis
Inh.: Hydroxyanthracen-Derivate.
Wirk.: Anthrachinonglykoside werden im Dickdarm mikrobiell zu Aglykon-Emodinen gespalten. Diese Substanzen werden z.T. resorbiert, z.T. auch durch Bakterien zu den eigentlich wirksamen Anthranolen bzw. Anthronen reduziert. Laxative Wirkung beruht auf einer Hemmung der Resorption des Wassers und der Elektrolyte im Dickdarm und auf einer Beeinflussung der Darmmotilität.
Ind.: Obstipation; alle Erkr., bei denen eine leichte Defäkation mit weichem Stuhl erwünscht ist, z.B. Analfissuren, Hämorrhoiden, nach rektal-analen OP. Als Gerbstoffdroge bei Magen-Darm-Katarrhen in geringerer Dosierung.
VM: Äußerlich als Adstringens.
KI: Darmverschluß, Schwangerschaft, Stillzeit.
NW: Bei chron. Gebrauch: Elektrolytverluste, insbesondere K^+-Verluste; Pigmenteinlagerung in die Darmmucosa (Melanosis coli).
WW: Aufgrund erhöhter K^+-Verluste kann die Wirkung von Herzglykosiden verstärkt werden.
Anw.: Als Teeaufguß ☞ 7.1; Menge: 1/2-1 TL; bei Verstopfung morgens und/oder abends vor dem Schlafengehen eine Tasse frisch bereiteten Tee trinken. Tee aus Rhabarberwurzel möglichst nur wenige Tage einnehmen. Auf ballaststoffreiche Ernährung, ausreichende Flüssigkeitszufuhr und viel Bewegung achten.
MTD als Laxans: 30 mg-120 mg Hydroxyanthracen-Derivate.
MTD als Stomachicum: 3 mg-9 mg Hydroxyanthracen-Derivate.

7.2.102 Ringelblumenblüten (Flores Calendulae)

St.: Calendula officinalis
Inh.: Ätherische Öle (Mono- und Sesquiterpene), Flavonoide u.a. Rutin, Triterpenalkohole, Triterpensaponine, Polyacetylene, Sesquiterpenlactone, Carotinoide.
Wirk.: Förderung der Wundheilung, entzündungshemmend
Ind.: Wundheilungsstörungen, Rhagaden, oberflächliche Verletzungen der Haut
NW: Auslösung allergischer Kontaktekzeme möglich
KI: Überempfindlichkeit gegen Scharfgarbe u.a. Korbblütler (z.B. Arnika, Kamillenblüten, Ringelblumen).
Anm.: 1 EL mit 1/2 l Wasser kurz abkochen, für Umschläge. Auch als Salben.

7.2.103 Rosmarinblätter (Folia Rosmarini)

St.: Rosmarinus officinalis
Inh.: Ätherisches Öl (1,8-Cineol, Campher, Borneol, Bornylacetat und alphaPinen), Gerbstoffe (Rosmarinsäure und deren Derivate), Flavonoide, Diterpenlacton(Bitterstoffe),Triterpenalkohole.
Wirk.: Experimentell spasmolytisch an den Gallenwegen und am Dünndarm, positiv-inotrop, Koronardurchfluß ⇑. Beim Menschen: hautreizend, durchblutungsfördernd (bei äußerer Anwendung).
Ind.: *Innerlich* bei Befindensstörungen wie Völlegefühl, Blähungen und leichten krampfartigen Magen-Darm-Galle-Störungen. *Äußerlich* unterstützend bei Muskel- und Gelenkrheumatismus, Kreislaufbeschwerden.

VM: Umschläge bei schlecht heilenden Wunden, Ekzeme; Insektenvertilgungsmittel.
KI: Nicht während der Schwangerschaft einnehmen.
Anw.: Als Teeaufguß ☞ 7.1; Menge: 1 TL (2 g); 3-4x tägl. 1 Tasse frisch bereiteten Tee warm zwischen den Mahlzeiten trinken. Zur Bereitung eines Teilbades etwa 100 g Rosmarinblätter auf 20 l heißes Wasser .
TD: 4-6 g Droge, 10-20 Tropfen ätherisches Öl.
Äußerlich: 50 g Droge auf ein Vollbad; 6-10% ätherisches Öl in halbfesten und flüssigen Zubereitungen.

7.2.104 Roßkastaniensamen (Semen Hippocastani)

St.: Aesculus hippocastanum (Roßkastanie)
Inh.: Triterpenglykoside.
Wirk.: Antiexsudativ, venentonisierend.
Ind.: Symptome der chron. venösen Insuff. unterschiedlicher Genese wie: Ödeme, Wadenkrämpfe, Juckreiz sowie Schmerzen und Schweregefühl in den Beinen, Varikosis, postthrombotisches Syndrom, Ulcus cruris. Posttraumatische und postoperative Weichteilschwellungen.
NW: *Innerlich:* selten Schleimhautreizungen des Magen- und Darmtraktes.
Anw.: *Nicht zur Teezubereitung geeignet!* Anwendung in Fertigarzneimitteln.
MTD: 30-150 mg Aescin.

7.2.105 Ruhrkrautblüten (Flores Stoechados)

St.: Helichrysum arenarium (Sand- Strohblume, Katzenpfötchen)
Inh.: Flavonoide, ätherisches Öl, Sterine, Bitterstoffe.
Wirk.: Schwach choleretisch.
Ind.: Unterstützend bei nicht-entzündlichen Gallenblasenbeschwerden.
VM: Diuretikum, zur Steigerung der Magensaft- und Pankreassekretion.
KI: Verschluß der Gallenwege, Gallensteine.
Anw.: Als Teeaufguß ☞ 7.1; Menge: 2 TL (3-4 g); mehrmals tägl. 1 Tasse frisch bereiteten Tee warm trinken.

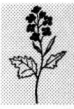

7.2.106 Sägepalmenfrüchte (Fructus Sabalis serrulatae)

St.: Sabal serrulata (Sägepalme)
Inh.: Fettes Öl mit Phytosterinen und Polysaccharide.
Wirk.: Antiandrogen (Hexan-Extrakt), antiexsudativ (wäßriger Extrakt)
Ind.: Miktionsbeschwerden bei benigner Prostatahyperplasie, Stadium I bis II.
NW: Selten Magenbeschwerden.
Anw.: Als Teeaufguß (☞ 7.1). Menge: 1 TL.
TD: 1-2 g Droge.

7.2.107 Salbeiblätter (Folia Salviae)

St.: Salvia officinalis (Echter Salbei)
Inh.: Ätherisches Öl (Thujon, Cineol), Sesquiterpene, Gerbstoffe, Bitterstoffe vom Diterpentyp, Flavonoide, Triterpene.
Wirk.: Antibakteriell, fungistatisch, virustatisch, adstringierend, sekretionsfördernd, schweißhemmend.

Ind.: *Äußerlich:* Entzündungen der Mund- und Rachenschleimhaut, Prothesendruckstellen. *Innerlich:* Dyspeptische Beschwerden, vermehrte Schweißsekretion. Zum Abstillen (Milchsekretion ⇓), als Antihydrotikum (Nachtschweißbildung ⇑, psychosomat. Schweißbildung ⇓)

VM: Rheuma und Gicht, Diabetes mellitus.

KI: Während der Schwangerschaft nicht das reine ätherische Öl und alkoholische Extrakte einnehmen.

NW: Bei längerandauernder Einnahme von alkoholischen Extrakten oder reinen ätherischen Öls können epileptiforme Krämpfe auftreten.

Anw.: Als Teeaufguß, zum Gurgeln oder Spülen ☞ 7.1; Menge: Magen-Darm-Beschwerden: 1/2 TL (1-2 g), mehrmals tägl. 1 Tasse warmen Tee 1/2 h vor den Mahlzeiten trinken. Entzündungen im Bereich der Mundhöhle: 1 TL (ca. 3 g) Salbeiblätter, mehrmals tägl. mit dem noch warmen Teeaufguß gurgeln oder spülen. Tee aus Salbeiblättern nicht über längere Zeit einnehmen.

TD: 4-6 g Droge, 0,1-0,3 g ätherisches Öl, 2,5-7,5 g Tinktur (entsprechend EB 6) 1.53 g Fluidextrakt (entsprechend EB 6).

7.2.108 Schachtelhalmkraut (Herba Equiseti)

St.: Equisetum arvense (Ackerschachtelhalm)
Inh.: Mineralische Bestandteile (Kieselsäure, Kaliumsalze), Flavonoide.
Wirk.: Schwach diuretisch.
Ind.: Zur Erhöhung der Harnmenge bei Katarrhen von Niere und Blase.
VM: Hamostyptikum, Adjuvans bei Tuberkulose.
KI: Ödeme infolge Herz- oder Niereninsuffizienz.
Anw.: Als Teeaufguß ☞ 7.1; Menge: 2-3 TL (ca. 2-4 g); mehrmals tägl. eine Tasse frisch bereiteten Tee zwischen den Mahlzeiten trinken.

7.2.109 Schafgarbenblüten (Flores Millefolii)

St.: Achillea millefolium (Gemeine Schafgarbe)
Inh.: Ätherisches Öl, Bitterstoffe, Gerbstoffe, Flavonoide, Proazulene.
Wirk.: Choleretisch, antibakteriell, adstringierend, spasmolytisch.
Ind.: Appetitlosigkeit; dyspeptische und leichte krampfartige Beschwerden im Magen-Darm-Bereich. Als Sitzbäder: Pelvipathia vegetativa (schmerzhafte Krampfzustände psychovegetativen Ursprungs im kleinen Becken der Frau).
VM: *Innerlich* bei Frauenleiden, Leberleiden, Krampfadern. *Äußerlich* bei Wunden, Geschwüren, Haut- und Schleimhautentzündungen
KI: Überempfindlichkeit gegen Schafgarbe und andere Korbblütler (z.B. Arnika, Kamillenblüten, Ringelblumen).
NW: Nach Kontakt mit Blüten mit der Haut können in seltenen Fällen Überempfindlichkeiten (Allergien) in Form von Hautrötungen mit Bläschenbildung auftreten.
Anw.: Als Teeaufguß ☞ 7.1; Menge: 1-2 TL
TD: Innerlich 3 g Schafgarbenblüten.

7.2.110 Schafgarbenkraut (Herba Millefolii)

St.: Achillea millefolium (Gemeine Schafgarbe)
Inh.: Ätherisches Öl (Pinen, Caryophyllen), Gerbstoffe, Cumarinderivate, Flavonoide
Wirk.: Choleretisch, antibakteriell, adstringierend, spasmolytisch.
Ind.: (☞ 7.2.109)
VM: Als Hämostyptikum, bei Menstruationsbeschwerden, zur Beseitigung von Schweiß.
KI: (☞ 7.2.109)
NW: (☞ 7.2.109)
Anw.: Als Teeaufguß ☞ 7.1; Menge: 2 TL (2-4 g); 3-4x tägl. 1 Tasse frisch bereiteten Tee zwischen den Mahlzeiten trinken.
TD: *Innerlich:* 4,5 Schafgarbenkraut, 3 TL Frischpflanzenpreßsaft, Zubereitungen entsprechend. *Für Sitzbäder:* 100 g Schafgarbenkraut auf 20 l Wasser.

7.2.111 Schlüsselblumenblüten (Flores Primulae cum Calycibus)

St.: Primula veris L und/oder Primula elatior L (Schlüsselblume)
Inh.: Saponine vom Typ der Triterpene, Flavonoide, Kampferol- und Quercetinderivate, Carotinoide.
Wirk.: Sekretolytisch, expektorierend.
Ind.: Unterstützend zur Förderung der Schleimsekretion und Reizlinderung bei Katarrhen der oberen Luftwege.
VM: Als Nervinum bei Kopfschmerzen, Neuralgien, Gliederzittern, als Hydrotikum, „Herztonikum".
KI: Bekannte Allergie gegen Primeln.
NW: Nach Hautkontakt selten Überempfindlichkeiten (Allergien) in Form von Hautrötungen mit Bläschenbildung. Magenbeschwerden und Übelkeit vereinzelt möglich.
Anw.: Als Teeaufguß ☞ 7.1; Menge: 1-2 TL (2-4 g); mehrmals tägl., besonders morgens nach dem Aufwachen und abends vor dem Schlafengehen 1 Tasse Tee möglichst heiß trinken.
TD: 2-4 g Droge, 2,5-7,5 g Tinktur (entsprechend EB 6)

7.2.112 Schöllkraut (Herba Chelidonii)

St.: Chelidonium majus (Schöllkraut)
Inh.: Gesamtalkaloide (Chelidonin).
Wirk.: Ausreichend gesichert ist die papaverinartige, leicht spasmolytische Wirkung am oberen Verdauungstrakt.
Ind.: Krampfartige Beschwerden im Bereich der Gallenwege und des Magen-Darm-Traktes.
VM: Bei Gelbsucht, Leberschwellung, Gallensteinen und Verstopfung. Äußerlich werden Warzen mit frischem Saft betupft.
Anw.: Als Teeaufguß ☞ 7.1; Menge: 1/2-1 TL.
TD: 2-5 g Droge.

7.2.113 Senegawurzel (Radix Senegae)

St.: Polygala senega (Klapperschlangenwurzel)
Inh.: Saponine, Triterpenglycoside, Lipide, Phenolcarbonsäuren.
Wirk.: Sekretolytisch, expektorierend.
Ind.: Katarrhe der oberen Luftwege.
NW: Magen-Darm-Reizungen bei längerer Anwendung.
Anw.: Als Teeaufguß, Menge: 0,5 g Droge mit kaltem Wasser ansetzen, langsam zum Sieden erhitzen und nach 10 Min. durch ein Teesieb geben. Als Sekretolytikum 2-3x tägl. 1 Tasse Tee trinken, in schweren Fällen alle 2 h.
TD: 1,5-3 g Droge, 1,5-3 g Fluidextrakt (entsprechend EB 6), 2,5-7,5 g Tinktur (entsprechend EB 6).

7.2.114 Sennesblätter (Folia Sennae)

St.: Cassia senna (Sennespflanze)
Inh.: Dianthronglykoside, Anthrachinonglykoside, Schleim.
Wirk.: ☞ 7.2.2
Ind.: Verstopfung, alle Erkr., bei denen eine leichte Darmentleerung mit weichem Stuhl erwünscht ist, z.B. bei Analfissuren, Hämorrhoiden nach rektalanalen operativen Eingriffen; zur Reinigung des Darmes vor Röntgenuntersuchungen, vor und nach operativen Eingriffen im Bauchraum.
KI: Darmverschluß, während der Schwangerschaft und Stillzeit.
NW: Bei häufiger und langdauernder Anwendung oder bei Überdosierung erhöhter Verlust von Wasser und Salzen, insbesondere K^+-Salzen möglich. Weiterhin Albuminurie und Hämaturie, Melanosis coli, Schädigungen von Darmnerven (Plexus myentericus). Rotfärbung des Harns ist harmlos.
WW: Aufgrund erhöhter K^+-Verluste kann die Wirkung von Herzglykosiden (Digitalis, Strophantus) verstärkt sein.
Anw.: Als Teeaufguß ☞ 7.1; Menge: 1/2-1 TL; morgens und/oder abends vor dem Schlafengehen 1 Tasse frisch bereiteten Tee trinken. Tee aus Sennesblättern nur einige Tage einnehmen. Auf ballaststoffreiche Ernährung, ausreichende Flüssigkeitszufuhr und möglichst viel Bewegung achten.

7.2.115 Sennesfrüchte (Folliculi Sennae)

St.: Cassia senna
Inh.: Sennoside, Anthrachinonderivate.
Wirk.: (☞ 17.2.2) Früchte wirken milder als Blätter.
Ind.: ☞ 7.2.114
KI: Darmverschluß.
NW und WW: ☞ 7.2.114
Anw.: Als Teeaufguß ☞ 7.1; Menge: 1/2 TL; morgens und/oder abends vor dem Schlafengehen 1 Tasse frischen Tee trinken. Tee aus Sennesfrüchten nur wenige Tage einnehmen.

7.2.116   Sonnentaukraut (Herba Droserae)

St.: Drosera rotundifolia (Sonnentau)
Inh.: Naphtochinonderivate.
Wirk.: Bronchospasmolytisch, antitussiv.
Ind.: Krampf- und Reizhusten.
VM: Äußerlich gegen Warzen, Hühneraugen, Sommersprossen. Innerlich als Aphrodisiacum, bei Leberleiden und Arteriosklerose.
Anw.: Als Teeaufguß 1 TL Sonnentaukraut mit kaltem Wasser ansetzen, zum Sieden erhitzen, nach 10 Min. abseihen. Mehrmals tägl. 1 Tasse Tee trinken. Gebräuchlich ist auch die Anwendung als Tinktur oder in Fertigarzneimitteln.

7.2.117   Spitzwegerichkraut (Herba Plantaginis lanceolata)

St.: Plantago lanceolata (Spitzwegerich)
Inh.: Iridoidglykoside (Aucubin, Catalpol), Schleime, Gerbstoffe, Flavonoide, hämolytisch und antimikrobiell aktives Saponin.
Wirk.: Reizmildernd, adstingierend, antibakteriell.
Ind.: Zur Reizlinderung bei Katarrhen der oberen Luftwege; Entzündungen der Mund- und Rachenschleimhaut. *Äußerlich* bei Entzündungen der Haut.
VM: Erkr. des Magen-Darm-Trakts, Magenschleimhautreizungen, Blähungen. Äußerlich für Augenbäder bei Bindehautentzündung, Wundheilung, bei Hals- und Rachenentzündungen.
Anw.: Als Teeaufguß ☞ 7.1; Menge: 2 TL (ca. 3 g); mehrmals tägl. 1 Tasse frischen Tee langsam trinken.

7.2.118   Steinkleekraut (Herba Meliloti)

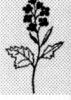

St.: Melilotus officinalis und/oder Melilotus altissimus (Steinklee)
Inh.: Cumarin; Melilotin, Flavonoide.
Wirk.: Antiödematös durch Zunahme des venösen Rückflusses und Verbesserung der Lymphokinetik. Tierexperimentell beschleunigte Wundheilung.
Ind.: *Innerlich:* Beschwerden bei chron. venöser Insuff. wie Schmerzen und Schweregefühl in den Beinen, nächtliche Wadenkrämpfe, Juckreiz und Schwellungen. Unterstützend bei Thrombophlebitis, postthrombotischem Syndrom, Hämorrhoiden und Lymphstauungen. *Äußerlich* bei Prellungen, Verstauchungen und oberflächlichen Blutergüssen.
VM: Krampfadern und Hämorrhoiden, Venenpflege, Kräuterkissen mit Steinklee auf entzündete Gelenke, Geschwülste, Furunkel, Karbunkel.
NW: In seltenen Fällen Kopfschmerzen.
Anw.: Als Teeaufguß; Menge: 1-2 TL; als Venentherapeutikum 2-3 Tassen tägl.
MTD: Entsprechend 3-30 mg Cumarin. Art der Anwendung: Zerkleinerte Droge zur Bereitung von Aufgüssen sowie andere galenische Zubereitungen zum Einnehmen. Flüssige Darreichungsformen zur parenteralen Anwendung. Salben, Linimente, Kataplasmen und Kräuterkissen zur äußeren, Salben und Zäpfchen zur rektalen Anwendung.

7.2.119 Stiefmütterchenkraut (Herba Viola tricoloris)

St.: Viola tricolor (Acker-Stiefmütterchen)
Inh.: Salicylsäure, Schleime aus Glucose, Galaktose, Arabinose und Rhamnose, Gerbstoffe, Flavonoide, Saponine, Carotinoide.
Wirk.: Nicht geklärt.
Ind.: Leichte seborrhoische Hauterkr., Milchschorf bei Kindern.
VM: Katarrhe der Luftwege, Keuchhusten, Halsentzündungen und fiebrige Erkältungen, „Blutreinigungsmittel", Diuretikum, Diaphoretikum, Purgativum.
Anw.: Als Teeaufguß ☞ 7.1; Menge: 2 TL (ca. 4 g); mehrmals tägl. einen Aufguß für Umschläge bereiten. *Innerlich:* mehrmals tägl. 1 Tasse frischen Tee zwischen den Mahlzeiten trinken.

7.2.120 Südafrikanische Teufelskrallenwurzel (Radix Harpagophyti)

St.: Harpagophytum procumbens (Teufelskralle)
Inh.: Bitterstoffe.
Wirk.: Appetitanregend, choleretisch, antiphlogistisch, schwach analgetisch.
Ind.: Appetitlosigkeit, dyspeptische Beschwerden. unterstützende Ther. degenerativer Erkr. des Bewegungsapparates.
VM: Als Fiebermittel, bei Schmerzen, Schwangerschaftsbeschwerden, Stoffwechselerkr., Nieren- und Blasenleiden, Allergien, Alterserscheinungen.
KI: Magen- und Zwölffingerdarmgeschwüre.
Anw.: Als Teeaufguß: 1/2-1 TL voll zerschnittener Teufelskrallenwurzel mit kaltem Wasser ansetzen, langsam zum Sieden erhitzen, nach 15 Min. abseihen.
MTD: Appetitlosikeit bei 1,5 g Zubereitungen mit entsprechendem Bitterwert, bei allen anderen Anwendungsgebieten 4,5 g Droge.

7

7.2.121 Süßholzwurzel (Radix Liquiritiae)

St.: Glycyrrhiza glabra (Süßholz)
Inh.: Glycyrrhizinsäure, Triterpensaponine, Sterole, Flavonoide.
Wirk.: Glycyrrhizinsäure und sein Aglukon beschleunigen die Abheilung von Magenulezra. Sekretolytische und expektorierende Wirkungen sind im Tierversuch nachgewiesen, Ebenso spasmolytische Wirkung am Darm.
Ind.: Zur Schleimlösung und Erleichterung des Auswurfs bei Katarrhen der oberen Atemwege (Bronchitis). Unterstützende Behandl. von krampfartigen Beschwerden bei chron. Gastritis. Ulcus ventriculi/duodeni.
KI: Cholestatische Lebererkr., Leberzirrhose, Hypertonie, Hypokaliämie, Schwangerschaft.
NW: Bei längerer Anwendung und höherer Dosierung können mineralcorticoide Effekte in Form einer N^+- und Wasser-Retention, K^+-Verlust mit Hochdruck, Ödeme und Hypokaliämie und in seltenen Fällen Myoglobinurie auftreten.
WW: Zubereitungen aus Süßholzwurzel bei längerer Anwendung nicht gleichzeitig mit K^+-sparenden Diuretika wie z.B. Spironolacton, Triamteren, Amilorid geben. Aufgrund erhöhter K^+-Verluste kann die Wirkung von Herzglykosiden verstärkt sein. Durch verminderte N^+- und Wasserausscheidung kann die Einstellung mit Arzneimitteln gegen Bluthochdruck erschwert sein.

Anw.: Als Teeaufguß 1 TL (2-4 g) Süßholzwurzel mit kochendem Wasser (ca. 150 ml) überbrühen, weitere 5 Min. zum Sieden erhitzen, nach Abkühlen abseihen. Jeweils nach den Mahlzeiten 1 Tasse Tee trinken. Zubereitungen aus Süßholzwurzel in hohen Dosen nicht länger als 4-6 Wo. anwenden. Während dieser Zeit auf die Zufuhr einer K^+-reichen Kost (Bananen, getrocknete Aprikosen) achten.
MTD: Süßholz ca. 5-15 g Droge. Succus Liquiritiae: 0,5-1 g bei Katarrhen der oberen Luftwege, 1,5-3 g bei Ulcus ventriculi/duodeni. Gegen die Verwendung der Droge als Geschmackskorrigens bestehen keine Einwände.

7.2.122 Tang (Fucus vesivulosus)

St.: Fucus vesiculosus (Blasentang) und/oder Ascophyllum nodosum (Knotentang)
Inh.: Jod in Form anorganischer Salze und an Proteine gebunden.
Wirk.: Wirksamkeit bei den beanspruchten Anwendungsgebieten für eine Dosierung unterhalb von 150 g Jod/d nicht belegt, oberhalb davon evtl. risikoträchtig. Ther. daher nicht empfehlenswert.
Ind.: nicht empfehlenswert ☞ 7.1
VM: Bei Schilddrüsenerkrankungen, Fettsucht, Übergewicht, Arterienverkalkung und Verdauungsstörungen
NW: Risiken: Oberhalb von 150 g Jod/die Gefahr der Induktion und Verschlimmerung einer Hyperthyreose. In seltenen Fällen Überempfindlichkeitsreaktionen mit schweren Allgemeinreaktionen möglich.

7.2.123 Thymian (Herba Thymi)

St.: Thymus vulgaris
Inh.: Ätherisches Öl (Zhymol, Carvacol), Gerbstoffe, Flavonoide, Triterpene.
Wirk.: Bronchospasmolytisch, expektorierend, antibakteriell.
Ind.: Symptome der Bronchitis und des Keuchhustens, Katarrhe der oberen Luftwege. Äußerlich als hyperämisierendes, antibakterielles, desodorierendes Mittel bei Entzündungen des Mund- und Rachenraumes, als hautreizendes Mittel in Einreibungen und Badezusätzen.
VM: Dysmenorrhoe, Akne, unreine Haut, Kopfschmerzen, Wurmmittel.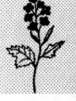
KI: Herzinsuffizienz, Enteokolitis, Schwangerschaft.
NW: Bei innerlicher Anwendung von Thymol in therapeutischen Dosen (0,3-0,6 g, max. 1,0 g) Leibschmerzen und ein vorübergehender Kollaps möglich.
Anw.: Als Teeaufguß ☞ 7.1; Menge: 1 TL; mehrmals tägl. 1 Tasse frischen Tee trinken. Für Umschläge 5%iger Aufguß. Fluidextrakt 1-2 g. Kombinationen mit anderen expektorierend wirkenden Drogen können sinnvoll sein.

7.2.124 Tollkirsche (Atropa belladonna)

Droge: Folia/Radix Belladonna
Inh.: Alkaloide (L-Hyoscyamin, Atropin, Scopolamin).
Wirk.: Wirkung als Parasympathicolyticum/Anticholinergicum über eine kompetitive Antagonisierung des neuromuskulären Transmitters Acetylcholin (betr. vorwiegend die muskarinähnliche Wirkung des Acetylcholins). Periphere und zentralnervöse Wirkungen. Infolge ihrer parasympathikolytischen Eigenschaften bewirken sie Erschlaffung glattmuskulärer Organe und Aufhebung spastischer Zustände, v.a. im Bereich des Gastrointestinaltrakts und der Gallenwege. Sie lösen

ferner Zustände zentralnervös bedingten muskulären Tremors sowie muskulärer Rigidität. Am Herzen positiv dromotrop, positiv chronotrop.
Ind.: Spasmen und kolikartige Schmerzen im Bereich des Gastrointestinaltrakts und der Gallenwege.
KI: Tachykardie, Arrhythmien, Prostataadenom mit Restharnbildung, Engwinkelglaukom, akutes Lungenödem, mechanische Stenosen im Bereich des Magen-Darm-Trakts, Megacolon.
NW: Mundtrockenheit, Abnahme der Schweißdrüsensekretion, Akkomodationsstörungen, Hautrötungen und -trockenheit, Wärmestau, Tachykardie, Miktionsbeschwerden, Halluzinationen und Krampfzustände (v.a. bei Überdosierung).
WW: Verstärkung der anticholinergen Wirkung durch trizyklische Antidepressiva, Amantadin und Chinidin.
Anw.: *Nicht zur Teezubereitung geeignet!* Üblich ist die Einnahme von eingestelltem Belladonnapulver, z.B. in Kapselform oder in Form von Extrakten, Tinkturen und Fertigarzneimitteln.

- Belladonna pulvis normatus
  - **MED:** 0,05-0,10 g
  - **HED:** 0,20 g entspr. 0,60 mg Gesamtalkaloide, berechnet als Hyoscyamin.
  - **HTD:** 0,60 g entspr. 1,8 mg Gesamtalkaloide, berechnet als Hyoscyamin.
- Belladonna radix
  - **MED:** 0,05 g
  - **HED:** 0,10 g entspr. 0,50 mg Gesamtalkaloide, berechnet als Hyoscyamin.
  - **HTD:** 0,30 g entspr. 1,5 mg Gesamtalkaloide, berechnet als Hyoscyamin.

7.2.125 Tormentillwurzelstock (Rhizoma tormentillae)

St.: Potentilla tormentilla (Aufrechtes Fingerkraut, Blutwurz)
Inh.: Gerbstoffe, Catechintrimere, Chinovasäure, ätherisches Öl.
Wirk.: Adstringierend.
Ind.: Nichtbakterielle Entzündungen von Zahnfleisch und Mundschleimhaut, (Gingivitiden und Stomatiden); Prothesendruckstellen; akute, unspezifische Durchfallerkr.
VM: Bei Durchfällen, Blähungen, Magenbeschwerden.
NW: Bei empfindlichen Pat. Magenbeschwerden.
Anw.: Als Teeaufguß, zum Spülen oder Gurgeln ☞ 7.1; Menge: 1 TL (2-3 g); bei Durchfallerkr. 2-3x tägl. 1 Tasse frischen Tee zwischen den Mahlzeiten trinken. Bei Schleimhautentzündungen im Mund- und Rachenraum mehrmals tägl. mit lauwarmem Teeaufguß spülen oder gurgeln. Anwendung auf 3-4 d beschränken.

7.2.126 Vogelknöterichkraut (Herba Polygoni avicularis)

St.: Polygonum aviculare (Vogelknöterich)
Inh.: Gerbstoffe, Kieselsäure, Schleimstoffe, Flavonoide.
Wirk.: Adstringierend, ACE-Hemmung in vitro.
Ind.: Leichte Katarrhe der Luftwege, entzündliche Veränderungen der Mund und Rachenschleimhaut.
VM: Adjuvans bei Lungenkrankheiten, gegen Nachtschweiß bei Tuberkulose, als Diuretikum, als Hämostyptikum.

Anw.: Als Teeaufguß 1 TL fein geschnittene Droge mit kaltem Wasser ansetzen, zum Sieden erhitzen, nach 5-10 Min. abseihen. Als Adjuvans bei Husten und Bronchialkatarrh 3-5x tägl. 1 Tasse Tee trinken.
TD: 4-6 g Droge.

7.2.127 Wacholderbeeren (Fructus Juniperi)

St.: Juniperus communis (Gemeiner Wacholder)
Inh.: Ätherisches Öl (Terpenkohlenwasserstoffe wie α-Pinen, β-Pinen, Mycren, Sabinen, Thujen, Limonen), Sesquiterpenkohlenwasserstoffe (Coryophyllen, Cadinen, Elemen), Terpenalkohole, Flavonglykoside, Gerbstoffe, Zucker, harzartige und wachsartige Bestandteile.
Wirk.: Tierexperimentell vermehrte Harnausscheidung und direkte Wirk. auf die Kontraktion der glatten Muskulatur nachgewiesen. Die weit verbreitete Anwendung von Wacholderbeeren als Diuretikum wurde bei der Standardzulassung nicht berücksichtig, da die auch experimentell nachgewiesene Diurese durch toxische Mechanismen (Nierenreizung) ausgelöst wird. Auch bei der Aufbereitung nach 25 Abs. 7 AMG wurden Wacholderbeeren nicht mehr als Diuretikum akzeptiert.
Ind.: Verdauungsbeschwerden wie Aufstoßen, Sodbrennen und Völlegefühl.
VM: Diuretikum und Harnantiseptikum in Blasen und Nierentees, als Kaudroge, gegen Rheuma nach Kneipp. Von einer Kur wegen der Nierenreizung absehen.
KI: Schwangerschaft, Entzündungen im Nierenbereich (Nephritis, Pyelitis).
NW: Bei langandauernder Anwendung oder bei Überdosierung können Nierenschäden auftreten. Dies zeigt sich in Form von Schmerzen in der Nierengegend mit erhöhtem Harndrang, Schmerzen beim Wasserlassen sowie Ausscheiden von Blut und Eiweiß mit dem Urin (Hämaturie und Albuminurie).
Anw.: Als Teeaufguß ☞ 7.1; Menge: 1 TL (2-3 g); 3-4x tägl. 1 Tasse Tee trinken. Tee aus Wacholderbeeren möglichst nicht länger als 4 Wo. anwenden.

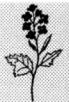

7.2.128 Weidenrinde (Cortex Salicis)

St.: Salix alba, Salix purpurea und a.
Inh.: Salicin.
Wirk.: Antipyretisch, antiphlogistisch, analgetisch. Seit der synthetischen Herstellung von Acetylsalicylsäure (Aspirin) hat die Weidenrinde an Bedeutung verloren.
Ind.: Fieberhafte Erkr., rheumatische Beschwerden, Kopfschmerzen.
KI und NW: Magen und Darmulzera, pseudoallergische Reaktionen gegen Salicylate, verlängerte Blutungszeit.
NW: (☞ WW)
WW: Wechselwirkungen können wie bei synthetischen Salicylaten auftreten.
Anw.: Als Teeaufguß 2 TL fein geschnittene oder grob gepulverte Droge mit kaltem Wasser ansetzen, zum Sieden erhitzen, nach 5 Min. abseihen; 3-4x tägl. 1 Tasse Tee trinken.
MTD: 6-12 g Droge. Kombinationen mit schweißtreibenden Drogen können sinnvoll sein.

7.2.129 Weißdornblätter mit Blüten
(Folia Crataegi cum floribus)

St.: Crataegus laevigata (Zweigriffeliger Weißdorn) u.a.
Inh.: Flavonoide (Hyperosid, Rutin, Flavonglykosidverbindunge, oligomere Procyanidine, (-)-Epicatechin). Jede Crataegus-Art hat ihre eigene spezifische Zusammensetzung.
Wirk.: Positiv inotrop, chronotrop und dromotrop sowie negativ bathmotrop, Zunahme der Koronar- und Myokarddurchblutung.
Ind.: Nachlassende Leistungsfähigkeit des Herzens, Druck und Beklemmungsgefühl in der Herzgegend.
VM: Herzrhythmusstörungen. Nach überstandenem Herzinfarkt ist Crataegus ein eimpfehlenswertes Nachsorgemittel.
Anw.: Als Teeaufguß ☞ 7.1; Menge: 2 TL; 2-3x tägl. 1 Tasse frischen Tee trinken. Auch als Fertigarznei.
TD: Mind. 5 mg Flavonoide, entspr. ca. 1-2 g Droge.

7.2.130 Weiße Taubnesselblüten (Flores Lamii albi)

St.: Lamium album (weiße Taubnessel)
Inh.: Gerbstoffe, Schleimstoffe, Saponine.
Wirk.: Mucilaginosum, schwaches Expektorans und Diuretikum.
Ind.: Bei *Einnahme:* Katarrhe der oberen Luftwege; lokale Behandl. leichter Entzündungen der Mund- und Rachenschleimhaut sowie von unspezifischem Fluor albus. *Äußerlich:* leichte, oberflächliche Entzündungen der Haut.
VM: Für Umschläge bei Hautschwellungen, Beulen, Krampfadern, Gichtknoten.
Anw.: Als Teeaufguß; Menge: 2 TL; mehrmals tägl. 1 Tasse frischen Tee trinken.
MTD zur innerlichen Anwendung ca. 3 g Droge, für ein Sitzbad ca. 5 g Droge.

7

7.2.131 Wermutkraut (Herba Absinthii)

St.: Artemisia absinthium (Wermut)
Inh.: Ätherisches Öl (thujonhaltig), Sesquiterpenlacton-Bitterstoffe (Absinthin, Anabsinthin, Arabsin, Anabsin), Flavone, Ascorbinsäure, Gerbstoffe.
Wirk.: Die Wirkung im Sinne eines Amarum aromaticum wird auf den Gehalt an Bitterstoffen und ätherischen Ölen zurückgeführt.
Ind.: Magenbeschwerden, z.B. durch Magensaftbildung ⇓, Appetitanregung.
VM: Chron. Gastritis, Karminativum, Choleretikum, krampfartigen Störungen im Darm- und Gallenwegsbereich.
KI: Magen- und Darmgeschwüre.
NW: In hohen Dosen Vergiftungen mit Erbrechen, starke Durchfälle, Harnverhaltungen, Benommenheit und Krämpfe möglich.
Anw.: Als Teeaufguß (☞ 10.1.2), Menge: 1/2 TL; mehrmals tägl. 1 Tasse frischen Tee 1/2 h vor den Mahlzeiten trinken.
MTD: 2-3 g Droge.

7.2.132 Wollblumen (Flores Verbasci)

St.: Verbascum officinalis (großblumige Königskerze) und Verbascum phlomoides (gemeine Königskerze)
Inh.: Flavonoide, Saponine, Sterole, phenolische Säuren, Digiprolacton, Schleime, Invertzucker.
Wirk.: Reizlindernd, expektorierend.
Ind.: Katarrhe der Luftwege, als mildes Expektorans (reizmildernde Wirkung der Schleime, expektorierende Wirkung der Saponine).
VM: Als Diuretikum, Antirheumatikum, *äußerlich* zur Wundbehandlung.
Anw.: Als Teeaufguß ☞ 7.1; Menge: 3-4 TL (1,5-2 g).
TD: 3-4 g Droge.

7.2.133 Yohimbeherinde (Cortex Yohimbehe)

St.: Pausinystalie yohimbe (Yohimbehebaum).
Inh.: Alkaloide.
Ind: Nicht empfehlenswert ☞ 7.1
VM: Sexualstörungen, Aphrodisiacum, Schwäche und Erschöpfungszuständen.
KI und NW: Erregungszustände, Tremor, Schlaflosigkeit, Angst, Blutdruckerhöhung, Tachykardie sowie Übelkeit und Erbrechen. Bei Leber-und Nierenerkr. nicht anwenden.
WW: Wechselwirkungen mit Psychopharmakon Yohimbin beschrieben.
Anw.: Nicht zur Teezubereitung geeignet!

7.2.134 Zimt (Cortex cinnamomi)

St.: Cinnamomum verum
Inh.: Ätherisches Öl (Zimtaldehyd, O-Methoxyzimtaldehyd, Zimtalkohol und dessen Ester, Spuren von Cumarin und Terpenen, Eugenol).
Wirk.: Antibakteriell, fungistatisch, motilitätsfördernd.
Ind.: Appetitlosigkeit, dyspeptische Beschwerden wie leichte, krampfartige Beschwerden im Magen-Darm-Bereich, Völlegefühl, Blähungen.
VM: „Zimttropfen" bei Dysmenorrhoe und als Hämostyptikum
KI: Überempfindlichkeit gegen Zimt oder Perubalsam, Schwangerschaft, Magen- oder Darmgeschwüre.
NW: Häufig allergische Haut- und Schleimhautreaktionen.
Anw.: Als Teeaufguß (☞ 7.1) , Menge: 1 kleiner TL (0,5-1 g); 2-3x tägl. 1 Tasse Tee trinken.
TD: 2-4 g Droge, 0,05 bis 0,2 g ätherisches Öl.

7.2.135 Zwiebel (Bulbus Alii cepae)

St.: Allium cepa (Zwiebel)
Inh.: Alliin und ähnliche schwefelhaltige Verbindungen, ätherisches Öl, Peptide und Flavonoide.
Wirk.: Antibakteriell, lipid- und blutdrucksenkend, hemmt die Thrombozytenaggregation.
Ind.: Appetitlosikeit, zur Vorbeugung altersbedingter Gefäßveränderungen.
VM: Als Diuretikum, zur Wundheilung, Vorbeugungsmittel gg. Grippe, Schnupfen, Halsentzündung.

Anw.: Zum Einnehmen; Preßsaft frischer Zwiebeln oder die ganze Zwiebel, auch Fertigpräparate erhältlich.

MTD: 50 g frische Zwiebel bzw. 20 g getrocknete Droge. Bei Einnahme von Zwiebelzubereitungen über Mo.: Pro Tag max. 0,035 g des Inhaltsstoffes Diphenylamin einnehmen.

7.2.136 Literatur

- Gaisbauer, Vogel, Winkler: Phytother. in der Praxis.
- EGWA eG Apothekergenossenschaft eG Asperg:
  Heilpflanzenmonographien nach Veröffentlichungen der Aufbereitungskommision E.
- R. F. Weiss: Lehrbuch der Phytotherapie.
- Fintelmann/Reußen/Siegers: Phytother. Manual.
- H. Braun: Heilpflanzenlexikon.
- Fischer/Krug: Heilkräuter und Arzneipflanzen.
- Govi-Verlag: Standardzulassungen für Fertigpräparate.
- M. Wichtl: Teedrogen, Ein Handbuch für Apotheker und Ärzte.
- M. Wichtl: Teedrogen, Ein Handbuch für die Praxis auf wissenschaftlich Grundlage (2.).
- M. Pahlow: Das große Buch der Heilpflanzen.
- Hagers Handbuch der Pharmazeutischen Praxis.
- Aufbereitungsmonographien der Kommision E veröffentlicht im Bundesanzeiger.
- R. Braun: Standardzulassungen für Fertigarzneimittel.
- DAB 6, 9. Auflage.

7

8. Liste pflanzlicher Fertigpräparate

Volker Schmiedel

8.1 Liste pflanzlicher Interna

Die Tabelle enthält eine alphabetische Liste häufig verwendeter Phytotheurapeutika zur innerlichen Anwendung. Fertigtees oder Inhalate wurden nicht berücksichtigt. (U.a. = das Präparat enthält weitere, nicht genannte pflanzliche Stoffe)

Markenname	Wichtige Inhaltsstoffe	Wichtige Indikationen
Abdomilon	Enzian, Faulbaum, Kalmus, Melisse, Rhabarber u.a.	abdominale Reizzustände, Dysmenorrhoe
Absinthium Nestmann	Salbei, Anis, Fenchel, Wacholder, Wermut u.a.	Verdauungsinsuffizienz, Meteorismus
Aconitysat Bürger	Eisenhut	Trigeminusneuralgie
Adenylocrat f Herztropfen	Weißdorn	Herzinsuffizienz, Herzrhythmusstörungen
Aescorin N-Filmtabl.,Tinkt.	Roßkastanie	Krampfadern, Hämorrhoiden, Thrombophlebitis
Aescuven forte	Roßkastanie	venöse Insuffizienz, postthrombisches Syndrom
Aesrutal	Weißdorn, Maiglöckchen, Zahnstocher-Ammei	Altersherz
Agamadon-Kräuterkaps., -tabl.	Zinnkraut, Kamille, Birke, Salbei u.a.	Magen- und Darmgeschwüre, Gastritis
Agiocur	Flohsamen	Reizkolon, M. Crohn
Agiolax	Flohsamen, Senna	Obstipation
Agnolyt	Mönchspfeffer	prämenstruelles Syndrom, Mastodynie
Alasenn	Senna, Löwenzahn, Schafgarbe	Obstipation
anabol-loges	Johanniskraut, Vit. E u.a.	Osteoporose, Rekonvaleszenz
Anethol 36 „Lohmann"	Majoran, Kümmel, Fenchel u.a.	funktionelle gastrointestinale Störungen
Angocin	Kapuzinerkresse, Sonnenhut, Meerettich	Infektionen der Harn- und Atemwege
Antares	Kava-Kava	Nervöse Angstzustände
Antisklerosin	Weißdorn, Mistel u.a.	Arteriosklerose
Antussan Pastillen	Süßholz, Primel, Thymian u.a.	Bronchialkatarrh
Antussan Hustentropfen T	Thymian	Bronchitis, Reizhusten
Aqualibra	Hauhechel, Orthosiphon, Goldrute	Durchspülen bei kardialem und renalem Ödem
Ardeyhepan N	Mariendistel	toxischer Leberschaden
Ardeysedon	Bardrian, Hopfen	Schlafstörungen
Aristochol Konzentrat-Kaps.,-Gran.	Schöllkraut, Gelbwurz, Aloe	Verdauungsstörungen
Aristochol N	Schöllkraut, Schafgarbe u.a.	Verdauungsstörungen

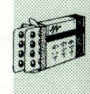

Arte Rautin forte M	Rauwolfia, Weißdorn, Ölbaum, Wacholder, Baldrian	Hypertonie, Arteriosklerose
Arterosan	Knoblauch, Baldrian, Weißdorn	periphere Durchblutungsstörungen
ArteRutin M Drg. Lsg	Baldrian, Weißdorn, Rutosid Ölbaum, Weidorn, Mistel u.a.	Hypertonie, Altersherz, Arteriosklerose
Aruto Magenpulver forte	Kamille, Pfefferminze, Wermut, Schafgarbe, Wismut u.a.	Ulcus ventriculi et duodeni, Hyperazidität
Aruto-Magentabl.	idem	idem
Asgoviscum N	Mistel, Weißdorn, Knoblauch	Altersherz
Asparagus-P	Spargel, Petersilie	zum Entwässern
Aspecton	Süßholz, Anis, Salbei u.a.	Katarrhe der Atemwege
Aspecton N	Thymian, Saponin	Bronchitis, Keuchhusten
Atmulen K für Kinder	Lungenkraut, Eibisch, Fenchel u.a.	Husten, Entzündungen der oberen Atemwege
Baldrian-Dispert	Baldrian	Unruhe, Einschlafstörungen
Baldrian-Phyton	Baldrian	Nervosität, Schlafstörungen
Baldriparan	Baldrian, Hopfen, Weißdorn, Mistel	Nervosität, Erregungs- und Spannungszustände
Baldriparan Nerven Tonikum	Weißdorn, Johanniskraut, Hopfen, Baldrian, Melisse	Nerven-, Kardiotonikum Sedativum
Baldrisedon	Baldrian	Unruhe, Stress
Baldronit N	Baldrian, Adonis	Herzbeschwerden durch Nervosität
Basticrat Tr., Kps.	Weißdorn	Herzinsuffizienz NYHA I-II, Altersherz
Batkaletta	Senna, Faulbaum, Kamille	Obstipation
Bazoton	Brennessel	Prostata-Adenom
Befelka Herz-Drg.	Herzgespann, Meerzwiebel, Weißdorn	Herzinsuffizienz, Altersherz
Befelka-Tinkt.	Aloe, Schafgarbe, Kamille u.a.	Kreislaufstörungen
Bekunis Kräuter Drg.	Senna	Obstipation
Belladonna-Strath	Tollkirsche, Schöllkraut u.a.	Magen-Darm-Spasmen
Belladonnysat-Bürger	Tollkirsche	Spasmen im Magen-Darm, Genitale
Bilicura NA	Kava-Kava, Artischocke, Mariendistel	Hepato-Cholepathie, Meteorismus
Bilobene	Erdrauch	Spasmen der Gallenwege
Biral N	Baldrian, Passionsblume	Nervosität, Unruhe
Blaue Baldrian Drg. von Scarabaeus	Baldrian, Hopfen	Unruhe, Einschlafstörungen
Boldo „Dr. Eberth"	Boldo, Aloin, Artischocke	Cholezystopathie
Bonased	Baldrian, Hopfen, Mistel u.a.	Nervosität, Angst
Born-Tropfen	Weißdorn	Herzinsuffizienz NYHA I-II
Born-Drg.	idem	idem
Bromelain 200	Bromelain	Thrombophlebitis
Bromela-Wied	idem	Thromobose, Hämatom
Bronchicum-Echinacea	Sonnenhut	Erkältung, fieberhafte Infekte
Bronchicum-Husten-Pastillen	Thymian	Husten, Heiserkeit
Bronchicum Tr. N	Quebracho	Bronchitis
Bronchitussin N	Primel, Süßholz, Thymian, Eibisch, Spitzwegerich	Katarrh der Luftwege, Husten, Heiserkeit
Bronchocedin	Myrtol, Eukalyptus, Anis u.a.	Katarrh der Luftwege
Bronchoforton-Saft, Tropfen	Efeu	Katarrh der Luftwege
Bronchoforton Kps.	Eukalyptus, Pfefferminze, Anis	Bronchitis, Sinusitis
Bryonia-Strath	Eisenhut, Schierling, Arnika, Zaunrübe	Tonsillitis, Pharyngitis
Bucco Nestmann	Bruchkraut, Bohne, Weide u.a.	Nephropathie
Bunetten	Passionsblume, Baldrian, Weißdorn, Hopfen	nervöse Einschlafstörungen Wetterfühligkeit

8

Canephron

	Tausendgüldenkraut, Hagebutte, Liebstöckel u.a.	Zystitits, Nephrititis
Carbo Königsfeld	Kaffeekohle	Infekt der Mundhöhle
Cardalept Herztropfen N	Maiglöckchen, Adonis, Weißdorn	nervöse Herzbeschwerden
Cardiacum I-Pascoe S	Maiglöckchen, Weißdorn	leichte Herzinsuffizienz
Cardiacum II-Pascoe S	Maiglöckchen, Quebracho, Weißdorn, Berglorbeer u.a.	leichte Herzinsuffizienz mit Bradykardie
Cardiasan	Weißdorn, Baldrian, Königin der Nacht, Maiglöckchen u.a.	funktionelle Herzbeschwerden
Cardisetten	Weißdorn, Herzgespann u.a.	Herzneurose, Roemheld
Card-Ompin S	Maiglöckchen, Weißdorn u.a.	Herzinsuffizienz NYHA I-II
Carduben-35, -100	Visnadin	Koronarinsuffizienz
Carisano	Knoblauch	erhöhte Blutfette
Carito NA-Kps.	Grießwurz, Sonnenhut u.a.	Miktionsstörung
Carminat	Pfefferminze, Koriander, Baldrian, Kardamon	nervöse Magenbeschwerden, Meteorismus
Carminativum Babynos Blähungs-Tr.	Fenchel, Koriander, Kamille	Blähungen bei Säuglingen Magenverstimmung
Carminativum-Hetterich N	Kamille, Pfefferminze, Kümmel, Fenchel u.a.	Meteorismus, Roemheld, Blähungen bei Säuglingen
Carvomin	Angelika, Basilikum u.a.	Meteorismus
Cefabene	Bittersüß	chronisches Ekzem
Cefabronchin N	Thymian, Isländisch Moos, Seifenkraut u.a.	Bronchitis, Pharyngo-Laryngitis
Cefadiarrhon	Blutwurz, Kamille	Diarrhoe
Cefanephrin N	Goldrute, Bärentraube	Reizblase
Cefasabal	Zitterpalme, Goldrute u.a.	Prostataadenom
Cefasedativ	Baldrian, Hopfen, Weißdorn	Schlaflosigkeit
Cefavale	Virginischer Wolfsfuß	Hyperthyreose, Mastodynie
Cefedrin N	Meerträubel, Thymian u.a.	Reizhusten
Cernilton N	Blütenpollen	Prostatitis
Cesradyston 200	Johanniskraut	Depression, Unruhe
Cesralax	Rhabarber, Senna, Aloe	Obstipation
Cesrasanol	Kamille, Schafgarbe, Ringelblume u.a.	Spasmen des Verdauungstraktes
Chamo Bürger Tr. zum Einnehmen	Kamille	Magen-Darm-Katarrh
Chamo Bürger Perlen	Kamille	Entzündung der Mundhöhle, Zahnfleisch
Cheihepar N Tinkt. zum Einnehmen	Bauernsenf, Schöllkraut, Pfefferminze, Schafgarbe u.a.	Leber-Gallen-Erkrankung, Roemheld
Cheiranthol Tr.	Mariendistel, Schafgarbe u.a.	Leberschutz
Chelidonium-Strath.	Schöllkraut, Odermennig u.a.	Cholezystopathie
Chelidophyt N	Schöllkraut, Schafgarbe u.a.	Gallenwegserkrankung
Cheplacard fort N	Weißdorn, Maiglöckchen	Herzaffektionen
Cheplacard S	Schachtelhalm, Wacholder u.a.	Ödeme aller Art
Chlorophyll Liq. „Schuh" Tp.	Weißdorn	Schwächezustände, Desodorans
Cholagogum N Nattermann Kps.	Schöllkraut, Gelbwurz, Pfefferminze	Erkrankung des Gallensystems und der Leber
Cholagogum N Nattermann Tr.	idem	idem
Cholagutt N	Schöllkraut, Lavendel, Pfefferminze	Erkrankung der Gallenwege
Cholaktol forte	Pfefferminze	Gallenwegsspasmen
Cholaktol-L	Pfefferminze, Rhabarber, Kümmel, Aloe u.a.	Störung des Gallenflusses mit Obstipation
Cholarist Tabl.	Schöllkraut	Gallenwegsspasmen
Choldestal Krugmann forte	Gelbwurz	Verdauungsbeschwerden

Choleodoron	Schöllkraut, Gelbwurz	Choleretikum
Cholhepan N	Schöllkraut, Mariendistel u.a.	Choleretikum
Chol-Kugeletten Neu	Schöllkraut, Aloe	Gallenwegsspasmen
Chol-Truw	Mariendistel, Löwenzahn, Lavendel, Faulbaum, Senna u.a.	Funktionsstörung der Galle, Obstipation
Chophytol	Artischocke	Leberinsuffizienz
Chronocard	Weißdorn	Herzinsuffizienz NYHA I-II
Cimisan T	Wanzenkraut	Dysmenorrhoe
Clemenzil	Roßkastanie, Rutosid	Thrombosen, Ödeme
Colchicum-Dispert	Herbstzeitlose	akute Gicht
Colchicum-Strath	Herbstzeitlose, Löwenzahn u.a.	Gicht
Colchysat Bürger	Herbstzeitlose	akute Gicht
Concardisett	Maiglöckchen, Weißdorn, Baldrian, Herzgespann u.a.	funktionelle Herz-beschwerden
Convacard	Maiglöckchen	leichte Herzinsuffizienz
Convastabil	Maiglöckchen, Weißdorn	leichte Herzinsuffizienz
Cordapur, -T	Weißdorn	leichte Herzinsuffizienz
Cor-Euvegal	Maiglöckchen, Weißdorn, Meerzwiebel, Hopfen u.a.	funktionelle Herz-beschwerden
Corguttin	Maiglöckchen, Adonis, Baldrian, Weißdorn u.a.	Altersherz, Herzinsuffizienz
Cor-loges	Meerzwiebel, Maiglöckchen	leichte Herzinsuffizienz
Cor-Vel N Drg.	Maiglöckchen, Weißdorn	leichte Herzinsuffizienz
Cor-Vel N Liq.	Maiglöckchen, Meerzwiebel	leichte Herzinsuffizienz
Crataegus Verla	Weißdorn	leichte Herzinsuffizienz
Crataegutt	Weißdorn	leichte Herzinsuffizienz
Crataegutt forte	Weißdorn	leichte Herzinsuffizienz
Crataegutt novo	Weßdorn	leichte Herzinsuffizienz
Crataegysat Bürger	Weißdorn	leichte Herzinsuffizienz
Crataepas 100	Weißdorn	leichte Herzinsuffizienz
Crataezyma N	Weißdorn, Herzgespann	leichte Herzinsuffizienz
Cratamed	Weißdorn	leichte Herzinsuffizienz
Craviscum	Weißdorn, Mistel	Altersherz, Hypertonie
Craviscum forte	Schlangenwurz, Weißdorn u.a.	Hypertonie
Curcumen	Gelbwurz	Verdauungsbeschwerden
Cycloven N, -forte N	Roßkastanie, Rutosid	variköser Symptomen-komplex, Ödeme
Cycloven Tr.	Roßkastanie, Sonnenhut u.a.	venöse Staaung
Cynarix N	Artischocke	Gallenwegserkrankung
Cynarzym N	Artischocke, Schöllkraut u.a.	Verdauungsinsuffizienz
Cystinol	Birke, Schachtelhalm u.a.	Harnwegsinfekt
Cysto Fink	Pfefferminze, Hopfen u.a.	Reizblase, Enuresis
Dai-Granulat	Fenchel, Faulbaum, Senna u.a.	Obstipation
Daluwal, forte Compretten	Rhabarber, Aloe u.a.	Obstipation
Demozem	Palme, Lorbeer	Psoriasis
Depuran	Senna, Anis, Kümmel	Obstipation
Diacard N	Campher, Weißdorn, Baldrian	funktionelle Herzbeschwerden
Diarrhoesan	Apfel, Kamille	Diarrhoe
Difarel	Heidelbeere, Betacaroten	Netzhauterkrankung
Digaloid	Maiglöckchen, Adonis u.a.	leichte Herzinsuffizienz
Digestivum-Hetterich N	Benediktenkraut, Wermut u.a.	Subazidität
Dr. Grandel Bren-nessel Vital Ton.	Brennessel	Schwächezustände
Drisi-gast	Süßholz	Gastritis, Ulkus
Drisi-lax	Senna	Obstipation
Drosithym Bürger	Sonnentau	Reiz-, Keuchhusten
Dr. Theiss Schweden-Bitter	Aloe, Rhabarber, Myrrhe, Enzian, Tormentill, Senna u.a.	Magenstörung, Darmträgheit
durasilymarin,-70/150	Silymarin	Leberschaden
Dynef Drg.	Heidelbeere, Vit. E	Kurzsichtigkeit

8

*E*chi 500	Sonnenhut	Abwehrsteigerung
Echinacea purpurea forte-Hevert	Sonnenhut	Schleimhautentzündung, grippaler Infekt
Echinacea-ratio-pharm-Tbl.,-Tr.	Sonnenhut	Abwehrsteigerung
Echinacin-Capsetten	Sonnenhut	Atemwegs- und Harnwegsinfekte
Echinacin Liq.	idem	idem
Eleu-Kokk, -M	Eleuterococcus	bei Belastungen
Elixier Nr. 66	Enzian, China u.a.	Magenschmerzen
energen royale	Ginseng, Weißdorn u.a.	Revitalisierung
entero sanol,-forte	Eiche, Weide, Salbei u.a.	Magen-Darm-Störung
Enzym-Harongan N	Haronga, Gelbwurz u.a.	Verdauungsstörung
Epogam	Nachtkerze	Neurodermitis
Eres N	Wollblume	Katarrh der Luftwege
Ermsech	Sonnenhut, Calcium	Allergische Erkrankung
Esbericard	Weißdorn	leichte Herzinsuffizienz
Esbericum	Johanniskraut	Depression, Unruhe
Esberigal	Benediktenkraut, Mariendistel, Schöllkraut, Kamille	Cholezystopathie, Cholangitis
Esberi-Nervin	Hafer, Melisse u.a.	nervöse Unruhe
Esberisan	Liebstöckel, Arnika u.a.	Rekonvaleszenz
Esberitox N	Wilder Indigo, Sonnenhut, Lebensbaum	Atemwegsinfekt, Infektanfälligkeit
Escarol	Asarum	Bronchitis, Asthma
Essaven N Kps.	Roßkastanie	venöse Stase, Ödeme
Essaven ultra	Roßkastanie	idem
Eupatal N	Thymian, Anis, Fenchel u.a.	Husten
euphon	Schottendotter	Husten, Heiserkeit
Eurhyton	Weißdorn	leichte Herzinsuffizienz
Euvalon	Weißdorn, Baldrian	Altersherz
Euvegal Drg. N	Baldrian, Hopfen	Angst, Schlafstörungen
Euvegal-Drg. forte	Baldrian, Melisse	Beruhigung, Einschlafen
Euvegal-Saft	Baldrian, Hopfen, Gänse-fingerkraut	Unruhe, nervöse Schlaf-losigkeit, Erregung
Euvegal-Tr. N	Baldrian, Melisse u.a.	Neurosedativum
Expectal N-Sirup, -Tr.	Thymian	Katarrh der Luftwege, (Keuch)-Husten
Expectysat Bürger -Tr., -Hustensaft	Thymian, Primel, Stiefmütterchen	Expectorans
*F*agorutin Buchweizen-Tabl.	Buchweizen, Troxerutin	zur Tonisierung von Venen und Arterien
Friosmin	Koriander, Kümmel, Fenchel u.a.	Magen-Darm-Beschwerden
Frux	Aloe, Faulbaum	Obstipation
*G*alenavowen-N	Boldo, Mariendistel, Artischocke, Gelbwurz u.a.	Postcholezystektomie-syndrom, Cholangitis
Galleb Liq.	Gelbwurz, Mariendistel, Löwen-zahn, Sonnenhut, Faulbaum u.a.	Postcholezystektomie-syndrom, Cholangitis
Gallemolan N	Schöllkraut, Wermut, Löwen-zahn, Rhabarber, Kamille u.a.	Cholezystitis, Gallen-wegsdyskinesien
Gallopas 100	Schöllkraut	Gallenwegsentzündung
gallo sanol N	Faulbaum, Aloe u.a.	Obstipation
Gastralon	Kamille, Enzian, Wermut, Rhabarber	Gastritis, Magen-Darm-Spasmen
Gastricard N	Weißdorn, Pfefferminze, Enzian, Kümmel u.a.	Flatulenz, Meteorismus
Gastricholan-N	Pfefferminze, Wermut, Fenchel, Kamille	Magenschleimhautent-zündung, Appetitlosigkeit
Gastritol Dr.Klein	Gänsefingerkraut, Wermut, Süßholz, Kamille u.a.	Magen-Darm-Spasmen, Appetitlosigkeit
Gastrocaps	Süßholz, Fenchel, Kondurango, Faulbaum, Baldrian u.a.	Sodbrennen, Völle-gefühl, Magendruck

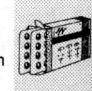

Gastroflorin N	Fenchel, Kalmus, Wermut, Koriander, Enzian u.a.	Appetitlosigkeit, Magen-Darm-Beschwerden
Gastrol S	Enzian, Kamille, Melisse, Kümmel, Fenchel u.a.	Reizmagen, Roemheld, Gärungsdyspepsie
Gelomyrtol, -forte.	Myrtol, Limonen, Cineol	Bronchitis, Sinusitis
Gelosantal	Oleum santali	Harnwegsentzündung
Gelovitall	Knoblauch, Lebertran	Schwächezustände
Ginkobil ratiopharm	Gingko	Schwindel, Ohrensausen
Ginsana Ginseng	Ginseng	Leistungssteigerung
Glucotard	Guar	Diabetes mellitus
Göppilax	Aloe, Faulbaum, Senna	Obstipation
Granoton R Vit.-E Tonikum	Weizenkeim	Rekonvaleszenz, Erschöpfung
Granufink Kürbiskerne	Kürbis	Funktionsstörung der Blase, Reizblase
Granufink Kürbis- kern Granulat	idem (gezuckert)	idem, Prostata- beschwerden
Granufink Kürbis- kern Kps.	Kürbis, Sonnenhut, Tausendgüldenkraut	idem, Miktions- beschwerden
Guarem	Guar	Diabetes mellitus
Guar Verlan	Guar	Diabetes mellitus
Guttacor	Maiglöckchen, Weißdorn u.a.	leichte Herzinsuffizienz
Harzol	Sitosterin	Prostatahyperplasie
hepa-loges N	Mariendistel	Lebererkrankung
Hepa-Merz Sil	Mariendistel	Lebererkrankung
Hepar SL 50	Artischocke	mangelhafte Gallen- sekretion
Hepatica Nestmann	Zichorie, Melisse, Anis u.a.	Lebererkrankung
Hepaticum- Dinaval Tr.	Odermennig, Boldo, Benedik- tenkraut, Faulbaum u.a.	Hepato- und Chole- zystopathie
Hepaticum medice N	Aloe, China, Mariendistel, Schöllkraut, Enzian u.a.	Leber- und Gallen- erkrankung, Roemheld
Hepatodoron	Erdbeere u.a.	Lebererkrankung
Hepatofalk Drg.	Schöllkraut, Gelbwurz u.a.	chron. Hepatitis
Hepatofalk Planta	Mariendistel, Schöllkraut u.a.	toxischer Leberschaden
Hepaton	Aloe, Mariendistel, Schöll- kraut, Gelbwurz, Enzian u.a.	Gallenwegsentzündung, Lebererkrankung
Hepatos forte	Boldo, Mariendistel, Kamille,. Faulbaum, Senna u.a.	Hepatopathie mit Obstipation
Herniol	Bärentraube, Bruchkraut	Nieren-Blasen-Entz.
Hewenephron Duo	Goldrute, Sonnenhut	Nephrolithiasis
Hewepsychon Duo	Kava-Kava, Johanniskraut	Depression, Enuresis
Hocura-Diureticum	Wacholder, China, Adonis u.a.	Diuretikum
Horvilan N	Kurkuma, Schöllkraut, Pfefferminze	Gallenbeschwerden, Magen-Darm-Beschwerden
Hovaletten N	Baldrian, Hopfen	Unruhe, Angst
Hustagil Thymian- Hustensaft	Thymian	Bronchitis, Husten, Heiserkeit
Hustagil Thymian- tropfen forte	idem	idem
Hustensaft Nestmann	Anis, Fenchel, Linde, Thymian, Holunder, Huflattich u.a.	Bronchitis, Reiz-, Keuchhusten
Hyperforat	Johanniskraut, Vit. B-Kompl.	Depression, Angst
Iberogast-Tinkt.	Schöllkraut, Kamille, Angelika, Süßholz u.a.	Erkrankung
Ilja Rogoff Forte	Knoblauch	erhöhte Blutfette
Ilja Rogoff Knob- lauchpillen m. R.	Knoblauch, Mistel, Weißdorn, Hopfen u.a.	Arteriosklerose, Schwindel, Schlafstörungen
Inconturina S	Johanniskraut, Goldrute, Oder- mennig, Hopfen, Schafgarbe u.a.	Reizblase, Enuresis, Blasenschwäche
Infiminz	Minzöl, Chlorophyll	Katarrh der Luftwege
Infi-tract	Schöllkraut, Gelbwurz u.a.	gestörte Gallensynthese
Intradermi forte Tr.	Besenginster, Roßkastanie u.a.	Durchblutungsstörung

8

Präparat	Inhaltsstoffe	Indikation
Ipalat Pastillen	Primel	Katarrh der Luftwege
Isla-Mint Pastillen	Isländisch Moos, Pfefferminze.	Reizhusten, Heiserkeit
Isla-Moos Pastillen	Isländisch Moos	idem
Japan. Minzöl	Minzöl	Katarrh der Luftwege
Jarsin	Johanniskraut	Psychovegetative Störung
JHP Rödler Japan	Minzöl	Bronchialkatarrh,
Heilpflanzenöl		Magen-Darm-Beschwerden
Joghurt milkitten	Senna, Pflaume, Feige u.a.	Obstipation
Jossathromb Drg.	Roßkastanie, Rutosid	venöse Stauung
Junisana	Eibisch, Rhymian, Süßholz u.a.	Expectorans
Kavain Harras plus.	Kava-Kava	Unruhe, Nervosität
Kaveri	Ginkgo	Vergesslichkeit
Kavosporal Drg.	Kava-Kava, Baldrian	Angst, Unruhe
Kavosporal forte	Kava-Kava	idem
Kleie 2000mg	Kleie	Obstipation, irritables Kolon
Klosterfrau Magen-.	Artischocke, Süßholz, Angelika,	Appetitanregung, nervöse
tonikum	Melisse, Enzian u.a.	Magenbeschwerden
Kneipp-Abführ-Drg.N	Aloe, Enzian, Rhabarber u.a.	Obstipation
Kneipp Kräuter	Anis, Fichte, Thymian u.a.	Husten, Bronchitis,
Hustensaft	Katarrh	
Korodin Herz-	Weißdorn, Campher, Menthol	funktionelle Kreislaufstörun-
Kreislauf-Tr.		gen, Hypotonie, Altersherz
Kräuterlax	Aloe, Senna, Alraune	Obstipation
Krancampo	Aloe, Anis, Rhabarber u.a.	Obstipation
Krancampo flüssig	idem	idem
Kumsan Ginseng	Ginseng	Vitalitätsstörung
Kytta-Cor Tbl.	Weißdorn	leichte Hezinsuffizienz
Kytta-Cor Tr.	idem	idem
Lacoerdin-N	Maiglöckchen, Weißdorn u.a.	leichte Herzinsuffizienz
Lactidorm	Hopfen	nervöse Störungen
Laitan, -100	Kava-Kava	Angst, Unruhe
Lakriment Neu	Süßholz	Katarrh der Luftwege,
Bronchial Pastillen		Reizhusten, Heiserkeit
Laxatan Leo-Pillen	Aloe	Obstipation
Laxherba N	Faulbaum, Aloe, Senna	Obstipation
Laxiplant	Flohsamen, Senna	Obstipation
Laxopol, -mild	Rizinusöl	Obstipation, Wurmkur
Laxysat mono Bürger	Kreuzdorn	Obstipation
Legalon-70, -140,	Mariendistel	toxischer Leberschaden,
-Suspension		chron. Leberentzündung
Legapas 100	Cascara	Leber-Galle-Leiden
Legapas N	Cascara, Mariendistel, Schöll-	Leber-Galle-Leiden
	kraut, Löwenzahn	
Lespenephryl,-forte	Lespedeza	Ausscheidungsstörung
Lindigoa depot S	Roßkastanie, Troxerutin	venöse Durchblutungs-
Retard-Filmdrg.		störung, Stauung
Linusit Creola	Leinsamen	Obstipation
Liquidepur	Senna, Anis, Kümmel	Obstipation
Liquidepur Abführ-	Senna	Obstipation
Dosiertabl.		
Liquirit N	Süßholz, Mg, Al	Gastritis, Ulkus
Lophacomp-Hypericum	Johanniskraut	Depression, Angst
Losapan	Schöllkraut, Faulbaum, Boldo	Cholelithiasis,
	Efeu, Odermennig u.a.	Meteorismus
Luvased Drg.	Baldrian, Hopfen	Unruhe, Einschlafstörungen
Luvased Tr.	Baldrian, Hopfen, Melisse,	idem
	Passionsblume	
M 40 N	Aloe, Faulbaum	Obstipation
Mahama-P	Minzöl, Menthol u.a.	Katarrh der Luftwege
Makatussin Saft	Thymian	Bronchitis, Sinusitis

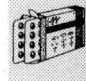

Makatussin Saft Drosera	Sonnentau	bronchitischer Reizhusten
Makatussin Tr. Drosera	idem	idem
Mann's Knoblauch Pillen Plus	Knoblauch, Mistel, Weißdorn, Hopfen, Chlorophyllin	Arteriosklerose, Hypertonie
Marianon Dr. Klein	Mariendistel, Schöllkraut, Schafgarbe, Wermut u.a.	Cholezystopathie, Cholangitis
Mariendistel Curarina	Mariendistel	toxischer Leberschaden, chron. Leberentzündung
Markalakt	Kamille, Lactose	Gastritis, Allergie
Matmille	Kamille	Magen-Darm-Krampf
Medivarsin N	Roßkastanie, Steinklee	venöse Insuffizienz
Melbrosia	Blütenpollen	Leistungsabfall
Melrosum Husten- sirup N	Primel, Rose, Thymian u.a.	Katarrh der Luftwege
Mentacur	Pfefferminzöl	Colon irritabile
metahypericin	Johanniskraut	Depression, Unruhe
Meteophyt	Gelbwurz, Fenchel, Kamille u.a.	Meteorismus
mintetten S	Thymian, Süßholz, Pfeffer- minze, Eukalyptus, Menthol	Katarrh der Luftwege, Heiserkeit
Mirfusot N-Sirup, -Tr.	Thymian	Reizhusten, Bronchitis
Miroton-Drg.,-Lsg.	Adonis, Maiglöckchen, Oleander	Kreislauflabilität
Miroton forte	Meerzwiebel, Maiglöckchen, Oleander, Adonis	leichte Herzinsuffizienz
Mistel Curarina	Mistel	Hypertonie
„Mletzko" Tr.	Gelbwurz, China, Faulbaum u.a.	Hepatopathie
Moradorm S	Baldrian, Passionsblume u.a.	Einschlafstörung
Mucofalk	Flohsamen	Colon irritabile
Muscopas	Torfmoos, Kamille, Lactose	Sommerdiarrhoe
Mutellon	Virginischer Wolfsfuß, Herz- gespann, Baldrian	Hyperthyreose, Hyperhidrosis
Myrrhinil-Intest	Myrrhe, Kaffeekohle, Kamille	unspezifische Darmerkrankung
Naranocor	Weißdorn	leichte Herzinsuffizienz
Naranopect P	Efeu	Katarrh der Luftwege
Neo-Ballistol Kps.	Anis, Fenchel, Pfefferminze	Verdauungsbeschwerden
Neo-Cratylen	Weißdorn	leichte Herzinsuffizienz
Neo-Lapitrypsin	Melisse, Wacholder, Fenchel u.a.	Cholepathie
Neoplex	Süßholz u.a.	Gastritis, Ulkus
Nephrisan N	Meerzwiebel, Petersilie, Weißdorn, Birke u.a.	Diuretikum, kardiale Ödeme
Nephrisol	Bruchkraut, Bärentraube, Boldo	Harnwegsinfekt
Nephrolith N	Krapp, Goldrute u.a.	Nierensteine
nephro-loges	Schachtelhalm, Goldrute u.a.	zur Nierendurchspülung
Nephropur N	Krapp, Bärentraube, Bohne, Brennessel, Birke u.a.	Harnwegsinfekt, Harnsteine
Nephroselect N	Birke, Schachtelhalm, Gold- rute, Meerzwiebel u.a.	Harnwegsinfekt, Harnsteine
Nephros-Strath	Tollkirsche, Gottesgnaden- kraut u.a.	zur Nierenausscheidung, Harnwegsspasmen
Nervendragees- ratiopharm	Baldrian, Passionsblume, Hopfen	Angst, Unruhe, nervöse Schlafstörung
Nerviguttum forte	Schlangenwurz, Melisse, Baldrian, Hopfen, Hagebutte	vegetative Dystonie, Schlaflosigkeit
Nervipan	Baldrian	Ruhelosigkeit
Nervogastrol	Schöllkraut, Kondurango u.a.	Gastritis, Ulkus
Nervosana	Schafgarbe, Süßholz u.a.	Erschöpfung
Nervostabil S Schuck	Baldrian, Hopfen, Passionsblume	Unruhe, Angst, Schlaf- störung
Neurapas	Johanniskraut, Baldrian, Passionsblume u.a.	Depression, Melan- cholie, Organneurose

8

Neurochol N Tr., Drg.	Artischocke, Löwenzahn, Kamille, Wermut u.a.	Cholezystopathie
Nieron N-Kps., Liq.	Krapp, Goldrute, Löwenzahn u.a.	Urolithiasis
Normon N-Kps., Liq.	Zwiebel, Sonnenhut, Kürbis, Wermut, Kamille, Rhabarber	Reizblase, Prostatitis
Neuroplant	Johanniskraut	Depression, Angst
Nieral N	Goldrute, Schachtelhalm, Bärentraube u.a.	Reizblase, nicht-bakterieller Harnwegsinfekt
Nieral Tr.	Grießwurz u.a.	idem
Noricaven novo	Roßkastanie	venöse Insuffizienz
Normacol	Faulbaum, Bassorin	Obstipation
Obstinoletten	Aloe, Faulbaum, Kümmel u.a.	Obstipation
Oddibil	Erdrauch	Gallenwegsspasmen
Olivysat Tr., mono Drg. Bürger	Olive	Hypertonie
Optipect N Drg.	Campher, Menthol, Minzöl	Atemwegsinfekt
Orthangin N	Weißdorn	leichte Herzinsuffizienz
Oxacant	Weißdorn	leichte Herzinsuffizienz
Oxacant forte N	Weißdorn, Maiglöckchen, Adonis, Königin der Nacht	Koronar und Myokard-insuffizienz
Oxacant-Khella N	Weißdorn, Maiglöckchen, Adonis, Königin der Nacht u.a.	Angina pectoris, Therapie nach Infarkt
Oxacant N	Weißdorn, Maiglöckchen, Johanniskraut, Melisse u.a.	funktionelle Herzrhythmus-störung, Altersherz
Oxacant sedativ	Weißdorn, Herzgespann, Melisse, Baldrian	nervöse Herzbeschwerden
Palamkotta	Senna	Obstipation
Palatol Destillat	Eukalyptus, Pfefferminze u.a.	Magen-Darm-Spasmen
Panchelidon	Schöllkraut	Gallenwegsspasmen
Pancholtruw	Schöllkraut, Mariendistel u.a.	Meteorismus
Pankreaplex NEU	Mariendistel, Kondurango u.a.	funkt. Oberbauch-beschwerden, Dyspepsie
Pascohepan	Schöllkraut, Bitterholz, Löwenzahn	Hepatopathie, zur An-regung der Gallensekretion
Pascoletten	Cascara, Faulbaum, Aloe u.a.	Obstipation
Pascomag	Kamille, Leinsamen, Wismut	Gastritis, Ulkus
Pascosedon S	Baldrian, Melisse, Hopfen	Unruhe, Einschlafstörungen
Pascotox 100	Sonnenhut	Abwehrsteigerung
Pascovenol S-Drg., Tr.	Steinklee, Roßkastanie u.a.	venöse Stauung, variköser Symptomenkomplex
Passiflora Curarina	Passionsblume	Unruhe, Einschlafstörungen
Passiorin	Weißdorn, Passionsblume u.a.	Angst, Unruhe
Pektan	Eiche	unspezifische Diarrhoe
Pentavenon-Liq.	Roßkastanie, Troxerutin	venöse Stauung
Perenterol	Hefe	Diarrhoe
Perkamill liq.	Kamille	Gastritis, Ulkus
Pertussin Hustensaft	Thymian, Sonnentau	Husten, Verschleimung
Petadolex Kps.	Pestwurz	Spannungskopfschmerz
Pherarutin	Troxerutin	Retinopathie
Phlebodril Kps.	Mäusedorn	venöse Stauung
Phönix Gastriphön N	Eberraute, Wermut, Enzian u.a.	Hyperazidität
Phytodolor N Tinkt. zum Einnehmen	Goldrute, Zitterpappel u.a.	rheumatische Erkrankungen
Phytoestrol	Rhabarber, Hopfen	klimakterische Beschwerden
Phyto-Geriatrikum	Teufelskralle, Ginseng u.a.	Vitalitätsschwäche
Phytogran	Hopfen, Johanniskraut	Einschlafstörung
Pinimenthol-Oral N	Anethol, Cineol u.a.	chron. Bronchitis
Plantival N-Drg., Tr.	Baldrian, Passionsblume	nervöse Spannung, Schlafstörung
Poikicholan N	Artischocke, Faulbaum u.a.	Cholezystitis

Pollinose Kps. Ronneburg	Bienenpollen	Verhütung pollenbedingter Allergien
pollisynergen	Pollen	zur Stärkung
Praecivenin N Drg.	Roßkastanie, Troxerutin	venöse Stauung
Praecicenin N forte	idem	exsudative Diathese
Presselin 214	Faulbaum, Kamille, Lavendel, Salbei, Anis, Enzian u.a.	Obstipation, Roemheld, Meteorismus
Presselin 52 N	Wermut, Lavendel, Kamille u.a.	Hepatopathie
Primotussan N	Primel, Thymian, Sonnentau	Bronchitis, Pertussis
propolis enertgena	Pollen, Propolis	zur Aktivierung
Prospan Tr., -Kindersaft	Efeu	Bronchitis, Keuch-, Reizhusten
Prosta Fink	Sägepalme, Sonnenhut u.a.	Prostataadenom
Prostaforton N Drg.	Brennessel	Prostataadenom
Prostagalen N	Sägepalme, Brennessel u.a.	Prostataadenom
Prostagutt forte	Sägepalme, Brennessel	Prostataadenom
Prostagutt mono	Sägepalme	idem
Prostagutt Tr.	Sägepalme, Zitterpappel u.a.	idem
Prostaherb	Brennessel	Prostataadenom
Prostamed	Kürbis, Goldrute, Zitterpalme.	Prostataadenom, Reizblase (auch Frauen)
Prostasal	Sitosterin	Prostataadenom
Protecton	Selenhefe, Vit. E	Oxidationsschutz
Proveno-Drg.	Aescin u.a.	Varikosis
Psychatrin Jossa	Johanniskraut, Vit. C	Depression, Angst
Psychotonin M	Johanniskraut	Depression, Schlafstörungen
Psyllium Kneipp Herbagran	Flohsamen	Obstipation
Pulsatilla-Strath	Küchenschelle, Kamille u.a.	Zyklusstörungen
Pulvhydrops	Liebstöckel, Fenchel, Anis u.a.	Diuretikum
Pumperol	Thymian, Eukalyptus Pfefferminze	Erkältung, Kopfschmerz
Purinetten N	Weißdorn	leichte Herzinsuffizienz
Pusennid	Senna	Obstipation
Pygnoforton	Strandkiefer	venöse Stauung
R abro	Süßholz, Faulbaum u.a.	Gastritis
Ramend-Abführ-Drg. N	Senna	Obstipation
RD-1	Maiglöckchen, Baldrian, Primel	leichte Herzinsuffizienz
RD-14	Roßkastanie, Arnika, Virginische Zaubernuß	variköser Symptomenkomplex
RD-20	Rhabarber, Faulbaum u.a.	Chole-Hepato-Pathie
Recavalysat Bürger	Baldrian	Unruhe, Einschlafstörungen
regazell energen	Ginseng, Weißdorn, Pollen u.a.	Revitalisierung
Regulacor	Weißdorn	leichte Herzinsuffizienz
Remifemin	Wanzenkraut	klimakterische Beschwerden
Remigeron	Sägepalme	Prostataadenom
Reparil 40	Aescin u.a.	posttraumatisches oder postoperatives Ödem
Reparil-Drg.	idem	idem
Rephalysin N	Kamille, Gänsefingerkraut u.a.	Dysbiose, Meteorismus
Requiesan	Hafer, Eschscholtzia	Schlafstörung
Rexiluven S	Roßkastanie	chron. Venenerkrankung
Rheogen	Rhabarber, Aloe, Tollkirsche	Obstipation
Rheuferm	Ingwer u.a.	rheumatische Erkrankung
Rhoival	Odermennig, Goldrute, Arnika, Johanniskraut, Baldrian u.a.	Reizblase, Enuresis, Miktionsstörung
Rizinus Kps.Pohl 2,0	Rizinusöl	Obstipation, Wurmkur
rökan-Filmtbl., -flüssig	Ginkgo	Hirnleistungsstörung, Schwindel, Ohrensausen
rohasal-Magenpast	Süßholz u.a.	nervöser Reizmagen
-Magenpulver	Wermut, Anis u.a.	idem
-Magentabl	idem	idem

8

Roleca Teufels-kralle Kps.	Teufelskralle	Magen-Darm-Beschwerden rheumat. Erkrankung
Roleca Wacholder Kps.	Wacholder	Diruetikum
Roleca Wacholder Kps. extra stark	Wacholder, Rizinusöl	idem
Roter Ginseng von Scarabaeus	Ginseng	Streß, Erschöpfung, Leistungsschwäche
Roter Magentabl.	Faulbaum u.a.	Gastritis, Ulkus
Salbei Curarina	Salbei	Dyspepsie, Hyperhidrosis
Salvysat Bürger	Salbei	Hyperhidrosis
Sapec	Knoblauch	erhöhte Blutfette
Sarsapsor Bürger	Sarsaparilla	Psoriasis
Schwedentrunk, -mit Ginseng	Senna, Enzian, Myrrhe u.a. idem und Ginseng	Dyspepsie, Obstipation idem
Scillamiron	Meerzwiebel	leichte Herzinsuffizienz
Scordal	Salbeigamander	Herz-Kreislauf-Störung
Sedalint	Baldrian	Unruhe, Einschlafstörungen
Seda-Pasc N	Weißdorn, Kamille, Melisse, Hopfen, Passionsblume	Sedativum, vegetative Dystonie, Herzneurose
Sedariston	Baldrian, Johanniskraut, Melisse	vegetative Dystonie, Unruhe, Einschlafstörungen
Sedariston Konzentrat Kps.	Johanniskraut, Baldrian	Angst, nervöse Unruhe, Einschlafstörung
Sedaselect Drg.	Hopfen, Baldrian, Melisse, Passionsblume, Weißdorn	Unruhe, Schlaflosig-keit, Erregbarkeit
Sedatruw	Baldrian, Hopfen, Melisse, Lavendel, Hafer, Kamille	nervöse Unruhe, Einschlafstörung
Sedinfant Liqu	Baldrian, Hopfen u.a.	Schlafstörung
Septacord	Weißdorn u.a.	leichte Koronarinsuffizienz
Serenoa-ratiopharm.	Sägepalme	Prostataadenom
Silberne Karls-bader Pillen	Senna und Mineralstoffe	Obstipation
Silibene 140	Mariendistel	tox. Leberschaden
Silphoscalin	Meerträubel, Schachtelhalm u.a.	Atemwegserkrankung
Silymarin 70 „Ziethen"	Mariendistel	tox. Leberschaden
Sinupret	Enzian, Primel, Holunder u.a.	Sinusitis
Sito-Lande	Sitosterin	Hypercholesterinämie
Sitosterin Delalande	Sitosterin	Hypercholesterinämie, Prostataadenom
Sitosterin Prostata-Kps.	Sitosterin	Prostataadenom
Sklerovenol N Kps.	Roßkastanie, Rutin	venöse Insuffizienz
Soledum Hustensaft	Thymian	Bronchitis, Pertussis
Soledum Hustentr	idem	idem
Soledum Kps.	Cineol	idem
Solidagoren	Goldrute, Petersilie u.a.	Nephritis, renales Ödem
Solu-Vetan Ng cum Belladonna	Süßholz, Pfefferminze, Tollkirsche	starke Spasmen bei Gastritis, Ulkus
Somnium	Hafer, Baldrian, Hopfen u.a.	Unruhe, Schlafstörungen
Somnuvis	Baldrian, Hopfen u.a.	Angst, Schlafstörungen
Spartiol	Besenginster	Hypotonie, tachykarde Herzrhythmusstörung
Spitzwegerich Hustensaft	Spitzwegerich	Husten, Verschleimung
Spondyvit Kps.	Vit. E	Vit. E-Mangel
Stenokrat N	Zahnstocher-Ammei, Weißdorn	Koronarinsuffizienz
steno-loges N	Zahnstocher-Ammei	Stenokardie, nervöse Herzbeschwerden
Stomachiagil	Schöllkraut, Boldo, Gelbwurz Artischocke, Aloe u.a.	Leber-/Gallebeschwerden, Verdauungsbeschwerden

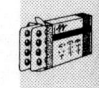

Stomachysat Bürger	Wermut, Schafgarbe, Katzenpfötchen, Rhabarber u.a.	Dyspepsie, Magenkatarrh
Stomasal	Hopfen, Kalmus u.a.	Gastropathie
Stovalid N	Wermut, Fenchel, Anis, Kümmel, Pfefferminze, Enzian u.a.	Dyspepsie, Meteorismus Appetitlosigkeit
Strogen forte	Sägepalme	Prostatadenom
Strongus	Knoblauch	Arteriosklerose
Strophanon	Strophantin, Maiglöckchen u.a.	leichte Herzinsuffizienz
Strophantus-Strath.	Maiglöckchen, Weißdorn u.a.	Altersherz
Strotan	Mönchspfeffer	Menstruationsstörung
Stullmaton	Fichte, Kamille, Melisse u.a.	Magenkatarrh
Styptysat Bürger	Hirtentäschelkraut	Hämostyptikum
Szillosan	Meerzwiebel, Maiglöckchen, Weißdorn, Adonis	Herzinsuffizienz, Altersherz
Talso	Sägepalme	Prostataadenom
Tareolon Tr.	Löwenzahn	gestörter Gallenfluß, zur Diureseanregung
Tebonin forte	Ginkgo	Hirnleistungsstörung, Schwindel, Ohrensausen
Tenerval N Beruhigungsdrg.	Baldrian, Melisse	Unruhe, Schlafstörung
Tensitruw	Arnika, Weißdorn	Altersherz, Hypertonie
testasa	Kola, Yohimbe u.a.	sexuelle Erschöpfung
Thymian Curarina	Thymian	Reiz-, Keuchhusten
Thymipin N -Hustensaft, -Tr.	Thymian	Bronchitis, Pertussis, Katarrh der Luftwege
Thyreogutt-N Tabl., -Tr.	Herzgespann, Virginischer Wolfsfuß	leichte Hyperthyreose, Mastodynie
thyreo-loges N	Wolfsfuß	Hyperthyreose
Tocopherol GR Pharm	Vit. E	Vit. E-Mangel
Tonoplantin N	Weißdorn, Mistel	leichte Herzinsuffizienz
Tonsilgon-Tr. -N-Drg.	Eibisch, Kamille, Eiche, Hagebutte, Schafgarbe u.a.	virale und bakterielle Infekte
Tornix	Weißdorn, Baldrian, Passions-.blume, Rutosid	Altersherz, Hypertonie Wetterfühligkeit
traumanase, forte	Bromelain	Entzündung mit Ödem
Tremoforat	Tollkirsche	Parkinson, Vagotonie
Trias	Knoblauch, Weißdorn, Mistel	Artereienverkalkung
Triastonal	Sitosterin	Prostataadenom
Tussamag Saft	Thymian, Saponin	Bronchitis, Pertussis
Tussamag Husten-Tr.	idem	idem
Tussiflorin-Hustensaft N, forte	Vogelknöterich, Sanikel, Hohlzahnkraut, Primel	Bronchitis, Husten, Bronchialasthma
Ulcotruw	Süßholz, Kamille, Mg, Al	Gastritis, Ulkus
Ulgastrin Neu	Süßholz	Ulcus duodeni et ventriculi
Ulgastrin Rollkur Neu	Süßholz, Wismut	idem und Gastritis
Umkehr Bohnen 14 N	Aloe, Senna	Obstipation
Unex	China, Gewürznelke, Faulbaum,.Fenchel, Zimt, Enzian u.a.	Völlegefühl, Meteorismus, Appetitlosigkeit
Urgenin	Sägepalme, Sonnenhut u.a.	Prostatadenom, Reizblase
Uriginex N	Weide, Feige, Preiselbeere, Sellerie, Walnuß u.a.	Hyperurikämie, Stoffwechselregulation
Urol N Kps.	Krapp, Goldrute, Löwenzahn, Zahnstocher-Ammei	Spontanaustreibung von Nierensteinen
Urtica plus	Brennessel	Prostataadenom
Uvalysat Bürger	Bärentraube	Zystitis, Pyelitis
Uvirgan	Brennessel, Kürbis u.a.	Miktionsbeschwerden
Uzara-Drg., -Lsg.	Uzara	unspezifische Diarrhoe
Valdispert	Baldrian	Unruhe, Einschlafstörungen
Valdig Bürger	Fingerhut, Baldrian u.a.	Altersherz

8

Valmane	Baldrian	Nervosität, Angst
Valomenth	Baldrian, Pfefferminze	vegetative Dystonie
Valometten	Baldrian, Menthol u.a.	Unruhe, Schlaflosigkeit
Vasasana-Vasoregu-.lans-Mixtur	Roßkastanie, Weißdorn, Mistel, Arnika, Mariendistel u.a.	Krampfadern, venöse Stauung, Ulcus cruris
Vasoforte N	Roßkastanie	gestörte Venenfunktion
Vasotonin Kps.	Roßkastanie	Ulcus cruris, Krampfadern, Hämorrhoiden
Vasotonin S Tr.	idem und Thiamin	idem
Venacton	Roßkastanie, Besenginster, Johanniskraut u.a.	Hämorrhoiden, venöse Stauung
Venalot-Kps.	Steinklee, Rutosid	Phlebopathie
Venalot Depot	Cumarin, Troxerutin	idem und medikamentöse oder strahlenbedingte Mundtrockenheit
Venoplant-N ret	Roßkastanie	Krampfadern
Venopyronum N forte	Roßkastanie	chron. Venenerkrankung
Venopyronum N	Roßkastanie, Adonis, Meerzwiebel, Maiglöckchen	idem
Venostasin ret	Roßkastanie	venöse Insuffizienz
Venostasin N-forte.Drg., -Tr.	idem	idem
Venostricton N	Roßkastanie	venöse Insuffizienz
Venotrulan-Tr.,-Drg.	Roßkastanie, Virg. Zaubernuß	varikoser Symptomenkomplex
Ventacid	Gelbwurz, Pankreatin u.a.	Darmübersäuerung
Ventrodigest	Baldrian, Benediktenkraut, Enzian, Mäuseklee, Anis u.a.	Gastroduodenitis, Ulcus ventriculi et duodenum
Ventrovis	Angelika, Salbei u.a.	Appetitlosigkeit
Verus	Mistel, Weißdorn, Adonis, Maiglöckchen, Arnika u.a.	Altersherz, Hypertonie
Viscorapas	Maiglöckchen, Weißdorn	leichte Herzinsuffizienz
Viscum-Drg.Nestmann	Mistel, Baldrian, Beifuß, Schachtelhalm, Aloe u.a.	Arteriosklerose, Hypertonie
Viscum-P	Mistel	Hypertonie
Viscysat Bürger	Mistel	Hypertonie
Visinal	Baldrian, Hopfen u.a.	Unruhe, Schlafstörungen
Vitagutt Knoblauch 300-Kps.	Knoblauch	Hypertonie
Vital-Kps.-ratio-pharm	Eleuthrococcus	zur Erhöhung der Leistungsfähigkeit
Vitamin-E Drg.	Vit. E	klimakterische Beschwerden
Vitasana-Lebenstropfen	Enzian, Kalmus, Mäuseklee, Melisse, Schafgarbe u.a.	allgemeiner Schwächezustand, Appetitlosigkeit
Vit-u-pept	Weißkohl u.a.	Gastritis, Ulkus
Vivinox-Beruhigungsdrg.	Baldrian, Hafer, Hopfen, Mistel	Nervosität, Alltagsstreß, Erschöpfung
Weißdorn-Extrakt-Kps.	Weißdorn	leichte Herzinsuffizienz
Weißdorn-Phyton	Weißdorn	leichte Herzinsuffizienz
Weizenkeimöl Kps. Pohl	Weizenkeimöl	Herz-Kreislaufstörung, Roborans
Wobe-Mugos-N Drg., -N-Lutschdrg.	Enzyme aus Pankreas und Papaya	Adjuvans bei Karzinomen, Virusinfektion
Wobe-Mugos	idem	idem
Wobenzym N	Enzyme aus Pankreas, Papaya, Ananas	Thrombophlebitis, Entzündungen aller Art
Wörishofener Dronalax	Aloe, Fenchel, Kümmel	Obstipation
X-Prep	Senna	Darmreinigung vor Röntgen und OP
Xund Knoblauch-Drg.	Knoblauch	erhöhte Blutfette

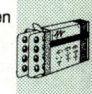

Zet 26 V	Aloe, Senna, Faulbaum	Obstipation
Zettagall V	Schöllkraut, Gelbwurz, Löwen-zahn, Tausendgüldenkraut	dyspeptische Beschwerden, Appetitlosigkeit
Zintona	Ingwer	Kinetose

8.2 Liste pflanzlicher Externa

Die Liste enthält phytotherapeutische Fertigpräparate zur externen Anwendung (Salben, Cremes, Einreibungen, Suppositorien, Inhalate), die Namen der wichtigsten Pflanzenbestandteile bzw. isolierten Pflanzeninhaltsstoffe sowie deren Derivate und die wichtigsten Indikationen.

Markenname	Wichtige Inhaltsstoffe	Wichtige Indikationen
ABC Wärme-Pflaster N	Arnika, Cayennepfeffer	Rheuma, Ischias, Lumbago schmerzhafte Verspannung
Aconitysat® Bürger Salbe	Eisenhut	Trigeminusneuralgie
Aerosol-Spitzner Tr. zur Inhalation	Kiefer, Eucalyptus, Edeltanne, Latschenkiefer, Kampfer	akute und chron. katarrhalische Atemwegsinfekte
Aescorin® N Salbe zum Auftragen auf die Haut	Hamamelis, Roßkastanie	venöse Stauung, Thrombophlebitis, Hämorrhoiden
AF-Tonic®	Brennessel, Hamamelis, Arnika, Weide, Birke, Ameise, Biene	Rheuma, Neuralgie, Steigerung der Hautdurchblutung
Angocin® N Salbe	Menthol, Kampfer, Eucalyptusöl, Thymianöl, Benzylnicotinat	Reflexzonentherapie, Muskel- und Gelenkschmerzen
Anisan® Hämorrhoidal-Salbe S	Roßkastanie, Kamille	Hämorrhoiden, Analfissur, -ekzem, Pruritus ani
Anisan® Supp.	idem	idem
Aperisan® Gel Mundschleimhauttherapeutikum	Salbei	Entzündungen der Mund- und Rachenschleimhaut
Arnica Kneipp® Salbe	Arnika, Kamille	Venenerkrankungen, Blutergüsse, müde Beine
Arnica-Salbe-Heel	Arnika	Wunden, Entzündungen, Verletzungen, Myalgien
Arnika Gel Dignos®	Arnika	Verstauchung, Prellung
Arnikamill® Wund- und Heilsalbe	Arnika, Kamille	Wunden, Hautentzündung, Hämorrhoiden, Wundsein
Arthrodynat® Salbe	Roßkastanie, Beinwell, Rosmarin, Wacholder, Johanniskraut	Arthrosen, Bandscheibenschaden, Rheumatismus
Artrosenex® N Salbe	Arnika, Kampfer	degenererative Gelenkerkrankung, Kreuzschmerz, Myogelosen
Aspecton® Balsam	Kampfer, Thymian, Eukalyptus	Erkrankung der Atemwege Keuchhusten, Grippe
Augentropfen Stulln® mono	Fingerhut, Roßkastanie	Ermüdungserscheinung am Auge, Maculadegeneration
Azulon® Kamillen-Puder	Kamille	Hautentzündung, Strahlenschäden, Sonnenbrand
Azulon®-Salbe Homburg	Gaujazulen	Hautreizung aller Art, Verletzung, Rhagaden, Ekzem
Babiforton® Inhalat	Eukalyptus, Kiefer, Pfefferminze	Erkältungskrankheiten, Bronchitis, Sinusitis
Babix-Inhalat, äußerlich	Eukalyptus, Fichte, Terpentinöl	spastische Bronchitis, grippaler Infekt, Pseudokrupp

8

Präparat	Inhaltsstoffe	Anwendung
Baby-Transpulmin®	Eukalyptus, Kiefer	Erkältungskrankheiten der Atemwege
Baokang® Heilpflanzenöl	Pfefferminze, Eukalyptus, Zitrone	Erkältung, Schnupfen, Kopfschmerz, Prellung
Befelka®-Oel	Johanniskraut, Ringelblume, Kamille, Stiefmütterchen, Olive	Hautjucken, Wundsein, Milchschorf, Ekzem, Flechte
Bormelin® Balsam	Menthol, Kampfer, Eukalyptus	Atemwegserkrankungen
Bronchicum® Balsam mit Eukalyptusöl	Eukalyptus, Kampfer	Katarrhalische Erkrankung der Atemwege
Bronchicum® Inhalat N	Eukalyptus, Kiefer, Thymian	Erkältungskrankheiten der Luftwege
Bronchodurat® Salbe	Eukalyptus, Kampfer, Menthol	Bronchitis, Erkältung
Bronchoforton® infant	Eukalyptus, Kiefer, Rosmarin	verschleimte Atemwege, Husten
Bronchoforton® Kinder-kombi/Kinderbalsam	Eukalyptus, Kiefer	idem
Bronchoforton® Kombi/ N Salbe	Eukalyptus, Kiefer, Menthol	Entzündungen der Atem-wege, Heiserkeit, Husten
Bryonia-Strath-Salbe	Zaunrübe, Hamamelis, Roß-kastanie, Sonnenhut	Krampfadern, Rheuma, Hämorrhoiden
Buenoson-Salbe	Johanniskraut, Weizenkeim, Birke, Avocado, Enzian, Wacholder	Großzehengelenk-entzündung, Ballenschmerz
Calendula-Öl Nestmann	Johanniskraut, Ringelblume, Huflattich, Sonnenhut, Hamamelis	offene Wunde, Ulcus cruris, Sonnenbrand, Verbrennung
Calendula-Salbe-Heel	Ringelblume	schlecht heilende Wunden, lichenifizierte Ekzeme
Cardiopax® Herzsalbe	Kampfer, Melisse, Weißdorn	Herz-Kreislaufschäden
Cefacutan® Salbe	Ringelblume, Arnika	Wunde, schlechte Heilungs-tendenz, Hämatome
Cefarheumin® Salbe	Rosmarin, Lavendel, Kampfer	Muskel-, Gelenk- und Nervenschmerzen
Cesrasanol®	Hamamelis, Ringelblume, Arnika, Kamille, Schafgarbe	Gurgelmittel bei Entzündung der Mundschleimhaut
Chamo® Bürger Salbe	Kamille	Ekzeme, Neurodermitis, Säuglingspflege
Chamo® Bürger Puder	Kamille	antibakterielle Wundbe-handlung, Säuglingspflege
Chinesisches Minzöl	Minzöl	Kopfschmerzen, Prellungen
Chlortesin® N Salbe	Hamamelis, Vit. A,D	Decubitus, variköse Bein-geschwüre, Portio-Erosion
Cobed® Gel	Kampfer, Thymol, Cineol	chron. Bronchitis, Tracheo-bronchitis, Pneumonie
Coldastop® Nasenöl	Vit. A, E	trockene Rhinitis, Ozaena
Combudoron® Gelee	Arnika, Brennessel	Verbrennungen, Sonnen-brand, Insektenstiche
Concentrin® N Gel	Roßkastanie	venöse Stauung, Krampf-adern, Prellungen
Concentrin® Spezial Lsg.	idem	idem
Cor-Select Salbe	Weißdorn, Melisse, Baldrian	nervöse Herzstörungen
Cor-Vel® forte Herzsalbe	Kampfer, Menthol, Fichte	nervöse Herzstörungen
Cor-Vel® N Herzsalbe	Kampfer, Fichte Rosmarin	idem
Criniton® Lösung	Rosmarin, Salicylsäure, Thymol	Kopfekzeme, Milchschorf, Alopecia circumscripta
Cycloven® N Salbe	Roßkastanie	Krampfadern, Hämorrhoi-den, Blutergüsse
Demozem derma-loges® N Wund- und Heilsalbe	Palmkernöl, Lorbeeröl Perubalsam, Arnika, Hamamelis	Psoriasis Wunden, Sonnenbrand, Ul-cus cruris, Ekzem, Rhagaden
Discmigon-Salbe	Johanniskraut, Weizenkeim, Avo-cado, Birke, Enzian, Hopfen	Lumbal- und Cervicalsyn-drom, Ischialgie

Divinal® Salbe	Kampfer, Salicylsäure, Menthol, Thymol, Eukalyptus	Rheumatische und arthritische Erkrankungen
Divinal® Bronchial-Balsam	Kampfer, Thymol, Eukalyptus, Rosmarin, Salicylamid	Katarrh der Luftwege, Bronchitis, Asthma
Dolexaderm® S Salbe	Stiefmütterchen	Ekzeme mit Schuppenbildung, Neurodermitis
Dolexamed® Fluid	Eukalyptus, Pfefferminze	Gelenkverschleiß
Dolexamed® Salbe	idem	idem
Dolo-cyl® Öl - Muskel- und Gelenköl	Arnika, Eukalyptus, Johanniskraut, Wacholder, Rosmarin	Muskel- und Gelenkrheumatismus, Verspannungen
Dracodermalin® Salbe	Kampfer, Terpentinöl, Rosmarinöl	Rheuma, Frostschäden, Erkältungskrankheiten
Dr. Theiss Arnika-Salbe	Arnika	Wunden, Hautrisse, Verbrennungen, Insektenstiche
Dr. Theiss Ringelblumen-salbe	Ringelblume	Krampfadern, Venenentzündung, Brandwunden
Dr. Theiss Schwedenbitter	Aloe, Rhabarber, Myrrhe, Bibergeil, Muskat, Kalmus	Entzündungen, rheumatische Beschwerden
Duoform® Balsam	Perubalsam, Ringelblume, Hamamelis, Blutwurz	Hämorrhoiden, Rhagaden, Analfissuren, Pruritus ani
Echinacin®-Salbe	Sonnenhut	schlecht heilende Wunden
Echtrosept®-GT	Sonnenhut, Arnika, Kamille, Myrrhe, Salbei	zum Gurgeln bei Entzündung in Mund und Rachen
Emser Nasensalbe ohne Menthol	Emser Salz, Azulen, Muskatnußöl, Kampfer, Eukalyptus	akute und chron. Rhinitis, Ozaena, Heuschnupfen
Erkältungsbalsam-ratiopharm®	Eukalyptus, Kampfer, Anis	Katarrh der oberen Atemwege, Husten, Bronchitis
Essaven® 50000 Gel N	Arnika, Heparin	Venenerkrankungen, Sportverletzungen
Essaven® Gel	Aescin, Heparin	idem
Essaven® Sportgel	Arnika	Sportverletzungen
Eufimenth milde Lichtenstein Balsam	Eukalyptus, Fichte, Menthol	Atemwegserkrankungen, Husten, Heiserkeit
Euflux® N Salbe	Latschenkiefer, Kampfer	Herzbeschwerden, Katarrh der Luftwege, Rheuma
Eukalyptus Erkältungs-balsam S	Eukalyptus, Kiefer, Kampfer	Husten, Bronchitis
Eukamillat®	Kamille	entzündliche Haut- und Schleimhauterkrankungen
Eulatin® N Salbe	Hamamelis, Benzocain, Wismut	Hämorrhoiden, Afterjucken und -ekzme
Expectal® Balsam	Kampfer, Latschenkiefer, Eukalyptus, Muskat, Thymian	Bronchialkatarrh, Pleuritis, Pneumonie
Fluid-bipharm®	Fichte, Kampfer	Muskel-, Gelenkschmerz
Franzbragil „F" Einreibung	Fichte, Kiefer	Muskel-, Gelenkschmerz
Franzbragil „M" Einreibung	Menthol	Rheuma, Ischias, Prellung
Garmastan® N Salbe	Guajazulen	Mastitisprophylaxe
Gingivitol®Lösung	Kanadische Blutwurz, Tannin	Stomatitis, Gingivitis
Guttacor-Balsam®	Weißdorn, Baldrian, Arnika	Herzneurosen
Hamadest® Supp.	Hamamelis, Kamille	Hamörrhoiden, Furunkel
Hamadest®-Konzentrat	Hamamelis	Thrombophlebitis, Hämorrhoiden, Ulcus cruris
Hamadest® Salbe	Hamamelis	Varizen, Hämorrhoiden, Brandwunden, Furunkel
Hamamelis Salbe Dignos®	Hamamelis	Hämorrhoiden, Varizen
Hamamelis-Salbe-Heel	Hamamelis	venöse Stase, Teleangiektasie

8

Hamamelis-Salbe Nestmann	Hamamelis, Kamille, Ringelblume, Sonnenhut, Mariendistel	Hämorrhoiden, Varizen, Ulcus cruris, Verbrennung
Hamasana® Salbe	Hamamelis	Hautverletzungen, Varizen
Hametum® Salbe und Hämorrhoidalzäpfchen	Hamamelis	äußere und innere Hämorrhoiden, Analrisse
Hametum® Creme	Hamamelis	Hautverletzungen
Hametum® Salbe	Hamamelis	Sonnenbrand, Wundsein
Hametum® Extrakte	Hamamelis	Hautverletzungen, Varizen
Helago-oel®	Kamille, Salbei, Eukalyptus, Anis, Pfefferminze	Entzündung der Schleimhaut durch Zahnprothesen
Hewekzem novo Salbe	Kamille, Sonnenhut, Sarsaparilla, Vit. A, E, Panthenol	Ekzeme, Pyodermie, Akne, Schuppenflechte
Hocura®-Spondylose Salbe	Hundsrose, Arnika, Sonnenhut, Kamille, Hamamelis, Beinwell	Zervikal- und Lumbalsyndrom, Myogelosen
Hormapin®-Heilsalbe 3%	Kamille, Bienenbrutsaft	Dermatitis, Insektenstich, Nesselfieber, Sonnenbrand
Hormapin®-Heilsalbe 5%	idem	Arthritis, Arthrose, Neuritis Gelenkrhaumatismus, Gicht
Hormapin®-Liniment	Bienenbrutsaft, Kampfer, Pfeffer	rheumatische Erkrankung, stumpfes Trauma
Hustagil®-Erkältungsbalsam	Thymian, Kiefer, Eukalyptus, Nelke	Bronchitis, Husten, Pleuritis
Hustagil®-Erkältungsöl	Thymian, Eukalyptus, Latschenkiefer, Nelke, Kiefer	idem
Ilon® Abszess-Salbe	Lärche, Rosmarin, Eukalyptus, Thymian	Abszesse, Furunkel, Panaratien, Karbunkel
Infiminz (-Oel)	Minzöl, Chlorophyll	Muskel-, Nervenschmerz
Inspirol® Inhalat	Menthol, Pfefferminze, Eukalyptus Wacholder, Latschenkiefer	Infektion des Hals-, Nasenund Rachenraumes
Inspirol® Nasensalbe	Eukalyptus, Latschenkiefer, Pfefferminze, Perubalsam	Schnupfen, Schwellung der Nasenschleimhaut
Inspiro® N Lösung zum Gurgeln	Menthol, Eukalyptus, Pfefferminze, Latschenkiefer	Entzündung des Mundund Rachenraumes
Iosimitan® Salbe	Kampfer, Menthol, Khellin	Asthma, Reizhusten
Ipalat® Balsam	Anis, Eukalyptus, Salbei	grippaler Infekt
Japanisches Minzöl	Minzöl	Rheumaschmerzen, Kopfschmerz, Sporttrauma
JHP Rödler® Japanisches Heilpflanzenöl	Minzöl	Gelenkschmerzen, Kopfschmerzen
Kamillencremeratiopharm® N	Kamille	Geschwüre, Wundliegen, schlecht heilende Wunden
Kamillenextrakt Steierl®	Kamille	Haut- und Schleimhautentzündungen
Kamillen-Salbe-I Iecl	Kamille, Guajazulen	Dermatosen, Verletzungen, Verbrennungen, Dekubitus
Kamillen-Spuman® Vaginalstyli	Kamille	unspezifischer Fluor, Portio-Erosion
Kamille-Spitzner®	Kamille	Haut- und Schleimhautentzündungen
Kamillosan®	Kamille	Haut- und Schleimhautentzündungen
Kamillosan® Creme	Kamille	nach Kortikoidtherapie entzündliche Hauterkrankung
Kamillosan® Mundspray N	Kamille, Pfefferminze, Anis	entzündliche Erkrankungen der Mundhöhle
Kamillosan® Salbe	Kamille	Reizzustände der Haut, trockene Haut, Ekzeme
Kamistad® Gel	Kamille, Thymol	schmerzhafte Affektion der Mundschleimhaut

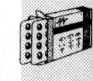

Kneipp® Erkältungs-Balsam N	Eukalyptus, Rosmarin, Kiefer, Thymian	Katarrh der Luftwege, Husten, Heiserkeit
Kneipp® Rheumasalbe Capsicum	Pfeffer	rheumatischer Muskel-schmerz, Neuralgien
Kytta-Balsam® N	Beinwell, Salicylat, Nicotinat	Myalgien, Myogelosen, Muskelrhaumatismus
Kytta-Nagelsalbe®	Beinwell, Vit. A, E	Onychopathien
Kytta-Plasma®	Beinwell, Lavendel	Distorsion, Kontusion, Bursitis, Mastitis
Kytta-Salbe®	Beinwell, Johanniskraut, Lavendel, Ringelblume	Tendovaginitis, Hämatom, Muskel-, Nervenschmerz
Leukona® Sauna-Konzentrat	Eukalyptus, Fichte, Kampfer, Menthol, Thymian	zur Durchblutung, Ent-schlackung, Regeneration
Liniplant® Inhalat	Eukalyptus, Cajeput	entzündliche Erkrankung der oberen Luftwege
Lomaherpan® Creme	Melisse	Herpes simplex
Lymphat-Suppositorien	Schierling, Herbstzeitlose, Maiapfel, Bilsenkraut, Fingerhut, Gelbwurz	Meteorismus
Lymphdiaral® L Salbe	Schierling, Herbstzeitlose, Ringel-blume	Lymphknotenentzündung, gestörter Lymphabfluß
Lyobalsam® S Salbe	Kampfer, Menthol, Eukalyptus	Erkrankung der Atemwege
Lyobalsam® ohne Menthol	Kampfer, Eukalyptus	idem
Makatussin® Balsam-Menthol	Eukalyptus, Menthol, Thymian	Katarrh der Luftwege, Bronchtitis
Makatussin® Balsam Mild	Eukalyptus, Thymian	idem
Makatussin-Inhalat-Menthol	Eukalyptus, Pfefferminze, Thymian	idem
Makatussin-Inhalat-Mild	Eukalyptus, Thymian	idem
Matmille® Salbe	Kamille	Haut- und Schleimhaut-entzündungen
Mentholon Original® N	Menthol, Kampfer, Eukalyptus	Katarrh der Luftwege, Otitis, Sinusitis, Tonsillitis
Monapax® N Husten-balsam	Eukalyptus, Latschenkiefer, Kampfer	Husten, Bronchtits, Erkältunskrankheiten
Nasen-Reflex-Öl forte	Pfefferminze, Eukalyptus, Anis, Rosmarin, Salbei, Melisse	Asthma bronchiale, chron. Sinusitis, Migräne, Rhinitis
Nasen-Reflex-Öl mild	idem	idem
Nasen-Reflex-Salbe	Pfefferminze, Zitrone, Eukalyptus, Kamille, Arnika	idem
Nasulind® Nasensalbe	Pfefferminze, Thymian	Katarrh der Luftwege, Schnupfen, Sinusitis
Neo-Ballistol®	Pfefferminze, Anis	Rhagaden, Wunden, Ekzeme, Varizen, Rheuma
Nervencreme Fides S	Pfefferminze, Eukalyptus	Neuralgische Beschwerden, Muskelschmerzen
Nervfluid Fides S	Kampfer, Eukalyptus, Latschen-kiefer	Nerven-, Muskel-, Gelenkschmerzen
Nervinfant® comp. für Kinder	Baldrian, Guaifenesin, Paracetamol	Fieber-, Schmerzzustände, grippale Infekte
Nervinfant® comp. für Säugl.	idem	idem
Nervinfant® Zäpfchen für Kinder	Baldrian, Guaifenesin	Schlafstörungen, Unruhezustände
Nervinfant® Zäpchen für Säugl.	idem	idem
Nervpin® Salbe	Menthol, Edeltanne, Zitrone	Sehnenscheidenent-zündung, Blutergüsse, Tennisarm

8

Präparat	Inhaltsstoffe	Indikation
Nervpin® N Salbe	Menthol, Fichte	rheumatische und neuralgische Beschwerden
Nifint® Nasensalbe	Menthol	Katarrh der Luftwege
NiNo-Fluid	Pfefferminze, Menthol	Katarrh der Luftwege, Bronchitis, Migräne
Palatol® Salbe	Hamamelis, Sonnnenhut, Arnika, Pfefferminze, Eukalyptus	Katarrh der Luftwege, Arthritis, Rheuma
Palatol® Destillat	Pfefferminze, Eukalyptus	Erkältung, Rheuma
Pectapas® Salbe	Kampfer, Kiefer, Rosmarin, Weißdorn, Baldrian	Angina pectoris, Tachy-kardie
Perkamillon® liquidum	Kamille	Rhinitis, Sinusitis, Bronchitis, Stomatitis
Perkamillon® Salbe	Kamille, Hamamelis	Hautverletzungen, Rhagaden, Ulcus cruris
Pernionin® N-Salbe	Salbei, Methylsalicylat	Perniones, kältebedingte Zirkulationsstörungen
Phlebodril® Creme	Mäusedorn, Steinklee	ven. Durchblutungsstörung
Phönix Kalantol-A Flüssigk. zum Einreiben	Aloe, Myrrhe, Arnika, Rosmarin, Ringelblume, Johanniskraut	Arthritis, Arthrosis, Ischias, Neuralgien, Rheuma
Phönix Kalantol-B Flüssigk. zum Einreiben	Aloe, Myrrhe, Arnika, Rosmarin, Ringelblume, Kampfer	Bandscheibenschäden, Brachialgie, Spondylitis
Phönix Kalophön-Salbe	Aloe, Myrrhe, Arnika, Rosmarin, Ringelblume, Johanniskraut	Wund-, Haut- und Heilsalbe
Pin-Alcol® Einreibung	Menthol, Fichte, Zitrone	Rheuma, neuralgische und neuritische Beschwerden
Pinimenthol® S Salbe	Latschenkiefer, Eukalyptus	Bronchitis, Laryngitis
Pinimenthol® Liquidum N	Eukalyptus, Kiefer, Menthol	Bronchitis, Erkältung, Dekubitusprophylaxe
Pinimenthol® N Salbe	Eukalyptus, Kiefer, Menthol	Bronchitis, Erkältung
Piniol® Balsam N	Eukalyptus, Kiefer, Kampfer	Bronchitits, Katarrh der Luftwege, Pleuritis
Piniol® Nasensalbe N	idem	Rhinitis, Sinusitis
Polytar flüssig Antiseptisches Teerpräparat	Wacholderkohle	Psoriasis, Seborrhoe, Schuppen
Prospan® Kinder-Zäpfchen	Efeu	Bronchitis, Heuchhusten
Protitis®-Zäpfchen	Sägepalme, Sonnenhut, Tollkirsche, Schöllkraut	Prostatitis, Tenesmen, Reizblase, Adnexitis
Pruricalm Lotion	Kampfer, Menthol	Juckreiz, Sonnenbrand
Psorifug® S Salbenkombination	1. tags: Steinkohlenteer, Kamille 2. nachts: Salicylsäure, Kamille	Psoriasis
Pumilen® Balsam	Eukalyptus, Latschenkiefer, Menthol, Thymol	Erkältungskrankheiten, Pertussis, Pleuritis
Pumilen®-N Nasentropfen und Inhalat	Latschenkiefer, Pfefferminze	Schnupfen, Erkältung
Pumperol® Tropfen	Thymian, Eukalyptus, Pfefferminze	Erkältungskrankheiten
Pyralvex® Gel	Rhabarber, Salicylsäure	Gingivitis, Stomatitis, Zahnungsbeschwerden
Pyralvex® Lösung	idem	idem
Reparil®-Gel N	Aescin, Salicylat	Prellung, Verstauchung, Hämatom, Lumbago
Repha-Os® Mundspray	Tormentill, Ratanhia, Myrrhe, Anis, Eukalyptus, Nelke	Stomatitis, Gingivitis, Pharyngitis, Tonsillitis
Retterspitz® äußerlich	Rosmarin, Thymol, Zitrone	bakterielle und abakterielle Entzündungen, Wunden
Retterspitz® Heilsalbe	Latschenkiefer, Thymol	Wunden, Hämorrhoiden, Ulcus cruris
Retterspitz® Quick Salbe	Rosmarin, Kampfer, Menthol	Myalgien, chron. Gelenkentzündungen
RH 50® percutan Einreibung	Sonnenhut, Methylnicotinat	Gelenkrheumatismus, M. Bechterew, Ischialgie

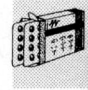

Rheuma-Pasc® Salbe	Beinwell, Rosmarin, Salicylat	rheumatische Beschwerden, Neuralgien, Neuritiden
Rheumasalbe von ct	Eukalyptus, Benzylnicotinat	rheumatische Beschwerden
Rheuma-Salbe Lichtenstein	Kampfer, Benzylnicotinat	rheumatische Beschwerden
rhino-loges® N Nasentr.	Salbei, Eukalyptus, Guajazulen, Latschenkiefer	Schnupfen, Katarrh des Nasen-Rachenraumes
Rhinotussal®-E-Balsam	Kampfer, Eukalyptus	Erkältungskrankheiten
Rhinotussal®-S-Balsam	Kampfer, Latschenkiefer	idem
Rhus-Rheuma-Gel	Giftsumach, Beinwell, Sumpfporst, Latschenkiefer	chron. Muskel- und Gelenkrheumatismus, Hexenschuß
Röwo-101 Röwo-Minz K	Minzöl	Erkältungskrankheiten
Röwo-333 Reflex-Zonen-Salbe	Bilsenkraut, Mohn, Melisse	Reflexzonenbehandlung
Röwo-777 Symphytum	Beinwell, Methylnicotinat	Prellungen, Zerrungen, Verstauchungen, Mylagien
Rö-Plex Salbe		
Rubriment®-N Öl	Benzylnicotinat, Kampfer	rheumatische Gelenkerkrankungen, Bursitis
Ruscorectal® Hämorrhoidalsalbe	Ruscogenin	innere und äußere Hämorrhoiden, Analblutunger
Ruscorectal® -zäpfchen	idem	idem
Ruscorectal® Kombipack	idem	idem
Sagittaproct®-TD1/TD2 Slb.	Hamamelis, Wismut	Hämorrhoiden
sagittaproct®-Salbe	idem	idem
sagittaproct®-Supp.	idem	idem
sagittaproct®-Kombipack.	idem	idem
Salbei Gurgel-Lösung	Salbei, Kamille	Rachenentzündung
Salviathymol® Tropfen	Pfefferminze, Zimt, Nelke, Fenchel, Anis, Myrrhe, Ratanhia Frauenmantel	Tonsillitis, Gingivitis
Salvysat® Bürger Tr.	Salbei	Herpes, Munddesinfizienz
Sanato-Rhev®	Kampfer, Giftsumach, Benzylnicotinat	Gelenkrheumatismus Lumbagio, Ischias
Sertürner China Minze	Pfefferminzöl	Nervenschmerzen
Siozwo® N Nasensalbe	Pfefferminzöl, Naphozolin	Schnupfen, Erkältung
Soledum® Balsam + Inhalator	Cineol	Erkrankungen der Atemwege, Husten
Soledum® Nasentropfen N	Cineol	Bronchitits, Sinusitis
Spolera®-flüssig	Acmella ciliata	Unfallverletzungen, Prellungen, Hämatom
Spolera®-Salbe	idem	idem
Spolera®-Pump-Spray	idem	idem
Spongiosal® Salbe	Wolfsfuß	lokale Kropftherapie
stadasan® Thermo fluid	Benzylnicotinat, Rosmarin, Kiefer	rheumatischer Gelenk- und Muskelschmerz
stas® Erkältungssalbe	Kampfer, Eukalyptus, Kiefer	Erkältungskrankheit
stas® Erkältungssalbe mild	Eukalyptus, Kiefer	idem
Syviman® N Salbe	Beinwell, Mistel	Arthrosis, chron. entzündliches Gelenk
Tampositorien® B	Tollkirsche, Hamamelis, Guajazulen	Analfissur, Schließmuskelkrampf
Terpestrol® Inhalat	Pfefferminze, Latschenkiefer	Erkältung, verstärkte Schleimbildung
Thermazet®	Hamamelis, Capsicain	zur Durchblutungsverbesserung
Thymipin® N Balsam	Thymian, Kampfer, Eukalyptus	Bronchitis, Keuchhusten, Katarrh
Thymipin® Zäpfchen	Thymian, Sonnentau	Husten, Bronchitis
Transpulmin® Balsam E	Cineol, Menthol, Kampfer	Bronchialkatarrh

8

Transpulmin® Kinder- balsam N	Cineol, Kamille	idem
Trauma-cyl-Salbe	Kamille, Salbei, Arnika, Kampfer, Roßkastanie, Hamamelis	Hämatome, Hämorrhoiden, Thrombose
Traumaplant® Salbe	Beinwell	Prellungen, Unfall- verletzungen
Trauma-Salbe Rödler® 301	Cayennepfeffer, Kampfer, Menthol, Methylsalicylat	Verletzungen der Muskeln, Gelenke
Trauma-Salbe Rödler® 302	Cayennepfeffer, Terpentinöl, Methylsalicylat	ältere Verletzungen, Zerrungen, Arthrose
Trauma-Salbe Rödler® 303	Cayennepfeffer, Kampfer, Menthol, Methylsalicylat	hartnäckige rheumatische Beschwerden
Tumarol® Balsam	Kampfer, Menthol, Zeder, Thymol	Erkältungskrankheit
Tumarol® Balsam sine mentholo	Kampfer, Eukalyptus, Zeder	idem
Tussamag® Erkältungs- balsam	Kampfer, Latschenkiefer, Thymian, Terpentinöl, Eukalyptus, Menthol	Husten, Bronchitis
*U*cee® N Wundsalbe Kytta	Ringelblume, Johanniskraut, Zinkoxid	Sonnenbrand, Wundsein, offene Wunden
Unguentum lymphaticum	Schierling, Herbstzeitlose, Fingerhut, Ringelblume	Ödeme, insbesondere Lymphödeme
Varicylum® S Salbe	Kampfer, Arnika, Hamamelis, Roßkastanie, Kamille, Salbei	Hämatom, Thrombose, Tendovaginitis
Vasoforte® Gel	Roßkastanie	variköser Symptomen- komplex, Ulcus cruris
Vasotonin® A forte-Serol	Arnika, Methyl-4-Hydroxybenzoat	Thrombophlebitis
Vasotonin® Serol	Arnika, Roßkastanie, Methyl-4- Hydroxybenzoat	Varizen, Ulcus cruris
Venalot® Liniment	Steinklee, Heparin	Thrombophlebitis, venöse Stauung
Venen-Fluid	Roßkastanie	Varizen, venöse Stauung
Venoplant® Gel	Aescin, Heparin	Thrombophlebitis, Hämatome
Venoplant® Salbe	Roßkastanie, Heparin	Varizen, Hämorrhoiden
Venostasin® N Salbe	Roßkastanie	variköses Syndrom, Distorsion, Hämatom
Venotrulan® Salbe	Roßkastanie, Hamamelis, Grießwurzel, Pfingstrose	variköses Syndrom, Thrombophlebitis
Virgamelis® Creme	Hamamelis	Wund- und Heilcreme
Vulnoagil® Salbe	Hamamelis, Panthenol	Brandwunden, Wundsein
Wobe-Mugos®-Zäpfchen	Enzyme aus Papaya und Pankreas	Adjuvans bei Krebs und Virusinfektionen (Zoster)
Wobe-Mugos®-Klistier-Tbl.	idem	idem
Wund-Heilsalbe S	Ringelblume, Hamamelis, Sonnen- hut, Kamille	offene und geschlossene Verletzungen, Varizen
Wundsalbe Nestmann	Sonnenhut, Hamamelis, Colophonium	Wundsalbe, Frost- und Verbrennungsschäden
Wundsalbe Nestmann forte	idem	idem
*Z*eel® Salbe	Arnika, Giftsumach, Beinwell	Arthrosis, Periarthritis humeroscapularis

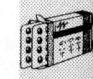

8.3   Liste pflanzlicher Balneotherapeutika

Die Liste enthält die Markennamen von pflanzlichen balneotherapeutischen Fertigpräparaten, ihre wichtigsten Inhaltspflanzen oder -stoffe und die wichtigsten Indikationen.

Markenname	Wichtige Inhaltsstoffe	Wichtige Indikationen
APS® Hautbad med	Kamille	Ekzem, Psoriasis, bakt. Hauterkrankungen
Bagnisan® med. Heilbad	Sonnenhut, Hamamelis	Wundheilung, Roborans
Balneovit® O	Weizenkeim, Avocado, Carotin	Milchschorf Windelekzem, Neurodermatitis
Balneum Hermal®	Soja	Juckreiz bei trockener Haut, Milchschorf
Balneum Hermal® F	Erdnuß	trockene, schuppende Haut, Neurodermitis
Balneum Hermal® mit S	Soja, Schwefel	seborrhoische und bakt.
Balneum Hermal® mit Teer	Soja, Steinkohle	schuppende und chron. Hautkrankheiten
Balneum Hermal® Plus	Soja, Polidocan, Schwefel	Ekzeme, Neurodermitis
Bronchicum® Med.-Bad mit Thymian	Thymian	Erkrankungen der Atemwege, Bronchitis
Broncholind Erkältungsbad	Menthol, Pfefferminze, Eukalyptus	Erkältungskrankheit der Luftwege, Bronchitis
Contrheuma® Bad L	Huninsäure, Salicylsäure	Rheumatismus, Lumbago, Ischias, Adnexitis
Dr. Hotz-Kinderbad	Enzian, Schafgarbe, Olive, Kamille, Molke, Milchsäure, Alaun	Milchschorf, Ekzeme, Akne, Dermatitis, Schuppen
Dr. Hotz-Vollbad	idem	idem
Extropin®	Eukalyptus, Kampfer, Fichte	Neuralgie, vegetative Dystonie, Erschöpfung
Heilit® Rheuma-Ölbad	Kampfer, Menthol, Methysalicylat	rheumatischer Formenkreis, Muskelermüdung
Heilit® Rheuma-Bad N Kombi	Kampfer, Menthol, Hydroxysalicylat	idem
Humopin®	Salicylsäure, Huminsäure, Rosmarin	rheum., neuralgische und neuritische Beschwerden
Intradermi® Fluid N	Roßkastanie, Benzylnicotinat, Rutosid	Myalgien, Neuralgien, venöse Stauungen
Kamillen-Bad N „Ritsert"	Kamille	Haut- und Schleimhautentzündungen
Kamillen-Bad-Robugen®	Kamille	akute, nässende Dermatitis, Windeldermatitis
Kamillobad®	Kamille	Analekzem, Hämorrhoiden, nach Abszesseröffnung
Kneipp® Beruhigungsbad	Hopfen, Baldrian, Melisse	Schlafstörungen
Kneipp® Erkältungs-Bad	Thymian	Erkältungskrankheiten

8

Kneipp® Kreislauf-Bad Rosmarin-Aquasan	Kampfer, Rosmarin	Kreislauftonikum
Kneipp® Rheuma Bad	Wacholder, Wintergrün	Rheuma, Bandscheiben- beschwerden
Kneipp® Rheuma Stoff- wechsel-Bad Heublumen- Aquasan	Pfefferminze, Kümmel, Salbei, Thymian, Cumarin	Stoffwechselbad, Rheumabad
Kneipp® Sedativ-Bad Baldrian-Melisse-Aquasan	Baldrian, Hopfen, Melisse	Sedativum
Kneipp® Tonikum-Bad Fichtennadel-Aquasan	Fichte, Eukalyptus, Terpentinöl	als Roborans, zur Rekonvaleszens
Kytta-Rheumabad	Tanne, Fichte, Terpentinöl	nicht-akute Erkr. des rheumatischen Formenkreises
Leukona-Eukalpin®-Bad	Eukalyptus, Fichte	akute und chron. Erkr. der Luftwege
Leukona®-Rheuma-Bad N	Terpentenöl, Fichte, Methylsalicylat	subakute rheumatische Erkr.
Leukona® Sauna Konzentrat	Eukalyptus, Fichte, Kampfer, Menthol, Thymian	zur Durchblutung, Ent- schlackung, Regeneration
Leukona®-Sedativ-Bad	Baldrian, Hopfen, Chloralhydrat	Schlafstörungen, nervöse Übererregbarkeit
Leukona®-Sedativ-Bad sine Chloralhydrat	Baldrian, Hopfen	Schlafstörungen, allgemeine Unruhe
Leukona®-Stoffwechsel- Bad	Wacholder	Allergie, Urtikaria, Adipositas
Leukona-Sulfomoor- Bad ®N	Moorpulver, Huminsäure, Kalkschwefelleber	chron. Polyarthritis, chron. Adnexitis
Leukona®-Tonikum-Bad	Rosmarin, Kampfer, Eukalyptus	Kreislaufstörungen, niedriger Blutdruck
Matmille® Bad	Kamille	Haut- und Schleimhaut- entzündungen
Menthoneurin®-Vollbad N	Salicylat, Benzyl-, Methylnicotinat	rheumat. Erkrankungen
Moorbad-Saar	Salicylsäure, Huminsäure, Natrium- hydrogencarbonat	rheumatische Erkrankung, Ischias, Neuralgie
Moorlauge Bastian	Moor	rheumatische Erkrankung, Adnexitis
Ölbad Cordes®	Soja	Dermatosen mit trockener, juckender Haut
Ölbad Cordes® F	Erdnuß	Trockenheit, Juckreiz und Brennen der Haut
Oleobal®	Soja, Paraffin	Psoriasis, endogenes Ekzem, Ichthyosis
Pela® Moorlauge	Torf, Moor	Rheumatismus, periphere Durchblutungsstörungen
Pernionin (T) Teil-Bad N	Salicylat, Benzyl-, Methylnicotinat	Rheumatismus
Pernionin® Voll-Bad N	Fichte, Benzylnicotinat, Methyl- salicylat	neuralgische und rheuma- tische Beschwerden
Pinimenthol®-Bad	Kampfer, Eukalyptus, Latschen- kiefer, Menthol	Erkältung, rheumatische Erkrankungen
Rheumagutt®-Bad	Huminsäure, Salicylsäure, Fichte	Rheumatismus, ankylosierende Spondylitis
Rhemasan® Bad N	Fichte, Salicylsäure, Huminsäure	rheum. Gelenkschmerz, Muskelschmerz, Ischias
Rheumex® Bad	Rosmarin, Arnika, Roßkastanie, Salicylat	rheum. Erkrankungen, stumpfe Traumen

Sagitta Kamillbad	Kamille	Haut- und Schleimhaut-entzündungen
Salhumin® Rheuma-Bad	Huminsäure, Salicylsäure	Rheumatismus, Arthrose, Ischias, Adnexitis
Salhumin® Rheuma-Bad mit Schaum	idem	idem
Salhumin® Sitzbad N	idem	Adnexitis, Parametritis, Endometritis
Salhumin® Teilbad N	Salicylsäure, Huminsäure, Aesulin	postthrombotische Zu-stände
Silvapin® Baldrianwurzel-Extrakt N	Baldrian	Erregungszustände, Schlafstörungen
Silvapin® Brombaldrianbad	Baldrian, Kaliumbromid	Schlafstörungen, nervöse Übererregbarkeit
Silvapin® Eichenrinden-Extrakt E	Eiche	Ulcus cruris, Hyper-hidrosis, Analfissuren
Silvapin® Fichtennadel-Extrakt E	Fichte	Schlafstörungen, Erschöpfungszustände
Silvapin® Heublumen/Kräuter-Extrakt N	Heublume, Salbei, Thymian	rheumatische Erkr., Lumbago, Ischias
Silvapin® Kamillenblüten-Extrakt N	Kamille	Haut- und Schleimhaut-entzündungen, Juckreiz
Silvapin® Rosmarinblätter-Extrakt E	Rosmarin	zur Hautdurchblutung, neurovegetative Störung
Silvapin® Weizenkleie-Extrakt E	Weizenkleie	oberflächliche Hautwunden, Dekubitus, Urtikaria
stas® Erkältungsbad	Eukalyptus, Melisse, Rosmarin, Pfefferminze	Erkältung, Bronchitis
Sulfo-Ölbad Cordes®	Soja, Schieferöl	Dermatosen mit trockener Haut
Thermo-Menthoneurin® Bad	Salicylat, Benzyl-, Methylnicotinat	rheumatische Erk., Sehnenscheidenentzündung
Thymian Erkältungsbad S	Thymian	nichtfiebrige Erkältung, Erkrankung der Atemwege
Töpfer Kinderbad mit Teer	Kleie, Molke, Steinkohle, Fichte, Rosmarin, Salbei, Lavendel, Kamille	Milchschorf, Psoriasis, Dermatitis seborrhoides
Töpfer Teer-Kleiebad	idem	endogenes Ekzem, Psoriasis, Pruritus senilis

8

8.4   Tees

Die Liste enthält Fertigtees (Teemischungen, Beutel, Pulver) mit Markennamen, pflanzlichen Inhaltsstoffen und den wichtigsten Indikationen.
Instant-Tees sind mit # gekennzeichnet.

Markenname	**Wichtige Inhaltsstoffe**	**Wichtige Indikationen**
Abführtee-Stada® N	Fenchel, Stiefmütterchen, Senna, Faulbaum, Hauhechel	Obstipation, Hämorrhoiden
Antiviscosin® Tee N	Senna, Faulbaum, Anis	Obstipation
Bekunis Kräutertee	Senna	Obstipation
Bekunis® Senna-Instanttee#	idem	idem

Blasen-Nieren-Tee Stada®N	Birke, Quecke, Riesengoldrute, Hauhechel, Süßholz	zur Erhöhung der Harnmenge bei Harngrieß
Blasen-Nieren-Tee Uroflux® vegatabile Tee	Birke, Wacholder, Bohne, Schachtelhalm, Bärentraube	Entzündungen des Urogenitaltraktes
Blasen-Nieren-Tee Uroflux® Teeaufgußpulver #	Weide, Birke, Bärentraube, Sonnenhut, Süßholz	idem
Blasen-Nieren-Tee Uroflux® Tubentee #	idem	idem
Bronchialtee 400 #	Fenchel, Thymian, Linde, Salbei, Isländisch Moos, Eibisch	Bronchitis, Erkältung
Bronchostad® #	Eibisch, Huflattich, Lungenkraut, Spitzwegerich, Süßholz	Tracheitis, Bronchitis
Brust- und Hustentee-Stada® N	Fenchel, Spitzwegerich, Süßholz, Thymian	Bronchitis, Katarrh der Luftwege
Buccotean®	Kakao, Birke, Pfefferminze, Bohne, Schachtelhalm, Süßholz	Zystitits, Peylitis, Urethritis
Buccotean® TF #	Kakao, Birke, Schachtelhalm, Süßholz, Bruchkraut	Zystitis, Pyelitis, Urethritis
Dr. Klinger's Abführ- und Verdauungstee #	Senna, Faulbaum, Schlehe	Obstipation
Dr. Klinger's Bergischer Blasen- und Nierentee #	Schachtelhalm, Birke, Hauhechel, Fenchel, Ringelblume	Entzündungen der Harnwege
Dr. Klinger's Bergischer Blutreinigungs- und Stoffwechseltee #	Löwenzahn, Schafgarbe, Wacholder, Fenchel, Birke	zur Blutreinigung und Entschlackung
Dr. Klinger's Bergischer Kräutertee Nerven- und Beruhigungstee #	Pfefferminze, Melisse, Süßholz, Fenchel, Anis, Hopfen	innere Unruhe, Einschlafstörungen, Nervosität
Dr. Klinger's Herz- und Kreislauftee #	Weißdorn, Herzgespann, Melisse, Angelika, Schafgarbe	zur Pflege von Herz, Kreislauf und Nerven
Dr. Klinger's Husten- und Bronchialtee #	Malve, Huflattich, Thymian, Süßholz, Linde, Eibisch	Erkrankungen der Atemwege mit Husten
Dr. Klinger's Leber- und Gallentee #	Löwenzahn, Kurkuma, Kamille, Ringelblume, Wermut	Leber- und Gallenerkrankungen
Dr. Klinger's Magentee #	Arnika, Enzian, Angelika, Fenchel, Süßholz, Kamille, Kondurango	Magen-Darm-Beschwerden, Völlegefühl
Fagorutin Buchweizen-Tee	Buchweizenkraut	Tonisierung von Venen- und Arterien
Fugacid® Blasentee	Bärentraube, Birke, Bohne, Süßholz, Schachtelhalm, Sandel	Blasen- und Nierenkatarrhe
Fugacid® Bronchialtee	Anis, Linde, Thymian, Eibisch, Malve, Hagebutte, Quendel	Bronchitis, Katarrh der Luftwege, Husten
Fugacid® Digestivumtee	Angelika, Schafgarbe, Tausendgüldenkraut, Fenchel, Anis	Völlegefühl, zur Appetitanregung
Fugacid® Galletee	Gelbwurz, Löwenzahn, Pfefferminze, Schafgarbe, Kamille	nichtentzündliche Gallenblasenbeschwerden
Fugacid® Grippetee	Holunder, Linde, Weide, Brombeere, Fenchel, Hagebutte	fieberhafte Erkältungskrankheiten
Fugacid® Harnsäuretee	Faulbaum, Schafgarbe, Birke	Hyperurikämie
Fugacid® Neurogast-Tee	Kamille, Pfefferminze, Süßholz	Völlegefühl, Blähungen
Fugacid® Sedativumtee	Baldrian, Hopfen, Süßholz, Hagebutte, Passionsblume	nervöse Erregung, Einschlafstörungen
Gallen-Leber-Tee Cholaflux® vegetabile	Pfefferminze, Senna, Kümmel, Schöllkraut, Schafgarbe	chron. Entzündung der Gallenblase und -wege
Gallen-Leber-Tee Stada®N	Gelbwurz, Löwenzahn, Pfefferminze, Schafgarbe	Störungen des Gallenflusses, Völlegefühl
Gerner Antibronchiticum N	Primel, Salbei, Eibisch	Infektion der Atemwege

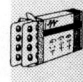

Gerner Cholagogum N	Löwenzahn, Kamille, Schafgarbe, Schöllkraut, Pfefferminze	Anregung von Galle-produktion und -fluß
Gerner Lymphaticum neu	Sonnenhut, Löwenzahn, Marien-distel, Edelraute, Wasserhanf	Erschöpfung, Müdigkeit, Wetterfühligkeit
Gerner Nervinum N	Melisse, Kamille, Hopfen, Baldrian, Pfefferminze, Salbei, Lavendel	nervöse Erregung, Herz-klopfen, Schlaflosigkeit
Gerner Rheumaticum N	Borretsch, Wacholder, Weide, Holunder, Lein, Enzian	chron. rheumatische Erkrankungen
Grippe-Tee Stada® N	Holunder, Linde, Weide	fieberhafte Erkältung

Harntee 400 #	Birke, Ringelblume, Schachtelhalm, Fenchel, Wacholder, Süßholz	zur Durchspülung bei Harnwegsinfekten
Haut- und Blutreinigungs-Tee	Faulbaum, Walnuß, Stiefmütterchen, Thymian, Süßholz	Ekzeme, Milchschorf, Dermatosen, Abszesse
Hernia-Tee	Bärentraube, Schachtelhalm, Bruchkraut	Blasenkatharrh, -krampf, Harnverhaltung
Heumann Abführtee Solubilax® #	Faulbaum Obstipation	zur Darmentleerung,
Heumann Beruhigungstee Tenerval® N #	Baldrian, Melisse	nervöse Unruhe, Pavor nocturnus, Schlafstörung
Heumann Blasen- und Nierentee Solubitrat® N #	Birke, Orthosiphon, Goldrute, Fenchel	zur Durchspülung, Harn-wegsinfekt, Nierengrieß
Heumann Bronchialtee Solubifix® N #	Eibisch, Süßholz, Primel, Anis, Thymian	Katarrh der Atemwege, Bronchitis, Husten
Heumann Leber- und Gallentee Solu-Hepat® NT #	Boldo, Schöllkraut, Mariendistel, Pfefferminze	Gallenwegserkrankung, zum Leberschutz
Heumann Magentee Solu-Vetan® NG #	Süßholz, Pfefferminze	Gastritis, Ulcus ventriculi et duodeni, Meteorismus
Hevert Blasen-Nieren-Tee	Linde, Orthosiphon, Birke, Bärentraube, Bohne	zur Durchspülung bei Harn-wegsinfekt, Nierenstein
Hevert Cholosom-Tee	Kümmel, Gelbwurz, Löwenzahn, Mariendistel, Pfefferminze	Störungen der Gallenblase und des -abflusses
Hevert Echinacea-Tee	Sonnenhut	zur Unterstützung der Abwehrkräfte
Hevert® Entwässerungs-Tee	Rosmarin, Wacholder, Liebstöckel, Löwenzahn, Spargel	Ödeme bei Herzinsuffi-zienz, Harnsteine
Hevert Erkältungs-Tee	Holunder, Thymian, Weide, Malve	fieberhafte Erkältung
Hevert Heweberberol-Tee	Birke, Goldrute, Hauhechel	zur Erhöhung der Harn-menge bei Blasenkatarrh
Hevert Husten-Bronchial-Tee	Anis, Linde, Thymian, Malve	Bronchitis, Husten
Hevert Majocarmin-Tee	Anis, Fenchel, Kümmel, Kamille, Pfefferminze	Völlegefühl, Blähungen, Herz-Magen-Beschwerden

| **K**neipp® Gastropressan # | Kamille, Süßholz, Hamamelis, Wermut, Guajazulen | Entzündungszustände von Magen und Darm |

| **L**ate Orphon Indischer Nieren- und Blasentee | Orthosiphon | zur Durchspülung bei Harnwegsinfekt, -grieß |
| Leber-Galle-Tee | Mariendistel, Tausendgüldenkraut, Schafgarbe, Zichorie | Hepatopathien, Flatulenz, Cholezystopathien |

| **M**agen-Darm-Tee | Kalmus, Benediktenkraut, Tausend-güldenkraut, Kamille, Süßholz | chron. Gastropathie, Gastritis, Appetitlosigkeit |
| Magen-Tee Stada® | Kamille, Pfefferminze, Schafgarbe | Magen-Darm-Beschwerden |

| **N**B-tee Siegfried® # | Bärentraube, Birke, Wacholder, Goldrute, Schachtelhalm | zur Durchspülung bei Erkr. der Harnwege |
| Nephronorm®-Tee | Erika, Birke, Boldo, Orthosiphon, Bärentraube, Wacholder | Entzündungen der ableiten-den Harnwege |

8

Nephrubin®-Tee	Weide, Roßkastanie, Holunder, Linde, Birke, Petersilie	harnsaure Diathese, Nieren- und Blasenerkrankungen
Nerventee-Tee Stada®	Baldrian, Melisse, Passionsblume, Pfefferminze	nervöse Erregung, Einschlafstörungen
Nieren-Blasen-Tee	Birke, Orthosiphon, Goldrute, Ruprechtskraut	Nephritis, Cystitis, chron. Nierenleiden
Nieren-Tee	Bohne, Ringelblume, Malve, Hauhechel, Orthosiphon	Reizzustände in Niere und Blase
Nierentee 2000 #	Birke, Orthosiphon, Wacholder, Fenchel	zur Durchspülung bei Harnwegsinfekten
Nieron® Blasen- und Nierentee VI	Birke, Hauhechel, Orthosiphon, Goldrute, Pfefferminze, Süßholz	zur Erhöhung der Harn- menge bei Katarrh
Nieron®-Tee N #	Birke, Schachtelhalm, Löwenzahn, Hauchechel	zur Durchspülung bei Harnwegsinfekten
Nieroxin®-Harntee #	Mate, Goldrute, Kakao, Wacholder	idem
Orbis® Blasen- und Nieren- tee #	Orthosiphon, Mate, Goldrute, Melisse, Süßholz	Harntreibung
Orbis® Husten- und Bronchialtee #	Huflattich, Süßholz, Fenchel, Anis, Hagebutte, Pfefferminze	Husten
Orbis® Nerven- und Beruhigungstee #	Hopfen, Melisse, Pfefferminze, Angelika, Weißdorn, Erika	zur Beruhigung
Presselin®	Ringelblume, Senna, Fenchel, Wacholder, Hagebutte	Obstipation
Ramend®-Abführtee Instant #	Senna, Mate, Kümmel, Anis, Koriander	Obstipation
Ramend®-Kräuter- Abführtee	idem	idem
Renob® Blasen- und Nierentee (Beutel)	Birke, Quecke, Goldrute, Hauhechel, Süßholz	Erhöhung der Harnmenge bei Infekten, Harngrieß
Rheuma-Gicht-Tee	Birke, Walnuß, Wacholder, Hauhechel, Weide	harnsaure Diathese, Gicht, Rheuma, Harngrieß
Rheuma-Tee Stada®	Ringelblume, Pfingstrose, Faul- baum, Holunder, Weide	Erkrankungen des rheuma- tischen Formenkreises
Rheumex®-Tee	Bohne, Weide, Birke, Pfeffer- minze, Kümmel, Anis	Gelenkrheumatismus, Gicht
Rhoival® Tee #	Odermennig, Goldrute, Johannis- kraut, Arnika, Baldrian	Harnwegsinfekte, Steinleiden
Röwo-714 AdipoRö-Plex Arzneitee	Birke, Walnuß, Rosmarin, Senna, Bohne, Faulbaum, Wacholder	Stoffwechselanregung, Obstipation
Roha®-Fenchel-Tee tassenfertig #	Fenchel	gastrointestinale Spasmen, Appetitlosigkeit
Scillase®	Meerzwiebel, Adonis, Petersilie, Wacholder, Faulbaum	Ödeme, Ascites, zur Diurese, als Laxans
Solu-Vetan® NG cum Belladonna #	Süßholz, Pfefferminze, Tollkirsche	starke Spasmen, Gastritis, Ulcus ventriculi et duodeni
Solvefort® N #	Bärentraube, Birke, Bohne, Gold- rute, Orthosiphon, Schachtelhalm	Cystitis, Pyelitis, Nephrolithiasis
Species-Sklero-Diabeticum	Arnika, Weißdorn, Wacholder, Rosmarin, Brennessel	Diabetes mellitus, Arteriosklerose
Superlaxol® Tee	Senna	Obstipation
Uro Fink® (Beutel)	Birke, Goldrute, Orthosiphon, Bärentraube	zur Durchspülung bei Harnwegsinfekten
Vier-Winde-Tee	Kümmel, Fenchel, Anis, Kamille, Römische Kamille	Sodbrennen, Völlegefühl, Blähungen
Warondo®-Abführtee	Süßholz, Malve, Holunder, Senna, Huflattich, Pfefferminze	Adipositas, venöse Beinleiden, Hämorrhoiden

8

9. Heilpflanzen - Liste der deutschen und botanischen Namen

Volker Schmiedel

Die Liste enthält sowohl deutsche und botanische Namen wie auch die Bezeichnungen der alten homöopathischen Nomenklatur.

Abies nigra	Amerik. Schwarzfichte
Abrotanum	Eberraute
Acalypha indica	Brennkraut
Achillea millefolium	Schafgarbe
Aconitum napellus	Sturm-, Eisenhut
Acorus calamus	Kalmus
Adlumia	Erdrauch
Adonis vernalis	Adonisröschen
Adonisröschen	Adonis vernalis
Aesculus hippocastanum	Roßkastanie
Aethusa Synapium	Hundspetersilie
Afrikanische Malve	Sabdariffa
Agaricus muscarius	Fliegenpilz
Agnus castus	Keuschlamm, Mönchspfeffer
Agrimonia eupatoria	Odermennig
Agropyron regens	Quecke
Ailanthus glandulosa	Götterbaum
Akazie	Robinia pseudoacacia
Alchemilla vulgaris	Frauenmantel
Aletris farinosa	Sternwurzel
Allium cepa	Küchenzwiebel
Allium sativum	Knoblauch
Allium ursinum	Bärenlauch
Aloe	Aloe
Alpenrose	Rhododendron
Alpenveilchen	Cyclamen europaeum
Alraune	Mandragora
Althaea officinalis	Eibisch
Amanita caesarea	Kaiserschwamm
Amerik. Frauenschuh	Cypripedium
Amerik. Goldkreuzkraut	Senocio aureus
Amerik. Narde	Aralia racemosa
Amerik. Schwarzfichte	Abies nigra
Amerik. Waldlilie	Trillium pendulum
Ammi visnaga	Zahnstocher-Ammei
Amygdalae amarae	Bittermandeln
Anacardium	Malakkanuß, Elefantenlaus
Andorn	Marrubium vulgare
Angelica archangelica	Angelika
Angelika	Angelica archangelica
Anhalonium	Peyotl
Anis	Pimpinella anisum
Anisdolde	Myrrhis odorata
Anthemis nobilis	Römische Kamille
Apocynum	Indianerhanf

D–L

Arachis . . . . Erdnuß
Aralia racemosa . . . . Amerik. Narde
Arctium . . . . Klette
Arctostaphylos uva-ursi . . . . Bärentraube
Aristolochia . . . . Osterluzei
Armoracia rusticana . . . . Meerrettich
Arnica montana . . . . Bergwohlverleih
Artemisia absinthium . . . . Wermut
Artemisia vulgaris . . . . Gemeiner Beifuß
Artischocke . . . . Cynara scolymus
Arum maculatum . . . . Gefleckter Aronstab
Arum triphyllum . . . . Zehrwurzel
Asa foetida . . . . Stinkasant
Asarum . . . . Haselwurz
Asclepias tuberosa . . . . Knollige Seidenpflanze
Asparagus officinalis . . . . Spargel
Asperula odorata . . . . Waldmeister
Astralagus exscapus . . . . Erdtragant
Atropa belladonna . . . . Tollkirsche
Aufrechte Waldrebe . . . . Clematis
Augentrost . . . . Euphrasia
Avena sativa . . . . Hafer

Baldrin . . . . Valeriana officinalis
Baptisia . . . . Wilder Indigo
Bärentraube . . . . Arctostaphylos uva-ursi
Bärenlauch . . . . Allium ursinum
Bärentraube . . . . Uva ursi
Bärlapp . . . . Lycopodium
Basilicum . . . . Basilienkraut, Basilikum
Basilienkraut, Basilikum . . . . Ocimum basilicum, Basilikum
Bauernsenf . . . . Iberis amara
Beifuß . . . . Artemisia vulgaris
Beinwell . . . . Symphytum officinale
Belladonna . . . . Tollkirsche
Bellis perennis . . . . Gänseblümchen
Benediktenkraut . . . . Carduus benedictus
Benediktenkraut . . . . Cnicus benedictus
Berberis vulgaris . . . . Berberitze
Berberitze . . . . Berberis vulgaris
Berglorbeer . . . . Kalmia latifolia
Bergwohlverleih . . . . Arnica montana
Besenginster . . . . Sarothamnus scoparius
Besenginster . . . . Spartium scoparium
Betula . . . . Birke
Bibernell . . . . Pimpinella saxifraga
Bilsenkraut . . . . Hyoscyamus niger
Bingelkraut . . . . Mercurialis perennis
Birke . . . . Betula
Bitterholz . . . . Quassia amara
Bitterklee . . . . Menyanthes trifoliata
Bittermandeln . . . . Amygdalae amarae
Bittersüß . . . . Dulcamara, Solanum dulcamara
Blasentang . . . . Fucus vsiculosus
Blutwurz . . . . Tormentilla
Blutwurz, Tormentill . . . . Potentilla erecta (tormentilla)
Bohne . . . . Phaseoli pericarpium
Borago officinalis . . . . Borretsch
Borretsch . . . . Borago officinalis
Bovist, Staubschwamm . . . . Bovista
Bovista . . . . Bovist, Staubschwamm
Brechnuß . . . . Nux vomica
Brechwurzel . . . . Ipecacuanha
Breitblättriger Wegerich . . . . Plantago major

Brennessel . . . . Urtica dioica, Urtica urens
Brennkraut . . . . Acalypha indica
Brombeere . . . . Rubus fruticosus
Bruchkraut . . . . Herniaria
Brunnenkresse . . . . Nasturtium officinale
Bryonia . . . . Zaunrübe
Bryophyllum . . . . Keimzumpe
Buchweizen . . . . Fagopyrum

C actus grandiflorus . . . . Königin der Nacht
Caladium seguinum . . . . Schweigrohr
Calamus . . . . Kalmus
Calendula . . . . Ringelblume
Capsella bursa-pastoris . . . . Hirtentäschelkraut
Capsicum . . . . Spanischer Pfeffer
Cardiospermum . . . . Herzsame
Carduus benedictus . . . . Benediktenkraut
Carduus marianus . . . . Mariendistel
Carex arenaria . . . . Sandsegge
Carlina acaulis . . . . Eberwurz
Carthamus tinctorius . . . . Färberdistel
Carum carvi . . . . Kümmel
Caulophyllum . . . . Frauenwurzel
Ceanothus americanus . . . . Säckelblume
Centaurea minus . . . . Tausendgüldenkraut
Cepa . . . . Küchenzwiebel
Cetraria islandica . . . . Isländisches Moos
Chamomilla . . . . Echte Kamille
Chelidonium . . . . Schöllkraut
Chimaphila umbellata . . . . Winterlieb
China . . . . Chinarindenbaum
Chinarindenbaum . . . . China
Chinesischer Rhabarber . . . . Rheum
Chionanthus virginica . . . . Schneeflockenbaum
Christrose, Schwarze Nieswurz . . . . Helleborus niger
Cichorium . . . . Zichorie, Wegwarte
Cicuta virosa . . . . Wasserschierling
Cimicifuga . . . . Wanzenkraut
Citrus medica . . . . Zitrone
Claviceps purpurea . . . . Mutterkorn
Clematis . . . . Aufrechte Waldrebe
Cnicus benedictus . . . . Benediktenkraut
Cochlearia officinalis . . . . Löffelkraut
Coffea arabica . . . . Kaffee
Colchicum (autumnale) . . . . Herbstzeitlose
Collinsonia canadensis . . . . Grießwurzel
Colocynthis . . . . Koloquinte
Condurango . . . . Geierpflanze, Condurangobaum
Conium . . . . Gefleckter Schierling
Convallaria . . . . Maiglöckchen
Coriandrum sativum . . . . Koriander
Crataegus . . . . Weißdorn
Crocus . . . . Safran
Cucurbita . . . . Kürbis
Curcuma . . . . Gelbwurz
Cyclamen europaeum . . . . Alpenveilchen
Cydonia vulgaris . . . . Quitte
Cynara scolymus . . . . Artischocke
Cynosbatus . . . . Hagebutte
Cypripedium . . . . Amerik. Frauenschuh

D atisca . . . . Gelbhanf
Datura stramonium . . . . Stechapfel
Delphinium staphisagria . . . . Stephanskraut

D–L

Digitalis lanata . . . . Wolliger Fingerhut
Digitalis purpurea . . . . Roter Fingerhut
Dioscorea villosa . . . . Zottige Yamswurzel
Dolichos pruriens . . . . Juckbohne
Dost . . . . Origanum vulgare
Drosera rotundifolia . . . . Sonnentau
Dulcamara . . . . Bittersüß
Dürrwurz . . . . Erigeron canadensis

Eberraute . . . . Abrotanum
Eberwurz . . . . Carlina acaulis
Echinacea angustifolia . . . . Sonnenhut
Echinacea purpurea . . . . Roter Sonnenhut
Echte Kamille . . . . Chamomilla
Echter Alant . . . . Helenium, Inula helenium
Echtes Mädesüß . . . . Spirea ulmaria
Edelweiß . . . . Gnaphalium leontopodium
Efeu . . . . Hedera helix
Ehrenpreis . . . . Veronica officinalis
Eibisch . . . . Althaea officinalis
Eiche . . . . Quercus
Eichhornia . . . . Wasserhyazinthe
Einbeere . . . . Paris quadrifolia
Enzian . . . . Gentiana lutea
Ephedra vulgaris . . . . Meerträubel
Equisetum arvense . . . . Zinnkraut, Schachtelhalm
Erdbeere . . . . Fragaria vesca
Erdnuß . . . . Arachis
Erdrauch . . . . Adlumia, Fumaria officinalis
Erdtragant . . . . Astralagus exscapus
Erigeron canadensis . . . . Dürrwurz
Erysimum . . . . Schottendotter
Eucalyptus . . . . Fieberbaum
Eupatorium perfoliatum . . . . Wasserhanf
Euphrasia . . . . Augentrost

Fagopyrum . . . . Buchweizen
Falsche Einhornwurzel . . . . Helonias dioica
Falscher Jasmin . . . . Gelsemium sempervirens
Färberdistel . . . . Carthamus tinctorius
Faulbaum . . . . Frangula alnus, Rhamnus frangula
Fenchel . . . . Foeniculum
Fetthenne . . . . Sedum purpureum
Fieberbaum . . . . Eucalyptus
Fliegenpilz . . . . Agaricus muscarius
Flohwegerich . . . . Plantago ovata
Flor de piedra . . . . Steinblüte
Foeniculum . . . . Fenchel
Fragaria vesca . . . . Erdbeere
Frangula alnus . . . . Faulbaum
Frauenmantel . . . . Alchemilla vulgaris
Frauenwurzel . . . . Caulophyllum
Fucus vesiculosus . . . . Blasentang
Fumaria officinalis . . . . Erdrauch

Galanthus nivalis . . . . Schneeglöckchen
Galium odoratum . . . . Waldmeister
Gänseblümchen . . . . Bellis perennis
Gänsefingerkraut . . . . Potentilla anserina
Gefleckter Aronstab . . . . Arum maculatum
Gefleckter Schierling . . . . Conium
Geierpflanze, Condurangobaum . . . . Condurango
Gelbhanf . . . . Datisca
Gelbwurz . . . . Curcuma

9

Gelsemium sempervirens	Falscher Jasmin
Gem. Schneeball	Viburnum opulus
Gemeiner Beifuß	Artemisia vulgaris
Gentiana lutea	Enzian
Geranium robertianum	Ruprechtskraut
Gerste	Hordeum vulgare
Giftsumach	Rhus toxicodendron
Gingko	Gingko biloba
Gingko biloba	Gingko
Ginseng	Panax ginseng
Glycyrrhiza glabra	Süßholz
Gnaphalium	Wollkraut
Gnaphalium leontopodium	Edelweiß
Goldrute	Solidago virgaurea
Götterbaum	Ailanthus glandulosa
Gottesgnadenkraut	Gratiola officinalis
Gratiola officinalis	Gottesgnadenkraut
Grießwurz	Pareira brava
Grießwurzel	Collinsonia canadensis
Grüne Nieswurz	Veratrum viride
Hafer	Avena sativa
Hagebutte	Cynosbatus
Hamamalis virginica	Virginische Zaubernuß
Harongabaum	Haronga madagascariensis
Haronga madagascariensis	Harongabaum
Harpagophytum	Teufelskralle
Haselwurz	Asarum
Hauhechel	Ononis spinosa
Hedera helix	Efeu
Heidelbeere	Myrtillus, Vaccinium myrtillus
Helenium	Echter Alant
Helianthus tuberosus	Topinambur
Helleborus foetidus	Stinkende Nieswurz
Helleborus niger	Christrose, Schwarze Nieswurz
Helonias dioica	Falsche Einhornwurzel
Herbstzeitlose	Colchicum (antumnale)
Herniaria	Bruchkraut
Herzgespann	Leonurus cardiacus
Herzsame	Cardiospermum
Hibiscus	Kakarde, Afrik. Malve
Hippophae rhamnoides	Sanddorn
Hirtentäschelkraut	Capsella bursa-pastoris
Hopfen	Humulus lupulus, Lupulus
Hordeum vulgare	Gerste
Huflattich	Tussilago farfara
Humulus lupulus	Hopfen
Hundspetersilie	Aethusa
Hundsrose, Hagebutte	Rosa canina
Hydrastis	Kanadische Gelbwurz
Hydrocotyle asiatica	Wassernabel
Hyoscyamus niger	Bilsenkraut
Hypericum perforatum	Johanniskraut
Hyssopus officinalis	Ysop
Iberis amara	Bauernsenf
Ignatia	Ignatiusbohne
Ignatiusbohne	Ignatia
Indianerhanf	Apocynum
Indianischer Tabak	Lobelia inflata
Indische Schlangenwurzel	Rauwolfia serpentina
Inula helenium	Echter Alant
Ipecacuanha	Brechwurzel

D-L

Iris versicolor . . . . Schwertlilie
Isländisches Moos . . . . Cetraria islandica

Jaborandi . . . . Jaborandistrauch
Jaborandistrauch . . . . Jaborandi
Jambulbaum . . . . Syzygium jambolanum
Johanniskraut . . . . Hypericum perforatum
Juckbohne . . . . Dolichos pruriens
Juglans regia . . . . Walnuß
Juniperus communis . . . . Wacholder

Kaffee . . . . Coffea arabica
Kaiserschwamm . . . . Amanita caesarea
Kakarde, Afrik. Malve . . . . Hibiscus
Kalmia latifolia . . . . Berglorbeer
Kalmus . . . . Acorus calamus, Calamus
Kamille . . . . Matricaria chamomilla
Kanadische Blutwurzel . . . . Sanguinaria
Kanadische Gelbwurz . . . . Hydrastis
Katzengamander . . . . Marum verum
Kava-Kava . . . . Rauschpfeffer
Kava-Kava, Rauschpfeffer . . . . Piper methysticum
Keimzumpe . . . . Bryophyllum
Kermesbeere . . . . Phytolacca
Keuschlamm, Mönchspfeffer . . . . Agnus castus
Kirschlorbeer . . . . Laurocerasus
Klatschmohn . . . . Papaver rhoeas
Klette . . . . Arctium
Knoblauch . . . . Allium sativum
Knollenhahnenfuß . . . . Ranunculus bulbosus
Knollige Lichtwurz . . . . Luminaria tuberosa
Knollige Seidenpflanze . . . . Asclepias tuberosa
Koloquinte . . . . Colocynthis
Königin der Nacht . . . . Cactus grandiflorus
Königskerze . . . . Verbascum
Koriander . . . . Coriandrum sativum
Krapp . . . . Rubia tinctorum
Krauseminze . . . . Mentha crispae
Krauser Ampfer . . . . Rumex crispus
Kreuzdorn . . . . Rhamnus carthaticus
Küchenschelle . . . . Pulsatilla pratensis
Küchenzwiebel . . . . Allium cepa, Cepa
Kümmel . . . . Carum carvi
Kürbis . . . . Cucurbita

Lamium album . . . . Taubnessel
Lathyrus sativus . . . . Platterbse
Laurocerasus . . . . Kirschlorbeer
Lavendel . . . . Lavendula angustifolia
Lavendula angustifolia . . . . Lavendel
Lebensbaum . . . . Thuja occidentalis
Ledum palustre . . . . Sumpfporst
Lein . . . . Linum usitatissimum
Leonurus cardiacus . . . . Herzgespann
Levisticum officinale . . . . Liebstöckel
Liebstöckel . . . . Levisticum officinale
Lilium tigrinum . . . . Tigerlilie
Linde . . . . Tilia
Linum usitatissimum . . . . Lein
Lobaria pulmonaria . . . . Lungenmoos
Lobelia inflata . . . . Indianischer Tabak
Löffelkraut . . . . Cochlearia officinalis
Löwenzahn . . . . Taraxacum officinale
Luminaria tuberosa . . . . Knollige Lichtwurz

9

Lungenkraut	Pulmonaria officinalis
Lungenmoos	Lobaria pulmonaria
	Sticta pulmonaria
Lupulus	Hopfen
Lycopodium	Bärlapp
Lycopus virginicus	Virginischer Wolfsfuß
*M*aiapfel, Entenfuß	Podophyllum
Maiglöckchen	Convallaria
Maisbrand	Ustilago maydis
Majoran	Origanum majorana
Malakkanuß, Elefantenlaus	Anacardium
Mandragora	Alraune
Mariendistel	Carduus marianus
Mariendistel	Silybum marianum
Marrubium vulgare	Andorn
Marum verum	Katzengamander
Matricaria chamomilla	Kamille
Mäuseklee	Trifolium arvense
Meerrettich	Armoracia rusticana
Meerträubel	Ephedra vulgaris
Meerzwiebel	Scilla maritima
Melilotus officinalis	Steinklee
Melissa officinalis	Melisse
Melisse	Melissa officinalis
Mentha crispae	Krauseminze
Mentha piperitae	Pfefferminze
Menyanthes trifoliata	Bitterklee
Mercurialis perennis	Bingelkraut
Mezereum	Seidelbast
Millefolium	Schafgarbe
Mistel	Viscum
Muskatnuß	Nux moschata
Mutterkorn	Claviceps purpurea
Mutterkorn	Secale cornutum
Myrica cerifera	Wachsgagel
Myristica sebifera	Talgmuskatnußbaum
Myrrhis odorata	Anisdolde
Myrtillus	Heidelbeere
*N*asturtium officinale	Brunnenkresse
Nerium oleander	Oleander
Nicotiana tabacum	Tabak
Nux moschata	Muskatnuß
Nux vomica	Brechnuß
*O*cimum basilicum	Basilienkraut, Basilikum
Odermennig	Agrimonia eupatoria
Oenanthe crocata	Rebendolde
Oleander	Nerium oleander
Ononis spinosa	Hauhechel
Opium	Schlafmohn
Origanum majorana	Majoran
Origanum vulgare	Dost
Osterluzei	Aristolochia
Oxalis	Sauerklee
*P*aeonia officinalis	Pfingstrose
Panax ginseng	Ginseng
Papaver rhoeas	Klatschmohn
Papaver somniferum	Schlafmohn
Pareira brava	Grießwurz
Paris quadrifolia	Einbeere
Passiflora	Passionsblume
Passionsblume	Passiflora

D-L

Perilla ocymoides	Schwarznessel
Pestwurz	Petasites
Petasites	Pestwurz
Petersilie	Petroselinum
Petroselinum	Petersilie
Peyotl	Anhalonium
Pfefferminze	Mentha piperitae
Pferdebohne	Vicia faba
Pfingstrose	Paeonia officinalis
Phaseoli pericarpium	Bohne
Phellandrium	Wasserfenchel
Phytolacca	Kermesbeere
Pimpinella anisum	Anis
Pimpinella saxifraga	Bibernell
Piper methysticum	Kava-Kava, Rauschpfeffer
Piper nigrum	Schwarzer Pfeffer
Plantago lanceolata	Spitzwegerich
Plantago major	Breitblättriger Wegerich
Plantago ovata	Flohwegerich
Platterbse	Lathyrus sativus
Podophyllum	Maiapfel, Entenfuß
Populus tremula	Zitterpappel
Potentilla anserina	Gänsefinger kraut
Potentilla erecta (tormentilla)	Blutwurz, Tormentill
Preiselbeere	Vaccinium vitis-idaea
Primula	Schlüsselblume
Prunus spinosa	Schlehe
Pulmonaria officinalis	Lungenkraut
Pulsatilla pratensis	Küchenschelle
Quassia amara	Bitterholz
Quecke	Agropyron regens
Quercus	Eiche
Quitte	Cydonia vulgaris
Rainfarn	Tanacetum vulgare
Ranunculus bulbosus	Knollenhahnenfuß
Rauschpfeffer	Kava-Kava
Rauwolfia serpentina	Indische Schlangenwurzel
Rebendolde	Oenanthe crocata
Rhamnus carthaticus	Kreuzdorn
Rhamnus frangula	Faulbaum
Rheum	Chinesischer Rhabarber
Rhododendron	Alpenrose
Rhus toxicodendron	Giftsumach
Ricinus communis	Rizinus
Ringelblume	Calendula
Rizinus	Ricinus communis
Robinia pseudoacacia	Akazie
Rohrzucker	Saccharum sacchari
Römische Kamille	Anthemis nobilis
Rosa canina	Hundsrose, Hagebutte
Rosa centifolia	Rose
Rose	Rosa centifolia
Rosmarin	Rosmarinus officinalis
Rosmarinus officinalis	Rosmarin
Roßkastanie	Aesculus hippocastanum
Roter Fingerhut	Digitalis purpurea
Roter Sonnenhut	Echinacea purpurea
Rubia tinctorum	Krapp
Rubus fruticosus	Brombeere
Rumex crispus	Krauser Ampfer
Ruprechtskraut	Geranium robertianum
Ruta graveolens	Wein-, Edelraute

9

*S*abal serrulatum . . . . Zwergpalme
Sabdariffa . . . . Afrikanische Malve
Sabina . . . . Sadebaum
Saccharum sacchari . . . . Rohrzucker
Säckelblume . . . . Ceanothus americanus
Sadebaum . . . . Sabina
Safran . . . . Crocus
Salbei . . . . Salvia officinalis
Salbeigamander . . . . Teucrium scorodonia
Salix . . . . Weide
Salvia officinalis . . . . Salbei
Sambucus nigra . . . . Schwarzer Holunder
Sambusus ebulus . . . . Zwergholunder, Attich
Sanddorn . . . . Hippophae rhamnoides
Sandsegge . . . . Carex arenaria
Sanguinaria . . . . Kanadische Blutwurzel
Sanicula europaea . . . . Sanikel
Sanikel . . . . Sanicula europaea
Saponaria officinalis . . . . Seifenkraut
Sarothamnus scoparius . . . . Besenginster
Sauerklee . . . . Oxalis
Schafgarbe . . . . Achillea millefolium, Millefolium
Schlafmohn . . . . Opium, Papaver somniferum
Schlehe . . . . Prunus spinosa
Schlüsselblume . . . . Primula
Schneeflockenbaum . . . . Chionanthus virginica
Schneeglöckchen . . . . Galanthus nivalis
Schöllkraut . . . . Chelidonium
Schottendotter . . . . Erysimum
Schwarzer Holunder . . . . Sambucus nigra
Schwarzer Pfeffer . . . . Piper nigrum
Schwarzer Tee . . . . Thea nigra
Schwarznessel . . . . Perilla ocymoides
Schweigrohr . . . . Caladium seguinum
Schwertlilie . . . . Iris versicolor
Scilla maritima . . . . Meerzwiebel
Secale cornutum . . . . Mutterkorn
Sedum purpureum . . . . Fetthenne
Seidelbast . . . . Mezereum
Seifenkraut . . . . Saponaria officinalis
Senecio aureus . . . . Am Goldkreuzkraut
Senega . . . . Senegawurzel
Senegawurzel . . . . Senega
Silybum marianum . . . . Mariendistel
Solanum dulcamara . . . . Bittersüß
Solanum lycopersicum . . . . Tomate
Solidago virgaurea . . . . Goldrute
Sonnenhut . . . . Echinacea angustifolia
Sonnentau . . . . Drosera rotundifolia
Spanischer Pfeffer . . . . Capsicum
Spargel . . . . Asparagus officinalis
Spartium scoparium . . . . Besenginster
Spigelia . . . . Wurmkraut
Spinacea . . . . Spinat
Spinat . . . . Spinacea
Spirea ulmaria . . . . Echtes Mädesüß
Spitzwegerich . . . . Plantago lanceolata
Staphisagira . . . . Stephanskraut
Stechapfel . . . . Datura stramonium, Stramonium
Steinblüte . . . . Flor de piedra
Steinklee . . . . Melilotus officinalis
Stellaria media . . . . Vogelmiere

Stephanskraut . . . . Delphinium staphisagria,
. . . . Staphisagira
Sternwurzel . . . . Aletris farinosa
Sticta pulmonaria . . . . Lungenmoos
Stiefmütterchen . . . . Viola tricolor
Stinkasant . . . . Asa foetida
Stinkende Nieswurz . . . . Helleborus foetidus
Stramonium . . . . Stechapfel
Sturm-, Eisenhut . . . . Aconitum napellus
Sumpfporst . . . . Ledum palustre
Süßholz . . . . Glycyrrhiza glabra
Symphytum officinale . . . . Beinwell
Syzygium jambolanum . . . . Jambulbaum

*T*abacum . . . . Tabak
Tabak . . . . Nicotiana tabacum, Tabacum
Talgmuskatnußbaum . . . . Myristica sebifera
Tanacetum vulgare . . . . Rainfarn
Taraxacum officinale . . . . Löwenzahn
Taubnessel . . . . Lamium album
Tausendgüldenkraut . . . . Centaurea minus
Teucrium scorodonia . . . . Salbeigamander
Teufelskralle . . . . Harpagophytum
Thea nigra . . . . Schwarzer Tee
Thlaspi bursa pastoris . . . . Hirtentäschelkraut
Thuja occidentalis . . . . Lebensbaum
Thymian . . . . Thymus vulgaris
Thymus vulgaris . . . . Thymian
Tigerlilie . . . . Lilium tigrinum
Tilia . . . . Linde
Tollkirsche . . . . Atropa belladonna, Belladonna
Tomate . . . . Solanum lycopersicum
Topinambur . . . . Helianthus tuberosus
Tormentilla . . . . Blutwurz
Trifolium arvense . . . . Mäuseklee
Trillium pendulum . . . . Am Waldlilie
Tussilago farfara . . . . Huflattich

*U*rtica dioica . . . . Brennessel
Urtica urens . . . . Brennessel
Ustilago maydis . . . . Maisbrand
Uva ursi . . . . Bärentraube

*V*accinium myrtillus . . . . Heidelbeere
Vaccinium vitis-idaea . . . . Preiselbeere
Valeriana officinalis . . . . Baldrian
Veratrum album . . . . Weiße Nieswurz
Veratrum viride . . . . Grüne Nieswurz
Verbascum . . . . Königskerze
Verbena . . . . Verbena officinalis
Verbena officinalis . . . . Verbena
Veronica officinalis . . . . Ehrenpreis
Viburnum opulus . . . . Gem. Schneeball
Vicia faba . . . . Pferdebohne
Viola tricolor . . . . Stiefmütterchen
Virginischer Wolfsfuß . . . . Lycopus virginicus
Virginsche Zaubernuß . . . . Hamamalis virginica
Viscum . . . . Mistel
Viscum mali . . . . Apfelbaummistel
Viscum pini . . . . Kiefernmistel
Viscum querci . . . . Eichenmistel
Vogelmiere . . . . Stellaria media

9

D→L

9

10. Homöopathisches Tabellarium

Erklärungen zu den gebrauchten Abkürzungen

Abk. = Abkürzung
Abn. geg. = Abneigung gegen
App. = Appetit
Be = Bewegung
D = Durchfall
Dur. = Durst
Es = Essen
Ge = Gehen

K = Kälte
Li = Liegen
Per. = periodisches Auftreten der Beschwerden
Sch. = Neigung zum Schwitzen
Si = Sitzen
St = Stehen
V = Verstopfung
VD = Verstopfung im Wechsel mit Durchfall

Verl. nach = Verlangen nach
W = Wärme
<, <<, <<< = verschlechtert
(je nach Wertigkeit im Kent
>, >>, >>> = verbessert
+, ++, +++ = vorhanden, ausgeprägt, stark ausgeprägt
-, --, --- = schwach, schwächer, sehr schwach
* = keine Eintragung da Mittel nicht im Klut erwähnt

Substanz	Leitsymptome	Gemüt, Geist	Allgemeines	Modalität	App.	Verl. nach	Abn. geg.	Dur.	Stuhl	Wärme	Sch.	Tageszeit	Per.	Abk.
Acidum nitricum Salpetersäure	Splitterschmerz, übelriechende Schweiße	unzufrieden, wütend, depressiv, ängstlich	Schwäche, Abmagerung, Schleimhautentzündung, rissige, wunde Haut	Be <<, > Ge <<<, > St << Si <, > Li >> Es <<	++ -	Fett, Hering, Kreide, Limonade, Salziges	Brot, Fleisch, Getränke	++ -	V +++ VD +++ D +++	K <<< W >	+	abends, nachts, morgens	+++	Nit-ac
Acidum phosphoricum Phosphorsäure	Schwäche, Schweiß, Schlummersucht	apathisch, Kummer (Liebe), benommen, kurzer Schlaf >	Kopfschmerz, Knochenschmerz, Meteorismus	Be <, >> Ge <<, >> St << Si <<, > Li <<, > Es <<	++ --	Erfrischende Dinge, Saftiges, Milch, Obst, Kaffee	Brot	+ ---	V + D +++	K << W < W >	++	abends, morgens		Ph-ac

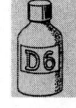

Substanz	Leitsymptome	Gemüt, Geist	Allgemeines	Modalität	App.	Verl. nach	Abn. geg.	Dur.	Stuhl	Wärme	Sch.	Tageszeit	Per.	Abk.
Acidum sulfuricum Schwefelsäure	Schwäche, Schweiß, Hitzewallung, Rückenschmerz	reizbar, üble Laune, hastig, weinerlich	Erschöpfung nach Schweiß, Rheumatismus kl. Gelenke, feuchtkaltes Wetter <	B <, > Ge <, > St <, > Si <, > Li < Es <	+ - -	Alkohol, Kognak, Obst	Kaffee	+	V ++ D ++	K <<	+	vormittag, abends		Sul-ac
Aconitum napellus Sturmhut, Eisenhut	Todesangst, plötzlicher Beginn, Folge von kaltem Wind oder Schreck	ruhelos, Sinne überempfindlich, schreckhaft, Alpträume	großer Durst, Schüttelfrost, trockenes Fieber, harter Puls, Herzklopfen	B <, >> Ge <, >> St < Si <, >> Li <<, > Es <, >	++ - -	Bier, Wein	schwere Speisen	+++	D ++	K <<, W <	++	nachts	+	Acon
Aesculus hippocastanum Roßkastanie	venöse Stase, Kreuzschmerz, trockene Schleimhaut		Hämorrhoiden, Varizen, Ischialgie, Katarrhe	Ge <<<	-			+ - -	V +++ D ++	K <	+			Aesc
Agaricus muscarius (=Amanita muscaria) Fliegenpilz	berauschter Zustand, ekstatische Bewegungen, gespaltene Psyche	heiter, geschwätzig, ausgelassen, verwirrt, halluziniert	gesteigerte Muskelkraft, Gähnen, Krämpfe	Be <, >> Ge <, > St <<, > Li <<, > Es <<	- -			+ - -	V ++ VD ++ D +++	K <<, W <, W >	++	morgens	+	Agar
Agnus castus (=Vitex agnus-castus) Keuschlamm	mangelnde Libido	depressiv, verzagt, tagesschläfrig	Dysmenorrhoe, Menorrhagie	Be << Ge <, > St <, > Si << Li > Es <				+ - -	V ++	W <				Agn
Aloe vera	Stuhlinkontinenz, empfindliche Hämorrhoiden	ängstlich, geistige Arbeit ermüdet	Meteorismus, morgendliche Diarrhoe	Be <, >> Ge < St < Si << Es <<<, >	+ -	Salziges		+	V ++ VD + D +++			morgens, nachmittags		Aloe

Substanz	Leitsymptome	Gemüt Geist	Allgemeines	Modalität	App.	Verl. nach	Abn. geg.	Dur.	Stuhl	Wärme	Sch.	Tageszeit	Per.	Abk.
Alumina oxydatum Aluminiumoxyd, Tonerde	Obstipation ohne Stuhldrang, verminderte Reaktionslage, Alkohol.	ängstlich, mißmutig, innere Hast	motorische Unruhe, geringe Anstrengung erschöpft, trockene Schleimhaut	Be <, >> Ge <,<, > St << Si <, > Li <, > Es <, >	++ – –	Gemüse, Obst, Kaffee, Kohle, Kreide, Unverdauliches, Trockenes, Gewürznelken	Bier, Fleisch, schwere Speisen	+	V +++ D ++	K << W <<<	+	abends	+++	Alum
Ammonium chloratum (= Ammonium muriaticum) Ammoniumchlorid	Kältegefühl zwischen den Schulterblättern	introvertiert, ängstlich, sorgenvoll	wässrige Rhinitis, rauher, wunder Hals, Obstipation	Be <, >> Ge <, >> St << Si <<<, > Li <<, >>> Es <<, >	–				V ++ VD + D +		+	morgens		Am-m
Anacardium (= Semecarpus anacardium) Malakkanuß	Pflockgefühl im After, Magennüchternschmerz	müde, lustlos, wechselhaft in Stimmung und Leistung	Frieren, Exantheme, Ulcus duodeni, Anstrengung <	Be <, >> Ge <, > St > Si <, >> Li <, > Es <<<, >>	+ –			+	V ++		+	morgens, abends	++	Anac
Antimonium crudum (= Antimonium sulfuratum nigrum) schwarzer Spießglanz	Magen wie überladen, Erbrechen, > nicht	öde gelaunt, depressiv, redsfaul, kontaktarm	Konjunktivitis, blutige, schleimige Diarrhoe	Be < Ge <, > Si <, > Li <, > Es <	+ –	Gurken, Saures	schwere Speisen	++ –	V + VD +++ D +++	K << W <<	++	abends	++	Ant-c
Antimonium tartaricum (= Tartarus emeticus) Brechweinstein	lockerer Schleim kann nicht abgehustet werden, Kräfteverfall	ängstlich, mutlos, Kind läßt sich nicht berühren	Erschöpfung, Übelkeit, Erbrechen >, Husten > durch Hinlegen und morgens	Be <, > Ge <<, > St > Si <, >> Li <, > Es <	+ –	Kaffee, kalte Speisen, Obst, Saures	Milch	+ – – – –	VD + D +++	K << W <<	+++	abends	+	Ant-t

Substanz	Leitsymptome	Gemüt, Geist	Allgemeines	Modalität	App.	Verl. nach	Abn. geg.	Dur.	Stuhl	Wärme	Sch.	Tageszeit	Per.	Abk.
Apis mellifica Honigbiene	ödematöse Hautschwellung, stechender Schmerz	nervöse Ruhelosigkeit, Schläfrigkeit	Brennen, Stechen, Röt-ung, Hitze, Kopfschmerz, Halsschmerz, Lichtscheu	Be <<, Ge <, >, Li <<<, Es <<	–	Milch, Saures	Getränke, Wasser	+ / – – –	V +++, D +++	W <<<	+	morgens, nach-mittags		Apis
Aralia racemosa Amerikan. Narde	Reizhusten und Dyspnoe beim Hinlegen		trockener Hals, Husten- und Asthmamittel	Li <								nachts		Aral
Argentum nitricum Höllenstein	Splitterschmerz, Süßes wird nicht vertragen	ängstlich, reiz-bar, unruhig, Gedächtnis-schwäche	abgemagert, vorgealtert, nervöse Gastritis, Meteorismus	Be >>, Es <<	– –	Kaffee, Salziges, Süßes	schwere Speisen	+++ / –	V ++, VD ++, D +++	K <<, W <<	+	nachts, vor Mitter-nacht		Arg-n
Arnica montana Bergwohlverleih	Z.n. Anstren-gung, Trauma, zerschlagen, Bett erscheint zu hart	benommen, gleichgültig, unruhig	Schwäche, schmerzhaft überempfind-lich, Blutungs-neigung	Be <<, >, Ge <<, >, St <, >, Si <, >, Li <, >>, Es <, >	+ / –	Whisky, Saures	Fleisch, Milch, schwere Speisen, Suppe	+	V +, D ++	K <, W <, W >	++	abends, nachts	++	Am
Arsenicum album (= Acidum arsenicosum) weißes Arsenik	ruhelos trotz Erschöpfung, unstillbarer Durst auf kleine Mengen kalten Wassers	Todesangst, Trauer, Ärger, pedantische Pünktlichkeit, Gedanken-zudrang	Abmagerung, Spasmen, scharfe Se-krete, Bren-nen, Kräfte-verfall	Be <<, Ge <<, St <, >>>, Si <<<, >, Li <<<, >, Es <<<, >	+++ / – – –	Alkohol, Kaffee, Brot, Milch, Saures, kalte, warme Getränke	Süßes, Fleisch, fette, schwere Speisen	+++ / – –	V +++, VD ++, D +++	K <<<, W >>>	++	vor und nach Mitter-nacht, 1 h	+++	Ars
Asa foetida Stinkasant,	Meteorismus, stinkende Sekrete, Globus hystericus	reizbar, ängstlich, mutlos	Aerophagie, Rülpsen, Ozaena, übelriechende Eiterungen	Be <<, >, Ge <, >, St <, Si <<, >, Li <<, Es <<	+		schwere Speisen	– –	V +, D +		+	nach-mittags, abends, nachts,		Asaf

Substanz	Leitsymptome	Gemüt, Geist	Allgemeines	Modalität	App.	Verl. nach	Abn. geg.	Dur.	Stuhl	Wärme	Sch.	Tageszeit	Per.	Abk.
Baptisia tinctoria Wilder Indigo	zerschlagen, zittrig, schwach	Stupor, Betäubung	unfähig zu irgendeiner Tätigkeit	Be < Ge << Li <<	- -				D +++		++	abends, nachts, morgens		Bapt
Barium carbonicum Bariumcarbonat	Lymphdrüsen-schwellung, Erkältlichkeit	geistig zurück, menschenscheu, ängstlich	Arteriosklerose, Periode <, naßkaltes Wetter <, Luftzug <	Be <, >> Ge <, > St <, > Si <<, > Li <<, > Es <<, >	++ -		schwere Speisen, plötzlich beim Essen	++	V ++ D +++	K <<< W << W >	+	abends, nachts, morgens	++	Bar-c
Belladonna (= Atropa belladonna) Tollkirsche	alles akut und heftig, Rückwärtsbeugen >	alle Sinne überempfindlich, Wahn, Angst, Toben	klopfender Kopfschmerz, roter Kopf, Entzündung, Kolik	Be <<< Ge <<<, >>> St <<, > Si <, > Li <, <<, >> Es <<, >>	++ -	Kaffee, Limonade, kalte Getränke, Bier	Kaffee, Wasser, Saures, Milchgeruch	++ -	D ++	K << W < W >	++	nachmittags, abends, nachts, 15 h	+	Bell
Bellis perennis Gänseblümchen	Bewegungsdrang, Abgeschlagenheit, Wundgefühl	gereizt, erschwertes Denken	Z.n. Trauma, Hautjucken											Bell-p
Berberis vulgaris gemeine Berberitze	Nierenschmerz, Leberschmerz	gedrückt, gleichgültig	Symptomenwechsel, z.B. durstig, -los	Be << Ge << St <<	++ -			++	V ++ VD + D +		+	morgens		Berb
Borax (= Natrium tetraboracicum) Natriumtetraborat	Abwärtsbewegung (Lift) <, Kind läßt sich nicht hinlegen	übellaunig, ängstlich, geräuschempfindlich	zittrige Schwäche, Übelkeit, Konjunktivitis, Rhinitis, Gastritis	Be <, > St <, > Si <, > Li <, > Es <	+ -	Saures		++	V + D +	K << W <<		morgens, abends		Bor
Bovista (= Lycoperdon bovista) Bovist, Staubschwamm	Vergrößerungsgefühl (Herz, Kopf etc.), Kälte-gefühl im Magen	depressiv, schreckhaft, leicht gekränkt	frühe, starke Periode, Menorrhagie, scharfer Fluor	Be <, > Ge <<, > Si < Li < Es <, >>	- -	Kaffee		+ -	V + D +	K <<	+		+	Bov

Substanz	Leitsymptome	Gemüt, Geist	Allgemeines	Modalität	App.	Verl. nach	Abn. geg.	Dur.	Stuhl	Wärme	Sch.	Tageszeit	Per.	Abk.
Bromum Brom	Krampfhusten mit Dyspnoe, Lymphknotenschwellung	benommener Rausch, kritiklos, Wahnideen, vergeßlich	Abmagerung, Zittern, Erkältungsneigung	Be >>, Ge >>, Es >	+, --	Saures		+, -	D ++		+	abends, nachts		Brom
Bryonia dioica Zaunrübe	Durst auf viel kaltes Wasser, trockene Haut, Stechschmerz, Druck >	reizbar, ärgerlich, streitsüchtig, Widerspruch erzürnt	Kopfschmerz, trockener Husten, heiße Gelenke, Berührung <	Be <<<, Ge <<<, >>, St <<, >, Li <<, >>>, Es >>>, >>	+, --	Bier, Kaffee, Wein, kalte, warme Getränke, Milch, Austern, Süßes, Saures	Fleisch, Kaffee, Wasser, fette, schwere Speisen	+++, ---	V +++, VD ++, D +++	K <<, W <<, W >>>	++	morgens, vormittags, abends, 21 h	+	Bry

Substanz	Leitsymptome	Gemüt, Geist	Allgemeines	Modalität	App.	Verl. nach	Abn. geg.	Dur.	Stuhl	Wärme	Sch.	Tageszeit	Per.	Abk.
Cactus (= Selenicereus grandiflorus), Königin der Nacht	Gesichtsröte, Angina pect., "wie zusammengeschnürt"	gedrückt, reizbar, will allein sein, Todesangst	Kopfschmerz, Ohrensausen, Hitzewallung	Be <<, Ge <<, St <, Si <, Li <	--		Fleisch, schwere Speisen	+	V >, D +	K <<<	+	23 h	+	Cact
Calcium carbonicum Austernschalenkalk	partielles Schwitzen (Kopf, Füße) jede Anstrengung <, schweißfällig, saure Sekrete	traurig, ängstlich, interessenlos, unfähig zu geistiger Arbeit	Mattigkeit, dicker Kopf, mangelhaftes Wachstum, Milchschorf, Milch <	Be <, >, Ge <<<, St <, >, Si <, >, Li <, >>>, Es <<<, >	+++, ---	Eier, Mehl, Eiscreme, Milch, Kaffee, Unverdauliches, Süßes, Salziges, Saures	Fleisch, Kaffee, Milch, warme Speisen, Tabak	+++	V +++, D +++	K <<<	+++	abends, nachts, morgens	++	Calc
Calcium fluoratum Kalziumfluorid	schlaffes Bindegewebe, Abmagerung trotz Appetit, Lendenschmerz	gereizt, ängstlich, depressiv, innerlich unruhig	juckendes Exanthem, Varizen, Sinneseindrücke <, Anstrengung <							K <<<				Calc-f

Substanz	Leitsymptome	Gemüt, Geist	Allgemeines	Modalität	App.	Verl. nach	Abn. geg.	Dur.	Stuhl	Wärme	Sch.	Tageszeit	Per.	Abk.
Calcium phosphoricum Kalziumhydrogen phosphat	Schulkopfschmerz, Knochenschmerz, jede Anstrengung <, Essen > alles	furchtsam, schreckhaft, ungeduldig, vergeßlich	Abmagerung, rasche erschöpfung, Nachtschweiß, Meteorismus	Be <<, Li <, >> Es <<<	++ –	geräuchertes Fleisch, Speck, Salziges, Unverdauliches			V ++ D ++	K <<< W >>		nachts, morgens		Calc-p
Calendula officinalis Ringelblume	Z.n. Trauma	nachts ruhelos	neu entzündete Wunde											Calend
Camphora Kampfer	Kollaps mit kalter Haut, Schweiß, Blässe	ängstlich, ruhelos, nervöse Erregung	Krampfanfall, Diarrhoe mit Schwäche	Be << Ge << St <, > Si <, > Li <, > Es <	+ –		Tabak	++ –	V +	W << W >	+	nachts		Camph
Cannabis indica Indischer Hanf	Überreizung der Sinne, üppige Phantasie, unbeherrschtes Lachen	Rausch, Euphorie, verändertes Zeiterleben, Gedankenflucht	Herzklopfen, Atemnot, schmerzhafter Harndrang mit Brennen	Be < Li <	+++			+			+	nachts		Cann-i
Cantharis (= Lytta vesicatoria) Spanische Fliege	Harndrang, Brennen beim Urinieren, Durst, aber Trinken <	unruhig, ängstlich, sexuell erregt, Halluzination	Krämpfe, Dermatitis, schleimigblutige Diarrhoe	Be <, > Ge <, > St <, > Si <, > Li <, >> Es <	+ –		Getränke Wasser, schwere Speisen, Tabak	++ –	D +++	K < W < W >	+	nachts, morgens, nachmittags	+	Canth
Capsicum annuum Paprika	Frostigkeit, Brennen von Haut und Schleimhaut, Wasser <	ängstlich, schreckhaft, mürrisch, launisch	Otitis, Gastritis, Rheumatismus	Be <<, >>> Ge <, >>> St << Si <<<, > Li <<<, > Es <	+ –	Alkohol, Kaffee		+++ –	D ++	K <<<	++	abends	++	Caps

Substanz	Leitsymptome	Gemüt, Geist	Allgemeines	Modalität	App.	Verl. nach	Abn. geg.	Dur.	Stuhl	Wärme	Sch.	Tageszeit	Per.	Abk.
Carbo vegetabilis (= Carbo betulae) Holzkohle	eiskalte Haut, kalter Schweiß, Verlangen nach frischer Luft trotz Frieren	reizbar, gleichgültig, verlangsamtes Denken	blaß, schwach, Meteorismus, Kollaps, schlechte Heilhaut	Be <<, > Ge <, > St <, > Li <, >> Es <<	+ - -	Salziges, Saures, Süßes	Fleisch, fette, schwere Speisen, Salziges, Milch	++	V ++ D +++	K << W <<	++	morgens, abends, vor Mitternacht	++	Carb-v
Carduus marianus (= Silybum marianum) Mariendistel	Leberleiden, Obstipation	ärgerlich, traurig	Übelkeit, Stirnkopfschmerz	Be <	- -				VD ++					Card-m
Causticum frisch gebrannter Kalk	feuchtes Wetter >, Brennschmerz, Streßinkontinenz, Husten > durch kaltes Trinken	angstlich, ärgerlich über Kleinigkeit, gedankenabwesend	Drandenken > fahlgelbes Aussehen, Frösteln, Zugluft <, Sommerwetter <	Be <, >> Ge <<, > St << Si <, > Li <, >> Es <<<, <<	++ - -	Bier, Erfrischendes, geräuchertes Fleisch, Salziges, Kaffee	Süßes	+++ -	V +++ D ++	K <<< W << W >>	+	abends		Caust
Cedron	Periodizität, neuralgischer Schmerz oder Fieber	depressiv, unruhig, weint leicht	Neuralgie, Malaria, scharfer Schmerz					+			++		+++	Cedr
Cepa (= Allium cepa) Zwiebel	scharfer Nasenfluß, milde Tränen	verstimmt, sinnesverwirrt	Konjunktivitis, Stumpfneuralgie Rhinitis.	Es <	++ - -	rohe Zwiebel		++ -		W <<	+	abends		All-c
Chamomilla (= Matricaria chamomilla) Echte Kamille	überempfindliche Sinne, unerträglicher Schmerz, Röte einer Backe	ungeduldig, reizbar, jähzornig, launisch	Zahnungsbeschwerden, nervöse Schlaflosigkeit, Kolik mit Blähungen	Be <, > Ge <, > St <, > Si <, > Li <<< Es <<, <	- - -	Kaffee, Saures	Kaffee, Bier, warme Getränke	+++	D +++	K << W <	+	abends, nachts, vor Mitternacht morgens		Cham
Chelidonium majus Schöllkraut	Schmerzen unterhalb der re. Scapula, Leberschmerz	niedergeschlagen, gereizt, tags schläfrig	rasselnder Husten, Subikterus	Be <<< Ge <, > St <, > Si <, > Li <, > Es <<, >>	- - -	Milch, warme Getränke	Käse	++ -	V ++ VD +++ D +	K <	+	morgens		Chel

Substanz	Leitsymptome	Gemüt, Geist	Allgemeines	Modalität	App.	Verl. nach	Abn. geg.	Dur.	Stuhl	Wärme	Sch.	Tageszeit	Per.	Abk.
China (= Cinchona succirubra) Chinarinde	Schwäche, Schwitzen, Fieberanfälle mit heißem Kopf und kalten Gliedem	mutlos, gereizt, über- empfindliche Sinne	Meteorismus, Berührung <, Z.n. Op., Blutverlust, Infektion	Be <<<, > Ge <<<, > St <<, > Li <, > Es <<, >	+++ – – –	Kognak, Kaffee, Gewürztes, Süßes	Bier, Brot, Butter, Fleisch, Kaffee	+++ – – –	V ++ D +++	K <<<	+++	nachts	+++	Chin
Cimicifuga (= Actaea racemosa) Wanzenkraut	Wechsel körperlicher und geistiger Symptome, Schwäche, zerschlagen	klimakterische Depression, Hysterie, Unruhe, Verzwaflung, Todesangst	Migräne, Herzneurose, Rheumatismus, bei Regel Unterleib <, anderes >	Be << Li >	– –			++ –	VD ++	K <<		nach- mittags, abends		Cimic
Cina (=Artemisia cina)	Kindermittel, Hunger nach Mahlzeit	eigens'nnig, launisch, motorische Unruhe	Krampfhusten, Gähnen, Nasebohren	Be <, >> Ge <, > St <, > Si <<, > Li <, > Es <	+++ – –	Brot, Kaffee	Milch, Mutter- milch	++	V + VD ++ D ++	W <	+	morgens	+	Cina
Clematis recta Aufrechte Waldrebe	Dysurie, Lymphknoten- schwellungen	heiter, später depressiv, aktiv, später erschöpft	Lymphadenitis, Dermatitis, Harnwegsent- zündung	Be < Ge < Si <, > Li <, > Es <			Bier	+	V +++ D +	K <	+		+	Clem
Cocculus (= Anamicta cocculus) Kockelskörner	Gefühl der Leere, Seiten- wechsel der Beschwerden Schwindel bei Bewegung,	ärge'lich, Widerspruch erzürnt, lustlos, mutlos, hypo- chondrisch	Schwäche, Gliederkrämpfe, kalter Schweiß bei kleinster Anstrengung	Be <<<, >> Ge <<<, > St <<<, > Si <, > Li >, > Es <<	++ –	Bier, Erfrischendes, Kaffee, Salziges, Senf	Bier, Saures, schwere Speisen, Geruch von Speisen	++ – –	V +++ D ++	K << W << W >	++	abends, nachts, morgens	++	Cocc
Coccus cacti (= Dactylopius coccus) Cochenillelaus	Kitzelhusten, fadenziehender Schleim, Erbrechen		kalte Getränke >, deutliche Periodizität	Be < Es <<	+	Bier, Kaffee	Fleisch	++		W <		nachts		Coc-c

Substanz	Leitsymptome	Gemüt, Geist	Allgemeines	Modalität	App.	Verl. nach	Abn. geg.	Dur.	Stuhl	Wärme	Sch.	Tageszeit	Per.	Abk.
Coffea arabica Kaffee	schlaflos, Gedankenzufluß, Sinneseindrücke <, Folge von Erregung, Genußmitteln	geistig lebhaft, schnelle Auffassungskraft verzweifelt durch starke Schmerzen	Nagelkopfschmerz, nervöses Herzklopfen, hastiges Essen, Blähungen	Be <<, Ge <<, St <, >>, Si <, >, Li <, > Es <<	+ / – –		Kaffee		V +++, VD +, D ++	K <	+	nachts, vor Mitternacht		Coff
Colchicum autumnale Herbstzeitlose	Gliederschmerz, Kraftlosigkeit, jede Berührung <	Sinneseindrücke <, Gedächtnisschwäche	Erschöpfung, Kollaps, naßkaltes Wetter <	Be <<<, Ge <<<, St >>, Si >>>, Li >>, Es <	+ / –		Schweine-fleisch, Fisch, fette Speisen	++ / – – –	V +, D ++	K <<, W <	+	nachts	+	Colch
Colocynthis (= Citrullus colocynthis) Koloquinte	Leibschmerz > durch Zusammenkrümmen periodische Neuralgie, Gefühl des Zusammenschnürens	ärgerlich, ungeduldig, ruhelos, schweigsam	Gegendruck >, Stuhlgang >, Diarrhoe, Ovarialgie, Ischialgie	Be <<<, >>, Si <, >, Li <, >, Es <<<	+ / –	Bier, Brot	schwere Speisen	++	V ++, D ++	K <<, W <, W >>	+	nachmittags, abends, nachts		Coloc
Conium maculatum Gefleckter Schierling	Schwindel bei Lageänderung, trockener Husten, Denkunfähigkeit	hypochondrisch depressiv, menschenscheu sexuell übererregt	Schwäche, Koordination von Zunge, Augen und Gliedern gestört	Be <<, >>>, Ge <<<, St <<<, Si <<<, >, Li <<<, >, Es <<<	++ / –	Salziges, Saures	Brot	++ / –	V +++, VD ++, D ++	K <<, W >	+	nachts		Con
Convallaria majus Maiglöckchen	Herzneurose, Herzinsuffizienz, Angina pectoris	tags schläfrig, nachts unruhig, Gefühl, als ob das Herz zu schlagen aufhört und plötzlich wieder einsetzt		Ge <, Li >										Conv

Substanz	Leitsymptome	Gemüt, Geist	Allgemeines	Modalität	App.	Verl. nach	Abn. geg.	Dur.	Stuhl	Wärme	Sch.	Tageszeit	Per.	Abk.
Crataegus oxyacantha Weißdorn	Herzinsuffizienz, Angina pectoris, Hyper- und Hypotonie, Herzklopfen, Arteriosklerose													Crat
Crocus sativus Safran	als ob sich Lebendiges in den kranken Teilen bewege	heiter, unnatürlich lebhaft Kleinigkeit erregt, Zorn, hysterisch	Nasenbluten, Menorrhagie, abstoßender Geruch, Lidkrampf, Gähnen >	Be <<, Ge <<, St <, ^, Si <, ^, Li <, ^, Es >		kalte Getränke		++	V ++	W <		morgens	+	Croc
Crotalus horridus (= **Crotalus terrificus**) Klapperschlange	Gangränneigung, Herzinsuffizienz, Kollaps	ähnlich Lach., aber größere Blutargsneigung, Thrombophlebitis, Schwellungen am ganzen Körper		Be <<, Ge <	i	Alkohol, Schweinefleisch		++	V ++, VD +, D ++	+		nachts, morgens	+	Crot-h
Croton tiglium Purgierkörner	nach Essen und Trinken reichliche Diarrhoe	unzufrieden, ängstlich, traurig	juckende, brennende Pusteln, entzündete Mamilla	Be <<	i			-	V +, D +++					Crot-t
Cuprum metallicum Kupfer	Muskelkrampf, -zuckungen, Berührung <, Kalttrinken >	ängstlich, ruhelos, gleichgültig	Krampfhusten, Asthma, Kolik, Epilepsie	Be <, ^, Ge <, ^, St <, ^, Si <, ^, Li <, ^	+ i	Kaffee		++	V +, VD ++, D ++	+		nachts, um Mitternacht	+	Cupr
Cyclamen europaeum Alpenveilchen	zu frühe, zu starke Regel, Verlangen nach Wärme	gedrückt, reizbar, Gedächtnisschwäche	Schwäche, Migräne, Spannung der Brüste	Be >>>, Ge <, >>>, St <<<, Si <<<, Li <<, Es <<	+ i, - - -	Sardinen	Bier, Butter, Brot, Fleisch, schwere Speisen	+ i, -	V +, D +	K <<	+	abends, nachts		Cycl

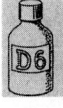

Substanz	Leitsymptome	Gemüt, Geist	Allgemeines	Modalität	App.	Verl. nach	Abn. geg.	Dur.	Stuhl	Wärme	Sch.	Tageszeit	Per.	Abk.
Digitalis purpurea Fingerhut	Puls langsam oder schnell, unregelmäßig, Übelkeit, möchte liegen	depressiv, will allein sein, erregt, besonders nachts, erwacht häufig	Zyanose, AV-Block, Ohnmacht, Schwäche, Migräne, Nykturie	Be <<, Ge <<, St <<, Li <, >, Es <	+ / - -		schwere Speisen	+++	V ++, VD ++, D ++	K <<, W <	++	morgens, nach mittags, nachts		Dig
Drosera (= Rotella rotundifolia) Sonnentau	Krampfhusten mit Brustschmerz	depressiv, verzweifelt	Kitzelhusten, Brechneigung	Be <, Ge <, >>, St <, Si <<, Li <<<, >, Es <	+ / -		Schweinefleisch	++		W <<	+	nach Mitternacht	+	Dros
Dulcamara (= Solanum dulcamara) Bittersüß	Z.n. Durchnässung, Kältegefühl	ungeduldig, schlaflos, ruhelos	Rheumatismus, Zystitis, Enteritis	Be >>>, Ge <, >>, St <, Si <<<, Li <<, >, Es <	+ / -	Kaffee	Kaffee, schwere Speisen	++	V ++, D +++	K <<, W <<, W >>	++	nachts		Dulc

Substanz	Leitsymptome	Gemüt, Geist	Allg.	Modalität	App.	Verl. nach	Abn. geg.	Dur.	Stuhl	Wärme	Sch.	Tageszeit	Per.	Abk.
Echinacea angustifolia Sonnenhut	Steigerung der Abwehrkraft bei Infektion			-		Kaffee		D ++						Echi
Equisetum hiemale Schachtelhalm	wegen Kieselsäuregehalt ähnlich Silicea		Reizblase, Urinieren > nicht		+							nachts		Equis
Eucalyptus globulus	Infekte der oberen Atemwege, Pyelitis	aufgeregt, schlaflos												Eucal
Eupatorium perfoliatum Wasserhanf	Grippe, Herpes, Zystitis, Gastritis	zerschlagen, schwindelig, Kopfschmerz, juckende, brennende Hautblasen		Be <<, Es <	-	Eiscreme, Kaffee, warme Getränke bei Fieber		+++			+	morgens		Eup-per

Substanz	Leitsymptome	Gemüt,Geist	Allg.	Modalität	App.	Verl. nach	Abn. geg.	Dur.	Stuhl	Wärme	Sch.	Tageszeit	Per.	Abk.
Euphorbium purpureum	heftiger Niesreiz		herpesartige Hautbläschen mit Jucken, Brennen, Rhinitis, Bronchitis, Konjunktivitis	Be <, >>> Ge <, >>> St <, < Si << Li <<<, > Es <<				+ −						Euph
Euphrasia officinalis Augentrost	Lesen <, Augenschmerz, scharfe Tränen, milde Nasensekretion	reizbar, träge, redefaul, introvertiert	Entzündungen des Auges	Ge <, > Si < Li << Es <<, >						W <		abends		Euphr

Substanz	Leitsymptome	Gemüt, Geist	Allgemeines	Modalität	App.	Verl. nach	Abn. geg.	Dur.	Stuhl	Wärme	Sch.	Tageszeit	Per.	Abk.
Ferrum metallicum Eisen	Gesichtsröte oder -blässe, Erbrechen trotz Heißhunger, Schwäche	gedrückt, ängstlich, aufgeregt	klopfender Kopfschmerz, heißer Kopf, kalte Füße, Fieber, Durst, Rheumatismus	Be >>> Ge <<, >>> St << Si <<<, >>> Li <<<, >>> Es <<, >>	++ −−	Brot, Brot und Butter, Flüssige Speisen, Saures	Bier, Eier, Fleisch, feste, schwere Speisen, Saures	−−	V ++ D +++	K <<	+++	abends, morgens	+	Ferr
Ferrum phosphoricum Phosphorsaures Eisen	ähnlich Ferrum, besonders bei initialen Fieber- und Entzündungszuständen, bei nervösen, überempfindlichen Menschen, akute Otitis media			Be << Es <	−			++	V + D ++			abends, nachts, morgens		Ferr-p
Flor de piedra (= Lopophytum leandri) Steinblüte	Leberdruckschmerz, Migräne		Meteorismus, Sodbrennen, heller Stuhl, Schwere der Beine, generalisierter Juckreiz	•	•	•	•	•	•	•	•	•	•	Flor

Substanz	Leitsymptome	Gemüt, Geist	Allgemeines	Modalität	App.	Verl. nach	Abn. geg.	Dur.	Stuhl	Wärme	Sch.	Tageszeit	Per.	Abk.
Formica rufa Rote Waldameise	zur allgemeinen Unstimmung, wandernde rheumatische Beschwerden.	wechselnde Stimmung, geistig träge	Mattigkeit, Hautjucken, stark riechender Nachtschweiß	Be <, Ge <				+	V ++					Form

Substanz	Leitsymptome	Gemüt, Geist	Allgemeines	Modalität	App.	Verl. nach	Abn. geg.	Dur.	Stuhl	Wärme	Sch.	Tageszeit	Per.	Abk.
Gelsemium sempervirums Jasmin	Furcht, Erregung, Schreck <, Sonne <, Kopfschmerz > nach Urinieren	benommen, schläfrig, schwere Träume	zerschlagen, Muskelschwäche, Nackenkopfschmerz	Be <<, >> Ge <, Si >, Li <	++ –			– – –	D +	W <	++	nach Mitternacht, morgens	++	Geis
Ginseng (= Panax ginseng)	nervöse Erschöpfung, Rheumatismus der Lenden	depressiv, sexuelle Schwäche und Erregung	Meteorismus, Obstipation, Harndrang, Herzklopfen					+						Gins
Glonoinum (= Nitroglycerinum) Nitroglycerin	Migräne, Angina pectoris, Zurückbeugen des Kopfes <, frische Luft >	ängstlich, nervös-erregt, will umhergehen, apathisch	pulsierender Kopfschmerz, hochrotes Gesicht, Alkohol <	Be <<, Ge <<, >, Si >>, Li <<, >>	–	Kaffee, Rauchen	schwere Speisen	+		W <<	+			Glon
Graphites (= Plumbago mineralis) Reißblei	trockene, rissige Haut, Heißhunger, späte, schwache Regel, Periode <	phlegmatisch, denkt langsam, traurig, weinerlich, ängstlich, vergeßlich	Psoriasis, Aufstoßen, Meteorismus, Obstipation, übelriechende Sekrete	Be <<, Ge <<, >, St <, >, Li <, >>, Es <, >>	+++ –	Bier, Kaffee	Fleisch, Fisch, Salziges, Gekochtes, Suppe, Süßes	+	V +++, D ++	K <<<, W <<, W >>	++	nachts	+	Graph
Guajacum Guajakharz	Glieder wie zu kurz, übler Geruch	mürrisch, Gedächtnisschwäche	Rheumatismus, Laryngitis, Bronchitis	Be <<<, > Ge <, > St <, > Si <, > Li <, >	++ – –	Äpfel	Milch, schwere Speisen	+	V ++, D +	K <<, W <<	++	morgens, abends		Guaj

Substanz	Leitsymptome	Gemüt, Geist	Allgemeines	Modalität	App.	Verl. nach	Abn. geg.	Dur.	Stuhl	Wärme	Sch.	Tageszeit	Per.	Abk.
Hamamelis virginiana Zaubernuß	venöse Stase, feuchte Wärme <	schwach, dunkle Blutungen (Nase, Darm, Regel Hämorrhoiden) zerschlagen,						+ / −	D +					Ham
Helleborus niger Schwarze Nieswurz, Christrose	Kopfschmerz wie Meningitis, Nierenreizung, Ödem, Schleimhautentzündung	melancholisch, ängstlich, Delir, späte" Stupr	Schwäche, Kollaps, Speichelfluß, Lichtempfindlichkeit	Be < Ge < St <,> Si <<,> Li <<,> Es <,>	+	Kaffee	Gemüse, schwere Speisen	+++ / − − −	V ++ D +++	K << W <	+	abends		Hell
Hepar sulfuris (= Calcium sulfuratum Hahnemanni) Kalkschwefelleber	leicht eiternde Prozesse, übler Geruch, kälte- und schmerzempfindlich	traurig, unzufrieden, jähzornig	Kopfschmerz, Husten durch kalte Luft, Furunkel, eitrige Angina, Otitis	Be << Ge << St <,> Si <,> Li <,> Es <,>>	+ / −	Alkohol, Kognak, Wein, Essig, Saures, Scharfes	fette, schwere Speisen	++ / −	V + VD ++ D +++	K <<< W >>>	+++	nachts		Hep
Hydratis canadensis Gelbwurz, Blutwurzel	dicke, fadenziehende Sekrete, Blutung	Erregung, Haluzination, Delir	Menorrhagie, Katarrh der Atemwege		+ / −		schwere Speisen		V ++ VD ++ D ++	K <		morgens, abends		Hydr
Hyoscyamus niger Bilsenkraut	Kitzelhusten, Harn-, Stuhlinkontinenz, Pavor nocturnus, „Flockenlesen"	aggressiv, delirant, scramlos, geschwätzig, affektinkontinent	Muskelkrampf, Singultus, sexuelle Erregung	Be <,> Ge <,> St <,> Li <<<,> Es <<	+ / −		Alkohol, Wasser, Getränke	+	V + D ++	K << W >	+	abends, nachts		Hyosc
Hypericum perforatum Johanniskraut	Depression, Neuralgie, Z.n. Trauma	weinerlich, ängstlich, verwirrte Gedanken	Schmerzen entlang der Nerven, arteriosklerotische und post-kommotionelle Depression		−	warme Getränke			V ++	K <<<				Hyper

Substanz	Leitsymptome	Gemüt, Geist	Allgemeines	Modalität	App.	Verl. nach	Abn. geg.	Dur.	Stuhl	Wärme	Sch.	Tageszeit	Per.	Abk.
Ignatia (= Strychnos Ignatii) Ignatiusbohne	Z.n. Kränkung, häufiges Seufzen, Globusgefühl, Magenschmerz und Übelkeit > durch Essen	Melancholie, Kummer, Wein-krampf,Zorn durch Widerspruch, wechselnde Stimmung.	Kopfschmerz, Magenschmerz, Kitzelhusten, Hämorrhoiden, Dysmenorrhoe, frühe und starke Regel	Be <, > Ge <, > St <, > Si <, > Es <, >>	++ --	Obst, Saures, weiß nicht wonach	Fleisch,warme Speisen Wein, Milch, Tabak, schwere Speisen	-	V ++ VD ++ D ++	K << W <	+		++	Ign
Ipecacuanha (= Cephalis ipecacuanha)	Übelkeit, Erbrechen	übelgelaunt, reizbar	Krampfhusten, viel Schleim	Be << Ge << St > Li <, > Es <	--	Delika-tessen, Süßes	schwere Speisen, Geruch von Speisen	+ --	D +++	K << W <<	+++	nachts	+++	Ip
Iris versicolor Schwertlilie	Sonntagsmigräne, Sodbrennen	depressiv, verzweifelt	saures Erbrechen, Kolik, Speichelfluß, Neuralgie	Be <<	--			-	V ++ D +++	+				Iris

Substanz	Leitsymptome	Gemüt, Geist	Allgemeines	Modalität	App.	Verl. nach	Abn. geg.	Dur.	Stuhl	Wärme	Sch.	Tageszeit	Per.	Abk.
Jodum Jod	Abmagerung trotz Heiß-hunger, Be-wegungsdrang, frische Luft >	innerlich un-ruhig, geistig lebhaft, rastlos trotz Erschöpf-ung, reizbar	Untätigkeit >, Husten < durch Wärme, Schwitzen, Hitzegefühl	Be << Ge <<, > St << Si <, > Es <, >>>	+++ -	Alkohol	schwere Speisen	+++	V ++ VD ++ D +++	W <<<	++	nachts		Jod

Substanz	Leitsymptome	Gemüt, Geist	Allgemeines	Modalität	App.	Verl. nach	Abn. geg.	Dur.	Stuhl	Wärme	Sch.	Tageszeit	Per.	Abk.
Kalium bichromicum Kaliumdichromat	zäher, fadenziehender Schleim, Hautgeschüre wie ausgestanzt			Be << Ge > St << Si << Li < Es <<<, >	+ ---	Bier	Fleisch, Wasser	++	V ++ VD + D +++	K << W >>	+	nachts, morgens	+	Kali-bi

Substanz	Leitsymptome	Gemüt, Geist	Allgemeines	Modalität	App. nach	Verl. nach	Abn. geg.	Dur.	Stuhl	Wärme	Sch.	Tageszeit	Per.	Abk.
Kalium carbonicum Kaliumkarbonat	Trias: Schäche, Schweiß und Rückenschmerz			Be >> Ge <<, > St >< Si <, > Li <<<, > Es <<<, >	+ –	Saures, Süßes	Schwarzbrot, Fleisch, schwere Speisen	++ –	V ++ VD ++ D ++	K <<< W >>>	+	nachts, nach Mitternacht 2-4 h		Kali-c
Kalium jodatum Kaliumjodid	ähnlich Jod, Kali-j wirkt besser als Jod bei Husten Nässe und Kälte <, Liegen auf kranker Seite <			Be >> Ge >>> Li <	+ – –			++	V ++ D ++	W >>	+	nachts		Kali-j
Kalium phosphonicum Kaliumhydrogenphosphat	geistige Anstrengung <, Geschlechtsverkehr <, seelische Erregung <	apathisch, reizbar, depressiv, schläfrig	allgemeine Erschöpfung (nach Infekt), nervöse Diarrhoe	Be >> Ge <, > St v Es <	+ –	Kaffee		++ –	V + D +	W <<< W >	+	morgens, abends		Kali-p
Kalmia (= Kalmis latifolia Berglorbeer)	rheumatische Schmerzen, Taubheitsgefühl, sehr wetterabhängig		stechender Herzschmerz, Herzbeklemmung langsamer, schwacher Puls, Rheuma, Neuralgie, Endo-Myokarditis	Be << Li >				++		K <<	+	morgens, abends		Kalm
Kreosotum (= Creosotum) Buchenholz-teerkreosot	scharfe, üble Sekreta, Hautjucken, Erbrecher unverdauter Speisen	depressiv, verzweifelt, schreckhaft	Kachexie, Brennschmerz, Ekzemfrühe, starke Regel, Pustel, Furunkel,	Be >> Ge v, > St > Si v, > Li v, > Es <	+ –	Alkohol, Fleisch, Geräuchertes, Saures		+	V ++ D +	K <<	+	morgens		Kreos

Substanz	Leitsymptome	Gemüt, Geist	Allgemeines	Modalität	App.	Verl. nach	Abn. geg.	Dur.	Stuhl	Wärme	Sch.	Tageszeit	Per.	Abk.
Lachesis muta lanzenförmige Viper, Buschmeister	linksseitige Symptome (z.B. Kleidung) <, Globusgefühl, Schlaf <	geschwätzig, eifersüchtig, mißtrauisch, ängstlich, streitsüchtig, depressiv	Hitzewallung, düsterrote Entzündung, Berührung <, feuchtes Wetter <	Be <<, > Ge <<, > St < Si <<< Li <<, > Es <<<, >	++ −	Alkohol, Bier, Wein, Whisky, Austern, Saures	warme Speisen, Tabak	++	V +++ VD ++ D +	K < W << W >	+	morgens, abends	++	Lach
Laurocerasus (= Prunus laurocerasus) Kirschlorbeer	Zyanose, Kältegefühl, aber äußere Wärme <	traurig, verzweifelt, reizbar	Dyspnoe, Reizhusten, Rechtsherzinsuffizienz	Be <, > Ge <, > St < Si <, > Li <, > Es <, >>	+ −		schwere Speisen	++	V ++ D +	K < W >	+	vor-, nachmittags, mittags, abends		Laur
Ledum palustre Sumpfporst	frostig, aber Kälte >, Gelenkschmerz, Z.n. Insektenstich	aufbrausend, traurig, menschenscheu	Bettwärme <, Wein, Bier <, Rheumatismus kleiner Gelenke	Be <<< Ge <<< St <, >> Si <<, > Li, v Es <	+ −	Alkohol, Kaffee		++ −	V + D +	K << W <<<	+	vor Mitternacht		Led
Lilium tigrinum (= Lilium lancifolium) Tigerlilie	Herabdrängen des Uterus, Pat. drückt gegen die Scham (z.B. Hand, Binde)	ruhelos, depressiv, glaubt, schwer krank zu sein, sexuell erregt	Beckenschmerz, Dysmenorrhoe, nervöse Herzbeschwerden	Be >> Ge << St <<<	+ −	Fleisch	schwere Speisen	+	V ++ D +		+	nachts		Lil-t
Lobelia inflata Indischer Tabak	Übelkeit, Erbrechen, kalter Schweiß, ein Schluck Wasser >	narkotisiert oder rasendes Delir	verlängertes Exspirium, Zyanose, trockener Reizhusten, Magenkrampf	Be >	−						+			Lob
Luffa operculata	Fließ- und Stockschnupfen, allergische und atrophische Rhinitis	antriebslos, gleichgültig, niedergeschlagen, gereizt	Müdigkeit, Stimkopfschmerz, Rheumatismus bei Sinusitis	.	.	.	.	.	.	.	.	.	.	Luff

Substanz	Leitsymptome	Gemüt Geist	Allgemeines	Modalität	App.	Verl. nach	Abn. geg.	Dur.	Stuhl	Wärme	Sch.	Tageszeit	Per.	Abk.
Lycopodium clavatum Bärlapp	ein Fuß kalt, der andere warm, abgemagerter Oberkörper, Hunger, Meteorismus durch Essen	depressiv, weinerlich, übermütig, mißtrauisch, Widerspruch erregt Zorn	Schwäche, saures Aufstoßen und Erbrechen, rechtsseitige Symptome	Be >>> Ge << , >> Si <<< Li <<< , > Es <<<	+++ –– –	Alkohol, Kaffee, Süßes Speisen, Südes	Brot, warme Speisen Schwarzbrot, Gekochtes, Fleisch, Kaffee,	+ –– –	V +++ VD ++ D ++ +	K <<< W << W >>>	+++	abends, nachts, vor Mitternacht 16-18 h	++	Lyc

Substanz	Leitsymptome	Gemüt, Geist	Allgemeines	Modalität	App.	Verl. nach	Abn. geg.	Dur.	Stuhl	Wärme	Sch.	Tageszeit	Per.	Abk.
Magnesium carbonicum Magnesiumkarbonat	Spasmen, frische Luft >, Milch <, Schlaf <	sehr gereizt, unruhig, übel-gelaunt, glaubt, unheilbar krank zu sein	Migräne, Dysmenorrhoe, saures, Erbrechen, Diarrhoe, oft erkältet	Be <, >> Ge <, >> St <, > Si <, >, > Li <, >, > Es <	+ ––	Brot, Brot und Butter, Fleisch, Obst, Saures	Gemüse, schwere Speisen	++	V ++ D ++	K <<	++	abends, nachts		Mag-c
Magnesium phosphoricum Magnesiumhydrogenphosphat	Stechschmerz, Bauchkolik < durch Zusammenkrümmen und Druck, Berührung <	kann nicht klar denken, ängstlich, depress v, Alpträume	Erschöpfung mit Krämpfen, Schulkopfschmerz, Magen-, Nieren-, Gallenkolik	Be << Ge <<						K << W >>		nachts		mag-p
Magnesium sulfuricum Bittersalz	ähnlich Mag-c, besondere Beziehung zu Magen, Darm, Galle, Leber				–			+	V + VD +					mag-s
Mandragora officinarum Alraunenblätter	vergrößertes Sehen, verstärktes Hören				•	•	•		•	•	•	•	•	Mand

Substanz	Leitsymptome	Gemüt, Geist	Allgemeines	Modalität	App.	Verl. nach	Abn. geg.	Dur.	Stuhl	Wärme	Sch.	Tageszeit	Per.	Abk.
Mandragora radice (= Mandragora e radice siccata) Alraunenwurzel	empfindlich gegen Geruch und Geräusche, Rückwärtsbeuge >, schwüles Wetter <, Genußmittel <			.	.	.		.	.	.	.	.	.	Mand-e
Manganum aceticum Manganazetat	Niederlegen >, Schmerzen < durch Berührung			Be <<,> Ge <,> St<,> Si<,> Li<,>>> Es <,>	-			+ | - |	V + VD ++	K <<	+		.	Mang
Mercurius solubilis Quecksilber	Foetor ex ore, Speichelfluß, Zunge mit Zahneindrücken, üble, klebrige Schweiße			Be <<< Ge <,>> St <,> Si <<,>> Li <<,>> Es <,>	++ |	Bier, Milch, Brot und Butter, Kaffee, flüssige Speisen	Butter, fette, schwere Speisen	+++	V ++ VD + D ++	K << W <<	+	nachts	+	Merc
Mezereum (= Daphne mezereum) Seidelbast	Hautentzündung mit heftigem Juckreiz, Kältegefühl befallener Teile, Krusten			Be <<< Ge <<,>> St <,> Si <,> Li <,> Es <<,>	+ | -	Wein, fetter Schinken, Speck	Fleisch	++ | -	V +++ VD + D +	K << W <<	+	abends, nachts, um Mitternacht		Mez

Substanz	Leitsymptome	Gemüt, Geist	Allgemeines	Modalität	App.	Abn. geg.	Dur.	Stuhl	Wärme	Sch.	Tageszeit	Per.	Abk.
Naja tripudians (= Cobra) Brillenschlange	Herzenge, -schwäche, Schlaf <, Reizmittel <	depressiv, ausgesprochen ängstlich	Kopfschmerz bei herzleiden, kalte Glieder, Kollapsneigung, Armrhythmie	St > Li <	-		+	V + D +		+	+			Naja

Substanz	Leitsymptome	Gemüt, Geist	Allgemeines	Modalität	App.	Verl. nach	Abn. geg.	Dur.	Stuhl	Wärme	Sch.	Tageszeit	Per.	Abk.
Natrium muriaticum (= Natrium chloratum) Kochsalz	Abmagerung trotz Hunger, großer Durst, Sonne <, Ärger, Kummer <	reizbar, rede-faul, überempfindlich gegen Sinneseindrücke, depressiv, Trost <	klopfender Kopfschmerz, Frostigkeit, chron. Rhinitis, Sodbrennen, Hämorrhoiden	Be << Ge <<, >> St <, > Si <, > Li <, >>> Es <, <	+++ − −	Bier, Brot, Mehlspeisen bittere Getränke, Milch, Fisch, Salziges, Saures,	Brot, Kaffee, Wasser, Tabak, fette, schwere Speisen Salziges,	+++ −	V +++ VD ++ D +++	K << W <<	+++	morgens, vormittags 10 h	+++	Nat-m
Natrium sulfuricum Glaubersalz	feuchtes Wetter <, Frostigkeit	üble Laune, melancholisch, weint bei Musik, romantisch	Stechen in der Leber, morgendliche Diarrhoe, Rheumatismus	Be <<, >> Ge <<< Li <<< Es <	++ −	Bier, Kaffee	Bier, Brot, Milch	+	VD ++ D +++	W <<		morgens	+	Nat-s
Nux moschata (= Myristica fragans) Muskatnuß	trockene Schleimhäute, Nässe, Kälte <	geschwätzig, benommen, delirant, verwirrt	Schwäche, Meteorismus, Ohnmacht	Be <, > Ge <, >> St <, > Si <, > Li <, > Es <	++ − −	Kaffee		++ − −	V ++ VD ++ D ++	K <<, W <<< W >>>	+			Nux-m
Nux vomica (= Strychnos nux vomica) Brechnuß	Folge von Genußmitteln, Krampfbereitschaft aller Organe, geistige Anstrengung <	lebhaft, reizbar, cholerisch, streitsüchtig, überempfindlich gegen Sinneseindrücke	Sodbrennen, Übelkeit 1 h postprandial, kurzer Schlaf >, langer Schlaf <, sitzende Tätigkeit <	Be <<< Ge <<< St <, >> Si <, >>> Li <<, >>> Es <<<, >	+++ − − −	Alkohol, Bier, Kreide, Kognak, Fett, Milch, Gewürztes	Bier, Fleisch, Kaffee, Tabak, Brot, schwere Speisen, Wasser, Getränke	++ −	V +++ VD +++ D ++	K <<< W >>>	+++	nach Mitternacht, morgens	+	Nux-v

Substanz	Leitsymptome	Gemüt, Geist	Allgemeines	Modalität	App.	Verl. nach	Abn. geg.	Dur.	Stuhl	Wärme	Sch.	Tageszeit	Per.	Abk.
Oleander (= Nerium oleander)	Herzklopfen, -stiche, -enge, Extrasystole, wechselnde Obstipation und Diarrhoe	ängstlich, unruhig, reizbar, schlaflos	nässendes Ekzem am Hinterkopf, Ekzeme des Körpers, Hitzewallung, Meteorismus, kalte Glieder	Be <,> Ge <,> St ∨ Si ∨ Li <,> Es ∨	+++ −	Kaffee		+ −	V + D ++			nachts		Olnd
Opium Saft des Schlafmohn	Betäubung, geringe Schmerzempfindung	anfangs euphorisch, lebhaft, später depressiv, unzugänglich gegen äußere Eindrücke	röchelnde, langsame Atmung, atonische Obstipation, Harnverhalt	Be <,> Ge <,> St > Si > Li <<,> Es <<	++ −	Kognak	schwere Speisen, Tabak	+++ −−	V +++ VD +++ D +	W <<	+++	morgens, nachts		Op

Substanz	Leitsymptome	Gemüt, Geist	Allgemeines	Modalität	App.	Verl. nach	Abn. geg.	Dur.	Stuhl	Wärme	Sch.	Tageszeit	Per.	Abk.
Petroleum Steinöl	Bewegung (Auto, Schiff etc.) <, Schwindel, Übelkeit < durch Essen	gedächtnisschwach, schreckhaft, aufbrausend, Halluzination	chron. Lidentzündung, chron. Gastroenteritis, trockene, rissige Haut	Be <<,> Ge <<,> St <,> Si <<,> Li <,> Es <<,>	+++ −−−	Bier, Kognak	Fleisch, fette, schwere Speisen	+ −	V + D ++	K << W >	++	morgens	+	Petr
Phosphorus Gelber Phosphor	Erschöpfung, Gefühl von Brennen, Kälte und frische Luft < Blutungsneigung.	nervös erregt, schreckhaft, überempfindlich gegen äußere Eindrücke (z.B. Gewitter, Alleinsein)	leerer Magen <, schlaflos vor Mitternacht, Kopfschmerz, Schwindel, Kitzelhusten	Be << Ge <<< St <,>> Li <<<,> Es <<<, >>>	+++ −−−	Alkohol, Eiscreme, Erfrischendes, kalte Speisen, Kaffee, Salziges, Saures	Bier, Brot, Tee, Butter, Fisch, Fleisch, Milch, Mehl, Süßes, Tabak, warme schwere, Kaffee	+++ −	V +++ VD ++ D +++	K <<< W << W >>	+++	abends, nachts, um Mitternacht, morgens	+	Phos
Phytolacca Kermesbeere	subakute und chronische Entzündungen	reizbar, müde, apathisch	geröteter Rachenring, Milchstau	Be << Ge << Es <	−				V ++ D +	K <<		nachts, morgens		Phyt

Substanz	Leitsymptome	Gemüt, Geist	Allgemeines	Modalität	App.	Verl. nach	Abn. geg.	Dur.	Stuhl	Wärme	Sch.	Tageszeit	Per.	Abk.
Platinum metallicum Platin	Beschwerden kommen, gehen langsam, phys. und psych. Sy. lösen sich ab, im Freien <	überheblich, wechselnde Stimmung, Zwangsideen (z.B. töten), melancholisch	krampfartige Schmerzen, Taubheits-Kältegefühl, Kopfschmerz, Bauchkolik	Be <,>> Ge <,>> St << Li <,> Es <	+ –		Fleisch, schwere Speisen	+ –	V +++	W <	+	abends		Plat
Plumbum metallicum Blei	Krampfkoliken, Gefäßspasmen, Abmagerung, Berührung <, Druck >, Zusammenkrümmen >	langsame Auffassung, benommen, Halluzinatin (Furcht, geödet zu werden)	blasser Hochdruck, Lähmung der Handstrecker, spastische Obstipation	Be << Ge <,> St <,> Li <,> Es <	+ – –	Brot, Kaffee, Salziges, Süßes		++	V +++ VD ++ D ++	K <	+	abends, nachts	++	Plb
Podophyllum peltatum (= Podophyllum peltatum) Entenfuß, Maiapfel	gußartige Diarrhöe, Leeregefühl im Bauch	unruhiger Schlaf, aber schwer zu wecken	entzündliche Leber-, Darm-Galle-Erkr.	Es <<	+ – –	Kaffee, Saures	Geruch von Speisen	++	V ++ VD +++ D +++		++	nach Mitternacht, morgens, vormitt.		Podo
Pulsatilla pratensis Küchenschelle	Frostigkeit, aber Wärme <, milde Sekrete, durstlos	schüchtern, Trost >, weinerlich, nachgiebig, phlegmatisch, ängstlich, mürrisch	schwache, verspätete Regel danach >, Kopfschmerz, Meteorismus, Venostase	Be <,>>> Ge <,>>> St <<< Si <<<,>> Li <<< Es <<<,>>	+++ – – –	Alkohol, Erfrischendes, Bier, Hering, Saures, kalte Speisen	Brot, Butter, Fleisch, Milch, fette, schwere Speisen, Tabak	+ – – –	V ++ VD ++ D ++	K << W <<<	+	nachts, morgens	++	Puls

Substanz	Leitsymptome	Gemüt, Geist	Allgemeines	Modalität	App.	Verl. nach	Abn. geg.	Dur.	Stuhl	Wärme	Sch.	Tageszeit	Per.	Abk.
Ranunculus bulbosus (= Ranunculus tuberosus) Knollenhahnenfuß	stechender Brustschmerz, juckende, brennende Bläschen, Berührung <	schreckhaft, ängstlich, streitsüchtig	Interkostalneuralgie, Pleuritis, Herpes zoster	Be <<< Ge <<,>> St <<,>> Si <,> Li <<,> Es <<,>	+			++		K <<<				ran-b

Substanz	Leitsymptome	Gemüt, Geist	Allgemeines	Modalität	App.	Verl. nach	Abn. geg.	Dur.	Stuhl	Wärme	Sch.	Tageszeit	Per.	Abk.
Rauwolfia serpentina Indische Schlangenwurzel	trockene Schleimhaut, heißer Kopf, kalte Füße, Hypertonie	geistig erschöpft, innerlich unruhig, depressiv, gereizt	Hitzegefühl, Schweißausbruch, Sodbrennen, Reizhusten	•	•									rauw
Rhododendron chrysanthum Goldgelbe Alpenrose	Beschwerden vor Gewitter, Regen, Sturm	schreckhaft, verwirrt, gleichgültig, tagesschläfrig	Rheumatismus, Gicht, Orchitis (Hoden wie gequetscht)	Be > > > Ge <, >> St < Si < Li << Es <, >				+	D+	K <<	+	abends	++	Rhod
Rhus toxicodendron Giftsumach	Bewegungsdrang, Nässe, Kälte <	depressiv, benommen, ruhelos	Rheumatismus, Lumbago, Konjunktivitis, juckendes, pustulöses Exanthem	Be >>> Ge <<<, >>> St <<< Si <<< Li <<<, > Es <<, >	+ – –	Bier, Süßes, Delikatessen, Kaffee, Milch (kalt)	Alkohol, Bier, Wein, Fleisch, Suppe, schwere Speisen	++	V + VD + D +	K <<< W >>>	++	nachts, nach Mitternacht	++	Rhus-t
Rumex crispus Krauser Ampfer	trockener Reizhusten, kalte Luft <		wässrige Rhinitis mit häufigem Niesen, Bruststiche bei tiefer Inspiration	Be < Li <<< Es <<<					D +	K <<< W >>		abends, nachts		Rumx
Ruta graveolens Gartenraute	Augenschwäche nach Anstrengung der Augen	ängstlich, schreckhaft, ärgerlich, depressiv	zerschlagen, überanstrengt, Gefühl wie nach Schlag	Be >> Ge <<, >> St <<, > Si << Li <<, > Es <	+		schwere Speisen, plötzlich beim Essen	+	V +++ VD ++	K <<		abends		Ruta

Substanz	Leitsymptome	Gemüt, Geist	Allgemeines	Modalität	App.	Verl. nach	Abn. geg.	Dur.	Stuhl	Wärme	Sch.	Tageszeit	Per.	Abk.
Sabadilla officinarum Sabadillsamen	Seitenwechsel der Symptome, Globus-, Fadengefühl im Hals, Augentränen, Niesattacken	unruhig, schreckhaft, hysterisch, hypochondrisch	periodischer Muskel-, Knochen-Gelenk-Nervenschmerz, Schlundkrampf	Be <, >>> Ge <, >>> St < Si <<, Li <, > Es <, >>	+++ −	Bier, Süßes, Kaffee, Delikatessen, Saures, Milch	Fleisch, Knoblauch, Zwiebel, Wein, schwere Speisen	+ − − −	V ++ D +	K <<< W < W >>	+	vor Mitternacht, vormittags	+	Sabad
Sabina officinalis Sadebaum	zu frühe, starke Regel, Blutung durch Bewegung <	sexuell erregt	Krampfschmerz, scharfer Fluor, drohender Abort	Be <<< Ge <<, > St <, > Si <, > Li <, > Es <	− −	Erfrischen­des, Saftiges, Limonade			V ++	W >	+	morgens, abends		Sabin
Sambucus nigra Schwarzer Holunder	Rhinitis (Kinder), Heiserkeit, Asthma, Verschleimung	schreckhaft, verdrießlich	Dyspnoe bei Erwachen, schweißtreibend (∅, D1)	Be >>> Ge >>> Si <, > Li <<< Es <			+ − − −		D +	K <	+++	abends, nachts	+	Samb
Sanguinaria (= Sanguinaria canadensis) Kanadische Blutwurzel	Hitzewallung, Gesichtsröte, trockene, brennende Haut	ängstlich, reizbar, wütend, verwirrt	Nackenkopfschmerz, Rheumatismus der rechten Schulter, Übelkeit	Be << St << Li <<< Es <	− −	Gewürztes	+		V + VD + D ++	W >	+	tagsüber	++	Sang
Sarothamnus scoparius (= Spartium) Besenginster	Tachykardie, Arrhthmie, Harndrang	melancholisch reizbar, unruhig, leicht ermüdbar	Schwindel, Benommenheit, Herzklopfen, -beklemmung	•	•	•	•		•		•	•		Spar
Sarsaparilla (= Similax)	juckendes Exanthem, Nierenkolik, Harndrang	weinerlich, depressiv	Pusteln, Quaddeln an Kopf, Fingern, Genitalien	Ge <<, > St > Si <, > Li <, > Es <, >	+	Kaffee	+ −		V ++ VD + D +				•	Sars

Substanz	Leitsymptome	Gemüt, Geist	Allgemeines	Modalität	App.	Verl. nach	Abn. geg.	Dur.	Stuhl	Wärme	Sch.	Tageszeit	Per.	Abk.
Secale cornutum Mutterkorn	Gefäßspasmen, Parästhesien, Taubheitsgefühl, innerliches Brennen, übler Geruch	melancholisch, verwirrt, delirant, Todesangst	elendes Aussehen, kann trotz Kälte nicht zugedeckt liegen, Muskelkrampf	Be <<, Ge <, St >, Si <, >, Es <	+ -	Saures, Süßes	+++		V ++, D+++	W <<<	++	vor-mittags, nachts	+	Sec
Selenium Selen	Neurasthenie, Schlaf < trotz Schlafneigung, Alkohol < trotz Verlangen	sexuell erregt trotz sexueller Schwäche, redselig	Kopfschmerz, fettiges Exzem, Heiserkeit, Sommerhitze <	Be <<, > Ge <<, > St >>> Si <, > Li <, > Es <	+	Alkohol, Kognak	Salziges	+	V ++, D +	W <	+	morgens, nach-mittags, nachts		Sel
Senega (= Polygala senega) Senegawurzel	Berührung <, Klopfen <, Rückwärts-beugen >		trockener Husten mit zähem Schleim, Konjunktivitis mit reichlich Schleim-absonderung	Be <, > Ge <, > Si << Li <, > Es <<	+ -		+		V ++, D +	K <, W <<		nach-mittags, abends, morgens		Seneg
Sepia officinalis Tintenfisch	Herabdrängen im Unterleib, Menschenan-sammlungen <, gelbe Flecken im Gesicht	gleichgültig, besorgt um die Gesundheit, depressiv, launisch	venöse Stase, Geschlechts-verkehr <, morgens elend, abends munter	Be <<, >> Ge <<<, >> St <<<< Si <<<< Es <<<, >>>	++ - -	Alkohol, Kaffee, Süßes, Saures, Essig	Brot, Milch, Fleisch, Salziges, fette, schwere Speisen	+ -	V +++, VD +, D ++	K <<<, W >>	+++		+++	Sep
Silicea (= Acidum silicicum) Kieselsäure	alles frostig, chronische Eiterungen, Abmagerung, üble Schweiße	empfindlich, weinerlich, eigensinnig, zerstreut	schlechte Heilhaut, Obstipation, Meteorismus, Fuß- und Kopfschweiß	Be <<< Ge <<, > St <, > Si <<<, >	++ - - -	Milch, kalte Speise	Fleisch, Milch, Mutter-milch, Gekochtes, warme Speisen	+++	V +++, D +++	K <<<, W >>>	+++	nach-mittags, abends, nachts	+++	Sil

Substanz	Leitsymptome	Gemüt, Geist	Allgemeines	Modalität	App.	Verl. nach	Abn. geg.	Dur.	Stuhl	Wärme	Sch.	Tageszeit	Per.	Abk.
Spigelia anthelmia Wurmkraut	stechender Herzschmerz, Herzklopfen, Neuralgien bei Sonne <	aufgeregt, ängstlich	muß rechts liegen, halbseitiger Kopfschmerz	Be <<, > Ge <<<, > St <, >> Si <, > Li <, >> Es <, >	+ – –	Alkohol, Bier, Kognak, Wein, Whisky	Kaffee	+ –		K <<< W <	+	morgens	++	Spig
Spongia officinalis (= Euspongia officinalis) Badeschwamm	trockener Husten Räusperzwang, Essen, Trinken >, Sprechen <, Singen <	ängstlich, schreckhaft	Fließ- oder Stockschnupfen, Heiserkeit, bellender Husten	Be << St <, > Si <, > Li <, > Es <, >>>	+	Delikatessen			V ++	K <, W > W > W ^	+	abends, nachts, um Mitternacht		Spong
Stannum metallicum Zinn	nervöse Schwäche, grüner, süßlicher Auswurf, Druck >	menschenscheu, mutlos, antriebsarm, geistig erschöpft	Kopfschmerz, Bronchitis, Rhinitis mit viel Schleim, Nachtschweiß	Be <<, >> Ge <<<, > St <, > Si <, > Li < Es <, >	++ –		Bier	+	V ++	K <<	+	tagsüber, abends, vor Mitternacht	++	Stann
Staphisagria (= Delphinium staphisagria) Stephanskraut	nervöse Erschöpfung, Koitus <, Ärger, Kummer <, Z.n. Stichwunde, auch Op.	gereizt, launisch, menschenscheu, ständige sexuelle Überreizung	Hypertonie, Obstipation, Hordeolum, juckendes Ekzem, Stechschmerz	Be << Ge <<<, > St <, > Si <, > Es <	++	Alkohol, Kognak, Milch, flüssige Speisen, Tabak	fest Speisen, schwere Speisen	+ –	V +++ D +	K < W <	+	nachts, morgens	++	Staph
Stramonium Stechapfel	höchste Erregung, Verlangen nach Licht, Halluzination, Schlundkrampf	lebhafte Phantasie, Pavor nocturnus, delirant, manisch, schizoid	Zähneknirschen, Krämpfe, Pavor nocturnus, sexuell erregt	Be < Ge < St <, > Si <, > Li <	+ –	Saures	Getränke, (kaltes) Wasse	+++ –	V +++ VD + D +	K <	+	morgens, mittags		Stram

Substanz	Leitsymptome	Gemüt, Geist	Allgemeines	Modalität	App.	Verl. nach	Abn. geg.	Dur.	Stuhl	Wärme	Sch.	Tageszeit	Per.	Abk.
Sulfur Schwefelblüte	nächtliches Ewachen mit heißen Füßen, unreine Haut, Waschen <, trockenes Wetter >	reizbar, mürrisch, arbeitsscheu, vergeßlich, depressiv, pessimistisch	struppiges Haar, Ekzeme, Hitzewallung, deckt sich auf, Heißhunger, venöse Stase	Be <<<, >>> Ge <<<, >>> St <<<, > Si <<, > Li <<, >< Es <<<	+++ - - -	Alkohol, Fett, Saures, Süßes, Gewürztes, flüssige Speisen, rohe Sp.	Bier, Milch, Wein, Fleisch, saures, Süßes, fette, schwere Speisen, Tabak	+++ -	V +++ VD ++ D +++	K <<< W << W >	++	11 h	++	Sulph

Substanz	Leitsymptome	Gemüt, Geist	Allgemeines	Modalität	App.	Verl. nach	Abn. geg.	Dur.	Stuhl	Wärme	Sch.	Tageszeit	Per.	Abk.
Tabacum (= Nicotiana tabacum) Tabak	große Übelkeit, Schwindel, kalter Schweiß	erst vergnügt, lebhaft, dann sterbenselend, verzweifelt, vergeßlich	Spasmen (Herz, Gefäße, Darm), Tab <, frische Luft >		Tabak			+	VD ++ D +	W <<	+	abends		Tab
Tarantula hispanica Wolfsspinne	zwanghafte Bewegungsunruhe, überempfindlich gegen Sinneseindrücke	sehr gereizt, rasend, sexuell erregt, obszön, Halluzination	intensive Kälteempfindung, Muskelkrampf, Tremor	Be >>> Ge << St >	+ -	Kaffee, Salziges, Gewürztes, Sand	Fleisch, schwere Speise	+++	V ++ D ++	K << W >>	+			Tarent
Taraxacum officinale Löwenzahn	Landkartenzunge, dumpfer Rheumaschmerz, der im Sitzen < und im Gehen >	depressiv, reizbar, antriebslos, arbeitsscheu	Leberschmerz, Meteorismus, Harndrang	Be <, >>> Ge <, >>> St <, > Li <<< Es <<					D+		+	morgens, vormittags		Tarax
Thuja occidentalis Lebensbaum	nasse Kälte <, Frostigkeit, starker Schweiß unbedeckter Körperteile	depressiv, fixe Ideen, denkunfähig, zerstreut	Nagelkopfschmerz, Hautwarzen, nach Frühstück, nächtlicher Husten, Diarrhoe	Be <, > Ge <, > St <, > Si <<, > Li < Es <<	+ - -	Kaffee, kalte Speisen		++ -	V +++ D +++	K << W <	+	nachmittags, abends, nachts, morgens		Thuj

Substanz	Leitsymptome	Gemüt, Geist	Allgemeines	Modalität	App.	Verl. nach	Abn. geg.	Dur.	Stuhl	Wärme	Sch.	Tageszeit	Per.	Abk.
Valerianicum officinale Baldrian	schlaflos durch innere Unruhe, Gliederschmerz wie durch Elektrizität	heiter, lebendig, nachts ruhelos, Schlafsucht, Gedankenflucht	matt, schwach, Sodbrennen, Aufstoßen, Globusgefühl	Be >>> Ge <,>>> St <<< Li << Es	+			-	V ++		++	morgens, abends	+	Valer
Veratrum album Weiße Nieswurz	Kollaps mit kaltem Schweiß, Kältegefühl trotz innerem Brennen, Durst auf kaltes Wasser	arbeitslustig, geschäftig, gereizt, melancholisch, religiöse Manie	reichlich Schweiß, Speichel, Erbrechen, Diarrhoe	Be <<,>> Ge <,>> St <,> Si <,> Es <,>	+++ -	Eis, Kaffee, Hering, kalte Speisen, Sardinen, Obst, Salziges, Saures	warme Speisen	+++ -	V +++ D +++	W <<	+++	morgens	++	Verat
Viburnum opulus Gemeiner Schneeball	krampfartige Dysmenorrhoe	nervöse Unruhe	zu frühe, zu starke Regel, Kopfschmerz, Übelkeit	Be >>					V ++		+			Vib
Vipera berus Kreuzotter	Kollaps,kalter Schweiß, Eiseskälte, „Venen wollen platzen"	namenlose Angst, verwirrt, rastlos	Herzstiche, Durst auf Kaltes, dunkelrote Farbe eiskalter Teile		-									Vip
Viscum album Mistel	Bewegung im Freien >, Kopfschmerz, Schwindel	depressiv, apathisch, ärgerlich lebhafte, unruhige Träume	Gefäßspasmen, Krampfhusten mit Schleimrasseln, unruhige Beine											Visc

Substanz	Leitsymptome	Gemüt, Geist	Allgemeines	Modalität	App.	Verl. nach	Abn. geg.	Dur.	Stuhl	Wärme	Sch.	Tageszeit	Per.	Abk.
Zincum metallicum Zink	müde bei nervöser Unruhe, unruhige Beine, Kopfschmerz mit Druck auf Nasenwurzel	depressiv, bedrückt, mürrisch, Gedächtnisschwäche	Wein <, Regel <, geistige Anstrengung <, Rückenschmerz (L1)	Be <<,>> Ge <<,>> St << Si <<<,> Li < Es <<<	+ -	Fleisch, Kalbfleisch, Fisch, Süßes, Wein		++	V +++ VD + D ++	K << W <<	+	nachmittags, abends, nachts	+	Zinc

11. Informationen

Matthias Augustin und Volker Schmiedel

11.1 Voraussetzungen zur Erlangung naturheilkundlicher Zusatzbezeichnungen

Im Rahmen der naturheilkundlichen Ausbildung können drei Zusatzbezeichnungen erworben werden: Naturheilverfahren, Physikalische Therapie und Homöopathie.

Informationen über die dafür erforderlichen Voraussetzungen können bezogen werden von: Gesellschaft der Ärzte für Erfahrungsheilkunde e.V., Zentralverband der Ärzte für Naturheilverfahren e.V., Arbeitsgemeinschaft physikalische Therapie und Rehabilitation, Deutscher Zentralverein homöopathischer Ärzte e.V. (Anschriften ☞ 11.4).

11.2 Abkürzungen von Fachbegriffen

11.2.1 Rezepturabkürzungen

aa	ana partes	zu gleichen Teilen
a.c.	ante coenam	vor der Mahlzeit
ad caps. gelat.	ad capsulam gelatinosam	in Gelatinekapsel
ad chart.	ad chartam	in Papierkapsel, -beutel
ad lib.	ad libitum	nach Belieben
ad man. med.	ad manus medici	zu Händen des Arztes
aqu	aqua	Wasser
ad rat.	ad rationem	auf Rechnung
ad sac. pap.	ad sacculum papyraeum	in Papierbeutel
ad scat.	ad scatulam	in Schachtel
ad us. ext.	ad usum externum	zum äußerlichen Gebrauch
ad us. int.	ad usum internum	zum innerlichen Gebrauch
ad vitr.	ad vitrum	in Glas
ad vitr. all.	ad vitrum allatum	in zurückgebrachtes Glas
ad vitr. gutt.	ad vitrum guttatum	in Tropfglas
ad vitr. nigr.	ad vitrum nigrum	in dunkles Glas
add.	adde	füge hinzu
aequ.	aequalis, -e	gleich
aqu. fontana	aqua fontana	Trinkwasser
aut simil.	aut similia	oder ähnliches
Bacc.	baccae	Beeren
bol.	bolus	Bissen
Bulb.	bulbus	Zwiebel

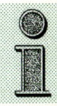

C.	centum	hundert oder homöo-pathische Centesimalpotenz
c.	cum	mit
cc, conc.	concisus, -a, -um	geschnitten
col.	cola	koliere
consp.	consperge	bestreue
cont.	contusus, -a, -um	gequetscht
coq.	coque	koche
Cort.	cortex	Rinde
cp., comp.	compositus,-a, -um	zusammengesetzt
crd., crud.	crudus, -a, -um	roh
D.	decimus	zehn oder homöo-pathische Dezimalpotenz
D., dos.	dosis	Gabe
D., d.	da	gib
Dec., Dct.	decoctum	Abkochung
dep.	depuratus, -a, -um	gereinigt
d.s.	detur signetur	gib und bezeichne
d.t.d.	dentur tales doses	solche Mengen sollen gegeben werden
dil.	dilutus, -a, -um	verdünnt
Dil.	dilutio	homööp. Verdünnung
div. i. part. aequ.	divide in partes auquales	teile in gleiche Teile
expulp.	expulpatus, -a, -um	von der Innenschicht befreit
extract.	extractum	Extrakt
factit.	factitius, -a, -um	künstlich
filtr.	filtra	filtriere
f.	fiat	mache, fertige an
f.l.a	fiat lege arte	fertige nach der Regel der Kunst
Flores	flores	Blüten
Fol.	folia	Blätter
Gem.	gemmae	Knospen
Gland.	glandulae	Drüsen
glob. vagin.	globuli vaginales	Vaginalkugeln
gr.	grossus, -a, -um	grob
gr. m. pulv., gr. pulv.	grosso modo pulveratus	grob gepulvert
gtt.	gutta, guttae	Tropfen
Herb.	herba	Kraut
Hor. un. spat.	horae unius spatio	stündlich
inc.	incisus, -a, -um	geschnitten
inf.	infunde	mache einen Aufguß
it.	iteratur	Erneuerung einer Arznei-verordnung
l.a.	lege artis	nach den Regeln der Kunst
Lich.	lichen	Flechte
Lign.	lignum	Holz
m.	misce	mische
m. fiat. spec.	misce fiat species	mische und fertige einen Tee an
m. fiat. ungt.	misce fiat unguentum	mische und fertige eine Salbe an
m. pil. q. s.	massa pilularum quantum satis	Pillenmasse soviel wie nötig
Mac., mac.	Maceratio, macera	Mazeration, mazeriere
M.D.S.	misce, da, signa	mische, gib, bezeichne
min. conc.	minutim consisus	fein geschnitten
mund.	mundatus, -a, -um	geschält
ne reit.	ne reiteretur	soll nicht erneuert werden

ne repet.	ne repetatur	soll nicht erneuert werden
obd.	obduce	überziehe
ol.	oleum	Öl
p. c.	post cibum	nach dem Essen
Pericarp.	pericarpium	Fruchtschale
pro baln.	pro balneo	für das Bad
pro med.	pro medico	zu Händen des Arztes
pulv.	pulvus, pulveratus, -a, -um	Pulver, gepulvert
pulv. subt.	pulveratus subtile	fein gepulvert
pulv. subtiliss.	pulveratus subtilissime	feinst gepulvert
q.s.	quantum satis	soviel wie nötig
Rad.	Radix	Wurzel
rec.	recens	frisch
rec. parat.	recens paratus, -a, -um	frisch bereitet
reit.	reiteretur	es werde
rep.	repetatur	wiederholt
Rhiz.	rhizoma	Wurzelstock
rot.	rotula	Kügelchen
rubr.	ruber, -a, -um	rot
S.	signa	bezeichne
Sem.	semina	Samen
sicc.	siccatus, -a, -um	getrocknet
sine conf.	sine confectione	ohne Originalpackung
sine cop.	sine copia	ohne Rezeptabschrift
sirup.	sirupus	Sirup
s.q.	sufficiens quantitas	genügende Menge
s.s.ven.	sub signo veneni	mit dem Giftzeichen
s.v.	sine vitro	ohne Glas
sol.	solutio, solutus	Lösung, gelöst
solv.	solve	löse
spec.	species	Tee
spirit.	spiritus	Spiritus
spiss.	spissus, -a, -um	eingedickt
steril.	sterilisa	sterilisiere
Stip.	stipites	Stengel
subt.	subtilis	fein
subtiliss. pulv.	subtlissime pulveratur	feinst gepulvert
Sum.	summitates	Zweigspitzen
supp.	suppositorium	Stuhlzäpfchen
Tabl.	tabulettae	Tabletten
tal. dos.	tales doses	solche Mengen
Tct., Tr.	tinctura	Tinktur
tot.	totus, -a, -um	ganz
trit.	trituratio	Verreibung
Tub.	tubera	Knollen
Tur.	turiones	Sprossen
u.a.f.	ut aliquid fiat	damit etwas geschehe
ungt.	unguentum	Salbe
venal.	venalis, -e	gewöhnlich, käuflich
v. patent.	vitrum patentatum	Tropfglas
v. pip.	vitrum pipettatum	Pipettenglas

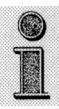

11.2.2 Abkürzungen aus der Kneipp-Therapie

Die nachstehenden Abkürzungen werden u.a. zum Rezeptieren physikalischer Anwendungen verwendet.

Waschungen

Gw	Ganzwaschung
Lbw	Leibwaschung
Okw	Oberkörperwaschung
Ukw	Unterkörperwaschung

Bäder

3/4b	Dreiviertelbad
aAb	ansteigendes Armbad
Ab	Armbad
aFb	ansteigendes Fußbad
aH	ansteigendes Halbbad
aSzb	ansteigendes Sitzbad
Fb	Fußbad
Hb	Halbbad
Szb	Sitzbad
Vb	Vollbad

Güsse

Ag	Armguß
Bg	Brustguß
Bl	Blitzguß
BlMaBd	Blitzgußmassagebad
Kg	Kopfguß
Kn	Knieguß
Ng	Nackenguß
O	Oberguß
R	Rückenguß
Rhbl	Rückenheißblitz
S	Schenkelguß
U	Unterguß
V	Vollguß
WAg	Wechselarmguß
WBg	Wechselbrustguß
WBl	Wechselblitzguß
WKg	Wechselkopfguß
WKn	Wechselknieguß
WNg	Wechselnackenguß
WO	Wechseloberguß
WR	Wechselrückenguß
WS	Wechselschenkelguß
WU	Wechselunterguß
WV	Wechselvollguß

Dämpfe

Fd	Fußdampf
Kd	Kopfdampf
Od	Ohrendampf
Rd	Rückendampf
Ud	Unterleibsdampf
Vd	Volldampf

Wickel und Auflagen

Aw	Armwickel
Beinw	Beinwickel
Bw	Brustwickel
Fw	Fußwickel
DKr	Dampfkompresse
Gp	Ganzpackung
Gwi	Ganzwickel
Handw	Handwickel
Hs	Heusack
HKr	Herzkompresse
Hw	Halswickel
Kw	Kurzwickel
LAfl	Leibauflage
Lw	Lendenwickel
Sh	Schal
Uw	Unterwickel
Ww	Wadenwickel

Verschiedenes

TrbG	Ganztrockenbürstung
TrbO	Trockenbürstung des Oberkörpers
TrbU	Trockenbürstung des Unterkörpers
We	Wechselbad oder -guß
Wtr	Wassertreten

Zusätze

Essigw	Essigwasser
Fi	Fichtennadel
Ha	Haferstroh
Hbl	Heublumen
Kam	Kamillen
Mel	Melisse
Ros	Rosmarin
Tpf	Topfen (Quark)
Zkr	Zinnkraut

11

11.3 Literatur- und Zeitschriftenverzeichnis

11.3.1 Verzeichnis naturheilkundlicher Zeitschriften

- **Acta Medica Empirica,** Karl F. Haug Verlag. Postfach 102840, 6900 Heidelberg. Erscheinungsweise: 14x / Jahr. Bem.: Organ der Gesellschaft der Ärzte für Erfahrungsheilkunde.
- **AKU Akupunktur Theorie und Praxis,** Medizinisch Literarische Verlagsgesellschaft Uelzen. Postfach 1151, 3110 Uelzen. Erscheinungsweise: Vierteljährlich. Bem.: Fachzeitschrift für Akupunktur.
- **Akupunktur, Deutsche Zeitschrift für...** Karl F. Haug Verlag. Postfach 102840, 6900 Heidelberg. Erscheinungsweise: Zweimonatlich. Bem.: Fachzeitschrift für Akupunktur.
- **Allgemeine Homöopathische Zeitung,** Karl F. Haug Verlag. Postfach 102840, 6900 Heidelberg. Erscheinungsweise: Monatlich. Bem.: Fachzeitschrift für Homöopathie.
- **Anders leben,** Anders leben e.V. Hauptstr. 5, 2730 Rhade. Erscheinungsweise: Zweimonatlich. Bem.: Keine Fachzeitschrift.
- **Ärztezeitschrift für Naturheilverfahren,** Medizinisch Literarische Verlagsgesellschaft. Postfach 1151, Uelzen. Erscheinungsweise: Monatlich. Bem.: Fachzeitschrift, Naturheilverfahren.
- **Besseres Leben,** Magazin für natürliche Lebensführung, K.-P. und G. Schröder, Postfach 205, 7067 Plüderhausen. Erscheinungsweise: Zweimonatlich.
- **Biologische Medizin,** Aurelia-Verlag. Postfach 115, 7570 Baden-Baden. Erscheinungsweise: Zweimonatlich. Bem.: Fachzeitschrift, biologische Forschung und Therapie.
- **Erfahrungsheilkunde** ☞ Acta medica empirica
- **Gesundes Leben,** Forum- Medizin Verlagsgesellschaft. Bussardstr. 8, 8032 Gräfelfing. Erscheinungsweise: Zweimonatlich. Bem.: Fachzeitschrift, Naturheilverfahren.
- **Gesundheitspolitische Umschau,** Albert Amann Verlag, Postfach 1240, 8762 Amorbach/Odw. Erscheinungsweise: Monatlich. Bem.: Zeitschrift für Gesundheitspolitik, bes. der besonderen Therapieverfahren.
- **Heilkunst, Die,** Heilkunst-Verlag GmbH. Angererstr. 4, 8000 München. Erscheinungsweise: Monatlich. Bem.: Fachzeitschrift für „praktische Medizin und die Synthese aller Heilverfahren".
- **Hufeland Journal,** Karl F. Haug Verlag. Postfach 102840, 6900 Heidelberg. Erscheinungsweise: Vierteljährlich. Bem.: Zeitschrift der Hufelandgesellschaft für Ganzheitsmedizin.
- **Klassische Homöopathie und Arzneipotenzierung, Zeitschrift für...,** Karl F. Haug Verlag. Postfach 102840, 6900 Heidelberg. Erscheinungsweise: Zweimonatlich. Bem.: Fachzeitschrift für Homöopathie.
- **Kneipparzt, Der,** Westkreuz-Verlag. Postfach 1107, 5358 Bad Münstereifel-Hummerzheim. Erscheinungsweise: Vierteljährlich. Bem.: Organ des Kneippärztebundes e.V., ärztliche Gesellschaft für Physiotherapie.
- **Natur- und Ganzheitsmedizin,** Schattauer Stuttgart. Postfach 104545, 7000 Stuttgart 10. Erscheinungsweise: Monatlich. Bem.: Fachzeitschrift, Naturheilverfahren.
- **Natura-Med.,** Kirchheim + Co. Verlag. Postfach 2524, 6500 Mainz. Erscheinungsweise: 11x jährlich. Bem.: Fachzeitschrift, Naturheilverfahren.
- **Naturarzt, Der,** Access Marketing GmbH. Feldbergstr. 2, 6240 Königstein-Falkenstein. Erscheinungsweise: Monatlich. Bem.: Keine Fachzeitschrift.
- **Naturärztlicher Ratgeber,** bioverlag gesundleben GmbH. Haus-Nr. 50, 8959 Hopferau-Heimen. Erscheinungsweise: Monatlich. Bem.: Keine Fachzeitschrift.
- **Naturheilpraxis,** Pflaum Verlag. Postfach 190737, 8000 München 19. Erscheinungsweise: Monatlich. Bem.: Fachzeitschrift, Naturheilverfahren.
- **Phytotherapie, Zeitschrift für...** Hippokrates Verlag. Postfach 102263, 7000 Stuttgart. Erscheinungsweise: Zweimonatlich. Bem.: Fachzeitschrift für Phytotherapie.

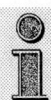

- **Radiästhesie, Zeitschrift für...,** Herold Verlag Dr. Wetzel. Kirchbachweg 16, 8000 München 71, Erscheinungsweise: Vierteljährlich
- **Therapeutikon,** G. Braun GmbH Verlag. Postfach 1709, 7500 Karlsruhe. Erscheinungsweise: 10x jährlich. Bem.: Organ der Karl-und-Veronika-Carstens-Stiftung, Naturheilverfahren
- **ThermoMed,** Hippokrates Verlag. Postfach 102263, 7000 Stuttgart. Erscheinungsweise: Vierteljährlich. Bem.: Organ der „Deutschen Gesellschaft für Thermographie e.V." und der „Deutschen Gesellschaft für Thermologie e.V."
- **VitaMinSpur,** Hippokrates Verlag. Postfach 102263, 7000 Stuttgart. Erscheinungsweise: Vierteljährlich. Bem.: Fachzeitschrift: Vitamine, Minerale, Spurenelemente in Medizin, Ernährung und Umwelt.

11.3.2 Allgemeine Bücher zur Naturheilkunde

Bücher zu speziellen Themen ☞ Fachbeiträge in Kap. 2

- **Abrechnung von Naturheilverfahren in EBM und GOÄ,** K. Weber. Hippokrates-Verlag Stuttgart 1991
- **Dokumentation der besonderen Therapieeinrichtungen und natürlichen Heilweisen in Europa, Bd. I-V:** ZDN, Zentrum zur Dokumentation von Naturheilverfahren e.V.; FFB, Forschungsinstitut Freie Berufe (Hrsg.). VGM-Verlag. Essen 1991
- **Einführung in die Arbeits- und Themengebiete der Erfahrungsheilkunde.** U. Derbolowsky. Karl F. Haug Verlag. Heidelberg 1981
- **Erfahrungsheilkunde und Naturheilverfahren,** W.M. Gedeon. Karl F. Haug Verlag. Heidelberg 1991
- **Intuitive Medizin,** V. Fintelmann. Hippokrates Verlag, Stuttgart 1987
- **Lehrbuch der biologischen Medizin,** H. Heine. Hippokrates Verlag, Stuttgart 1991
- **Lehrbuch der Naturheilverfahren, Bd. I u. Bd. II,** K.-C. Schimmel (Hrsg.). Hippokrates Verlag, Suttgart 1986, 1987
- **Lexikon der Naturheilkunde,** E. Krug. Karl F. Haug Verlag, Heidelberg 1989
- **Naturheilverfahren in der ärztlichen Praxis,** H.-D. Hentschel (Hrsg.). Deutscher Ärzte-Verlag, Köln 1991
- **Naturheilverfahren und Homöopathie,** G. Seng (Hrsg.), J. Abele, H. Anemueller, H. Baltin, H. Gäbler, TRIAS-Thieme, Hippokrates, Enke, Stuttgart 1989, 2. Auflage
- **Psychosomatische Medizin,** T. v. Uexküll. Urban & Schwarzenberg, München-Wien-Baltimore 1986, 3. Auflage
- **Praxisführung Naturheilverfahren,** G. Kampik. Hippokrates-Verlag, Stuttgart 1991.

11.4 Wichtige Adressen

- ÄFN Ärztliche Gesellschaft zur Förderung von Naturheilverfahren m.b.H. Schefflenztalstraße 11, 6959 Billigheim. Tel.: 06265/1555
- Aktion für Biologische Medizin e.V. Friedenstr. 101, 7530 Pforzheim. Tel.: 07231/26023
- Arbeitskreis Biophysik und Magnetfeldtherapie. Hauptstr. 179, 6731 Lindenberg/Pfalz. Tel.: 06325/2922
- Arbeitsgemeinschaft für Chinesische Medizin. Hohenstaufenring 61, 5000 Köln 1. Tel.: 0221/212712
- Arbeitskreis für Ernährungsforschung. Zwerweg 19, 7263 Bad Liebenzell-Unterlengenhardt. Tel.: 07052/3061 o. 3062
- Ärztegesellschaft für Funktionelle Medizin. Weinstr. 25, 7580 Bühl-Eisental

11

- Ärztegesellschaft für Sauerstoff-Mehrschritt-Therapie e.V. Harburger Ring 10, 2000 Hamburg 90. Tel.: 040/7655747
- Ärztliche Gesellschaft für Ozontherapie e.V. Nordring 8, 7557 Iffezheim. Tel.: 07229/2522
- Bioresonanz- Ärzte-Gesellschaft. Föhren 2, 7801 Schallstadt. Tel.: 07664/60416
- Centrum für Klassische Homöopathie (CHK). Klingenweg 12, D-8766 Großheubach. Tel.: 09371/2059
- Deutsche Ärztegesellschaft für Akupunktur e.V. Leon-Rod-Str. 4, 8000 München 19. Tel.: 089/133297
- Deutsche Gesellschaft für Ayurveda e.V. Am Berg 11, 4516 Bissendorf 2. Tel.: 05402/750
- Deutsche Gesellschaft für Biologische Veterinärmedizin e.V. Schmidtengasse 9, 7760 Radolfzell. Tel.: 07732/56667
- Deutsche Gesellschaft für Chelat-Therapie. Grote String 22, 2000 Hamburg 65. Tel.: 040/336915
- Deutsche Gesellschaft für Onkologie e.V. Allgemeines Krankenhaus, Siemensplatz 4, 3100 Celle. Tel.: 05141/308564
- Deutsche Gesellschaft für Oxygenierungstherapie e.V. Paulinenstraße 35, 4930 Detmold. Tel.: 05231/22880
- Deutsche Gesellschaft für Psychotherapie und Psychopädie e.V. Neideckstraße 21, 8000 München 60. Tel.: 089/878750
- Deutsche Gesellschaft für Thermographie e.V. Schwaighofstr. 72, 8180 Tegernsee. Tel.: 08022/65062
- Deutscher Zentralverein homöopatischer Ärzte e.V. Linkenheimer Landstraße 113, 7500 Karlsruhe 31. Tel.: 0721/709366
- Deutsches Forschungsinstitut für Chinesische Medizin. Silberbachstr. 10, 7800 Freiburg. Tel. 0761-77234
- Gesellschaft anthroposophischer Ärzte e.V. Trossinger Straße 53, Postfach 750221, D-7000 Stuttgart 75. Tel.: 0711/471501
- Gesellschaft der Ärzte für Erfahrungsheilkunde e.V. Postfach 102840, D-6900 Heidelberg. Tel.: 06221/4062-0
- Gesellschaft der Mayr-Ärzte e.V. Gesundheitszentrum am Wörther See, A-9082 Maria Wörth-Dellach. Tel.: 0043/4273-2511
- Gesellschaft für biologische Krebsabwehr e.V. Hauptstr.27, Postfach 102549, D-6900 Heidelberg. Tel.: 06221/161525
- Gesellschaft für manuelle Lymphdrainage nach Dr.Vodder. A-6344 Walchsee 79. Tel.: 00435374/5245
- Gesellschaft für Phytotherapie e.V. Siebengebirgsallee 24, D-5000 Köln 41 . Tel.: 0221/443527
- Gesellschaft für Reflextherapie. Kohlmeisenweg 6 A, 1000 Berlin 47. Tel. 030-6036862
- Hufelandgesellschaft für Gesamtmedizin e.V. Ortenaustraße 10, 7500 Karlsruhe 51. Tel.: 0721/886276
- Internationale ärztliche Arbeitsgemeinschaft für HOT (fotobiologische Oxydationstherapie) e.V. Am Rathenaupark 5, 2000 Hamburg 50. Tel.:040/8801680
- Internationale Forschungsgemeinschaft für Bioelektronische Funktionsdiagnostik. Wiesenstr. 20, 8950 Neugablonz. Tel.: 08341/61797
- Internationale Gesellschaft für Biologische Medizin e.V. Postfach 115, 7570 Baden-Baden. Tel.: 07221/61339
- Internationale Gesellschaft für Ganzheitliche Zahn-Medizin e.V. Franz-Knauff-Straße 2-4, 6900 Heidelberg. Tel.: 06221/166492
- Internationale Gesellschaft für Thymologie und Immuntherapie. Am Stadtpark 18, 3388 Bad Harzburg . Tel.: 05322/6520
- Internationale medizinische Gesellschaft für Elektroakupunktur nach Voll e.V. Weinstr. Süd 45, 6702 Bad Dürkheim. Tel.: 06322/66044
- Internationale medizinische Gesellschaft für Neuraltherapie nach Huneke - Regulations-Therapie e.V. Bismarckstaße 3, 7290 Freudenstadt. Tel.: 07441/2151
- Kneippärztebund e.V. Postfach 1436, 8939 Bad Wörishofen
- Kooperation Organotherapeutika e.V. Czernyring 30-32, 6900 Heidelberg. Tel.: 06221/163633

- Ludwig Boltzmann Institut für Akupunktur. Huglgasse 1-3, A-1150 Wien.
  Tel.: 0043/222-98104-423
- Societas Medicinae Sinensis. Internationale Gesellschaft für chinesische Medizin e.V.
  Langgasse 11, 5000 Köln 40. Tel.: 0221/481581
- Stiftung Homöopathie. Alte Gladbacher Straße 274 d, D-4150 Krefeld 1. Tel.:
  02151/393898
- Verband der Atempädagoginnen/ Atemtherapeutinnen (AFA). Kaiser-Friedrich-Str. 17,
  1000 Berlin 45. Tel.: 030/342 69 88
- Zentralverband der Ärzte für Naturheilverfahren e.V. Bismarckstraße 3,
  7290 Freudenstadt. Tel.:07441/2151
- Zentrum zur Dokumentation für Naturheilverfahren e.V. (ZDN). Hufelandstr. 68,
  4300 Essen 1, 0201/745551

11

Index

Kein Index in einem Lehrbuch ist perfekt!
  Falls Sie Stichworte vermissen, so schreiben Sie dem Verlag *(Postfach 1252,*
  W-7107 Neckarsulm) – Ihr Anliegen wird bei der nächsten Auflage berücksichtigt!

Gesamtinhaltsverzeichnis

Mechthild Scheffer

Original Bach Blütentherapie

Die Original-Bach-Blütentherapie ist eine in den angelsächsischen Ländern bewährte, homöopathie-ähnliche Therapieform. Mit diesem Lehrbuch für die Arzt- und Naturheilpraxis wird eine umfassende Einführung in die Original Bach Blütentherapie gegeben.

Es vermittelt dem Behandler alle wesentlichen Fakten dieser Therapie in über-sichtlicher Form, so daß es ein ideales „Einsteiger-buch" für die Heilberufe darstellt.

Das bewährte Lehrbuch für die Arzt und Naturheilpraxis liegt nun bereits in dritter, aktualisierter Auflage vor.

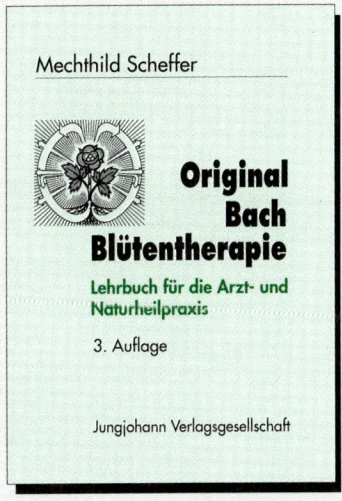

Mechthild Scheffer

Original Bach Blütentherapie

Lehrbuch für die Arzt- und Naturheilpraxis

3. Auflage

Jungjohann Verlagsgesellschaft

3., aktualisierte Auflage
330 S. mit 60 Abb.
ISBN 3-8243-1303-0
Hardcover
Ca. DM 68.–
Preisänderung vorbehalten

Jungjohann Verlag Reihe Naturheilkunde

Inhaltsverzeichnis der Therapieinformationen (Kapitel 5 und 6)